U0204139

眼底病
诊断与治疗

—— 第 4 版 ——

主　编　黄叔仁　张晓峰

副 主 编　魏文斌　陈积中

编　　委（按姓氏笔画排序）
　　　　　杜葵芳　张晓峰　陈积中　黄叔仁　魏文斌

主编助理　杜葵芳

人民卫生出版社
·北 京·

版权所有，侵权必究！

图书在版编目（CIP）数据

眼底病诊断与治疗 / 黄叔仁，张晓峰主编. -- 4 版 .
北京 ：人民卫生出版社，2024. 8. -- ISBN 978-7-117
-36710-3

I. R773.4

中国国家版本馆 CIP 数据核字第 2024FZ9829 号

人卫智网	**www.ipmph.com**	医学教育、学术、考试、健康，
		购书智慧智能综合服务平台
人卫官网	**www.pmph.com**	人卫官方资讯发布平台

眼底病诊断与治疗
Yandibing Zhenduan yu Zhiliao
第 4 版

主　　编：黄叔仁　张晓峰
出版发行：人民卫生出版社（中继线 010-59780011）
地　　址：北京市朝阳区潘家园南里 19 号
邮　　编：100021
E - mail：pmph @ pmph.com
购书热线：010-59787592　010-59787584　010-65264830
印　　刷：北京盛通印刷股份有限公司
经　　销：新华书店
开　　本：889 × 1194　1/16　印张：30
字　　数：864 千字
版　　次：2003 年 2 月第 1 版　　2024 年 8 月第 4 版
印　　次：2024 年 8 月第 1 次印刷
标准书号：ISBN 978-7-117-36710-3
定　　价：268.00 元
打击盗版举报电话：010-59787491　E-mail：WQ @ pmph.com
质量问题联系电话：010-59787234　E-mail：zhiliang @ pmph.com
数字融合服务电话：4001118166　E-mail：zengzhi @ pmph.com

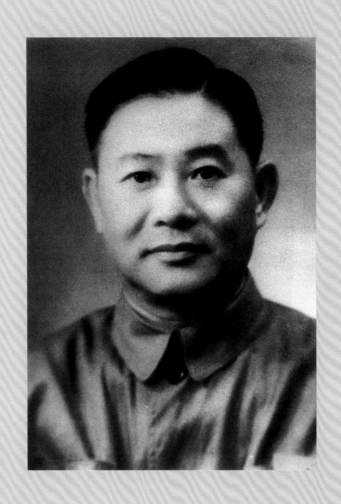

—— 1898—1960 ——

谨以此书纪念恩师张锡祺教授

黄叔仁

主编简介

黄叔仁教授

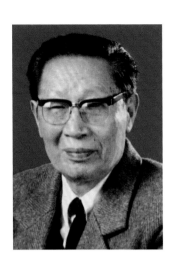

上海市人，1951年东南医学院（安徽医科大学前身）六年制本科毕业，毕业后留校，师从著名眼科学家张锡祺教授。历任安徽医科大学医学系眼科学教研室助教、讲师、副教授、教授。数十年临床、教学、科研工作中，着重于眼底病及我国传统医学的研究，特别在应用现代主流医学结合传统医学治疗眼底病方面有一定声誉。出版著作有《高血压病眼底图谱》《眼病的辨证论治》《眼病辨证论治经验集》等；主编著作有《临床眼底病学》《眼病图谱》《眼底病诊断与治疗》等；参编著作有《全国高等医学院校教材·眼科学》（第1版）、《眼科全书》（第七卷）、《现代眼科学》《中国中西医结合临床全书》（眼科卷）、《中华眼科学》《医家金鉴·眼科学卷》等。发表于《中华医学杂志》《中医杂志》《安徽医科大学学报》等综合性医学杂志以及《中华眼科杂志》《中华眼底病杂志》《中国实用眼科杂志》《中国中医眼科杂志》《临床眼科杂志》等专科杂志的论文共98篇。除以上专业著述外，尚有文学作品《雪庐漫笔》四卷及《雪庐诗词自选集》一卷。

黄叔仁教授曾任原中华眼科学会（现中华医学会眼科学分会）第三、四、五届委员；原安徽省眼科学会第四、五届主任委员；中国中西医结合研究会眼科专业委员会理事。此外，还曾任《中华眼科杂志》《中华眼底病杂志》《眼科研究》《中国实用眼科杂志》《中国中医眼科杂志》等杂志编委；《临床眼科杂志》主编。于1956年因在省内率先开展光学角膜移植术、人工晶状体植入术，获安徽省劳动模范称号；于1980年因提出高血压病眼底五类分类法，获安徽省科学技术大会奖；于1994年因主编出版《临床眼底病学》，获安徽省教育委员会科学进步奖。此外，尚有中华医学会安徽分会、安徽医科大学科研和优秀论文奖十余项。1992年起，获国务院政府特殊津贴待遇。

1994年从安徽医科大学退休后，受合肥市红十字会委托，发挥余热，创建合肥红十字会眼科医院，任院长及名誉院长并主持眼底病组工作。

黄叔仁教授秉承张锡祺教授遗教，淡泊名利，潜心学业，诲人不倦。虽至耄耋之年，仍坚持眼底病临床与力所能及的研究工作，锲而不舍，勇于探索。现在桃李满天下，其中不少已学有所成，成为当地眼科界的骨干力量，为眼科事业作出了贡献。

序

《眼底病诊断与治疗》主编黄叔仁教授在我国眼科学领域中长期从事医疗、教学和科学研究工作,有丰富的临床经验,他和他的教研室多年以来注重收集和整理眼科临床资料和图像,为诊断治疗和研究工作的深入和提高打下了很好的基础,发挥了很大的作用。黄教授对眼底病的临床和研究一直投注了很多精力,关于这方面的著述和人才培养取得过很多成就。并且在 20 世纪 80 年代初期,在我国眼科学会的眼底病学组创立伊始,便积极参与筹建,热情支持全国眼底病学术会议,为我国眼底病临床医疗诊治工作水平的提高和研究工作的广泛深入开展作出了不少贡献而功不可没。

眼底位于内眼深部,是视觉神经功能和营养支持等部分的重要组织成分,结构精细,血运网络丰富,并且视网膜和视神经在人体胚胎发生初期,起源于原始的神经外胚层。由于这些特点,眼底组织结构的疾病与全身其他许多组织器官和系统的病症,尤其是中枢神经系统与血管系统等的联系更为紧密,因而其血管、神经成分的异常改变和表现体征往往成为观察、了解和认识不少周身重要疾病发生和发展变化的窗口。同时,对眼底病的较多检查、诊断的方法手段比较精细和复杂,所涉生物、物理、生化、机电、工程等领域广泛,在诊断与治疗以及研究等方面的难度较大。黄教授在国内较早致力于许多眼底病的观察探讨研究,并搜集有关临床资料,有颇为深厚的功底。编著此书的过程当中,又广收和借鉴其他单位同道的经验和材料,故能集思广益和文图并茂。在编写中深入浅出,精练扼要,为同道提供了翔实珍贵的参考资料,为临床医师提供了较系统和实用的学习范本。

除此之外,黄叔仁教授不但以现代眼科学有深入造诣闻名,并对我国传统医学长期不懈钻研和应用,以当代科学技术理念和方法做大量临床实践探讨,在眼病中西医结合治疗中深有心得体会而独树一帜。众所周知,包括眼底病在内的属于生命科学中的医学科学领域,迄今许多疾病的病因和发病机制还远未明了,临床医疗中对患者的症状和病变常奇缺有效的防治方法,而中医中药使一些患者病情得以改善和缓解,所具有的作用和潜力已是确凿无疑的客观现实。黄叔仁教授在医疗实践中科学客观而不以偏概全,尽力做到既减轻疾病给患者造成的痛苦,又发掘研究中医药积累资料,为医学科学拓宽领域,这些都是十分难能可贵和值得钦佩和提倡的。

罗成仁
2002 年 7 月于成都

第4版前言

《眼底病诊断与治疗》一书 2003 年首版出版,自 2016 年发行第 3 版以来,7 个年头又过去了。此 7 年中,随着科学技术之迅速进步,眼底病的诊断及治疗亦有不少新发展——诊断方面如:超广角照相及造影、扫频 OCT 及 OCTA,等等;治疗方面如:抗 VEGF 药物治疗策略和新药涌现、眼内激素缓释制剂、视网膜下注射,等等。因此,编写组决定仍按前三版的指导思想和体例,补充或更新图片 200 余张,增加或修正了部分病种,修改文字近 10 万字,继续编写了第 4 版,以就正于读者。

我已年迈,原编写组张晓峰、陈积中两位教授亦脱离临床多年,因此,新版之增删、修订,绝大部分由魏文斌教授及其团队完成,杜葵芳博士作为主编助理承担了新版增订的主要工作。特此郑重声明!

魏文斌教授于 1986 年以优异成绩毕业于安徽医科大学医疗系,毕业后经遴选送首都医科大学附属北京同仁医院眼科工作。历经同仁医院前辈们的严格要求、精心培育,加上他本人的勤学不辍、刻苦自律,30 多年来,成绩斐然,对眼科学的贡献,令人仰慕!被母校评为杰出校友,特请他回校讲学并召开全校庆祝大会,此种盛况,是我校建校近百年间少有的。

我在抗日战争失学期间,曾师从家乡名中医系统学习中医学 4 年,因此平日临床上遇到常规治疗不理想的眼病,常辅以(或单用)中医药治疗,眼底病亦然。例如,青蒿对非感染性葡萄膜炎症;李东垣益气聪明汤(包括方中主药葛根之现代制剂葛根素)治疗视神经缺血类病变,等等。所以中西医结合是本书特色之一,本版仍其旧。

本书之所以能够连续顺利再版,除承蒙读者厚爱外,还要深深感谢安徽医科大学第一附属医院、首都医科大学附属北京同仁医院和人民卫生出版社的大力支持!

值此第 4 版面世,有所感,作七绝二首,附之于后,愿与诸同仁共勉:

一　　眼底如同海底深　沉潜探索欲求真
　　　个中困惑知多少　逐一明之赖后人
二　　茫茫银海广而深　欲得骊珠要有恒
　　　一代人担一代责　但祈世上少盲人

黄叔仁
2024 年 1 月于合肥

第3版前言

本书第2版发行8年来，眼底病的诊断与治疗都有了不少进步。诊断方面，首先是相干光断层扫描由时域向频域的创新，极大加强了精密度和透入深度。其次是共焦激光扫描显微镜应用的不断开发，使FFA与ICGA可以同步进行、实时对比，还提高了红外眼底摄片、眼底自发荧光的清晰度。治疗方面，主要有抗血管内皮生长因子制剂玻璃体腔内注射的推广及应用范围的扩大，特别是新制剂的开发，不仅增强了疗效，也减少了患者的痛苦和风险。凡此种种以及其他已获公认的新成就，在第3版中都作了充分表述。

第3版编写仍秉承第1、2版的指导思想，以临床实用为主，突出诊断与治疗两个中心，关于某一疾病的病因、发病机制、病理等均围绕这两个中心，仅作简要介绍。文献资料的取舍，亦以此为准则。

应用有肯定疗效的中药方，纳入某些眼底病治疗，以拓宽眼底病的治疗领域，是本书特色之一，在第3版中，对近年来的成就作了补充。

第3版新增插图，大多数选自本教研室眼底病组、合肥市红十字会眼科医院，以及合肥新视界眼科医院眼底病组提供的资料，少数则由校友提供或引自国内外文献，在此敬致谢忱。

第3版之所以能顺利完成、及时出版，有赖于教研室同仁的鼎力支持，衷心感激。

限于主客观条件，疏漏或错误之处，请读者一如既往，不吝赐正为荷。

黄叔仁
2016年5月于合肥

第 2 版前言

《眼底病诊断与治疗》于 2003 年发行至今,已有 5 年。随着自然科学与技术发展的日新月异,5 年来,眼底病诊断与治疗方面也都有了不少进步,值此首版全部售罄之际,在人民卫生出版社支持下,决定再版修订,以感谢读者的厚爱。

第 2 版写作的指导思想未变,即仍以临床实用为主,突出诊断、治疗两个中心,关于某一疾病的病因、发病机制、病理等均围绕这两个中心,仅作简要介绍。

第 2 版增加了病种 20 余个,其中除一部分为新发现并获公认的新病种外,考虑到国际人员交往日益频繁,也收入了过去国内少见或未见过的某些病种。

第 2 版对原版所有章节均有增订,但重点着眼于近期内创新的或有重大改进的诊断技术及治疗方法,特别是一些研究热点和多发病,如年龄相关性黄斑变性、糖尿病视网膜病变、视网膜静脉阻塞、脉络膜恶性黑色素瘤等。

由于删去了过时理论和治疗措施,因此,虽然病种、插图增多,但篇幅增加不大。

新增插图大多选自本教研室眼底病组与合肥市红十字会眼科医院眼底病组资料,少数则由校友提供或引自国内外文献,在此敬致谢忱。

限于主客观条件,疏漏或错误之处,请读者一如既往,不吝赐正。

黄叔仁
2007 年 12 月于合肥

第 1 版前言

高新技术的迅速发展,使眼底病在诊断与治疗方面取得了长足进步。为了给从事这一工作的同道比较系统地提供一些相关资料,安徽医科大学医学系眼科教研室眼底病组在日常临床实践的基础上,参考国内外近期文献,不揣浅陋,编纂成集,以飨读者。

正如书名所示,本书重点一是诊断,二是治疗。关于某一疾病的病因、发病机制、病理等均围绕这两个中心内容,力求简明。有关各项诊断检查(如 CT 扫描、磁共振成像、超声声像检查、眼底血管造影、视力、视野、色觉、对比视敏度、视觉电生理等),治疗方法(如激光光凝、光动力疗法、经瞳孔温热疗法、玻璃体视网膜显微手术等),仅着重介绍其临床应用,至于原理、具体操作,则因各有专著,从略。这样,既可节省篇幅,又能突出重点。

由于本人研究并应用我国传统医药治疗眼底病逾 50 年,将有肯定疗效的经验纳入某些眼底病的治疗中,拓宽了眼底病的治疗领域,也是本书特色之一。

全书分 10 章,95 节,60 余万字,190 多个病种。其中编录了已被公认的新病种,也取消了为众多学者所否定的病种(如 Leber 多发性粟粒状动脉瘤、环状视网膜病变)。鉴于眼底病的种种改变,单凭文字叙述往往难以说明。为此,全书收入彩色、黑白照片及线条示意图 420 余幅。图随文印,便于读者图文对照,帮助理解。图片大多精选于眼底病组平时所积累的资料,少数则由同道与校友提供;或引自国内外文献,在此敬致谢忱。

本书得以完成和如期出版,有赖于教研室全体同仁及人民卫生出版社现代医学编辑室同志的大力支持,衷心感激。

书中插图的收集、绘制、整理、扫描、打印,由眼底病组医师、技师协助完成。

因主客观条件所限,书中疏漏或错误之处,请读者赐正。

黄叔仁
2002 年 6 月于合肥

目　录

第一章

概　述

"眼底（ocular fundus）"是一个习惯名称,指在临床上用肉眼无法窥见的眼球后节球内组织,包括中间葡萄膜、玻璃体、视网膜、脉络膜、视神经球内段等。1851 年 Hermann von Helmholtz 发明检眼镜,已被公认为现代眼科学的里程碑。有了检眼镜,医生才能在活体上观察到眼底正常结构及其病理改变。随着科学、技术发展,眼底各种检查方法获得不断改进和创新,除视力、对比视敏度、视野、光觉、色觉、视觉电生理等视功能检查方面日益精密外,形象检查方面也有长足进步:如裂隙灯显微镜加前置镜或接触镜(包括凹透镜、凸透镜及三面镜)、全景 200 广角激光检眼镜、双目间接检眼镜加巩膜压迫、彩色眼底照相、立体摄影、眼底血管荧光造影(荧光素钠及吲哚青绿)、共焦激光扫描检眼镜的眼底血管造影、红外线摄影、眼底自发荧光成像、计算机断层扫描(CT)、磁共振成像(MRI)、相干光断层成像(时域、频域、相干光断层扫描血流成像)及各种超声波检查等,使探索眼底正常情况与病理演变过程不断深入。现在眼底病学已是眼科学的一个重要分支,是眼科学不可分割的组成部分。

检查眼底,不仅可以看清楚眼底各种结构的病变,还可以见到某些全身性疾病在眼底方面的表现,对全身性疾病的诊断、治疗、预后提供了帮助。

第一节 正常眼底检查所见及其解剖生理基础

知其常然后知其变,在讨论各种眼底病变之前,熟悉正常眼底检查所见是必要的。本节仅就检眼镜检查、裂隙灯显微镜检查及眼底血管荧光造影(荧光素钠及吲哚青绿)、自发荧光、超声声像、相干光断层成像(optical coherence tomography, OCT)所见,并对有关于此等所见的解剖和生理基础,作简要介绍。各项影像的详细解说(如原理等)及视功能方面的检查,俱详有关专著,从略。

一、正常眼底检眼镜及裂隙灯显微镜等常规检查所见

为了便于临床,将眼底分成后部眼底、周边部眼底及玻璃体三个部分,更以视网膜黄斑中心小凹(foveola)为中心,水平及垂直划分四个象限,即颞上、颞下、鼻上、鼻下象限。

(一) 后部眼底

这是在直接检眼镜或间接检眼镜(不加巩膜压迫)下所能见到的眼底部分。

1. 后部眼底概况 检眼镜下,眼底颜色因种族而有所不同。黄色人种大多呈橘红色,但亦有个体差异。活体上,视网膜神经上皮层完全透明,眼底颜色来自脉络膜血管血液、视网膜色素上皮层和脉络膜色素。由于皮肤色素多少与视网膜色素上皮层、脉络膜色素多少大致相应,故皮肤黝黑者,眼底略带暗红色,白皙者,红色比较鲜明。视网膜色素上皮层虽能掩盖脉络膜结构,但尚能透露脉络膜血液的红色,婴幼儿眼底色素少,眼底最为明亮。2 岁以后逐渐接近成年人。老年人视网膜色素上皮层色素普遍减少,脉络膜毛细血管间隙组织和色素增加,加之脉络膜血管壁透明度减低,毛细血管越来越稀疏,使脉络膜大中血管暴露而呈豹皮样纹理,称为豹纹状眼底(tigroid fundus)或纹理状眼底(tessellated fundus)(图 1-1,图 1-2)。

豹纹状眼底见于青壮年者,高度近视者多。但亦可见于正视眼,其成因均为色素上皮层色素较少,此种情况在靠近眼底周边部尤为明显。

间接检眼镜检查眼底时,检查者所见被检眼底像为虚性倒像,照明范围虽大(35°~55°,因物镜屈光度而异),而放大倍数仅 3~6 倍,如偏转光源或使受检眼转动、加巩膜压迫,可以检查到锯齿缘;直接检眼镜检查则相反,所见被检眼底为实性正像,照明范围小(15°~20°),放大倍数可达 15~16 倍,甚至在增加照明度后能清楚看到鲨鱼皮样颗粒状态(一般认为是视网膜色素上皮层色素颗粒的显示),但即使偏转光源或令受检眼充分转向,亦只能检查到赤道部。

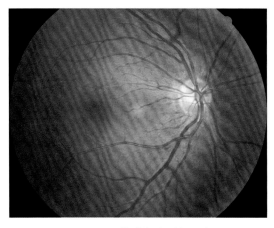
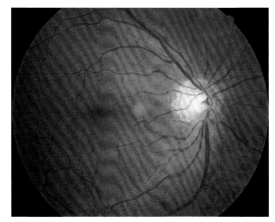

图 1-1　正常成年人后部眼底　　　　　　　图 1-2　正常成年人后部眼底（豹纹状）

青少年眼底在检眼镜光线照射下，视网膜内面有湿丝绸样反射光，称为湿丝绸样反射（watered silk reflex）。视盘邻接处、黄斑部边缘处，以及视网膜血管两侧，因内界膜微有隆起，此种反射特别明显。湿丝绸样反射随年龄增长而逐渐减弱，成年后渐趋消失。

直接检眼镜检查眼底，特别是用无赤光检查时，在后极部有时能见到微小斑点，与玻璃疣（drusen）相似，而比之更小，且位于视网膜表层，有光泽，称为耿氏小点（Gunn's dots），本质未明，通常认为是一种先天性异常，是 Müller 纤维足板牵拉所致的内界膜凹陷，无病理意义。

2. 视盘（optic disc）　视盘，又称"视神经乳头"（简称"视乳头"），是视神经球内段在检眼镜下的可见部分，是视网膜内神经节细胞轴索（axon，即视神经纤维）汇集穿越巩膜筛板处。实际上，活体的视盘并无乳头状隆起，与周围视网膜基本上处于同一平面，所以"视乳头"一词并不恰当。而从三维空间观察，从组织结构来说，"视盘"一词又不足以说明包括表层纤维、筛板前区、筛板区乃至筛板后的整个视神经球内段纵深结构，故 Hayreh（1978）建议改称"视神经头部（optic nerve head）"比较确切。虽然如此，"视盘"（或"视乳头"）一词沿用既久，约定俗成，至今仍被广泛应用。

视盘位于视轴线内侧约 15° 处。

（1）视盘色泽：视盘无色素层，不吸收光线，投射于其表面的光线完全或大部分被反射出来，因此，视盘为整个正常眼底中最明亮和色泽最淡处，是眼底检查中最明显标志。检查眼底首先从视盘开始。

视神经纤维在巩膜筛板之前无色透明。视盘的淡红色来自其深层及浅层血管网。鼻侧红，颞侧稍淡。通常被理解颞侧毛细血管网少于鼻侧而成，但荧光素眼底血管造影观察结果恰恰相反，颞侧毛细血管网比鼻侧更为密集（至少不少于鼻侧）。之所以如此，可能因颞侧视盘面神经胶质组织略多于鼻侧所致。

视盘颜色与年龄亦有关系，老年人略淡于青年人。

（2）视盘大小和形状：视盘大小取决于视神经巩膜管的大小，解剖学上视盘水平直径（papillary diameter，PD）为 1.2~1.7mm，平均 1.5mm。屈光状态对检眼镜下视盘放大倍数有影响，间接检眼镜检查，近视眼视盘小于正视眼，更小于远视眼；直接检眼镜检查则相反，即远视眼显然小于正视眼，近视眼大于正视眼。临床上常以 PD 作为粗略的自身测距标准。

正常时，双眼视盘的大小、形态对称。

视盘接近圆形，但并非正圆，一般略呈垂直的椭圆形。有时亦有横或斜椭圆及其他变形，皆属先天异常，常伴有不能满意矫正的屈光不正。

正常的视盘边缘颇为清晰，但其上下缘视网膜动、静脉进、出处则相对地比较模糊。紧靠颞侧边缘内侧的视盘面有时可见点状色素，链状或眉月状排列。色素来自视网膜色素上皮或脉络膜，大多为生理性。

（3）视盘生理凹陷（physiological excavation）：或称视杯（ophthalmic cup），是视神经纤维汇集穿出巩膜筛板处形成的凹陷。色淡而有光泽，底部有时可透见青灰色小点，为巩膜筛孔透露。生理凹陷一般呈皿状，其大小、深浅与视神经巩膜管管径大小成正比。生理凹陷的形态则取决于巩膜管行走方向，垂直于球壁者呈圆形或类圆形，斜向者呈簸箕形。在检眼镜下，生理凹陷的大小常以其与周围颜色的差别而测定，但有时不易认清，特别是浅凹陷者更难判别。

临床上大多以凹陷直径与视盘直径的比值（C/D）记录凹陷大小。正常时为 0.3~0.5。深度以直接检眼镜看清凹陷底部与周围组织面屈光度（diopter，D）之差估测（1.00D 约等于 0.33mm；如为无晶状体眼，则 1.00D 约等于 0.66mm）。正常时小于 1.00D。凹陷垂直直径 C/D 大于 0.5、深于 1.00D 时当警惕病理性凹陷。如要求精确，则可应用视网膜断层扫描仪（本教研室与国内各地常用者为 Heidelberg retina tomography-Ⅱ，HRT-Ⅱ或 3D-OCT）进行视盘及其周围视网膜断层扫描，图像处理后可获得视盘的三维地貌图，提供视盘面积、视杯面积、视杯面积和视盘面积比值、视盘边缘面积、视杯体积（cup volume）、视盘边缘体积、平均视杯深度、最大视杯深度、视杯形态、轮廓线高度变化（height variation contour）、平均视网膜神经纤维层（retinal nerve fiber layer, RNFL）厚度、视网膜神经纤维层截面面积（RNFL cross section area）等各项参数（图 1-3，图 1-4）。

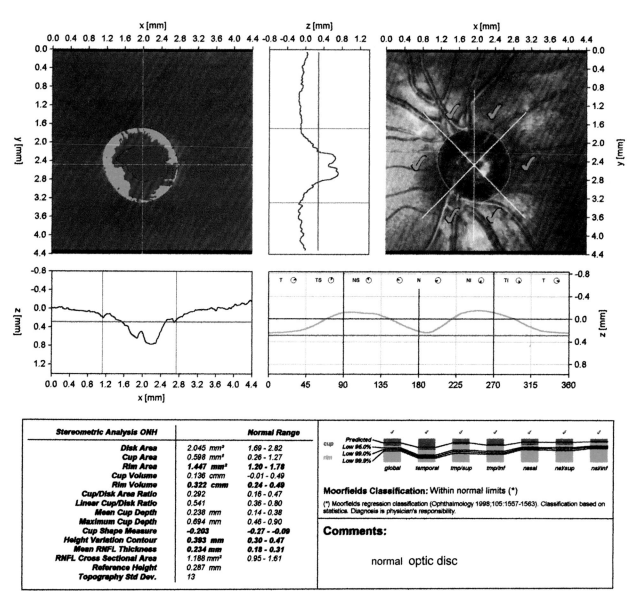

图 1-3　正常成年人视盘 HRT-Ⅱ检测

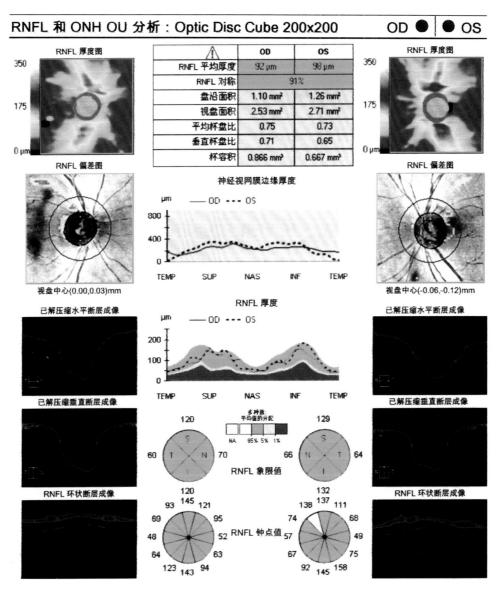

图 1-4　正常双眼视网膜神经纤维层和视神经头部分析

　　生理状态时,双眼凹陷等大等深。如两侧大小不等且相差值超过 0.2 者,有青光眼的可能,应做视野等有关检查。参阅第三章第七节。

　　(4)视盘周围区:与视盘邻接的周围区和眼底其他部分一致,为均匀的橘红色。但也不乏生理性变异,常见者有视盘缘弧形斑,如脉络膜弧、色素弧、巩膜弧。巩膜弧是脉络膜和视网膜色素上皮层结构均未到达视盘边缘,透过透明的视网膜神经上皮层暴露出巩膜组织所致。如脉络膜止于视盘缘外一些距离,色素上皮层正常前伸且有色素增生,成为棕黑色的色素弧,反之,如色素上皮层不能抵达视盘缘,脉络膜正常到位者,则为脉络膜弧,脉络膜弧处能透见脉络膜血管。以上各种弧形斑大多位于视盘颞侧缘,也可位于鼻侧、上侧或下侧,亦可连接成围绕整个视盘边缘的环形(图 1-5)。

　　弧形斑偶见于正常眼者比较狭窄,见于近视眼者则比较宽阔,其程度与近视程度基本一致。

　　老年人常有视盘周围环形色素上皮和脉络膜萎缩,称为老年性萎缩环(senile halo)。无临床意义。

　　3. 视网膜中央血管系统　视网膜分色素上皮层及神经上皮层两个部分。神经上皮层自外(靠色素上皮层一侧)向内(靠玻璃体一侧)又分成视细胞层、外界膜、外核层(outer nuclear layer,亦称外颗粒层)、外丛状层、中界膜、内核层(inner nuclear layer,亦称内颗粒层)、内丛状层、神经节细胞层、神经纤维层、内界膜的

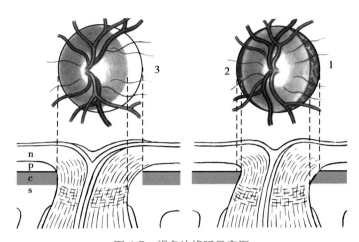

图 1-5　视盘边缘弧示意图

n.视网膜神经上皮层;p.视网膜色素上皮层;c.脉络膜;s.巩膜;1.脉络膜弧;2.色素上皮层弧;3.巩膜弧。

十层(Yanoff M,1972;传统文献上均未提及中界膜,故为九层)。从内核层至内界膜为神经上皮层内层。其血液供应完全依赖视网膜中央动脉系统(图 1-6)。

视网膜中央血管的分支行径、管径和血柱:视网膜中央动脉为眼动脉分支,通常起于眼动脉的视神经骨管孔附近,在眼球后 7~14mm 处穿过视神经干鞘膜后进入视神经,分出小支(视网膜中央动脉侧支)后

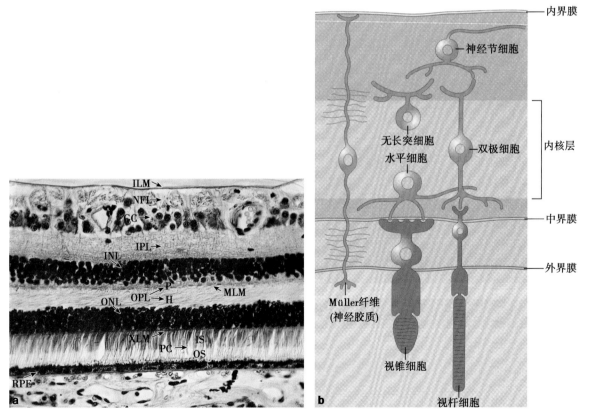

图 1-6　视网膜各层结构图

a.视网膜纵切面组织;ILM.内界膜;NFL.神经纤维层;GC.神经节细胞层;IPL.内丛状层;INL.内核层;MLM.中界膜;OPL.外丛状层(P.丛状层;H. Henle 纤维);ONL.外核层;XLM.外界膜;PC.视细胞层(IS 为内节,OS 为外节);RPE.视网膜色素上皮层(其外为 Bruch 膜、脉络膜);b.视网膜细胞间的连接。

其主干通过筛板进入眼底。在视盘中央略偏鼻侧处首先分为上、下两主支(一级分支),其中每一主支又分成两支(二级分支),即上、下颞侧动脉和上、下鼻侧动脉。此外,又有自主支分出向视盘内外侧平行行走的小分支,鼻侧走向的称内侧动脉,颞侧走向的称黄斑动脉。此后,上述各分支再各分为更多小分支(三级分支),终于形成毛细血管前微动脉,移行于毛细血管小叶(capillary lobule),再汇入毛细血管小叶后微静脉,经静脉小分支、二级及一级分支,于视盘中央穿过巩膜筛板进入视网膜中央静脉总干,血液回注于眼上静脉或海绵窦(图 1-7)。

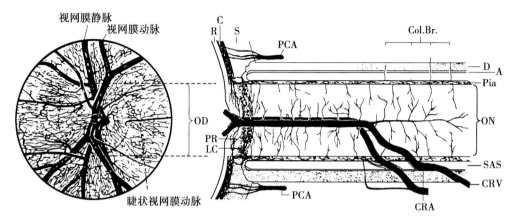

图 1-7　视盘和视神经眶内段血循环示意图

R. 视网膜;S. 巩膜;SAS. 蛛网膜下间隙;A. 蛛网膜;C. 脉络膜;CRA. 视网膜中央动脉;Col.Br. 侧支;CRV. 视网膜中央静脉;D. 硬鞘膜;LC. 巩膜筛板;OD. 视盘;ON. 视神经;Pia. 软鞘膜;PCA. 睫状后短动脉;PR. 筛板前区。

在视神经内的视网膜中央动脉管壁具有内膜、中膜、外膜三层结构,中层弹力纤维及肌层,发育完整,但当穿过巩膜筛板进入眼内后,弹力纤维减成单层,特别至走出视盘的一级、二级分支之后,弹力纤维消失,肌层亦明显变薄,甚至失去其连续性。故视网膜动脉在组织学上属于小动脉(arteriole)。

视网膜中央动脉为终末动脉,分支之间不相吻合。其管径在视盘面最粗,渐至周边渐细。视盘附近的管径,最粗 134μm,最细 90μm。视网膜中央静脉大多与同名动脉相并行。动脉与静脉的管径,常为 2∶3(A∶V 约为 2∶3)。此种比例关系,在较大分支中比较明显,在活体上用裂隙灯显微镜测定,动脉二级分支与相等静脉管径之间的比例,为 1∶1.59,在两者末梢分支之间则为 1∶1.02(黄叔仁,1976)。视网膜颞上动、静脉一般略粗于颞下动、静脉。

视网膜中央血管系统血管,包括视神经的血管在内,均有自主调节(autoregulation)功能。对来自眼动脉血流灌注有一定程度的调节作用。

临床上对眼底较小病灶,常用视盘面的静脉一级分支管径作为粗略的测计标准(简称视盘面静脉管径,约 125μm)。

视网膜中央动、静脉较大的分支,位于视网膜神经纤维层之靠近内界膜一侧,其毛细血管前动脉及深、浅两组毛细血管网,则遍布于视网膜神经上皮层的内层(内界膜至内核层),为神经上皮层内层营养之唯一来源(图 1-8)。

视网膜中央动、静脉均为双分叉(dichotomy),动脉一分为二,静脉则合二而一。分叉在眼底后极部接近直角,周边部多呈 Y 形。动脉在视盘面的分支形态,因分支在视神经的位置不同,有很大差异,但两眼常相对称(图 1-9)。

视网膜中央静脉进入视神经巩膜筛板之后,一般都已合成为一根总干,然而也有在球后一段距离后再

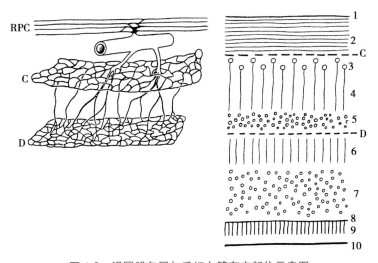

图 1-8　视网膜各层与毛细血管存在部位示意图

RPC. 放射状视盘周围毛细血管；C. 浅层毛细血管；D. 深层毛细血管；1. 内界膜；2. 神经纤维层；3. 神经节细胞层；4. 内丛状层；5. 内核层；6. 外丛状层；7. 外核层；8. 外界膜；9. 视细胞层（视锥细胞和视杆细胞层）；10. 色素上皮层。

合成总干的。视网膜中央静脉半侧阻塞常由这一解剖因素引起，详见第四章第二节。

　　视网膜中央动脉离开视盘边缘后，各分支的行径，基本上与视神经纤维排列状态一致。鼻侧上、下支行径比较平直，呈放射状分布于鼻侧视网膜上、下象限；颞侧上、下支呈弧形绕过视盘-黄斑纤维束，分布于颞上、颞下视网膜，在行进过程中，向黄斑及黄斑颞侧神经纤维水平缝处发出若干小分支，小分支常超越水平缝，因此，视野检查所见，在鉴别是视神经疾病还是视网膜血管疾病方面，有一定意义（图 1-10）。

　　（1）动、静脉管壁：正常视网膜中央动、静脉管管壁除老年人外，完全透明，检眼镜下不能见到。所以通常所说的管径是指血柱的宽度。动脉血柱鲜红色，静脉为暗红色。动、静脉沿血管中线有反光带（light streak），动脉反光带较宽，占管径 1/4~1/3，静脉虽然也有反光带但十分细窄。反光带两侧可见红色血柱。

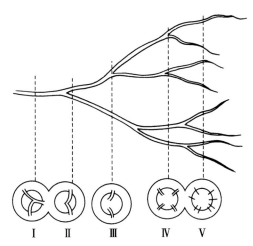

图 1-9　视网膜中央动脉在视盘面的分支类型示意图

Ⅰ. 主干进入视盘后，可见一小段，然后才分两支；Ⅱ. 主干在视盘面分上、下两支；Ⅲ. 主干进入视盘面之前，已分为两支；Ⅳ. 主干未进入视盘面已分过两次，在视盘面可见四支小分支；Ⅴ. 主干未进入视盘面已分过三次，在视盘面可见八支小分支。

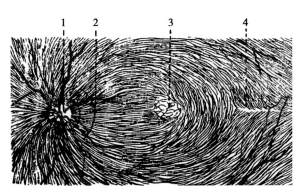

图 1-10　视盘-黄斑纤维束及颞侧水平缝示意图

（注意：视网膜血管越过水平缝）1. 视盘；2. 视盘黄斑束；3. 中心凹；4. 水平缝。

至于反光带形成原因,大多认为是光线投射于管壁和血柱凸面,特别是由血管壁中层所产生的折射。静脉管壁缺少中层组织,所以反光带极不明显。

(2)视网膜动、静脉交叉:视网膜中央血管有大量分支,动、静脉分支间彼此交叉。可为锐角或垂直交叉。动、静脉大分支交叉较少,小分支交叉较多。在颞上、颞下、鼻上、鼻下四个主要动、静脉的分支中,颞上动、静脉交叉较多。交叉处,动、静脉血管有一共同的外膜包绕(此种结构在机体中仅见于视网膜与肾小球),是视网膜中央静脉分支阻塞的解剖因素。

交叉处,动脉大多位于静脉之前,正常时,静脉稍有凹陷,中年以前者,由于管壁透明,透过动脉血柱,仍能见到其下的静脉血柱。中年以后,特别是老年人,因管壁透明度减低,静脉血柱不能透见,但交叉两侧的静脉管径不变,行径也无异常,称为单纯性隐匿,与病理时的交叉征不同。亦有少数交叉,静脉横越于动脉前方,谓之反转交叉。反转交叉处静脉仅有轻微拱起,亦与病理时的静脉拱桥状隆起不同。参阅第八章第一节。

(3)视网膜血管搏动:生理状态时,直接检眼镜下看不到视网膜动脉有明显搏动。与此相反,视网膜静脉搏动却比较多见。常出现于视盘面一级分支。搏动可见于双眼或一眼。

4. 黄斑部(macular area)

(1)黄斑部、中心凹、中心小凹:黄斑部简称黄斑,位于眼底后极部中央,呈横椭圆形扁平浅漏斗状凹陷,水平径约 1.5PD(2.25mm),垂直径约 1PD(1.5mm)。其中心处更有一微小凹陷,为中心小凹(foveola),中心小凹离视盘颞侧缘约 2PD(3mm)。在视盘中心水平线下 0.8mm 处,与视盘下缘相当。中心小凹为视轴线终端。以中心小凹为中心,约 1/3PD(0.4~0.5mm)直径的类圆形区称中心凹(fovea),为视网膜无毛细血管区(capillary free area)。在此领域内的视细胞,仅有视锥细胞(cone)而无视杆细胞(rod),所以也称无视杆细胞区(rod free area)。直接检眼镜光线正对中心凹时,可见一针头大小明亮反光,称为中心光反射(central reflex),为中心凹内界膜将射入光折射至视网膜前玻璃体内所形成,是眼底检查时除视盘之外的又一重要标志。中心光反射在青年人和眼底色泽较深者反光较强。于婴儿出生 4 个月后开始出现,中年后又逐渐减弱。

中心凹内视网膜菲薄,厚度为 0.37mm。中心小凹更薄,仅 0.13mm。自中心小凹起,逐渐向四周增厚,使内壁成为斜坡(clivus)。黄斑边缘处,因神经节细胞及其纤维加多,略呈崤状隆起,在检眼镜照射下有白色椭圆形反光圈,称为轮状反射(ring reflex)或黄斑反射轮(macular reflex)。反射轮即黄斑边界所在。但仅见于青少年,30 岁以后渐趋消失。所以在反射轮消失后,黄斑外缘与其周围视网膜之间就无清楚界线(图 1-11~图 1-13)。

由于黄斑视网膜内层最薄,其下色素上皮层较为浓厚和脉络膜毛细血管稠密,加上射入眼内的光线在浅漏斗状倾斜面处不能完全到达检查者眼内,因此,除中心光反射及轮状反射之外,整个黄斑为后部眼底色泽最暗处,呈暗褐色。在直接检眼镜光照下,有颗粒状外观。

出生不久的婴儿,特别在早产儿,黄斑中心凹发育尚未成熟,不仅不凹陷,反而微微隆起,并有珍珠样光泽。

在无赤光下,相当于中心凹(fovea)处略呈黄褐色。在死亡后或离体眼球的视网膜,黄斑的黄色很明显,直径

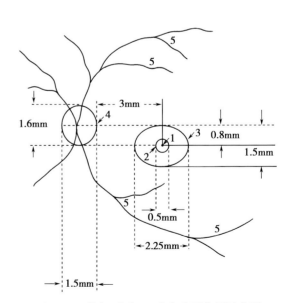

图 1-11 黄斑、中心凹、中心小凹位置示意图
1.中心小凹(foveola);2.中心凹(fovea);3.黄斑;4.视盘颞侧缘;5.上、下血管弓内(包括视盘鼻侧 1 个 PD)为后极部。

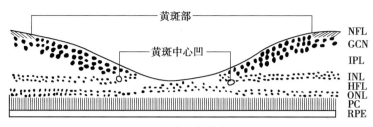

图 1-12　黄斑组织结构示意图
中心凹中央为中心小凹（foveola）；NFL. 神经纤维层；GCN. 神经节细胞核层；IPL. 内丛状层；INL. 内核层；HFL. Henle 纤维层；ONL. 外核层；PC. 视细胞层（视锥细胞和视杆细胞核层）；RPE. 视网膜色素上皮层。

约 2mm，黄斑由此得名。将视网膜平铺玻璃片上，光学显微镜下极易看清黄点。黄点向四周逐渐减少。此种黄色是一种类胡萝卜素的叶黄素（lutein，即 xanthophyl）和玉米黄质（zeaxanthin）之混合物。此种物质存在于整个视网膜，但在中心凹处之浓度最高，对视细胞特别是视锥细胞有保护作用。

（2）黄斑的组织和生理特点：黄斑之所以是视功能最敏锐部分，除外来光线通过屈光介质聚焦于此外，还有其组织结构上的有利条件。①视网膜神经上皮层内层自黄斑边缘起，渐向中央渐薄，形成浅漏斗状倾斜面，至中心凹（fovea）处视细胞层直接暴露于表面（内界膜下），使易于接受光刺激；②中心凹处每一个神经节细胞和一个双极细胞连接，每一个双极细胞又和一个视细胞相连接（此处视细胞只有视锥细

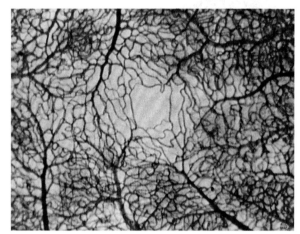

图 1-13　黄斑及其附近的血管标本
胰蛋白酶消化标本过碘酸希夫（PAS）染色，中央约 0.5mm 为无血管区。

胞，形似视杆细胞，长而密集）；③视盘-黄斑纤维束（papilla-macular bundle）几乎占全部视神经纤维数量的一半，并直接到达视盘颞侧部；④中心凹为无毛细血管区，不因血管存在而影响成像；⑤中心凹的凹入倾斜面，可以避免光线弥散。

5. 视网膜神经上皮层外层的血供　自外丛状层至视细胞层为神经上皮层的外层，其血液供应来自脉络膜毛细血管层。脉络膜位于巩膜与视网膜色素上皮层之间。分大血管层、中血管层、毛细血管层三层，大血管层借巩膜棕黑板（fuscous lamina）与巩膜疏松连接；毛细血管层借 Bruch 膜与色素上皮层紧密结合［此三者的紧密结合，临床上称为脉络膜毛细血管-Bruch 膜-视网膜色素上皮层复合体（choriocapillary-bruch membrane-retinal pigment epithelial complex，CBRC）］，详见下文。

脉络膜前界止于睫状体平部，后界为视盘边缘。在视盘边缘尚有由脉络膜动脉分支构成的 Zinn-Haller 动脉环。后部眼底脉络膜血供来自睫状后短动脉。周边眼底脉络膜血供则来自睫状后长动脉（long posterior ciliary artery）。赤道部的脉络膜血供，恰好是睫状后短动脉末梢和睫状后长动脉返回支汇合处，血液流量较少。进入视盘周围和黄斑及其附近的睫状后短动脉的管径较粗、行程短、直接插入脉络膜毛细血管层，使这一区域内的脉络膜毛细血管，不仅密度高，而且血流量大，流速快捷。脉络膜毛细血管在结构和分布方面均有其独特处：第一，管壁薄而孔隙多，尤其在朝向视网膜的一面，孔隙更多；第二，管径相对较粗，故血流压力较强；第三，其分布均在同一平面，呈放射形，与其他部位之毛细血管相互吻合成网状有异，眼底血管造影显示，脉络膜毛细血管呈小叶状分布，小叶中心为毛细血管前微动脉，血液向小叶周围回流至毛细血管后微静脉。脉络膜内血液汇集于涡静脉排出至眼球外（图 1-14，图 1-15）。

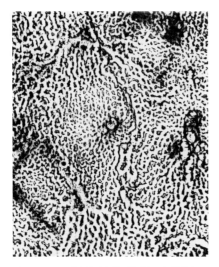

图 1-14　后极部脉络膜毛细血管平面

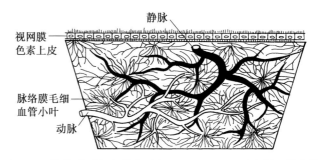

图 1-15　脉络膜毛细血管小叶（capillary lobule）血循环示意图

眼球内血液总量的 90% 在脉络膜，其中 70% 在脉络膜毛细血管层。脉络膜毛细血管层在功能上起着末梢小动脉作用。脉络膜毛细血管层供给视网膜神经上皮层外层营养并参与其新陈代谢，依赖于视网膜色素上皮细胞内、外物质的主动传输作用。

6. 视网膜色素上皮层（retinal pigment epithelium，RPE）　视网膜色素上皮层的分布与脉络膜基本一致。根据现有了解，RPE 对神经上皮层外层及视觉形成主要有以下功能。

（1）血-视网膜屏障功能：将于第七章第六节（中心性浆液性脉络膜视网膜病变与浆液性视网膜色素上皮层脱离）中叙述。

（2）对视细胞外节盘膜老化脱落后的吞噬功能：将在第六章第九节（年龄相关性黄斑变性）中叙述。

（3）RPE 呈棕黑色，对透过巩膜的弥散光有屏蔽功能；并通过其某些酶（超氧化物歧化酶、过氧化氢酶等）的作用及非酶（谷胱甘肽，维生素 C、E，类胡萝卜素、黑色素等）的作用，清除氧自由基以保护视细胞。

（4）参与维生素 A 的代谢过程：维生素 A 进入色素上皮细胞与维生素 A 结合蛋白结合发生酯化反应，转化为 11-顺视黄醇，再氧化成 11-视黄醛后进入视细胞，并同视蛋白结合生成视紫质。

（5）RPE 能合成、分泌多种细胞因子及具有大多数细胞因子受体：对包括视细胞在内的视网膜多种细胞的分化、调控、功能维护有重要作用。

（6）有控制脉络膜与视细胞间离子移动功能：色素上皮细胞膜对离子通透的选择性，可使特异离子自由往来于胞浆内外，借此以保持其内环境稳定。可见光（波长 400~700nm）被视细胞的光敏色素吸收时，其光化学产物立即产生电位，经神经上皮层放大并调整后，通过视路传递至大脑皮层而产生视觉。视细胞需要持续接受光刺激，光敏色素也需要不断更新。当停止光刺激时，由光化学反应引起的神经冲动亦随之消失。视细胞电位受离子环境变化的影响，色素上皮细胞微丝状突起（villi of the pigment epithelial cell）包绕视细胞外节，阻止了离子在视细胞外节附近自由扩散，说明 RPE 对调节视细胞微细环境的重要性（图 1-16）。

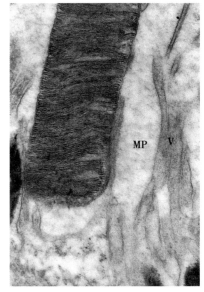

图 1-16　视细胞外节被色素上皮细胞微丝状突起包绕

V. 微丝状突起；MP. 感受器间类黏蛋白（inter-receptormucoid）。

7. 脉络膜毛细血管-Bruch膜-视网膜色素上皮层复合体（choriocapillaries-Bruch's membrane-retinal pigment epithelium complex） 简称CBRC。三者组织紧密结合（图1-23），临床上不少眼底病由三者共同受损害所引起。例如中心性浆液性脉络膜视网膜病变等浆液性视网膜脱离；急性多灶性缺血性脉络膜病变等炎症性疾病；年龄相关性黄斑变性等变性疾病；家族性玻璃疣等遗传性疾病等，具体内容请见有关章节。

（二）周边部眼底

在检眼镜一般检查时，即使充分扩瞳并嘱受检者尽量将眼球转向一侧，仍无法看清周边眼底。近数十年来，由于检查方法的进步，例如双目间接检眼镜加巩膜压迫、裂隙灯显微镜加三面镜等等，才得以在活体上详细观察到远至锯齿缘的周边区。对这一区域的正常和病变情况有了比较深入的了解。

周边部眼底的后界是涡静脉（vortex vein）穿越巩膜前（即涡静脉壶腹）的连线，此连线位于赤道线后约2.0PD（3mm），前界则为锯齿缘。所以周边部眼底是一个宽约6.0PD（9mm）的环形带状区域。因赤道线至各子午线锯齿缘的距离并不一致，故略有宽窄。这一局部解剖定位，仅仅给临床检查时提供一个大概范围，例如涡静脉壶腹并不能在所有受检眼中都可见到（图1-17）。

视网膜锯齿缘（ora serrata retinae）简称锯齿缘，因形似锯齿而得名，齿状突出与齿间凹陷的大小、形态、深度极不规则，变异很大。幼儿锯齿缘与成年人不同，齿间凹陷浅，呈比较均匀的波形线，距睫状体较近，以后，锯齿缘与睫状体平部不均衡发育，至六七岁时，达到成年状态。

锯齿缘处视网膜呈灰色，可见少数弥散性或颗粒状色素（在婴幼儿更为明显）。与其前缘邻接的睫状体平部呈棕色，可明确区分。

视网膜血管末梢分支在到达周边部时，已经变得非常细窄，动静脉不能分辨。在锯齿缘后2mm的范围内不能见到血管，营养由脉络膜供应（图1-18~图1-20）。

周边眼底因视网膜色素上皮细胞内色素稀少，脉络膜血管间隙较宽，脉络膜血管易于透见。

视网膜在周边部眼底区比后部眼底菲薄（锯齿缘处厚度仅0.11mm），常伴有发育变异：如锯齿突与缘

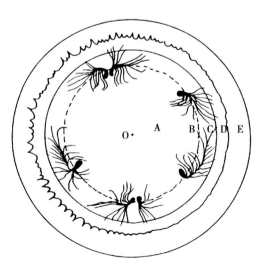

图1-17 周边部眼底位置示意图
A. 涡静脉壶腹连线之后为后部眼底；B. 涡静脉壶腹连线；C. 赤道；D. 锯齿缘；E. 睫状体平坦部中线；B~D间之环状区为周边部眼底。

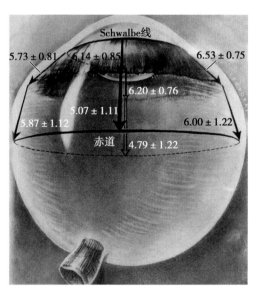

图1-18 周边部眼底在眼球内的立体模型图
箭头表示四条主要子午线：自锯齿缘至赤道以及自Schwalbe线至赤道之间的距离（mm）。

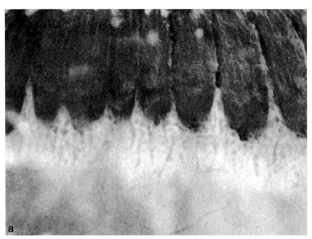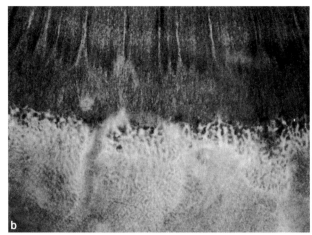

图 1-19 锯齿缘

锯齿状突起鼻侧（a）比颞侧（b）更明显。

间凹的变异、辐射状视网膜实性皱褶、颗粒状组织等。辐射状视网膜实性皱褶呈嵴状突起，亦称子午线皱褶，是齿状突的向后延伸部分。

周边眼底视网膜因血液供应较差，易于发生一些退行性变：如格子样变性、囊样变性、铺路石样变性、压迫发白（white with pressure）和不压迫发白（white without pressure）、获得性视网膜劈裂以及血管白线化等，详见第七章第一节及第二节。

（三）玻璃体

玻璃体（vitreous body）为透明的凝胶体，充填于眼球后部球内空间（玻璃体腔），约占球内容积的 4/5。紧贴视网膜，但无粘连。与球壁主要附着有二：一在睫状体平部中央及其稍后处，呈环形带状附着，即玻璃体基底部，宽约 2mm；另一在视盘周围（两处的玻璃体胶原纤维垂直穿插视网膜内界膜与 Müller 细胞连接）。此外，在黄斑和赤道部以及视网膜较大血管表面视网膜也有一些疏松联系（图 1-20）。

玻璃体主要由透明的细胞外凝胶基质（extracellular matrix）组成，其中 99% 以上是水（99.691 3%，Duke-Elder，1961），余为盐类物质及大分子物质。

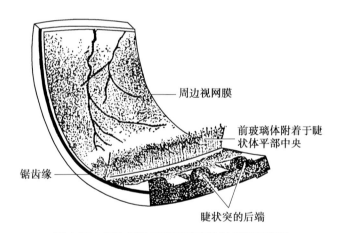

图 1-20 周边部视网膜及玻璃体基底部示意图

周边视网膜

前玻璃体附着于睫状体平部中央

锯齿缘

睫状突的后端

大分子物质中最重要的是胶原、氨基葡聚糖和透明质酸。胶原（主要是 II 型胶原）组成相互交织的玻璃体纤维网状支架结构，支架结构之间充满透明质酸。透明质酸是一种葡萄糖胺，由重复的葡萄糖醛酸双糖单位和 N-乙酰葡萄糖胺组成，在玻璃体内的分布并不均匀，以后部皮质最高，渐向前方浓度递减，中央部最低。透明质酸因其大的负电荷而具有极强吸水性，这种与水分子的结合是物理性结合。高度吸水的透明质酸形成高度缠绕的开放螺旋，填充于胶原纤维丝组成的支架结构之间，有一定的黏稠度和弹性（黏稠度接近水的两倍）。玻璃体含有两种细胞，即位于其皮质、基底部的玻璃体细胞（hyalocyte）与分布于其基底部、睫状突、视盘缘的成纤维细胞。前者合成透明质酸，后者则可能与胶原的合成有关。玻璃体的中央部分称为主质，周边部分称为皮质。玻璃体不存在由上皮或纤维组织形成的真正包膜，在裂隙灯显微镜光切面检查时，尤以在有玻璃体脱离处所见光学密度较大的"膜",仅是物理学状态,可名之为"临界面或玻璃体面(vitreous face)"。

玻璃体前邻近晶状体处有一皿状浅凹,称"玻璃体凹"(亦称"髌状窝"),其间有潜在间隙,名"Berger间隙"(即"retrolental space of Erggelet"),为Cloquet透明管前端开阔部分。Cloquet透明管由胚胎时的玻璃体动脉衍化而成,自晶状体后向后延伸至视盘缘,位于玻璃体中央,并因重力作用而略呈弓形下沉(图1-21,图1-22)。

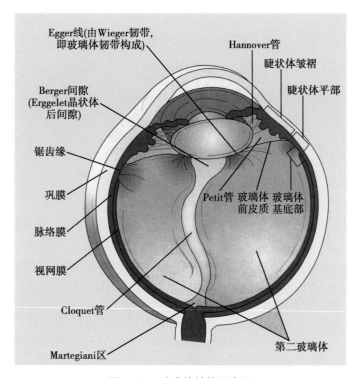

图1-21　玻璃体结构示意图

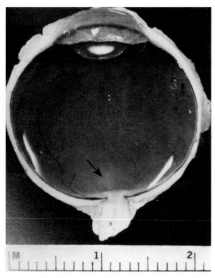

图1-22　玻璃体的大体解剖

玻璃体为重要的屈光介质,除通过90%以上的可见光并最大限度地减少光线的散射之外,还具有对视网膜、晶状体的支撑、减震功能,又能吸收未被晶状体完全吸收的紫外线以保护视细胞。再有,玻璃体内含有高于血浆浓度33~40倍的维生素C(Duarte,2005),清除玻璃体中光化学反应产生的活性氧、自由基,在保护视网膜免受光氧化损害方面,起着一定作用。

玻璃体发育成熟后无再生能力,一旦损失,由房水替代。

用裂隙灯显微镜检查玻璃体,检查前方1/3时可不加附加装置,后部2/3则应加前置镜或接触镜。同时因玻璃体内结构细微,检查者最好先有一段暗适应时间,才能分辨出一些细微的光学密度差异。被检者必须用弱扩瞳剂充分扩大瞳孔,以便尽可能看清周边及后部情况(老年人及怀疑有青光眼者,检查后应立即用缩瞳剂缩小瞳孔)。

检查自晶状体后囊开始,光束与显微镜视线成15°~30°角。仔细观察可见晶状体后玻璃体前部中间,可见有一狭窄的光学空间(完全澄清的液体)。偶有在晶状体后囊中央见到灰白色圆形、锥形或纤维束样混浊物突入玻璃体内,为胚胎晶状体血管膜残留组织(Mittendorf斑),属先天异常。正常玻璃体并不像正常房水那样完全透明。当光束切面通过玻璃体时,有密度不一致的网状胶原结构,表现如蚕丝样接近透明的浅灰色,极为稀疏,不影响光束通过。如将光束移动时,此种丝样条纹似有小幅度飘拂。

在有些老年人正常的后部玻璃体,可见光学密度很低的液化了的囊样区,称为液袋(fluid pocket)。此时,Cloquet管有明显下沉。

二、正常眼底的血管造影所见

有多种造影剂可供眼底血管造影之用,目前使用比较成熟的有荧光素钠和吲哚青绿。

(一)眼底荧光素血管造影(fundus fluorescein angiography,FFA)

荧光素在眼底的吸收波长为465~490nm,发射波长为520~530nm。

眼底有视网膜色素上皮层和视网膜血管壁的两个血-视网膜屏障(blood-retinal barrier)。色素上皮层细胞间的封闭小带(zonula occludens)及视网膜血管内皮细胞的紧密结合,使通过肘静脉注入荧光素(fluorescein)后血液内荧光素不能进入视网膜组织(图1-23)。

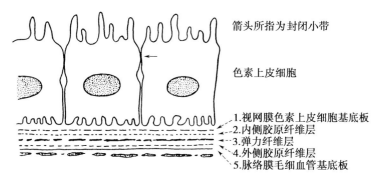

箭头所指为封闭小带

色素上皮细胞

1.视网膜色素上皮细胞基底板
2.内侧胶原纤维层
3.弹力纤维层
4.外侧胶原纤维层
5.脉络膜毛细血管基底板

图1-23 视网膜色素上皮层与Bruch膜、脉络膜毛细血管层的结构示意图
图示三者结合紧密,称为脉络膜毛细血管-Bruch膜-视网膜色素上皮层复合体。

10%~20%荧光素钠3~5mL自肘前静脉注入(在3~5秒内注射完毕)后,随血循环到达眼底的时间,称为肘-视网膜循环时间,正常为10~15秒。

1. 造影分期 荧光素在眼底的循环过程测定,目前尚难标准化,但是为了研究和诊断上的方便,予以适当分期又是必要的。我国梁树今等(1980年)在Hayreh分期的基础上作了修正,提出如下分期(图1-24)。

(1)动脉前期(pre-arterial phase,即脉络膜循环期,choroidal circulation phase,亦称背景荧光,background fluorescence):视网膜动脉尚未见到荧光素进入之前的瞬间阶段,较动脉期提前0.5~1.5秒,是睫状后短动脉的荧光充盈。荧光一开始

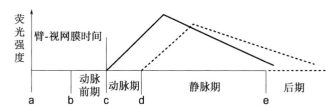

图1-24 眼底荧光素血管造影(FFA)视网膜循环分期示意图
a.荧光素钠开始注入;b.脉络膜开始充盈呈地图状荧光;c.视网膜中央动脉开始充盈;d.视网膜中央静脉开始充盈;e.荧光素钠注入后10分钟为造影后期图像(图中实线示动脉内荧光,虚线示静脉内荧光)。

呈斑块状,但很快相互联合成大片或地图状。因脉络膜血供为分区状,斑块状荧光的出现略有先后,黄斑及其附近早于周边部,颞侧早于鼻侧。脉络膜毛细血管之所以易于渗漏参阅图1-25(脉络膜大、中血管不渗漏)。

(2)动脉期(arterial phase):从动脉开始充盈起到静脉开始充盈之前为动脉期。为了叙述方便,也可将刚有二级(视盘面)及三级分支充盈时称为早期动脉期,等到所有动脉支均已充盈时,称为动脉期。动脉血流迅速,1~2秒全部充盈(图1-26,图1-27)。

(3)静脉期(venous phase):荧光素由血流从毛细血管床后小静脉返回较大静脉分支时,色素沿静脉管边缘充盈,称静脉层流。自动脉期至静脉开始见到层流的时间一般不超过3秒。从静脉任何一支出现

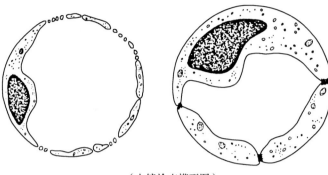

（电镜检查模型图）

图 1-25　脉络膜毛细血管与视网膜毛细血管管壁之结构不同
脉络膜毛细血管和一般脏器的毛细血管结构相同,内皮细胞间结
合疏松而多孔;视网膜毛细血管却不然,内皮细胞结合紧密,无孔。
因此,当血液内注入荧光素钠后,不能自视网膜毛细血管壁漏出,
脉络膜毛细血管则极易透过。根据电镜观察,脉络膜毛细血管的
内皮细胞在靠近视网膜一侧,不仅菲薄,孔隙亦多,具有极性。

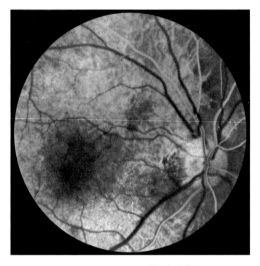

图 1-26　FFA 早期动脉期

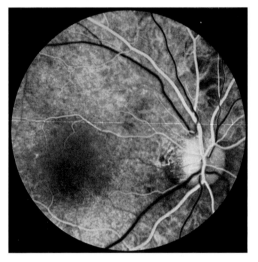

图 1-27　FFA 动脉期

静脉层流起,到所有静脉荧光充盈为静脉期。为了叙述方
便,也可将刚有一根静脉出现层流称早期静脉期(动-静脉循
环期),待各静脉支均有荧光充盈后,称为静脉期(图 1-28,
图 1-29)。

（4）后期(late phase):当荧光素血流从视网膜血管开始消
退时进入造影后期。在实践中,此消退过程非常缓慢。加上
荧光素的再循环影响,暗淡的静脉荧光在持续很久才能完全
消失。以造影 10 分钟起作为后期荧光比较合适(图 1-30)。

2. 正常视盘造影所见　视盘有双重血液循环,即巩膜筛
板及其前后的睫状血管系统和浅层的视网膜中央血管系统。
目前认为,视盘有四种造影所见。

（1）深层朦胧荧光(deep hazy fluorescence):位于视盘深

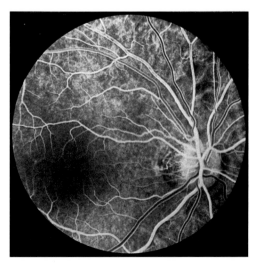

图 1-28　FFA 早期静脉期

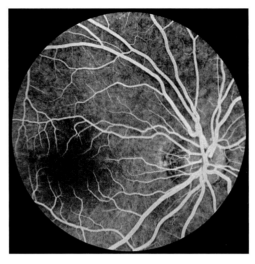

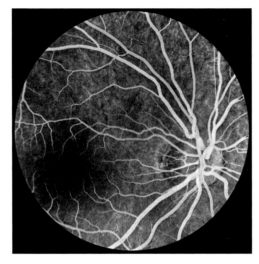

图 1-29 FFA 静脉期　　　　　图 1-30 FFA 后期

层,为巩膜筛板平面或筛板前区毛细血管网所发出的荧光。因位置较深,无法辨认毛细血管形态。在早期动脉期之前便已存在。这种朦胧荧光出现在某一象限地图状脉络膜荧光到达视盘边缘的瞬间,脉络膜地图状荧光代表着荧光色素进入直接和睫状后短动脉相连的各个脉络膜循环单位。因此,朦胧荧光由一开始只占视盘一部分而迅速扩及全部。

(2)浅层蔓状荧光(superficial racemose fluorescence):和深层朦胧荧光一样,都在视盘范围之内。与前者不同处在于毛细血管显影后可以辨认。开始为扇形,快速扩及整个视盘。其位置相当于巩膜筛板前区。在早期动脉期或之前最清晰,随即很快被深部荧光和表层辐射状毛细血管荧光淹没。

(3)视盘表层辐射状毛细血管荧光(radial epipapillary capillaries fluorescence):根据 Shimizu(1973 年)的意见,视盘浅表面有两种辐射状毛细血管,即视盘周围辐射状毛细血管(radial peripapillary capillaries,RPC)和视盘表面辐射状毛细血管(radial epipapillary capillaries,REC)。REC 位置最浅表,有些荧光片上可见到跨越于静脉干支之前。但其精确分布范围在正常眼底不易测定,与 RPC 的分界也不清楚。

RPC 及 REC 均为静脉性(属视网膜中央血管系统),是视盘周围血管内血液的回流通道,见于造影静脉期或早期静脉期,亦呈扇形先后出现。视盘生理凹陷处无辐射状毛细血管。

(4)后期视盘缘轮晕(late peripapillary halo):出现于造影后期。常在肘静脉注射荧光素 1 分钟之后,30%~50% 的正常眼底能见到这种环状或弧状轮晕。开始时暗淡模糊,以后随着造影时间延长,亮度逐渐增强。但始终限于视盘缘内。成因未明,可能是来自视神经软鞘膜毛细血管网所形成的视盘边缘着色(staining)。

3. 正常黄斑造影所见　黄斑周围,毛细血管层次减少成单层的拱环状排列(黄斑拱环)。中央直径约 0.5mm 的中心凹(fovea)为无毛细血管区。色素上皮层在黄斑部色素浓密,遮盖脉络膜荧光,使视网膜血管有良好对比度(图 1-31)。

4. 正常视网膜周边部造影所见　近些年超广角眼底荧光素血管造影(ultra-wide-field fundus fluorescein angiography,UWFA)技术的发展,为我

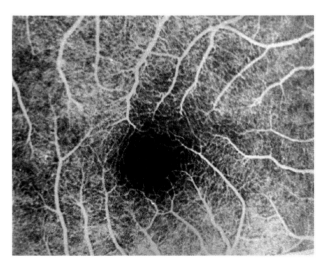

图 1-31 正常黄斑 FFA 所见

们观察周边部眼底提供了方便。目前世界最常见的、带有荧光血管造影技术的超广角眼底成像系统有两个：英国欧堡医疗（欧堡超广角扫描激光检眼镜）和德国海德堡医疗（Spectralis 超广角模式）。前者提供200°超广角的单次摄影，包含了超过 80% 的视网膜范围，后者单次摄影范围仅为 150°。UWFA 模式具有范围广、无时间延迟的优势，实现了对周边视网膜血管结构和功能的观察。

在眼底检查及彩色眼底照相未发现任何视网膜周边异常的正常眼，UWFA 检查可发现各种周边视网膜血管解剖变异，如跨水平线血管、直角走行血管、终末血管网、毛玻璃样强荧光、玻璃疣、视网膜毛细血管扩张和视网膜微血管瘤，偶尔还可见视网膜无灌注区，推测可能与该处视网膜毛细血管受到机械牵拉损伤有关。

（二）吲哚青绿脉络膜血管造影（fundus indocyanine green angiography，ICGA）

由于脉络膜的解剖生理特性（被视网膜色素上皮层覆盖，血流速度极快，其毛细血管管壁内皮细胞间的孔隙大于视网膜血管壁内皮细胞间孔隙 100 倍），荧光素进入脉络膜血管后，迅即从管壁溢出，因此 FFA 难以清晰显示出脉络膜的循环状况；其次，荧光素钠的激发光波长为 488nm 蓝色光，很难透过视网膜色素上皮、黄斑叶黄素和玉米黄质，出血和浓厚的渗出也可阻碍对脉络膜情况的观察。自 20 世纪 70 年代始，Flower 等以吲哚青绿（ICG）作为一种新的造影剂试用于临床，后经不断改进，并渐趋普及。ICG 也是水溶性染料，分子量大（775Da，不易甚至不能从孔隙大而多的脉络膜毛细血管漏出）、与血浆蛋白的结合率高（98%，主要与分子量大于白蛋白的脂蛋白结合），加上用近红外光（near-infrared）为光源（ICG 最大吸收波长 795nm、最大激发波长 835nm，均在近红外光谱范围内，使穿透力加强，能透过色素上皮层及病理状态下的色素沉着、浓厚出血、混浊渗出液）进行高速摄影或实时录像（real time recording）。这样，最大限度地满足了脉络膜造影的要求，从而使占球内血液总量达 90% 的脉络膜的生理和病理状态，能在直观下得到比较清楚的了解。但尽管如此，由于 ICGA 的荧光效应弱（仅为 FFA 的 1/25）；再加上脉络膜血管层次重叠、结构复杂，所以要获得清晰图像，还必须配合数字视频血管造影系统（digital video-angiography system）。

ICG 自肘静脉注入后，随即迅速经睫状后短动脉进入脉络膜动脉，一开始在视盘与黄斑间出现水平或垂直的弱荧光带，称为分水带（watershed zone），然后由黄斑开始以波状方式向四周推进。脉络膜毛细血管不是均匀结构，呈稀疏的小叶状。血流依靠每一组小叶压力梯度的分布，从一个小叶向相邻小叶灌注。

根据郭希让等对我国正常成年人进行的 ICGA 研究（1998），ICG 37.5mg 溶于专用灭菌注射用水 5mL 中，自肘静脉迅速注入，并立即用生理盐水 5mL 注入，整个过程在 10 秒内完成，以观察 ICG 荧光出现于眼底的动态过程。结果是：①眼底荧光最早出现时间（亦即脉络膜动脉开始充盈时间）为 10.26 秒，最迟为 28.84 秒，平均 14.25 秒 ± 3.59 秒。荧光始于后极部，呈点状或条状，在暗弱背景下有似远方夜空中的烟花样，继而在黄斑附近及视盘上下可见束状充盈的脉络膜动脉荧光，动脉行走迂曲，管径较细，并以后极部为中心向周边推进。由于 ICG 进入各条睫状后短动脉时间有所先后，因此脉络膜动脉的充盈时间亦不一致。②脉络膜静脉荧光最早 11.09 秒，最迟 29.98 秒，平均 15.03 秒 ± 3.44 秒。此时，脉络膜动静脉荧光交叉重叠，先是静脉隐约显影或断续显影，之后，静脉显影逐渐加强，而动脉则相应减弱。静脉管径粗于动脉，行走亦较平直，由后极部向各象限赤道部汇聚。③脉络膜血管最强荧光期，后部眼底出现大片强荧光区，提示后极部脉络膜毛细血管与脉络膜动静脉共同显影，强荧光环绕视盘及黄斑周围，成片状类圆形或不规则形。以图像显示处理的光灰度值为准，其最早时间 12.51 秒，最迟 33.21 秒，平均 16.75 秒 ± 3.78 秒。④脉络膜血管荧光减弱与消退期，在强荧光持续约 10 分钟后开始渐次减弱，标志着 ICG 自动脉乃至静脉的逐步排空，静脉排空后，荧光明显暗淡，静脉影像模糊，融合于背景脉络膜毛细血管荧光内。静脉排空时间最早为 8 分 14.68 秒，最迟 18 分 18.72 秒，平均 11 分 58.15 秒 ± 2 分 39.86 秒；后部脉络膜静脉荧光完全消失时间最早为 15 分 52.12 秒，最迟 31 分 2.19 秒，平均 22 分 13.22 秒 ± 3 分 30.55 秒。此时脉络膜静脉在暗淡的背景荧光下呈负性条纹状阴影。⑤涡静脉充盈期,涡静脉壶腹充盈最早 15.37 秒,最迟 35.08 秒,平均 25.74 秒 ± 6.25 秒。持续约 10 分钟后开始减弱,至完全排空,壶腹呈暗影。开始排空时间最早为 14 分 15.72 秒,最迟 24 分 1.19 秒,平均 19 分 56.2 秒 ± 4 分 5.41 秒。⑥视网膜动静脉充盈期,中央动脉最早充盈时间为 11.09 秒,最迟 29.98 秒,平均 15.03 秒 ± 3.44 秒,与脉络膜静脉开始充盈时间相近。中央静脉充盈时间最早 13.4 秒,最迟 33.21 秒,平均 17.71 秒 ± 3.69 秒。此时为脉络膜荧光最强期。视网膜血管荧光完全消退最早 17 分 54.04 秒,最迟 27 分 43.86 秒,平均 23 分 19.19 秒 ± 2 分 47.43 秒。此时视盘荧光全部消失,呈一边界清楚的盘状暗影。

脉络膜动静脉不如视网膜动静脉易于区分,可根据血管行径和染料充盈方向加以判断。相比之下,动脉细、迂曲,静脉则略显粗大而平直。

ICGA 目前尚无统一的分期标准,有分成早、中、晚三期的。早期:脉络膜动脉显影至静脉完全充盈。中期:静脉完全充盈后至开始消退。晚期:以染料弥漫性漏出为特点(ICG 自脉络膜毛细血管漏出,沉积于血管外基质内及脉络膜毛细血管-Bruch 膜-视网膜色素上皮层复合体上)。亦有将整个过程分为动脉期、动静脉期、静脉期、消退期四期的。无论何种分期,都是为了临床上的方便,事实上在各期之间,很难划出明确界线。

ICGA 时观察时间不得少于 30 分钟。

ICGA 适用于 FFA 无法检出或不能确定的脉络膜病变,例如隐匿性脉络膜新生血管(occult CNV)、过度浓厚的视网膜出血渗出(包括视网膜下血肿)、脉络膜肿瘤、某些脉络膜炎症等;视网膜血管病变、视网膜色素上皮层病变或脱离、视神经病变等。凡 FFA 已能诊断者,无须再行 ICGA。反之,如果怀疑上列视网膜病变由脉络膜病变引起或累及脉络膜者,则应同时进行 FFA 和 ICGA(图 1-32~图 1-38)。

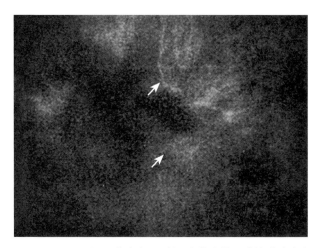

图 1-32 ICGA 最早荧光充盈时间,白箭所指为脉络膜动脉支

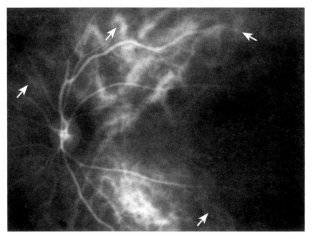

图 1-33 ICGA 脉络膜充盈期,白箭所指为脉络膜静脉支

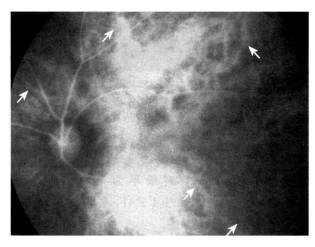

图 1-34 ICGA 脉络膜动静脉同时显影,示后极部强荧光,白箭所指为脉络膜静脉

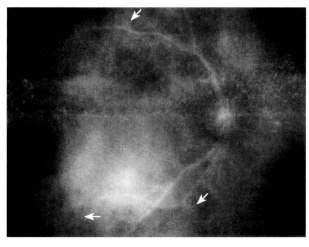

图 1-35　ICGA 脉络膜静脉荧光减弱期,白箭所指为脉络膜静脉影像模糊

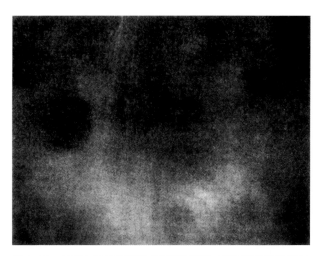

图 1-36　ICGA 脉络膜静脉荧光消退期,示脉络膜静脉呈负性条纹影

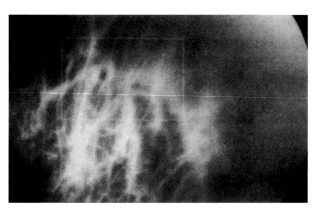

图 1-37　ICGA 涡静脉充盈期,示脉络膜静脉血流向涡静脉汇聚,涡静脉壶腹隐约显影

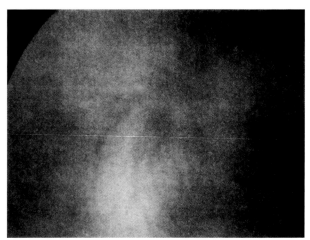

图 1-38　ICGA 涡静脉排空期,涡静脉壶腹呈暗影

(三) 共焦激光扫描检眼镜的眼底血管造影、红外摄像、自发荧光成像

1. 眼底血管造影　荧光素钠和吲哚青绿造影通常是分别进行的,但也可应用共焦激光扫描检眼镜(confocal scanning laser ophthalmoscope,cSLO)同步进行。例如 Heidelberg 视网膜脉络膜同步血管造影仪Ⅱ代(HRA-2),适用于荧光素钠和吲哚青绿的数字化血管造影。既可分别造影亦可同步。同步造影可使两者实时对比,更有利于对眼底血循环的了解与病变的诊断。

视网膜脉络膜同步血管造影仪能发射三种不同波长的激光:对于荧光素钠造影,固体激光发出波长为 488nm 的激光用来激发荧光素钠染料,激光器内部有一个 500nm 的滤光片来分开激发光和激发后的荧光。不使用该滤光片的同波长激光来摄取无赤光眼底像。对于吲哚青绿造影,半导体激光器发出波长为 795nm 的激光用来激发吲哚青绿染料,激光器内部有一个 810nm 的滤光片来分开激发光和被激发的荧光。

2. 红外眼底摄像　HRA-2 半导体激光器发出的波长为 820nm 的激光,以快速扫描的方式照亮眼底,辅之计算机图像实时叠加技术(automatic real time,ART),可摄取近红外光(near infrared,NIR)眼底像。

正常红外眼底像:视盘反光低,呈黑色;生理凹陷(视杯)反光强,呈白色;视网膜血管反光弱,但动脉略高于静脉。所以从亮度总体来说,整个眼底背景高于血管,血管高于视盘,生理凹陷(视杯)亮度最高(图 1-39)。

红外眼底摄像对某些眼底病变如变性近视、视网膜神经纤维层的水肿或萎缩、中心性浆液性脉络膜视网膜病变、视网膜出血、视网膜色素变性等的诊断上,均有一定的价值。

3. 眼底自发荧光 应用 cSLO(加 ART 软件)可显示出比传统光学眼底照相机清晰得多的眼底自发荧光(autofluorescence,AF),因采用激发光的波长不同而有两种不同模式:①蓝光模式自发荧光(BL-AF),激发光波长 488nm,激发大于 500nm 的自发荧光,主要作用于视网膜色素上皮层(RPE)细胞内的脂褐质(lipofuscin),目前多数文献中所称的 AF,只要不标明是使用激发光波长的,就是指此种模式的 AF;②近红外模式自发荧光(NIR-AF),激发光波长 787nm,激发大于 800nm 的自发荧光,主要作用于视网膜色素上皮细胞和脉络膜的黑色素。

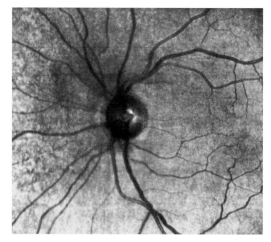

图 1-39 正常眼底的红外摄片图像
视盘除生理凹陷处红外反光较强,最明亮,余为暗黑色;视网膜血管暗,但动脉反光略强于静脉;后极部视网膜呈均匀的灰白色亮点。

正常眼底的蓝光模式自发荧光(BL-AF),其强弱与 RPE 细胞内脂褐质的分布、积聚有明显相关性。视盘、视网膜动静脉、黄斑中心凹呈暗黑色,旁中心凹呈低自发荧光,眼底后极部最高,向周边部又逐渐减低(图 1-40)。

一般认为,脂褐质是眼底的主要荧光物质,是 RPE 细胞内溶酶体吞噬、消化视细胞外节盘膜不完全的残留产物,因此,BL-AF 可间接反映 RPE 细胞及视细胞的代谢状态(图 1-40)。

正常眼底的近红外模式自发荧光(NIR-AF),由于黄斑部 RPE 细胞内黑色素含量较多,呈现一个高自发荧光区,视盘及视网膜动静脉呈暗黑色(图 1-41)。

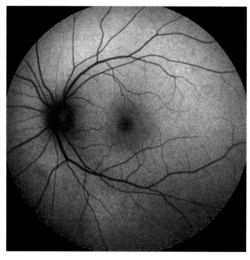

图 1-40 正常眼底的 BL-AF
视盘无 AF 物质,以及红外被视网膜血管、中心凹吸收,因此三者均呈黑色;中心凹旁低 AF;其余部分有 AF。

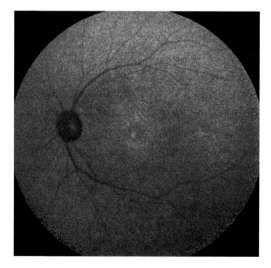

图 1-41 正常眼底的 NIR-AF
视盘及视网膜血管因无 NIR-AF 物质(黑色素)而呈黑色;黄斑区见较高的 AF,中心凹处最高。

此模式自发荧光的优点,在于受黄斑中心凹色素干扰较少,可以更早期地发现黄斑微小病灶,目前主要用于黄斑疾病诊断。

两种模式所见自发荧光对某些眼底病诊断有一定的参考价值[如年龄相关性黄斑变性、视网膜色素变性、遗传性黄斑营养障碍、脉络膜新生血管（CNV）、黄斑裂孔、中心性浆液性脉络膜视网膜病变等],必要时用作辅助诊断。

三、正常眼底的超声声像

常用作眼底检查的有显示一维图像的 A 型超声、显示二维图像的 B 型超声及彩色超声多普勒成像（color doppler imaging, CDI）及超声造影。

A 型超声主要用于眼部各组织包括眼肌、眼轴和眼内外占位病变的测量等。B 型超声主要用于玻璃体积血、炎症、脱离,视网膜脱离、视盘形态、脉络膜厚度、巩膜厚度,以及眼内异物的探测、定位等。CDI 则为一种能定量检测血流动力学参数的无损伤检查方法,对眼内外血管畸形、肿瘤、视网膜中央动静脉阻塞等,提供了有价值的诊断依据（图 1-42~图 1-44）。

	V(A):1 532m/s	V(L):1 641m/s	V(V):1 532m/s	D:mm
	ACD	LENS	VITR	AL
#1	2.91	4.77	15.50	23.18
#2	2.99	4.77	15.50	23.25
#3	2.91	4.85	15.50	23.26
#4	2.99	4.77	15.50	23.25
#5	2.91	4.93	15.42	23.26
#6	2.84	4.85	15.50	23.18
#7	2.84	4.77	15.57	23.18
#8	2.99	4.68	15.50	23.17
AV	2.92	4.80	15.50	23.22

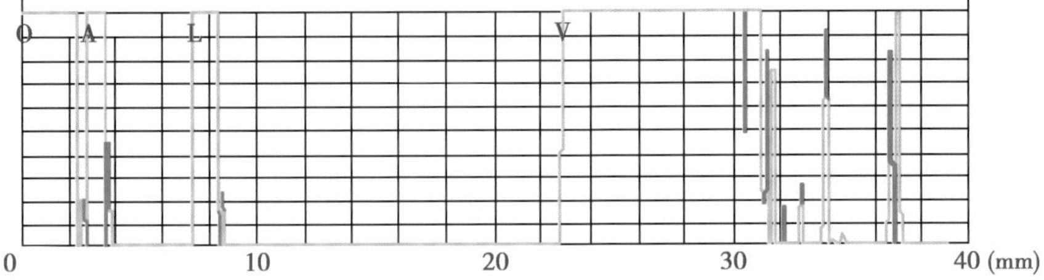

图 1-42　正常成人眼的 A 型超声声像图

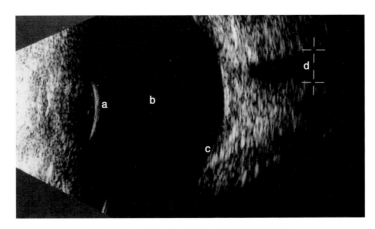

图 1-43　正常成人眼的 B 型超声声像图
a. 晶状体后缘;b. 玻璃体腔;c. 视网膜;d. 视神经。

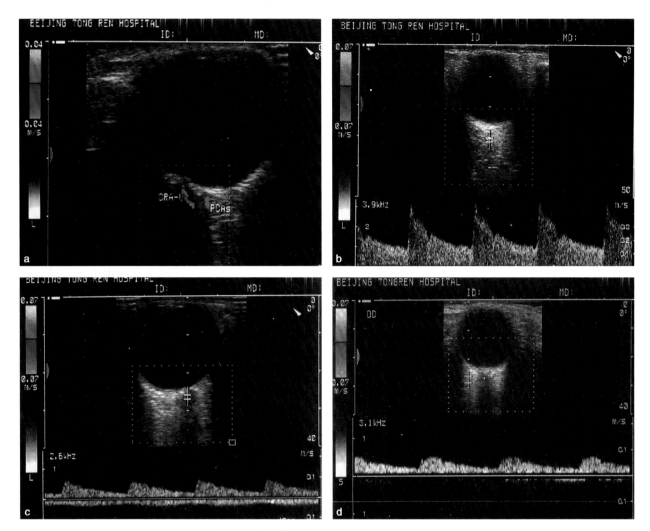

图 1-44 正常眼彩色超声多普勒成像（CDI）

a. 视网膜中央动脉、静脉及睫状后短动脉的 CDI（图中红蓝相间的血流信号为中央动、静脉，其旁的红色血流信号为睫状后短动脉）；b. 眼动脉 CDI 频谱图（频谱呈三峰双切迹状）；c. 视网膜中央动-静脉血流频谱图（其上搏动的为动脉频谱，其下无搏动的为静脉频谱）；d. 睫状后短动脉血流频谱图。

四、正常眼底的相干光断层成像所见

相干光断层成像（optical coherence tomography，OCT）的发明，对眼科临床来说，无疑是一个划时代进步。与检眼镜、眼底血管造影等平面影像不同，OCT 检查是对视网膜（包括部分玻璃体、部分或全层脉络膜）、视盘类似组织学切面的活体断层扫描。B 型超声声像也是断层扫描，但超声波是机械波，穿透力强而分辨率低（mm 级），相反，OCT 的光波是电磁波，穿透力弱而分辨率高（nm 级）。

OCT 自 20 世纪 90 年代问世至今，发展迅速，短短二十多年，已由第 1 至第 3 代的时域 OCT（time-domain OCT）进步为第 4 代的频域 OCT（spectral-domain OCT，或称谱域、傅立叶域），而且可以肯定，近年内将有更理想、更完善的新一代 OCT 研发问世。

频域 OCT 与时域 OCT 均属无接触、无创伤、无电离辐射等风险的检查，所以在安全性方面两者是相等的，但频域 OCT 有下列优势，使时域 OCT 无可比拟。①分辨率更高：频域 OCT 的轴向分辨率为 $5\mu m$，比时域 OCT 的 $10\mu m$ 提高了一倍。②扫描速度更快：第 3 代时域 OCT 的扫描速度为 400A-scan/s，而频域 OCT 已达 25 000A-scan/s 以上，最高可达 40 000A-scan/s，扫描速度快可以减少扫描过程中因受检眼微动而产生的伪像,而且频域 OCT 还附有眼球跟踪(eye tracking)功能,使检查所见尤为真实可靠。③信息量更大:频域 OCT 采用容积式扫描,几乎可以获得眼底后极部中央 6mm×6mm 范围内所有数据,与时域 OCT 的六条放射线扫描式相比,信息量明显增大。④三维重建功能:频域 OCT 在扫描范围内所得数据量大,可准确进行三维重建,显示三维图像,因此频域 OCT 又称 3D OCT。⑤将频域 OCT 在传统基础上进一步靠近受检眼,使更深层组织位于频域 OCT 接近零延迟的最大敏感度位置,从而使低信号区敏感度增强,提供反向的断层扫描图像(深度增强成像 OCT,enhanced depth imaging spectral-domain OCT,EDI-OCT),可用以检测脉络膜全层。全景 OCT 可同时显示玻璃体、视网膜和脉络膜。OCT 血流成像可不用造影剂显示眼底血管。

1. 正常黄斑及其周围结构的频域 OCT 影像　如图 1-45 所示,自内而外:内界膜、神经纤维层、神经节细胞层、内丛状层、内核层、外丛状层、外核层、外界膜、视细胞内节、视细胞内外节连接、视细胞外节、RPE 连接层、RPE-Bruch 膜复合体、脉络膜,各层次清晰可分。

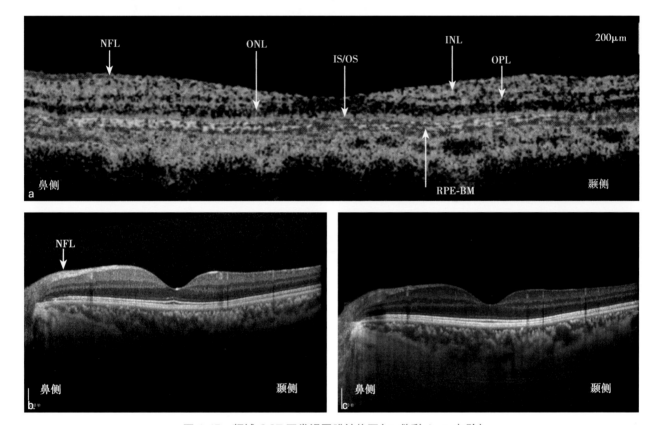

图 1-45　频域 OCT 正常视网膜结构图(a. 伪彩;b、c. 灰阶)

NFL. 神经纤维层;ONL. 外核层;OPL. 外丛状层;IS/OS. 内节/外节;INL. 内核层;RPE-BM. 视网膜色素上皮层-Bruch 膜。

- 神经纤维层呈强反光带。
- 视细胞内外节连接(IS/OS)与外节(OS)为强反光带(可能与外节盘膜对红外光形成的强反射有关)。
- RPE 连接层、RPE-Bruch 膜均呈强反射(可能与 RPE 细胞内富有黑色素有关)。
- 黄斑中心凹正下方,视细胞内/外节(IS/OS)反光带之下,有一梭形低反光间隙(可能与此处视锥细胞密集分布有关)。
- 视网膜动、静脉的二、三级分支,血管壁本身以及血管下方的投影呈低反光(可能是管壁组织结构对红外光产生散射和吸收的结果）；血管壁前后两端呈强反光（可能是透明血管壁对红外光产生折射、聚光后的结果）。

- 与检眼镜下的中心光反射相当，在有些青年人的黄斑中心凹处有一明亮的反光点。

近年研发的扫频 OCT（swept source OCT，SS-OCT），因其穿透性更强，能显示脉络膜全层，使测定正常或病态的脉络膜厚度、病灶位置和形态成为可能；成像范围更广，提升广角成像的有效范围（图 1-46）。

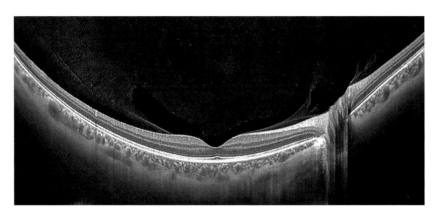

图 1-46　SS-OCT 图

2. 正常视盘及其周边视网膜的频域 OCT 影像　频域 OCT 对视盘检测的目的，是测定环视盘周围视网膜神经纤维层（circum-papillary retinal nerve fiber layer，CP-RNFL）厚度，并可三维重建，容积测量。根据视盘的三维重建图像，可以更精确判断其面积、盘沿面积、平均杯盘比、垂直杯盘比及视杯容积（见图 1-45，图 1-47），并参阅图 1-4。

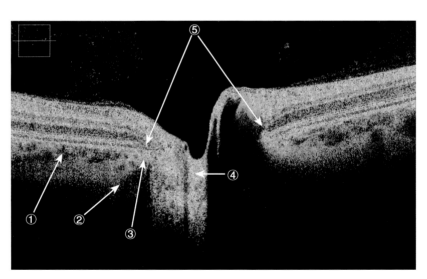

图 1-47　视盘频域 OCT 示二维图像结构
①脉络膜；②巩膜突脉络膜；③Bruch 膜；④筛板；⑤Bruch 膜起点。

3. 正常眼底相干光断层扫描血流成像（optical coherence tomography angiography，OCTA）　OCTA 是在 OCT 的基础上发展而来的眼病诊断新技术，不需要静脉注射造影剂，仅通过检测毛细血管内正常运动的红细胞即可实现对流动血液的检测以及对组织的形态学评估，具有高速、无创、高分辨率、三维成像、定量检测和分层检测等优点。

OCTA 一般提供多模式图像,即 enface 视角的血流模式、结构模式以及传统 OCT 断层扫描(B-scan)模式。

OCTA 还会提供不同范围的扫描模式,如黄斑区 3mm×3mm、6mm×6mm、8mm×8mm、9mm×9mm 及 12mm×12mm 范围的扫描模式。随着扫描范围的加大,对于血流图像的分辨率会逐渐减低,应用相同模式对较大区域扫描时血流图像细节的呈现度不如小范围扫描。

另外,在分析血流图像时要考虑流速的影响,血管内流速过低或过高都不能产生去相干信息,因而无法在血流图像上显现。因此血流图像上无法显示血流信号,可能意味着有血管的缺失或萎缩或者仅是生理或病理上的血流过低;而脉络膜的大血管,由于血流速度过快,可能在血流成像图上呈现低或无信号。

OCTA 不仅可以观察形态学变化,而且相应软件可以进行定量分析,如距离、面积、密度等,目前主要集中在中心凹无血管区(foveal avascular zone,FAZ)、无灌注区面积、血管密度测量等方面(图 1-48,图 1-49)。

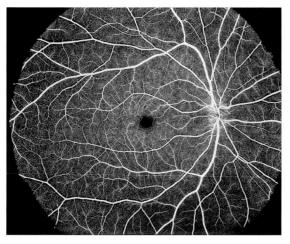 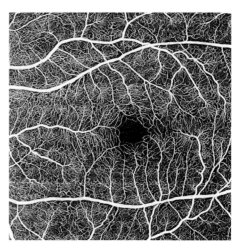

图 1-48　广角 OCTA 拼图　　　　　　图 1-49　视网膜内层血流图像

4. OCT 在临床的应用　　OCT 适用于玻璃体不全后脱离对视网膜的牵拉,黄斑视网膜前膜、裂孔、出血、劈裂、水肿、神经上皮层和色素上皮层浆液性脱离,以及视盘与盘周视网膜神经纤维层的水肿和萎缩等的诊断,均能提供极有价值的诊断依据,特别是 EDI-OCT 及 OCTA 技术的研发,使观察脉络膜全层厚度改变、病灶形态、位置、新生血管(CNV)、血流状态等成为可能,也使后极部眼底疾病临床诊断、随诊、治疗更为方便,更为深入。

主要参考文献

1. 张锡祺. 眼底病图谱. 北京:人民卫生出版社,1955:1-29.

2. 魏文斌. 双目间接检眼镜的临床应用. 石家庄:河北科技出版社,1999:21-26.

3. 陈有信. 激光扫描检眼镜//魏文斌,张晓峰,方严. 当代临床眼科进展. 合肥:安徽科学技术出版社,1998:52-57.

4. 林铁柱,李世洋. 重新认识玻璃体的功能. 中国实用眼科杂志,2011,29(11):1114-1116.

5. 徐冲,王方. 玻璃体的新功能:氧调节代谢及其在眼病中的作用. 国际眼科纵览,2012,36(5):352-357.

6. 郭希让,赵朝霞,李蕴随,等. 正常人吲哚青绿眼底血管造影的动力学观察. 中华眼底病杂志,1998,14(2):68-72.

7. 李雪非. 吲哚青绿眼底血管荧光造影在眼科的应用//魏文斌,张晓峰,方严. 当代临床眼科进展. 合肥:安徽科学技术出版社,1998:58-65.

8. 秦梅,费佩芬. 眼后段疾病相关的胚胎发育及解剖//张承芬. 眼底病学.2 版. 北京:人民卫生出版社,2010:29-37.

9. 屠颖,魏文斌,陈积中. 眼底病相关检查//魏文斌,陈积中. 眼底病鉴别诊断学. 北京:人民卫生出版社,2012:31-54.

10. 苏冠方,刘鑫.正确认识眼底光学影像检查技术的特性,提升眼底光学影像检查技术的临床应用水平.中华眼底病杂志,2014,30(6):535-539.

11. 李瑞峰.眼底荧光血管造影及光学影像诊断.北京:人民卫生出版社,2010:40-46;53-57;121-138.

12. 史大鹏,李舒茵,石玉发.眼科影像诊断学.郑州:河南医科大学出版社,1997:21-31.

13. 梁树今,廖菊生,高育英.眼底荧光血管造影释义.石家庄:河北人民出版社,1980:33-34.

14. 肖仁度.实用眼科解剖学.太原:山西科技出版社,1980:58-87.

15. 黄叔仁.高血压病眼底图谱.合肥:安徽人民出版社,1976:4-19.

16. SCHUBERT H D. Structure of the neural retina//YANOFF M,DUKER JS. Ophthalmology. 4th ed. St. Louis,MO:Elsevier Inc,2014:419-422.

17. SEBAG J. Vitreous anatomy and pathology//YANOFF M,DUKER JS. Ophthalmology. 4th ed. St. Louis,MO:Elsevier Inc,2014:430-432.

18. ENGLANDER M,XU D,KAISER PK. Optical coherence tomography//YANOFF M,DUKER JS. Ophthalmology.4th ed. St. Louis,MO:Elsevier Inc,2014:448-450.

19. FINE BS,YANOFF M. Ocular histology. New York:Harper & Row Publishers,1972:48-105;110-126.

20. FRIBERG TR,PANDYA A,ELLER AW. Non-mydriatic panoramic fundus imaging using a non-contact scanning laser-based system. Ophthalmic Surg Lasers Imaging,2003,34(6):488-494.

21. DUARTE TL,LUNEC J. When is an antioxidant not an antioxidant? A review of novel actions and reactions of vitamin C. Free Radic Res,2005,39(7):671-686.

22. HOLEKANP NM. The vitreous gel:More than meets the eye. Am J Ophthalmol,2010,149(1):32-36.

23. JOEL SS,TAMAR PK,HELENA P,et al. Optic coherence tomography and histologic measurements of nerve fiber layer thickness in normal and glaucomatous monkey eyes. Invest Ophthalmol Vis Sci,2007,48(8):3645-3653.

24. MREJEN S,SPAIDE RF. Optical coherence tomography:Imaging of the choroid and beyond. Surv Ophthalmol,2013,58(5):387-423.

25. ANKOOR R SHAH,ASHKAN M ABBEY,YOSHIHIRO YONEKAWA,et al. Widefield fluorescein angiography in patients without peripheral disease:A study of normal peripheral findings. Retina,2016,36(6):1087-1092.

26. 魏文斌,曾司彦.重视光相干断层扫描血流成像的临床应用及其图像的判读.中华实验眼科杂志,2017,35(10):865-870.

第二节　眼底常见的各种病变体征

眼底病时检眼镜等检查所见的病变体征非常复杂,一种体征,也因病、因人、因时而异。现将一些在不同疾病所能出现的常见的共通性改变,例如视网膜出血(图 1-50)、水肿、渗出等等,先作简单介绍,详细内容在有关疾病中再予叙述。

一、视网膜出血

1. 视网膜浅层火焰状出血　是位于视网膜神经纤维层的毛细血管出血,出血沿着神经纤维走行排列方向,最易出现在视盘周围,次为后极部,较少发生在周边及比较周边的眼底。出血量小时呈线状、火焰状,多则呈狐尾状,视网膜血管部分被掩盖。

2. 视网膜前出血　是视网膜内界膜下的出血。

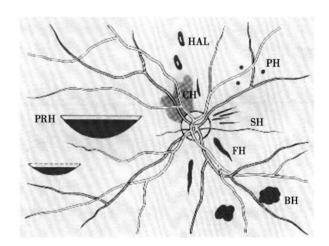

图 1-50　各种眼底出血斑形态示意图

PH. 点状出血;SH. 线状出血;FH. 火焰状出血;BH. 污迹状出血;CH. 视网膜下出血;PRH. 视网膜前出血;HAL. 有白色中心的出血斑(Roth 斑)。

多见于后极部,出血量较多,面积在 1~2PD 之间或更大,视网膜血管被掩盖。出血常突然发生。多数情况下为 1 个,也可有较小的 2~3 个。出血初呈圆形或类圆形,边缘清晰,后因血液流动及重力作用而成袋形,上有略带棕黄色的液平面,袋形的底部呈紫红色。出血消退多从上方液平面开始,出血完全吸收后一般不留痕迹,偶有在下方遗留一条细窄的弓形白线。另有一种也多见于后极部及其附近的视网膜前出血,称污迹状出血(blotch hemorrhage,或称指印样出血,thumbprint hemorrhage),大小 1PD 左右,一至数个不等,出血斑中央深红色,微微隆起,边缘不整齐,似磨损状。在检眼镜下可见到出血斑中央有一明亮反光,移动检眼镜照射角度,反光位置亦随之移动。此种出血可完全吸收,不留痕迹,大多见于恶性贫血。

3. 点状出血   是视网膜深层毛细血管网的出血,位于外丛状层或内颗粒层,出血沿视网膜细胞延伸,因而在检眼镜下呈圆点状。可出现于眼底任何部位,见于周边部时,消退缓慢。

微小的圆形出血点有时与微血管瘤(microaneurysm)难以鉴别。一般说来,出血点的边界比较模糊,数星期内可以消失,微血管瘤则反之。FFA 对两者的区分比较可靠,微血管瘤有荧光充盈(也有少数例外,例如当微血管瘤内血流停止、栓塞或被内皮增生、玻璃样变性等充填时,亦无荧光充盈),出血点处则为荧光遮蔽。

4. 视网膜下出血   是指视网膜神经上皮层与色素上皮层之间的出血,如同视网膜前出血一词一样,用词并不恰当。仅是约定俗成,为众所理解应用而已。视网膜下出血通常来自脉络膜血管或其新生血管的破裂,出血通过遭受损害的 Bruch 膜、色素上皮层而进入并蓄积于神经上皮层下。

视网膜下出血的出血量较大,大多见于后极部,初时色泽鲜红,稍后成暗红色乃至紫褐色,呈圆形或不规则的分叶形,部分出血可进入神经上皮层内,并在出血表面出现黄白色面积较大的斑块,有的还杂有少量棕黑色色素。出血消退缓慢,往往需要数月之久。出血消失后,局部遗留斑驳状色素紊乱。

5. 色素上皮层下出血与脉络膜出血   前者指来自脉络膜血管或其新生血管的出血,出血通过损坏了的 Bruch 膜注入色素上皮层下;后者指 Bruch 膜完好,出血潴留于脉络膜本身。两者的划分并无实际意义,临床上无论是检眼镜、ICGA 以及彩色超声多普勒成像(CDI)、磁共振成像等检查,均无法予以鉴别。此类出血多数位于后极部视盘附近,面积较大、圆形或类圆形,表面隆起,甚至呈团块状(血肿),加上颜色暗紫或灰暗,所以易被误诊为脉络膜恶性黑色素瘤。在此情况下 FFA 是必要的,血肿为一片荧光遮蔽,恶性黑色素瘤则因瘤体内富有新生血管而出现如地貌图上多湖泊状的强荧光斑块(以下简称为多湖状荧光斑)。但必须提及,在血肿形成的大片荧光遮蔽之中,有时可见到一两个荧光渗漏点,这种渗漏由血肿下新生血管向前生长的血管芽引起,有人称之为"热点(hot spot)"。ICGA 更易于发现脉络膜新生血管。

6. 有灰白色中心的出血斑   即 Roth 斑,1878 年由 Litten 命名。当时认为仅限于亚急性细菌性心内膜炎引起的脓毒性视网膜炎。以后发现,这种出血斑也可见于系统性红斑狼疮、白血病、再生障碍性贫血等患者的眼底。出血斑圆形或火炬状,大小约 1/3PD,亦可更小。一个至数个出现于视盘周围或视网膜血管附近,一般不影响黄斑。其特征是在出血斑中心有一个圆形、椭圆形的灰白色斑块。在病程中此种出血斑消失较快,消失后无明显痕迹,但也可再度出现。

二、视网膜水肿混浊

视网膜水肿混浊可发生于视网膜浅层或深层毛细血管网的渗漏(视网膜毛细血管内皮细胞损害,导致血-视网膜内屏障破坏的细胞外水肿),常与出血斑相伴;也可因视网膜中央动脉主干或其分支、睫状视网膜动脉的供血突然中断引起[视网膜神经上皮层内层双极细胞、神经节细胞、神经纤维层的细胞性水肿,亦称迷雾样水肿(cloudy swelling)]。

1. 弥漫性水肿混浊   位于视网膜浅层,特别在视盘周围和后极部最为显著。视网膜神经上皮层失去原有透明性而成浓雾状混浊。邻近视盘处神经纤维排列似乎变得疏松,用无赤光检查,这一现象更为明显。在视盘周围水肿混浊区内,有时还可见到灰白色小斑块,视盘边界也变得不清楚。视盘黄斑之间有程度不等的平行皱褶,黄斑有时会有以中心凹为中心的放射状或扇形皱褶,中心光反射不见。水肿混浊消退后可遗留黄白色颗粒状硬性渗出斑点。在黄斑的此种渗出,可沿 Henle 纤维排列成星芒状或扇形,即完全型及不完全型星芒状斑(star figure)。渗出为脂性,可缓慢吸收而不留痕迹。

2. 黄斑微囊样水肿(microcystic macular edema)　是视网膜深层毛细血管网损害的一种表现,是细胞外的水肿。检眼镜下,以水肿为主,混浊并不严重,黄斑呈蜂窝状,反射光散乱。FFA 可见黄斑周边处因毛细血管渗漏而出现微囊样荧光斑,形成以中心凹为中心的花瓣状强荧光。

3. 视网膜动脉(包括睫状视网膜动脉)急性供血中断引起的乳白色迷雾样混浊　在上述动脉因强烈痉挛或阻塞(例如栓塞)致血流停滞后迅速出现,其大小与该动脉供血范围相等。此种水肿混浊为细胞性水肿,细胞死亡后的分解,使视网膜神经上皮层内层水液积聚而肿胀混浊。水肿混浊约经 2 周消退。

三、后极部眼底皱褶形成

在下列情况可以见到后极部皱褶形成。

1. 脉络膜皱褶　见于球后占位病变、后部巩膜炎、脉络膜肿瘤、高度远视、扣带术(surgical buckle)及低眼压。除低眼压外,球后占位病变等引起的皱褶检眼镜下呈斜向或水平行走,位于视网膜之后。皱褶隆起处灰黄色,比较明亮,凹陷处则相对暗污。FFA 动脉期皱褶隆起处呈强荧光,为视网膜色素上皮层萎缩和脉络膜毛细血管扩张、渗漏所致;凹陷处呈弱荧光,提示脉络膜毛细血管塌陷(collapse)、血流量减少与视网膜色素上皮细胞向凹陷倾斜重叠所致(Norton,1969)。脉络膜皱褶历时较久,使相应处视网膜色素上皮层及神经上皮层发生器质性病变而导致视功能不可逆性障碍。由低眼压并发的脉络膜皱褶常以视盘或黄斑中心凹为中心,出现与之呈同心圆的弧线状或放射状皱褶,视功能损害。眼压一般在 8mmHg 以下。但并不是所有低眼压均有脉络膜皱褶,所以 Gass(1972)认为除低眼压外尚有其他因素,如巩膜厚度和硬度、低眼压持续时间、脉络膜血管壁结构强度与眼外肌张力的个体差异等。

2. 视网膜前膜　因表现略有不同,学者的认识亦有差别,文献中有称为后部玻璃体视网膜牵引综合征(posterior vitreoretinal traction syndrome,Jaffe,1967)、玻璃体视网膜界面黄斑病变(vitreoretinal interface maculopathy,Gass,1970)、视网膜前黄斑纤维症(preretinal macular fibrosis,Wise,1975)等。大多见于后极部,特别是黄斑及其附近。除特发性视网膜前膜作为一个独立病种另行叙述外,其他继发于视网膜血管性疾病、视网膜脱离术、光凝、电凝、冷凝、钝性眼外伤以及脉络膜视网膜疾病(炎症或其他)者,均属出现于此等情况时并发或后发的一种体征。

因前膜形成轻重和部位不同(黄斑、黄斑之外)而有不同的视功能与眼底改变:视功能方面有程度不一的变视、小视或大视症及中心视力下降(包括视力表视力、对比视敏度)。检眼镜下和 FFA 检查所见亦有很大差异。轻度者仅在病变区见到零乱不规则反射光,呈褶皱的玻璃纸样,视盘-黄斑间视网膜动静脉小分支行径直线化,黄斑中心凹周围血管迂曲,FFA 无荧光渗漏。严重者为半透明或不透明膜,黄斑皱褶,视盘-黄斑间除血管行径直线化外,还可出现放射状皱纹,后极部视网膜血管扭曲,FFA 可有荧光渗漏。

3. 视网膜皱襞　多见于先天性发育异常,称为先天性视网膜皱襞,是一种少见的视网膜发育异常,病因尚不明确。有家族发病倾向。视网膜皱襞主要表现为起自视盘,呈带状向周边延伸的视网膜的皱褶,上附有与之平行走行的视网膜血管,多位于颞侧多稍偏下,延伸至锯齿缘,甚或到达晶状体赤道部。黄斑常常受到牵拉而异位。也有终止于黄斑者,称为不完全型。皱襞不累及黄斑时,可有一定视力。组织学上视网膜皱襞为神经上皮层重叠,呈菊花状排列,视网膜血管位于皱襞内。

患儿自幼视力差,单眼或双眼发病,常伴有斜视、眼球震颤。少数病例可伴有其他眼部异常,如小角膜、瞳孔残膜、先天性白内障、高度近视或远视、黄斑异位或视网膜脉络膜缺损等。病变常无明显进展。

先天性视网膜皱襞被认为是一种继发于视网膜血管发育异常类疾病的眼底体征,如家族性渗出性玻璃体视网膜病变、永存原始玻璃体增生症、早产儿视网膜病变、Norrie病、色素失禁症和先天性弓形虫病。在视网膜皱襞的患眼或对侧眼常伴有玻璃体新生血管、出血、周边视网膜无灌注区等。

很多后天因素也可引起视网膜皱襞样眼底表现。常发生于多种原因引起的视网膜损害(例如裂伤、脱离、裂孔等),使色素上皮细胞、神经胶质细胞等释放移行于视网膜神经上皮层内、外界面及玻璃体凝胶表面,并以此等细胞为主要介导而形成的膜结构。眼底有形态不规则、范围不定的白色机化膜或条带,自视网膜伸向玻璃体。不仅膜的形态与本病迥异,而且病史方面亦完全不同。

四、视网膜侧支循环、新生血管及视网膜下(脉络膜)新生血管

1. 视网膜侧支循环　是视网膜血管阻塞后,附近阻塞区的视网膜循环末梢单位(视网膜毛细血管小叶前微动脉与后微静脉)出现代偿性扩张,使原来在检眼镜下看不到的微细血管变得隐约可见。有动脉与动脉、静脉与静脉、动脉与静脉的数种,管径细窄,行走迂曲,位于视网膜内界膜下浅层视网膜或视盘面,但往往被水肿、出血等掩盖而不易检出,和新生血管也不易鉴别,FFA片上侧支血管无荧光渗漏(或不明显),新生血管则反之。

2. 视网膜新生血管　多见于视网膜静脉总干或其分支阻塞、糖尿病性视网膜病变等引起的视网膜大面积慢性毛细血管小叶缺血、缺氧,从而产生血管生长因子(angiogenic factor)导致新生血管形成。大多起自视盘面或眼底赤道部附近视网膜静脉,沿视网膜表面(内界膜之上、下)生长,并可由此伸入玻璃体。因新生血管结构不良,容易发生渗漏、破裂出血,同时新生血管周围常伴有结缔组织增生,也是引起视网膜、玻璃体机化膜与增生性玻璃体视网膜病变的原因之一。

3. 视网膜下新生血管　源于脉络膜,现通称为脉络膜新生血管(choroidal new vessels,CNV),多见于年龄相关性黄斑变性、病理性近视等眼底退行性变性病及中心性渗出性脉络膜视网膜病变等炎症。引发原因可能是缺氧的代偿,也可能与炎症反应有关。形成机制十分复杂,目前还不完全清楚,除血管内皮生长因子、碱性成纤维细胞生长因子(bFGF)、黏附分子、基质金属蛋白酶等细胞因子参与外,视网膜色素上皮层萎缩、Bruch膜与脉络膜毛细血管的病变等也有一定关系。CNV大多位于后极部,是典型的脉络膜毛细血管-Bruch膜-视网膜色素上皮层复合体(CBRC)病变。新生血管向前生长,进入视网膜色素上皮层下或神经上皮层下,形成新生血管膜。新生血管反复渗出、出血、机化,终于成为机化膜。

传统的CNV分类方法根据眼底血管造影,分为典型性CNV(classic CNV)和隐匿性CNV(occult CNV),临床上隐匿性多见。典型性CNV在检眼镜下呈孤立的灰色或深灰色隆起,FFA片上显示早期颗粒状、车轮状、斑片状、条状强荧光,亦可为边界比较清晰的强荧光斑,然后迅速扩大增强,成边缘模糊的强荧光斑,至背景荧光消退后之造影晚期,强荧光斑仍然存在,提示视网膜色素上皮层下或神经上皮层下有染料潴留。隐匿性CNV在整个FFA过程中荧光斑均朦胧而无明确边缘,只能根据造影过程中荧光素渗漏的形态与过程而确定,并不能清楚显示异常血管。因隐匿性CNV表现不同而有两种造影所见:一为纤维血管性视网膜色素上皮层脱离(fibrovascular pigment epithelial detachment),FFA 1~2分钟时,色素上皮层下出现一个形态不规则的强荧光小斑点,并逐渐增强,至造影晚期(10分钟左右)有所扩大,提示荧光渗漏与组织着色;二为来源不明的晚期渗漏(late-phase leakage of an undetermined source),FFA早期不能见到边界清楚的荧光斑,经2~5分钟后才能发现位于色素上皮层面的斑点状强荧光,并伴有神经上皮层下荧光素色素积存。随着我们对疾病的认识更加深入,以及眼底影像技术的更新迭代,逐渐出现了各种新的CNV分类方法。

结合OCT和OCTA下的CNV组织学特点,CNV分为三型。

（1）1 型 CNV 的新生血管来源于脉络膜,在视网膜色素上皮层(RPE)下生长,可引起色素上皮和其表面视网膜脱离,荧光血管造影显示 CNV 病灶边界模糊。

（2）2 型 CNV 的新生血管来源于脉络膜,突破 RPE-Bruch 膜复合体,在视网膜神经上皮下、RPE 上增殖。在 FFA 早期可表现为边界清晰的典型的血管形态,晚期染料渗漏到表面视网膜和视网膜下。

（3）3 型 CNV 也被称为视网膜血管瘤样增生(retinal angiomatous proliferation,RAP),该型的新生血管起源于视网膜内,然后向视网膜下间隙和脉络膜发展,其典型特征是明显的视网膜内水肿,视网膜下液少见。

由于很多种原因均可引起黄斑区新生血管疾病,这些新生血管并不完全来自脉络膜,也可起源于视网膜内,近些年便提出了"黄斑新生血管(macular neovascularization,MNV)"的概念,并替代了传统的"脉络膜新生血管"。

国际年龄相关性黄斑变性命名共识研究组于 2020 年 5 月介绍了新生血管年龄相关性黄斑变性中 MNV 的最新分类。

（1）1 型黄斑新生血管(type 1 macular neovascularization)包括两类

①起源于脉络膜的新生血管,终止于视网膜色素上皮下。也就是过去我们常说的"隐匿性脉络膜新生血管"。②脉络膜息肉样变(PCV)。在亚洲,一半黄斑新生血管其实是脉络膜息肉样变。

（2）2 型黄斑新生血管(type 2 macular neovascularization)包括两类

①起源于脉络膜的新生血管,穿过视网膜色素上皮,在视网膜神经纤维层下生长。也就是过去我们常说的"经典型脉络膜新生血管"。②1、2 混合型黄斑新生血管(mixed type 1 and type 2 macular neovascularization),既有 1 型黄斑新生血管,又有 2 型黄斑新生血管。也就是过去我们所说的"轻微经典型脉络膜新生血管(minimally classic CNV)"。

（3）3 型黄斑新生血管(type 3 macular neovascularization)

起源于视网膜中间层的新生血管,向视网膜色素上皮生长。也就是过去我们常说的"RAP(retinal angiomatous proliferation)"。

五、眼底色素斑

眼底色素斑为黑色乃至棕黑色的斑块,形态多样,出现于眼底的位置也有所不同。

1. 骨细胞样色素斑　见于神经纤维层,呈大小不一的骨细胞样、蜘蛛样,分布于视网膜血管附近,部分掩盖血管。此种色素来自色素上皮细胞破坏后色素的游离堆积。可在眼底任何部位出现,但最常见于赤道部及其附近。多发生在原发性视网膜色素变性或先天性风疹病毒感染、先天性梅毒等引起的继发性视网膜色素变性。

2. 形态不规则的色素斑　形态与大小极不一致,大多见于各种原因引起的脉络膜视网膜炎症晚期或炎症消退之后。是脉络膜和视网膜色素上皮层炎症损害后色素游离堆积的结果。在色素斑内或其周围常伴有灰白色或灰黄色的脱色斑或组织增生(结缔组织、神经胶质),通常称作脉络膜视网膜萎缩病灶。FFA 在脱色斑处为透见荧光(窗样缺损);在组织增生处可见荧光着色;色素斑处则为荧光遮蔽(图 1-51)。

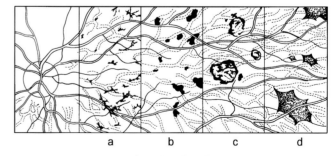

图 1-51　常见的眼底色素斑示意图

a. 骨细胞样色素斑,多见于原发性和继发性视网膜色素变性;b. 形态不规则色素斑,多见于各种原因引起的脉络膜视网膜炎症晚期;c. 环状脉络膜视网膜萎缩病灶,多见于播散性脉络膜炎症消退后;d. 叶片状色素斑,多见于交感性眼炎、Vogt-小柳-原田综合征等炎症治愈后。

六、眼底渗出斑

临床习惯所称的眼底渗出斑,是泛指在检眼镜下见到的白色、灰白色、黄白色局限性混浊病灶(opacity),并不界定于病理学上关于渗出的定义之内。

1. 炎性渗出斑　是真正意义的渗出。也就是脉络膜和/或视网膜的局限性炎性病灶。炎性渗出斑面积较大,边界不清,呈污秽的灰白色(dirty white)。常伴有玻璃体炎症细胞性混浊。病程后期,往往因脉络膜与视网膜色素上皮层受害而出现色素增生或脱失。

2. 棉绒斑(cotton wool patches)　由某一视网膜毛细血管小叶前动脉阻塞,引起视网膜神经纤维层局部缺血而发生的软性渗出斑(soft exudates)。FFA为无灌注区。大多出现于后极部及离视盘3~4PD范围内,少见于黄斑或其附近,不累及周边眼底及接近周边处。白斑在5~7周内逐渐消失,消失后检眼镜下不留痕迹,但FFA片上仍为无灌注区。

病理组织学检查,棉绒斑为神经纤维肿胀,中有伊红(eosin)染色阳性的细胞样小体(cytoid bodies),为轴索(axon)肿胀和断裂。

3. 硬性渗出斑　亦称作硬性白斑,一般发生在视网膜弥漫性或局限性水肿混浊之后(水肿遗残,edema residue),亦可为局限性损害而缺氧(anoxia)之结果及视网膜出血吸收后脂性物质的残留。呈灰白色或蜡黄色(蜡样斑,waxy patches)、边界清晰的小斑点,簇状或环状聚集或散在于视网膜神经上皮层的不同层面,有时沿着神经纤维排列,在黄斑者,往往呈星芒状或扇形排列,即上述的完全性和不全性星芒状斑。硬性白斑可与软性白斑、出血斑、微血管瘤等同时存在于同一眼底。当见到硬性白斑成环状簇聚时,提示环状渗出斑的中心有毛细血管充盈不全。

硬性白斑是由一种脂性物及一种脂性颗粒细胞聚合而成。消退极为迟缓,甚至在数年之后还能见其残迹。

七、视盘隆起、出血、苍白

1. 视盘隆起　视盘隆起(optic disc swelling)指视盘明显高出视网膜平面,伴视盘边界模糊,隆起高度以直接检眼镜的镜片屈光度(D)为标准。当视盘隆起在直接检眼镜下看不清晰时,可调节屈光度补偿盘,直至像清晰,补偿盘3D约为1mm水肿高度。真性视盘隆起分为视盘水肿(optic disc edema)和视乳头水肿(papilledema)。

视盘水肿是指除颅内高压以外因素引起的视盘肿胀或隆起,可以是局部组织缺血、炎症反应导致的细胞内/外水肿(如前部缺血性视神经病变、视神经炎等),表现为轻度隆起(<3.00D),局部象限性或弥漫性隆起;视乳头水肿是筛板两侧压力差(如颅内高压)导致的被动性充血水肿,这类隆起一般超过3.00D,严重者可超过7.00D;另外,部分人先天性视盘处神经纤维堆积和神经胶质纤维过度增生,表现为假性视盘隆起(如视盘玻璃疣、拥挤视盘等)。

2. 视盘边缘出血　亦称盘缘出血,是指视盘表面、边缘及邻近视网膜的少量出血,是眼底检查时一种较为常见的临床体征。视盘有两个血供系统:视网膜中央动脉分支和睫状后短动脉。视盘表面或周围毛细血管的出血常表现为放射状、火焰状或细条状,可自行吸收;而视盘周围视网膜下出血的颜色一般为暗红色,来自附近大血管或脉络膜出血。

盘缘的出血可以是外伤、机械牵拉或压力损伤血管壁造成的血液外漏,也可以是局部或全身的炎症、缺氧导致毛细血管屏障功能失常,血管扩张,血液渗出。

盘缘出血可见于视神经本身的病变(如视乳头水肿、视神经炎、缺血性视神经病变等)、青光眼、眼部或颅脑外伤、全身性疾病及先天性眼病(如视盘玻璃疣)。

3. 视盘色淡、苍白 检眼镜下视盘颜色淡或苍白,一般都是神经纤维变性萎缩造成的,也可由视盘表面血管减少或神经胶质组织增生所致。因此视盘苍白并不等同于视神经萎缩。少数视盘苍白的患者可并无对应的视功能损害。视神经萎缩是指视神经纤维发生退行性病变致使视盘颜色变淡或苍白,并同时伴有视功能损害,相关内容见第三章第六节。

八、玻璃体混浊、液化、脱离、劈裂

玻璃体的混浊(opacities)、液化(liquefaction)、脱离(detachment),均属某些眼病中经常出现的体征,三者互有联系,可同时存在。

1. 玻璃体积血 玻璃体积血亦称"玻璃体出血",因玻璃体本身无血管,出血均来自周围组织,称积血为宜。

玻璃体积血为眼底病常见的玻璃体混浊,玻璃体不同程度的血性混浊,不仅影响其光学通透性导致视力下降,并可使玻璃体发生浓缩凝聚、液化和后脱离,失去对视网膜的支撑作用。

引起玻璃体积血的原因很多,常见的有眼外伤、糖尿病性视网膜病变、视网膜裂孔、视网膜静脉阻塞、视网膜静脉周围炎、视网膜血管炎、年龄相关性黄斑变性、急性玻璃体后脱离等等。严重贫血及脑蛛网膜下出血(Terson 综合征)等亦可出现玻璃体积血。

玻璃体前部 1/3 的积血稀疏者,在裂隙灯显微镜细窄的光束下呈棕色尘埃状混浊,浓密者为一片暗紫色光;后部 2/3 的积血,在前置镜(如 Hruby 镜)或接触镜(如 Koeppe 镜)帮助下,亦可见到与前部相同改变。

玻璃体积血严重者,检眼镜下一片漆黑,不能透见眼底红色反光。随着积血渐渐消退,自上方眼底周边部开始逐步向下,从能够见红光至能够见眼底标志,视功能亦有所提高。

积血清除过程十分缓慢,一般第一、二次的积血较易吸收,积血浓密者,其自然消失时间在 6~8 周之间。积血浓密又日久不能完全吸收者,形成机化膜,部分机化膜存在新生血管,由于新生血管壁结构不良,易于破裂而反复出血。每出血一次,机化膜及其上的新生血管增多一次,如此恶性循环,终于以牵拉性视网膜脱离告终。此外,积血还能发生溶血性青光眼及血影细胞(ghost-cell)性青光眼。

积血对玻璃体的损害,过去一直以为是血红蛋白裂解所释放的带有正电荷的游离铁离子,中和了透明质酸所带的负电荷,使透明质酸吸水性遭受破坏所致,但未获此后研究的充分支持。目前多数认为,积血引发以巨噬细胞浸润为主的玻璃体慢性反应性炎症使超氧化物歧化酶活性降低,从而使由巨噬细胞释放出来的超氧化物阴离子自由基对玻璃体基质及细胞成分产生破坏。同时,从酶反应角度来看,炎症反应过程能激活溶酶体酶,使玻璃体胶原纤维与透明质酸发生水解。以上所引起的种种破坏(玻璃体浓缩凝聚、液化、后脱离),反过来亦有利于积血清除。

2. 玻璃体尘埃状、云絮状、膜状混浊 除上述玻璃体积血外,多种眼病可引起玻璃体混浊,如葡萄膜炎(特别是脉络膜炎、中间葡萄膜炎)、视神经视网膜脉络膜炎等炎症;高度近视、视网膜脱离、视网膜色素变性、老年性改变等退行性病变。炎症所致者,多为黄白色乃至灰白色尘埃状,疏密不一,稀疏者不影响检眼镜检查,浓密者眼底不易透见。退行性病变所致者多为色素性微粒状、云絮状、膜状,多数伴有液化和脱离。但此等所见,仅就大概而言,在病程演变中,混浊的形态与性质亦随之改变。此外,眼内异物、寄生虫、先天异常等等,均能出现不同形态、不同程度的玻璃体混浊,详见有关章节。

3. 玻璃体液化、脱离、劈裂 玻璃体液化(vitreous liquefaction)是种种原因导致的透明质酸解聚,玻璃体由凝胶状态变为溶胶状态,是玻璃体新陈代谢障碍而引起的胶体平衡破坏所致。液化一般从玻璃体中央开始,在裂隙灯显微镜光切面下,出现一光学空间(液化腔),以后逐渐扩大,也可从多个较小的液化腔融合成一个较大的液化腔。液化腔内除澄清的液体外,尚有半透明的灰白色丝束样或絮状漂浮物晃动。

玻璃体脱离(vitreous detachment)是玻璃体皮质Ⅱ型胶原与视网膜内界膜Ⅳ型胶原的分离。液化了的玻璃体突破玻璃体临界面进入视网膜内界膜之前。玻璃体各个部位的界面均可发生脱离,但以后脱离(posterior vitreodetachment,PVD)最常见。

　　PVD可分完全和不全两种,不全PVD为玻璃体后界面与视网膜内面间存在不同程度的病理性粘连,且常有玻璃体后皮质增厚;完全PVD反之,玻璃体皮质广泛液化,严重者可见玻璃体塌陷。检眼镜及裂隙灯显微镜检查,玻璃体后界面呈破碎飘浮的云絮状,与视网膜面间有充满液化玻璃体的腔隙,并在多数情况下能发现Weiss环(图1-52,图1-53)。

　　Weiss环为视盘周缘的玻璃体后脱离。初时为灰白色环形混浊,悬浮于视盘前脱离了的玻璃体后界面,历时稍久者呈半月形或不规则形,亦可聚缩成一个不透明团块。电镜下观察标本,Weiss环主要由纤维星形胶质细胞及胶原组成(Michels,1982)。

　　玻璃体的完全后脱离有利于玻璃体视网膜手术,为了避免玻璃体后皮质残存而引起术后并发症,近年来术前试用透明质酸钠酶等药物玻璃体腔内注射,人为地促使玻璃体液化和玻璃体后脱离,以松解玻璃体后皮质与视网膜内界膜之间的联系。

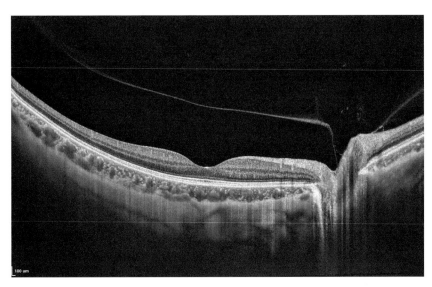

图 1-52　玻璃体不全后脱离

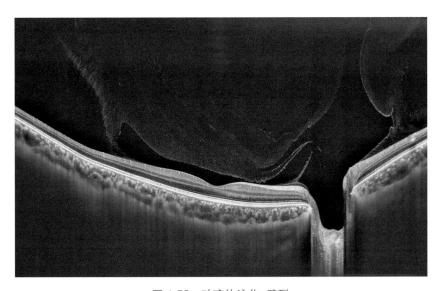

图 1-53　玻璃体液化、劈裂

此外,还有一种特殊形态的PVD,玻璃体后界面与视网膜存在着范围广泛的病理性粘连,玻璃体脱离后,增厚的后皮质外层仍广泛附着于视网膜上,实际上是玻璃体的层间分离,被称作玻璃体劈裂(vitreoschisis,Chu,1996)。

玻璃体劈裂、不全后脱离因与视网膜内面有不同程度、不同部位的病理性粘连,为视网膜脱离、黄斑皱褶、黄斑囊样水肿、黄斑裂孔、增生性糖尿病性视网膜病变等的发生和发展留下隐患。

九、增生性玻璃体视网膜病变

增生性玻璃体视网膜病变(proliferative vitreoretinopathy,PVR)相关内容见第七章第一节。

主要参考文献

1. 杨承勋,陈积中,魏文斌.眼底病常见体征鉴别诊断//魏文斌,陈积中.眼底病鉴别诊断学.北京:人民卫生出版社,2012:64-72.

2. 易魁先,惠延年.玻璃体出血对眼部组织的影响及其临床处理.国外医学眼科学分册,1988,12(3):133-136.

3. 史慧民,叶纹.玻璃体后脱离危险因素的研究进展.国际眼科纵览,2012,36(3):166-171.

4. 张少冲,高汝龙,张国明,等.黄斑前增生性病变的玻璃体手术治疗.中华眼科杂志,2001,37(3):164-167.

5. 张雷.脉络膜新生血管.国外医学眼科学分册,2003,27(5):301-305.

6. WISE GN. Macular changes after venous obstruction. Arch Ophthalmol, 1957, 58(4):544-548.

7. SEBAG J. Anomalous posterior vitreous detachment:A unifying conclude in vitreoretinal disease. Graefes Arch Clin Exp Ophthalmol, 2004, 242(8):690-698.

8. 加藤謙. 臨床眼底 アトラス. 東京:南山堂, 1976:31-51.

9. 松井瑞夫. 図説黄斑部疾患. 東京:金原出版株式会社, 1977:18-22;71-75;78-89.

10. 三木徳彦,砂田勲,吉田愿. いわゆる cellophane maculopathy について. 臨床眼科, 1975, 29(2):197-203.

第二章

眼底先天异常性疾病

与生俱来的眼底各种结构及其功能异常,为先天异常。原因比较复杂,有因遗传者,有因胚胎发育过程中受母体健康状况及子宫内环境影响而引起者。

第一节　先天性视神经和视盘异常

胚胎 17mm 时(胎龄约 6 周),视茎(optic stalk)分成两部分,其远端凹陷中相当于未来的视盘处,有一个由视杯内壁细胞形成的原始上皮乳头。胚胎 19mm 时,视神经纤维开始填入视茎。在 25mm 时已完全填满,视泡腔不再与前脑相通。同时,胚裂(foetus cleft)除远端玻璃体动脉穿入处外,其余完全闭合。原始上皮乳头细胞大部分消失,残留于中心处的少量细胞,被视神经纤维向前推移,与周围视网膜细胞隔开,形成锥形质块,称为 Bergmeister 原始乳头。此后,原始乳头的胶质细胞增生。玻璃体动脉自胚裂进入视盘中心,其周围形成胶质鞘。

Bergmeister 原始乳头、玻璃体动脉、神经上皮及多能细胞等胚胎组织,在胚胎时如有发育停滞、变异、出生前不吸收消退或吸收消退不全等,均可引起视盘的先天异常。

根据 Mann(1957)及 Kindler(1970)的意见,视盘和视神经先天异常,大致可归纳为四种类型:①原始视盘上皮畸形,如视神经发育不全或不发育、视盘缺损、视盘缘弧形斑及巨大视盘等;②Bergmeister 原始乳头神经胶质过度增长或不足,如视盘凹陷、假性视神经炎等;③多能细胞分化异常,如弹坑样视盘小凹等;④血管异常,如永存玻璃体动脉等。此外,还有一些无法归纳的异常。

一、视神经不发育和发育不全

胚胎时因某种尚不清楚的因素,使视神经节细胞分化发育出现障碍,导致视神经发育不全(hypoplasia of the optic nerve)。如果在视神经节细胞发育障碍之前,胚裂已经闭合,轴旁中胚叶组织不能进入胚裂,则导致视神经不发育(aplasia of the optic nerve)。

视神经不发育及发育不全的病因不明。从文献资料分析,其中除少数为显性遗传外,多数则可能与母体妊娠早期受到药物影响或感染性疾病有关,前者如苯妥英钠、奎宁等;后者如巨细胞病毒、梅毒、风疹等。

临床表现

1. 视神经不发育　即无视神经,罕见。大多单眼,偶为双眼。病眼无视力,眼底不能见到视盘与视网膜血管,往往伴有小眼球、独眼畸形、无虹膜、无脑畸形、脑积水、眶内大脑膜膨出、透明隔发育不全等眼部异常或兼有其他器官的异常。

2. 视神经发育不全　多为单侧,亦可双侧(双侧者常有家族史)。病眼有程度不等的视力损害、弱视、斜视、眼球类震颤[凡因视力高度不良的眼球搜索性颤动,颤动无一定频率,无一定幅度,无一定的快向和慢向,应名为"震颤样运动(nystagmoid movement)",简称"类震颤(nystagmoid)"]。眼底有两大特征:一为视盘缩小(小视盘),仅达正常的 1/3~1/2,圆形或椭圆形,色泽正常或变淡,生理凹陷不见或甚小,亦有整个小视盘向球后凹陷的。另一特征为视盘周围有双环征,即在视盘周围有一灰黄色、完全或不完全狭窄的轮晕,轮晕鼻侧或颞侧又有一黄色弧。轮晕大小与正常视盘大小近似,成为假性视盘边缘。视网膜中央血管系统大多正常,有时管径略细或数量较少,黄斑中心光反射消失或减弱,偶有后极部脉络膜视网膜萎缩病灶。

3. 视网膜电图(ERG)检查　多数病例正常,少数 b 波有轻度降低,并有暗视和/或明视反应。VEP 检查则多有显著异常。视野检查有象限性缺损、中心暗点或不对称的双鼻侧偏盲等。

病理

视神经不发育,在后极部视网膜神经上皮层、视网膜色素上皮层和脉络膜仅呈一层完整的膜,但不能见到视盘区的迹象;也可在视盘区仅有一个小漏斗状凹陷,无视神经,无神经纤维,无视网膜中央血管。

视神经发育不全因程度不同而有不同的表现:视盘小,视神经纤维减少或缺乏,其中可无发自颞侧视网膜的神经纤维,或无视盘-黄斑纤维束。有的能见到视神经纤维萎缩,有的病例视盘只有支架组织或胶质增生,有的病例视神经无外鞘,视网膜菲薄,神经节细胞减少或缺乏,以及神经节细胞原发性分化不全。

诊断

视神经不发育眼底特征极为明显,出生时已无视力,易于诊断。

典型的发育不全者,因有小视盘及视盘缘双环征,视力在出生时即有高度障碍等表现,诊断并不困难。但轻度发育不全或在无另眼作对比时,有可能误诊为视神经萎缩。因此,如发现两眼视盘大小不等而无明显屈光参差者,应仔细观察视盘缘有无双环征、视网膜中央血管有无减少等予以诊断。必要时,可做 B 型超声声像检查,测量视神经宽度(直径,正常为 4.0~4.5mm,发育不全者常为 2.5~3.5mm)。

治疗

视神经不发育和发育不全,均属于先天性发育异常,无法治疗。发育不全尚有部分视力并伴有斜视者,有人主张采用健眼遮盖法,以促进黄斑中心凹视细胞的功能,不致因失用而进一步退化。但这一处理必须慎重,应经常检查健眼视力,不能因此导致健眼的剥夺性弱视。

二、视盘缺损

视盘缺损(optic disc coloboma)可分成两型,第一型为单纯的视神经入口缺损,第二型为合并有脉络膜、视网膜缺损。前者罕有,后者则相对比较多见。

病因及发病机制

视盘缺损可有家族史。呈不规则的显性遗传,也可为散发性。

两个不同类型有其胚胎发育上的区别。第一型完全位于视神经鞘内,是真性视盘缺损,由原始视盘发育不良及胚裂近端未融合,或视杯内层过度增生所致。第二型则为胚裂近端闭合不全引起的结果。

临床表现

常为单眼,双侧者罕见。缺损范围在出生后不再继续发展。病眼视力多数高度障碍,其至完全丧失,出现失用性斜视及眼球类震颤,但差异性很大,个别病例可以保持正常视力或接近正常而无上述改变。

检眼镜下,在视神经入口内,巩膜管向下或向一侧偏斜扩大,形成一个凹陷(即缺损处)。凹陷呈不规则的漏斗状,大小、深浅不一,小者及浅者类似扩大加深了的生理凹陷,限于视神经鞘内;大者达正常视盘的 2~4 倍或更大,缺损常包括视盘周围或其下侧脉络膜及视网膜缺损在内。深度可至 −10.00D 以上,最深处位于缺损区下方。缺损区呈圆形、垂直椭圆形、钝三角形或不规则形,白色或灰白色。视神经纤维被推向上方或一侧,略呈粉红色,其部位有时只能从视网膜中央血管出入处加以辨认。视网膜动、静脉管径正常,但在视盘及其缺损区的分布却有很多变异。大致有三种表现:最常见者为全部视网膜血管于缺损的下部出入,上支血管呈直线行走,下支则在经过陡峭的凹陷下缘处呈屈膝状弯曲,这是睫状后短动脉或睫状视网膜血管取代视网膜中央血管,通过视神经鞘外层和鞘间隙穿过视盘缺损的底部所成;其次,血管行径近似正常,于缺损处中心或稍偏上方穿过;再次,各支血管分别沿缺损的周缘呈钩状弯曲,形似睫状视网膜动脉(图 2-1,图 2-2)。

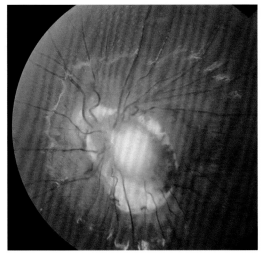

图 2-1　视盘缺损

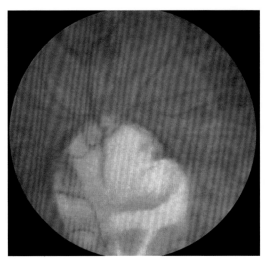

图 2-2　视盘缺损

女,11 岁,左眼视力自幼高度不良,就诊时 0.04,不能矫正,失用性外斜;右眼 1.5,Jr 1,眼底正常。

三、牵牛花综合征

牵牛花综合征(morning glory syndrome)为视盘的先天性发育异常。Kindler 于 1970 年根据眼底形态犹似一朵盛开的牵牛花而予以命名。本病并不罕见,我国由严密等首先报道(1985),而后继有发现。这种先天性畸形的形成机制尚不清楚,可能是视神经入口缺损的一种特异类型。一般认为是由于胚裂上端闭合不全或者中胚层发育异常引起。

患者男性多于女性(5∶3)。绝大多数为单侧性,左右眼无差别。病眼视力自幼高度不良,中心视力在眼前指数至 0.02 之间(亦偶有较好视力者,编者曾遇一例 11 岁女孩,病眼视力为 0.25,不能矫正),常因此而发生失用性斜视,往往伴有高度近视、眼球震颤(nystagmoid)、小眼球、房角劈裂综合征、残存玻璃体动脉及后极部缺损等。检眼镜下,视盘面积明显扩大,一般达 4~5PD。呈粉红色,中央有漏斗状凹陷,凹陷底部被棉绒样物质充填,视盘周围色素沉着。有十余支或二十余支粗细不等的血管自充填物边缘穿出,放射状径直走向周边部,动静脉难以分清,FFA 可确认此等异常血管来自视网膜中央血管,而不是睫状血管系统(Krause,1972)。视盘周围有一宽阔的黄白色或灰黑色环状隆起。外周更有与之呈同心圆的脉络膜视网膜萎缩区。黄斑常被累及(图 2-3,图 2-4)。

牵牛花综合征是一种先天性畸形改变,病情无进展性,但可能同时合并眼部或其他系统发育异常,远期有视网膜脱离的风险。浆液性视网膜脱离多见。据 Kindler(1970)推测,脱离由视网膜异常血管渗漏引起。但近来不少作者发现有裂孔,裂孔大多位于变异了的视盘内或其边缘(即牵牛花样的凹陷处或其边沿处)。由于病灶处颜色对比度差,使得这类裂隙样裂孔很难被发现,也增加了玻璃体手术的难度。

CT 或 MRI 检查显示视盘扩大并凹陷,眼球后壁局限性突出,突出部位大小不同,形态表现各有差异,可表现为局部隆起,也可表现为漏斗状或囊带状。病灶处密度或信号与玻璃体相似。完善颅脑 MRI 有助于诊断和发现可能相关的颅内异常,如蝶窦基底脑膨出和烟雾综合征(moyamoya syndrome)。

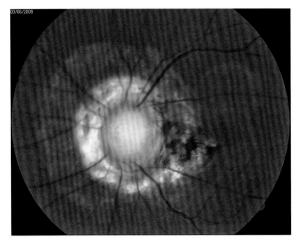

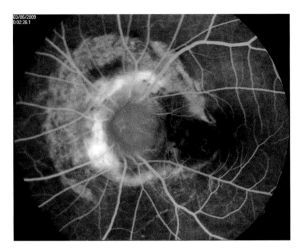

图 2-3　牵牛花综合征

图 2-4　图 2-3 同例患者左眼的 FFA 片

女,14 岁,左眼视力自幼高度不良,就诊时指数/20cm,
失用性外斜;右眼底正常,视力 1.2,Jr 1。

目前关于牵牛花综合征的临床治疗主要以屈光矫正、低视力训练等为主,尽量提高孩子视力。当牵牛花综合征合并视网膜脱离时,应采取玻璃体手术,手术难度大,可能需要多次手术可能,手术目的在于争取解剖结构复位,患眼视力预后差。术前建议采用 OCT 检查帮助查看视盘附近可能存在的视网膜裂孔;术中完成视网膜前膜或内界膜的剥除,有助于彻底切割玻璃体;视盘前胶质牵拉尽量解除;另外,因为部分患者的视网膜下腔可能与蛛网膜下腔相通,故建议术中慎用重水。

四、先天性视盘缘弧形斑

先天性视盘缘弧形斑(congenital conus of the optic disc)比较常见,出生时已存在,终生不变。可发生于视盘缘的各个侧面,其中约 2/3 为下侧弧。

发病机制

有几种假设,如胚胎裂闭锁不全说、轻症视盘缺损说、眼球中胚层壁形成不全说、视神经斜行进入眼球说等。一般认为此种发育异常是由胚芽决定,并非外因所影响。

先天性视盘弧形斑主要由于外胚层原始乳头发育缺陷。视杯(亦称第二视泡)的各个部分都能发生分化异常,所以弧形斑可以出现于视盘的任何侧面。下侧弧形斑多见之原因可能与胚裂部位有关。

临床表现

先天性视盘下侧弧形斑又称 Fuchs 弧。有的呈瓷白色,提示该处视网膜色素上皮层和脉络膜均缺损,巩膜暴露(巩膜弧);有的呈灰蓝色,甚至还能见到脉络膜血管,则说明仅为色素上皮层缺失,脉络膜仍存在(脉络膜弧)。弧形斑的表平面一般与视盘缘相当,有时可见局限性凹陷(眼球壁膨出)。视网膜中央血管正常,但有的在出入视盘处行径略有变异。

视盘下侧弧形斑约 75% 为双眼性,单眼者易出现病眼的斜视或弱视。常因屈光不正而视力轻度或中度减退,且多半不能得到满意矫正。生理盲点扩大,上方或颞上方周边视野有缺损,用 Goldmann 定量视野计检查,如果加大其视标面积,则缺损可以缩小或消失。

除下侧弧形斑外,巩膜弧或脉络膜弧亦可位于视盘的任何一侧,如颞侧、颞下、上侧、鼻上、鼻下等。但此等弧形斑比较狭窄,除生理盲点有相应增大外,其余均无特殊临床意义(图 2-5,图 2-6)。

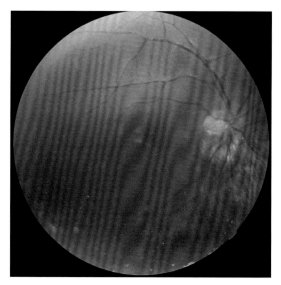 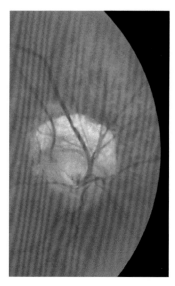

图 2-5　先天性视盘下侧弧形斑（Fuchs 弧）脉络膜弧，伴有不能满意矫正的复合近视散光。　　图 2-6　先天性视盘上侧弧形斑巩膜弧，伴有不能矫正的单纯近视斜轴散光。

五、先天性视盘凹陷

先天性视盘凹陷（congenital excavation of the optic disc）是视盘生理凹陷的先天性异常，其面积和深度不一，主要因巩膜视神经管及 Bergmeister 原始乳头胶质垫萎缩的程度而异。小者稍大或略深于生理凹陷，大者如同青光眼杯状凹陷，占视盘表面面积的 60% 以上（C/D>0.6）。视网膜血管越过边缘时亦略呈屈膝状，应与青光眼杯状凹陷鉴别：本病为静止性，与生俱来，终生不变。青光眼为进行性，至绝对期或近绝对期时，包括视盘边缘的整个视盘凹陷苍白，视盘周围有晕轮（萎缩环），而本病则始终留有粉红色边缘，无晕轮。此外，眼压、眼压昼夜曲线、视网膜神经纤维层图像分析（SD-OCT）、视野等检查，亦可供诊断时参考。

六、视盘弹坑样小凹

视盘弹坑样小凹（crater like pit in optic disc）绝大多数为单眼性，少见。1882 年 Wiethe 首先描述，国内罗成仁于 1985 年报告两例后，续有发现。患者无性别和眼别的差异。当黄斑未受累及时，因对视力无太大影响，常在偶然机会下见到，或并发黄斑病变影响视力后才被注意。

小凹半数位于视盘颞侧，1/3 在中央部，少数可见于鼻侧、下侧或上侧。小凹大小 1/8~1/3PD，深度通常在 2mm（-6.00D）以上，最深可达 8mm（-24.00D）。一般为一个，偶为二或三个。小凹出生前已存在，但初时坑内常被白色或灰白色纤维膜样物充填遮掩，随着年龄增长，充填物逐渐吸收，凹陷暴露，一般在成年后才被检出。检眼镜下小凹呈弹坑样，60% 左右在边缘可见睫状视网膜动脉，有时还有视网膜中央动脉在小凹表面或其边缘经过。小凹内段可残留纤维膜样物。文献中，约 30% 的病眼伴有黄斑囊样变性、外层板层裂孔，或与中心性浆液性脉络膜视网膜病变相似的眼底后极部视网膜神经上皮层浆液性浅脱离，亦可检测到与生理盲点相连接的中心相对暗点，甚至象限性扇形视野缺损。上述病变的发病年龄多在 30~40 岁之间。视网膜神经上皮层下积液的来源问题尚无定论，有认为来自脑脊液或眼内液（房水、玻璃体内液体、脉络膜渗漏液）的；亦有认为来自小凹内血管渗漏的，液体从小凹通过潜在间隙进入并潴留于黄斑部视网膜神经上皮层下。这一潜在间隙，已经由动物实验（Brown，1979）及临床 FFA、OCT 等资料所证实（植村恭夫，1976；Krivoy，1996；Rutledge，1996；Lincoff，1998）（图 2-7，图 2-8）。

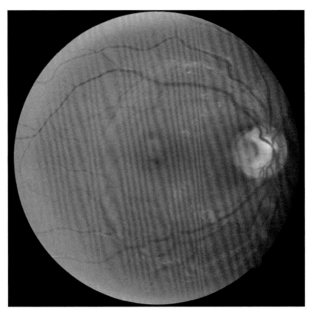

图 2-7　视盘弹坑样小凹并发黄斑囊样水肿
女,20 岁,右眼视力自幼低于左眼,近 20 天来右眼视力更差,
0.2,不能矫正,有变视及小视症、10°中心虚性相对暗点。

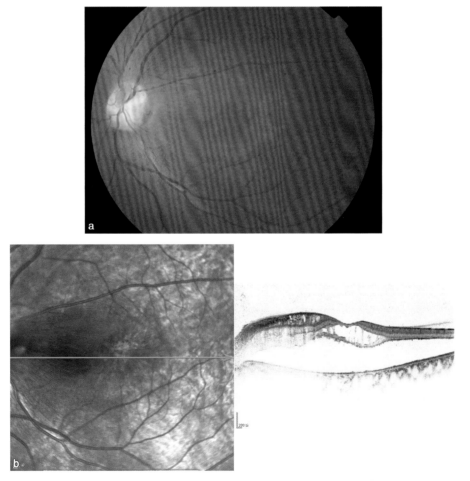

图 2-8　另一例,左眼视盘弹坑样小凹并发黄斑囊样水肿
a. 眼底像;b. OCT 显示黄斑部视网膜脱离、劈裂。

视盘弹坑样小凹并发的浆液性视网膜神经上皮层脱离,部分病例可自行复位,必要时可试行激光光凝视盘缘(氩激光或氪激光),亦可试行硅胶、同种异体巩膜等材料做后极部巩膜外加压术(黄斑扣带术,Georgopoulos,1999)。亦可试行玻璃体腔内注气或玻璃体切除气体充填联合激光光凝治疗,因其病变位于视盘-黄斑纤维束,激光光凝务必注意剂量。

七、视盘逆位

视盘逆位(optic disc inversion)亦称视盘血管反向,大多为双眼,偶为单侧。视盘在眼底的位置正常,但视网膜中央动、静脉却自视盘颞侧部分出入,首先伸向鼻侧,离开鼻侧边缘后再折回眼底颞侧部分(图2-9)。

视盘逆位可能因视茎插入视泡的位置不正所致。除视盘逆位外,尚可伴发黄斑异位、睫状视网膜动脉等先天异常。患者视力不良,常有不能满意矫正的屈光不正。

八、巨大视盘

巨大视盘(megalo-optic disc)罕见,发生于单眼或双眼。形成原因不明,可能是增生的中胚叶组织侵入视茎或神经支持组织增多的结果。

视盘面大于正常,接近两倍。常瞳下用直接检眼镜检查时,往往占据整个可见范围(指不移动检眼镜光束),扩瞳后才能见到其外周部分。巨大视盘的色泽、形态基本正常,生理凹陷大多具备(间有消失)。视网膜中央血管行径及管径均无变异。黄斑位置正常,但因视盘面积扩大,所以看起来似乎靠近视盘颞侧缘,视盘-黄斑纤维束缩短。病眼视力不受损害或轻度障碍,个别病例伴有高度近视,可以矫正。除生理盲点相应扩大外,周边视野多无改变。CT扫描及B型超声声像检查,可见视神经骨管和巩膜管均在生理值的高限之内(图2-10)。

九、双视盘

双视盘(optic disc duplication)罕见,单侧性,女性多于男性。发病原因不明,有常染色体隐性遗传的可能性。如不伴有其他眼部先天异常,则中心视力及周边视野大致正常,但可查到两个生理盲点。

真性双视盘为两个独立的视盘,并有各自分开的血管分布。两个视盘,一大一小,大的位于视盘正常位

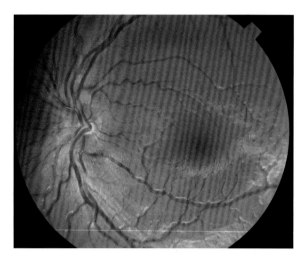

图 2-9　视盘逆位

男,7 岁,两眼视盘逆位;阿托品散瞳检影后矫正视力:右 +6.00D→0.5,左 +6.00D→1.0。

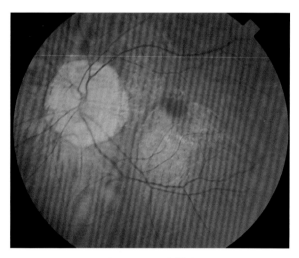

图 2-10　巨大视盘

男,50 岁,自幼两眼远视力不良,右眼并发性白内障,视力指数/10cm;左眼近半个月来发现眼前有黑影遮盖,视力比往日更差,-12.00D→0.1;眼底见巨大视盘(未见生理凹陷),黄斑中心凹上缘有一片边界模糊的类圆形出血斑(整个 FFA 过程中,出血斑处荧光被掩蔽,未见渗漏,提示为近视性单纯性出血);生理盲点扩大。

置,称为主视盘,小的位于主视盘下方或其他部位,称为副视盘,主、副视盘之间有时有交通动脉。CT扫描见球后有两条视神经、两个视神经骨管。FFA发现动脉期主视盘先于副视盘,两个视盘之间有动脉交通,

副视盘似乎由主视盘动脉系统供应。静脉交通支则从副视盘流向主视盘,正、副视盘周围均可见到放射状毛细血管(radial peripapillary capillaris)的存在。

十、假性视乳头水肿

假性视乳头炎(pseudo-papillitis)或称假性视乳头水肿(pseudo-papilledema),与先天性视盘凹陷相反,视盘处神经堆积和神经胶质过度增生而隆起。临床相对比较多见。80%为双侧性,大多伴有不易矫正的远视性屈光不正。

检眼镜下,因视盘隆起度不一而有不同表现。轻度者仅有视盘鼻侧肿胀,边界不清;显著者整个视盘隆起,最高可达3mm(+9.00D)以上。隆起面暗红,边界不清,视网膜中央动、静脉管径正常,自视盘中央呈拱形越过突起的视盘表面弯向周围视网膜(图2-11)。

假性视乳头水肿应与真正的视乳头水肿或视盘水肿鉴别:本病为先天性畸形,非进行性,肿胀周围无出血、渗出,视网膜中央动、静脉管径无改变,静脉无血行淤滞现象,无视力急剧或进行性下降,无颅内压增高的症状和体征。后者则反之(参阅第三章第二节附表)。

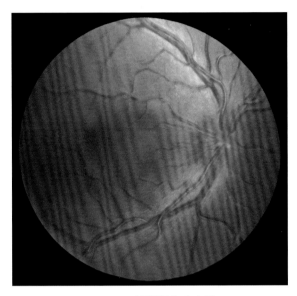

图 2-11 假性视乳头水肿

男,15岁,双眼高度远视,本图为其右眼底像;双眼矫正视力:+11.00D→0.7。

十一、原发性视盘玻璃疣

视盘玻璃疣(optic disc drusen)常继发于炎症或外伤,原发性者并不多见,其成因不明。有几种推测:①神经胶质增生变性;②属于不完全型结节性硬化;③视神经局部营养障碍(dystrophy);④不规则常染色体显性遗传病,有家族史。

临床表现

原发性视盘玻璃疣多见于男性,75%以上为双眼,视力一般正常,有时有阵发性视力朦胧,严重时可致一过性黑矇,据推测可能由疣体刺激使血管痉挛引起。玻璃疣堆积较多者,因视神经纤维或血管受到压迫而发生各种视野改变,如生理盲点扩大及与之相连的弓形暗点等神经束性视野损害。更甚者可以诱发视盘水肿、视网膜中央静脉阻塞。

眼底所见有两种情况。一种为浅在型玻璃疣,蚕卵样疣体暴露于视盘表面,或扩展于与之邻接的视网膜面,少者1~2粒,多时堆积如桑葚样,向玻璃体方向突出,疣体白色或黄白色,大小不等,透明乃至半透明,略带光泽。另一种为埋藏型,埋藏型玻璃疣埋藏于视盘组织深部,视盘边缘消失并因之隆起,呈高低不平的丘陵状。隆起度一般在0.50~1.00D之间,很少超过4.00D。俨如视盘水肿,但见不到渗出和很少见到出血(如有出血,大多为视盘边缘1~2个线状或火焰状小出血,仅个别病例出现视盘缘视网膜下大片出血)。视网膜血管部分被疣体及覆盖于其上的组织所遮蔽,或爬行起伏于疣体之上,管径无改变,特别是静脉不存在血液回流的淤滞现象。自发荧光(AF)检测,提示疣体主要由脂褐质组成。FFA片上,视盘玻璃疣着色而呈强荧光,持续时间较久,在背景荧光完全消退后仍存在,但不扩大、不加强,视网膜静脉管壁也不着色,可与真性视盘隆起(如视盘水肿和视乳头水肿)相鉴别(图2-12~图2-16)。

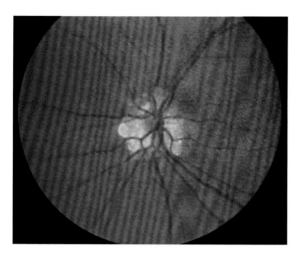

图 2-12　原发性浅在型视盘玻璃疣

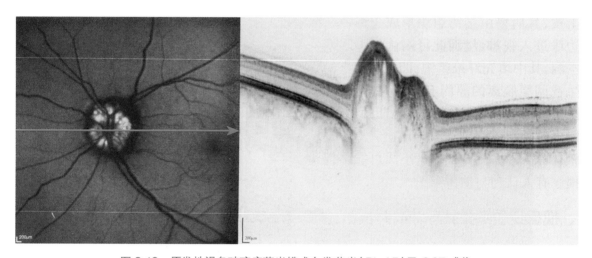

图 2-13　原发性视盘玻璃疣蓝光模式自发荧光（BL-AF）及 OCT 成像

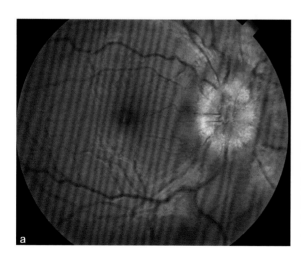

图 2-14　原发性埋藏型视盘玻璃疣

a. 男，22 岁，两眼埋藏型视盘玻璃疣，本图为其右眼底像；近 3 年来，每年均有不定期发作的一过性黑矇数次，双眼同时或交替，每次发作历时自数秒钟至十数秒钟不等；双眼视力 1.2，Jr 1，周边形视野、色视野正常，生理盲点扩大。

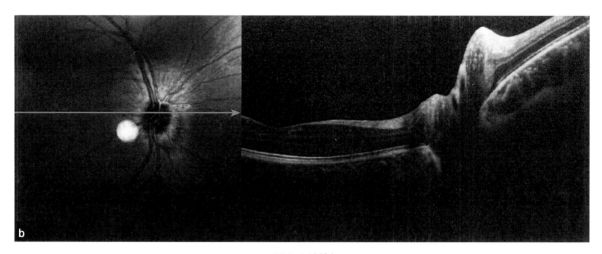

图 2-14(续)
b. 同例同眼 OCT 所见。

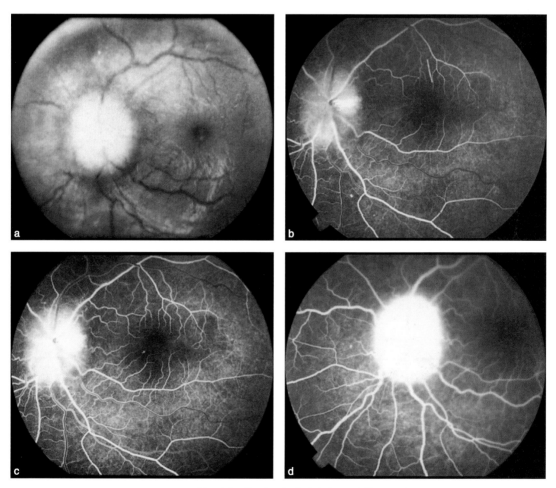

图 2-15　另一例埋藏型视盘玻璃疣(左眼)的 FFA 片
a. 普通黑白片；b. 动脉期；c. 静脉期；d. 后期。

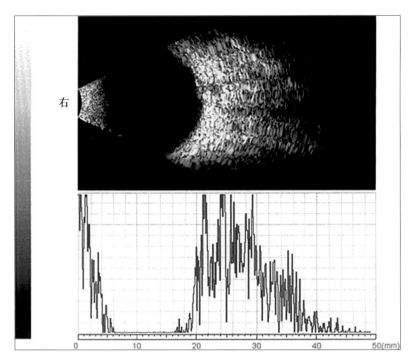

图 2-16   另一例原发性埋藏型视盘玻璃疣的 A/B 型超声声像图

诊断与鉴别诊断

原发性视盘玻璃疣,浅在型者因有特异的眼底所见诊断并不困难。但疣体堆积如桑葚状时,应注意全身情况,如颜面部皮肤、神经精神状态等与结节性硬化(Bourneville-Pringle 病)相鉴别(参阅第九章第七节之四)。埋藏型者,首先要和视盘水肿相鉴别,前已论及,并可参阅第三章第二节附表。其次也要同假性视乳头水肿相鉴别:本病视野检查有生理盲点扩大,后者则无此改变。在偶有的情况下(往往见于青少年),患者诉有阵发性头痛,甚至恶心呕吐,应除外颅内压增高所导致的视乳头水肿。本病 B 型超声声像图可见视盘强回声,视乳头水肿则不见。另外,颅内压增高时头痛、恶心、呕吐是持续进行的,与本病阵发性不同,必要时可做颅脑 CT 或 MRI 等检查。

治疗

目前尚无有效治疗,如引起视盘水肿,可试用曲安奈德(triamcinolone acetonide,TA)筋膜囊内注射。无论浅在型或埋藏型,均可因疣体压迫刺激视网膜中央动脉,引起血管痉挛而导致一过性黑矇,编者曾试用中药丹参、地龙各 15g,水酒合煎(水 2/3,黄酒 1/3)于 1 日内分 2 次温服,对防止一过性黑矇有较好疗效。

十二、先天性视盘色素沉着

先天性视盘色素沉着(congenital pigmentation of the optical papilla)曾称黑色乳头(papilla nigra),少见,色素来源于中胚叶或外胚叶。视网膜中央血管周围的中胚叶组织可发生组织转化而成为色素。因沉着形态不同,分成四型:①严重者,整个或部分视盘面呈灰黑色大理石状;②致密的黑色板块占视盘一部分或在生理凹陷内;③呈眉月形,位于视盘面边缘部;④色素如纱网样覆盖于视网膜中央血管出入视盘处。

本病与生俱来,终生不变,对视功能无影响(图 2-17)。

十三、视盘倾斜

由于视盘在视网膜发生上与巩膜神经孔不匹配,使其被牵向一侧,形成 D 形或半月形倾斜视盘,倾斜方向以横向倾斜多见。视盘变小,亦常有周边视网膜、视网膜色素上皮层、脉络膜的缺损。多为双眼发育异常。

视力和视野可正常或有视野缺损。常见的视野异常为超越垂直子午线的颞侧视野缺损。眼 B 超检查可见局部巩膜隆起。OCT 检查可发现视盘区域小,伴倾斜,可伴有局部神经纤维层变薄。

视盘倾斜是一种视盘先天异常,无有效治疗手段,但常常被误诊为后天性疾病,如垂体瘤、视盘水肿等,从而给予不必要的治疗。

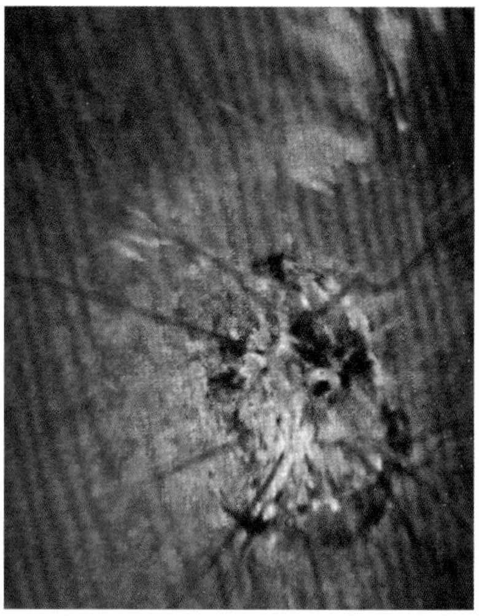

图 2-17 先天性视盘色素沉着

主要参考文献

1. 李凤鸣,罗成仁.眼的先天异常.北京:人民卫生出版社,1990:126-140.

2. 黄叔仁.眼底病//安徽医学院眼科教研室编著.眼病图谱.合肥:安徽科学技术出版社,1985:125-131.

3. 张晓峰.先天性视神经和视神经乳头异常//黄叔仁.临床眼底病学.合肥:安徽科学技术出版社,1994:16-20.

4. 肖林.先天性视神经和视盘异常//魏文斌,陈积中.眼底病鉴别诊断学.北京:人民卫出版社,2012:82-97.

5. 夏卫东,陈积中.巨大视乳头 1 例.临床眼科杂志,2007,15(3):235.

6. APPLE DJ. Congenital anomalies of the optic disc. Surv Ophthalmol,1982,27(1):3-12.

7. BROWN DC. Congenital fundus abnormalities//DUANE TD. Clinical Ophthalmolgy. Vol Ⅲ Chap Ⅷ. Philadelphia:Harper & Row,1982:1-10.

8. KURZ-LEVIN MM,LANDAU K. A comparison of imaging techniques for diagnosing drusen of the optic nerve head. Arch Ophthalmol,1999,117:1045-1050.

9. MREJEN S,SPAIDE RF. Optical coherence tomography:Imaging of choroid and beyond. Surv Ophthalmol,2013,58:387-429.

10. TAN CS,OUYANG Y,RUIZ H,et al. Diurnal variation of choroidal thickness in normal,healthy subjects measured by spectral domain coherence tomography. Invest Ophthalmol Vis Sci,2012,53:261-266.

11. 加藤謙,植村恭夫,松井瑞夫,ほか.臨床眼底 アトラス.東京:南山堂,1976:52-55.

12. 東範行.朝顔症候群 と類緣疾患.眼科,1989,31:235-246.

13. 蓮見由紀子,飯島康仁,湯田兼次,ほか.視神経乳頭浮腫 をきたした視神経乳頭ドルーゼンに対しトリアムシノロンテノン囊下注射 が奏効した 1 例.臨床眼科,2007,61(3):383-387.

14. 酒井健児,内田英哉,町田崇史,ほか.両眼視神経乳頭ドルーゼンに右眼網膜中心静脈閉塞症 を合併した症例.日本眼科紀要,1998,49(8):714-719.

15. BABU N,KOHLI P. Surgical challenges in the management of morning glory disc anomaly-associated retinal detachment. Indian J Ophthalmol. 2021,69(9):2540-2541.

第二节 先天性眼底血管系统的异常

胚胎 4.5mm 时,晶状体板(lens plate)及原始视泡的远端开始变厚,血管性中胚叶组织出现于晶状体板与视泡之间,成为玻璃体动脉。玻璃体动脉从眼动脉分出,自视杯(optic cup,即第二视泡)腹面进入胚裂(foetal cleft),到达晶状体泡(lens vesicle)后极部后,分支向前供给视杯边缘,至胚胎 13mm 时相互吻合形成环状血管(annular vessels)。胚胎 10mm 左右时,眼内血管已可分为玻璃体动脉和晶状体血管膜两部分,在发育过程中,这两部分血管将完全吸收。

胚胎 5~6mm 时,视杯外面有许多小血管围绕,至 13mm 时形成脉络膜血管网并与前面的环状血管吻合,至 18mm 时出现睫状动脉系统。

胎龄的 3 个月末或 4 个月初(胚胎 65~70mm),视网膜中央动、静脉分别由玻璃体动脉经过原始乳头处的血管芽和静脉管发育而来,与以上睫状动脉系统构成眼底血液循环系统。玻璃体动脉在胚胎 60mm 时起开始萎缩,在视网膜动脉形成过程中继续吸收,至胚胎 8 个半月时,已全部消失。如因某种原因,造成发育不规则或停止吸收,则在出生后将引起下列一系列血管性先天异常。

玻璃体的发育过程,分为原始玻璃体、第二期玻璃体、第三期玻璃体和玻璃体管(Cloquet 管)下沉等四个阶段。其中原始玻璃体与第二期玻璃体的发育变异和眼底血管异常有直接关系。

一、永存玻璃体动脉

永存玻璃体动脉(persistent hyaloid artery)因其残存程度不同分为完全和不完全两种。完全性永存玻璃体动脉见于早产儿,呈灰白色条带状或线状,自视盘表面直达晶状体后极部。血管多已闭塞,极少数尚有开放而可见血流,甚至出现搏动。不完全残存的差别较大,玻璃体动脉萎缩断离后,断离的残存前端附着于晶状体后极,形成 Mittendorf 斑(Mittendorf's dot),后端则附着于视盘前。残存端附着于视盘前者,位于视网膜中央动脉走出视盘处,呈灰白色或白色结节状、线条状、树枝状、囊状、膜状,有的不透明,有的接近透明,且带有光泽。线条状或树枝状的残存玻璃体动脉,长短不一,根部较粗,附着于视盘面,末端逐渐变细,在检眼镜下如同一条海带,在玻璃体内微微摆动,在玻璃体发生后脱离时,可随脱离玻璃体自视盘面分离而漂浮于玻璃体内,亦可不随脱离的玻璃体前移,仍附着于原处。

单纯的永存玻璃体动脉不影响视力,偶有少数患者感到视野中有阴影摇晃。

Mittendorf 斑常见者为附着于晶状体后囊膜中央(晶状体后极)的灰白色半透明圆形斑,少数呈锥形突起于后囊膜表面,更少见的是在锥形突起尖端有一至数支灰白色半透明条带,漂浮于前部玻璃体。

二、先天性视盘上膜

先天性视盘上膜(congenital epipapillary membrane)或称先天性视盘前膜(congenital prepapillary membrane),系位于视盘面的一层带有光泽的结缔组织样膜。膜的大小、形态、厚薄变异很大。小者仅遮盖生理凹陷,大者可达视盘全部,甚至超出视盘范围向四周视网膜前伸展(称为视盘周围膜,peripapillary membrane)。膜的边缘平坦或卷曲,锐利或模糊,可接近透明或半透明,亦可成为致密的白色斑块(图 2-18,图 2-19)。

视盘上膜是玻璃体动脉或 Bergmeister 原始乳头胶质垫的残遗所成,对视力无损害,但也有罕见情况,乳头上膜可因收缩而引发黄斑裂孔(米田丞,2007)。

三、先天性视盘前血管襻

先天性视盘前血管襻(congenital prepapillary vascular loops)又称视网膜前血管襻或玻璃体内血管襻。据推测,可能在胚胎 4~7 个月时玻璃体动脉形成血管芽过程中发生不规则的生长所致,血管襻均由视网膜血管分出,与胚胎血管系统无关。

血管襻可分动脉襻与静脉襻两种(静脉襻罕有),大多见于单眼。

动脉襻一端起始于视盘表面的视网膜中央动脉一级分支,另一端可在穿出视盘边缘后与另一支动脉相接;亦可两端均在视盘面上,一端穿出视盘面后,另一端和另一视网膜动脉一级分支连接。襻的大小、长短、形态极不规则,可为短小而附着于视盘或视盘视网膜面的单襻,亦可为数个扭结在一起成麻花状伸入玻璃体内的长襻(图 2-20)。

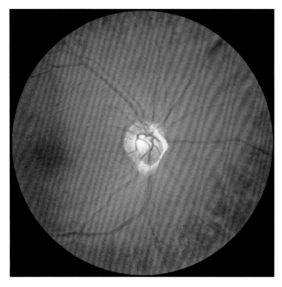

图 2-18　先天性视盘上半透明膜

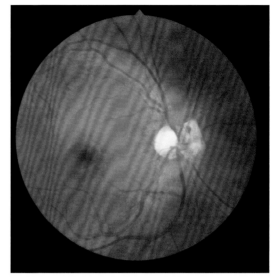

图 2-19　先天性视盘上不透明膜

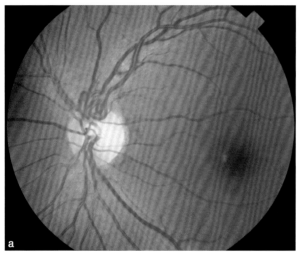

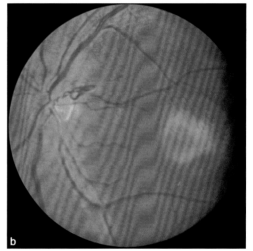

图 2-20　先天性视盘前血管襻

a. 在一例 Best 病眼底检查时,发现视盘面有一麻花样血管襻,前端进入玻璃体后皮质;b. 在另一例 Best 病眼底,发现视盘面有一麻花样先天性血管襻,前端进入玻璃体后皮质。

　　静脉襻非常少见,有的位于视盘面或其附近,有的远离视盘。

　　无论动脉襻或静脉襻均不影响视力,患者亦不感觉有任何症状。但也有突发出血而使视力高度障碍者(陈家彝,1988)。

四、视网膜动脉三叉分支及静脉三叉汇流

　　无论视网膜动脉或静脉的分支,均为 V 形或 Y 形双分支。V 形双分支多见于后极部,Y 形双分支多见于周边部。在异常情况下,可出现动脉三叉分支和静脉三叉汇流(tri-branch of the retinal artery and tri-convergence of the retinal vein)。此种分支变异,通常位于视盘上下边缘及其邻接的视网膜面,三条分支血管的管径相同(图 2-21)。

　　动脉三叉分支及静脉三叉汇流是一种先天性畸形,不影响视功能,无特殊临床意义。

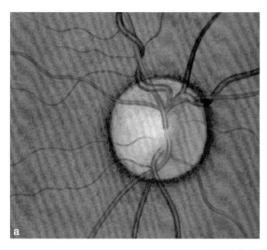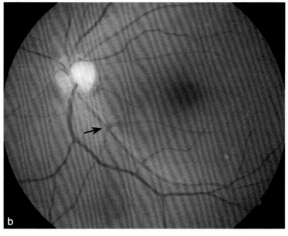

图 2-21　视网膜动脉三叉分支与静脉三叉汇流
a. 为眼底彩绘；b. 彩色眼底像（黑箭所指）。

五、睫状视网膜血管

我国人群中约有 15% 可以见到睫状视网膜动脉（cilio-retinal artery，张美欣，1979），多为单眼，偶为双眼，一般一眼一支，也可多至 2~3 支。睫状视网膜动脉自 Zinn-Hallar 环发出，于视盘颞侧边缘呈钩状弯出，横行并发出小分支，走向黄斑或其附近。Zinn-Hallar 环由睫状后短动脉分支所形成，为睫状血管系统，不属于视网膜中央血管系统，这一情况，在 FFA 时极为明显（图 2-22）。

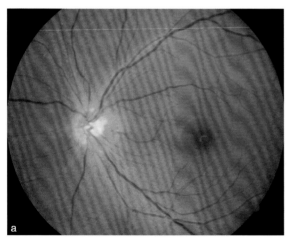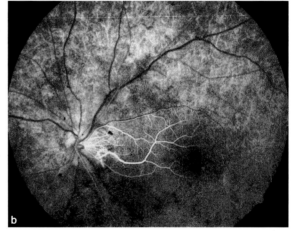

图 2-22　睫状视网膜动脉
a. 彩色照片；b. FFA 片。

睫状视网膜动脉管径粗细、长短不一，细小者可无生理功能，较大者可相当于视网膜动脉的一个分支，供给视盘-黄斑纤维束、黄斑或颞上、颞下象限部分视网膜神经上皮层内层营养。其临床重要性亦在于此。当视网膜中央动脉主干阻塞时，如有睫状视网膜动脉存在，即可保存部分视力。反之，该动脉一旦发生阻塞也可引起相应的视力损害。参阅第四章第一节。

睫状视网膜静脉罕见，由视网膜面进入视盘边缘处突然消失，血液汇入睫状血管系统。

六、睫状视神经静脉

睫状视神经静脉（cilio-optic nerve vena）罕见。视盘周围脉络膜静脉支直接进入巩膜筛板前，与视网膜中央静脉分支吻合。一般小分支的此种异常联系，检眼镜下不易发现，仅在这种静脉有先天性扩大时，才能见到。静脉在视盘边缘处出现，横向或呈弧形汇入视网膜中央静脉（图 2-23）。

睫状视神经静脉可见于正常的视盘，亦可伴发于假性视神经炎及视神经发育不全等先天性异常。

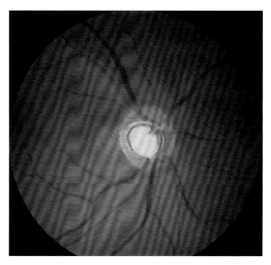

图 2-23　睫状视神经静脉

主要参考文献

1. 张美欣.国人睫状视网膜动脉的统计.中华眼科杂志,1979,15:37-39.
2. MANSOUR A M,KOZAK I,SAATCI A O,et al. Prepapillary vascular loop-a new classification. Eye（Lond）,2021,35（2）:425-432.
3. 张晓峰,先天性眼底血管系统的异常//黄叔仁.临床眼病学.合肥:安徽科学技术出版社,1994:20-22.
4. BROWN GC. Congenital fundus abnormalities//DUANE TD. Clinical Ophthalmology. Vol Ⅲ ChapⅧ,Philadelphia:Harper & Row,1982:1-5.
5. 横山利幸.硝子体·硝子体動脈遺残//眼科診療プラクティス編集委員（編）:眼科診療 ガイド.東京:文光堂,2004:424.
6. 米田丞,安宅伸介,埜村裕也,ほか.先天乳頭上膜 の収縮により黄斑円孔 をきたした1 例.臨床眼科,2007,61（8）:1525-1528.

第三节　视网膜先天异常

视网膜色素上皮层和神经上皮层，分别由视杯外层与内层发育而成。由胚裂处进入视杯内的轴旁中胚叶组织，在胚裂封闭后形成玻璃体动脉，最后衍化成视网膜中央动、静脉。

视网膜的发育异常是指视网膜始基形成后所发生各种组织结构的分化异常。

一、先天性视网膜色素上皮肥厚与视网膜痣样色素沉着

先天性视网膜色素上皮肥厚和视网膜痣样色素沉着（congenital hypertrophy of the retinal pigmented epithelium and nevoid pigmentation of the retina）均系视杯后部异常分化所致的色素过度增生。

（一）先天性视网膜色素上皮肥厚

本病又名"视网膜黑变病（retinal melanosis）"，常合并有虹膜黑变及巩膜黑变，为广泛性眼球色素过度增生，是眼黑变病（ophthalmomelanosis）的一部分。色素既可来自视网膜色素上皮，又可来自脉络膜。

整个眼底呈均匀一致的暗红色或深褐色，视网膜面反光普遍增强，黄斑中心光反射尤为明显。部分病例此种弥漫性色素沉着被分割成大小不等、形态不同的斑块，位于视网膜血管下方的深层。视力和视野正常。本病90%以上为单侧性，病情稳定不发展，一般无家族史。

（二）视网膜痣样色素沉着

表现为视网膜的色素斑点沉着。根据其形态，临床上分为孤立性视网膜色素沉着和视网膜色素群沉

着两种。

1. 孤立性视网膜色素沉着（retinal solitary pigmentation） 检眼镜下见有一个局限性孤立的色素斑，大小不等，多为圆形，浅棕色乃至深黑色，不隆起或微微隆起，边界清楚，表面的视网膜血管正常（图 2-24），色素斑块可出现于眼底任何部位。视野检查有相应的相对暗点，虚性。

2. 视网膜色素群沉着（retinal grouped pigmentation） 形态独特，表现在视网膜有成群的色素沉着斑，分布常局限于某个象限，亦可为更大范围。每群色素斑一般呈扇形排列，扇形的尖端朝向视盘，尖端处的色素斑较小，至周边较大，最大者可达 1 个 PD。色素斑呈黑色或棕黑色，边界清楚，位于视网膜血管之后，簇聚如蹄迹（bear tracks）状（图 2-25）。本病多为单眼，病变不发展，视功能多无明显损害（相应处有时可检出相对暗点）。

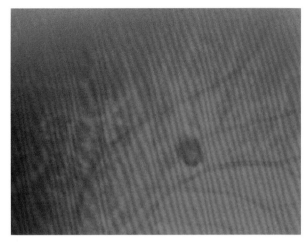

图 2-24　孤立性视网膜色素沉着

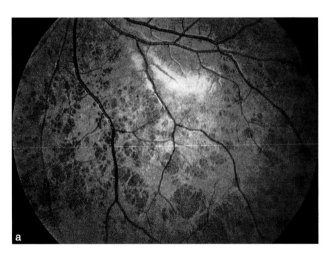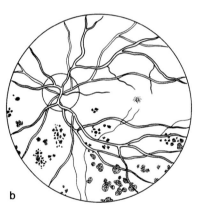

图 2-25　先天性视网膜色素群沉着
a. 眼底黑白片；b. 示意图。

二、视网膜有髓鞘神经纤维

胎龄 7 个月时，在视束和视交叉神经纤维已有髓鞘，并已出现于中枢端，以后逐渐向前推进。足月出生时，髓鞘生长至巩膜筛板之后并终止于此。如果在生后经 1 个月或几个月内越过筛板又继续生长，则形成视网膜有髓鞘神经纤维（myelinated nerve fibers in the retina）。这种发育异常的原因，观点不一。有人认为可能与筛板发育异常有关，亦有人认为是生成神经纤维髓鞘的少突细胞自视神经异位于视网膜所致。本病大多数病例为非遗传性，少数表现为常染色体隐性遗传，显性遗传者更为少见。

临床表现

本病多为单眼患病。检眼镜下髓鞘神经纤维表现为白色不透明、有丝样光泽的鞘斑。其表面和边缘因显示神经纤维纹理而呈鹅羽状,浓厚处视网膜血管被遮蔽。其部位、大小不一,大多分布于视盘上、下边缘。由此沿神经纤维的行走方向伸展,或整个视盘及其周围皆为鞘斑所掩盖,偶有远离视盘,位于视网膜上、下血管弓附近,呈孤立的羽片状白斑(图 2-26~图 2-29)。

有髓鞘神经纤维分布区域,因光线不能透过以刺激视细胞,视野有相应的缺损。有髓鞘神经纤维很少发生于黄斑,中心视力一般不受影响。

本病常伴有屈光不正,尤以近视为多,偶有合并其他先天性眼底异常,如脉络膜缺损、视盘发育不全、永存玻璃体动脉等。

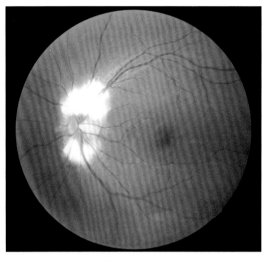

图 2-26 视网膜有髓鞘神经纤维

女,26 岁,双眼视网膜有髓鞘神经纤维,本图为其左眼底像;双眼视力 1.0,Jr 1,生理盲点扩大。

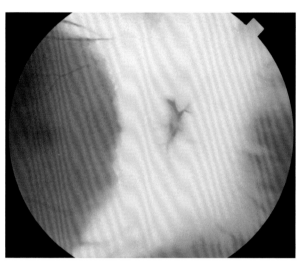

图 2-27 视网膜有髓鞘神经纤维

男,43 岁,右眼单侧巨大视网膜有髓鞘神经纤维,生理盲点范围扩大,与有髓神经纤维病灶基本相应,视力 1.2。

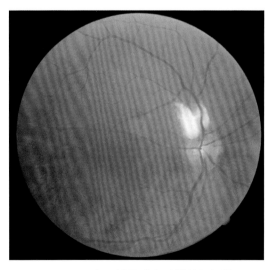

图 2-28 右眼视网膜有髓鞘神经纤维

女,63 岁,右视力 1.0,生理盲点扩大,左眼底正常。

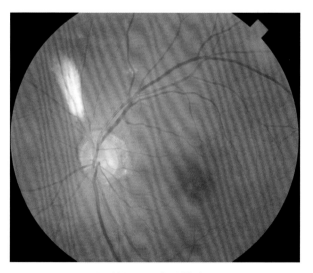

图 2-29 孤立性视网膜有髓鞘神经纤维(左眼)

男,65 岁,右眼视力 0.1,失用性外斜,患有中心性轮纹状脉络膜萎缩;左眼近 1 年来视力逐渐减退,自 1.0 下降至 0.5,不能矫正;眼底:视盘鼻上侧,离视盘缘约 1/3PD 处有一孤立存在的视网膜有髓鞘神经纤维,黄斑中心凹上侧及离视盘上侧 1 个 PD 处,均有软性玻璃疣。

视网膜有髓鞘神经纤维形成后即行静止,终生不变。但在发生脱髓鞘性病(如多发性硬化等)时,髓鞘斑可以消失。

组织学检查

用 Weigert 髓鞘染色法检查,巩膜筛板内并不发现髓鞘,然而在视盘及视网膜神经纤维层中可证明有染成黑色的有髓鞘神经纤维(图 2-30)。

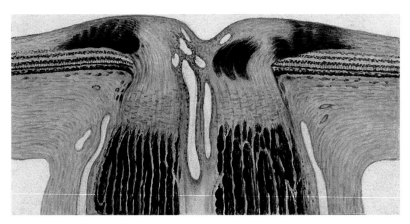

图 2-30　视网膜有髓鞘神经纤维的组织学检查所见
Weigert 法髓鞘染色标本,黑染部分为有髓鞘神经纤维。

诊断与鉴别诊断

根据检眼镜下的特殊所见,易于诊断,临床上主要应与炎症和变性所致的视网膜白色病灶相鉴别。髓鞘斑表面及边缘呈典型的白色鹅羽状沿神经纤维分布,纹理清晰可见,且无色素斑、萎缩斑等炎症或变性的表现。

三、先天性黄斑异常

黄斑中心凹正位于视轴后端,为视觉最敏感处,先天性黄斑异常(congenital abnormality of the macular area)势必严重影响中心视力。

视网膜后极部在胚胎发育中分化最早,但黄斑却有其特点,当胎龄 3 个月时,黄斑开始出现,其分化程度远较周围视网膜迟缓。Chievitz 过渡性纤维层继续存在,核分散变薄现象也不明显。至 7~8 个月时,才开始迅速成长,中心凹出现,黄斑中央神经节细胞层变薄,外丛状层变宽,纤维加长,神经节细胞向中心凹周围外移。出生时,Chievitz 纤维层大部消失,中心凹的神经细胞仅余一层,内核层变薄,外核层只有一单层视锥细胞,无视杆细胞,此时视锥细胞发育尚未完全,直到出生后 3~4 个月,才日趋完善而始有注视功能。在此整个过程中,任何内在的或外在的有害因素都有可能导致黄斑变异。

先天性黄斑异常主要有黄斑缺损和黄斑异位两种。

(一)黄斑缺损(macular coloboma)

黄斑缺损并不多见。有的可能与发育阻滞有关,有些有家族遗传史,有的可能为胚胎期感染所致,但眼底表现相同,临床上无法区分。

临床表现

黄斑缺损大多为单眼,偶有双眼。自幼视力高度不良,眼底形态多样,缺损多呈圆形或横椭圆形。位于黄斑或其附近,大小 1~3PD 不等或更大。颜色变异悬殊。1929 年 Mann 根据巩膜的暴露程度和色素多少分为三型。此种分型至今仍在沿用。

1. 色素型 此型较多见,特点在黄斑缺损区内及其边缘有大量的色素。色素浓淡不一,浓密处色素堆积,稀薄处则可透见巩膜。脉络膜毛细血管层缺失,可透见稀疏迂曲的脉络膜大血管。缺损区无明显凹陷,边缘清晰。表面视网膜血管行径正常,无间断。巩膜无向后膨出。视盘一般正常(图 2-31)。

2. 无色素型 黄斑部为一圆形或椭圆边缘有陡峭的灰白色缺损区。色素稀少,仅在缺损的边缘处见有细条状的色素沉着,如衣服的镶边。巩膜明显暴露,并向后膨出,在 B 型超声检查的声像图上可以看出,OCT 检查更为明显。脉络膜完全消失,亦可偶见少量脉络膜大血管。视网膜血管到此处突然终止,不进入缺损区(图 2-32,图 2-33),有时伴有视盘缺损。

3. 黄斑缺损合并血管畸变 此型更加少见,黄斑缺损处脉络膜血管和视网膜动脉发生吻合,或血管自缺损区走出,进入玻璃体(图 2-34)。

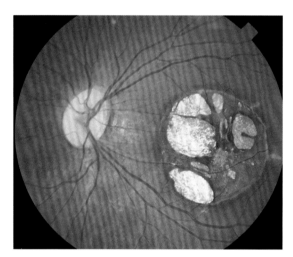

图 2-31　先天性黄斑缺损(色素型)

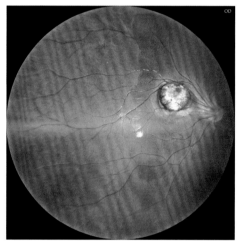

图 2-32　先天性黄斑缺损(无色素型)

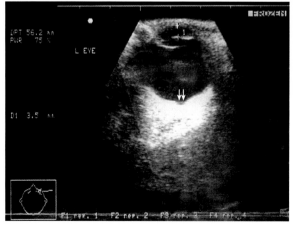

图 2-33　先天性黄斑缺损的 B 型超声声像图
双白箭所指为黄斑缺损凹陷处。

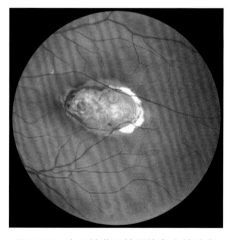

图 2-34　先天性黄斑缺损伴有血管畸变

病因

尚无定论,目前有几种学说。

1. 遗传学说　家系调查可发现父子、母子或同胞兄弟姐妹间亦患有同样病变。当双侧黄斑缺损伴指/趾骨发育不全,或两手示指无指甲或部分残存,称 Sorsby 综合征(遗传性黄斑缺损综合征),为一种常染色体显性遗传病。

2. 宫内感染说　认为宫内炎症影响了胚胎发育所致。并推测不同类型的临床表现是因感染时间不同和组织反应上差异的结果。色素型感染发生在胚胎末期(胎龄 8~9 个月),色素反应重,与成人的脉络膜炎相似。无色素型感染时间较早(胎龄 5~6 个月),感染毒性较强,故病变区内色素被破坏,视网膜全层破坏以致视网膜血管中断。伴有血管畸变者则感染时间更早,约在胚胎 3 个月以前,玻璃体动脉尚未萎缩消失,视网膜与脉络膜同时受累,因而出现血管异常吻合。

病理

色素型黄斑缺损病变只累及脉络膜,毛细血管层或脉络膜全层缺如;无色素型则视网膜和脉络膜均受损害。

(二)黄斑异位(macular ectopia)

正常黄斑位于视盘颞侧偏下方,其中心(中心小凹,foveola)距视盘颞侧边缘约 2PD 处。若黄斑明显偏离正常位置,称为黄斑异位,发生原因可能与遗传、发育异常或胚胎期脉络膜视网膜炎症有关。

黄斑异位程度差异很大,多向颞上、颞下或颞侧偏移,而远离视盘,严重者达 4PD。向鼻侧移位靠近视盘边缘者少见。中心光反射正常或稍模糊,视网膜血管可正常或随黄斑异位而异常分布。

黄斑异位可单侧或双侧。双眼单视功能消失,患者如仍用中心注视者(即用异位的中心小凹注视)视力可以正常。但用旁中心注视者视力不良,亦不能矫正。黄斑异位有时还可伴有眼的其他先天性异常,如视神经入口转位、脉络膜缺损、永存玻璃体动脉、小眼球、小角膜、圆锥角膜等。先天性视网膜皱襞、早产儿视网膜病变和家族性渗出性玻璃体视网膜病变也可伴有黄斑异位。黄斑显著异位,因明显异常的 kappa 角而出现假性斜视,与真性斜视的鉴别方法是用遮盖试验,假性斜视除去遮盖后眼球不移动或向斜视的相反方向移动。

主要参考文献

1. 王有成. 先天性黄斑缺损一家系. 眼底病,1986,2:336-337.

2. 刘卫,张勇进. 先天性黄斑缺损并发脉络膜新生血管一例. 中国实用眼科杂志,2006,24(10):1103-1104.

3. 卢信义. 先天性黄斑偏位. 中华眼科杂志,1959,09(6):389.

4. 张一鸣. 视网膜色素群沉着. 中华眼科杂志,1965,12(6):513.

5. NOUHUYS CE. Congenital retinal fold as a sign of dominant exudative vitreoretinopathy. Graefes Arch Clin Exp Ophthalmol,1981,217(1):55-67.

6. ROSEN E. Myelinated herve fibers//JOSE MARIA RUIZ MORENO,T MARK JOHNSON. Retina and Vitreous. New Delhi:JAYPEE,2008:382-384.

7. PRIMO SA. Macular coloboma. J Am Optom Assoc,1990,61(5):373-377.

8. SHIELDS CL,MASHAYEKHI A,HO T,et al. Solitary congenital hypertrophy of the retinal pigment epithelium:Clinical features and frequency of enlargement in 330 patients. Ophthalmology,2003,110(10):1968-1976.

9. 福井勝彦. Congenital grouped pigmentation of the RPE "Bear tracks". 臨床眼科,2003,57(2):113.

10. 野呂充. 牽引乳頭鎌状網膜剥離を生じる小児眼疾患. 日本の眼科,2006,77:1221-1225.

第四节 眼白化病

白化病（albinism）是一种先天性色素缺乏，属于家族遗传性疾病，常发生于近亲结婚的人群中。

白化病是由于人体缺乏酪氨酸酶所致，在正常情况下，酪胺酸酶使蛋白质代谢的中间产物 3,4-二羟基苯丙氨酸成为黑色素。缺乏这种酶则色素细胞颗粒不能形成色素沉着。色素量则比较恒定，所以眼白化病以视网膜色素上皮层（包括虹膜、睫状体的由神经外胚叶成分形成的色素上皮层）缺乏黑色素为标准，也是本病临床症状和体征的基础。另外，由于白化病患者眼底视网膜神经纤维层的异常分布，部分神经纤维在视交叉处交叉至对侧，告知患者无法形成双眼单视，导致眼球斜视，视觉诱发电位（VEP）检查可出现不对称性改变。

依据临床表型特征白化病分为三大类。

（1）眼白化病（ocular albinism，OA）：是一种 X 连锁隐性遗传病，由 GPR143（G 蛋白偶联受体 143）基因突变引起，男性多见，也是最常见的眼白化病形式。患者从出生时即表现为水平性或旋转性眼球类震颤，畏光、视力下降，查体可见双眼虹膜透光（色素减少），瞳孔内呈红色反光，眼底橙红色，黄斑中心凹发育不良，黄斑中心凹及中心小凹（foveola）不能见到。不同程度的屈光不正（高度远视或高度近视）。患者皮肤和毛发颜色正常。少数患者虹膜大致正常，仅表现眼底色素减少，畏光症状相对较轻。

（2）全身白化病（total albinism）：又叫眼皮肤白化病（oculocutaneous albinism，OCA），为常染色体隐性遗传。除了上述眼部改变之外，全身皮肤、毛发及眼部全无色素或缺少（缺少者称为不完全性白化病，albinoidism），皮肤白皙，毛发呈白色、金黄色或棕色。常见的 OCA 分为 4 型。根据酪氨酸酶活性是否完全丧失分为 OCA1A 型和 OCA1B 型，两者均有 TYR（酪氨酸酶）基因的突变。但 OCA1A 酪氨酸酶活性完全缺失，眼睛、皮肤完全缺乏黑色素；OCA1B 酪氨酸酶活性显著下降，但保留部分酶活性；OCA2 型由 OCA2 基因（P 基因）突变产生，此型随年龄增长色素增加，故又称不完全性白化病；OCA3 型由 TYRP1（酪氨酸酶相关蛋白酶 1）突变导致；OCA4 突变基因为 MATP（膜相关转运蛋白）基因。不同类型之间的临床表型存在重叠。

（3）白化病相关综合征：患者除具有眼皮肤白化病表现外，还有其他特定异常，如同时具有免疫功能低下的 Chediak-Higashi 综合征和具有出血素质的 Hermansky-Pudlak 综合征，这类疾病罕见。

异合子女性基因携带者具有典型而轻微的白化病临床体征，约 3/4 患者虹膜色素缺少，半透明样改变，几乎所有患者眼底后极部有色素，周边部却很少，整个眼底可见特殊的尘埃状色素点或色素斑块。视力常无损害，有时有近视，ERG 正常（图 2-35，图 2-36）。

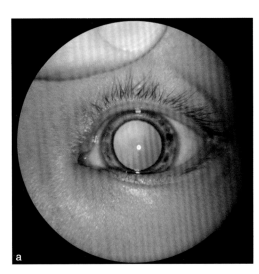
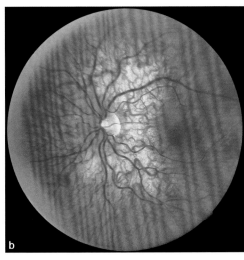

图 2-35　眼白化病
男，12 岁，全身皮肤毛发（包括眼睑、睫毛）均正常；双眼虹膜及眼底白化（眼白化病）；双眼视力 1.2，Jr 1，高度畏光；a. 虹膜浅灰蓝色，眼底红色反光；b. 眼底呈西洋红色，脉络膜血管可见。

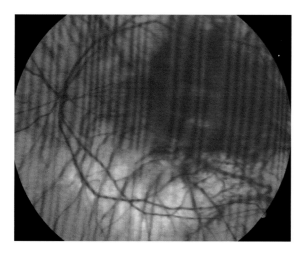

图 2-36　全身白化病的眼底

男,20 岁,未婚,全身白化病,身高 1.62m,体重 48kg,智力及第二性征发育正常,否认家族史;双裸眼视力 0.2,戴原有深灰色复合近视散光接触镜后增至 0.5(屈光度不详),畏光症状减轻;石原忍伪同色表检查色觉正常,ERG 正常(双眼眼底相同,本图为其左眼眼底像)。

白化病无法治疗,为了减轻畏光程度,可配戴深色眼镜(蓝色禁用)。未来有望通过基因治疗手段恢复黑色素的表达。

主要参考文献

1. 张锡祺. 眼底病图谱. 北京:人民卫生出版社,1954:31-33.
2. 李凤鸣,罗成仁. 眼的先天异常. 北京:人民卫生出版社,1990:192-194.
3. 黄叔仁. 眼底病//安徽医学院眼科教研室. 眼病图谱. 合肥:安徽科学技术出版社,1985:131.
4. SUMMERS CG. Albinism:Classification,clinical characteristics,and recent findings. Optom Vis Sci,2009,86(6):659-662.
5. SHEN B,SAMARAWEERA P,RESENBERG B,et al. Ocular albinism type 1:More than meets the eye. Pigment Cell Res,2001,14(4):243-248.
6. BISWAS S,LLOYD IC. Oculocutaneous albinism. Arch Dis Child,1999,80(6):565-569.
7. DE SILVA SR,ARNO G,ROBSON AG,et al. The X-linked retinopathies:Physiological insights,pathogenic mechanisms,phenotypic features and novel therapies. Prog Retin Eye Res,2021,82:100898.

第五节　脉络膜缺损

脉络膜缺损(coloboma of the choroid),实际上是脉络膜及视网膜色素上皮层的缺损,常为眼球先天性组织缺损的一部分,临床相对比较多见。

胚胎 7~8mm 时(胎龄 4 周左右),视杯(即第二视泡)下方停止生长和内陷,形成胚裂。血管性轴旁中胚叶组织自胚裂进入视杯内,视神经纤维亦由此填入视茎。胚胎 12mm 时(胎龄约 5 周),视杯两层(内层对内层、外层对外层)从中央开始融合,逐渐向前、后延伸。至 17mm(胎龄 6 周)前,除视杯与视茎交界处外,胚裂完全封闭,不留痕迹。胚裂后端的闭合过程,比较复杂。如果在此过程中,受到某种因素干扰,使 Bergmeister 原始乳头前方处的视杯内层过速生长、过度外翻而仍保持正常低分化时,则胚裂闭合后该处脉络膜及视网膜色素上皮层缺损,视网膜神经上皮层亦不正常。

临床表现

分典型性与非典型性两类。

发生于眼底胚裂位置的脉络膜缺损为典型性脉络膜缺损,约 60% 为双眼发病。

缺损区因缺乏脉络膜及视网膜色素上皮层,透过菲薄的视网膜神经上皮层可以看到灰白色的巩膜,位于视盘下方并略偏于鼻侧。缺损区的范围及形态变异很大(图 2-37),通常为直立的钝三角形、盾形或椭圆形等。大者超过 1 个象限,缺损区顶端可包括整个视盘或侵及其下侧一部分,亦可紧接于视盘下缘或有一定距离。若缺损区位于眼底的极周边部,一般直接检眼镜不能发现,只有用三面镜或双目间接检眼镜加巩膜压迫检查,才能看到弧形边界。缺损小者,亦在 1PD 以上,位于下方眼底,呈垂直椭圆形,亦可见于眼底周边部,呈横椭圆形。

缺损区边界分明,常有不规则的色素沉着。灰白色缺损区内,表面光滑,有时可见散在棕褐色斑,表示巩膜棕色板尚有残存。多数情况缺损区比周围未缺损区略凹陷,为巩膜变薄向外膨出所致(超声波检查可清楚显示)。缺损区内仍有视网膜血管分布,大多行径正常,但也有中断或环绕于缺损边缘。有的病例可见到睫状视网膜动脉自边缘处钩状弯出,有些病例缺损区有稀疏的脉络膜大血管。在缺损区发生与缺损区等大的巨大囊肿者,非常少见(图 2-38~图 2-40)。

脉络膜缺损发生于眼底非胚裂位置者,为非典型脉络膜缺损,少见,多为单眼,缺损范围(面积)比典型性者小,常孤立存在于眼底任何区域。巩膜暴露,轻度凹陷,并有色素沉着,与典型者相同,前文所述黄斑缺损即为非典型脉络膜缺损。

脉络膜缺损可伴有小眼球、小角膜、虹膜部分缺损等眼部其他先天异常,视力高度障碍,有时缺损虽未累及黄斑,也因发育不良而视力欠佳。视野检查有与缺损部位相应的视野缺损,但其范围小于缺损区,说明缺损区边缘部分的视网膜尚具有一定功能。

脉络膜缺损可发生视网膜神经上皮层脱离(孔源性视网膜脱离)(图 2-41),裂孔常位于膨出的巩膜边缘处或在其下方变性的锯齿缘处。因无正常眼底色泽作背景,往往难于发现(参阅第七章第一节)。

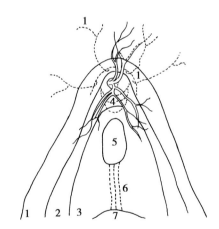

图 2-37　各型脉络膜缺损示意图

1. 缺损区高于视盘,同时视盘本身也不正常;2. 缺损包括视盘;3. 缺损与视盘之间有一正常区域;4. 各种下侧弧;5. 在胚裂部有一孤立的缺损;6. 该区仅有色素紊乱;7. 孤立的周边部缺损。

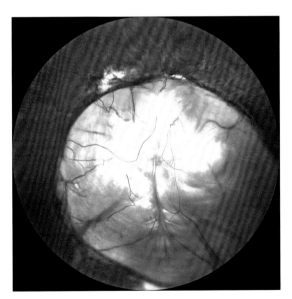

图 2-38　脉络膜缺损

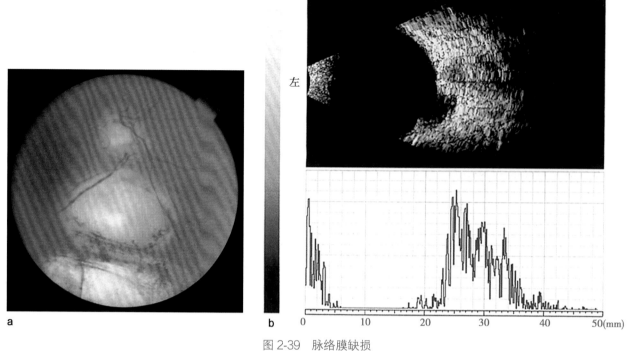

图 2-39　脉络膜缺损
a. 眼底像；b. A/B 超声波检查，提示球壁局限性向后突出，边缘较清晰、陡峭。

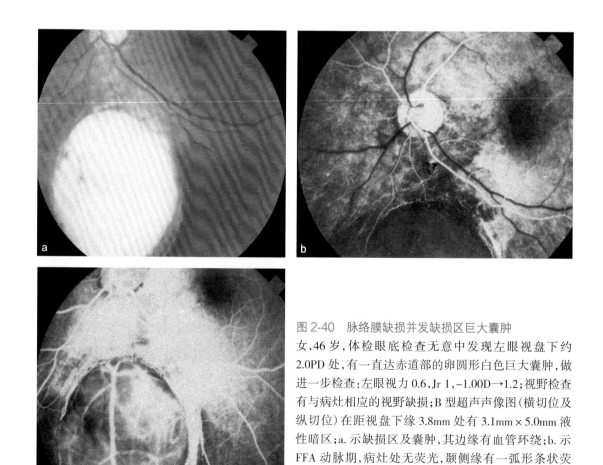

图 2-40　脉络膜缺损并发缺损区巨大囊肿
女，46 岁，体检眼底检查无意中发现左眼视盘下约
2.0PD 处，有一直达赤道部的卵圆形白色巨大囊肿，做
进一步检查：左眼视力 0.6，Jr 1，−1.00D→1.2；视野检查
有与病灶相应的视野缺损；B 型超声像图（横切位及
纵切位）在距视盘下缘 3.8mm 处有 3.1mm×5.0mm 液
性暗区；a. 示缺损区及囊肿，其边缘有血管环绕；b. 示
FFA 动脉期，病灶处无荧光，颞侧缘有一弧形条状荧
光；c. 示静脉期，囊肿表面血管及其周缘血管有荧光充
盈，囊内液荧光着染。

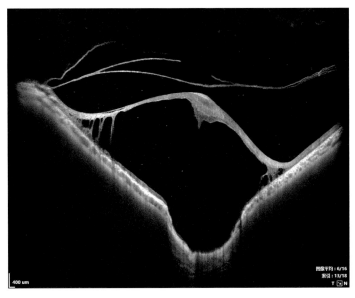

图 2-41 脉络膜缺损并发视网膜脱离

主要参考文献

1. 罗成仁. 葡萄膜缺损//李凤鸣. 中华眼科学(中册). 北京:人民卫生出版社,1995:1911-1916.
2. 张承芬. 先天性脉络膜缺损//张承芬. 眼底病学.2 版. 北京:人民卫生出版社,2010:203-205.
3. 张晓峰,黄叔仁,卫修玲. 脉络膜缺损伴缺损区巨大囊肿一例. 中华眼底病杂志,2000,16(1):49-50.
4. BROWN GC. Congenital fundus abnormalities//DUANE TD. Clinical Ophthalmology. Vol Ⅲ Chap Ⅷ,Philadelphia:Harper & Row,1982:9-11.
5. SCHUBERT HD. Choroidal coloboma. Ophthalmology,2007,114(12):2369-2371.

第六节 先天性玻璃体囊肿

先天性玻璃体囊肿(congenital cyst of the vitreous)非常少见,性质不明,有的附着于视盘面,有的有一透明或半透明丝状线条与视盘面相连。更有囊肿前端有同样线条漂浮于下沉的 Cloquet 管或其附近,提示为胚胎期玻璃体动脉的囊性残留。也有报道囊肿位于前部玻璃体,与晶状体后囊距离较近,推测为睫状突变性所致。

先天性玻璃体囊肿常为圆形,大小自 1/5~4/5PD 不等。囊壁透明或半透明,用裂隙灯显微镜检查,可见前后壁的环形光带(提示囊内液澄清);直接检眼镜检查,透过囊肿可见其后眼底,并有囊肿投影,有时有色素斑点附着于囊壁上。囊肿在玻璃体内的飘动幅度有的较大,有的相对稳定(图 2-42~图 2-44)。

先天性玻璃体囊肿大多为单侧性,性别不限。一般对视力无影响,有时患者诉有飘浮感的实性暗点。

玻璃体囊肿偶尔发现于视网膜色素变性及变性近视眼内,原因不明。此外,亦可继发于外伤、出血或眼内炎症之后,可从病史及眼底所见与先天性玻璃体囊肿鉴别。

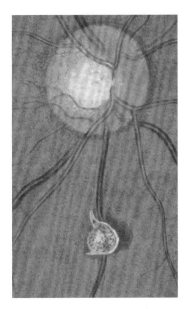

图 2-42 先天性玻璃体囊肿(彩绘)
囊肿呈菱角样,两端在裂隙灯显微镜高倍检查时,可见一端有透明丝状线伸向视盘,另一端消失于玻璃体内。

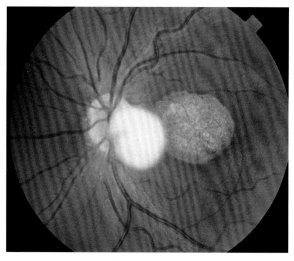

图 2-43　先天性璃体囊肿（伴发于无色素型黄斑缺损）

女，17 岁，左眼视力自幼不良，视力 0.1，失用性外斜。

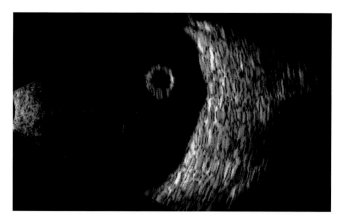

图 2-44　先天性玻璃体囊肿的 B 型超声声像图

主要参考文献

1. 张一鸣. 先天性玻璃体囊肿. 中华眼科杂志，1965，12：376-377.
2. 黄叔仁. 玻璃体动脉残留//安徽医学院眼科教研室. 眼病图谱. 合肥：安徽科技出版社，1985：105.
3. 黄叔仁. 先天性玻璃体囊肿//安徽医学院眼科教研室. 眼病图谱. 合肥：安徽科技出版社，1985：105.
4. FEMAN SS，STRATSMA BR. Cyst of the posterior vitreous. Arch Ophthalmol，1974，91（4）：328-332.
5. JOYCE M. Fixed vitreous cyst. Br J Ophthalmol，1970，54（6）：428-430.

第七节　永存原始玻璃体增生症

　　Reese 于 1955 年首次提出永存原始玻璃体增生症（persistent hyperplastic primary vitreous，PHPV），为胚胎期原始玻璃体不能正常消退所致。多因患儿出生后即有白瞳被家长发现就诊。绝大多数为单眼（约 90%），除白瞳外尚伴小眼球、小角膜、浅前房、小晶状体。灰白色膜样组织覆盖于晶状体后囊面，中央部分较浓厚，偶有永存玻璃体动脉。晶状体周围还能见到睫状突。一旦晶状体后囊膜破裂，则有两种后果：一为晶状体皮质发生肿胀混浊，虹膜前移，堵塞房水排出通道，引起继发性闭角型青光眼，如高眼压持续，使眼球壁扩张，形成"牛眼"；二为晶状体皮质吸收后为纤维膜替代（膜状假晶状体），如果在眼底窥见时，常能看到玻璃体内机化条索，视盘前膜及其边缘视网膜的牵引皱褶，严重者可发生牵拉性视网膜脱离。

临床表现

　　目前，临床上多根据眼部结构的受累范围分为三种类型。

　　1. 单纯前部型 PHPV，约占 25%，包括晶状体后纤维血管膜持续增生症及胎儿晶状体后纤维膜鞘持续增生。该类型 PHPV 在临床上易误诊为先天性白内障，有时只有在术中才能发现晶状体后的纤维血管膜。眼部 B 超检查显示无玻璃体腔异常影像。

　　2. 单纯后部型 PHPV，约占 12%，包括视网膜镰状皱襞、先天性视网膜蒂状脱离等，后部 PHPV 常同时伴发一些眼后段的发育异常，如玻璃体蒂、黄斑及视盘的发育异常。B 型超声显示晶状体后部及玻璃体前部之间典型的蘑菇状回声，蘑菇的伞部位于晶状体后方紧贴后囊，蘑菇柄部贯穿玻璃体腔与视盘相连，内反射不规则,无后运动。彩色多普勒超声显示玻璃体腔内呈条索状回声影内有连续的血流,由视盘向晶状体后延伸,频谱分析为动脉血流。

3. 混合型 PHPV,即病变范围同时累及前部和后部,约占63%,是最常见的临床类型。

诊断与鉴别诊断

多见于婴幼儿,单眼白瞳(leukokoria),可伴斜视、眼球震颤,散瞳后可见晶状体后灰白色膜样组织,或玻璃体内机化条索,牵拉视网膜皱褶,可合并小眼球、小角膜、浅前房、小晶状体。婴幼儿有多种眼病见到白瞳,当与本病鉴别,如视网膜母细胞瘤、早产儿视网膜病变、先天性白内障。此三者无小眼球,超声波检测眼球轴长均在正常范围,可资鉴别。

治疗

PHPV 的治疗主要是手术。对于有一定视功能残存(光觉、光定位、ERG 等),可试行晶状体切除 + 部分玻璃体切除术,切除肿胀混浊的晶状体(缓解眼压)或已纤维化的假晶状体及视盘前和玻璃体内膜样物。术后配戴接触镜(适龄患儿可考虑一期人工晶状体植入)。尽管近些年微创玻璃体视网膜手术技术不断进步,对这类患儿的玻璃体视网膜手术仍应谨慎对待,术后规范的弱视训练,长期随访也很重要。

主要参考文献

1. 陈积中,夏卫东,刘伦,等.永存原始玻璃体增生症//魏文斌,陈积中.眼底病鉴别诊断学.北京:人民卫生出版社,2012:105-110.
2. 董方田.先天性玻璃体发育异常//张承芬.眼底病学.2 版.北京:人民卫生出版社,2010:456-457.
3. REESE A B. Persistent hyperplastic primary vitreous. Am J Ophthalmol,1955,40(3):317-331.
4. STARK W J. LINDSEY P S,FAGADAU W R,et al. Persistent hyperplastic primary vitreous:Surgical treatment. Ophthalmology, 1983,90(5):452-457.
5. DASS A B,TRESE M T. Surgical results of persistent hyperplastic primary vitreous. Ophthalmology,1999,106(2):280-284.

第八节　Norrie 病

Norrie 病是一种罕见的 X 连锁隐性遗传病,导致男性患儿在出生时或出生后即出现眼球发育异常及失明。该病的视网膜发育异常伴有大量不成熟视网膜细胞,常导致白瞳。生后几个月即出现白瞳,伴斜视和眼球萎缩。本病患者常伴有感音神经听力损失、肾衰竭、运动发育迟缓、智力障碍、运动失调和行为异常等表现。本病的异常突变基因是 *NDP* 基因,位于染色体 Xp11.4。*NDP* 基因突变除了会导致 Norrie 病外,还可导致家族性渗出性玻璃体视网膜病变(FEVR)。有文献报道家族中同样的 *NDP* 基因突变会导致不同眼部疾病表型。

Norrie 病患儿临床主要表现为双眼白瞳征,晶状体后团状物质,实为视网膜发育不全/假神经胶质瘤、视网膜脱离和纤维增殖牵拉,并发白内障、角膜变性、前房变浅、眼球萎缩和斜视。

Norrie 病的诊断主要根据 X 连锁隐性遗传的家族史,双眼白瞳征,视网膜发育不良,伴听力障碍和发育异常,必要时可进行分子遗传学检测是否存在 *NDP* 基因突变。临床上注意与其他白瞳征相鉴别,如先天性白内障、早产儿视网膜病变(ROP)、FEVR、PHPV 以及双眼视网膜母细胞瘤等。

此病预后较差,手术难度大,手术价值有限,应权衡利弊,不能贸然手术。对于只有部分视网膜脱离伴或不伴有白内障的较轻的病例,可以尝试通过玻璃体切除和晶状体切除来治疗,早期的玻璃体手术也许对保留一定程度的光感有一定帮助。对于发生继发性青光眼的患者可以通过单纯晶状体切除术缓解症状。

针对一些有明确家族史的患者,有研究通过提前终止妊娠,针对患者进行视网膜激光和抗血管内皮生长因子(VEGF)治疗来防止疾病的快速进展。

除了眼部治疗,更重要的是需要告知 Norrie 病患者的家属通过社会服务进行早期的低视力干预,以确保患者能够得到相应的学习和发展。视力服务应在出生后的第一年内提供,并在学龄前阶段实施个体化教育计划。同时,还应对患者进行听力和神经系统发育的检测和长期随访。

主要参考文献

1. 李家恺,赵培泉.Norrie 病//魏文斌,陈积中. 眼底病鉴别诊断学. 北京:人民卫生出版社,2012:105-110.
2. DE SILVA SR,ARNO G,ROBSON AG,et al. The X-linked retinopathies:Physiological insights,pathogenic mechanisms, phenotypic features and novel therapies. Prog Retin Eye Res,2021,82:100898.

第三章

视神经疾病

视神经为第Ⅱ对脑神经,由视网膜神经节细胞的轴索(axon)即视神经纤维汇集而成,自视盘起至视神经交叉止,分为四个部分:在视神经纤维汇集并穿过巩膜管巩膜筛板处为球内段,也就是检眼镜下能见到的视盘;在穿过筛板进入球后为眶内段;由眶内进入视神经骨管内为管内段;出骨管后达视交叉前角为颅内段,全长42~50mm。其中球内段0.7~1mm,眶内段25~30mm,管内段5~6mm,颅内段10~13mm。眶内段在眶内呈S状弯曲,以利于眼球活动。覆盖于视神经周围的硬鞘膜、蛛网膜、软鞘膜均从颅内同名脑膜直接延伸而来(硬鞘膜、软鞘膜亦称硬脑膜、软脑膜)。因此,视神经硬鞘膜下和蛛网膜下间隙,也与颅内同名间隙沟通,脑脊髓液填充于内,直达球后盲端。软鞘膜除直接从外面将视神经束包裹外,还深入视神经束基质内,使视神经纤维分隔成许多丛束,成为视神经丛束间隔膜。来自眼动脉及其分支的软鞘膜血管亦随之分布,构成视神经束外周部分血管网,并与由视网膜中央动脉及其分支所形成的视神经轴心血管系统吻合(图3-1)。

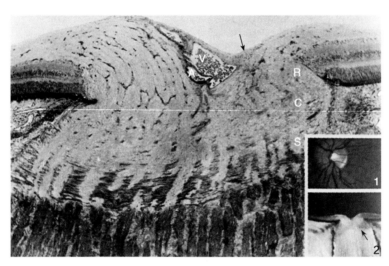

图 3-1　视盘组织结构

R. 视网膜层;C. 脉络膜层;S. 巩膜层;黑箭所指为邻近视网膜中央血管的生理凹陷处的神经胶质组织;动脉(A)位于静脉(V)的鼻侧;注意某些半月状支持组织和围绕着静脉处的连续性(称为插入组织),将神经纤维组织和血管周缘的脑原组织分开;视神经纤维的髓鞘在巩膜筛板处突然中断;右下侧图 1 为检眼镜下视盘像,图 2 为视盘的大体解剖图。

视神经纤维粗细不一,总数为100万~120万根。除一小部分至顶盖前区的瞳孔中枢外,其余进入视路。在眼底的分布排列情况可作如下归纳:视盘-黄斑纤维束(papilla-macular bundle)位于视盘颞侧;来自鼻侧视网膜的视神经纤维位于视盘鼻侧;来自视网膜颞侧的视神经纤维则分别插入视盘-黄斑部纤维束的上下方。此种排列情况,一直保持到球后10~15mm处才发生改变。自此处开始,视盘-黄斑纤维束转入视神经干中央(占视神经横断面的1/4),颞侧纤维移至颞侧,而鼻侧纤维则仍在鼻侧。

视神经纤维在组织学上相当于中枢神经的白质,炎症等病变损害时无痛觉,而硬鞘膜则富有感觉神经纤维。

视网膜中央动、静脉位于视神经干中央,于离球后7~14mm处进入或走出视神经。动脉为眼动脉分支,静脉注入眼上静脉或海绵窦。

视神经球内段即视盘,视网膜层面直径约1.5mm,脉络膜层面为1.0mm,神经纤维无髓鞘,经过巩膜筛板后变粗,增至3mm左右,纤维出现髓鞘(无神经膜,与周围神经不同)。视神经纤维在通过巩膜管筛板处极为拥挤,巩膜筛板为球壁最薄处,仅为其周围巩膜厚度的 1/3(2/3 移行于硬鞘膜)。

视盘表面被一层以星形胶质细胞组成的界膜覆盖,与玻璃体分隔。

视盘自前向后分成表层神经纤维层、筛板前区、筛板区及筛板后区,四个区域的血液供应来源不同:①表层神经纤维层由视网膜中央动脉系统的毛细血管供血,并与深部睫状后短动脉所发出的毛细血管有所联系。其回流血液经视盘周围辐射状毛细血管及视盘表层辐射状毛细血管注入视网膜中央静脉。②环绕视神经的巩膜内,有由睫状后短动脉分支不完全相互联系组成的动脉环(Zinn-Hallar 环),在此发出小分支,进入筛板前区和筛板区,组成各自独立、互不吻合的毛细血管小叶(capillary lobule),以营养这两个区域的视神经纤维。由于视神经与脉络膜交界处环绕着从软鞘膜毛细血管向前延伸而形成的血管套(vascular cuff),使其与源于睫状后短动脉的脉络膜毛细血管小叶截然分开,相邻而不相往来。③筛板后区主要由软鞘膜血管网向心支供应之外,还有部分视网膜中央动脉离心支和回归小分支参与。

视神经的鼻侧是蝶窦及后筛窦,其间只有菲薄的骨板相隔。

对以上这些解剖学方面的了解,将有助于视神经疾病的临床诊断和防治。

第一节　视神经炎

视神经炎(optic neuritis)泛指累及视神经的各种炎性病变,好发于青壮年,儿童中亦不少见,老年人则较少发生。约 2/3 为双眼性。病势大多急剧,对视功能威胁很大。

临床分类及表现

视神经炎病因十分复杂,分类亦较复杂。有由局部炎症波及者,如各种原因引起的脉络膜及视网膜炎症、眶内炎症、筛窦和蝶窦等鼻窦炎症。有由肺炎、慢性传染病和龋齿、扁桃腺炎等化脓性病灶所产生的内源性毒素(endogenous toxin)引起者。也有一些病例,视神经炎为全身神经系统炎症的一部分,如各种脑膜与脊髓膜炎、各种脱髓鞘性疾病、系统性自身免疫疾病等。个别儿童患者可由重症蛔虫病(ascariasis)引起。尽管如此,临床上至少有 1/3~1/2 病例,仍无法确定其原因。

1. 传统的分类按照病变可能发生部位分为 4 类。

(1)视盘炎:视盘充血肿胀,轻度隆起(<3.00D),边界模糊。视网膜静脉充盈迂曲,动脉管径无异常,但在检查眼底时如稍稍压迫眼球,容易见到位于视盘面的动脉搏动。视盘周围视网膜亦有水肿混浊、火焰状出血和黄白色渗出斑点(图 3-2,图 3-3)。有时还可波及黄斑,导致黄斑沿 Henle 纤维的放射状水肿皱褶(历时较长后,出现星芒状斑),称为视神经视网膜炎(neuroretinitis,图 3-4)。后部玻璃体,特别是视盘前方常有轻微的尘埃状混浊(有时检查者在暗适应后才能见到)。

FFA 检查,早期静脉期视盘面荧光渗漏,边缘模糊。静脉期呈强荧光(图 3-3)。

视盘炎的视功能预后一般欠佳。但也有经及时合理治疗后,能逐渐恢复部分视力,甚至完全恢复。

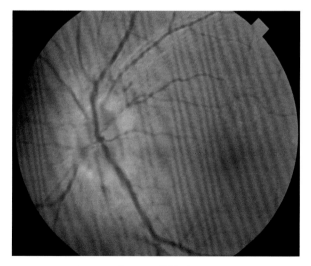

图 3-2　视盘炎

男,31 岁,双眼视力急剧下降 14 天(自 1.5 降至 0.15),视盘充血混浊,隆起约 1.00D,生理凹陷消失,边界模糊,边缘有火焰状出血,视网膜静脉扩张,黄斑部有不明显的放射状皱褶;两眼底像基本相同,本图为其左眼底像。

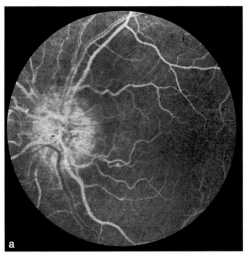
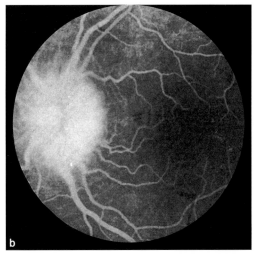

图 3-3　视盘炎(图 3-2 同例)的 FFA

a. FFA12.8 秒,早期静脉期,视盘面荧光渗漏,边缘模糊,视盘表层辐射状毛细血管荧光充盈;

b. FFA32.5 秒,静脉期,视盘呈强荧光,边缘模糊。

　　视盘炎后,视盘一般均有程度不同的褪色,表现为边界不清的苍白色。即非单纯性(习惯上称为继发性)视神经萎缩,VEP 显著异常(图 3-5,图 3-6)。

　　(2)球后视神经炎:所谓球后视神经炎是指在眼底检查时不能见到视盘炎症改变(或仅有轻度改变)的视神经炎。可累及视神经眶内段、管内段和颅内段。按照视神经横断面炎症主要损害部位,可分成三种:即球后视神经周围炎(retrobulbar perineuritis)、轴性球后视神经炎(axial retrobulbar neuritis)及横断性球后视神经炎(transverse retrobulbar neuritis)。

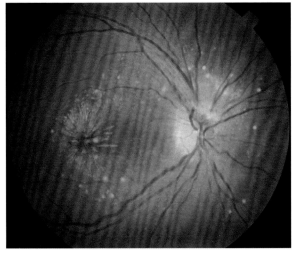
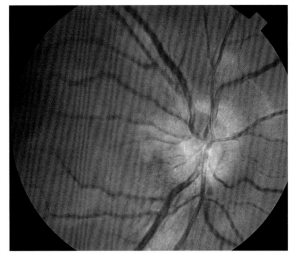

图 3-4　视神经视网膜炎

女,37 岁,右眼视力急剧减退、畏光 1 个月,指数/60cm,视盘充血水肿混浊,隆起约 1.00D,边界模糊,生理凹陷消失,视网膜静脉扩张迂曲,黄斑星芒状斑,后极部视网膜水肿混浊,有散在的黄白色渗出斑点。

图 3-5　视盘炎后视神经萎缩(非单纯性萎缩,即习惯所称的继发性萎缩)

男,22 岁,右眼视力急剧高度不良已 4 个月(0.08),形视野向心性缩小,仅存 15° 左右,红色视野不能检测;左眼视力 1.0,眼底正常。

其中以轴性球后视神经炎最为常见,炎症损害视盘-黄斑纤维束,对中心视力影响很大,一旦受损,中心视力下降,并有与生理盲点相连的中心球拍状暗点(图 3-7)。检眼镜下,因炎症的主要损害部位不同而有不同表现。炎症期炎症靠近球后者(在视网膜中央动、静脉出入视神经之前方),可见视盘轻度充血,边界欠清晰,也可出现易于被忽视的轻度水肿混浊,生理凹陷消失,黄斑色泽相对暗污,中心凹反射光不见(图 3-8)。离球后较远者(视网膜中央动、静脉出入视神经之后方)则眼底无明显改变。任何原因引起的轴性球后视神经炎均可出现 Uhthoff 征,而多发性硬化更为敏感。患者在锻炼或热浴时出现一过性视力朦胧,在较冷环境下或喝冷饮时视力又略有增进。推测其机制,可能因体温增高,干扰了轴索传导和释放某些化学物质有关。

球后视神经炎最后可导致不同程度的下行性视神经单纯性萎缩(图 3-9)。

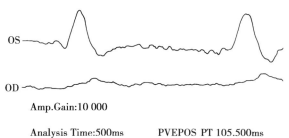

Amp.Gain:10 000

Analysis Time:500ms   PVEPOS PT 105.500ms

Average:128   PVEPOS PV 21.733μV

Artifact Rejection:150μV   PVEPOD PT 140.000ms

Reject 50Hz:ON   PVEPOD PV 3.907μV

Suppress D.C.:ON

图 3-6　上例(图 3-5 同例)的 P-VEP

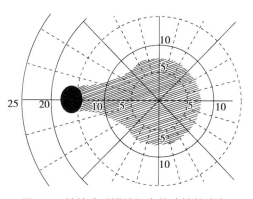

图 3-7　轴性球后视神经炎的球拍状暗点

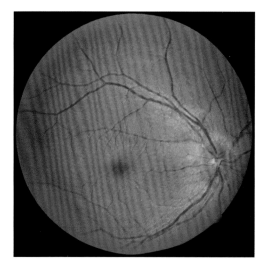

图 3-8　轴性球后视神经炎

女,25 岁,双眼畏光、视力下降 1 个月,右眼 0.5,左眼 0.6,瞳孔光反射跳跃,双眼中央视野均有球拍状暗点,加强视野屏照明度后,暗点扩大(本图为其右眼底像)。

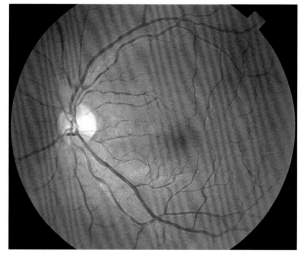

图 3-9　轴性视神经萎缩

（3）视神经周围炎：影像学检查显示病变主要累及视神经鞘而不是视神经本身，视盘可表现为水肿或正常，通常患者年龄较大，视力轻中度丧失，多由感染或炎症导致。

（4）视神经视网膜炎：视网膜上出现炎性改变，可发生于任何年龄，常伴发视神经和黄斑水肿，黄斑出现星芒状渗出。

2. 2014 年中华医学会眼科学分会神经眼科学组推荐对视神经炎以病因分型为基础进行临床诊断。

（1）特发性视神经炎，包括：①特发性脱髓鞘性视神经炎（idiopathic demyelinating optic neuritis，IDON），亦称多发性硬化相关性视神经炎（multiple sclerosis related optic neuritis，MS-ON）；②视神经脊髓炎相关性视神经炎（neuromyelitis optical related optic neuritis，NMO-ON）；③其他中枢神经系统脱髓鞘疾病相关性视神经炎。

当视神经为 MS 首先受害部位时，常首诊于眼科。患者多见于 20~40 岁女性［男女性别之比为 1：（2~3）］，单眼或双眼同时发病。病势急剧，视力突然下降（一般低于 0.1，严重者可至指数或仅存光觉）。有球后隐痛及紧束感，中央视野有 15°~30° 绝对性中心或旁中心暗点。周边视野正常或轻度向心性缩小。部分病例出现眼球震颤，亦可因眼外肌麻痹而复视。以上种种是可逆性的，大部分病例经过 1~2 周后逐渐缓解恢复，但在一段时间之后，可以复发。复发再缓解，如此数次反定，终于使视神经陷于萎缩（特别是视盘-黄斑纤维束更易发生萎缩）。

视神经脊髓炎（neuromyelitis optica，NMO）：即 Devic 病，为一种急性或亚急性的视神经和脊髓的横贯性脱髓鞘性疾病。AQP4 是中枢神经系统主要的水通道蛋白，位于星形胶质细胞的足突上，AQP4 是 NMO-IgG 的主要目标，由此解释了 NMO 的病灶主要位于视神经及脊髓。AQP4 抗体通过血-脑屏障中可通过的部分进入中枢神经系统，立即遇到星形胶质细胞并导致细胞依赖的细胞毒性反应，星形胶质细胞足突被 NMO-IgG 和补体降解，继而活化的巨噬细胞、嗜酸性粒细胞及中性粒细胞一起产生细胞因子、氧自由基等造成血管和实质损伤，最终导致包括轴索和少突胶质细胞在内的白质和灰质的损伤。

本病好发于青壮年，亦散见于任何年龄。女性多于男性。部分患者起病前有呼吸道或胃肠道感染史。视神经病变主要表现为球后视神经炎，眼底检查阴性，仅部分病例炎症影响视盘而出现视盘炎改变。双眼同期发病（先后相隔数小时或数天），视力急剧下降，一般低于 0.1，严重者仅存光感或眼前手动。患者常诉有眶部或球后隐痛。若视力尚能允许视野检查，则可见中央视野有中心或旁中心绝对性暗点，周边视野向心性缩小。一次发作后可以缓解，视功能亦有所恢复。如治疗不当，多次反复发作后，终于导致视神经萎缩而失明。

VEP 多有异常，主要表现为 P100 潜时延长、波幅降低或 P100 引不出。OCT 检测视网膜厚度，视网膜神经纤维层（RNFL）明显缺失。每发作一次，厚度减少一次。厚度减少程度（RNFL 缺失程度）与视功能缺损和疾病进程密切相关。Ratchford 等认为当厚度减少到 70μm 时，视功能完全消失。

眼部 MRI 检查，急性期可见视神经增粗、肿胀，呈长 T_1、长 T_2 信号，可见轨道样强化。通常双侧视神经均有异常，视交叉及视觉传导通路上可见异常。脊髓 MRI 检查，病变常累及 3 个或 3 个以上椎体节段，为 NMO 最具有特异性的影像表现。NMO 以颈段或颈胸段同时受累最为多见，病变可向上延伸至延髓下部。病变多位于脊髓中部，累及大部分灰质和部分白质。急性期多伴有脊髓肿胀并可见强化。疾病后期部分病例脊髓变细、萎缩、中心空洞形成。

脑脊液检查，急性期脑脊液中性粒细胞和嗜酸性粒细胞增多，蛋白量升高。部分患者脑脊液寡克隆区带可呈阳性。

血清学检查，NMO-IgG 是 NMO 的免疫标志物，是鉴别 NMO 与 MS 的重要参考依据之一，应反复检测。此外，患者 NMO-IgG 强阳性其复发可能性较大，其滴定度有可能作为复发与治疗疗效的评价指标。实验方法不同阳性率不同，最敏感的方法是细胞转染免疫荧光法。

（2）感染性和感染相关性视神经炎：与视神经炎相关的病原体种类繁多。局部感染如眼内、眶内、鼻窦、乳突、口腔和颅内感染等，以及全身性感染均可能成为视神经炎的病因。

视神经结核（tuberculosis of the optic nerve）：常并发于结核性脑膜炎，10%~60%结核性脑膜炎引起视神经炎，炎症主要沿着脑膜向视神经鞘膜延伸。结核结节在视神经软鞘膜内发展到神经组织内，使其遭受坏死和干酪样变损害，终于导致视神经完全萎缩。

视神经梅毒（syphilis of the optic nerve）：发生于二期梅毒。梅毒螺旋体侵入脑膜组织，常由颅底脑膜炎引起视神经炎症，临床上表现为视盘炎或球后视神经炎，如有大脑梅毒瘤（gumma，或称树胶肿）存在，则因颅内压增高而引起视乳头水肿。

典型的急性球后视神经炎少见于神经梅毒。

由梅毒引起的视盘炎因病变部位不同，有两种不同表现。一是病变仅限于视神经周围鞘膜，神经组织未受损害。可见视盘充血、边界模糊，中心视力并无太大影响。另一种是神经组织已被侵及，除上述改变外，尚伴有中心视力减退，严重者视神经组织萎缩，并为增生的结缔组织和神经胶质组织所代替。

（3）自身免疫性视神经炎：可以是系统性自身免疫性疾病（如系统性红斑狼疮、干燥综合征、白塞病、结节病等）的一部分，也可作为系统性自身免疫病的首发表现。多见于青中年女性，单眼或双眼均可累及。与IDON相比，视力损害程度多较严重，且恢复较差；多数有视盘水肿，部分伴有少量小片状盘周出血；可合并多个系统和器官损害以及自身免疫抗体阳性；易复发，部分患者有糖皮质激素依赖现象。

（4）其他无法归类的视神经炎。

诊断与鉴别诊断

2014年中华医学会眼科学分会神经眼科学组关于视神经炎诊断标准的专家共识如下。

1. 急性视力下降，伴或不伴眼痛及视盘水肿。
2. 视神经损害相关性视野异常。
3. 存在相对性传入性瞳孔障碍（RAPD）、VEP异常2项中至少1项。
4. 除外其他视神经疾病 如缺血性、压迫性及浸润性、外伤性、中毒性及营养代谢性、遗传性视神经病等。
5. 除外视交叉及交叉后的视路和视中枢病变。
6. 除外其他眼科疾病 如眼前节病变、视网膜病变、黄斑病变、屈光不正、青光眼等。
7. 除外非器质性视力下降。

上述各类视神经炎，可根据病史、临床特征和辅助检查（包括脑、眼眶和视网膜成像，以及抗体和其他蛋白质生物标志物）结果，可进行视神经炎的诊断和鉴别诊断。如其他类型的视神经疾病包括：非动脉炎性缺血性视神经病，压迫性及浸润性、外伤性、中毒性及营养代谢性、遗传性视神经病等；视交叉及视中枢病变；其他眼科疾病［屈光不正、青光眼、视网膜病变、眼眶炎症等；癔病或诈病性盲（非器质性视力下降）］。

治疗

各类视神经炎的治疗，可分为：

1. 病因治疗 能找到病因，如细菌感染引起者，应用能透过血-脑屏障的抗生素；梅毒、结核引起者，应用驱梅、抗结核药；蛔虫病引起者，应用驱虫药；鼻窦炎、龋齿、扁桃腺炎等引起者，清除病灶等。

2. 对症疗法 非感染性视神经炎急性发作时采用大剂量肾上腺糖皮质激素（以下简称糖皮质激素）冲击疗法，常用用法包括静脉滴注和/或口服，不推荐球后或球周注射糖皮质激素治疗。在全身无禁忌证情况下，用甲泼尼龙（methylprednisolone）500~1 000mg加入5%葡萄糖溶液中，静脉滴注，每日1次，3~5日后改用口服泼尼松 1mg/kg，每晨 8 时前顿服，以后视病情减量渐停。应用糖皮质激素时，按常规给以氯化钾内服及低盐饮食。为了降低视神经炎患者的复发率，以及防止或降低脊髓和脑损害发生，可考虑使用免疫抑制剂，常用药包括：硫唑嘌呤、环孢素 A、环磷酰胺、甲氨蝶呤、麦考酚酸酯、利妥昔单抗等。主要适用于：视神经脊髓炎相关的视神经炎以及自身免疫性视神经病患者的恢复期及慢性期治疗。因药物起效较慢（不同药物起效时间不同，多为 2~3 个月开始起效），建议与口服糖皮质激素有 2~3 个月叠加期。

无论是糖皮质激素还是免疫抑制剂，应用时注意肝肾功能损伤、骨髓抑制、重症感染、生育致畸等药物副作用。已合并系统性自身免疫病的自身免疫性视神经病患者应及时转诊至风湿免疫科予以专科免疫治疗。

重症视神经炎急性期糖皮质激素等治疗无效时，可考虑血浆置换（plasma exchange）或大剂量免疫球蛋白（immunoglobulin）静脉注射，应避免血浆置换治疗与静脉输注免疫球蛋白治疗同期进行，且血浆置换治疗应先于免疫球蛋白治疗。

怀疑原因为脱髓鞘病者，请神经内科会诊，确诊后转科或在神经内科医师帮助下协同治疗。

3. 支持疗法　维生素 B 族制剂如（B_1、B_6、B_{12}）、肌苷（inosine）、细胞色素 C（cytochrome C）等。血管扩张剂如烟酸（nicotinic acid）、地巴唑（dibazol）等。

4. 中药　早期可用加味丹栀逍遥饮（丹皮 12g、黑山栀 10g、柴胡 10g、当归 15g、赤芍 10g、茯苓 10g、白术 10g、炙甘草 6g、生姜 5 片、薄荷 6g，酌加酒炒黄芩 6~10g、生黄芪 30g、石菖蒲 4.5g）。晚期视神经出现萎缩时，可用益气聪明汤（人参 10~15g、蜜炙黄芪 30~50g、升麻 6g、葛根 30~60g、黄柏 10g、蔓荆子 15g、炙甘草 4.5g、赤芍 10g）。凡服用五茄科属人参及桔梗科属党参时，均忌食萝卜（见《洄溪医话》）。

银杏叶含有黄酮甙、萜类等数十种成分，能加强血管调节活性、改善血液流变学效应、增加神经元对缺氧的耐受性、调节神经递质、防止自由基对细胞膜的损害，均有一定作用。可用其提取物（浸膏片）内服，每日 3 次，每次 40mg（注意，银杏叶中含有氰化物，因此以其干燥或鲜叶泡饮者，务必注意剂量，否则易于引起中毒）。

主要参考文献

1. 雷嘉启. 视神经炎// 张惠蓉. 眼底病图谱. 北京：人民卫生出版社，2007：578-584.

2. 杨景存，曹木荣，彭广华. 视神经病学. 郑州：河南科学技术出版社，1996：2-8；36-51.

3. 童绎，藤野贞，李卓力，等. 实用临床神经眼科. 福州：福建科学技术出版社，1996：57-58.

4. 宰春和. 神经眼科学. 北京：人民卫生出版社，1987：229-231.

5. 王莹，张朝东. 视神经脊髓炎与脊髓型多发性硬化的临床研究. 脑与神经疾病杂志，2005，13（5）：372-375.

6. 韦企平. 视神经炎. 中国中医眼科杂志，2003，13（3）：165-169.

7. 韦企平. 视神经炎// 魏文斌，陈积中. 眼底病鉴别诊断学. 北京：人民卫生出版社，2010：140-145.

8. 朱丽平，卢海，张晓君，等. 视神经炎伴发病毒性肝炎的临床研究. 中华眼科杂志，2012，48（5）：428-431.

9. 黄叔仁，王自彬. 蛔虫病引起的急性球后视神经炎和急性视神经炎. 中华眼科杂志，1965，12（6）：545.

10. 黄叔仁. 眼病辨证论治经验集. 合肥：中国科技大学出版社，1997：123-126.

11. 陈积中，宋汝庸. 甲基强的松龙冲击疗法治疗失明的急性视神经炎. 皖南医学院学报，1994（3）：145-146.

12. TROBE JD，SIEVING PC，GUIRE KE，et al. The impact of the optic neuritis treatment trial on the practices of ophthalmologists and neurologists. Ophthalmology，1999，106（11）：2047-2051.

13. BECK RW，GAL RL，BHATTI MT，et al. Visual function more than 10 years after optic neuritis：Experience of the optic neuritis treatment trial. Am J Ophthalmol，2004，137（1）：77-83.

14. GALETT SL. The controlled high risk Avonex multiple sclerosis trial（CHAMPS）. J Neuro-Ophthalmol，2001，21（4）：292-295.

15. WINGERCHUK DM，HOGANCAMP WF，O'BRIEN PC，et al. The clinical course of neuromyelitis optica（Devic's syndrome）. Neurology，1999，53（5）：1107-1114.

16. ARNOLD AC. Evolving management of optic neuritis and multiple sclerosis. Am J Ophthalmol,2005,139(6):1101-1108.

17. Optic Neuritis Study Group. Multiple sclerosis risk after optic neuritis:Final optic neuritis treatment trial follow-up. Arch Neurol, 2008,65(6):727-732.

18. MARIGNIER R,CONFAVRREUX C. Devic's neuromyelitis optica and related neurological disorders. Presse Med,2010,39(3): 371-380.

19. 吉良潤一. 多発性硬化症 の疾患概念,病因·病態. 日本臨牀,2014,72(11):1884-1894.

20. 黒澤和大,藤原一男. 視神経脊髄炎 の疾患概念,病因·病態. 日本臨牀,2014,72(11):1897-1902.

21. 大橋高志. 多発性硬化症 と視神経脊髄炎·急性増悪期 の治療·ステロイドパルス療法. 日本臨牀,2014,72:1995-1998.

22. 新井根一,滝昌宏,稲葉浩子. 視神経網膜炎 で発見 された 2 期梅毒 の 1 例. 臨床眼科,2007,61(2):197-201.

23. 中华医学会眼科学分会神经眼科学组. 视神经炎诊断和治疗专家共识(2014 年). 中华眼科杂志,2014(6):459-463.

第二节　视乳头水肿

视乳头水肿(papilla edema),又称淤血视盘(choked disc),是视盘无原发性炎症的被动性充血水肿。是各种因素导致筛板两侧压力平衡失调的一个共同体征。

病因及发病机制

病因方面:①最常见及最主要原因是颅内压增高,如颅内占位性病变、炎症时脑脊液增多或流通受阻、颅腔容积太小(如尖头畸形)等,其中约 75% 为颅内肿瘤。此外,某些严重的全身性疾病,如急性进行性原发性高血压、肾性高血压、血液病、特发性颅内高压等,也可因脑水肿等原因引起颅内压增高。②眶内压增高,如眶内肿瘤、脓肿、眶蜂窝织炎等。③眼压下降,如穿孔性眼球外伤(包括抗青光眼眼外引流术后)、角膜瘘等。

发病机制方面:有过不少争议,至今尚无确切定论。目前比较公认的是:由各种原因所致的颅内压或眶内压增高,视神经周围鞘间隙内压力亦随之增高,压迫视神经纤维及中央血管,使筛板后视神经组织压高于筛板前,引起视神经纤维轴浆流(axoplasmic flow)回流和静脉回流障碍。至于低眼压导致水肿的机制,有如下解释:在正常情况下,眼压高于球后视神经组织压 5~8mmHg,如果眼压过于下降,则亦可因此使筛板前视神经组织压低于球后而形成视乳头水肿。但并不是所有低眼压均能出现这一改变,其中是否还有某种未知因素,尚待研究。

水肿主要出现于组织疏松的视盘筛板前区。

视乳头水肿由颅内压增高引起者多为双眼,眶内压增高及眼压降低引起者则为单眼。颅内压增高而仅有单眼视乳头水肿者十分少见,有三种可能:①两侧眼压高低不一,低侧先出现视乳头水肿;②一眼视神经已经萎缩,萎缩的视神经纤维已经变性或被神经胶质所取代,不可能再发生水肿;③一侧视神经鞘间隙通道阻塞(炎症粘连),颅内高压不能经脑脊髓液传导到视神经鞘间隙球后盲端。

一眼视乳头水肿,另眼视神经萎缩,如由颅前窝占位病变引起者,称为 Foster-Kennedy 综合征;由其他原因引起者,则称为假性 Foster-Kennedy 综合征。

临床表现

水肿初期为细胞外水肿,常有阵发性视物朦胧主诉,但视力表视力可完全正常(视敏度检测已有异常)。此后,随着病情发展,阵发性视物朦胧发作日益频繁,甚至出现一过性黑矇(amaurosis fugax,此一情况多在快速站起,急骤转动头部时发生,因此,患者行动显得缓慢谨慎),视力亦逐渐下降,视野检查可见生理盲点扩大。如视乳头水肿长期不能缓解,视神经纤维进行性萎缩,视力障碍日趋严重,视野除生理盲点扩大外,还有向心性狭窄。

双眼视乳头水肿绝大多数由颅内占位病变或全身性疾病引起的颅内压增高所致,已如前述。所以患者常有头痛、恶心、呕吐等相关症状与体征。单眼者多因眶内占位病变,常伴有眼球突出。

早期眼底改变,有视盘充血(被动性充血)、鼻侧与上下侧边界欠清、生理凹陷变浅等,但这些指征均因个体差异和生理与病理间的重叠性而只能作为怀疑依据,为此,必须加强随访。在数天或 1~2 个星期内反复检查观察其发展情况后,才能确定。视盘虽无明显隆起,而有视盘充血,视盘周围见同心圆的弧形条纹(Paton's lines),并有视网膜静脉充盈,加压于眼球不能见视盘面视网膜中央静脉搏动(简称静脉搏动)时,诊断可以成立。

水肿进一步发展,上述各种眼底改变越来越明显。视盘隆起充血隆起逐渐增加,向四周扩展,使边界更加模糊乃至完全消失。视盘高出于视网膜平面,一般超过 3.00D,严重者可超过 7.00D。视网膜静脉怒张迂曲,动、静脉管径之比达 1:2、1:3,甚至超过 1:4。水肿的视盘表面及其周围,可见线状或火焰状出血斑,数量和大小不一。水肿程度与颅内压高度不一定成正比,与颅内占位病变位置的关系似乎更为密切(图 3-10~图 3-12)。

视乳头水肿经历一段时间之后,水肿逐渐消退,最后形成非单纯性视神经萎缩(习惯上称作继发性萎缩,图 3-13)。

视乳头水肿初期:FFA 动脉前期,动、静脉期均无异常,至造影后期,视盘边缘有轻度着色。当水肿进一步发展后,造影动脉期视盘表面可见毛细血管扩张并延伸至视盘边缘外。病情再进一步,毛细血管扩张更为显著,行径迂曲,还能见到微血管瘤,荧光素迅速从这些扩张的毛细血管外渗,使整个水肿区着色,至造影后期呈一片强荧光。荧光素渗漏及组织着色范围多限于视盘表层辐射状毛细血管分布区,有时可向玻璃体内弥散,视网膜静脉管壁亦有着色(图 3-14)。

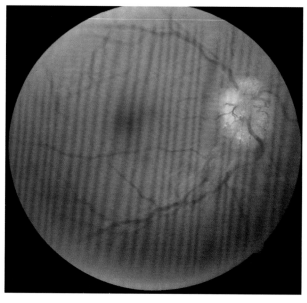

图 3-10　视乳头水肿

男,36 岁,神经外科因高颅压、头痛、恶心、视力下降转来会诊,双眼 0.6,生理盲点扩大,视盘隆起混浊,边界模糊,隆起约 3.00D,视网膜静脉管径扩张、行径迂曲。

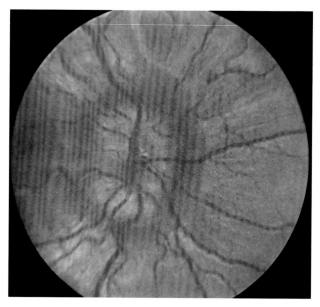

图 3-11　视乳头水肿

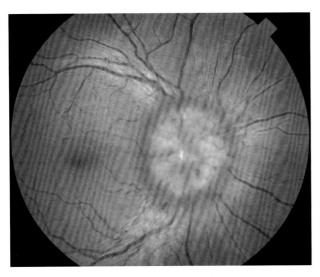

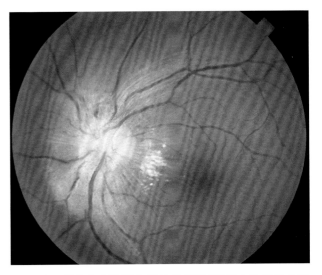

图 3-12 视乳头水肿

男,38 岁,神经外科诊断为听神经瘤,复视、头痛已半年,转来会诊,右眼 0.4,左眼 0.6,双眼视乳头水肿,右视盘隆起约5.00D,左约 4.00D,两眼生理盲点扩大;本图为右眼底像。

图 3-13 视乳头水肿后非单纯性萎缩(习惯上称继发性视神经萎缩)

女,31 岁,神经外科诊断为小脑大池囊肿,术后 3 个月,因左眼视力不良、复视,转来会诊,右眼视力 1.0,眼底无明显异常,左眼视力 0.06,眼底如本图所示,左眼球外展受限。

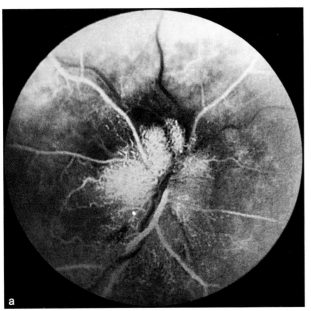
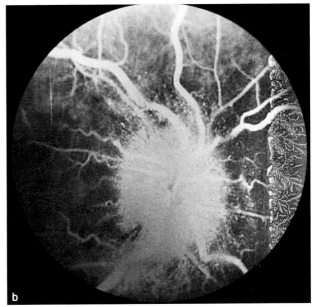

图 3-14 视乳头水肿 FFA 所见

a. 动脉期(视盘面荧光充盈);b. 静脉期(静脉扩张迂曲,管壁着色)。

诊断与鉴别诊断

视乳头水肿早期确定相当困难,必须在数日内反复观察其发展情况予以判断。在视盘隆起和充血日趋明显后,诊断并不困难。但应与视盘炎(包括视神经视网膜炎)、急性前部缺血性视神经病变、假性视乳头水肿、埋藏型视盘玻璃疣等鉴别,鉴别要点见表 3-1。并参阅有关章节。

表 3-1　视乳头水肿鉴别诊断要点

临床表现	视乳头水肿	视神经炎	急性前部缺血性视神经病变	假性视乳头水肿	埋藏型视盘玻璃疣
视力	早期正常,出现一过性黑矇后视力开始下降	急剧下降	突然减退	常有远视性屈光不正,可矫正或部分矫正	正常,有时有阵发性视物朦胧
眼底	视盘隆起、充血,隆起超过 3.00D,周围视网膜水肿,有出血,视网膜静脉怒张迂曲,加压眼球不能见静脉搏动,晚期非单纯性视神经萎缩	视盘隆起、充血,隆起低于 3.00D,周围视网膜水肿,有出血,视网膜渗出,静脉扩张,轻压眼球可见动脉搏动,晚期非单纯性视神经萎缩	视盘部分或全部隆起、混浊、褪色,边缘可有少量出血,视网膜动静脉正常。晚期局限性视神经萎缩	除视盘边界欠清、色泽较红外,余皆正常(间有视网膜血管行径迂曲)	视盘隆起不规则,少数可见视盘边缘少量火焰状、线状出血斑
视野	生理盲点扩大,周边视野向心性缩小	中心绝对暗点	与生理盲点相连的象限性、水平或垂直性半侧缺损	正常	生理盲点扩大,有时有与其相连接的弓形或扇形暗点
病程	视乳头水肿存在时间长	水肿消失快	水肿经数周或数月后自行消退	无改变	无改变
颅内压	绝大多数增高	不高	不高	不高	不高

治疗

由颅内压增高引起的视乳头水肿,最好是针对颅内压增高的原因予以治疗。高渗溶液等脱水剂(如甘露醇、山梨醇等静脉滴注)对症处理也是必要的。在高颅压短期内无法解决时,为了不致因视乳头水肿持续过久而导致视神经萎缩,可做眶内段视神经硬鞘膜造瘘术。借以降低筛板后视神经内的组织压,缓解视乳头水肿,保护视功能。Galbraith 等(1973)的手术方法是:于眼球内侧做 180°球结膜瓣切开,切断内直肌,将眼球尽量向外侧牵引以暴露视神经,在手术显微镜下操作,棉签拨开鞘膜上的睫状血管,用 1mm 小钩钩起鞘膜,剪开鞘膜,直达蛛网膜下腔,放出脑脊髓液,然后将鞘膜剪除成一 3mm×5mm 的孔隙,缝合并整复内直肌及球结膜。

其他原因引起者(眶内高压、低眼压),在确定原因后,进行病因治疗。

主要参考文献

1. 傅相平,王鸿启,白建伟,等. 视乳头水肿早期诊断的探讨(附 4 例报告). 眼底病,1991,007(4):211-212.
2. 王鸿启. 神经眼科临床应用. 西安:陕西科学技术出版社,1980:37-41.
3. 肖文娟,郑建中,孟宪密. 特发性颅内高压症. 眼底病,1991,7:213-215.
4. 黄叔仁. 高血压病眼底图谱. 合肥:安徽人民出版社,1976:20-21.
5. 郭玉銮. 视乳头上静脉搏动与视乳头水肿. 国外医学眼科学分册,1978,2:41-43.
6. 劳远琇. 视神经周围脑膜减压术以解除视乳头水肿. 国外医学眼科学分册,1978,2:39-42.
7. 韦企平. 视盘水肿//魏文斌,陈积中. 眼底病鉴别诊断学. 北京:人民卫生出版社,2012:145-152.
8. SADUN A A. Papilledema and raised intracranial pressure//YANOFF M,DUKER J. Ophthalmology.4th ed. St. Louis:Elsevier Inc,2014:875-878.
9. HAYREH S S. Optic disc edema in raised intracranial pressure,V. Pathogenesis. Arch Ophthalmol,1997,95(9):1553-1565.

10. PAU H. Differential diagnosis of eye diseases. Stuttgart：Thieme，1978：309-315.

11. YANOFF M，FINE B S. Ocular histology. New York：Harper & Row，1972：233-247.

第三节　遗传性视神经病变

一、Leber 遗传性视神经病变

Leber 遗传性视神经病变（Leber's hereditary optic neuropathy）简称 Leber 病，由 Theoder Leber 于 1871 年首先报道。是一种比较少见的遗传性视神经病变。有明显家族史。患者多为男性，男女之比因种族不同而有差异，我国同日本相似，男：女约等于 3：2，欧美白种人则为 9：1。

遗传与发病机制

本病遗传方式，颇为特殊，与孟德尔定律（Mendel's law）不符。即多数患者为男性，但仅通过女性传递。女性患者（或基因携带者，以下简称携带者）将此病传给子代，成为患者或携带者。女性携带者的女儿中，几乎百分之百受遗传，而仅有小部分发病，其余则为携带者。女性携带者的儿子中有 50%~60% 发病，无携带者。所以遗传不会来自父系，而是母系遗传（maternal inheritance）。

自 20 世纪 80 年代以来，在细胞质遗传的基础上，经各国学者的不断深入研究，提出了线粒体 DNA 遗传说（Wallace，1988）。认为本病可能由线粒体 DNA（mt DNA）精子在进入卵子时，其线粒体退化，所以人类 mt DNA 基因通过母系传递。目前已知有三个不同的 mt DNA 原发性突变，分别发生在核苷酸的 11778、14484 和 3460 三个位点（占全部病例的 95%，包括我国在内的亚洲人群中，尤以 11778 突变率最高），此外还发现有十余个继发突变位点。原发性 mt DNA 不同位点的突变，对视功能损害能否逆转有显著差异。其中 14484 位点预后相对较好，3460 次之，11778 最差（Oquchi，2002）。

临床表现

Leber 病大多在青年时期发病（10~30 岁），间有例外。在数日至数周间，双眼视力同时或短期内相继急剧下降（亦有少数病例在 1~2 年内缓慢下降）。

当视力迅速降至最低点（眼前指数至 0.1 以下）并维护此水平一段时间后（1~2 个月），部分病例的视力可在半年至一年内缓慢回升，回升幅度在 0.08~0.5 之间。超过 2 年，则少有再次改善希望。病程早期如果尚能检查视野，可见生理盲点扩大及周边视野向心性缩小，以后出现绝对性中心暗点，绝对性暗点外围常镶嵌着部分相对暗点。以上各种视野改变，以红、绿视标检查所得的缺损更为显著。病程后期，如果视力恢复较好，中心暗点缩小，绝对性暗点转为相对性暗点（图 3-15）。色觉在病程早期已有障碍，主要为红、绿色觉的获得性缺失，晚期即使视力有所回升，色觉障碍仍然存在。P-VEP 潜时延长，振幅值显著降低。

本病的眼底改变，在视力损害之前已有改变。表现为视盘微微隆起，视盘面及其周围放射状毛细血管充盈，并逐渐加剧，至视力出现急剧减退时，此等改变进一步加重。视盘本身与周围视网膜灰白色水肿混浊（FFA 片上不能见到荧光渗漏，此一特点在与视神经炎、视乳头水肿的鉴别上，极其重要），黄斑污暗，中心反射光消失，有时还能见到视盘边缘有视网膜浅层火焰状小出血（图 3-16）。随着病程的发展，充血和水肿逐步减退，视盘颞侧首先褪色苍白，逐渐遍及整个视盘（图 3-17）。

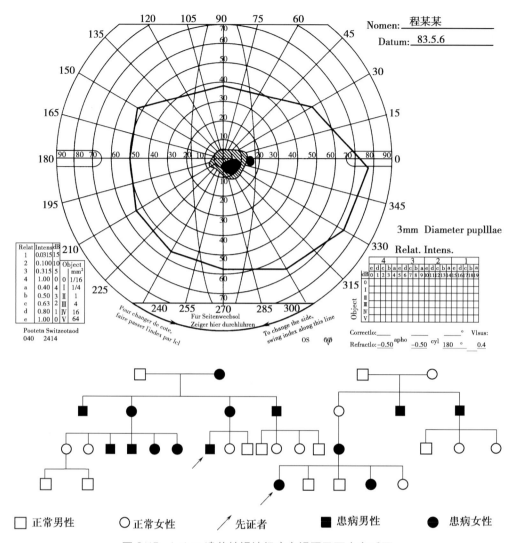

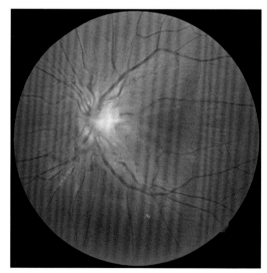

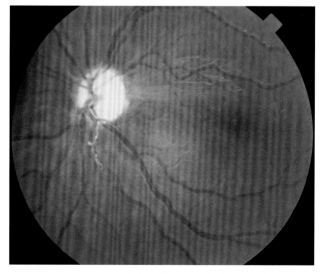

□ 正常男性　○ 正常女性　╱ 先证者　■ 患病男性　● 患病女性

图 3-15　Leber 遗传性视神经病变视野及两个家系图

图 3-16　Leber 遗传性视神经病变

图 3-17　Leber 遗传性视神经病变（视神经萎缩）

男，17 岁，双眼视力急剧下降 14 天，双眼视力 0.08，有家族史，mt DNA 检测：11778（+）。

病理

Rhesteiner 曾报告一例检查所见,视网膜神经节细胞和神经纤维萎缩,其部位相当于视盘-黄斑纤维束,并有神经胶质增生,无炎症迹象而认为是遗传性原发性退行性变性病变。

诊断

本病的临床经过,与视盘炎或视神经视网膜炎大致相同(FFA 只见视盘面毛细血管扩张而无渗漏的这一特征已如上述)。诊断应详细询问家族史,必要时可行家系调查,只要发现其母系家庭中有同样患者,就可作出临床诊断。倘若能在分子遗传学检查中得到阳性结果,则诊断更为确切。

治疗、预后、展望

本病目前尚无特效治疗手段,以改善患者生活质量为主。早期对症支持治疗及基因治疗主要是通过改善线粒体功能、支持、营养作用,有助于改善部分患者的视功能。

1. 改善环境高危因素,避免进一步导致线粒体损伤 戒烟戒酒、减少用眼、限制高糖饮食、避免神经毒性化学物质(染发)、注意休息。当视功能损害较为严重时,可以考虑应用助视器来改善视功能,提高生活质量。

2. 药物治疗 艾地苯醌是唯一临床研究证明急性期有效药物,为短链小分子、容易透过血-脑屏障,能够清除自由基、抑制脂质过氧化,保护视网膜神经节细胞(RGC),可以绕过复合体Ⅰ直接给复合体Ⅲ传递电子,是国外目前唯一经临床研究证实有效的药物。国际共识推荐尽早使用艾地苯醌:在亚急性期及动态期(即发病 1 年以内)以 900mg/d 的剂量进行。

辅酶 Q10 疗效不一,复合维生素、α-硫辛酸、左卡尼汀、肌酸、L-精氨酸等,均缺乏临床证据。

3. 基因治疗 基因治疗是近年来在 Leber 遗传性视神经病变(LHON)治疗研究中最值得关注和期待的。目前主要是针对携带 m11778G>A 突变的患者。NFS-01 是目前唯一在中国开展 LHON 临床试验的基因治疗药物。该药物已于 2020 年 9 月获得了美国食品药品管理局(FDA)的孤儿药物认定。该药物利用同源异位表达技术,将线粒体 ND4 基因的序列,编码成细胞核编码序列,并且整合到腺相关病毒 2(adeno-associated virus 2,AAV2)载体中,获得 rAAV2-ND4 病毒载体。rAAV2-ND4 通过玻璃体腔注射的给药方式进入玻璃体后,可感染视神经节细胞,核表达带有线粒体靶向序列(MTS)的正确结构 ND4 蛋白。

4. 其他 另外还有多个针对 LHON 治疗的在研药物,包括小分子短肽、小分子滴眼液及干细胞治疗的疗法,部分已进入临床试验及上市申请阶段。

二、显性遗传性视神经萎缩

显性遗传性视神经萎缩(dominant optic atrophy)少见,有显性遗传的家族史。发病年龄大多在 10 岁之前,双眼视力中等度减退,一般多在 0.3 以上,仅个别病例低于 0.1。周边视野检查白色视野正常,蓝色视野却小于红色视野,中心视野检查可见中心、旁中心或与生理盲点相连接的球拍状相对暗点。VEP 检查主要为潜时延长,振幅值轻度下降,但也有正常者。

检眼镜下见视盘颞侧褪色(颞侧褪色因有个体差异及病理及生理的重叠性,常难界定)或苍白,余均正常。文献中有报道个别视力低下者出现眼球类震颤。

编者曾遇 2 例,女孩,除有家族史及上述检查所见外,均有不能满意矫正的轻度近视性屈光不正。

本病与轴性视神经萎缩无论在症状与体征方面都相似,但本病无畏光(昼盲现象),眼球转动时无牵引痛或紧束感等现病史或过去病史,特别是周边视野蓝色视野＜红色视野,与轴性视神经萎缩除中心视野改变之外,周边视野损害则恰恰相反,即轴性视神经炎的红色视野缩小极为显著,此一特点为鉴别诊断的重要根据(图 3-18)。

本病至今尚无有效治疗。

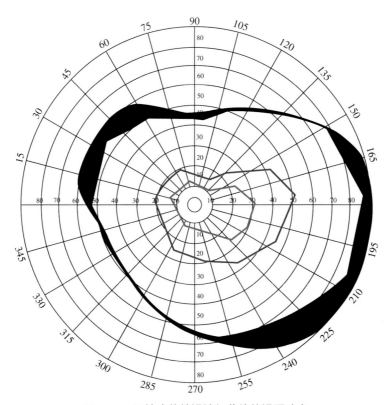

图 3-18 显性遗传性视神经萎缩的视野改变

女,11 岁,双眼自 7 岁起发现视力不良,就诊时双眼 0.3(−0.75D→0.5),Jr 3;眼前节(包括角膜地形图)及屈光间质均正常;眼底除视盘颞侧褪色外,无其他异常;P-VEP 潜伏时间与振幅值正常;用石原忍伪同色表检查色觉,蓝色觉损害;本图为其右眼视野(所用白、蓝、红色视标直径均为 3mm);其父现年 41 岁,有相同病史,双眼视力 0.2,Jr 3,不能矫正;双眼整个视盘褪色,蓝色视野亦小于红色视野,形视野基本正常。

主要参考文献

1. 童绎.Leber 家族性视神经萎缩 58 个家系的综合分析. 中华眼科杂志,1985,21(3):163-166.

2. 张群芳.Leber 病分子遗传学研究进展. 国外医学眼科学分册,1999,23:97-99.

3. 冯雪梅,濮伟,高殿文,等.Leber's 遗传性视神经病变患者的线粒体 DNA 检测. 中华眼科杂志,2001,37(3):174-177.

4. 张丽珊,黄鹰,李方圆,等. 中国人 Leber 遗传性视神经病变家系线粒体 DNA 突变的研究. 中华医学杂志,1994,74:349-351.

5. 王燕,郭向明,贾小云,等.Leber 遗传性视神经病变 mtDNA 新原发突变位点研究. 中华眼底病杂志,2006,22(2):82-85.

6. 侯立杰,童绎. 基因治疗在神经眼科中的应用. 中国实用眼科杂志,2007,25(5):453-457.

7. 张军军,严密. 显性遗传性视神经萎缩//李凤鸣. 中华眼科学(下册). 北京:人民卫生出版社,2005:2930.

8. JOHNS D R,SMITH K H,MILLER N R. Leber's hereditary optic neuropathy. Clinical manifestetions of the 3460 mutetion. Arch Ophthalmol,1992,110(11):1577-1581.

9. MAN P Y,GRIFFITHS P G,BROWN D T,et al. The epidemiology of Leber's hereditary optic neuropathy in the North East of England. Am J Hum Gent,2003,72(2):333-339.

10. NAKAMURA M. High frequency of mitochondrial ND4 gene mutation in Japanese with Leber's hereditary optic neuropathy. Jpn J Ophthalmol,1992,36（1）:56-61.

11. WALLACE D C,SINGH G,LOTT M T,et al. Mitochondrial DNA mutation associated with Leber's hereditary optic neuropathy. Science,1988,242（4884）:1427-1430.

12. OQUCHI Y. Past,present,and future in Leber's hereditary optic neuropathy:A review. Jpn J Ophthalmol,2002,46:352-353.

13. SORAJJA P,SWEENE M G,CHALMERS R,et al. Cardiac abnormalities in patients with Leber's hereditary optic neuropathy. Heart,2003,89（7）:791-792.

14. 大木玲子,池脇淳子,松本惣一セルソ,ほか.ルテインサプリメントにより中心暗点が縮小レた Leber 病の1例.臨床眼科,2007,61（4）:575-579.

15. 王佳伟,赵娟. Leber 遗传性视神经病变诊断和治疗专家共识.眼科,2019,28（05）:328-335.

第四节 缺血性视神经病变

缺血性视神经病变（ischemic optic neuropathy,ION）为供应视神经营养血管的急性循环障碍所引起。发病急剧,故又称急性缺血性视神经病变。因损害的部位不同分前部缺血性视神经病变（anterior ischemic optic neuropathy,AION）与后部缺血性视神经病变（posterior ischemic optic neuropathy,PION）两类,AION 多见,PION 仅为 AION 的 1/43（Hayreh,2004）。

AION 是指一支或数支睫状后短动脉（或其分支组成的 Zinn-Hallar 环或由 Zinn-Hallar 环发出的小分支）血行障碍,导致视盘筛板区及筛板前区视神经纤维的缺血性病变。PION 则指软鞘膜（软脑膜）动脉向心支（也可能包括视网膜中央动脉侧支）血行障碍,导致筛板后至视交叉之间视神经纤维的缺血性病变（图 3-19）。

引起上述动脉血行障碍之原因有二:动脉炎症性与非动脉炎症性。因此,AION、PION 又各自分成动脉炎症性和非动脉炎症性（arteritic ION、non-arteritic ION）两种。

动脉炎症性 ION 大多并发于颞动脉炎（包括隐性颞动脉炎,occult temporal arteritis）,大多是巨细胞动脉炎（giant cell arteritis）。多见于欧美等地老年白种人,患者有原因不明的发热、头痛、全身乏力、多发性肌肉痛和关节痛、颌跛（jaw claudication,咀嚼时颚关节疼痛、张口困难）、视力急剧障碍,颞动脉搏动消失,呈条索状微微隆起,压痛显著,有搏动性偏头痛病史（单侧或双颞侧）,按压颞动脉及咀嚼时有疼痛感。患者常伴发欣快症（euphoria）,并不因一眼或双眼失明而烦躁不安等症状。实验室检查有红细胞沉降率加速（常在 80mm/h 以上）、C-反应蛋白增高、抗核抗体滴度上升、颞动脉活检有肉芽肿性炎症改变。

非动脉炎症性 ION 常与全身血液流变学、血流动力学失常等疾病存在一定联系,例如阻塞性睡眠呼吸暂停低通气综合征、糖尿病、高血压、低血压、低灌注压、高血脂、动脉硬化、粥样硬化、严重贫血、急性失血、血流内各种栓子等等,此外,高眼压、较小的杯盘比、埋藏型视盘玻璃疣也可能是原因之一。

无论动脉炎症性或非动脉炎症性、前部或后部 ION,患者绝大多数为老年人,55~70 岁是发病高峰。

临床表现

1. AION 多数侵及双眼,同时或先后发病。临床最常见者,为单眼视野突然发生与生理盲点相连接的弓形、象限性或半侧缺失（水平或垂直性偏盲）,如视盘-黄斑纤维束受损,则中心视力亦急剧下降,甚至接近失明。另眼在数周、数月、数年后发病。发病前数天可能有一过性视力朦胧。

检眼镜下,视盘部分或全部苍白水肿（pale edema）,边缘不清,有时有少量火焰状、线状小出血。水肿持续 1~2 个月后开始消退,萎缩随即出现。视网膜动、静脉及黄斑常无明显异常（图 3-20）。

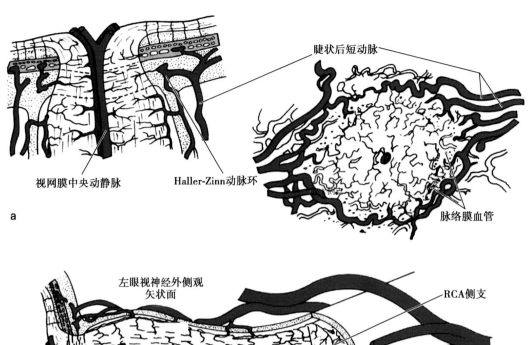

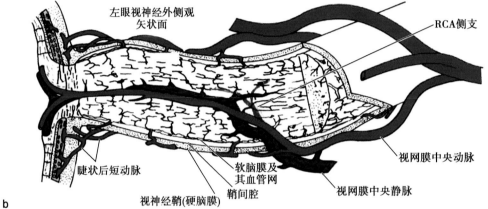

图 3-19　视盘及视神经眶内段的血供示意图
a. 视盘及其附近的血供；b. 视神经眶内段的血供。

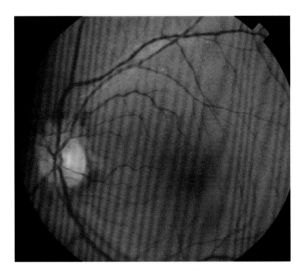

图 3-20　视神经前段非炎症性缺血性病变
女,64 岁,患原发性缓进型高血压已 10 年,近 1 周来,左眼视力突然下降（0.5）,并感下半视野缺损；本图为其左眼底像,视野见图 3-21；左眼 FFA：早期静脉期（17秒）视盘上半侧荧光暗弱,明显低于下半侧,至 21.5 秒才完全充盈,视盘缘视网膜出血处荧光被掩盖。

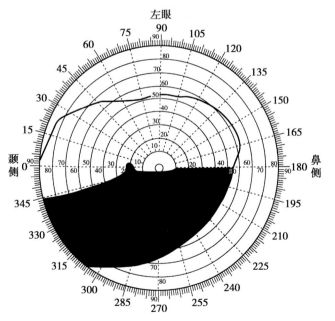

图 3-21　前部缺血性视神经病变（图 3-20 同例,左眼）的视野图示
与生理盲点相连接的下方视野缺损。

FFA 在发病之初,造影早期视盘缺血区荧光明显低于非缺血区。如果缺血区浅层有来自视网膜中央动脉系统的毛细血管网代偿性扩张,则呈强荧光(毛细血管网渗漏)而高于非缺血区。之所以出现此种差异,Green(1980)认为前者可能是供应该区表层毛细血管网的微动脉也有充盈不足。

病程中期,视盘呈弥漫性水肿,缺血区表层逐渐有扩张的毛细血管,非缺血区亦有反应性毛细血管扩张,造影时整个视盘均呈强荧光,缺血区与非缺血区在造影片上已很难分清。ICGA 则显示缺血区无荧光,非缺血区有不均匀的荧光斑点。

非动脉炎症性 AION 患者早期 OCTA 显示视盘周围放射状毛细血管部分缺失或血管扭曲,视盘血流面积较对侧健眼减少;晚期视盘周围的视网膜浅层血流密度和全视盘血流密度均明显降低,但这类改变并不是该病的特异性表现。

病程晚期,视盘缺血区萎缩(面积较大时可全部萎缩,局限者局限性萎缩)。边界清楚,表面洁净。动脉炎症性 AION 萎缩处有较深凹陷(神经纤维与神经胶质均受破坏),非动脉炎症性 AION 则并不显著(神经胶质残存)。

2. PION　又称球后缺血性视神经病变(retrobulbar ischemic optic neuropathy)。单眼或双眼同时或先后发病,视功能急剧下降(双眼损害程度可有差异),发病前常诉一过性黑矇。如果尚能做视野检查者,则以中心绝对性暗点最多见,原因是视盘-黄斑纤维束于球后 10~15mm 处已转入视神经的轴心部位,这一位置恰恰又是离其赖以供血的视神经软鞘膜(软脑膜)动脉向心支最远端,即使在软鞘膜动脉并未完全阻塞,仅为供血不足情况下,视神经纤维的周围部分尚可获得一定血供时,轴心纤维却因血供断绝而陷于毁灭。相反,软鞘膜动脉完全梗死,如果轴心纤维有视网膜中央动脉离心支与回归小分支借血管自动调节功能而获供血,使中心视野得以残存,视野呈向心性缩小,否则全部丧失(横断性梗死)。所以视力表视力(包括中心注视和非中心注视)差别悬殊,自光感消失至正常均有出现。VEP 亦可从潜时延长、振幅值降低直至无法检出不等。

病程开始视盘色泽正常。4~8 周后苍白(单纯性视神经萎缩);FFA 无异常发现。

诊断与鉴别诊断

1. AION　根据上述检眼镜下所见、FFA 及视野改变等临床表现,诊断并不十分困难。其中视野检查特别重要,供应视盘的所有睫状后短动脉及其分支全部阻塞者极少发生,临床上大多为其中的一支或数支(血供独立、分片),如查到与生理盲点相连接的象限性或水平性、垂直性半部视野绝对性缺损,则对诊断大有裨益。眼底和荧光素眼底血管造影所见视盘缺血区同非缺血区色泽及荧光强弱对比,也有助于诊断。此外,全身检查,在鉴别炎症性和非炎症性 AION 方面也有必要。如怀疑颞动脉炎时应测定血沉等实验室检查,必要时可做颞动脉组织活检。

因 AION 两眼先后发病(相隔数月,甚至数年),当一眼视神经已萎缩而另眼又发病时,易与 Foster-Kennedy 综合征混淆。该综合征为颅前窝占位性病变所致,肿瘤同侧视神经因直接受到压迫陷于萎缩,视野可有偏盲或中心暗点,对侧眼则因颅内压增高发生视乳头水肿。但发病缓慢,视力逐渐减退,视乳头水肿日益加剧,隆起度常大于 3.00D,视网膜静脉充盈迂曲,与本病不同。当然,颅内压增高表现的症状和体征,以及 CT 扫描所见,更是鉴别上的有力根据。

AION 与视乳头水肿的鉴别,参阅本章第三节附表 3-1。

2. PION　诊断困难,特别是非动脉炎症性者,由于临床检查所见与各种类型的球后视神经炎(尤以轴性球后视神经炎)极其相似而更为困难。两者唯一比较可靠的鉴别标准为年龄,PION 除少数例外,绝大多数是老年人(平均 68 岁,Sadda,2001),而且多数患有高血压等心血管疾病;球后视神经炎则多为中青年(参阅本章第一节)。此外,有无全身血液流变学及血流动力学等疾病,亦可供鉴别诊断参考。

治疗与预后

动脉炎症性 AION 及 PION,一开始给予大剂量糖皮质激素冲击,如甲泼尼龙(methylprednisolone)500~1 000mg 每晨 8 时前静脉滴注,连续 3~5 天后改泼尼松(prednison)0.5~1mg/kg,每天 1 次,晨 8 时前顿服,持续 1 个月,逐步减量停用(应用时按常规给予氯化钾 300mg,每天 1 次,低盐饮食)。其目的在于尽快控制动脉炎症以保留残存视功能或恢复部分视功能,单眼者阻止另眼发病。

非动脉炎症性 AION 及 PION 的治疗以神经营养制剂及血管扩张剂为主,近年来,中医药(中药、针刺等)在治疗非动脉炎性前部缺血性视神经病变(NAION)方面得到了国内外同行的关注与认可。用丹参注射液(30mL 加入生理盐水 250mL 静脉滴注)及葛根素(400~500mg 加入生理盐水 250mL 静脉滴注),两者每日各 1 次,15 日为一疗程,连续 2~3 疗程(每疗程可间隔 1 周);泼尼松(30~50mg,每天 1 次,理由是减轻因循环障碍所产生的渗出和水肿,有禁忌证者,改非甾体抗炎药)。血栓通注射液联合复方樟柳碱也能减少机体氧耗,改善视盘血供。

无论动脉炎症性或非动脉炎症性 ION,均可口服钙离子(Ca^{2+})拮抗药(calcium antagonist,或称钙通道阻滞药,calcium channel blockers),如尼莫地平(nimodipine,30mg,每天 3 次)、维拉帕米(verapamil,40mg,每天 3 次)以稳定细胞膜、阻断钙离子通道、减少钙超载损害,又能扩张脑血管,有利于视神经保护。尼莫地平对外周血管作用很小,故较少影响血压,如伴有高血压者改用硝苯地平(nifedipine,5mg,每天 3 次,孕妇忌用)。此外,尽量降低眼压,如口服醋甲唑胺(methazolamide,25mg,每天 2~3 次,同时内服氯化钾,孕妇及对磺胺过敏者忌用);或 1% 毛果芸香碱(pilocarpine)滴眼液点患眼,每天 3~4 次,以改善受害动脉的灌注压(用钙离子拮抗药不能用噻吗洛尔类药点眼,否则易致心动过缓);山莨菪碱(654 或 654-2)球后注射以改善睫状后短动脉及视神经软鞘(脑)膜动脉血循环;维生素 C、E、B_1、B_6、B_{12}、芦丁、阿司匹林(注意!阿司匹林不能与醋甲唑胺同用)等,作为辅助治疗同时应用。

动脉炎症性或非动脉炎症性 AION、PION 预后之优劣,与供血动脉(包括其分支)梗阻程度的轻重(供血不足至完全阻断)、有无代偿供应等成正相关,能否早期诊断、早期治疗也极为重要。易言之,当视神经纤维尚未遭受不可逆损害者,及时治疗,还能保持残存功能,甚而有所恢复。反之,预后不良。

主要参考文献

1. 张惠蓉. 缺血性视乳头病变. 眼科新进展,1983,3:245-247.
2. 于路珍,樊兆珊,郭威,等. 缺血性视神经病变(附 26 例分析). 眼底病,1992,008(4):235-236.
3. 王栾第,董建春. 缺血性视乳头病变的眼底荧光血管造影观察. 眼底病,1992,008(4):211-213.
4. 杜力,宋琛,徐玉华,等. 前部缺血性视神经病变的眼底荧光血管造影. 眼科研究,1990(2):113-115.
5. 朱晓青,田蓓,杨文利,等. 球后注射山莨菪碱对眼前部缺血性视神经病变血流动力学的影响. 中华眼科杂志,2006,42(7):606-610.
6. 丁阳,赵强. 后部缺血性视神经病变. 临床眼科杂志,2006,14(6):573-575.
7. 李彤,赵建峰,刘建宗. 钙离子通道阻滞剂在视网膜缺血损伤中的应用. 中国眼耳鼻喉科杂志,2003,3(4):261-262.
8. 吴航,刘大川,郭丽. 巨细胞动脉炎致前部缺血性视神经病变 2 例. 中国实用眼科杂志,2006,24(2):215.
9. HAYREH S S. Ischemic optic neuropathy. Int Ophthalmol,1978,1(1):9-18.
10. HAYREH S S. Ocular manifestations of giant cell arteritis. Am J Ophthalmol,1998,125(4):509-520.
11. HAYREH S S. Posterior ischemic optic neuropathy:Clinical features,pathogenesis,and management. Eye,2004,18(11):1188-1206.
12. BOGHEN D R,GLASER J S. Ischemic optic neuropathy. The clinical profile and history. Brain,1975,98(4):689-708.
13. VAPHIADES M. Perioperative posterior ischemic optic neuropathy. Surv Ophthalmol,2005,50(5):496.
14. 三村治. 虚血性视神经症 の治疗. 临床眼科,2000,54(增刊):302-305.

15. 陶枳言,马瑾,钟勇.OCTA在非动脉炎性前部缺血性视神经病变诊断中的应用和研究现状.中华眼科杂志,2019,55(4): 306-310.

第五节 营养性弱视

视力减退而无明显眼部异常者,称为弱视(amblyopia)。营养性弱视(nutrition amblyopia)中属于慢性氰化物中毒者,见于以木薯为主要食物的一些地区。在我国则多为维生素 B_1(硫胺,thiamin)缺乏所致,如脚气病性弱视(beriberi amblyopia)、哺乳性弱视(lactational amblyopia)等。此外,维生素 B_1 缺乏,常与嗜酒(慢性酒精中毒)有关。因酒精在机体内消耗大量维生素 B_1,造成其缺乏。维生素 B_1 缺乏可使丙酸脱羧氧化受阻,造成组织中丙酮酸、乳酸堆积,同时也影响神经组织的能量供应。

临床表现

由维生素 B_1 缺乏所致者,中心视力常突然减退,双眼同时发病。中心视野有球拍状暗点,有时还可检出周边视野向心性缩小。瞳孔对光反射、眼底改变等与其他各种原因引起的球后视神经炎或中毒性弱视基本相同。晚期视盘颞侧苍白,少数也可整个视盘褪色。

除眼部病变外,更严重者,常伴有脑部症状,如头痛、谵妄等,甚至出现昏迷。亦可伴有第Ⅲ、Ⅶ对等脑神经损害及延髓麻痹而出现复视、眼睑下垂、面瘫、语言障碍和吞咽困难。

治疗

由哺乳引起者。当立即停止哺乳,加强营养。以米、面为主食者,应改变食用精白米、面的习惯,多吃粗粮、动物肝脏、豆制品等富含B族维生素的食品。

诊断一旦确定,立即给以维生素 B_1 肌内注射。维生素 B_1 肌内注射吸收快而完全(在此同时,内服一些生大蒜或大蒜素,可以抑制硫胺分解酶)。病情稳定后改用呋喃硫胺(thiamin tetrahydro-furyl disulfide,TTFD)口服,25~50mg,每天 3 次。TTFD 在体内不易被硫胺酶分解所代谢,是一种长效制剂。

预后

在视神经萎缩发生之前,给以补充足够维生素 B_1,视功能可恢复或部分恢复。如已发生萎缩,则将遗留永久性损害。

主要参考文献

1. 宰春和. 神经眼科学. 北京:人民卫生出版社,1987:242-246.
2. 陈淑文.哺乳期慢性球后视神经炎 8 例报告.眼底病,1989,005(4):216-218.
3. 张起会. 中西医结合治疗哺乳期球后视神经炎 18 例. 中国中医眼科杂志,1991,1:21-23.

第六节 视神经萎缩

视神经纤维在各种因素影响下,发生退行性变,使视盘褪色并有视功能损害者,称为视神经萎缩(optic nerve atrophy)。

临床表现及分类

文献中有多种视神经萎缩分类法,按照检眼镜下直观显示,分成单纯性和继发性两类。但视神经萎缩不是一个独立疾病,是某些神经系统、脉络膜、视网膜或视神经本身疾病的后果,仅就引起萎缩的机制而言,均属继发性。因此,所谓继发性萎缩,只是为了区别检眼镜下两种不同所见而已,是约定俗成的习惯用词,编者认为,如果将"继发性"改作比较中性的名称"非单纯性",似乎更为恰当。

1. 单纯性视神经萎缩　视盘边界清楚,全部或部分苍白,巩膜筛板孔清晰或隐约可见,除视盘外,眼底无其他改变(图 3-22)。

单纯性视神经萎缩常见于以下病变:

(1)轴性视神经萎缩,详见本章第一节中的轴性球后视神经炎。是视盘-黄斑纤维束炎症损害的后果。视盘颞侧苍白,苍白区直达视盘边缘,视野有与生理盲点相连接的球拍状暗点。营养性弱视、哺乳性弱视、急性后段视神经缺血性病变及部分非炎症性急性前段缺血性视神经病变,如失于治疗,均可导致轴性视神经萎缩。

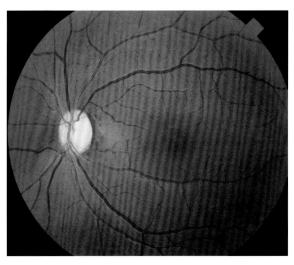

图 3-22　单纯性视神经萎缩

女,24 岁,高热后双眼视力不良已 10 年,右眼 0.1,左眼 0.02;本图为其左眼底像,双眼视野向心性缩小,右眼 20°,左眼 15°,红色视野不能检出。

(2)视神经骨管骨折和钝挫伤性(无骨折),切断或挫伤视神经所引起。萎缩发生于外伤后 3~4 周,常为单侧,有外伤史及多数能见 X 线摄片或 CT 扫描的颅底骨折指征。

(3)颅内炎症所导致的视神经萎缩,常见于结核性、隐球菌性脑膜炎或视交叉蛛网膜炎症局限于视神经颅内段者,以后发生的下行性视神经萎缩。

(4)颅内肿瘤增长较慢,视神经血供障碍、缺氧而直接发展为萎缩,终于下行发展,使视盘苍白。

(5)脊髓痨性视神经萎缩(tabes optic atrophy),见于晚期梅毒。视神经萎缩继发于视神经鞘膜炎所致的血管改变。有 Argyll-Robertson 瞳孔(瞳孔缩小,光反射消失,而调节反射存在),双眼进行性萎缩,最终完全失明。

2. 非单纯性视神经萎缩　亦即继发性视神经萎缩,视盘边界模糊,呈灰白色或蜡黄色,因神经胶质组织增生,生理凹陷消失,巩膜筛板孔无法透见,视盘周围或整个眼底可见视网膜血管白鞘、充盈迂曲或变细,有的病例还有脉络膜视网膜萎缩斑和色素沉着。

非单纯性视神经萎缩常见于下列病变:

(1)发生于视盘炎、视神经视网膜炎或视乳头水肿后的萎缩,详见本章第一、二节。

(2)由原发性或继发性视网膜色素变性、病理性近视等眼底退行性病变的上行性萎缩,详见第六章相关疾病。

(3)由视网膜动脉高度收缩狭窄或视神经本身血供障碍而继发视神经萎缩者,亦称血管性视神经萎缩,有视网膜中央动静脉阻塞、动脉炎症性前部缺血性视神经病变、青光眼等。除青光眼视神经萎缩因情况特殊,将于下节予以叙述外,其余分别参阅第四章第一节及本章第四节。

(4)由药物或其他中毒引起的视神经萎缩,见第十章第七节、第八节。

(5)因长期血供不足而引起的视神经萎缩,如低灌注压视网膜病变、上肢无脉症(高安病)等。

诊断

无论单纯性或非单纯性视神经萎缩,视盘褪色均为检眼镜下的重要指征。但这一指征,并不完全可靠。例如有的病例在视盘炎或水肿后,尽管视盘苍白,甚至附近血管出现白鞘,而视力、视野无改变者,往往只是神经胶质增生,视神经纤维并无萎缩。个别的视盘苍白可以是先天性改变,例如编者曾在常规体检遇到数例,双侧视盘呈亚白色,而中心视力、视野、色觉、VEP 等视功能检查完全正常,受检者亦无任何眼病或全身病的以往病史。所以,视神经萎缩的诊断,应结合病史及视力、视野、VEP 等检查,予以全面衡量。

治疗及预后

无论单纯性或非单纯性视神经萎缩,均属各种原因引起视神经损害的后果。萎缩严重、视功能完全丧失者,即使去除病因,对挽救视功能来说为时已晚。但对程度较轻,尚保留部分视功能者,通过相应的病因治疗及各种支持疗法,有可能达到阻止萎缩继续发展或改善视功能的目的。支持疗法如下。

1. 中药益气聪明汤(处方见本章第一节,其中葛根剂量可加大至每剂 50~100g,并加五味子 10~15g)。

2. 葛根素 500mg,加入 5% 葡萄糖溶液或生理盐水 250mL 中,静脉滴注,每天 1 次,15 天为一个疗程,可连续 3~4 个疗程(疗程之间,间隔 5~7 天)。

3. 维生素 B_1、B_6、B_{12} 内服或肌内注射,烟酸(nicotinic acid)或烟酸胺(nicotinamide)、肌苷(inosine)内服,细胞色素 C(cytochrome C)静脉或肌内注射(注射前应做过敏试验),胞磷胆碱(CDP-choline)静脉注射等。

4. 士的宁(strychnine)患眼颞侧皮下注射(相当于太阳穴部位),隔日 1 次,每次 0.3mL(1mL 含士的宁 1mg),双眼患者,每侧各 0.3mL,10 次为 1 个疗程,停药 5~7 天后的第二疗程改为每次每侧 0.6mL。亦可做球后注射,每次剂量及疗程同上,每 3 日 1 次。士的宁能兴奋视器官末梢感受器及传导细胞,但可因药物蓄积作用而引起抽搐,故疗程间隔极为重要。

5. 高压氧(氧 93%~95%,二氧化碳 5%~7%)、小剂量输血、针刺治疗(睛明、翳明、风池、三阴交、足三里、光明,用兴奋手法,古称烧山火手法,参阅针灸学专著)等亦可试用。

主要参考文献

1. 夏德昭. 视神经萎缩的临床研究(一). 实用眼科杂志,1984,2:13.
2. 吴景天. 视神经萎缩的临床研究(二). 实用眼科杂志,1984,2:73.
3. 韦企平. 视神经萎缩//魏文斌,陈积中. 眼底病鉴别诊断学. 北京:人民卫生出版社,2012:168-175.
4. 张勇. 视神经萎缩的闰因检查. 实用眼科杂志,1992,010(3):180.
5. 童绎,藤野贞,李卓力,等. 实用临床神经眼科. 福州:福建科学技术出版社,1996:65-66.
6. SADUN A A,GURKAN S,PATEL V R. Hereditary,nutritional,and toxic optic atrophies//YANOFF M,DUKER J. Ophthalmology. 4th ed. St. Louis:Elsevier,2014:890-893.

第七节 原发性青光眼的视神经损害

原发性青光眼是常见病,同时也是最重要的致盲性眼病之一,分闭角与开角两型。在我国闭角型多于开角型,两者之比为(5~7):1.5。无论闭角或开角型青光眼,在病程经过中,均可发生视神经损害,特别是视神经前段的损害。

原发性闭角型青光眼(angle-closure glaucoma)急性发作时,如能检查眼底往往可以见到视盘轻度水肿,有时在其边缘可见火焰状小出血,视网膜静脉充盈迂曲。但在眼压持续升高或反复发作后,终于导致视盘形成杯状凹陷和视神经萎缩。视盘杯状凹陷即青光眼杯(glaucomatic cup),为一种有特殊状态的视神经萎缩。

原发性开角型青光眼(primary open-angle glaucoma,POAG)在眼压升高时,房角也是开放的。青光眼杯、视野缺损、眼压升高是开角型青光眼三个主要体征。青光眼杯的大小、深浅与视野缺损严重程度成正比，两者关系密切。如果只有眼压升高（大于 21mmHg）而无青光眼杯和视野改变者，称为高眼压症（ocular hypertension），只能作为有发展成青光眼的危险因素，当予以长期观察（其中约 10% 在 5~10 年间出现青光眼杯和视野损害，成为青光眼）。反之，有青光眼杯、视野缺损而眼压始终保持在正常范围之内者（包括 24 小时眼压曲线，其最高峰值不超过 21mmHg 者），称为正常眼压性青光眼（normal-tension glaucoma，NTG，曾称低眼压性青光眼，low-tension glaucoma）。原发性开角型青光眼，包括正常眼压性青光眼在内，早期已有青光眼杯存在（特别是正常眼压性青光眼在视野尚不能检出明显损害之前，已有青光眼杯存在）。

高度近视一直被认为是青光眼发病的高危因素之一，近视与 POAG、NTG 之间的密切关系已经在很多研究中得到证实。高度近视眼的巩膜筛板拉伸变薄，视网膜及视盘区域（尤其筛板）血供发生变化，这些因素从机械压力和微循环方面都导致了青光眼易感性的增加。

病因与发病机制

在检眼镜发明后第五年，即 1856 年，Mueller 已注意到青光眼呈现视盘杯状凹陷，此后一个半世纪中，关于其形成机制，有大量研究，但至今尚未取得统一认识。归纳起来，有两种假说具有代表性。

1. 机械因素　认为巩膜筛板是整个眼球壁最薄弱处，在高眼压影响下，受压向后膨出，视神经纤维被牵引和挤压，阻碍轴浆运输（axoplasmic transport），使视神经纤维陷于萎缩，并因此继发供养视神经前段的血管狭窄乃至闭塞，进一步加速视神经纤维萎缩。至于正常眼压性青光眼，则解释为此类病例的巩膜筛板结构不良，对压力耐受性特别低下的缘故。

2. 血管因素　认为视盘及视野改变，是由眼压升高影响了视盘血循环的缘故。动物实验初步证明，视盘与视网膜血管均有血流的自主调节（autoregulate）功能，但在高眼压时，此种功能损害视盘血管比视网膜血管更敏感。因此当眼压上升至某种高度，视网膜血管尚未受到影响而视盘已产生缺血。对动物眼和人眼，人为地增加眼压并予以 FFA 观察，视盘呈弱荧光，提示该处血流量、毛细血管网密度减少。眼压越高，这一改变越明显。眼压下降后，视盘荧光图像即可恢复至正常。如果缺血长期持续，势必引起视神经纤维萎缩。对于正常眼压性青光眼的视神经萎缩，被认为纯粹由供养视神经前段血循环的灌注压不足所致，灌注压不足与全身低血压、血流动力学危象（haemodynamic crises）和血液高黏稠度有关。

如上所述，可见机械说和血管说两者最根本的分歧，在于视神经前部血循环障碍，是继发于视神经纤维萎缩之后还是血循环障碍引起视神经纤维萎缩的问题。

尽管近年来血管因素说受到普遍重视，但尚不能完全解释视神经萎缩而又有杯状凹陷的原因。例如非动脉炎症性急性缺血性前部视神经病变，视神经纤维萎缩已相当严重，视盘亦不一定出现杯状凹陷。所以，青光眼的视神经萎缩形成，可能是多因素的，眼压压迫的机械因素，在杯状凹陷成因上，至少也起着部分作用。临床上，青年患者或眼压升高历时尚短者，当眼压获得控制后（<18mmHg，非接触式），杯盘比（C/D）可以逆转，也在一定程度上提示了机械因素的相关性。

临床表现

发展已经显著的青光眼杯易于确定。色泽苍白，凹陷大而深，几乎占据整个视盘面，边缘呈穿凿性，视网膜中央血管向鼻侧移位（nasalization of vessels），在杯缘成屈膝状弯曲（kneeling of vessels）（图 3-23~图 3-25）。

早期青光眼杯，常易与先天性视盘凹陷相混淆。视盘垂直径与生理凹陷垂直径之比值称为 C/D，正常时，C/D 为 0.3~0.5。先天性视盘凹陷和初期青光眼杯均大于 0.3~0.5 这一比值，两者鉴别要点：①先天性视盘凹陷无视野改变；②先天性视盘凹陷是不发展的，青光眼杯反之；③先天性视盘凹陷的边缘绝对不会到达视盘边缘;④必要时可做FFA,青光眼杯边缘荧光缺损、杯底荧光渗漏,先天性视盘凹陷则无此现象(图3-26)。

除视神经萎缩与杯状凹陷外,青光眼还可出现下列视盘及其附近视网膜的改变。

1. 视盘面、视盘边缘出血　约有1/4~1/3开角型青光眼,特别是正常眼压性青光眼,在其病程中出现1~2处视盘边缘火焰状、线状小出血,尤以颞下缘为常见(Airasinen,1981;Healey,1998)。发生出血的确切机制未明,可能由微血管急性梗死所致。有此种出血者,其视野损害程度更甚于无出血者。

2. 视网膜中央动脉搏动　视网膜中央动脉压与肱动脉压的比值约为0.45,例如该患者肱动脉收缩压为120mmHg,舒张压为80mmHg,则视网膜中央动脉收缩压为54mmHg,舒张压为36mmHg,当眼压升至36mmHg或以上时,可见到视盘面视网膜中央动脉自发性搏动。但在主动脉瓣闭锁不全、大动脉瘤、全身性低血压等视网膜中央动脉舒张压低于正常眼压时,搏动也可出现。

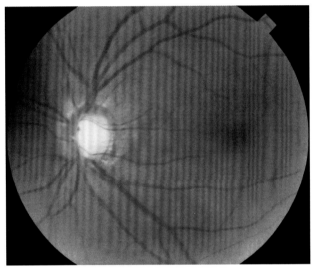

图3-23　原发性开角型青光眼近绝对期,视神经萎缩
C/D约0.8,视盘周缘青光眼晕轮,管状视野(<10°),中心视力0.3。

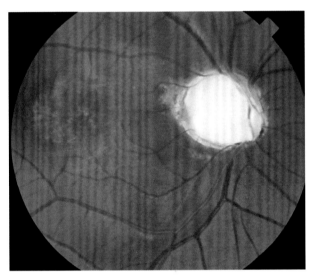

图3-24　原发性开角型青光眼绝对期
男,41岁,右眼失明已1年余,青光眼杯达视盘边缘,有青光眼晕轮;本例伴有黄斑病变。

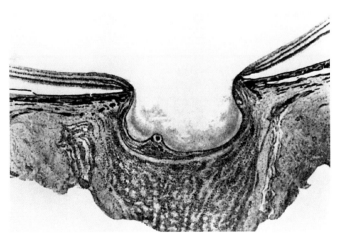

图3-25　青光眼视神经萎缩的病理组织学改变

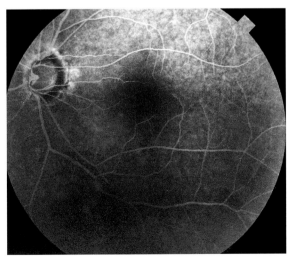

图3-26　原发性开角型青光眼晚期FFA(192秒)所见视盘青光眼杯边缘不显荧光,杯底有荧光渗漏。

3. 视网膜神经纤维层缺损（retinal nerve fiber layer defect，RNFLD） 用无赤光线在直接检眼镜或裂隙灯显微镜下观察时，可发现神经纤维缺损区。缺损区与视野改变相对应。必要时可通过眼底摄片和眼底图像计算机处理，使纤维缺损图像更加清晰。共焦激光扫描检眼镜（confocal scanning laser ophthalmoscope）检查加图像处理或频域相干光断层成像，更能获得清晰的视网膜神经纤维层三维图像（图 3-27~图 3-29）。

4. 视盘周围有环状的视网膜色素上皮和脉络膜萎缩（peripapillary atrophy），形成青光眼轮晕（glaucomatous halo）。

以上视盘及其附近视网膜改变，有助于原发性青光眼的诊断。特别是早期青光眼杯、视网膜神经纤维缺损等，对原发性青光眼（特别是开角型青光眼）早期诊断大有裨益。某些继发性青光眼，亦可见到视神经萎缩和青光眼杯。

5. 当高度近视合并青光眼时，眼底表现不典型，导致诊断困难。高度近视患者的豹纹状眼底和近视弧会影响 RNFLD 的观察；视杯变浅；粉红色的神经视网膜边缘和苍白的视杯之间的颜色对比度降低；过度牵引使视网膜血管变直，故视盘上血管屈膝和移位不明显；视野检查亦可能出现不典型视野损害；以颞上方视野损害和生理盲点的扩大为主。

为了排除高度近视是否合并青光眼，建议对高度近视患者采用压平眼压测量眼压，减少巩膜硬度的影

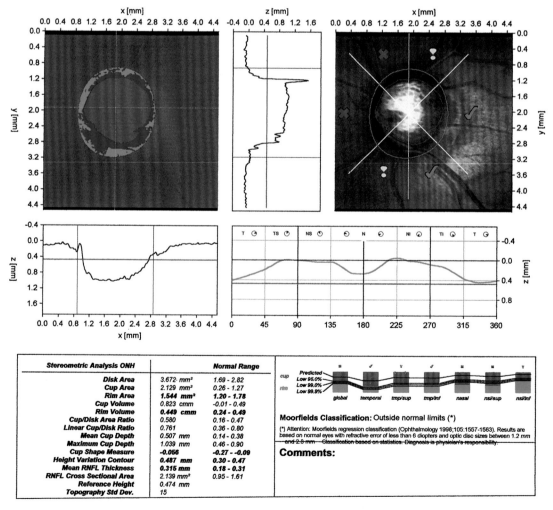

图 3-27　一例原发性开角型青光眼晚期（左眼）的 HRT-II 检测所见

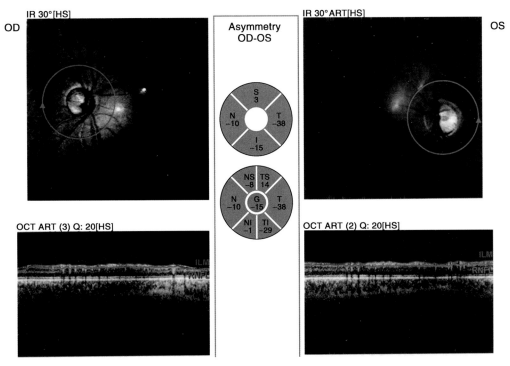

图 3-28　一例原发性开角型青光眼视盘及其周围视网膜神经纤维层的 OCT 图像

响；眼底检查或视野检查时配戴合适的眼镜，避免屈光不正因素的干扰；伴有青光眼的患者，中心视野更容易受损，多表现为偏下方的中心暗点。

治疗及预后

无论闭角型或开角型青光眼，贵在早期诊断、早期治疗。眼压高于正常者应及时设法降低眼压（药物、手术，俱详专书），以保护视神经。但应予注意，青光眼视功能损害的因素，除视神经纤维（视神经、视交叉、视束）受损外，还可向高位视路发展，损及外侧膝状体、视放射、脑皮质枕叶初级、次级和高级视中枢（分别为 17、18、19 区）等（Peason，1992），所以在眼压稳定于正常值之后，仍应密切关注视功能（主要是视野，特别是红色视野），如视野仍继续损害，当给以视神经保护药物治疗，如钙通道阻滞药（如尼莫地平 20mg 每天 3 次；维拉帕米 40mg，每天 3 次；注意！ 在应用钙通道阻滞药时，不要同时使用噻吗洛尔滴眼液点眼，用其右旋体，即 D-timolol，相对比较安全，如患者原有心动过缓等心脏疾患者，更宜谨慎，改 0.004% 曲伏前列素滴眼液每晚点眼 1 次），结合中药益气聪明汤（处方见本章第一节，方中加川芎 6~10g、桃仁 10g、丹参 15g、夏枯草 15g、制香附 10g）治疗，争取保护残留视功能。银杏叶浸膏片内服（40mg，每日 3 次）、细辛灯盏花素片（20mg，2 片，每日 3 次）亦可同时应用。

视野损害是不可逆的，若已呈管状视野（中心视野≤10°），病程已近绝对期，即使尚有一定的中心视力残存，患者亦已失去独立生活能力。

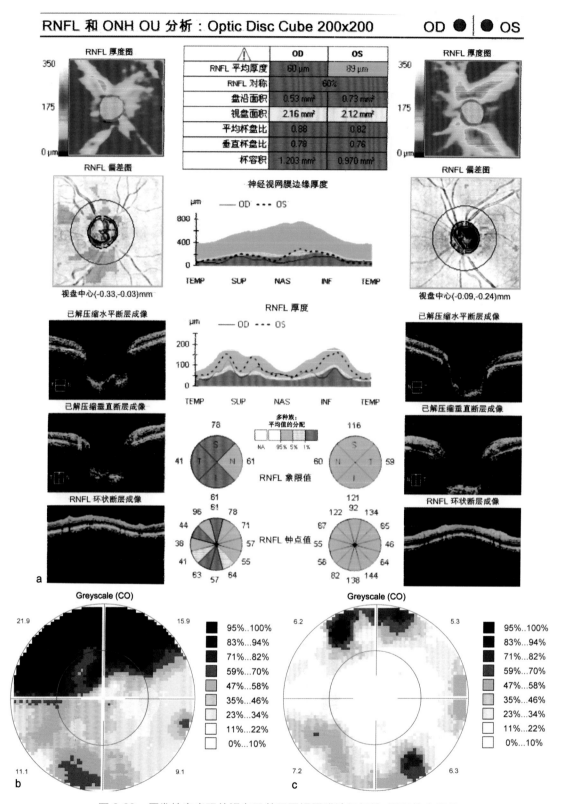

图 3-29   原发性青光眼的视盘及其周围视网膜神经纤维、视野检查所见

另例,女,61 岁,多年来无任何症状,体检时发现视盘生理凹陷扩大,检测眼压,右眼 31mmHg,左眼 26mmHg;房角检查,两眼均为 NI 角;a. 视神经头部(ONH)及周围视网膜神经纤维层(RNFL)OCT 图;b. 右眼视野;c. 左眼视野。

主要参考文献

1. 赵家良,胡铮.青光眼的眼底改变//张承芬.眼底病学.2版.北京:人民卫生出版社,2010:591-599.

2. 刘丽娟.正常眼压性青光眼//魏文斌,张晓峰,方严.当代临床眼科进展.合肥:安徽科学技术出版社,1998:137-147.

3. 刘丽娟.原发性青光眼的视神径损害//魏文斌,陈积中.眼底病鉴别诊断学.北京:人民卫生出版社,2012:175-178.

4. 许育新,朱美玲,张晓萍,等.原发性慢性闭角型青光眼与正常眼 HRT-Ⅱ视盘形态结构的对比研究.临床眼科杂志,2007,15(4):289-291.

5. 潘英姿,李美玉.早期开角型青光眼视乳头立体结构计算机图像分析.中华眼科杂志,1996(5):26-30.

6. 张贻转,袁铸,周宇,等.荧光眼底血管造影晚期视乳头缘晕轮观察.临床眼科杂志,2007,15(5):420-422.

7. LAMPERT P W. Pathology of the optic nerve in experimental acute glaucoma. Electro-microscopic studies. Invest Ophthalmol,1968,7(2):199-203.

8. LEVY N S,ADAMS C K. Slow axonal protein transpot and visual function following retinal and optic nerve ischemia. Invest Ophthlmol,1975,14(2):91-97.

9. ZEIMER R,ASRANI S,ZOU S,et al. Quantitative detection of glaucomatous damage at the posterior pole by retinal thickness mapping. Ophthalmology,1999,105(2):224-231.

10. HOFFMANN E M,ZANGWILL L M,GROWSTON J G,et al. Optic disk size and glaucoma. Surv Ophthalmol,2007,52(1):32-49.

11. NITTA K,SUGIYAMA K,TANAHASHI T. Relationship between the frequency of disc hemorrhage and enlargement of nerve fiber layer defects and the deterioration speed of visual field loss in normal tension glaucoma with wedge-shaped nerve fiber layer defects. Nihon Ganka Gakkai Zasshi,2011,115(9):839-847.

12. 福地健郎,上田潤,阿部春樹.正常眼圧緑内障眼の視神経乳頭における病理組織変化.臨床眼科,2003,57(1):9-15.

第四章

视网膜及脉络膜血管疾病

第一节　视网膜动脉阻塞

视网膜中央动脉系统,是视网膜神经上皮层内层营养的唯一来源(除部分存在睫状视网膜动脉之先天异常外)。由于该动脉属于终末动脉,分支间无吻合,一旦发生阻塞,神经上皮层内层血供中断,引起急性缺血,使视功能无痛性急剧下降,甚至完全丧失。

视网膜动脉阻塞(retinal artery occlusion,RAO)发病急骤,多为单眼,仅 1%~2% 病例可在数天乃至数年后另眼发病。患者绝大多数为 50 岁以上的老年人,30 岁以下者少见。年发病率约为 0.85/100 000。性别方面男性多于女性,约 2：1。

本病自 1859 年由 von Gräfe 首先报道以来,一度称为栓塞(embolism)。但临床及病理检查证明,由栓子导致的栓塞不是阻塞的唯一原因,因此,栓塞的名称已渐被废弃。

病因及发病机制

比较复杂,有下列一些因素,往往是多种因素综合而成。

1. 栓子(embolus)　①大概 1/3 的 RAO 是由循环中的栓子引起,特别是分支阻塞。栓子中以胆固醇栓子最多见(约 75%),常伴发于颈动脉、主动脉等大动脉进行性粥样硬化患者,是粥样斑坏死脱落的微小斑块;②部分栓子为血栓,是由某些心脏疾病及动脉管内壁病变而形成的血栓或动脉瘤内的血栓,血栓脱落进入血循环而成栓子;③文献中报道偶有空气、脂肪、肿瘤碎片、脓块、寄生虫及虫卵等形成的栓子。

视网膜中央动脉在进入视神经及球内之前,由于在穿入视神经硬鞘膜及巩膜筛板处管径变窄,为栓塞之好发部位,体积微小的栓子可发生于该动脉的某一分支(以颞上支多见)。

2. 动脉壁改变　动脉粥样硬化、高血压、慢性风湿性心脏病等心血管系统疾病;全身或局部的炎症性疾病(如颞动脉炎、血栓性脉管炎、结节性动脉周围炎、Behçet 综合征、Eales 病、系统性红斑狼疮、葡萄膜炎症等),均可累及视网膜动脉,引起该动脉内膜增生或水肿,使管腔狭窄,内壁粗糙。由于血流冲力,狭窄处常留有间隙,当间隙尚剩有原管腔的 1/3 时,临床上可无表现,但在某些因素作用下(如血管痉挛、血流灌注压不足、血栓形成、眼压升高等),此间隙可突然关闭而发病。

3. 动脉痉挛　急进性原发性高血压、肾性高血压等继发性高血压引起动脉痉挛,以及缓进型原发性高血压病程经过中,因过度疲劳、焦虑、烦躁、精神紧张等因素,在小动脉已有硬化的基础上所导致的动脉痉挛,均可累及视网膜动脉引起主干或分支的阻塞。

4. 其他　眼球后麻醉时球后出血或长时间压迫眼球导致眶压过高、外科手术时俯卧位以及全身麻醉后,亦能发生视网膜动脉阻塞。其原因可能与眼球受到压迫与患者处于失血或休克状态有关。此外,血液黏稠度增高(例如糖尿病)、血液病、风湿性心脏病,均有引起本病之可能。近些年,年轻女性的医源性视网膜动脉阻塞的报道越来越多,患者在接受面部整容填充剂注射时,填充剂被注射进了面动脉。

视网膜动脉阻塞与心脑血管事件

越来越多的研究指出,患者出现视网膜动脉阻塞后一段时间内出现心脑血管事件(卒中和心肌梗死)甚至死亡的风险明显增加,而积极的二级预防可减少此类风险。另外,视网膜动脉阻塞患者的脑小血管疾病发生率也明显增加。急性视网膜动脉阻塞患者视力丧失后 15 天内的颅脑 MRI 可发现无症状的、多发的脑微梗死(见于 53% 的 CRAO 患者,31% 的 BRAO 患者,18% 的血管性一过性单眼视力丧失患者)。因此,在对这类患者的接诊和治疗时,应更加重视患者的全身病情的评估和处理。

临床表现

视网膜动脉阻塞在国际分为四大类:包括血管性一过性单眼视力下降(transient monocular vision loss,TMVL)、视网膜分支动脉阻塞(branch retinal artery occlusion,BRAO)、视网膜中央动脉阻塞(central retinal artery occlusion,CRAO)和眼动脉阻塞(ophthalmic arterial occlusion,OAO)。TMVL是血管源性的一过性视网膜缺血发作,后三者可导致不同程度的视网膜梗死。

血管性TMVL的诊断比较困难,多根据患者的病史描述,表现为单眼急性无痛性视力下降或丧失,持续数分钟,眼部检查正常。此外,临床中尚有少见的半侧阻塞(hemi-retinal artery occlusion)和不属于视网膜中央动脉系统的睫状视网膜动脉阻塞(cilio-retinal artery occlusion)。

临床表现因阻塞位置(主干、分支、半侧)及程度(完全性、不完全性)而有所不同。眼前节检查发现RAPD阳性提示缺血性RAO。

主干完全性阻塞,在绝大多数病例视功能立即或数分钟内完全丧失,瞳孔散大,直接对光反射消失。但有一些病例,在视野颞侧周边尚保留一狭窄的光感区,其原因可能与鼻侧视网膜视部向前延伸多于颞侧,而周边视网膜营养受脉络膜及视网膜动脉双重供养有关。有一些病例,在生理盲点附近也可以残存视野小岛,其原因可能是视盘周围视网膜能通过Zinn-Haller环小分支或睫状后短动脉与视网膜血循环吻合支取得血供使然。

主干完全性阻塞之初,ERG检查可见负相波形(因b波源自内核层而降低;a波源自视细胞层,由脉络膜供血而无明显改变)。

检眼镜下,阻塞一开始视盘仍保持原有色泽,视网膜动脉管径高度狭窄,血柱颜色发暗,管壁中央反射光带变得非常狭细甚至消失,其末梢小分支则已不易见到,静脉管径亦明显变窄。整个视网膜,特别是后极部视网膜成浓雾状乳白色水肿混浊,黄斑中心凹因无视网膜神经上皮层内层(仅有内界膜),不受视网膜中央动脉血供影响,其正常的红色在周围乳白色混浊烘托下,呈对比显著的圆形暗红色或棕红色斑,称为樱桃红斑(cherry red spot)。但也有极少数病例,因水肿特别严重而形成皱襞,掩盖中心凹,使樱桃红斑不能见到(图4-1~图4-4)。阻塞后1~2周,视网膜混浊自周边部向后极部逐渐消退,恢复透明,接近原来的

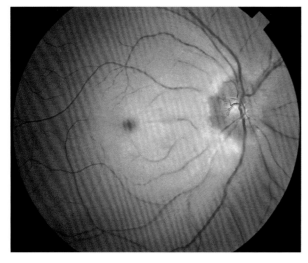

图4-1 视网膜中央动脉主干阻塞
男,50岁,右眼突然失明1周,视力仅存光感,左眼1.0;右眼瞳孔散大,直接对光反射迟钝,间接反射存在;患者确诊原发性慢性进行性高血压10年。

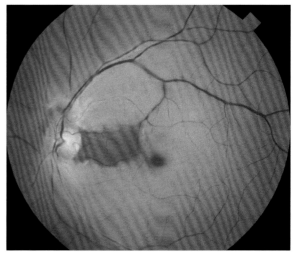

图4-2 视网膜中央动脉主干阻塞,睫状视网膜动脉未阻塞
男,48岁,左眼突然看不见16小时,视力指数/50cm;患原发性慢性进行性高血压12年;摄片时血压160/110mmHg(本病例由黄晓安医师提供)。

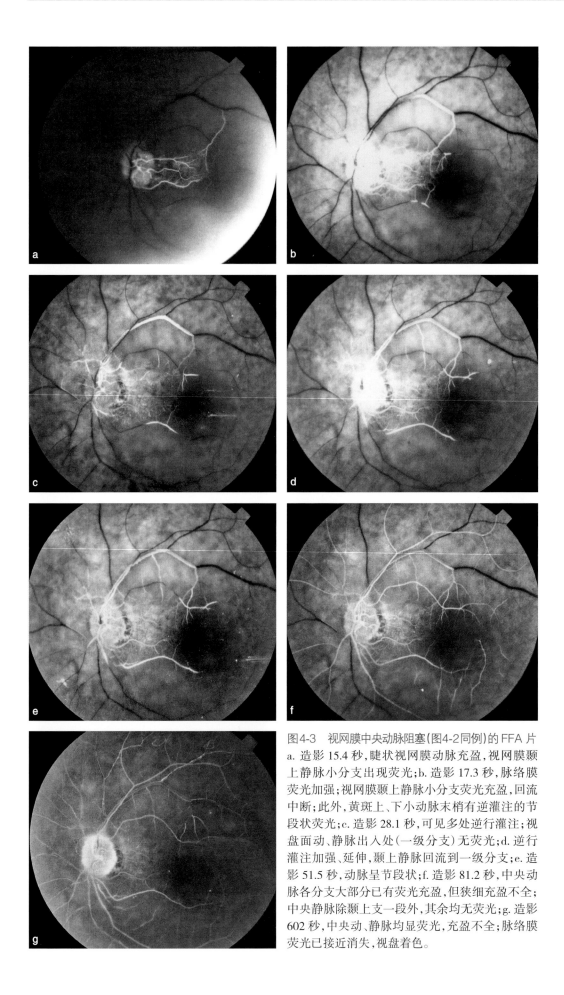

图4-3　视网膜中央动脉阻塞(图4-2同例)的FFA片
a. 造影 15.4 秒,睫状视网膜动脉充盈,视网膜颞上静脉小分支出现荧光;b. 造影 17.3 秒,脉络膜荧光加强;视网膜颞上静脉小分支荧光充盈,回流中断;此外,黄斑上、下小动脉末梢有逆灌注的节段状荧光;c. 造影 28.1 秒,可见多处逆行灌注;视盘面动、静脉出入处(一级分支)无荧光;d. 逆行灌注加强、延伸,颞上静脉回流到一级分支;e. 造影 51.5 秒,动脉呈节段状;f. 造影 81.2 秒,中央动脉各分支大部分已有荧光充盈,但狭细充盈不全;中央静脉除颞上支一段外,其余均无荧光;g. 造影 602 秒,中央动、静脉均显荧光,充盈不全;脉络膜荧光已接近消失,视盘着色。

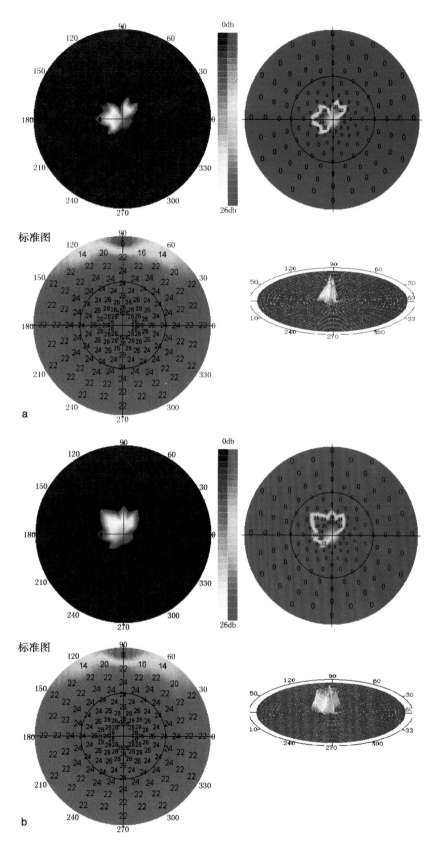

图 4-4 上例（图 4-2 同例）的视野改变

a. 初诊时视野分析结果，盲点监测 0/15，假阳性 0/12，假阴性 0/12，标准值 23db，视敏度 1.17db，缺损异度 25.08db；象限缺损，Ⅰ=21.72db，Ⅱ=20.89db，Ⅲ=21.72db，Ⅳ=23.00db；b. 经抢救治疗 8 天后，中央视野略有扩大，中心视力增至 0.2；视野分析结果，盲点监测 0/15，假阳性 2/12，假阴性 0/12，标准值 23db，视敏度 2.00db，缺损异度 42.44db，象限缺损，Ⅰ=20.33db，Ⅱ=18.61db，Ⅲ=22.06db，Ⅳ=23.00db。

眼底色泽。因其神经上皮层内层已陷于萎缩,视功能不能恢复。视网膜动脉仍极狭窄,管壁变性增厚,可出现白鞘或白线化。静脉管径亦细窄,有时可见平行白鞘。后极部眼底常有色素紊乱,即色素斑点及脱色素斑点同时存在而呈粗糙的颗粒状外观。视盘苍白或黄白色,边界清楚,称为血管性视神经萎缩(图 4-5)。

　　主干不完全性阻塞的视功能及检眼镜下改变,亦因阻塞程度而异。轻者视网膜动脉管径无明显改变,视网膜混浊轻微,视功能损害亦相对较轻。重者与完全性阻塞相接近,偶尔能见到动脉内血柱呈节段状离心性缓慢流动(淤泥现象,sludge phenomenon,图 4-6)。

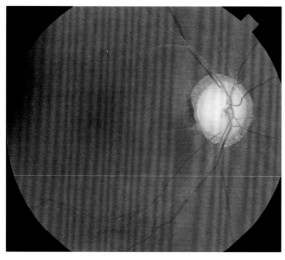

图 4-5　视网膜中央动脉主干阻塞后视神经萎缩
男,71 岁,患原发性慢性进行性高血压 30 多年,右眼因视网膜中央动脉主干阻塞失明已 6 个月;视盘呈蜡黄色,周缘萎缩轮,视网膜动、静脉均狭细,动脉更甚,颞上支白线化。

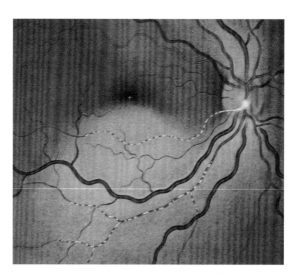

图 4-6　视网膜中央动脉颞下支及黄斑小动脉不全阻塞(彩绘)

血柱断续,血流缓慢,即所谓淤泥现象。

　　视网膜分支动脉阻塞(BRAO),视网膜动脉各个大小分支均可发生阻塞,以颞上支阻塞多见。当完全阻塞时,该分支管径狭窄,其血供区域视网膜水肿混浊(Purtscher 病样改变),相应处视野突然消失(图 4-7,图 4-8)。如果黄斑中心凹亦被包括在内,则出现樱桃红斑,中心视力急剧下降。分支不完全阻塞,因阻塞程度而有轻重不等的眼底改变及视功能损害。

　　如阻塞发生于主支处(即在视盘面的上、下第一分支,多为较大的栓子引起),成半侧阻塞(hemi-retinal artery occlusion)。其眼底改变、FFA 所见,为其上半部或下半部典型的 RAO 眼底改变及与之相应的视野缺损(图 4-9)。

　　眼动脉阻塞(OAO)少见,可导致视网膜中央动脉及睫状动脉血供同时中断,故在发病时,视网膜水肿混浊比本病更为严重,范围亦更为广泛,不能见到樱桃红斑(因脉络膜循环同时中断);病程晚期,眼底后极部有显著色素紊乱(色素增生和脱色斑)。ERG 检查 a、b 波熄灭或接近熄灭。

　　CRAO 偶尔可见视网膜小出血点,大多在视盘附近。这种小出血点发生于阻塞数周后,可能是小血管侧支吻合膨胀破裂或毛细血管因缺氧损害而全血渗漏所致。如果眼底有广泛而浓密的片状或火焰状视网膜出血者,则提示合并有静脉阻塞(参阅图 4-14)。

　　部分完全性 CRAO 病例,在发病后 12~100 天之间可见虹膜面出现新生血管(虹膜红变),引起新生血管性青光眼。此种病例常同时存在睫状后长动脉阻塞或颈动脉狭窄,可用彩色超声多普勒成像(color doppler image,CDI)检查证实。

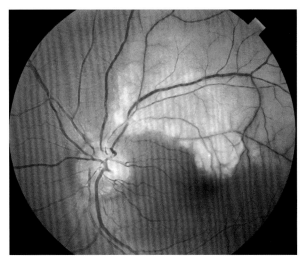

图 4-7　视网膜中央动脉颞上支阻塞

男,45 岁,冠心病 5 年,左眼突然感到视力下降及鼻下方视野缺损 15 天,视力 0.15。

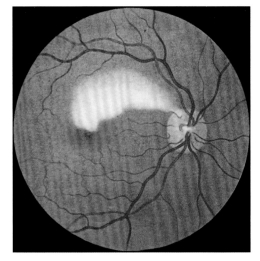

图 4-8　黄斑小动脉阻塞

女,59 岁,原发性慢性进行性高血压患者,右眼视网膜中央动脉黄斑分支(上侧支)阻塞 3 天,视力 0.12,中央视野有相应的实性绝对暗点。

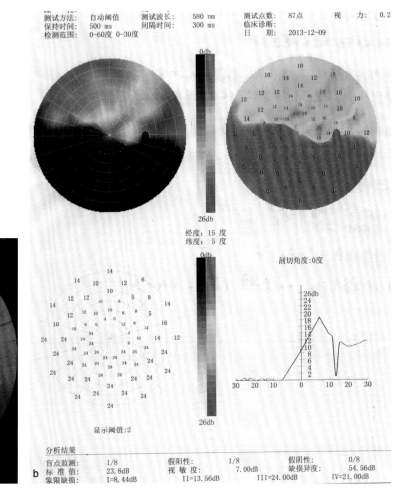

图 4-9　视网膜中央动脉半侧阻塞

女,47 岁,右眼突感下方视野缺损已 1 个多月,发病 3 天在当地医院诊断为右眼视网膜中央动脉半侧阻塞,经抢救治疗未获好转;患者有原发性慢性进行性高血压 10 余年,并有高血脂;a.眼底像(发病 3 天时摄片);b.下半视野缺失(本病例图片由吴华医师提供)。

我国人群中约 15% 有睫状视网膜动脉存在(张美欣,1979),当视网膜动脉主干阻塞时,如果患者有此种先天性异常动脉存在,则因有该动脉血供而仍能保存视盘颞侧一小块颜色正常的视网膜,可残留部分中心视力(图 4-10,通常包括黄斑,并参阅图 4-2)。反之,这一异常动脉亦可突然发生阻塞,视盘-黄斑纤维束处及其附近视网膜出现苍白、水肿、混浊,中心视力急剧下降,并有相应的实性绝对性暗点,即睫状视网膜动脉阻塞(cilio-retinal artery occlusion,图 4-11,图 4-12)。

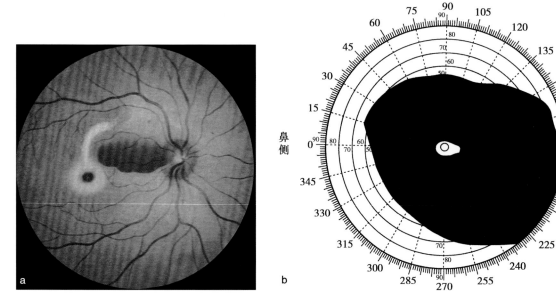

图 4-10　视网膜中央动脉主干阻塞,睫状视网膜动脉存在,未阻塞,纤细,不能到达中心凹
a. 眼底摄片;b. 视野检查所见。

急性旁中心中层黄斑病变(paracentral acute middle maculopathy,PAMM)是一种特殊类型的视网膜缺血改变。目前认为 PAMM 的血流受阻位置在终末段小动脉(即深层毛细血管丛),故缺血病灶位于黄斑旁中心凹区内核层,且呈跳跃式分布。PAMM 可能有多种缺血原因,创伤、失血、休克、拟交感神经药物的应用等。另外,PAMM 也可与其他疾病同时出现:如视网膜动脉阻塞、视网膜静脉阻塞、糖尿病性视网膜病变、镰刀细胞视网膜病变和远达性视网膜病变;白内障术后或玻璃体切除手术后。

PAMM 临床表现为突发单眼或双眼旁中心暗点,可伴视力下降。不合并其他眼底病时,PAMM 眼底彩色照相可无明显异常,也可能表现为隐匿的视网膜深层灰白色病灶。PAMM 的眼底病灶主要靠 OCT 或眼底近红外线照片显示。

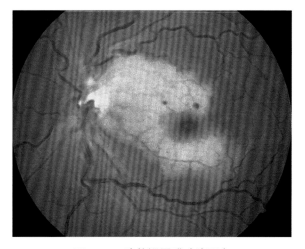

图 4-11　睫状视网膜动脉阻塞

女,30 岁,左眼视力突然高度障碍 5 天,血压 110/70mmHg,颈动脉、眼动脉 CDI 因故未做检查;左眼视力为眼前手动,眼底如摄片所示:相当于该动脉灌注区视网膜水肿混浊,略呈乳白色,中心凹处有樱桃红斑,其上方有两个小出血点。

OCT 表现为定位于黄斑旁中心凹区内核层的跳跃式分布的局灶性条带状或斑片状高反射病变,高反射带可垂直方向蔓延到内丛状层或外丛状层;慢性期内核层萎缩变薄,或伴外丛状层不规则、萎缩改变。PAMM 导致的缺血水肿病灶会遮盖视网膜色素上皮细胞

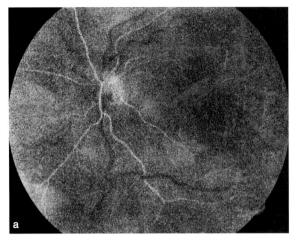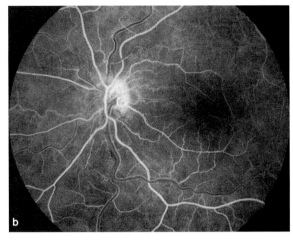

图 4-12　上例（图 4-11 同例）的 FFA 片

a. 肘-视网膜动脉时间延迟（20.3 秒,睫状视网膜动脉的一支与此同时出现,但充盈不全);b. 动-静脉循环时间延迟（4.5 秒),睫状视网膜动脉的另外两支亦在此时不全充盈。

的红外反射光线,故在相应病灶呈暗区,表现为分布在旁中心凹区的界限清晰的灰黑色楔形病灶,其尖端指向中心凹区;或为苜蓿叶样或花瓣样边界清晰的暗区。随着病程的推移,这些灰黑色的病灶逐渐消退。

FFA 检查所见:因造影与阻塞发生相隔时间、阻塞部位和程度不同、阻塞后血循环代偿与重建情况不同,以致造影所见各异。从动脉完全无灌注、充盈迟缓、小分支无灌注直至充盈完全正常等几种情况均可见到。常有下列数种表现。

1. 病程早期所见　临床上,在阻塞一开始立即进行 FFA 的机会可以说是没有的。病程早期所见,实际上是指发病数小时后,甚至是超过 24 小时后的造影改变。

主干完全性阻塞时,视网膜动脉无灌注,但视盘有由睫状后短动脉供血的毛细血管,却很快有荧光充盈而且明显扩张,形成侧支吻合,并迅速回流于视盘上中央静脉"根部",使造影剂灌注于静脉总干近端,同时呈现特殊的逆流现象,即荧光从静脉总干向视盘外静脉支逆行充盈(参阅图 4-3)。

主干完全性阻塞突然有所缓解或是不完全阻塞时,造影所见因当时的阻塞程度而异,阻塞较强者表现为荧光充盈迟缓。视网膜动脉自早期动脉期至完全充盈时间,正常眼为 1~2 秒,而在受阻动脉可延长至 30~40 秒。因此造影动脉期至静脉出现荧光层流(早期静脉期)时间也非常缓慢,正常时相差仅 1~2 秒,而此时则长达 30~40 秒。静脉荧光暗淡或呈颗粒状,提示血循环严重不畅,阻塞程度较轻者,动、静脉充盈时间稍有延长甚至接近正常。

分支完全性阻塞在造影时,可以见到血流至阻塞处突然中断。在该处管壁有荧光渗漏,分支完全阻塞的另一指征为逆行充盈。由于阻塞支末梢端的压力相当低,使毛细血管来的血液回流成为可能,因而在阻塞初期荧光片上,可见该动脉末梢端荧光素灌注早于阻塞处近端。

分支不完全性阻塞,阻塞处管壁无荧光渗漏。该动脉支荧光充盈时间比其他正常分支略有延长或接近正常。

对伴有不适于做 FFA 的全身病患者或高龄患者,必要时给予相干光断层扫描（OCT）。可以见到由视网膜中央动脉系统供血的神经上皮层内层(内界膜至内丛状层)水肿、增厚,甚至层次结构不清,其下的结构反射减低(图 4-13)。

2. 病程后期　是指阻塞发病后数周乃至数月之后,此时 FFA 在主干或分支完全性阻塞眼,虽因侧支循环形成而动脉充盈时间基本恢复正常,但动、静脉管径狭窄、血管白鞘、侧支管道及毛细血管无灌注区等仍能见到;有时还可以发现微血管瘤、新生血管等异常荧光及视网膜增生膜等所显的自发荧光

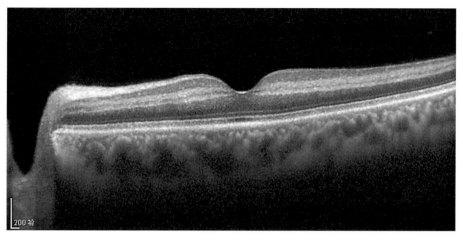

图 4-13   视网膜中央动脉阻塞 OCT 显示神经上皮层水肿、增厚

（autofluorescence）和/或假荧光（pseudofluorescence）。OCT 显示视网膜神经上皮层内层变薄。

病理

视网膜动脉一旦阻塞，血流中断，视网膜神经上皮层内层立即缺氧及坏死变性，其严重程度和速度，与阻塞是否完全相一致。据动物实验报道完全阻塞后 3 小时做组织学检查，已可见到神经上皮层内层细胞胞膜破裂，核染色质堆积，细胞自溶及液体脱失，此后毛细血管管壁内皮细胞及壁间细胞变性，留下大片无细胞、无功能的毛细血管区。视网膜内层细胞坏死被吸收后，为神经胶质所代替。

诊断与鉴别诊断

无论主干或分支阻塞、半侧阻塞，根据上述临床表现，即可作出诊断。在主干阻塞合并中央静脉阻塞时，因眼底广泛出血和水肿，动脉情况可被掩盖，仅凭眼底所见，易误诊为单纯的中央静脉总干阻塞，但可从视功能突然丧失而予以鉴别（图 4-14）。

本病（特别是分支阻塞、半侧阻塞）当与前部缺血性视神经病变鉴别，参阅第三章第四节。

治疗

视网膜组织对缺氧极为敏感，一旦血供中断，在很短时间内即可陷于坏死而使视功能永久性丧失，因此应尽可能及早抢救（争取在发病后 6 小时之内），以挽回部分视力。

1. 急诊处理   临床中有少数 BRAO 患者无症状，治疗的关键在于和内科医师合作，进行系统的评估，包括详细的病史和系统疾病评估。而最常见情况是急性的、有症状的 RAO 患者，这类患者一旦确诊后，一方面可试图尽快恢复局部血供，另一方面应进一步预防心脑血管事件的发生。眼部情况可采取如下措施，以扩张视网膜动脉及解除痉挛、增加视网膜血流灌注，如阻

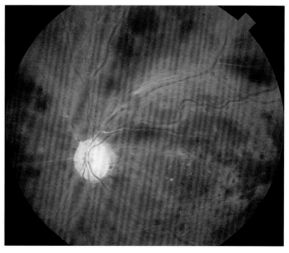

图 4-14   视网膜中央动脉主干阻塞合并中央静脉总干阻塞

男，58 岁，有原发性慢性进行性高血压史已 10 余年，左眼突然失明月余；视力，右 1.0，左指数/眼前；左 FFA 动脉期 13.1 秒，充盈不全；静脉期明显延迟（22.2 秒），有大片荧光被出血掩盖无灌注区；造影晚期（720 秒）静脉管壁着色，并有荧光渗漏。

塞由栓子引起,有可能将栓子推向较小分支。

1）患者平卧;

2）给予吸入亚硝酸异戊酯（每次 0.2mL,每隔 1~2 小时再吸入 1 次,连续 2~3 次）;

3）球后注射盐酸消旋山莨菪碱（654-2）5mg/0.5mL;或妥拉唑林（tolazoline,PRISCOLINE）12.5~25mg/0.5~1.0mL;或 0.05% 阿托品（atropine）0.5~1.0mL;

4）硝酸甘油片,舌下含化,每次 0.5mg,每日 2~3 次;或内服己酮可可碱（pentoxifylline,400~600mg,每日 3 次）;

5）眼球按摩（以示指、中指中等度用力压迫眼球 5 秒,突然松开 5 秒,如此反复操作 5~10 分钟）;

6）前房穿刺,5% 聚维酮碘消毒结膜囊,点眼麻醉后,用 30 号针头从颞侧角膜缘刺入（保持针头位于虹膜前）,抽取房水 0.2mL,拔出针头,广谱抗生素滴眼液点眼;

7）高压氧治疗,纯氧,2~8 个大气压,开始每日 2 次,每次 90 分钟,3 日后改为每日 1 次。如无高压氧设备,亦可吸入含 5%~10% 二氧化碳的氧气,每次 10~15 分钟,每日 5~6 次,连续数日,但疗效逊于高压氧;

8）溶栓治疗,有动脉内和静脉内药物溶栓治疗,以及激光溶栓治疗。动脉内溶栓可把溶栓的药品通过管道直接送达相应被阻塞的部位,局部药物浓度高,作用迅速,也可用于治疗视网膜中央动脉阻塞。Schmidt 等（1992）提出,除给予眼球按摩外,同时以尿激酶（urokinase）或阿替普酶（重组组织型纤溶酶原激活剂,recombinant tissue-type plasminogen activator,rt-PA）通过微导管行眼动脉内注射（动脉内介入溶栓治疗）,所报道的 14 个病例中,9 例挽救了部分视力,其中 4 例效果明显。但眼动脉注射在临床实际操作时有较大难度以及可能发生严重的并发症（如脑卒中和出血等）。Bertram 等（1991）报道,用 t-PA100μg 静脉滴注治疗发病后 6 小时 30 分钟及 7 小时的各一个病例,也取得可喜成效,Kattach 等（2002）亦有类似经验。也有眼科专家尝试用玻璃体手术进行视网膜动脉按摩或微针视网膜动脉插管溶栓术,这类局部治疗方法对患者全身情况要求不高,但是需要急诊手术,一般情况下很难做到,方法较为复杂。

BRAO 由胆固醇栓子引起者最常见,检眼镜下,在分支动脉梗阻处,如能见到管壁下黄白色的胆固醇斑块（cholesterol plaque）,可用 Nd:YAG 激光、低能量（0.8~0.9mJ）反复击射动脉栓子,直至该动脉血流贯通、管径恢复为止（激光碎栓术）,往往有一定疗效。溶栓的治疗效果存在个体差异,主要与患者治疗的时间窗（一般认为在 4.5h 内紧急溶栓,患者获益会更大）、栓子性质或患者年龄相关。由于相关研究设计的局限性,上述方法的疗效均缺乏有效的循证医学证据支持。

另外,视网膜中央静脉总干阻塞（CRVO）或视网膜分支静脉阻塞（BRVO）的出现也提示该患者可能存在更严重栓塞、炎症、感染或其他需要进行紧急医学评估和处理的全身性疾病。尤其是 CRAO 患者,在发病 1~4 周内出现缺血性卒中的风险高。因此建议在进行眼科急诊处理时同时进行多学科会诊,或转到卒中中心进行医学评估。

2. 后期治疗　经急诊处理后视功能有所恢复时,继续内服血管扩张剂如烟酸（100mg,每日 3 次），复方丹参滴丸（27mg/粒,10 粒,每日 3 次,舌下含化）等;在此同时,用葛根素 500mg 加入生理盐水或 5% 葡萄糖溶液 250~500mL 中静脉滴注,每日 1 次,15 次为 1 个疗程,视病情需要连续 3 个疗程（疗程之间可间隔 5~7 天）。

中药可用下列方剂:葛根 50~100g、黄芪 30~50g、人参 15~30g（有高血压者改为西洋参,每剂 10~15g）、丹参 30~50g、川芎 6~10g、柴胡 10g（有心动过缓者减为 6g）、桃仁 10g、地龙 15g、当归尾 10~15g,水煎服,每日 1 剂,分 2 次煎服。30 剂为 1 个疗程,可连续 3~4 个疗程。在病程之初,加用麝香 1g,每日分 2 次（每次 0.5g）冲服,连续 10 日后停止。

此外,抗血小板凝集剂如阿司匹林肠溶片（100mg,每日 1 次,饭后服,有消化道溃疡者慎用）、双嘧达莫（潘生丁,dipyridamole,50~100mg,每日 3 次,空腹时服）,以及各种支持药物如维生素 B_1、维生素 B_6、维生

素 B_{12}、维生素 E、叶酸、三磷酸腺苷（ATP）、辅酶 A 均可应用。

预后

本病的视功能预后极差。是否能挽救部分视功能，决定于就诊及抢救是否及时；也决定于阻塞的程度、部位、原因。CRAO 发病后数小时内（<6 小时）立即得到抢救者，预后较好；主要由血管痉挛引起者及阻塞不完全者预后较好；阻塞发生于视网膜中央动脉进入视神经硬鞘（脑）膜之后与进入视神经纤维束之前（因此处易于迅速建立侧支循环），预后亦优于阻塞发生在进入硬鞘（脑）膜处及进入视神经纤维束内处；BRAO 如果未累及黄斑中心凹者则中心视力常可保持在 0.3 以上，但相应部位的视野缺损，大多不可逆转。

大约有 18% 的 CRAO（合并中央静脉阻塞者，发病率更高），在发病后 2~15 周间可以因虹膜、房角新生血管而引发新生血管性青光眼。RAO 患者必要时进行全视网膜激光光凝（pan-retinal photocoagulation，PRP）治疗或推迟到出现新生血管时。但是，在有眼前节新生血管，特别是发生新生血管性青光眼时，应立即 PRP 治疗或即刻抗 VEGF 治疗联合 PRP 治疗。

主要参考文献

1. 张正心，刘春城，王理理. 视网膜动脉阻塞的眼底荧光血管造影. 中华眼科杂志，1987，23：326-329.
2. 赵珊珊，张惠蓉. 视网膜中央动脉阻塞病因和视力预后分析. 实用眼科杂志，1990（12）：18-22.
3. 张惠蓉. 视网膜中央动脉上半侧阻塞//张惠蓉. 眼底病图谱. 北京：人民卫生出版社，2007：245-248.
4. 谷万章，滕岩，卜秀荣，等. 葛根素对视网膜动脉阻塞治疗机理的研讨-视网膜微循环与血液流变学变化的分析. 实用眼科杂志，1990（1）：9-13.
5. 李寿玲. t-PA 在眼科的应用进展//魏文斌，张晓峰，方严. 当代临床眼科进展. 合肥：安徽科学技术出版社，1998：342-348.
6. 黄厚斌. 视网膜中央动脉阻塞//魏文斌，陈积中. 眼底病鉴别诊断学. 北京：人民卫生出版社，2012：181-187.
7. 徐永宁，李棣，张惠成，等. 单独睫状视网膜动脉阻塞临床观察. 中华眼底病杂志，2007，23（3）：203-204.
8. BROWN G C. Retinal arterial obstructive disease//RYAN SJ. Retina. Vol Ⅱ. St. Louis：CV Mosby，1989：403-406.
9. BROWN G C，SHIELDS J A. Cilioretinal arteries and retinal arterial occlusion. Arch Ophthalmol，1979，97（1）：84-92.
10. HAYREH S S，WEINGEIST T. Experimental occlusion of the central artery of the retina. Ⅳ：Retinal tolerance time to acute ischemia. Br J Ophthalmol，1980，64（11）：818-822.
11. SCHMIDT D，SCHUMACHER M，WAKHLOO A K. Microcatheter urokinase infusion in central artery occlusion. Am J Ophthalmol，1992，113（4）：429-434.
12. GREVEN C M. Retinal arterial obstruction. Focal Point，1994，12：1-11.
13. GREVEN C M，SLUSHER M M，WEAVER R G. Retinal arterial occlusions in young adults. Am J Ophthalmol，1995，120（6）：776-783.
14. YUZURIHARA D，IIJIMA H. Visual outcome in central retinal and branch retinal artery occlusion. Jpn J Ophthalmol，2004，48（5）：490-492.
15. 竹内宗泰. 救急処置が必要な眼疾患網膜中心動脈閉塞症. 眼科診療プラクティス編集委員（編）：眼科当値医救急ガイド. 東京：文光堂，2004：26-29.
16. FLAXEL C J，ADELMAN R A，BAILEY S T，et al. Retinal and ophthalmic artery occlusions preferred practice pattern®. Ophthalmology，2020，127（2）：259-287.
17. SCOTT I U，CAMPOCHIARO P A，NEWMAN N J，et al. Retinal vascular occlusions. Lancet，2020，396（10266）：1927-1940.

第二节 视网膜静脉阻塞

视网膜静脉阻塞（retinal vein occlusion，RVO）远比视网膜动脉阻塞常见，在我国北京眼病研究 40 岁以上人群中，RVO 10 年发病率约为 1.9%，其中视网膜分支静脉阻塞发病率为 1.6%，视网膜中央静脉阻塞发病率为 0.3%。RVO 视功能损害虽不如动脉阻塞急剧，但也相当严重。部分病例可因新生血管性青光眼等并发症而致视功能完全丧失。

病因及发病机制

引起本病的原因,老年人与青壮年有很大差异。前者绝大多数继发于高血压、高血脂的视网膜动脉硬化,以及糖尿病的血液黏稠度增加等;后者则多为静脉本身的炎症。静脉炎症亦可由静脉周围炎(Eales 病)、葡萄膜炎、Behçet 综合征、结节病(类肉瘤病)、脓毒性栓子等引起。但临床上找不到明确原因者并不少见。

本病发病机制十分复杂,目前还不完全清楚,多数文献认为由动脉供血不足、静脉管壁损害、血液流变学、血流动力学改变等多种因素相互影响,使静脉血流减少而成。

1. 动脉供血不足　Hayreh(1965,1971)通过动物实验后指出,视网膜静脉阻塞的发生以动脉供血不足为前提。动物实验中发现,如果只阻断其静脉,不足以引起临床上所见的典型改变。只有对动脉供血也加以障碍之后,才能形成。虽然 Hayreh 这一观点并未得到以后临床方面的充分支持,但确有一些病例,在 FFA 检查时可见视网膜中央动脉充盈时间明显延长,提示动脉供血不足这一因素在部分患者中存在。动脉供血之所以不足,可能由眼动脉或颈动脉病变使视网膜中央动脉灌注压下降引起(Gass,1999)。如用彩色超声多普勒成像(CDI)检查眼动脉或颈动脉,能发现病变的存在(粥样斑、狭窄、血流量减少、流速缓慢等)。当然,此种情况只见于部分视网膜静脉阻塞,决非全部。视网膜静脉阻塞 FFA 检查常见的动脉充盈时间延长,可能仅是静脉血回流受阻的一种反映,不一定是动脉供血不足。

2. 静脉管壁损害　有两个原因,一是受到其邻接处动脉硬化的波及而发生硬化;二是静脉本身的炎症。两者均可导致管壁增厚,管腔狭窄。硬化还能使内膜及内膜下细胞增生,炎症则可使内膜肿胀。细胞增生和内膜肿胀更加重了管腔的狭窄程度。除罕有的极度严重者,因内膜与内膜直接接触发生闭锁外,绝大多数是因内膜面变得粗糙、电荷改变,促使血小板沉着凝集而形成血栓(始为白色血栓,即血小板血栓,后成红色血栓,即全血血栓),导致静脉管腔完全或不完全堵塞。

视网膜中央静脉阻塞(central retinal vein occlusion,CRVO)好发于静脉穿越巩膜筛板处,视网膜分支静脉阻塞(branch retinal vein occlusion,BRVO)好发于动静脉交叉处,此种情况,前者可能因巩膜管的挤压,后者可能因该处动、静脉被一层共同的血管外膜包绕(Scheerer,1923),一旦上述外膜因动脉硬化等原因发生组织增生,增生的外膜会挤压静脉管腔而使其不能舒展或舒展不易。

3. 血液流变学改变　本病大多数患者均有这方面的改变,血液(全血、血浆)黏稠度及红细胞、血小板凝集性增高(失去了两者表面的负电荷),使血液通过静脉管径狭窄处更加困难和血栓易于发生。口服避孕药及应用拟交感神经药物对引发本病也有影响。其机制可能是:前者增加了血液的黏稠度,后者使血管缩窄。另外,有人认为,活性蛋白-C 阻抗(activated protein-C resistance)等抗凝系统的遗传缺陷,也可能与本病有关。

除上述三者之外,高眼压和本病发生亦具相关性(特别是 CRVO,FH Verhoeff,1987)。据统计,本病同时合并原发性开角型青光眼者达 10%~20%。究其原因:第一,开角型青光眼患者本身大多有血液黏稠度增高;第二,巩膜筛板的病理性凹陷,可能不利于中央动脉灌注和静脉回流。也有人认为,本病在远视眼的发病率高于正视眼和近视眼,提出眼轴过短是分支静脉阻塞的一个危险因素(Park,2000),但这一观点尚未得到公认。其他全身性疾病如心功能不全、心动过缓、血压突然降低等导致血流缓慢等血流动力学异常者,高血糖、高血压、高血脂、高同型半胱氨酸血症、抗磷脂抗体综合征等,均可助长 RVO 的形成。

视网膜静脉阻塞时出现的一系列眼部体征,均继发于阻塞后的视网膜血循环紊乱和供氧不足、血-视网膜屏障损害、血管内皮生长因子(VEGF)活性增强。例如,视网膜出血是由静脉血回流障碍、血管壁脆性增加和血流淤滞而引起纤溶酶局部功能亢进所致;静脉怒张迂曲、血柱色泽暗紫是由血液回流受阻所致;棉绒斑是由视网膜神经上皮层内层毛细血管小叶(retinal capillary lobule)缺血所致;黄白色硬性渗出斑是由出血后血液中脂类物质沉着所致。此外,视网膜水肿混浊、侧支循环形成、毛细血管梭形扩张、黄斑囊样水肿以及虹膜面出现新生血管(虹膜红变)并由此继发新生血管性青光眼等,无一不与此有关。

临床分类

按阻塞的位置可分总干、分支(包括黄斑分支)、半侧三种;按阻塞的轻重程度可分非缺血性和缺血性两种(即不完全性、完全性阻塞,Kohner 称之为轻症、重症)。缺血性阻塞可出现低视力(≤0.1),相对性传入性瞳孔障碍(RAPD),虹膜或房角新生血管,视网膜毛细血管大面积缺血(FFA 无灌注区总面积超过 10 个 PD),检眼镜下见视网膜广泛出血;非缺血性阻塞视网膜毛细血管缺血面积小,视网膜静脉迂曲扩张外,出血较少。非缺血性阻塞比缺血性多见,两者之比约为 7:3。但随着病程持续,部分非缺血性可以转变为缺血性(RL Mcintosh,2010)。

临床表现

1. 视功能损害　以阻塞的程度和是否累及黄斑而异。黄斑一旦受到波及,中心视力突然或在数天内显著下降,并出现小视与变视,严重者仅存眼前指数或手动。

当静脉阻塞仍保持一定视力时,周边视野常无影响或有与阻塞区相应的不规则向心性缩小;中心视野则常因黄斑及其附近损害而有中心或旁中心暗点。

2. 眼底所见　因病程早晚、阻塞位置、阻塞程度不同而有所不同。

【视网膜中央静脉阻塞(central retinal vein occlusion,CRVO)】

CRVO 视盘充血肿胀,边界消失。整个视网膜(包括周边部)水肿混浊,并布满大小不等的线状、火焰状甚至狐尾状的神经纤维层出血。有时能见到圆点状或形态不规则的深层出血。视网膜静脉怒张迂曲,部分被组织水肿及出血掩盖而呈节段状。视网膜动脉因反射性收缩显得比较狭窄。此外,特别在后极部常可见到棉绒斑、黄斑放射状皱褶、星芒状斑、囊样水肿。视网膜浅层及深层出血,是毛细血管、微静脉或较大静脉不耐高压而破裂使然。出血量多时可见视网膜前出血,甚至突破内界膜进入玻璃体,形成玻璃体积血,使眼底不能透见。

CRVO 在不同患者的眼底表现差异较大。可表现为视网膜静脉轻度扩张或迂曲,视网膜少许出血,FFA 显示出血性遮蔽荧光和视网膜毛细血管充盈良好,中度黄斑水肿;也可表现为明显的静脉扩张或迂曲,伴视网膜大量出血,神经纤维层梗死引起的棉绒斑,FFA 显示出血性遮蔽荧光和大面积视网膜无灌注区,严重的黄斑水肿。不同患者 CRVO 无灌注区面积的差异,可能与 CRVO 发生前即存在视网膜动脉病变和灌注不良的情况有关。在静脉阻塞引起阻力突然增加的情况下,这种边缘性的血流灌注降低到临界阈值以下,导致整个视网膜毛细血管大面积闭合。

【视网膜分支静脉阻塞(branch retinal vein occlusion,BRVO)】

BRVO 发病率较 CRVO 高,以颞上支最常见,其次为颞下支,再次为鼻侧支、黄斑分支。在分支阻塞时,上述各种眼底改变(出血、水肿、渗出、管径扩张、行径迂曲等)限于该分支引流区域。但颞上或颞下支阻塞,亦可波及黄斑。单独的黄斑分支阻塞相对少见。

视网膜中央静脉的一级分支在进入巩膜筛板之前,大多已形成总干。但有一部分先天异常者,在穿过巩膜筛板后面一段距离处才汇合成总干,所以在球后视神经内存在两支或两支以上的静脉干,故称之为"分干"。当其中的一支发生阻塞时,称为半侧视网膜中央静脉阻塞(hemi-central retinal vein occlusion,hemi-CRVO)。

半侧阻塞所引起的病变范围大于分支阻塞,占整个眼底的 1/2~2/3,视盘出现与阻塞部位一致的区域性水肿混浊。

CRVO、BRVO 及 hemi-CRVO 均可因阻塞的程度轻重而有不同的眼底改变,非缺血性阻塞的眼底出血量、出血面积、视网膜水肿混浊程度要比缺血性阻塞少而轻,FFA 所见无灌注区面积之和少于 10 个 PD,棉绒斑少见,黄斑囊样水肿发生率亦低得多。

3. 自然病程　RVO 的自然病程可达 1 年左右,少数患者的血栓不稳定,可能会自行溶解或脱离,血管再通。

血管无法再通时,局部会出现侧支循环。侧支循环来源于视网膜毛细血管扩张,是以最短径路连接阻塞血管与附近开放血管或阻塞支本身阻塞段与未阻塞段之间的通道(静脉-静脉短路),如同水坝闸门关闭时的泄洪渠道。这种侧支循环的建立,在发病之初即已开始。但因被出血和水肿所掩盖,在检眼镜下不易发现,待出血和水肿减退或消失后才能见到,呈襻状或螺旋状迂曲。CRVO、hemi-CRVO 或靠近视盘的BRVO,侧支循环常见于视盘面或其边缘处。ICGA 提示,该处侧支循环有时是视网膜与脉络膜循环形成的短路,视网膜静脉血流通过侧支循环进入脉络膜循环(Takahashi,1998)。

随侧支循环的逐渐建立而血循环障碍有自行缓慢恢复的倾向。大概经半年左右,视网膜水肿、出血渐渐消失,静脉管径恢复至原有宽度或宽窄不均。可见血管平行白鞘或管状白鞘,与阻塞静脉伴行的动脉可有继发性硬化,有时还能见到静脉小分支瘤样梭形扩张。

侧支循环形成的早晚以及是否有效,对视功能有直接影响。特别是黄斑受害时,如果有一早期开放的侧支循环存在,预后就比较良好。即使一时由于侧支负荷过重而出现出血、水肿混浊(细胞外水肿),但当出血、水肿混浊吸收后仍可恢复有用视力。反之,如果在侧支循环形成之前视细胞已有不可逆性损害,则无济于视力的挽救。

侧支循环形成时间长,且无法完全代偿,阻塞区的视网膜内层萎缩而出现颗粒状或斑驳状外观,遗留色素紊乱。有时可见到因成纤维细胞等细胞增生而引起的继发性视盘前膜和/或继发性视网膜(包括黄斑)前膜形成。视网膜血管后面有灰白色或黄白色簇状聚集的硬性渗出斑点,此种斑点由脂质沉着而成,形态不一,位于黄斑者呈星芒状,黄斑边缘者呈半环状。硬性渗出斑在出血、水肿混浊消失后仍可残存较长时间,甚至在数年后还能见其残余。

4. 并发症　RVO 发展过程中还可能出现严重并发症,如黄斑水肿、新生血管、玻璃体积血、视网膜机化膜增殖、牵拉性视网膜脱离。这些并发症导致病情恶化的主要原因也是临床干预治疗的主要目的。

黄斑水肿是 RVO 中最常见的一种并发症,约 30% 的 BRVO 患者会出现黄斑水肿,导致视力不可逆下降,甚至失明。黄斑水肿是黄斑部位视网膜神经感觉层的细胞外液体聚集、细胞间隙扩张导致的细胞外水肿。目前认为有两种原因:血管闭塞后血管静脉压升高导致液体穿过血管壁渗出至相邻的视网膜组织中;受损的内皮细胞可能诱发视网膜微血管系统的慢性炎症、增加炎性介质使得血-视网膜屏障障碍,最终导致黄斑水肿。

缺血性阻塞时,视网膜神经上皮层内层的毛细血管小叶(capillary lobule,指包括毛细血管前微动脉、毛细血管、毛细血管后微静脉在内的整个末梢循环单位)血流阻断,造成片状缺血区,是检眼镜下所见棉绒状斑形成的基础。病程后期,棉绒状斑消退,在缺血区周围出现网状或卷丝状新生血管。新生血管与侧支循环在检眼镜下不易辨别。

CRVO 或 hemi-CRVO 时,部分病例可发生虹膜新生血管(虹膜红变),当新生血管扩展至房角及进入小梁网堵塞房角(少数病例新生血管仅见于房角),则导致新生血管性青光眼。新生血管性青光眼多见于青年患者,老年患者相对较少。理由可能是年轻人新陈代谢旺盛,眼组织对缺氧敏感的缘故。部分病例在视盘表面和/或视网膜形成新生血管,因新生血管易于破裂,可导致反复性玻璃体积血与随之而来的机化,严重者导致牵拉性视网膜脱离。

5. FFA　荧光造影所见亦因阻塞部位(总干、半侧、分支)、阻塞程度(缺血性、非缺血性)及病程之早晚而有所不同。

总干缺血性阻塞在病程之初,造影早期有大片无灌注区,亦可因视网膜有大量出血病灶,使脉络膜及视网膜荧光被遮蔽,在未被遮蔽处则可见充盈迟缓的动、静脉(动-静脉过渡时间延长,往往超过20秒)。造影后期,静脉管壁及其附近组织染色而呈强荧光,当荧光素到达黄斑周围毛细血管时,如该处未被出血遮盖,便有明显荧光渗漏,并逐渐进入并潴留于微小的囊样间隙中。病程晚期,在无灌注区周围的残存毛细血管,呈瘤状扩张。各种异常径路的侧支循环及新生血管在眼底任何部位均可出现,但在视盘面最多见。视盘面的新生血管有时可以进入玻璃体,如果破裂,导致玻璃体积血。新生血管因有明显渗漏可以与侧支循环鉴别。

总干非缺血性阻塞在病程之初,FFA早期,因无灌注区面积小(甚至不见无灌注区)、出血量不多,荧光遮蔽较小,动-静脉过渡时间延长并不明显。静脉管壁渗漏及随后出现的管壁与其周围组织染色,亦轻于缺血性阻塞。病变累及黄斑且无有效侧支循环者,则因中心凹周围毛细血管渗漏而出现花瓣状强荧光区(囊样水肿),中心凹周围毛细血管拱环破坏而出现渗漏。病程晚期一般不见无灌注区和新生血管。

半侧阻塞与分支阻塞FFA所见,亦因阻塞之缺血性或非缺血性而出现与总干阻塞时病程早期及晚期相同之表现,但其范围则仅限于该"分干"或该分支的引流区。此外,有些分支阻塞病例,在病程最初阶段可以见到该分支阻塞处管径狭窄,其附近上流端出现局限性强荧光(图4-15~图4-21)。

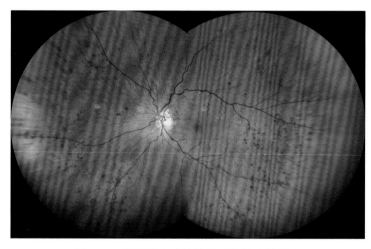

图4-15　视网膜中央静脉总干非缺血性阻塞

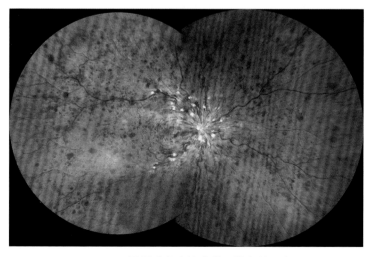

图4-16　视网膜中央静脉总干缺血性阻塞

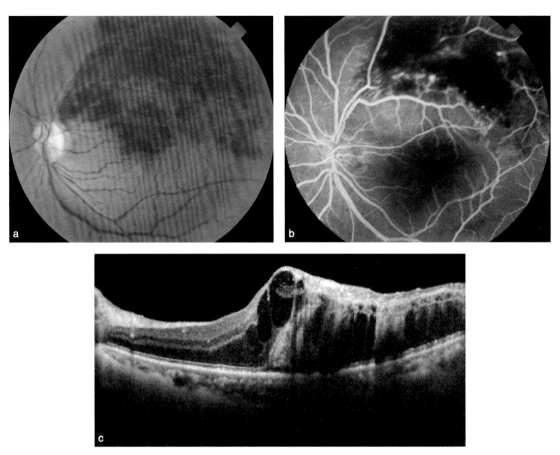

图 4-17 视网膜中央静脉颞上支阻塞、黄斑损害

男,62 岁,确诊原发性慢性进行性高血压 5 年,发现左眼视力下降(0.05)、视物变形、景色灰暗 17 天;a. 眼底像;b. FFA20.8 秒;c. 黄斑水肿 OCT。

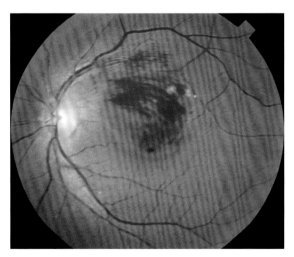

图 4-18 视网膜中央静脉颞上支小分支阻塞,黄斑损害
女 50 岁,左眼视力下降、视物变形 1 个月,右眼 1.0,左眼 0.2。

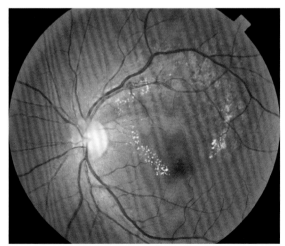

图 4-19 上例(图 4-18 同例)激光光凝术后
术后 1 个星期,视力增至 0.3,视物变形减轻。

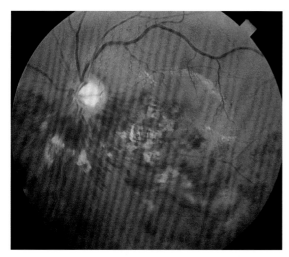

图 4-20　视网膜中央静脉半侧缺血性阻塞

女,57 岁,原发性开角型青光眼患者,左眼中心视力 0.7,高度减退 3 个月(下降至 0.02),眼底下半侧有大片出血斑、众多棉绒斑;FFA 片上有相应于棉绒斑处的无灌注区,出血斑处荧光被掩盖;两眼视盘均见青光眼杯(C/D 约为 0.6),双眼眼压(非接触式):21mmHg,青光眼杯边缘血管呈屈膝状弯曲,房角镜检查为开角;右眼生理盲点向上、下方扩大(Seider 暗点),周边形视野有 45°~50° 的向心性缩窄,左眼(视标直径 5mm)上半侧视野缺损。

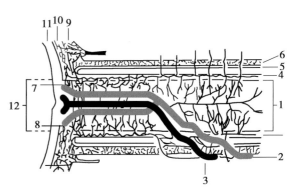

图 4-21　视网膜中央静脉在视神经内的两个"分干"图解

1. 视神经;2. 视网膜中央静脉;3. 视网膜中央动脉;4. 软鞘(脑)膜;5. 蛛网膜;6. 硬鞘(脑)膜;7. 筛板前区;8. 筛板区;9. 巩膜;10. 脉络膜;11. 视网膜;12. 视盘。

　　超广角 FA(UWF-FA)可以显示更大的视网膜面积,显示出评估无灌注区的优势。有研究应用 UWF-FA 提出了"缺血指数",即视网膜无灌注区面积所占整个视网膜的百分比,但存在使用的材料和软件会导致图像失真的问题(与中央区比较,通常是对周边区的过度评估),且该定义也没有考虑无灌注区的位置。因此还需要更多的研究来验证其临床意义。

　　6. OCT 和 OCTA　目前 OCT 是诊断和评估 RVO 引起黄斑水肿的最佳方法。OCTA 是监测视网膜微血管、评估无灌注区的手段之一(图 4-22)。在 RVO 中,OCTA 显示受累眼内所有层的视网膜血管密度比未受累眼内的血管密度低。

　　尽管目前 RVO 的 OCT 和 OCTA 图像中不同影像特征的确切影响有待进一步试验明确,但某些形态学特征仍值得重视:中心凹视网膜厚度(CRT)最常用,是大多随机临床试验的重要参数;明显的中界膜(p-MLM,位于外丛状层内部的高反射线)和急性旁中心中层视网膜病变(PAMM)是 RVO 缺血迹象;另外还有视网膜下液(SRF)、高反射灶(HRF)和视网膜内液(IRF)等。

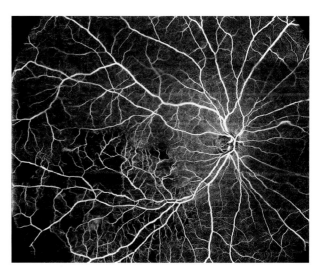

图 4-22　视网膜分支静脉阻塞的 OCTA 血流拼图浅层毛细血管层

颞下方视网膜毛细血管血流信号降低或缺失。

诊断与治疗

在诊断 RVO 时有三个关键问题:是否可能存在其他诊断? 是否有黄斑水肿? 视网膜缺血的程度是多少? 本病发生多与全身病有关(例如高血压、动脉硬化、高血脂、糖尿病、某种血浆蛋白异常、炎症等),因此,治疗亦应着眼于全身。必要时请有关科室会诊做适当处理,以利于防止并发症。

在判断 RVO 黄斑水肿、视网膜缺血程度时,除了常规的 OCT、FFA,OCTA 也是监测视网膜微血管、评估缺血区域的重要手段。当存在大量出血时,可先行抗 VEGF 治疗,积血吸收再通过 FFA 评估缺血程度。但目前对于视网膜无灌注区的面积能否预测新生血管化的风险仍没有确定的共识。

1. 药物治疗

(1)抗血凝药

1)纤维蛋白溶解药物:此类制剂有尿激酶、链激酶、纤溶酶、蛇毒抗栓酶等。其中尿激酶无抗原性,使用前不必做过敏试验,毒、副作用也较小,最为常用。尿激酶(urokinase)能直接激活血浆及血凝块中纤溶酶原转变为纤溶酶,提高纤维蛋白溶解能力,从而使血栓溶解(血栓一旦机化,则已无能为力)。常用剂量为 10 000U,加入低分子右旋糖酐(low molecular dextran)或生理盐水 250~500mL 内静脉点滴注射,每日 1 次,10~15 次为一疗程。亦可以 100~500U 溶于 0.5~1mL 生理盐水中球后注射,每日或隔日 1 次,5 次为一疗程。但也有文献报道,尿激酶、链激酶等治疗不仅无效,还能使出血加重(Sanborn,1997),其原因可能因此类制剂加强了视网膜循环纤溶酶活性有关(如前文所述,本病在病变局部的纤溶酶活性是亢进的),为此必须掌握剂量,在应用过程中如见出血加重,即予停止。

2)抗血小板凝集药:常用的该类制剂有阿司匹林(acetylsalicylic acid;aspirin)肠溶片和双嘧达莫(dipyridamole,即潘生丁,persantin)。阿司匹林可抑制前列腺素合成酶和环氧化酶,有强大持久的血小板解聚作用。50mg,每日 3 次,饭后服,日剂量不要超过 150mg,大剂量时能抑制血管内皮前列环素(PCI2)合成,而前列环素恰恰又是 TXA2 的生理拮抗剂,是阻止血小板凝集所必需,所以剂量的掌握极为重要,有消化道溃疡者慎用。双嘧达莫可抑制血小板的释放反应,从而减少其凝集。与阿司匹林同用时,每次 50mg,每日 3 次,空腹服,单独使用时可增加一倍剂量,即 100mg,每日 3 次。曲克芦丁(troxerutin,即羟乙基芦丁,或名维脑路通),亦为红细胞、血小板解聚剂,降低血黏度,200~300mg,每日 3 次,也可肌内注射(200mg,每日 1 次)、静脉滴注(400mg,加入 5% 葡萄糖溶液 500mL 内,每日 1 次)。

(2)血液稀释疗法:等容血液稀释疗法(isovolumic hemodilution)的原理是降低红细胞压积,减少血液黏稠度和改善微循环。在患者肘静脉抽血 400~500mL 加入灭菌枸橼酸钠液抗凝,高速离心分离血细胞和血浆,在等待过程中,静脉点滴注射低分子右旋糖酐(注意事项见下文,如有禁忌改用生理盐水),然后将分离出来的血浆输回给患者。每隔 2~3 日重复 1 次,共 3~6 次。至红细胞压积降至 30%~50% 为止。有血液病者(如白血病、严重贫血、血小板减少性紫癜等)、重要脏器疾病者(如严重心脏病等)、急性感染性疾病及传染病者禁忌。

低分子右旋糖酐静脉点滴注射,每日或隔日 1 次,每次 500mL,10~15 次为一疗程。也是一种血液稀释疗法。除能降低血液黏稠度外,还能改变静脉管壁内膜损害处的电荷,阻止血小板和红细胞凝集沉着。有哮喘病、充血性心力衰竭、出血性疾病等全身病者禁用,孕妇及肝、肾功能不良者慎用。此外,对个别病例可以发生过敏反应,故在初次注射时应严密观察 5~10 分钟,如有异常,立即停用。

(3)中药治疗:中药的活血化瘀药有一定的抗血凝、改善微循环、提高组织对缺氧的耐受性等作用。常用方有加味桃红四物汤(生地黄 10~15g、川芎 6~10g、当归尾 15g、赤芍药 10g、桃仁 10g、红花 10g、丹参 15g、广地龙 15g、土鳖虫 6g、枳壳 10g、郁金 10g、刘寄奴 10g、生川牛膝 15g、柴胡 6~10g、夏枯草 15g、制香附 10g),每日一剂,分两次水煎温服。由动脉硬化引起者,方中加山楂 15g、海藻(漂去盐,有甲状腺功能亢进者忌用）15g、鸡内金 10g、苦丁茶 10g；有高血压者再加天麻 10~15g、决明子 15g、白菊花 10g；由静脉本身炎症引起者，原方加玄参 15g、丹皮 12g、黑山栀 10g、酒炒黄芩 6~10g、黄连（姜汁炒）4.5~6g、制大黄 6~10g、连翘 15g、金银花 15g；黄斑水肿者，加车前子 15g、赤茯苓 15g、满天星 15g、白术 10g、猪苓 10g。中药煎剂可单独应用，亦可与尿激酶、阿司匹林肠溶片等配合应用。30 剂为 1 个疗程，必要时连续 2~4 个疗程。

（4）抗炎治疗：青年患者多由静脉本身炎症引起，可加服糖皮质激素，例如泼尼松 30~60mg，1 次/d，于上午 8 时前顿服，低盐饮食，同时内服氯化钾（0.3g，1 次/d），以避免或减少出现副作用。如全身有此类激素禁忌证，则改用非甾体抗炎药，如吲哚美辛、双氯芬酸钠、萘普生、保泰松等。亦可用曲安奈德 20~40mg加 2% 利多卡因 0.3mL 球后注射，每 5~7 日 1 次，连续 3~5 次。

（5）并发黄斑水肿的治疗：黄斑水肿，特别是其严重者，在囊样水肿（细胞外水肿）尚未发展为囊样变性（细胞内水肿）时，应采用玻璃体腔内注射抗 VEGF 药物降低乃至消除血管内皮生长因子（VEGF）活性。目前，玻璃体腔注射抗 VEGF 药物为治疗 RVO 引起的黄斑水肿的"金标准"，局灶性激光光凝术和玻璃体腔注射激素药物仅视为二线治疗；对于近期有重大心血管事件、不愿每月接受注射或随诊、人工晶状体眼的患者，激素可作为一线治疗；对抗 VEGF 治疗（3~6 次注射，注药取决于每位患者的个体反应）后效果不佳时，推荐使用激素或更换抗 VEGF 药。

激素药物也可减少前列腺素的生成，降低血管的通透性，同时下调 VEGF 水平，减轻血-视网膜屏障的破坏，促进渗出吸收，治疗黄斑水肿。传统的黄斑水肿激素治疗有 Tenon 囊下注射或玻璃体腔注射曲安奈德。近些年逐渐出现了多种眼内注射的激素类药物，如地塞米松缓释植入物已被用于治疗 RVO 相关的黄斑水肿。激素治疗对于部分特殊人群具有优势，如青壮年的 RVO，炎症可能性大；人工晶状体眼或者无晶状体眼的患者等。

无论是激素还是抗 VEGF 药物，玻璃体腔注药仍有引起高眼压、眼内非感染性或感染性炎症之可能，必须谨慎。

附：玻璃体腔内药物注射注意事项。

玻璃体腔内注射是有一定风险的，如何使风险最小化，建议如下：

1）为了防止感染性炎症，建议：①注射前 1~2 天用广谱抗生素滴眼液频繁点眼；②有眼附属器及眼表活动性炎症者（如慢性泪囊炎、睑缘炎、睑板腺炎、卡他性或其他严重的急性结膜炎），尽量避免注射，或在炎症获得控制后再行注射；③注射前用聚维酮碘消毒眼表（结膜囊、眼睑、睫毛）；④严格无菌操作（注射者必须戴用灭菌手套、注射眼覆盖灭菌洞巾、用能遮盖睫毛的消毒开睑器、针头避免接触睑缘和睫毛、点眼麻醉剂严防污染，注射完毕用灭菌棉签按压刺入点结膜 2~3 分钟（防止注射液或液化玻璃体外流），广谱抗生素眼膏点眼后灭菌敷料包盖。

2）为了防止一过性高眼压，影响视网膜中央动脉灌注，建议：①有青光眼家族史，特别是患有青光眼或疑似青光眼病史者，尽量避免注射；注射前测定眼压≤19mmHg（非接触式射流眼压计）；②注射前用弱扩瞳剂充分扩瞳，利于注射后检眼镜观察眼底情况（视网膜中央动脉灌注、药物在球内位置，以及注射处视网膜有否裂孔、出血、出血是否进入玻璃体）；③注射前，试用 2% 利多卡因注射液 0.3mL，加 1∶1 000 肾上腺素注射液一滴（一滴约等于 1mL 的 1/25，老年或有心血管疾病患者慎用）球后注射，有可能使眼压下降而避免一过性高眼压。

3）注射后 1 周内，必须予以随访。

黄斑水肿的消退被定义为在最后一次注射抗 VEGF 药物后，至少 6 个月内黄斑未出现 IRF 和 SRF。

2. 激光治疗　激光对本病的治疗包括激光光凝、激光诱导视网膜与脉络膜间吻合形成等。

（1）激光光凝的主要作用是减少和防止毛细血管渗漏，特别是尽可能减少和防止黄斑囊样水肿的形成。光凝无灌注区，可预防新生血管或封闭已有的新生血管，从而极大地减少出血和出血进入玻璃体的机会。

黄斑毛细血管渗漏或毛细血管广泛破坏而导致视网膜水肿增厚,可采用格栅状光凝(黄斑水肿初为细胞外水肿,及时治疗,水肿消退后可改善视力,如拖延较久,成细胞内水肿,亦即囊样变性,视力损害已不可逆)。总干缺血性阻塞,可采用全视网膜激光光凝(pan-retinal photocoagulation,PRP),这是治疗 RVO 相关新生血管(视网膜和视盘以及虹膜新生血管)并发症的标准方案。如果患者不能进行密切随访,预防性 PRP 应被作为预防缺血性 CRVO 虹膜新生血管的早期治疗(CRVO 发病后 90 天内)。而在虹膜瞳孔缘已出现逗号状 1~2 个红色小点时(新生血管芽),更应毫不犹豫地立即给以全视网膜激光光凝或超全视网膜激光光凝(extra-pan-retinal photocoagulation,参阅第八章第五节,糖尿病视网膜病变治疗的激光光凝)。

(2)对总干阻塞(特别是缺血性阻塞)可做激光视网膜-脉络膜吻合术(laser choroid-retina anastomoses),目的是诱导视网膜与脉络膜间血管吻合支形成,正常时,视网膜静脉和脉络膜静脉之间存在压力梯度,当视网膜静脉阻塞发生后,这种压力梯度增大。以氩-绿激光(亦可用穿透力较强的氪-红激光)破坏视网膜色素上皮层及其下的 Bruch 膜,至见到脉络膜面出现液性小泡为止。使视网膜与脉络膜间血管构成短路后,视网膜静脉血便可顺着压力梯度流向脉络膜并形成固定的吻合支,从而降低视网膜静脉压,避免了由于视网膜循环障碍而引发的一系列病理改变。2003 年,Leonard 等对此术进行改良,主要是光凝应尽量离开静脉及静脉边缘,以免引起玻璃体积血、牵拉性视网膜脱离、远端静脉关闭等术后并发症。

3. 手术治疗　已如前述,视网膜动、静脉交叉处被共同的血管外膜包裹,因此静脉在交叉处易于受到动脉硬化等影响而导致管腔狭窄,血液回流受阻。因此有人试行切开交叉处血管外膜以缓解分支阻塞静脉压(动静脉外膜切开术,arteriovenous sheathotomy),在改善分支静脉阻塞的预后方面,取得了较好成绩(Weinberg,1990;吕林,2002)。对于总干阻塞引起黄斑囊样水肿,使视功能严重损害者(视力≤0.05),Opremcak(2001)提出在视盘鼻侧放射状视神经切开术(radial optic neurotomy,RON,术中必须注意不能损及视盘-黄斑纤维束及视网膜中央动、静脉),以解除视网膜中央动、静脉在巩膜管内受到的挤压,具有一定效果,但据 Nomoto 等(2004)的观察认为此种疗效之获得,是术后建立了视网膜与脉络膜间血循环吻合,并非为减压所致。目前 RON 尚未被公认,争议较多(如 Hayreh,2002;Bynoe,2002),究竟如何,还要积累更多经验才可定论。

本病的严重并发症如浓密玻璃体积血、致密的机化膜,有引发牵拉性视网膜脱离之倾向者,可采取玻璃体手术。

4. 新生血管性青光眼的治疗　新生血管性青光眼是视网膜静脉阻塞最严重的并发症,多见于总干缺血性阻塞(亦偶见于半侧缺血性阻塞、分支缺血性阻塞),是视网膜组织严重缺血缺氧所引起(占全部新生血管性青光眼的 97%,Sivak-Callcott,2001)。上述全视网膜激光光凝只起预防作用,一旦形成,目前尚无确切有效的治疗方法。毛果芸香碱等缩瞳剂不仅无效,而且还可使眼压进一步增高。β-肾上腺素受体阻滞剂(如 0.5% 噻吗洛尔滴眼液等)、α2-肾上腺素激动剂(如 0.2%~0.5% 酒石酸溴莫尼定滴眼液等)、局部或口服碳酸酐酶抑制剂(前者如 1% 布林佐胺滴眼液等,后者如醋甲唑胺等)可以试用。在大多数情况下,为了降低眼压以缓解疼痛,或企图保存残余视力,不得不给予手术,如经巩膜二极管激光睫状体光凝、冷凝、滤过性手术、房水导管(aqueous tube shunts)、引流阀植入术、抗血管内皮细胞生长因子药(如雷珠单抗,ranibizumab)玻璃体腔内注射联合全视网膜激光光凝、玻璃体手术联合眼内激光光凝视网膜及睫状体等,但均无肯定疗效。

预后

本病预后因阻塞的原因、部位、程度等而有很大差异。就发病原因而言,炎症引起的阻塞由于管壁与内膜肿胀是可逆性的,不同于动脉硬化波及而引起的阻塞。后者静脉管壁增厚、管腔狭窄由内膜下及内膜细胞增生所致,是不可逆的,故炎症性阻塞的预后应优于硬化性阻塞。就阻塞的部位而言,分支阻塞优于半侧阻塞,半侧阻塞优于总干阻塞。就阻塞的程度而言,非缺血性优于缺血性阻塞。特别是总干的缺血性阻塞,FFA 有大面积无灌注区者,不仅致盲率高,而且新生血管性青光眼的发生率也高,预后更为不良。当然,对以上各项预后估计,都不是绝对的。例如是否能及早形成有效的侧支循环,是否能得到及时合理的治疗等,均直接影响预后。黄斑出现水肿后,短期内不能消退者(细胞外水肿→细胞内水肿,即:囊样水肿→囊样变性),势必严重损害中心视力。

主要参考文献

1. 黄厚斌. 视网膜中央静脉阻塞//魏文斌,陈积中. 眼底病鉴别诊断学. 北京:人民卫生出版社,2012:211-217.

2. 陈家彝,贺兰. 半侧性视网膜中央静脉阻塞:附 8 例报告. 眼底病,1989,005(3):174-175.

3. 安玮,张惠蓉,田力. 视网膜黄斑分支静脉阻塞. 中国实用眼科杂志,1996(5):288-289.

4. 付海涛,沈泽民. 视网膜静脉阻塞的治疗新进展. 国外医学(眼科学分册),2000(3):179-183.

5. 张帆,刘哲丽. 激光诱导脉络膜视网膜静脉吻合术治疗视网膜静脉阻塞. 中华眼底病杂志,2001,17(1):8-11.

6. 郑建秋,滕岩. 颈动脉粥样硬化与糖尿病视网膜病变的关系. 中国糖尿病杂志,2007,15(8):492-494.

7. ZHOU J Q,XU L,WANG S,et al. The 10-year incidence and risk factors of retinal vein occlusion:The Beijing eye study. Ophthalmology,2013,120(4):803-808.

8. KLEIN L,MOSS S E,MEUER S M,et al. The 15-year cumulative incidence of retinal vein occlusion:The Beaver Dam Eye Study. Arch Ophthalmol,2008,126(4):513-518.

9. MCINTOSH R L,ROGERS S L,LIM L,et al. Natural history of central retinal vein occlusion:An evidence-based systematic review. Ophthalmology,2010,117(6):1113-1123.

10. HAYREH S S. Classification of central retinal vein occlusion. Ophthalmology,1983,90(5):458-474.

11. HAYREH S S,KLUGMAN M R,BERI M,et al. Differentiation of ischemic from non-ischemic central retinal vein occlusion during the early acute phase. Graefe's Arch Clin Exp Ophthalmol,1990,228(3):201-217.

12. HAYREH S S. Management of central retinal vein occlusion. Ophthalmologica,2003,217(3):167-188.

13. GUTMAN F A. Macular edema secondary to occlusion of the retinal veins. Surv Ophthalmol,1984,28 Suppl:462-470.

14. FONG A C O,SCHATZ H. Central retinal vein occlusion in young adults. Surv Ophthalmol,1993,37(6):393-417.

15. WEINBERG D,DODWELL D G,FERN S A. Anatomy of arteriovenous crossing in branch retinal vein occlusion. Am J Ophthalmol,1990,109(3):298-302.

16. OPREMCAK E M,BRUCE R A,LOMEO M D,et al. Radial optic neurotomy for central retinal vein occlusion:A retrospective pilot study of 11consecutive cases. Retina,2001,21(5):408-415.

17. HAYREH S S. Radial optic neurotomy for central retinal vein occlusion. Retina,2002,22(6):827.

18. LEONARD B C,COUPLAND S G,KERTES P J,et al. Long-term follow-up of a motivated technique for laser-induced chorioretinal venous anastomosis in nonischemic central retinal vein occlusion. Ophthalmology,2003,110(5):948-954.

19. BYNOE L A. Radial optic neurotomy for central retinal vein occlusion. Retina,2002,22(3):379-380.

20. WEGER M,RENNER W,STEINBRUGGER I,et al. Role of thrombophilic gene polymorphisms in branch retinal vein occlusion. Ophthalmology,2005,112(11):1910-1915.

21. The Central Vein Occlusion Study Group. Natural history and clinical management of central retinal vein occlusion. Arch Ophthalmol,1997,115(4):486-491.

22. SCHMIDT-ERFURTH U,GARCIA-ARUMI J,GERENDAS B S,et al. Guidelines for the management of retinal vein occlusion by the European society of retina specialists(EURETINA). Ophthalmologica,2019,242(3):123-162.

23. SCOTT I U,CAMPOCHIARO P A,NEWMAN N J,et al. Retinal vascular occlusions. Lancet,2020,396(10266):1927-1940.

第三节　Eales 病

Henry Eales 于 1882 年首先阐明玻璃体积血与视网膜静脉的关系,并予以详细报道,故名"Eales 病",又名"视网膜静脉周围炎""特发性视网膜血管炎""青年复发性玻璃体积血"。大多见于 20~30 岁男性。两眼多在 1 年内先后发病,且易复发。因常累及动脉,目前亦称为视网膜血管炎。

病因与发病机制

两者均未明确,可能与氧化自由基损伤、免疫因子、某些系统性疾病有关,也可能存在免疫遗传易感因素(HLA-DRB1.04,刘辉,2006)。

自 O. F. Wadsworth(1887)提出全身结核感染为本病最有可能的原因之后,得到不少临床和实验室检查所支持(Fountain,1984;Biswas,1999;Madhavan,2000)。其发病机制,除极少数是结核杆菌由血源或局部蔓延直接侵袭外(Gilbert,1935),就绝大多数而言,则为由结核蛋白引起的Ⅲ型(间或Ⅳ型)免疫反应(Muthukaruppan,1989)。此等病例全身及眼部均无活动性结核,或仅有陈旧性病变(如肺部、肺门部钙化灶或纤维化病灶),结核菌素皮肤试验强阳性,并可诱发病灶反应,使视网膜静脉炎症及玻璃体积血突然加剧。

脓毒性病灶,如慢性扁桃体炎、龋齿、皮肤脓肿等,亦为本病比较多见的原因。此外,血栓闭塞性脉管炎、蛔虫病、梅毒、结节病(类肉瘤病)、Behçet 综合征等,也有引起本病的报道。

临床表现

视功能损害,因受累血管的大小、出血量多少及部位而定。如病变位于眼底周边部小血管且出血量不多者,患者多无自觉症状或仅有飞蚊症。当侵及较大静脉,出血量多时可突破内界膜进入玻璃体;或出血虽少而位于黄斑及其邻近者,视力也会突然减退;另外,闭塞性血管炎导致持续的循环不足和视网膜缺血,视网膜无灌注区和新生血管形成,是玻璃体反复积血的最常见来源。严重者可迅速下降至眼前指数、手动,甚至仅剩光感(玻璃体积血所致)。反复出血吸收后,病变附近视网膜可发生色素紊乱或色素病灶,同时引起玻璃体视网膜增生、机化,并收缩形成牵拉性视网膜脱离。

只有在视网膜出血未进入玻璃体或玻璃体少量积血时,才能见到眼底,视网膜静脉改变多见于眼底周边部的小分支,管径扩张迂曲呈纽结状,管壁伴有白鞘,附近有火焰状或片状出血。其间杂有灰白色边界模糊的渗出斑,渗出斑部分掩盖静脉,使静脉似中断状或切削状。病灶处视网膜轻度水肿混浊,偶尔也可见到邻近小动脉累及,出现白鞘或被渗出覆盖。玻璃体如有大量积血,眼底无法窥见,裂隙灯显微镜检查,只能见到前部玻璃体内暗红色血性混浊。开始 1~2 次的玻璃体积血吸收较快,发病数周内已大部消失,视力亦随之好转。如果黄斑尚无不可逆损害,可恢复或接近原有视力。

本病初起时一般只发生在某支或某几支周边部静脉小分支,以后波及较大静脉,但也有一开始就有较大静脉受害者。当发生于视盘或其附近的静脉时,视盘面水肿混浊,近处视网膜出血、水肿明显,黄斑可波及。

Eales 病发生于较大静脉支时,可并发继发性静脉分支阻塞。此种阻塞有两个特异处:①受累分支血管有指环状或袖套状白鞘;②所引起的视网膜浅层出血及视网膜水肿在颞侧常超越水平缝。

因阻塞而导致视网膜缺血,在 FFA 片上为无灌注区。缺血可诱发两种反应:一是静脉侧支循环和静脉分流,二是新生血管。前者 FFA 无渗漏,后者反之。另外,超广角荧光素眼底血管造影(UWF-FA)在该疾病更具优势,可更完整地记录周边视网膜病灶,准确定位无灌注区。

　　炎症活动期间,偶亦可见到脉络膜炎症病灶。病灶呈斑块状,灰黄色或灰白色。边界模糊,位于视网膜血管后方,在视网膜炎症静脉附近或间隔一些距离。

　　炎症静止期间,视网膜出血及水肿消失,视网膜静脉管径恢复正常或变得狭窄,静脉管壁残留白鞘。如果炎症时有静脉阻塞,则该支呈现节段状或整支血管白线化,邻近处可见侧支循环或形成吻合,并有瘢痕性白斑及色素斑点(图4-23~图4-27)。

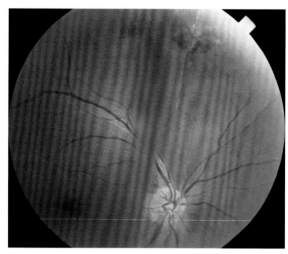

图 4-23　Eales 病(活动期)

男,31 岁,数年来每年 1~2 次出现右眼眼前黑影飘浮,突然出现,以后又慢慢消失;近 20 天又发,视力下降至 0.25。

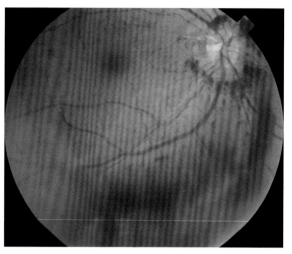

图 4-24　Eales 病(活动期)

女,29 岁,右眼视力突然下降,眼前有黑影遮盖 7 天,视力 0.1。

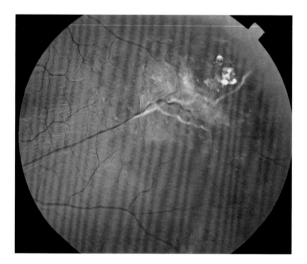

图 4-25　Eales 病(安静期)

男,34 岁,左眼视力突然严重障碍(眼前指数)3 天,玻璃体积血,眼底不能透见;右眼充分扩瞳后用间接检眼镜检查发现颞下侧周边部眼底静脉末梢分支处有陈旧性病灶,拟诊为双眼 Eales 病(左眼玻璃体积血);本图为经半年治疗后的左眼底像,炎症已趋静止,病灶前玻璃体局限性瘢痕混浊。

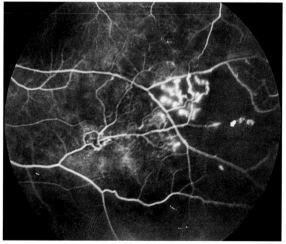

图 4-26　Eales 病(安静期)

上例(图 4-25 同例)的 FFA 片,可见侧支血管及其形成的吻合。

本病易复发,屡次反复后,玻璃体积血越来越不易吸收。最终机化,表现为不同范围、不同形态的机化膜。机化膜上有时可有新生血管,薄弱的新生血管壁易破裂,更增加了出血反复发作的机会。另外,机化膜的收缩亦易于导致牵拉性视网膜脱离。

诊断与鉴别诊断

本病双眼受累,但两侧病情严重程度及复发频率并不一致。在一眼有玻璃体大量积血而眼底不能检查时,不管另眼有无症状均应充分扩瞳后用双目间接检眼镜或三面镜检查眼底。如在周边部见到一处或数处静脉小分支充盈迂曲,附近有出血及或渗出病灶,静脉管壁白鞘或混浊,即可作为本病的临床诊断依据之一。

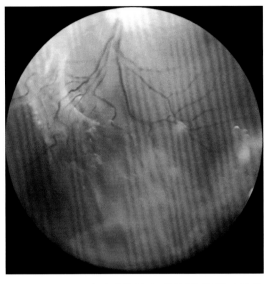

图 4-27 Eales 病玻璃体积血吸收后,遗留玻璃体内机化膜,部分视网膜血管被掩盖

至于病因方面,应尽可能查清,使治疗有的放矢。详细地进行全面体检和必要的实验室检查,如胸部透视或摄片等检查有无结核或结节病(类肉瘤病),皮肤、口腔、耳鼻喉科检查有无脓毒性病灶或浅表溃疡,做抗"O"、梅毒快速血浆反应素试验,血象、大小便常规等检验。因本病主要可疑原因为结核变态反应,结核菌素纯蛋白衍生物(purified protein derivative,PPD)试验(Mantoux 法)似乎是必要的,但皮试阳性,不能肯定眼病是由结核所引起。只有病灶反应呈阳性,根据才算充分,而一次病灶反应能使病情急剧恶化,视力可以受到严重甚至毁灭性损害,这种惨痛教训,临床上时有发生。所以只要患者有结核既往病史或见到全身的非活动性结核(如肺门或肺部纤维化、钙化病灶),即可据此推断,即使不能证明结核,亦可行一个阶段的诊断性抗结核治疗(方案见第五章第二节之诊断)。

本病与 Lyme 病的临床表现相似,仅凭眼底检查所见,有时很难区分,必须结合病史、全身情况、实验室检查等予以鉴别(参阅第八章第十四节 Lyme 病)。

治疗

本病的治疗取决于疾病的阶段,大体上可分两个部分。

第一部分,即在出血突然发生之后:①应嘱咐患者避免剧烈活动,尽量静卧、休息,多给患者安慰和解释,以消除由视力急剧下降而产生的焦虑恐惧心理;②给以酚磺乙胺(etamsylate)2~4mL 肌内注射,每日 1 次;内服卡巴克络(adrenosin)5mg,每日 3 次;维生素 K_4,4mg,每日 3 次;维生素 C,100mg,每日 3 次;芦丁 20mg,每日 3 次,及钙剂;③曲安奈德(triamcinolone acetonide)20~40mg 筋膜囊内或球后注射,每 2~4 周 1 次,共 2~3 次;④凉血止血中药(生地白芨方)内服,生地黄 15g、白茅根 30g、白芨 15g、仙鹤草 15g、侧柏炭 15g、藕节炭 15g、茜草炭 15g、大小蓟炭各 10g、连翘 15g、槐花 15g,水煎 2 次,集 2 次煎出液,于 1 日内分 2 次温服。

第二部分的重点为病因治疗。在活动性炎症时,糖皮质激素是主要治疗手段。起初,给予高剂量的口服糖皮质激素,如泼尼松龙(高达 2mg/kg),并随着血管炎开始消退而逐渐减量。对视网膜血管炎症非常活跃的患者,可考虑在后部 Tenon 囊下注射或玻璃体腔注射曲安奈德。如病因为结核或可能性较大者,内服异烟肼(0.3g,每日 1 次,于上午顿服),异烟肼能透过血-眼屏障,且无太大副作用,因此可以持续应用较长时间(通常连续 6~9 个月),必要时加用维生素 B_6(防止异烟肼引起末梢神经炎,30mg,每日 1 次,晚间顿服,与异烟肼应相隔 12 小时,否则影响异烟肼药效),亦可补充一些锌剂(长期应用异烟肼可引起体内微量元素锌缺乏）。在开始内服异烟肼的同时内服利福平（rifampicin，0.45g，每日 1 次，连续 3 个月）。如怀疑为脓毒性病灶引起者，可清除可疑病灶，如龋齿、扁桃体炎、鼻窦炎等。中药方面，因中医学辨证，患者常有阴虚火旺证，故以滋阴潜阳药为主。用知柏地黄汤（知母 10g、黄柏 10g、生地黄 15g、丹皮 10g、萸肉 10g、泽泻 10g、山药 15g、茯苓 10g），加鳖甲 15g、龟板 15g、玄参 15g。如尚有出血倾向时，原方除去有抗血凝作用的丹皮（或改为丹皮炭 6g），亦可结合病因增加一些药品，如怀疑结核性者加玉竹 15g、黄精 15g、百部 10g、天葵子 10g、白芨 15g；脓毒性感染者加金银花 15g、连翘 15g、紫花地丁 15g、蒲公英 15g、山豆根 15g（离最后一次出血达半年，停煎剂，改知柏地黄丸 10g，3 次/d，或其浓缩丸 8~12 丸，每日 3 次）。

本病是一种慢性病，在病程经过中易于反复发作，因此第二阶段的治疗，必须坚持 1 年或 1 年以上。当突然又有新鲜出血时，仍改按第一阶段治疗。

在治疗期间，必须加强营养，注意休息，避免身心过度疲劳（包括性生活）。

一般说来，开始 1~2 次玻璃体积血，能较快自行吸收。但多次反复后，就难以消失，可试用碘剂。碘剂应在出血之后 2 个月开始使用，并从低剂量开始。

用激光光凝病变血管以防止复发，有良好的作用。特别是对 FFA 片上显示的无灌注区施行激光光凝，可阻止新生血管形成或封闭已有的新生血管（注意！侧支循环不能光凝，在 FFA 片上，新生血管有荧光渗漏，侧支循环无渗漏）。另外，有研究发现玻璃体腔注射抗 VEGF 药物有助于新生血管的消退及玻璃体积血的吸收，可作为激光或玻璃体手术治疗前的辅助手段。

严重的玻璃体积血，经 6~8 周不见消退迹象，或出现强烈闪光感、有机化膜形成导致牵拉性视网膜脱离危险者，做玻璃体视网膜手术，同时进行眼内激光光凝，光凝可疑病变血管。

预后

本病的自然病程因人而异，部分病例会有暂时或永久性缓解，而在有些病例中有持续进展。患者视力的预后，取决于黄斑是否受害及牵拉性视网膜脱离是否发生。玻璃体积血多或复发频繁者，一般预后较差。但只要黄斑未受损害，在积血吸收及病变静止期间，视力可恢复至原有水平或接近原有水平。反之，黄斑被累及者，即使出血甚少，或仅是第一次发病，视力也有永久性损害的可能。玻璃体大量积血，特别是反复发作后的玻璃体积血，常不易消失，终因机化而形成玻璃体机化膜，严重者可因机化膜收缩而引起牵拉性视网膜脱离，预后不良。

主要参考文献

1. 郝玉芝. 抗结核和皮质类固醇联合治疗视网膜静脉周围炎的临床观察. 眼底病，1990，6：173-174.

2. 赵军，魏世辉，马成，等. Eales 病合并活动性肺结核三例报告. 中国实用眼科杂志，2006，24（11）：1223-1224.

3. 黄叔仁. 眼病辨证论治经验集. 合肥：中国科技大学出版社，1997：111-114；197-201.

4. 黄叔仁. 中西医结合治疗某些眼底病//赵家良. 医家金鉴·眼科学卷. 北京：军事医学科学出版社，2007：98-100.

5. 薛爱玲，魏世辉，张卯年. 玻璃体视网膜手术治疗 Eales 病的疗效及影响因素分析. 中华眼底病杂志，2006，22（5）：291-294.

6. GIESER S C，MURPHY R P. Eales' disease//RYAN SJ. Retina Vol. Ⅱ. Chap. 86. St Louis：CV Mosby，1968：535-542.

7. MUTHUKARUPPAN V R，RENGARAJAN K，CHAKALATH H R，et al. Immunological status of patients of Eales' disease. Indian J Ned Res，1989，90：351-359.

8. BISWAS J，SHARMA T，GOPAL L，et al. Eales' disease：An update. Surv Ophthalmol，2002，47（3）：197-214.

9. MADHAVAN H N，THERESE K L，GUNISHA P，et al. Polymerase chain reaction for detection of Mycobacterium tuberculosis in epiretinal membrane in Eales' disease. Invest Ophthalmol Vis Sci，2000，41（3）：822-825.

10. DAS T，BISWAS J，KUMAR A，et al. Eales' disease. Indian J Ophthalmol，1994，42（1）：3-18.

11. ELLIOT A J. Thirty-year observation of patients with Eales' disease. Am J Ophthalmol，1975，80（3 Pt 1）：404-408.

12. VOHRA R，GARG A. Eales' disease//MORENO JMR，JOHNSON TM. Retina and Vitreous. New Delhi：JAYPEE，2008：314-317.

13. DAS T，PATHENGAY A，HUSSAIN N. Eales' disease：Diagnosis and management. Eye（Lond），2010，24（3）：472-482.

第四节 节段状视网膜动脉周围炎

节段状视网膜动脉周围炎（retinal segmental periarteritis）是一种主要发生于视网膜动脉管壁外层及其周围组织的炎症性病变，罕见。国内自张承芬于 1964 年首次报道以来，至今仅十余例。患者多为青壮年，男性略多于女性（1.7∶1），左右眼均有发病，单眼占多数（64%）。病因不明，可能与结核等引起的免疫反应有关，亦有发生于弓形虫病、梅毒、结节病（类肉瘤病）、红斑狼疮、带状疱疹等患者的报道。常伴有活动性葡萄膜炎症，特别是脉络膜炎症。

临床表现

早期常因葡萄膜炎症所致睫状充血、灰白色点状 KP、房水及玻璃体等屈光介质混浊，使眼底不易看清。待混浊减轻后，才能见到炎症处视网膜动脉管壁不透明，并有疏密不等的白色、灰白色或黄白色渗出，呈袖套样或指环样环绕于动脉周围。此种改变以邻近视盘的一、二级分支和动脉分叉处更为明显。动脉管径变窄，有时可见整个小分支白线化。在动脉病变附近，视网膜有不同程度的水肿和出血，往往还能见到急性渗出性脉络膜炎症病灶。静脉偶有累及，表现为管径扩张、粗细不等如腊肠样。当动脉周围炎症消退时，环绕于动脉管的渗出逐渐、缓慢消失，管壁完全或部分恢复透明。脉络膜炎症病灶成为不规则的灰黄或灰白色萎缩斑，伴有色素增生。

FFA 检查所见：视网膜动脉除管径狭窄外，一般无明显异常，即使在白线化的小分支内，仍有荧光充盈，但动-静脉时间略有延长。造影晚期，动脉管壁常有荧光着色，无渗漏，附近脉络膜炎症处在造影早期，即可见到荧光渗漏。

编者曾遇一例为 42 岁男性，双眼受害。全身体检除右肺尖有一钙化灶外，余均阴性，弓形虫、梅毒等实验室检查，亦无阳性发现，旧结核菌素皮试（Mantoux 法）弱阳性，无病灶反应。患者仅有双眼朦胧感主诉，视力双眼 1.0，近视力双眼 Jr 1，无闪光感，视野、色觉、暗适应及眼电图（EOG）、ERG 检查均无异常。裂隙灯显微镜加前置镜检仅见后部玻璃体有极为轻微的尘埃状灰白混浊（在检查者做暗适应 10 分钟后，才能看出），检眼镜下除部分视网膜动脉二、三级分支管壁有节段状、袖套状黄白色混浊外，别无所见。FFA：动-静脉期正常，病变动脉下流末梢分支荧光色素充盈正常，提示管腔通畅。静脉期起，与病变动脉管壁相符处显现荧光，不增强，不扩大（管壁不渗漏），至晚期（30 分钟）仍存在，为荧光着色。以后定期观察，此种管壁节段状混浊缓慢减少，直至 18 个月后消失，除原来动脉病变处略欠透明外，未见任何异常（图 4-28）。

治疗

本病病因及发病机制尚不清楚，故多采用对症治疗。糖皮质激素全身及局部应用，比较敏感，效果良好。

确定原因者（如结核、梅毒、弓形虫等），原因治疗。维生素 C、E、芦丁等和各种支持药物也可应用。有前部葡萄膜炎时，散瞳、热敷等常规治疗，亦属必要。

病程及预后

本病发病较急而经过则极缓慢，常持续数月或更久。如无视神经、视网膜、脉络膜等引起的不可逆性损害或其他严重并发症，在及时治疗后，视力大多能保持正常或恢复至接近正常。治愈后不复发。但也有个别病例，在数年后发生视网膜动脉分支阻塞的报道（周永祚，1999）。

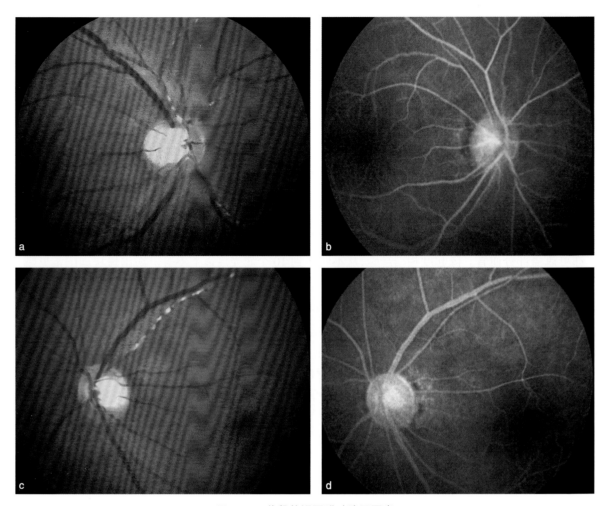

图 4-28　节段状视网膜动脉周围炎

男,42 岁,全身体检、实验室检查、眼部检查、病程经过,俱见正文记述;本图为初诊的双眼眼底像和 FFA 片;a. 右眼底像;b. 右眼 FFA 片(27.9 秒);c. 左眼底像;d. 左眼 FFA 片(41.3 秒)。

主要参考文献

1. 张惠蓉. 眼微循环及其相关疾病. 北京:北京医科大学-中国协和医科大学联合出版社,1993:130-131.
2. 赖盛辉. 节段状视网膜动脉周围炎伴视神经视网膜炎. 眼底病,1992,008(2):118-119.
3. GRIFFIN A C,BODIAN M. Segmental lesions retinal periarteritis. Am J Ophthalmol,1959,47(4):544-548.
4. ORZALESI N,RICCIARDI L. Segmental retinal periarteritis. Am J Ophthalmol,1971,72(1):55-59.

第五节　外层渗出性视网膜病变(Coats 病)

外层渗出性视网膜病变(external exudative retinopathy)由 George Coats 于 1908 年首先报道,因之又名"Coats 病"。大多见于男性儿童,女性较少,少数发生于成年人,甚至老年人。少年患者与成年患者之比约4:1(Woods,1963),见于成年人者,称作成人型 Coats 病,亦即 Theodor Leber 于 1912 年曾作报道的多发性粟粒状微血管瘤(multiple military aneurysms)。Coats 病大多侵犯单眼,双侧少见(单眼与双眼发病之比,约为 9:1,Krause L,2001)。病程缓慢(相对而言,发生于少年者,特别是学龄前儿童,发展快于成年患者),呈进行性,早期不易察觉(尤以儿童患者),直至视力显著减退、出现白瞳或失用性斜视时才被注意。

病因及发病机制

本病病因尚不清楚。其发病机制则与视网膜血管的结构异常有关,血管内皮细胞功能障碍,屏障作用减弱乃至丧失,血浆大量渗出并蓄积于视网膜神经上皮层下,导致视网膜神经组织及血管结构的大面积、多层次损害,从而引起一系列的临床改变。但这种视网膜血管异常是先天性的还是后天性的? 是原发性的还是继发性的? 目前尚无定论。

临床表现

患者全身体格检查无其他异常,病眼在黄斑未受损害之前,视力不受影响,亦无其他不适。眼球前节检查无阳性体征,屈光间质清晰,视盘正常或略有充血。视网膜大片渗出斑块多见于眼底后极部,亦可发生于其他任何部位。面积大小不一,单块或多块,形态不规则,呈白色或黄白色,隆起于视网膜血管下方,偶尔亦可遮盖部分血管。隆起度相当悬殊,从不明显到 10 个屈光度以上不等。渗出斑块周围常见暗红色出血,并有散在或排列成环状的深层白色斑点。斑块表面,可见有发亮的小点(胆固醇结晶),有时还有色素沉着。视网膜动、静脉均有明显损害,表现为一、二级分支充盈扩张,二或三级以后小分支管径变细,周围有白鞘,管腔呈节段状、梭形或球形扩张,或作纽结状,并可有新生血管和血管相互间吻合等。血管壁内皮结构异常,是视网膜下大片渗出及出血等的基础。微循环障碍使视网膜出现区域性或广泛的灰白色水肿,黄斑可有星芒状斑。在缓慢而冗长的病程中,上述种种改变新旧交替出现,病变时轻时重,终于发展到视网膜渗出性脱离(局部乃至全部)。脱离面呈灰暗的浅棕色或青灰色,视网膜神经上皮层下积液的成分,与血浆成分相同(Farkes,1973)。有些视网膜下大量出血的病例,出血进入玻璃体,机化后形成玻璃体增生膜。有些病例还可并发白内障、前部葡萄膜炎、继发性青光眼、新生血管性青光眼或低眼压、眼球痨等。

成人 Coats 病亦多见于男性,具有与青少年儿童 Coats 病不同的特征:血管异常位于周边和黄斑旁区域、局灶性脂质沉积、大动脉瘤周围常伴出血、不伴明显的玻璃体视网膜牵拉、病情进展缓慢等。

FFA 可见病变区动、静脉较大分支扩张迂曲,毛细血管小叶闭锁,闭锁的毛细血管小叶周围毛细血管或末梢小血管上有微血管瘤,动、静脉末梢分支有时出现短路。造影早期,视网膜下出血处背景荧光被掩盖,大片渗出斑处显示自发荧光(autofluorescence),造影晚期则有渗漏及组织着色(图 4-29~图 4-32)。

OCT 有助于观察黄斑囊样水肿、视网膜上膜、玻璃体牵引、视网膜下/视网膜内液体、黄斑中央厚度和中央凹下脉络膜厚度等情况。眼眶 CT 有助于鉴别视网膜母细胞瘤,为有钙化的实性肿瘤,但也存在无钙化的视网膜母细胞瘤的情况。另外,在 Coats 病晚期时,有高达 20% 的病例也可在 CT 扫描中出现钙化表现,实为沿血管壁的骨化和黄斑下的钙化结节。眼眶 MRI 对晚期 Coats 病的鉴别诊断也有辅助作用,渗出物在 T_1 和 T_2 相都是高信号,而在视网膜母细胞瘤中,瘤体在 T_1 相高信号,T_2 相低信号,并在钆造影剂下显示增强。

临床分期

本病至今尚无公认的分期标准,根据 Shields JA(2001)的意见,分作如下五期:

Ⅰ期:毛细血管扩张、动脉瘤、FFA 见无灌注区。

Ⅱ期 A:除Ⅰ期改变外,黄斑有渗出,但未累及中心凹,反之则为Ⅱ期 B。

Ⅲ期 A:部分渗出性视网膜脱离;Ⅲ期 B:全视网膜渗出性脱离。

Ⅳ期:渗出性全视网膜脱离、继发性青光眼。

Ⅴ期(终末期):出现并发性白内障、眼球痨等,视功能完全丧失。

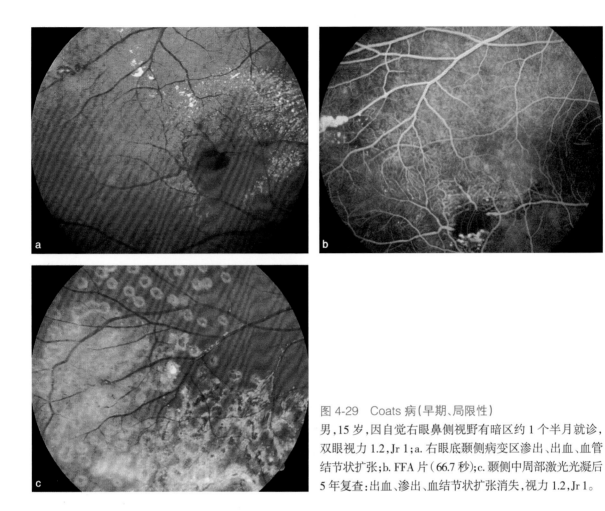

图 4-29　Coats 病（早期、局限性）

男，15 岁，因自觉右眼鼻侧视野有暗区约 1 个半月就诊，双眼视力 1.2，Jr 1；a. 右眼底颞侧病变区渗出、出血、血管结节状扩张；b. FFA 片（66.7 秒）；c. 颞侧中周部激光光凝后 5 年复查：出血、渗出、血结节状扩张消失，视力 1.2，Jr 1。

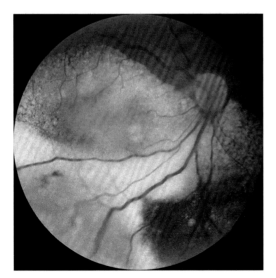

图 4-30　Coats 病

女，17 岁，从未检查过视力，7 天前因左眼结膜炎就诊，发现右眼视力仅为指数/30cm，眼位正常，检眼镜下见有大片黄白色渗出、散在的胆固醇结晶样反光、青灰色视网膜脱离。

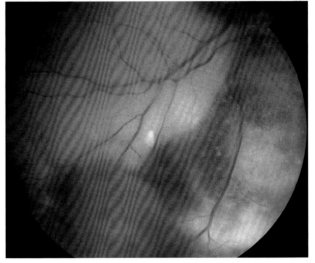

图 4-31　Coats 病

男，12 岁，右眼除大片渗出、青灰色视网膜脱离外，颞下方还有直径约 2PD 的血管瘤。

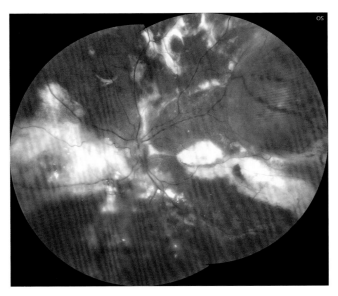

图 4-32 一例左眼 Coats 病的超广角眼底拼图

鉴别诊断

本病与视网膜母细胞瘤、早产儿视网膜病变、转移性眼内炎等发生于儿童期并出现白瞳征的眼病鉴别。其中,与视网膜母细胞瘤的鉴别,特别重要,如果将视网膜母细胞瘤误诊为 Coats 病,则可延误视网膜母细胞瘤的治疗而危及患儿生命,两者鉴别详见第九章第二节附表,其余可参阅本书有关章节。

此外,湿性老年性黄斑变性、视网膜静脉阻塞、糖尿病视网膜病变、特发性黄斑旁毛细血管扩张症 1 型等,有时也能见到与 Coats 病极其相似的检眼镜下所见(大片黄白色渗出、微血管瘤、胆固醇结晶,拟称为"Coats 病样反应"),常易于与成年性 Coats 病混淆而误诊,当从病史、病变损害部位(本病渗出多而出血较少,出血位于视网膜深层,很少见到视网膜前出血及玻璃体积血)、另眼情况(本病绝大多数为单眼病,另眼眼底完全正常)等予以鉴别。

治疗

由于病因不明,目前尚无有效的药物治疗。目前临床上的各种治疗目的是消除异常血管和渗出、维持视功能、改善视网膜脱离和防止新生血管性青光眼等并发症。

激光光凝用于病变尚属局限的早期(Ⅰ期、Ⅱ期、部分ⅢA 期)患者,神经上皮层下无太多积液时。一般选用氩激光,封闭病变血管(微血管瘤、梭形微动脉管和毛细血管扩张)以控制渗出并促使其吸收,有一定效果。对于位于眼底周边处的病变,激光不能满意射击时,可辅以冷凝。

近年来有多项研究证实 Coats 病患者眼内 VEGF 水平明显较正常人高。而玻璃体内注射抗 VEGF 药物能明显减轻视网膜的水肿和渗出,仅仅单次给药就能够降低渗出性视网膜脱离的发生率,也可作为辅助治疗,联合视网膜激光光凝、冷冻、玻璃体视网膜手术用于Ⅲ、Ⅳ期的治疗。此治疗也可加重玻璃体视网膜机化,从而导致牵拉性视网膜脱离。玻璃体腔注射糖皮质激素也可促进水肿、渗出吸收,能使病情获得暂时缓解,也可作为辅助治疗手段之一。

Ⅲ、Ⅳ期 Coats 病可采用巩膜切开外放液、巩膜扣带或环扎手术、联合气体或长期硅油的玻璃体切除手术等,此时由于神经上皮层下积液较多、渗出范围广泛,激光热效应而难于奏效时,当予以冷凝。亦可在放液后再做激光光凝(冷凝副作用多,首选激光光凝)。不管是激光还是冷凝治疗,因为渗出液吸收慢,一般建议同一部位的重复治疗选择在 3 个月以后。

终末期(Ⅴ期)病例,玻璃体及视网膜前膜增生严重(不多见)、视网膜神经上皮层下有大量增生膜及渗出物堆积时,可考虑玻璃体视网膜手术,但由于术后有增生性玻璃体视网膜病变(PVR)高发等原因,疗效不佳。

主要参考文献

1. 郭秉宽,吴本莆,倪逴,等.42 例 Coats 病的临床和病理观察.中华眼科杂志,1983,19(2):82-85.
2. 严密,刘谊,罗成仁,等.Coats 病的分型与年龄.中华眼底病杂志,1996(2):4-6.
3. 杨琼,魏文斌.Coats 病的发病机制及治疗.国际眼科纵览,2015,39(1):39-43.
4. 王康孙,魏月华,张明珩,等.氩激光治疗 Coats 病.中华眼科杂志,1980,16(3):246-249.
5. 唐仕波,史萍,黄素英,等.玻璃体视网膜显微手术治疗晚期 Coats 病三例.中华眼科杂志,2000,36(1):72-73.
6. 曹绪胜,彭晓燕.Coats 病临床诊断中的问题分析.中华眼底病杂志,2005,21(6):377-380.
7. THEODOSSIADIS G P. Some clinical,fluorescein-angiographic and therapeutic aspects of Coats' disease. J Pediatr Ophthalmol Strabismus,1979,16(4):257-262.
8. SHIELDS J A,SHIELDS C L,HONAVAR S G,et al. Classification and management of Coats' disease:The 2000 Proctor Lecture. Am J Ophthalmol,2001,131(5):572-583.
9. JAFFE M S,SHIELDS J A,CANNY C L B,et al. Retinoblastoma simulating Coats' disease:A clinic-pathologic repot. Ann Ophthalmol,1977,9(7):863-868.
10. CHAR D H. Coats' syndrome:Long-tern follow-up. Br J Ophthalmol,1999,84(1):37-39.
11. ADAM R,KERTES P,LAM W C. Observations on the management of Coats' disease:Less is more. Br J Ophthalmol,2007,91(3):303-306.
12. SIGLER E J,RANDOLPH J C,CALZADA J I,et al. Current management of Coats' disease. Surv Ophthalmol,2014,59(1):30-46.
13. SEN M,SHIELDS C L,HONAVAR S G,et al. Coats disease:An overview of classification,management and outcomes. Indian J Ophthalmol,2019,67(6):763-771.

第六节　特发性黄斑毛细血管扩张症

特发性中心凹旁毛细血管扩张症(idiopathic juxtafoveolar retinal-capillary telangiectasis),由 Gass JD 和 Oyakawa RT 于 1982 年提出,是一组以黄斑中心凹旁毛细血管不规则扩张、渗漏、水肿为特征的视网膜血管异常,病因及发病机制均属不明。2006 年,Yannuzzi 系统分析了一组特发性中心凹旁毛细血管扩张症的病例,将其称为特发性黄斑毛细血管扩张症(idiopathic macular telangiectasia)。

临床表现

本病少见,成年后发病,双眼或单眼视力缓慢下降,损害程度一般并不严重。

传统的分型首先分成发育性(1 型)、获得性(2 型)和黄斑毛细血管阻塞(3 型)三个类型。发育性者发病年龄较轻(30~40 岁,间或 <30 岁),单眼,男性。获得性者,发病年龄一般在 50~60 岁之间(文献中有 9 岁、11 岁两兄弟的罕见病例),累及双眼,性别无差异。视功能损害一般并不显著,中心视力下降至 0.3 以下者仅少数病例。Amsler 方格表检查常为阳性,中心视野多数能检出旁中心相对性暗点。黄斑毛细血管阻塞型罕见,常伴发于丙种球蛋白过少症、红细胞过多症、痛风或神经系统病等全身病。患者多为中、老年人,双眼,检眼镜下黄斑中心凹旁毛细血管扩张。FFA 因中心凹旁毛细血管闭塞而呈无灌注区。

近些年由 Yannuzzi 提出的简易分型成为大部分新研究的分类依据,包括动脉瘤型毛细血管扩张症和旁中心凹型毛细血管扩张症,分别称为 1 型黄斑毛细血管扩张症(macular telangiectasia,Mac-Tel 1)和 2 型黄斑毛细血管扩张症(Mac-Tel 2)。闭塞型毛细血管扩张症为 Mac-Tel 3 型因其十分罕见,未纳入简易分型。

Mac-Tel 1 主要表现为男性单眼发病,黄斑区大小不一的视网膜毛细血管管壁瘤,主要局限于颞侧,部分患者可见缺血的毛细血管、黄白色脂质渗出物或出血。现在认为该病是累及黄斑部 Coats 病(图 4-33,图 4-34)。

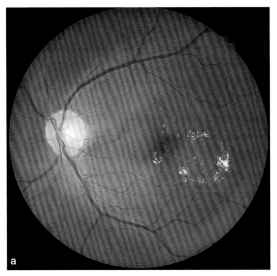
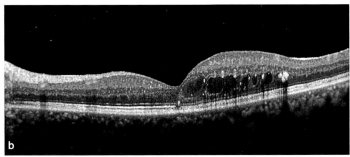

图 4-33 特发性黄斑毛细血管扩张症

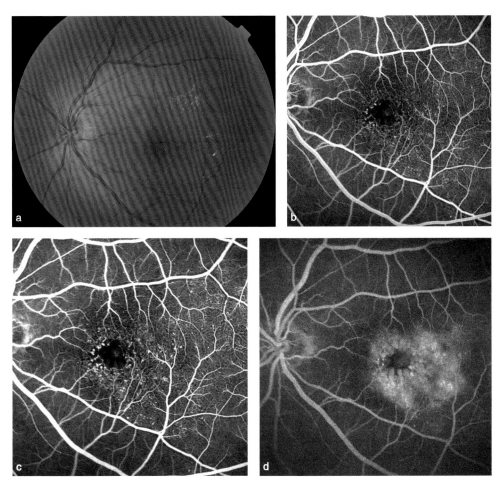

图 4-34 特发性黄斑毛细血管扩张症

男,57 岁,左眼朦胧感,视物变形约 2 个星期,初诊右眼 1.0,左眼 0.25(不能矫正),左小视,Amsler 方格表检查(+);a. 眼底像;b. FFA(0.57 秒);c. FFA(1 分 15.00 秒);d. FFA(7 分 29.71 秒)。

Mac-Tel 2 没有性别差异,双眼发病,病变局限在中心凹周围。中心凹旁视网膜透明度下降,呈灰白色。中心凹周围有扩张的毛细血管、呈直角的静脉血管,其附近可有色素沉着,视网膜变薄。无明显的微管壁瘤、出血和脂质沉积。这些垂直走行的血管可以导致深层视网膜血管网的增生,增生的血管网可向视网膜下扩展而形成视网膜-视网膜血管吻合或者视网膜-视网膜下血管吻合,这些视网膜下新生血管并不一定伴有 RPE 的增生或移行,而后者在脉络膜新生血管很常见。与年龄相关性黄斑变性(AMD)不同,中心凹旁毛细血管扩张症的 RPE 通常是健康的,罕见色素上皮脱离,也通常不出现视网膜脉络膜血管吻合,因为中心凹旁毛细血管扩张症不伴有脉络膜新生血管。中心凹旁毛细血管扩张症的视网膜下色素沉积是由于视网膜血管向后增生刺激 RPE 细胞引起的反应性增生;而 AMD 是由于 RPE 细胞移行到视网膜刺激血管增生。

从疾病发展过程来看,Mac-Tel 2 经历了两个发展阶段:非增生阶段和增生阶段。非增生阶段是指渗出性毛细血管扩张症和中心凹萎缩;而增生阶段伴有视网膜下新生血管和纤维增生,视网膜下新生血管来源于视网膜深层毛细血管网。

在 FFA 中,Mac-Tel 1 主要表现为黄斑区毛细血管扩张,点状瘤样强荧光点,遮蔽荧光(出血点),晚期可见强荧光点渗漏。Mac-Tel 2 可见视网膜微静脉、微动脉和毛细血管扩张,拱环正常形态被破坏,晚期荧光渗漏。

在 OCT 中,Mac-Tel 1 表现为视网膜内多发的黄斑囊样水肿,内散在点块状高反射,可伴有神经上皮脱离。Mac-Tel 2 表现有中心凹下内层视网膜低反射空腔及视网膜变薄,外层结构破坏、消失,也可表现为假性黄斑板层裂孔或全层裂孔。

在 OCTA 中,Mac-Tel 1 的视网膜浅层和深层毛细血管网均可出现管壁瘤和毛细血管扩张,可伴有小片无灌注区和脂质沉积,大的管壁瘤位于浅层血管网。Mac-Tel 2 的病变表现为视网膜深层血管的黄斑颞侧毛细血管扩张,可见直角静脉;随病程进展,范围可扩展至黄斑全周并累及视网膜浅层血管,可出现明显扩张的深、浅血管层交通支,生成视网膜下新生血管。

诊断与鉴别诊断

根据各项临床表现(包括 FFA)并排除了引起类似眼底改变的有关全身病(如糖尿病、颈动脉狭窄等)和其他眼底病(如视网膜中央静脉分支阻塞、视网膜发育异常等)后,即可诊断。之外,尚需与下列数种眼底病变鉴别。

1. 糖尿病视网膜病变   糖尿病视网膜病变出现黄斑水肿时,黄斑区可出现类似表现,但眼底可同时伴有更广范围的视网膜出血、微血管瘤或渗出。

2. 中心性浆液性脉络膜视网膜病变(中浆病)   中浆病患者的发病年龄、多单眼、眼底受害部位、中心视力障碍不严重、视物变形等,与本病发育性者近似。但本病检眼镜、裂隙灯显微镜检查所见有微血管瘤、环形簇聚的黄白色硬性渗出斑、微动脉和微静脉梭样扩张,FFA 见到无灌注区,与中浆病有很大差异,可资鉴别。

3. 渗出性年龄相关性黄斑变性   Mac-Tel 2 有色素上皮萎缩或存在视网膜下新生血管者,当与渗出性年龄相关性黄斑变性鉴别,后者有软性、融合性玻璃疣及视网膜各层面的严重出血与渗出,异于本病。

治疗

由于本病在临床中相对少见,病因和发病机制不明,暂无特定有效的治疗方法。如黄斑水肿持续,神经感觉层受损,势必影响中心视力的预后。目前临床中涉及的治疗手段有:激光治疗(包括光动力治疗)、激素治疗、抗 VEGF 药物治疗、睫状神经营养因子、碳酸酐酶抑制剂等。

病灶位于黄斑拱环之外者,可考虑局部激光光凝,但争论较多,可能导致视网膜下出血或刺激新生血管生成,必须十分谨慎。合并视网膜下新生血管者,光动力治疗(PDT)是否有效尚无定论。对有黄斑水肿或视网膜下新生血管的患者,抗 VEGF 药物治疗有助于改善症状,但由于缺乏长期疗效观察的临床试验,所以其长期的安全性和有效性还有待进一步研究。

主要参考文献

1. 王文吉. 旁中心凹视网膜毛细血管扩张症//李凤鸣. 中华眼科学(第七卷). 北京:人民卫生出版社,2005:2093-2094.

2. PAULEIKHOFF D,PADGE B. Idiopathic juxtafoveolar retinal telangiectasis//陈有信,译. 视网膜血管性疾病. 北京:科学出版社,2011:484-489.

3. GASS J D,OYAKAWA R T. Idiopathic juxtafoveolar retinal telangiectasis. Arch Ophthalmol,1982,100(5):769-780.

4. REESE A B. Telangiectasis of the retina and Coats' disease. Am J Ophthalmol,1956,42(1):1-8.

5. GASS J D,BLODI B A. Idiopathic juxtafoveolar retinal telangiectasis. Ophthalmology,1993,100(10):1536-1546.

6. PARK D W,SCHATZ H,MCDONALD H R,et al. Grid laser photocoagulation for macular edema in bilateral juxtafoveal telangiectasis. Ophthalmology,1997,104(11):1838-1846.

7. YANNUZZI L A,BARDAL A M,FREUND K B,et al. Idiopathic macular telangiectasis. Arch Ophthalmol,2006,124(4):450-460.

8. 毛蕾,宫媛媛. 特发性旁中心凹毛细血管扩张症诊治进展. 中华眼视光学与视觉科学杂志,2016,18(6):377-380.

第七节　早产儿视网膜病变

1942 年由 Terry TL 在因白瞳及视力不良而受检婴幼儿中发现,当时推测这种位于晶状体后的纤维膜为先天性晶状体血管膜遗留,称为晶状体后纤维膜增生症(retrolental fibroplasia)。1949 年 Owens 经临床观察证实,本病在纤维膜形成之前,尚有一个活动期,并不是先天性异常。1950 年 Heath 命名此病为"早产儿视网膜病变(retinopathy of prematurity,ROP)",认为与不足月产、出生时低体重、温箱吸氧有关,后经世界眼科学会确认(1984)。

随着医疗技术之进步,早产儿存活率提高,ROP 的发病率亦因而上升,根据国内外流行病学调查,总体情况是:出生时体重越低、胎龄越小(胎龄即孕龄-gestational age,以周计),ROP 发病率越高(赵培泉,2005)。

ROP 绝大多数见于胎龄少于 32 周、体重不足 1 500g 的早产儿,也偶见于超过上述体重的足月产儿(所谓早产儿含有产期提前、婴儿未成熟的两个意义)。病变活动期的发病率为早产儿的 10%~20%,最后纤维膜有残留者则为早产儿的 3% 左右。性别无明显差异,双眼受害,但轻重可以不等。

为了规范 ROP 的筛查和诊疗管理,减少 ROP 致盲率,2014 年更新的《中国早产儿视网膜病变筛查指南(2014)》建议:①出生体重 <2 000g,或出生孕周 <32 周的早产儿和低体重儿,进行眼底病变筛查,随诊直至周边视网膜血管化;②对患有严重疾病或有明确较长时间吸氧史,儿科医师认为比较高危的患者可适当扩大筛查范围。首次检查应在产后 4~6 周或矫正胎龄(出生孕周 + 出生后周数)31~32 周进行。

病因及发病机制

ROP 的病因及发病机制目前均未十分明确,一般均有出生后在温箱内过度吸氧史。吸氧时间越长,发病率亦越高(Campbell,1951)。无吸氧史者,亦可因胎儿血红蛋白(fetal hemoglobin)氧饱和度的急剧上升,胎儿氧分压(fetal PO_2)转入新生儿氧分压(neonatal PO_2)时的剧烈变化等导致本病。此外,母体贫血及多胎儿等,亦为本病发病的原因之一。遗传因素也可以增加其易患性(Wheatley CM,2002)。

视网膜血管发育,始于胎龄 16~17 周时(胚胎 100mm),源自视神经的间质梭形细胞,由内皮覆盖而形成管腔,逐渐自视盘向周边视网膜延伸。开始仅见于神经纤维层,继而进达深层。正常胎儿在 24~28 周时,血管增生发育显著,32 周到达鼻侧锯齿缘,36 周抵达颞侧锯齿缘。早产儿视网膜尚未发育完善,以周边部最不成熟(周边无血管区,胎龄越小,无血管区越大)。出生后进入子宫外突然处于相对高氧或高氧环境下,由于前文所述原因,使血管发育突然停止,甚至消退。但这一情况,迅即导致视网膜周边部(特别是颞侧)缺血、缺氧损害而驱动血管内皮生长因子(VEGF)等新生血管生长因子释放,激发血管异常增生,形成相当宽阔的、嵴状隆起的新生血管。在病程经过中,此种嵴状隆起的新生血管虽然大多数可以退化,但也有严重病例可以穿过内界膜向视网膜表面发展并伸入玻璃体内,引起渗出及玻璃体内积血机化,在晶状体后面形成结缔组织膜,或可因此而发生牵拉性视网膜脱离。

由于早产儿孕周小,眼球发育较足月儿迟缓,眼前节发育受限,会表现为浅前房、厚晶状体、短眼轴和陡峭角膜,故早产儿的屈光不正发生率高,多为近视和散光。此外,ROP 的出现,以及 ROP 的治疗方式可能会在一定程度上影响屈光系统的发育,会进一步加重患儿的屈光不正。

临床表现

本章节将主要参考 2021 年发表于 *Ophthalmology* 杂志上的《早产儿视网膜病变国际分类(ICROP)(第3 版)》,按照血管化分区、病变分期、病变筛查和疾病转归几个方面进行介绍。

1. 血管化分区　按第 3 版 ICROP 可因发病部位分成三个区,用时钟钟点记录病变范围(图 4-35)。

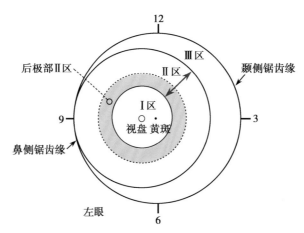

图 4-35　早产儿视网膜病变视网膜划区定位示意图

(1)分区:如图 4-35 所示,将眼底划分三个区。

Ⅰ区:以视盘为中心划一圆,圆的半径约 2 倍于视盘至黄斑中心的距离。

Ⅱ区:为Ⅰ区以外的环形区,以视盘为中心划圆,半径为视盘至鼻侧锯齿缘的距离。在Ⅱ区中有一个新的分区,即后极部Ⅱ区(posterior zone Ⅱ),指从Ⅰ区和Ⅱ区边界延伸至Ⅱ区的 2 个视盘直径的区域。

Ⅲ区:在Ⅱ区之外的其余眼底部分,直达颞侧锯齿缘。

切迹(notch):用于描述 ROP 病变在水平线附近向更后方视网膜区域的局部侵犯,多位于子午线上下1:00 至 2:00 范围内。此类 ROP 分区应记录视网膜血管化最接近后极部的区域,并注明切迹(如"继发于切迹的Ⅰ区病变")。

(2)按时钟钟点方位标出病变范围(参阅图 4-35,右眼鼻侧为 9:00 位,颞侧为 3:00 位,左眼反之。每一钟点间隔 30°)。

2. 分期　根据疾病进展轻重分成 0~5 期。

0 期:视网膜有血管区和无血管区交界处未出现 ROP 血管特征时,称为血管化不完全(incomplete vascularization)。

1期(分界线期):视网膜无血管区与进行性增生的视网膜异常血管之间,有一平坦而明显的白色分界线,异常血管分支不超越此线。

2期(嵴状隆起期):分界线增宽,隆起呈嵴状,密集的血管丛自视网膜面伸向嵴上,但仍在视网膜界面,嵴状隆起自白色变成粉红色,嵴后可见新生血管丛,尚无纤维增生。

3期(增生期):嵴状隆起处有视网膜外纤维血管组织增生,自嵴面伸向附近玻璃体。

4期(视网膜脱离期):因视网膜下渗出和/或视网膜-玻璃体增生膜牵拉作用,导致部分视网膜脱离。又按黄斑中心凹是否累及分为 A、B 两级。

A 级:视网膜脱离位于Ⅱ区或Ⅲ区,尚未累及黄斑,或仅为周边象限性脱离。

B 级:视网膜脱离包括Ⅰ区部分,皱褶状,自视盘经Ⅰ区至Ⅱ、Ⅲ区,累及黄斑中心凹。

5期(视网膜全脱离期):全视网膜脱离。5A 期,通过检眼镜可见视盘(提示开漏斗型视网膜脱离);5B 期,由于晶状体后纤维血管组织或闭漏斗型视网膜脱离,视盘不可见;5C 期,5B 期伴有眼前节异常(如明显的前房变浅、虹膜角膜晶状体粘连、角膜混浊),提示闭漏斗型视网膜脱离(图 4-36~图 4-38)。

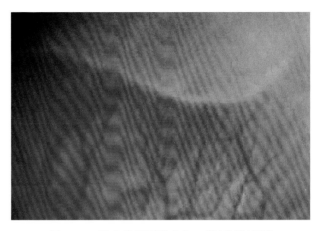

图 4-36　早产儿视网膜病变 1 期(分界线期)

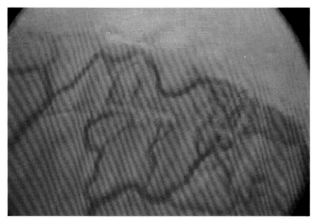

图 4-37　早产儿视网膜病变 2 期(嵴状隆起期)

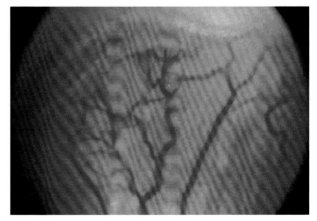

图 4-38　早产儿视网膜病变 3 期(增生期)

(图 4-37~图 4-38 为 CYP-ROP 资料,转引于本节参考资料之 12)

以前使用"急进性后部型 ROP(aggressive posterior ROP,AP-ROP)"描述位于Ⅰ区或Ⅱ区后极部严重、快速进展的 ROP。最新的分类方法推荐使用"急进型 ROP(aggressive ROP,A-ROP)"代替"急进性后部型 ROP"。因为急进型 ROP 可能发生于视网膜后极部以外和较大的早产儿,其关键诊断特征是疾病进展速度和血管异常,而不是疾病的位置。A-ROP 常见于极低体重儿,于Ⅰ区和Ⅱ区后部的病理性新生血管快速发展,伴严重的附加病变,且病变不依常规由 1 期向 3 期发展,而可直接发展至视网膜脱离。

附加病变(plus disease)指视网膜血管扩张和迂曲,而 plus 病变前期(pre-plus disease)指视网膜血管扩张和迂曲,但不足以诊断为 plus 病变。从正常血管到 plus 病变前期,再到 plus 病变,是一个连续变化的过程。推荐采用广角照片Ⅰ区血管变化确定是否存在 plus 病变(图 4-39)。

阈值前病变（pre-threshold）：指 ROP 局限于Ⅰ区的 1、2、3 期病变；ROP 位于Ⅱ区则有三种情况：①2 期有附加病变；②3 期无附加病变；③有附加病变而异常血管不到连续 5 个钟点范围，或不连续而累计尚不足 8 个钟点范围。

阈值病变（threshold）：位于Ⅰ区或Ⅱ区的 ROP，异常血管连续占据 5 个时钟点范围，或虽不连续而累计已达 8 个钟点范围，并见到后极部视网膜血管迂曲扩张等附加病变时，是进行早期治疗的关键时刻。

3. 病变筛查　检查时应在护理人员及儿科医师协作下进行，以便同时监测生命体征，防止眼-心反射等意外事故发生。检查时用安抚奶嘴，以复方

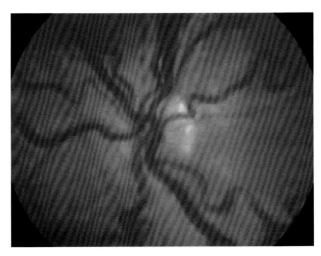

图 4-39　早产儿视网膜病变（附加病变）

托吡卡胺滴眼液（每 1mL 含 0.5% 托吡卡胺、2.5% 盐酸脱氧肾上腺素水溶液各 0.5mL）点眼（每次一滴，共 2~3 次，每次间隔 5~10 分钟）充分散瞳，盐酸丙美卡因（proparacaine hydrochloride）滴眼液点眼麻醉，开睑器分开眼睑，用双目间接检眼镜（接物镜为 +20~+30D，必要时加巩膜压迫。附有计算机辅助成像者，更为理想）检查（检查结束后，最少半小时内禁止喂奶）。近年来，应用数字广角小儿眼底成像系统（RetCam）对 ROP 的筛查，其安全性、敏感性及简便快捷等方面，极具优势。

筛查间隔期：①Ⅰ区无 ROP，1 期或 2 期 ROP 每周检查 1 次；②Ⅰ区退行 ROP，可以 1~2 周检查 1 次；③Ⅱ区 2 期或 3 期病变，可以每周检查 1 次；④Ⅱ区 1 期病变，可以 1~2 周检查 1 次；⑤Ⅱ区 1 期或无 ROP，或Ⅲ区 1 期、2 期，可以 2~3 周随诊。

终止检查的条件：满足以下条件之一即可终止随诊。①视网膜血管化（鼻侧已达锯齿缘，颞侧距锯齿缘 1 个视盘直径）；②矫正胎龄 45 周，无阈值前病变或阈值病变，视网膜血管已发育到Ⅲ区；③视网膜病变退行。

4. 疾病转归　ROP 的急性期（1~3 期）病变可自行或经治疗后退行。表现为周边视网膜渐趋透明，正常的视网膜血管进入原无血管区，直达锯齿缘，分界线和嵴样隆起逐渐消退。

ROP 病变退行后也可表现为持续性无血管视网膜（persistent avascular retina，PAR），即视网膜不完全血管化，发生在周边或后部视网膜。PAR 处视网膜较薄，易发生裂孔和格子样变性，与后期视网膜脱离相关。抗 VEGF 治疗后更容易出现 PAR，范围更广。

复活指治疗后 ROP 病变再活化，可以包括新的 ROP 病变和血管变化；可发生于完全或部分退行后，表现程度不一，从新发的自限性分界线，到再现伴附加病变的 3 期病变不等；可发生在原有嵴的位置，或在视网膜内血管生长的前缘，也可发生在其他已血管化的视网膜中。抗 VEGF 治疗后的再活化比自发消退后更常见，完全激光光凝后则很少发生。

长期眼部后遗症包括视网膜脱离（牵拉性、孔源性或罕见为渗出性）、视网膜劈裂（较重的 3 期病变对黄斑牵拉所致）、PAR、黄斑异常（中心凹无血管区小、中心凹凹陷变浅或缺失、中心凹视网膜神经细胞层次多等）、视网膜血管改变（包括持续的血管迂曲、血管弓拉直伴黄斑牵拉、镰状皱襞、异常血管分叉、血管弓环形连接、血管扩张、玻璃体积血等）以及继发性闭角型青光眼。上述后遗症亦可见于具有早产史但无 ROP 病史的患者。

诊断与鉴别诊断

ROP 绝大多数发生于低体重、早产儿、有温箱内哺育吸氧史、双眼受害的上述眼底改变,据此可以诊断。

鉴别诊断方面,在 ROP 有机化膜残存(视网膜面、玻璃体内)者,除需与先天性视网膜皱襞、Coats 病、视网膜母细胞瘤及化脓性眼内炎、玻璃体积血而形成的机化膜(各见有关章节)相鉴别外,还应注意与下列疾病的鉴别。

1. Bloch-Sulzberger 综合征(色素失禁综合征,incontinentia pigmenti)　该综合征为出生时或出生后表面外胚叶系统的组织病,有家族史(性连锁性显性遗传)。少数病例合并有晶状体后纤维膜。此病男性患儿不能存活,存活者均为女性,虽然眼底改变与本病类似,但无早产史,常见皮肤有丘疹与色素沉着,皮肤组织活检有过度角化(hyperkeratosis)及胚芽层萎缩,牙齿发育异常,并有智力发育延迟、癫痫、痉挛性瘫痪等神经系统病,可资鉴别。

2. 视网膜发育异常(retinal dysplasia)　该病亦有晶状体后纤维膜存在,但出生时即有双侧小眼球、虹膜后粘连,且有家族史及智力低下,发育不良、脑水肿、心血管病、多指(趾)症等全身性疾病,与本病相异。

3. 先天性脑-眼发育异常(congenital encephalo-ophthalmic dysplasia)　该病也见于早产儿,亦有晶状体后纤维膜及视网膜发育不全和脱离,但有脑水肿、眼睑下垂、大脑及小脑的发育异常等,可与本病鉴别。

4. 永存原始玻璃体增生症(persistent hyperplasia of primary vitreous)与纤维性假晶状体(pseudophakia fibrosis)　前者亦称先天性晶状体后纤维血管膜残存(persistent posterior fetal fibrovascular sheath of the lens)。晶状体血管在胎儿 8 个半月时应完全消失,若在此过程中发生障碍而永久性残留,则形成先天性晶状体后纤维血管膜残存。虽然有小眼球、继发性青光眼等改变,但该病见于体重基本正常的足月产婴儿,单眼性,有瞳孔及晶状体偏位等,与本病有许多不同点可资区别。后者是晶状体后血管膜过度增生使晶状体后囊破裂,引起白内障,在皮质被吸收的同时,中胚叶组织侵入,形成结缔组织性膜,为纤维性假晶状体。

5. 家族性渗出性玻璃体视网膜病变　详见下节。

预防、治疗、预后

温箱给氧提高了早产儿存活率,但也提高了 ROP 的发生率。对早产儿合理用氧,是 ROP 唯一有效的预防措施。除因发绀等有生命危险指征时,才可给氧,氧浓度不宜太高(88%~94%),时间亦不宜太长。此外,内服维生素 E 早期(出生后第一天)大剂量[100mg/(kg·d)],也可能有一定的预防作用(Hiffner,1981;Raju,1997)。

ROP 的治疗目的是抑制异常新生血管生成,促进无血管视网膜的正常血管化;防止早期 ROP 进展出现视网膜脱离;阻止视网膜脱离范围扩大累及黄斑部或使脱离的视网膜尽可能恢复解剖结构。治疗方案有以下几种。

1. 抗 VEGF 药物治疗　已有多项临床试验证实抗 VEGF 玻璃体内注射治疗 ROP 的有效性和安全性。对于Ⅰ区 ROP、Ⅱ区后部 ROP 和急进型 ROP,首选抗 VEGF 药物治疗。

2. 激光治疗　对于Ⅱ区非后部 ROP,激光治疗是经典方式,目前仍是其治疗的"金标准"。激光治疗和抗 VEGF 药物治疗各有利弊。有较明显机化膜增生者首选激光治疗。对于因角膜水肿、晶状体混浊和玻璃体积血等原因造成屈光间质不清以及出现瞳孔散大困难等情况时,首选抗 VEGF 药物治疗。全身情况差耐受不了耗时较长的激光治疗亦可首选抗 VEGF 药物治疗。

当嵴复发或加重、附加病变复发或加重时,应再次抗 VEGF 药物治疗或激光治疗。

3. 手术治疗　主要针对①Ⅰ区 ROP、Ⅱ区后部 ROP、急进型 ROP 伴有进展明显的增生膜、眼底出血;

②4 期和 5 期 ROP。手术方式有保留晶状体或联合晶状体切除的玻璃体切除术;巩膜环扎术,以解除机化膜对视网膜的牵拉,放出视网膜下渗漏液,促使视网膜复位。

4. 治疗后随诊　治疗后首次眼底检查建议在 3~7 天时进行,如果病变控制良好,随后的随诊时间可分别安排在第 1 次复查后 2~3 周、第 2 次复查后 4~5 周、第 3 次复查后 3 个月左右、第 4 次复查后 6 个月左右、第 5 次复查后 12 个月左右。

抗 VEGF 药物治疗和激光治疗后嵴和附加病变出现减轻和消退是 ROP 得到良好控制的主要指标。如果病情不稳定可酌情增加复查次数。表面麻醉下检查不满意者可在全身麻醉下进行。随诊内容除了观察 ROP 病情变化外,还要注意观察眼压、眼屈光状态和眼前节情况。4 期和 5 期 ROP 保留晶状体的玻璃体视网膜手术眼有发生浅前房和继发性青光眼的风险。

主要参考文献

1. 赵培泉,费萍. 早产儿视网膜病变诊断治疗研究现状、问题及展望. 中华眼底病杂志,2012,28(1):3-7.

2. 许宇,赵培泉. 早产儿视网膜病变//魏文斌,陈积中. 眼底病鉴别诊断学,北京:人民卫生出版社,2012:249-256.

3. 早产儿治疗用氧和视网膜病变防治指南. 中华医学杂志,2005,85(10):661-662.

4. TERRY T L. Extreme prematurity and fibroblastic overgrowth of persistent vascular sheath behind each crystalline lens:Ⅰ. Preliminary report. Am J Ophthalmol,2018,192:xxviii.

5. TERRY T L. Fibroblastic growth of persistent tunica vasculosa lentis in premature infants:Ⅱ. Report of cases clinical aspects. Arch Ophthalmol,1942,40:262-284.

6. ASHTON N,WAND B,SERPELL G. Role of oxygen in the genesis of retrolental fibroplasia. Br J Ophthalmol,1953,37(9):513-520.

7. An international classification of retinopathy of prematurity. The Committee for the classification of retinopathy of prematurity. Am J Ophthalmol,1984,102(8):1130-1134.

8. FINER N N,SCHINDLER R F,PETERS K L,et al. Vitamin E and retrolental fibroplasia:Improved visual outcome with early vitamin E. Ophthalmology,1983,90(5):428-435.

9. ZILIS J D,DEJUAN E,MACHEMER R. Advanced retinopathy of prematurity the anatomic and visual results of vitreous surgery. Ophthalmology,1990,97(6):821-826.

10. KONO T,OSHIMA K,FOCHINO Y. Surgical results and visual outcomes of vitreous surgery for advanced stages of retinopathy of prematurity. Jap J Ophthalmol,2000,44(6):661-667.

11. An International Committee for the Classification of Retinopathy of Prematurity. The international classification of retinopathy of prematurity revisited Arch Ophthalmol,2005,123(7):991-999.

12. NEELY K A,GARDNER T W,BROD R D,et al. Retinopathy of prematurity//DAVID A QUILLEN,BARBARA A BLODI. Clinical Retina. New York:AMA,2002,150-151.

13. MUKHERJEE A N,WATTS P,AI-MADFAI H,et al. Impact of retinopathy of prematurity screening examination on cardiorespiratory indices:A comparison of indirect ophthalmoscopy and retcam imaging. Ophthalmology,2006,113(9):1547-1552.

14. 中华医学会儿科学分会眼科学组. 早产儿视网膜病变治疗规范专家共识. 中华眼底病杂志,2022,38(01):10-13.

15. CHIANG M F,QUINN G E,FIELDER A R,et al. International classification of retinopathy of prematurity,third edition. Ophthalmology,2021,128(10):e51-e68.

16. 中华医学会眼科学分会眼底病学组. 中国早产儿视网膜病变筛查指南(2014 年). 中华眼科杂志,2014,50(12):933-935.

第八节　家族性渗出性玻璃体视网膜病变

家族性渗出性玻璃体视网膜病变(familial exudative vitreoretinopathy,FEVR)由 Criswick 和 Schepens 于 1969 年首先提出并予以命名。本病是终身性眼底疾病,无性别差异,同时侵犯双眼,两侧病情轻重不一定相等。眼底改变与某些早产儿视网膜病变(ROP)类似,但本病发生于足月顺产儿,无吸氧史,且多数有常染色体显性遗传的家族史,也可是常染色体隐性遗传或 X 连锁遗传。迄今为止已经证实 9 个致病 FEVR 基因:*FZD4*、*LRP5*、*NDP*、*TSPAN12*、*CTNNA1*、*ZNF408*、*KIF11*、*CTNNB1* 和 *JAG1*。这些基因型有明显疾病表型异质性,患者临床表现多样。

病因及发病机制

本病病因尚不完全清楚,有人认为是胚胎期视网膜血管和玻璃体发育异常,属先天性视网膜皱褶的变异型(西村 みえ子,1982)。然而亦有人认为,足月产新生儿在视网膜血管发育上亦可出现个体差异或发育不良者,视网膜锯齿缘附近存在无血管区,出生时,因胎儿血红蛋白(fetal hemoglobin)氧饱和度的骤然上升,胎儿氧分压转入新生儿氧分压时的急剧变化等,导致视网膜末梢血管收缩、阻塞,使局部缺血、缺氧,诱发周边部眼底血管异常增生,从而引起渗出、出血、机化等一系列病理改变,产生与 ROP 极为相似的眼底改变和演变过程(木村幸子,1981)。

临床表现

本病为慢性进行性疾病,视力损害因视网膜与玻璃体病变轻重而有所不同,当发生牵拉性视网膜脱离时,可致失明。病变发展常限于幼年时期,表现为视力下降、眼球不追光、眼球震颤、斜视、白瞳征。至 18 岁后如无牵拉性视网膜脱离则很少再有视力下降。成年患者多无症状,或检查眼底时发现。而 van Nouhuys(1991)的资料显示牵拉性视网膜脱离发生率可达 21%,绝大多数见于 30 岁之前。

特征性眼底改变有:颞侧周边视网膜无血管区、视网膜血管分支异常增多、纤维血管组织增生牵拉视网膜形成皱襞及视网膜脱离。Pendergast 和 Trese 等人在 1998 年提出了详细的 5 期分类法。

第 1 期:周边部视网膜存在无血管区,以颞侧多见,病变边缘视网膜增厚,但未出现新生血管。

第 2 期:周边部视网膜有无血管区存在,同时出现视网膜下或内异常渗出和新生血管,可伴有渗出性视网膜脱离(图 4-40)。

第 3 期:病变进一步发展,出现未累及黄斑部的次全视网膜脱离,大部分是玻璃体视网膜异常牵拉。

第 4 期:累及黄斑部的次全视网膜脱离。病变进一步发展,严重威胁视力。

第 5 期:全视网膜脱离,开漏斗型或闭漏斗型。

荧光素眼底血管造影中 FEVR 具有特征性表现,是诊断 FEVR 的"金标准":周边视网膜血管中断,有无灌注区形成;无灌注区颞侧多见,可累及全周;近无灌注区视网膜小血管呈网状或毛刷状,可见动静脉短路;视网膜血管异常分支增多,周边血管密集,呈柳树枝样,血管分支间角度小;黄斑周围毛细血管牵拉向颞侧,黄斑移位(图 4-41)。

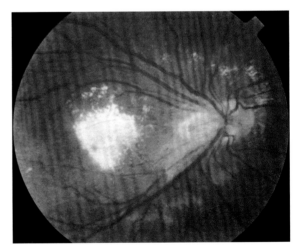

图 4-40　家族性渗出性玻璃体视网膜病变
女,17 岁,视盘颞侧机化膜,血管分支较多,向颞侧偏斜,上下血管之夹角变锐,黄斑及视盘周围可见黄白色视网膜下渗出(本病例图片由王光璐医师提供)。

诊断与鉴别诊断

1. 至少一眼周边视网膜存在无血管区。
2. 有特征性血管改变,不同程度的玻璃体视网膜牵引,视网膜下渗出或视网膜新生血管形成。
3. 无早产吸氧史。

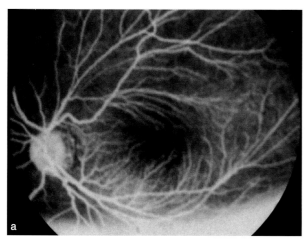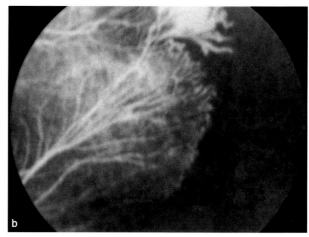

图 4-41　家族性渗出性玻璃体视网膜病变的 FFA 所见

女,14 岁,左眼 FFA 片;a. 视网膜血管(特别是小分支)繁多;b. 同例同眼,视网膜血管于颞侧赤道部呈扇形终止,末端吻合;其外为大片无灌注区;颞上方可见新生血管向无灌注区生长(本病例图片由王光璐医师提供)。

4. 有家族史,家族史阴性者亦不能排除。

5. 有典型的 FFA 表现。

6. 基因检测可作为辅助检查,阳性率不高。

需要与本病鉴别者有早产儿视网膜病变和 Coats 病。早产儿视网膜病变有早产、低体重、吸氧史,无家族史。Coats 病无玻璃体病变、无广泛的玻璃体视网膜粘连,且渗出也不限于周边眼底,检眼镜下表现与本病迥异。

治疗及预后

本病尚无有效治疗。预后的优劣,决定于病变程度和病情是否进展。

如病变停止于第 1 期,视功能尚可保持,可以随访观察,不要过早干预。2 期病变趋于活动,在婴幼儿病情可能迅速发展,威胁视功能,可给予适当激光光凝或冷冻治疗抑制新生血管生长(图 4-42);避免在无血管区光凝,以免造成医源性视网膜裂孔;早期行视网膜激光光凝可能加重玻璃体视网膜牵拉。VEGF 在本病发展过程中扮演重要角色,玻璃体腔注射抗 VEGF 药物有助于减少渗出和新生血管的生成,玻璃体手术前也可针对活动性病变进行抗 VEGF 药物注射,以减少术中出血。但同时应注意抗 VEGF 药物有促进玻璃体视网膜牵拉,加重病情的可能。

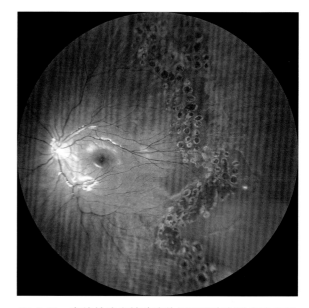

图 4-42　家族性渗出性玻璃体视网膜病变激光治疗后

视网膜脱离是 FEVR 常见并发症,孔源性、渗出性、牵拉性均可出现,也存在混合性视网膜脱离。3 期和 4 期的视网膜脱离可试行玻璃体视网膜手术,或巩膜扣带等外加压术,目的在于缓解牵拉。在具体选择手术方式时,不仅要根据 FEVR 的病变分期,还要结合增生膜的严重程度和累及范围,有针对性地进行选择。若眼底以孔源性视网膜脱离为主,仅有轻微的牵拉性视网膜脱离,或 PVR 程度轻,脱离范围有限,黄斑区牵拉不明显,可优先考虑巩膜扣带手术;若视网膜裂孔位于后极部、PVR 程度重、严重的牵拉性视网膜脱离,累及黄斑区时,可优先考虑玻璃体视网膜手术;必要时可选择巩膜扣带手术联合玻璃体视网膜手术。在施行玻璃体视网膜手术时,当注意:①本病增生膜的特异性(洋葱皮样的形态和具有羊皮纸样连贯性,不可能从视网膜上剥离下来,但必须将其从视网膜切断);②避免视网膜切开,以免血-眼屏障破坏与引发增生性玻璃体视网膜病变(PVR)之风险。

5 期患者病程长,并发症多,此时手术效果差。

主要参考文献

1. 彭晓燕,王光璐,张凤,等. 家族性渗出性玻璃体视网膜病变的临床观察. 中华眼科杂志,1995,31(6):426-429.
2. 赵培泉,虞瑛青,单海冬,等. 家族性渗出性玻璃体视网膜病变治疗观察. 中华眼底病杂志,2006,22(5):302-304.
3. GOW J,OLIVER G L. Familial exudative vitreoretinopathy:An expanded view. Arch Ophthalmol,1971,86(2):150-155.
4. KAUFMANN S J,GOLDBERG M F,ORTH D H,et al. Autosomal dominant vitreoretinopathy. Arch Ophthalmol,1982,100(2):272-278.
5. VAN NOUHUYS C E. Signs,complications,and platelet aggregation in Familial exudative vitreoretinopathy. Am J Ophthalmol,1991,111(1):34-41.
6. 西村 みえ子. 網膜血管形成不全症候群 の 臨床的研究-2-Familial exudative vitreoretinopathy の軽症型 の眼所見. 日本眼科學會雜誌,1982,86(9):1213-1223.
7. 张琦,赵培泉. 家族性渗出性玻璃体视网膜病变//魏文斌,陈积中. 眼底病鉴别诊断学. 北京:人民卫生出版社,2012:112-119.

第九节　特发性霜样树枝状视网膜血管炎

特发性霜样树枝状视网膜血管炎(idiopathic frosted branch retinal angiitis)于 1976 年由伊藤康行等首次报道。为一种原因未明的、临床少见的、整个眼底(自后极部至周边部)的急性视网膜血管周围炎症,亦称急性霜样树枝状视网膜静脉周围炎(acute frosted periphlebitis,Cleiner,1988)。绝大多数发生于健康青少年(在东亚地区以外的文献中,发病年龄较大,甚至老年人),女性多于男性,约为 3 : 2。

临床表现

绝大多数累及双眼(间有单眼),双眼常同时发病,亦可先后(间隔数日至数月)。中心视力急性下降,但下降程度极为悬殊,轻者只有云雾感,严重者仅存眼前指数(两侧视力损害程度并不一定相等)。视野检查可有中心暗点、生理盲点扩大或周边视野狭窄。ERG:b 波波幅下降。EOG:LP/DT 值可有下降。眼球前节正常或有轻度虹膜-睫状体炎症状和体征(KP、Tyndall 现象),玻璃体尘埃状混浊。检眼镜下视盘正常或轻度充血水肿,后极部视网膜水肿混浊,有时可见点状或片状出血及硬性渗出小点。本病最显著的特征性改变为视网膜动、静脉管壁周围有白鞘样浸润性混浊,如同裹着霜雪的树枝。FFA 显示,背景荧光及动、静脉充盈时间正常,动、静脉均无血流阻滞。造影晚期,可见血管管壁及其边缘有荧光着色、渗漏(图 4-43)。

诊断与鉴别诊断

根据检眼镜下和 FFA 视网膜血管的特征性所见,足以诊断。本病绝大多数发生于全身健康的青少年,可以与白血病、淋巴瘤患者偶有的类似眼底像区别。另外,霜样树枝状视网膜血管炎样眼底病变(frosted branch angiitis-like fundus)也可见于伴有其他全身性疾病的情况,称之为"继发性",如见于人类免疫缺陷

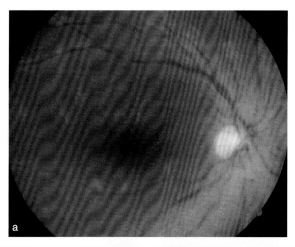

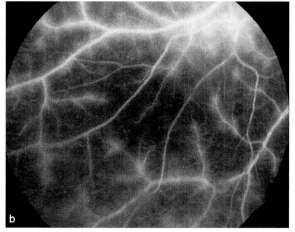

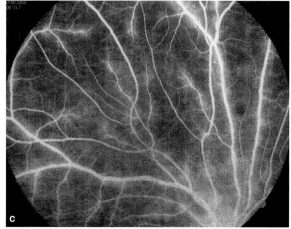

暗适应FERG波形：

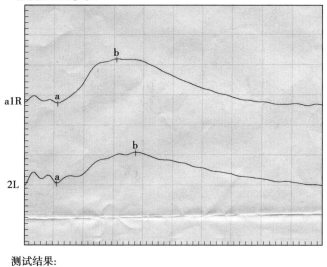

放大倍数：10k
分析时间：250ms
刺激次数：5
刺激频率：0.50Hz
刺激模式：Single
低通频率：75Hz
高通频率：0.1Hz
采集模式：SYSN
闪光颜色：白色
闪光强度：2.000c-3 cd*s/m²
背景强度：off

X:25ms/d
Y:100.00uv/d

测试结果：

波形号	La:	Aa:	Lb:	Ab:
1R	28.00	3.91	77.00	146.58
2L	27.50	9.18	93.50	101.95

图 4-43　特发性霜样树枝状视网膜血管炎

女,17 岁,1 年多来两眼发作性视力模糊数次,近一星期左眼又发作;视力右眼 0.8,左眼 0.15,左眼 KP(+),Tyndall 现象(+),两眼玻璃体均有灰白色尘埃状混浊,但左眼重于右眼,两眼底改变与 FFA 所见基本相同;ERG、EOG 检查如图示;a. 右眼眼底像;b、c. 右眼 FFA 静脉期;d. 暗适应 F-ERG:双眼 b 波潜伏期延长,振幅降低,左眼更为显著。

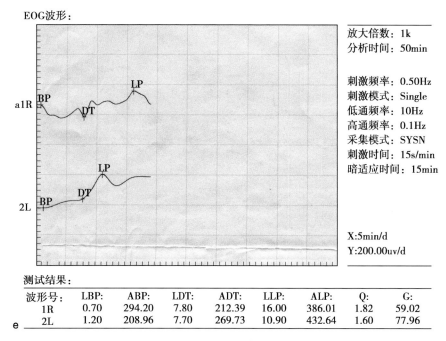

图 4-43（续）

e. EOG：左眼 Arden 比值降低（本病例图片由吴华医师提供）。

病毒感染（HIV，Fine，2001）、Epstein-Barr 病毒感染（Farrando，2008）、流感病毒感染（Jo，2006）、巨细胞病毒性视网膜炎（Geier，1992）、梅毒螺旋体及弓形虫等感染，当根据各该病的全身症状、体征与化验室检查所见，予以鉴别。因此临床见到该眼底改变时应首先排查全身性疾病，避免漏诊。

治疗、预后

糖皮质激素对本病有效，用泼尼松，1mg/kg，每晨 8 时前顿服，炎症控制后减量渐停；亦可用地塞米松 0.5mL（2.5mg）与 2% 利多卡因 0.5mL 混合后，行眼球周围注射，隔日 1 次，连续 5 次（特别严重病例可用甲泼尼龙 500mg 加入生理盐水 250mL 中静脉滴注，每日 1 次，连续 3~5 天，病情缓解后改上述激素口服）；如并发虹膜-睫状体炎症时，用 0.25% 地塞米松滴眼液及 1% 阿托品滴眼液点眼。

激光光凝治疗用于视网膜无灌注区、视网膜新生血管或新生血管性青光眼。激光治疗前应使用足够的糖皮质激素控制炎症。

如能及时正确治疗，视力预后良好，但有复发倾向。

主要参考文献

1. 余杨桂. 树冰状视网膜血管炎：附二例报告. 眼底病，1992，8（1）：36-37.

2. 张明申，赵朝霞. 霜样树枝状视网膜血管炎. 眼底病，1992，8（1）：2.

3. 吴华，何祥成，黄叔仁. 特发性霜枝样视网膜血管炎一例. 临床眼科杂志，2013，21（5）：440.

4. 赵华，石秋梅，刘敏，等. 霜样树枝状视网膜血管炎一例. 中国实用眼科杂志，2013，31（12）：1657.

5. WATANABE Y，TAKEDA N，ADACHI-USAMI E. A case of frosted branch angiitis. Br J Ophthalmol，1987，71（7）：553-558.

6. CLEINER R C，KAPLAN H J，SHAKIN J L，et al. Acute frosted retinal periphlebitis. Am J Ophthalmol，1988，106（1）：27-34.

7. LUO G，YANG P，HUANG S，et al. A case report of frosted branch angiitis and its visual electrophysiology. Doc Ophthalmol，1998，97（2）：135-142.

8. 伊藤康行，中野雅代，邱信男，ほか. 樹氷状血管炎 を呈した小児 ブドウ膜炎. 臨床眼科，1976，30（7）：797-803.

第十节　脉络膜缺血

睫状后短动脉在球后分成 10~20 支,于黄斑附近及视盘周围、后极部穿过巩膜进入脉络膜,并以此为中心,由大到小向周缘放射状逐级呈片状分布,直到脉络膜毛细血管小叶的毛细血管前微动脉。

脉络膜缺血(choroidal ischemia)有两种表现:一为由较大分支阻塞引起的扇形缺血区,即三角综合征(Amabric,1969);另一为由毛细血管前动脉阻塞引起的脉络膜毛细血管小叶缺血,呈多灶性。

一、三角综合征

三角综合征(triangle syndrome)大多发生于眼外伤(眼球钝性外伤、视网膜脱离手术、光凝),由炎症、血管梗阻等引起者仅占少数。详见第十章第二节之六。

二、急性多灶性缺血性脉络膜病变

1968 年 Gass 首次报道时,称之为"急性后极部多灶性鳞状色素上皮病变(acute posterior multifocal placoid pigment epitheliopathy,APMPPE)",随着对脉络膜循环了解的逐步深入,本病原发病灶已明确位于脉络膜毛细血管,是一种脉络膜毛细血管小叶前微动脉,因炎症或其他不明原因导致阻塞而引起的脉络膜毛细血管小叶缺血,视网膜色素上皮损害为继发性,故改名为"急性多灶性缺血性脉络膜病变(acute multifocal ischemic choroidoretinopathy)",APMPPE 之病名在近期文献中仍有应用。详见第五章第十九节之二。

主要参考文献

1. HAYREH S S,BAINES J A. Occlusion of the posterior ciliary artery.Ⅰ. Effects on choroidal circulation. Br J Ophthalmol,1971,56(10):719-735.

2. HAYREH S S,BAINES J A. Occlusion of the posterior ciliary artery.Ⅱ. Chorio-retinal lesions. Br J Ophthalmol,1971,56(10):736-753.

3. TRONCZYNSKI E,TSO M O. The architecture of the choriocapillaris at the posterior pole. Am J Ophthalmol,1976,81(4):428-440.

4. 松井瑞夫. 图说黄斑部疾患. 東京:金原出版株式会社,1977:52-54.

第五章

脉络膜视网膜炎症

脉络膜视网膜炎症的发病原因非常复杂,主要分感染性、非感染性两类,但也有原因不明或尚未完全清楚而无法归纳的。

感染性脉络膜视网膜炎症大多数为内源性感染,感染的病原微生物有各种细菌、真菌、螺旋体、病毒、原虫、寄生虫等等。由于医药学进步和卫生环境的改善,目前临床所常见的脉络膜视网膜炎以免疫反应性炎症及不明原因者居多,感染引起者相对少见。

第一节 化脓性脉络膜视网膜炎症

一、转移性化脓性视网膜炎

转移性化脓性视网膜炎(metastatic suppurative retinitis)是全身菌血症(bacteremia)所引起的严重眼部并发症。化脓性细胞形成的脓毒栓子,经血行进入并沉着于视网膜循环,形成急性化脓性炎症。早在一百多年以前,Virchow 及 Hernheiser 已经确认,出现于视网膜循环中单一的大栓子很少见。较常见的感染形式是弥漫而广泛的多发病灶,播散于较小的末梢血管内。

临床表现

因侵袭视网膜循环中的细菌菌种、数量、毒力与机体对此的反应而轻重不一。总的说来,随着各类抗菌药物的发明,本病已经少见。但一旦发生,则多为对多种抗菌药物有高度耐药性的细菌,如金黄色葡萄球菌、肠道革兰氏阴性杆菌等,往往导致玻璃体脓肿、急性化脓性眼内炎或全眼球炎。详见本节之三。

如果感染较轻或细菌的毒力(virulence)被抗菌药物抑制时,则出现亚急性局灶性视网膜炎,脓肿不扩散。由于栓塞易发于视盘处,所以此情况下,大多为视神经及其周围视网膜的炎症。如果感染相对比较严重,则发病也比较急骤,脓性渗出物可以扩展到视网膜下或视网膜与玻璃体之间,并可见稀薄的前房积脓。

转移性化脓性视网膜炎也有表现为慢性经过者,病程长达数月。早期检眼镜下,可见大量出血斑与灰白色乃至灰黄色渗出斑,视网膜弥漫性水肿混浊,特别在黄斑及其周围的后极部眼底更为明显。渗出和出血进入玻璃体后,引起玻璃体混浊。晚期形成玻璃体机化膜,玻璃体内有团块状、条索状灰白色膜样物,伴有新生血管,膜样物与视网膜粘连,可因此而发生牵拉性视网膜脱离。由于视神经节细胞的毁灭性损害或炎症直接累及视神经,而出现视神经非单纯性萎缩(习惯上称为继发性萎缩)。

本病无论是急性、亚急性或慢性,对视功能的预后来说,均属不良,往往接近失明或完全失明。

治疗

参阅本节之三。

二、亚急性局灶性视网膜炎

亚急性局灶性视网膜炎(subacute focal retinitis)或称"败血症性视网膜炎(septic retinitis)",因在 1872 年由 Moriz R Roth 首先报道,故又名"Roth 败血症性视网膜炎"。(注:败血症,septicemia,文献中常与菌血症混用,1991 年在美国胸内科医师学会和危象护理医学会召开的芝加哥会议上,将败血症和菌血症区分,虽然两者均有细菌在血液中出现,但败血症有发生高热、寒战,甚至休克等全身毒血症表现,病情远比菌血症严重。)

病因

大多并发于亚急性细菌性心内膜炎。这种感染性心内膜炎通常发生于风湿性心瓣膜病基础上。最多见的致病菌为非溶血性链球菌、草绿色链球菌,产碱杆菌次之,其他如肠球菌、金黄色葡萄球菌、白色葡萄球菌等亦可遇到。当附着于瓣膜(特别是二尖瓣与主动脉瓣)表面的脓性赘生物脱落、碎裂而进入血循环时,形成败血症。带有致病菌的栓子,随大循环血流播散到全身各器官,其中也包括眼底视网膜血管。栓子、细菌本身或其毒素均可引起亚急性视网膜炎。

临床表现

由于本病大多发生于亚急性细菌性心内膜炎,故有发热、畏寒、全身不适、食欲缺乏、进行性贫血、体重减轻、盗汗、杵状指、脾大、心脏杂音、皮肤及黏膜淤血点(包括眼睑皮肤及球结膜)等与亚急性细菌性心内膜炎相应的全身症状和体征,血培养及血常规检查亦常有阳性结果。详见内科学专著。

本病出现于 30%~50% 的亚急性细菌性心内膜炎者。检眼镜下的改变有视网膜出血、白斑、弥漫性云雾样混浊、视盘水肿、视网膜动脉阻塞等。这些改变,可单独或同时出现,可侵犯双眼或单眼。

视网膜出血斑最常见,形态不一,有点状、圆形、椭圆形、火焰状、梭形或不规则形,偶有视网膜前出血。白斑呈圆形或椭圆形,白色或灰白色,大小在 1/3PD 左右,大多位于视网膜浅层,也可位于视网膜血管下方。典型所见为白斑位于出血斑中央,即白斑周围绕有一圈或宽或窄的出血,Litten 称之"Roth 斑(Roth's spot)"。此外,较大的棉绒斑有时也能见到。

视网膜出血斑及不同类型的白斑,大多分布于视盘附近,也可见于眼底其他部位。出血及白斑的数量不一,发生很快,消失则比较缓慢。老的消退后,新的又可反复出现,所以在整个病程中,眼底像经常有所改变。

视盘水肿,可以与视网膜出血、白斑同时存在或单独发生。水肿程度较轻,一般不超过 3 个屈光度。

本病的眼底改变,对视力无太大影响,甚至毫无影响。因此被称为"安静型视网膜病变"(silent-retinopathy)。只有在视网膜动脉出现阻塞时,才能引起视力急剧障碍,但这一情况少见。

裂隙灯显微镜检查,前房水及玻璃体内可以发现尘埃状混浊漂移,有时还伴有细小的角膜后沉着物(keratic precipitates, KP)。

诊断

上述视网膜出血、白斑等各项改变,均非本病所特有。即使被认为最典型的 Roth 斑,亦可见于恶性贫血、白血病等其他全身病。因此,本病的诊断必须重视全身情况和实验室检查所见,在确定为亚急性细菌性心内膜炎后,才能成立。

病理

视网膜白斑一部分是由神经纤维层的缺血性坏死形成,神经纤维层可见细胞样小体或节段状肿胀。但更多的是由围绕于视网膜内层血管的白细胞浸润及水肿所形成。这种浸润细胞中,少数病灶可见多形核细胞,多数则为小圆形细胞和浆细胞。在陈旧病灶中,也可见到组织细胞、成纤维细胞和巨细胞,浸润在视网膜内层时,临床上在检眼镜下可以见到,但在组织标本上,视网膜外层及脉络膜的浸润却十分严重。其中小圆形细胞数量,常多于视网膜内层,睫状体较少受累。而玻璃体则往往可见较多的小圆形细胞、浆细胞及组织细胞。

治疗与预后

本病为亚急性细菌性心内膜炎的并发病,治疗以全身情况为准,应用抗生素是必要的,早期联合使用多种抗生素,可提高疗效。如血培养阳性,可根据药敏结果选择有效抗生素。

仅就眼科来说,除引发视网膜中央动脉阻塞之外,预后较好。

本病的视网膜改变反复多变,有无视网膜改变不能表示亚急性心内膜炎的轻重,因此对全身病的预后并无多大意义。

三、化脓性脉络膜视网膜炎

眼球内化脓性炎症现已少见。常为外源性感染,如眼球穿通性外伤(包括眼内手术,如人工晶状体植入术、玻璃体视网膜手术、抗青光眼外引流术后滤枕破裂)、角膜溃疡穿孔等原因,化脓性细菌(有革兰氏阳性菌属、革兰氏阴性菌属等,东亚地区以革兰氏阴性菌属为多,特别是克雷伯杆菌)、真菌(主要为白色念珠菌、曲霉菌等)经球壁进入球内引起。然而就原发于脉络膜、视网膜的化脓性脉络膜视网膜炎而言,则多为内源性,除由体内其他部位的化脓性病灶如产褥热、蜂窝织炎和某些急性细菌性传染病时的化脓性细菌,或皮肤、肺部等全身真菌感染,经血行进入脉络膜并波及视网膜所致之外,尚有静脉内导管长期滞留、免疫抑制剂(包括糖皮质激素)过量、各种抗细菌药物长期应用(常因菌群失调致真菌感染)等医源性原因,以及嗜毒者用不洁注射器静脉注射毒品等原因。

化脓性脉络膜视网膜炎症(suppurative chorioretinitis)的演变程度,因致病微生物的数量、毒性和患者全身与局部抵抗能力强弱、是否得到及时有效的治疗而异。轻者病灶比较局限,重者很快引起玻璃体脓肿。并累及前部葡萄膜,形成眼内炎(endophthalmitis)。如果炎症继续发展,巩膜及眼球筋膜受害,发展成全眼球炎(panophthalmitis)。

临床表现及分类

1. 化脓细菌感染　化脓性脉络膜视网膜炎多见于眼底后极部,来势迅猛,一开始,当玻璃体混浊程度尚能允许检眼镜检查时,可以见到边界模糊的渗出性病灶,病灶处视网膜隆起,呈灰黄色乃至灰褐色的水肿混浊(图 5-1),其表面及周围有大小不一的出血斑、渗出斑及放射状皱褶,视网膜血管迂曲怒张,有的被水肿混浊与渗出掩盖。此时视力已高度障碍,甚至只剩光感。如果细菌感染数量较多,菌种毒性较大,加上机体抵抗力弱,治疗又不及时或细菌存在抗药性,则炎症很快蔓延至玻璃体及眼球前段,黄白色乃至咖啡色的前房积脓(因感染菌种而异),很快形成玻璃体脓肿。眼底仅能见到黄色反光,称为假性黑矇性猫眼。

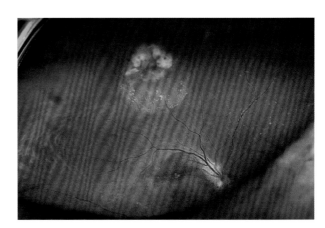

图 5-1　细菌性脉络膜视网膜炎
肝脓肿患者,右眼前黑影飘动数天,颞上方视网膜可见白色浸润灶,玻璃体混浊。

当化脓性炎症已累及所有球内结构,成为眼内炎(endophthalmitis)时,病眼疼痛更加剧烈,眼睑充血肿胀、球结膜充血水肿亦进一步加重,充血水肿的球结膜往往突出于睑裂之外,角膜混浊,前房内充满脓液,视功能完全丧失,并有头痛、高热、恶心呕吐等全身症状。但此时眼球位置尚属正常,眼球转动限制亦较轻。一旦炎症扩展成全眼球炎(panophthalmitis),除上述症状与体征更为严重外,因巩膜、眼外肌、筋膜囊均有炎症浸润,眼眶内组织水肿,使眼球突出,眼球活动严重受限,甚至固定。

2. **真菌感染**　真菌感染引起的化脓性脉络膜视网膜炎,大多为内源性。亦可扩散为玻璃体脓肿、眼内炎及全眼球炎,但与细菌性相比,症状和体征相对比较温和,进展的速度亦比较缓慢。其临床经过大致分为4期:Ⅰ期,脉络膜视网膜炎症病变尚未波及玻璃体,检眼镜下能见到一个至多个脉络膜视网膜浸润性病灶,白色或灰白色,边界比较清晰,直径大多小于1mm,病灶前附近玻璃体混浊,病灶周围视网膜血管壁往往伴有鞘膜样水肿混浊(图 5-2);Ⅱ期,玻璃体混浊加强,使眼底所见显得朦胧;Ⅲ期,玻璃体混浊更为严重,眼底标志已不能见到;Ⅳ期,炎症已累及眼内所有组织。

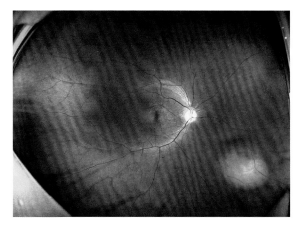

图 5-2　真菌性脉络膜视网膜炎

AIDS 合并隐球菌性脑膜炎患者,右眼视物模糊 3 天,眼底检查可见右眼视盘色淡,鼻下方白色视网膜下隆起灶。房水宏基因检测显示隐球菌阳性。

诊断

本病一般根据临床表现为诊断依据。早期诊断对挽救部分视功能至关重要,因此,详询病史与全面体检,明确有否眼以外感染及发现引起眼内感染的一些高危因素,例如糖尿病患者、应用免疫抑制剂(包括糖皮质激素)时间较长者、长期使用抗菌药物(易致菌群失调,真菌感染)者等。实验室检查尤为当务之急,但传统的眼内容物(房水、玻璃体)培养,不仅耗费时间,而且阳性率也不高,目前大多采用聚合酶链反应(polymerase chain reaction,PCR)与 β-D 葡聚糖试验,两者均有快速、敏感、阳性率高的优点(后者对真菌更有高度特异性)。

治疗

1. **全身治疗**　细菌性化脓性脉络膜视网膜炎一开始,全身应用大剂量广谱抗菌药,例如妥布霉素(tobramycin)80~120mg,或万古霉素(vancomycin)1g 静脉滴注,每 12 小时 1 次,联合肌内注射头孢拉定(cefradine,0.5~1g,每日 2~3 次)或口服环丙沙星(ciprofloxacin,250mg,每日 2 次),连续 5~7 天。抗生素全身给药的同时,如无重症糖尿病、免疫力低下等禁忌者,为了有利于减少眼组织的炎症损害,可以内服泼尼松[prednisone,0.5~1mg/(kg·d),每晨 8 时前顿服]。

真菌性感染引起者,传统用药为两性霉素 B(amphotericin B)静脉注射(最初试验剂量 0.1mg/kg,第一天总剂量为 0.25~0.3mg/kg,以后逐步增加到每日 0.75~1mg/kg)。由于两性霉素 B 静脉给药眼内透过性差,全身副作用大,现已渐被唑类(azoles)药代替,如伏立康唑(voriconazole)、泊沙康唑(posaconazole)等。伏立康唑有广谱抗真菌作用,眼内通透性良好,无论何种给药途径均能使其在眼内达到有效浓度,一般采用口服,200mg,每 12 小时 1 次。泊沙康唑也是新三唑广谱抗真菌药,口服,200mg,每日 2~4 次,用药时当注意肝、肾功能,妊娠妇女慎用。

2. **局部用药**　无论何种抗生素,均或多或少地受到血-眼屏障限制,往往不能达到眼内理想的高浓度,为了尽快抑制炎症,抢救视功能,可施行抗生素玻璃体腔内注射:用皮试注射器及 25 号注射针头,以5% 聚维酮碘或 0.2% 新洁而灭溶液充分清洁结膜囊后,在颞上象限角膜缘后 4mm 处(相当于睫状体平部)刺入玻璃体腔(针尖朝向眼球中心,最好能刺入玻璃体脓液内),抽出 0.2mL 作为标本,稳定注射针头,退出针管,标本送检,换上盛有万古霉素(vancomycin,1mg/0.1mL)及头孢他啶(ceftazidime,2.25mg/0.1mL)的针管(两者共 0.2mL),玻璃体内徐徐注入。如注射后炎症有所控制,72 小时后二次注射,无效甚至恶化成玻璃体脓肿者,当立即行部分玻璃体切除术(pars plana vitrectomy,PPV)。

遇有患者不愿接受玻璃体内注射时,可用妥布霉素(tobramycin)25mg(0.5mL)、地塞米松 2.5mg(0.5mL)、2% 利多卡因 0.3mL,混合,球周或筋膜囊(Tenon's capsule)内注射,2~3 日 1 次。无论球周或筋膜囊内注射均宜在眼球表面麻醉后缓慢刺入(筋膜囊内注射应用有齿镊夹住提起筋膜),并微微摆动针尖,以免误入球内。

妥布霉素属氨基糖苷类(aminoglycosides)抗生素,抗菌谱广、眼内通透性好,但对视网膜有一定毒性,严重者可导致视网膜坏死和血管阻塞,因此,应尽量避免做玻璃体腔内注射,如属必需,当严格掌握剂量,以策安全。庆大霉素(gentamicin)为其同类制剂,对视网膜毒性更大,现已禁用于玻璃体内注射、眼球周围注射(包括球结膜下注射,参阅第十章第七节之七)。

真菌感染者传统的两性霉素 B(5μg/0.1mL)做玻璃体腔内注射,目前大多已改用伏立康唑(voriconazole),100μg/0.1mL。注射同时抽取玻璃体做涂片检查(菌丝、孢子)。

3. 手术治疗　无论细菌性或真菌性化脓性脉络膜视网膜炎,当发展成玻璃体脓肿时,视力均已严重障碍(大多仅存光感),行玻璃体部分切除术(PPV,不推荐全玻璃体切除的原因,是为了避免手术对视网膜的损伤),以期尽可能保存残存视力或保留眼球。玻璃体切除如同身体其他部位的脓肿切开引流,通过玻璃体切除不仅可以除去玻璃体内大部分病原微生物,有利于炎症控制,并可因切除玻璃体凝胶,使药物在玻璃体内易于扩散。人工晶状体眼还应去除人工晶状体及晶状体囊膜。

对眼内炎,一般可做眼内容摘除术(不要缝合巩膜腔,可放置引流条),理由是眼内容摘除术保留巩膜及眼外肌,对以后安装义眼有利(如为幼儿患者与视网膜母细胞瘤不能明确鉴别时,应当做眼球摘除术)。

已发展为全眼球炎者,亦做眼内容摘除术。眼球摘除术是禁忌的,因病菌已蔓延至球外,眼球摘除时切断视神经,病菌可因此沿视神经鞘间腔向颅内扩散。

预后

无论细菌性或真菌性感染。视功能预后均极恶劣,极大多数以失明告终。即使在炎症局限于脉络膜视网膜尚未引起玻璃体脓肿而已得到控制者,因脉络膜视网膜已被广泛破坏,视功能亦无法保持。编者在20 世纪 50 年代,曾遇一例由鼻疖肿引起眼球后极部化脓性脉络膜视网膜炎,玻璃体虽有混浊,但仍能比较满意地透见病灶。经抗生素等治疗后,炎症很快控制并消退,而视力却完全丧失。当玻璃体脓肿形成,甚至发生眼内炎、全眼球炎者,最后能保留一个机化萎缩的眼球已属幸事。内源性者,因已有全身菌血症、败血症,尚有生命危险。

主要参考文献

1. 北京工农兵医院眼科,中国医科院首都医院眼科. 眼底病. 北京:人民卫生出版社,1978:148-150.

2. 孙信孚. 亚急性心内膜炎的眼底改变. 中华眼科杂志,1958,8(3):168-172.

3. 陈毓英,索曼霞. 亚急性细菌性心内膜炎的眼底改变. 中华医学杂志,1960,46(5):372-375.

4. 陈祖基. 眼科临床药理学. 2 版. 北京:化学工业出版社,2011:81-99;109-118;139-150.

5. 吴晓,寿涵荣. 外伤性细菌性眼内炎五例. 中华眼科杂志,1990,26(4):250-251.

6. 梁克勤,丛培芹,刘真. 霉菌性眼内炎临床病理分析. 实用眼科杂志,1992(12):761-763.

7. 黄叔仁. 急性化脓性脉络膜视网膜炎//张锡祺. 眼底病图谱(下册). 北京:人民卫生出版社,1955:240-241.

8. 罗添场,阮敏毅,刘明玉. 玻璃体切割手术治疗化脓性眼内炎. 临床眼科杂志,2003,11(5):421-422.

9. KRESLOFF M S,CASTELLARIN A A,ZARBIN M A. Endophthalmitis Surv Ophthalmol,1998,43(3):193-224.

10. CALLEGAN M C,GILMORE M S,GREGORY M,et al. Bacterial endophthalmitis:Therapeutic challenges and host-pathogen interactions. Prog Retina Eye Res,2007,26(2):189-203.

11. KENNEDY J E, WISE G N. Clinic pathological correlation of retinal lesions, subacute bacterial endocarditis. Arch Ophthalmol, 1965, 74(5):658-662.

12. KATTAN H N, FLYNN H W, PFLUGFELDER S, et al. Nosocomial endophthalmitis. Surv Ophthalmology, 1991, 98(2):227-238.

13. FORSTER R K, ZACHARY I G, COTTINGHAM A J, et al. Further observations on the diagnosis, cause, and treatment of endophthalmitis. SectionⅡ. Am J Ophthalmol, 1976, 81(1):52-56.

14. WONG J S, CHAN T K, LEE H M, et al. Endogenous bacterial endophthalmitis, an east Asian experience and a reappraisal of a severe ocular affliction. Ophthalmology, 2000, 107(8):1483-1491.

15. OKADA A A, JOHNSON R P, LILES W C, et al. Endogenous bacterial endophthalmitis: Report of the ten-years retrospective study. Ophthalmology, 1994, 101(5):832-838.

16. CIULLA T A, STARR M B, MASKET S. Bacterial endophthalmitis prophylaxis for cataract surgery: An evidence-based update. Ophthalmology, 2002, 109(1):13-24.

17. 秦野寛. 術前、術中、術後抗生物質の使い方. IOL&RS, 2002, 16(2):144-148.

第二节 结核性脉络膜视网膜炎

20 世纪 40 年代之前,结核病(特别是俗称肺痨病的肺结核)是临床常见病。自链霉素等各种抗结核药发明、发展以来,发病率一度下降。但从 20 世纪 80 年代后期起,在世界范围内有大幅度回升,其原因除结核分枝杆菌变异及抗药性的产生外,可能与免疫抑制剂(包括糖皮质激素)的普遍应用、获得性免疫缺陷综合征(acquired immunodeficiency syndrome, AIDS)之广泛蔓延有关(AIDS 患者结核感染率高于正常人群 100 倍,Kumar, 2002)。我国依旧是结核病高负担国家,发病人数居全球第二位。结核病的传染源主要是排菌的肺结核患者,尤其是痰涂片结果阳性者。主要传播途径是带菌飞沫呼吸道传播,其次是消化道传播。老年人、婴幼儿、HIV/AIDS 患者、糖尿病患者、癌症患者或肾脏病患者等免疫力低的人群容易被感染结核和发病,反过来又成为结核病传播的源头。

发病机制

结核性脉络膜视网膜炎(tuberculous chorioretinitis)绝大多数继发于全身其他部分的结核,如肺门部或支气管周围淋巴结常见有原发病灶。除脉络膜视网膜粟粒结核全身有活动性结核病灶外,其他脉络膜结核感染均来源于已经安静或钙化病灶所发生的一过性菌血症。结核分枝杆菌进入脉络膜后,引起脉络膜炎症,脉络膜炎症势必波及视网膜并包括 Bruch 膜、视网膜色素上皮层在内的组织严重破坏,形成脉络膜视网膜炎。

脉络膜结核感染后的组织反应,大体上可分成增生性与渗出性两类,两种不同反应,取决于机体是否一度发生过结核感染(包括卡介苗接种)。在未曾发生过感染的病例,主要以增生性结节为代表的慢性进行性炎症;在曾经发生过感染的病例,因机体(包括脉络膜组织)已具有对结核分枝杆菌或其毒性蛋白(tuberculoprotein)的过敏性,如再度感染则引起急性非特异性渗出性炎症。上述两类改变之间,可相互转化,每一类改变在发展过程中所造成的组织破坏程度,一方面与结核杆菌数量、毒力及组织的过敏状态成正比,另一方面与机体的抵抗力成反比。Woods(1961)认为这一情况,可用 Rich 公式表达,即:病变程度 = 结核分枝杆菌数量及毒力 × 组织过敏性/机体抵抗力。

临床表现及分类

结核分枝杆菌在眼部最常累及的部位是脉络膜,眼底表现多样,故一直以来眼结核(ocular tuberculosis, OTB)对分类命名比较混乱,其中结核性脉络膜视网膜炎就是一种传统的命名,泛指与结核分枝杆菌导致的脉络膜或视网膜的改变。近些年,眼结核病合作研究(Collaborative Ocular Tuberculosis Study,COTS)小组对 OTB 重新进行统一命名。

1. 结合葡萄膜炎解剖位置的分类方法,将 OTB 可分为结核性前葡萄膜炎(tubercular anterior uveitis,TAU),结核性中间部葡萄膜炎(tubercular intermediate uveitis,TIU),结核性后葡萄膜炎(tubercular posterior uveitis,TPU),结核性全葡萄膜炎(tubercular panuveitis,TBP),结核性视网膜血管炎(tubercular retinal vasculitis,TRV)。

结核性视网膜血管炎(tubercular retinal vasculitis,TRV)的患者仅表现为视网膜血管炎(静脉周围炎和/或动脉炎),伴或不伴血管闭塞、视网膜新生血管。眼底改变与 Eales 病相同,但 TRV 患者具有结核分枝杆菌感染的证据。故目前认为,当 Eales 病找到结核分枝杆菌感染的证据时,应诊断为结核性视网膜血管炎。

2. 按照疾病的特征表型,结核性脉络膜病变分为结核性匐行样脉络膜炎,结核性多灶性脉络膜炎,结核性局灶性脉络膜炎,脉络膜结核瘤。

结核性匐行样脉络膜炎(tubercular serpiginous-like choroiditis,TB SLC)表型为单发/多发、黄白色、模糊不明显的脉络膜病灶,边缘微隆起,呈波浪状、活动性边缘,病灶中心愈合,各病灶边缘可扩大、相互逐渐融合。故 TB SLC 病变表型又可进一步分为弥散的多灶性或融合的片状。在自发荧光成像中,活跃的病灶边缘呈高自发荧光,而中心愈合区域呈低自发荧光(图 5-3)。

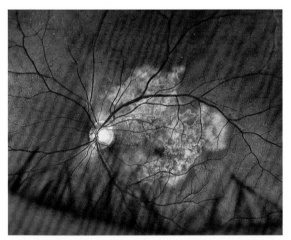
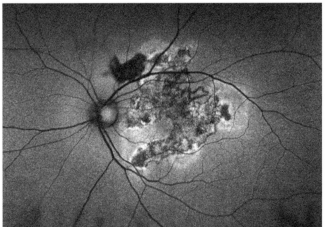
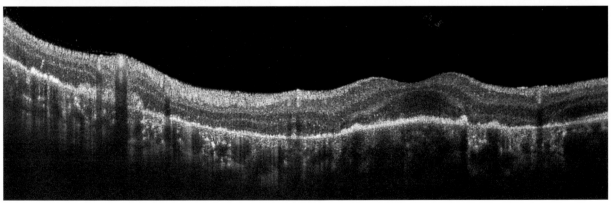

图 5-3　结核性匐行样脉络膜炎

男性,45 岁,左眼视力下降 1 个月;T-SPOT 阳性;后极部盾鳞状黄白色病灶,边缘微隆起,波浪状。

结核性多灶性脉络膜炎（tubercular multifocal choroiditis，TB MC）是指表现与特发性多灶性脉络膜炎或急性后极部多灶性鳞状色素上皮病变（acute posterior multifocal placoid pigment epitheliopathy，APMPPE）相似的脉络膜炎，或其他不符合 TB SLC 表现的脉络膜炎。传统的脉络膜结节（choroidal tubercles）所包括的脉络膜视网膜粟粒性结核和结核性播散性脉络膜视网膜炎都归类为 TB MC，表型为单侧或双侧的多发脉络膜病灶，病灶直径≤0.5 个 PD，呈模糊不明显的灰白色，活动期可见病灶边缘炎性浸润环，OCT 可见位于脉络膜的隆起病灶，邻近上方 Bruch 膜和 RPE 层，愈合期病灶遗留椭圆形/圆形的瘢痕，具有不同的色素沉着和消退（图 5-4，图 5-5）。

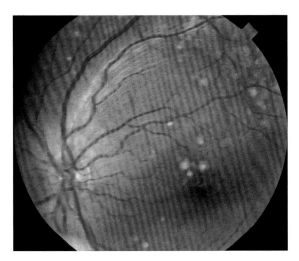

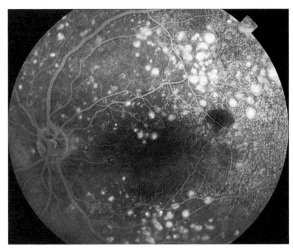

图 5-4　结核性多灶性脉络膜炎
女，40 岁，结核性胸膜炎患者；消瘦，低热，血沉 120mm/h；双眼视力急剧下降 3 天：右眼 0.04，左眼 0.1，后部玻璃体尘埃状灰白色轻度混浊；双眼底病变近似，本图为其左眼底像。

图 5-5　上例（图 5-4 同例）FFA 片（造影 16 分 12 秒）

结核性局灶性脉络膜炎（tubercular focal choroiditis，TB FC）是指独立的单个脉络膜病灶，且不符合 TB SLC 的表现。

脉络膜结核瘤（choroidal tuberculoma）是眼结核的一种独特表型，也曾被称为"脉络膜肉芽肿"或"结核性视网膜下脓肿"。脉络膜结核瘤常为单眼，患眼单发或多发，位于眼底后极部或中周边，表现为视网膜下明显隆起的脉络膜病灶，重者向玻璃体内呈半球形隆起，灰白色或黄白色，边缘清晰，伴周围渗出性视网膜脱离。瘤体周围有卫星样小结节。结节表面与周围有小出血。后部玻璃体有比较浓密的灰白色尘埃状乃至云絮样混浊。结核瘤一般经过数月后，炎症逐渐消退并趋于萎缩。形成结缔组织性白色斑块，周围有色素沉着（图 5-6~图 5-8），亦可因失于治疗或患者抵抗力衰弱而使炎症继续发展。一旦 Bruch 膜溃破，结核分枝杆菌侵入视网膜及玻璃体，视网膜坏死，玻璃体混浊加剧。更严重者，结核瘤可向外蔓延，穿破巩膜而使眼球破坏，但此种情况罕见。

脉络膜结核瘤无论病情轻重，对视功能预后来说，总是毁灭性的。发生于幼年儿童者，常因此而引起失用性斜视（多数为外斜）。

实验室及影像学检查

1. 细菌学检查　抗酸杆菌涂片检查，价格低廉、操作简单，但敏感性不高；分枝杆菌培养需要 6~8 周时间，阳性率低。

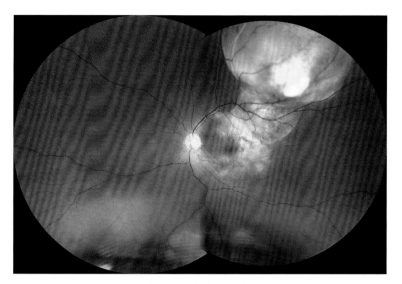

图 5-6   脉络膜结核瘤超广角眼底拼图

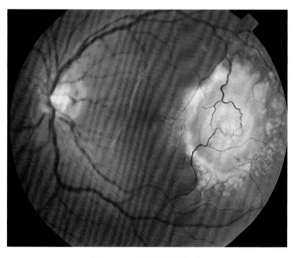

图 5-7   脉络膜结核瘤

男,20 岁,肺结核患者;左眼视力急剧下降 7 天(0.01),眼球隐痛,轻度睫状充血,羊脂状 KP、Tyndall 现象阳性,玻璃体尘埃状灰白色混浊;结核菌素皮肤试验强阳性,72 小时后眼前节及玻璃体混浊加强(病灶反应),使眼底高度朦胧(本图片摄于皮试前)。

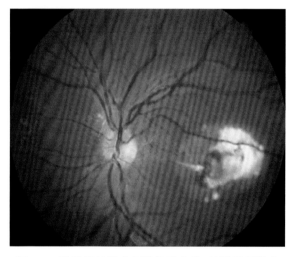

图 5-8   脉络膜结核瘤后脉络膜萎缩、结缔组织增生

男,18 岁,左眼视力 0.06,病程已 6~7 个月;体质瘦弱,X 线摄片有肺门淋巴结核;发病时在他院就诊,诊断为左眼脉络膜结核瘤。

2. 分子生物学检查   结核分枝杆菌核酸检测和耐药性诊断。利用临床标本,以结核分枝杆菌相关基因为诊断标志物,完成对标本中是否含有 MTB 核酸或耐药基因的一系列检测方法。应与细菌学检测同时用于结核病患者的发现和耐药患者的筛查。结核分子生物学诊断的技术有多种,检测原理或靶基因或有不同。该检测技术在眼内结核病眼内液检测的阳性率低,临床中并不常规使用。

3. 免疫学检测   结核菌素皮肤试验(tuberculin skin test,TST),γ-干扰素释放试验 interferon-gamma release assays,IGRAs)和结核菌感染 T 细胞斑点试验(T-SPOT)。

结核菌素皮肤试验的硬结平均直径 <5mm 或无反应者为阴性;硬结平均直径≥5mm,<10mm 为一般阳性;硬结平均直径≥10mm,<15mm 为中度阳性;硬结平均直径≥15mm 或局部出现双圈、水泡、坏死及淋巴管炎者为强阳性。

解读:在没有卡介苗接种和非结核分枝杆菌干扰时,以 PPD 反应≥5mm 视为已受结核分枝杆菌感染;在卡介苗接种地区和/或非结核分枝杆菌有感染地区以 PPD 反应≥10mm 视为结核感染标准;对 HIV 阳性、接受免疫抑制剂 >1 个月和与涂片阳性肺结核有密切接触的未接种卡介苗的 5 岁以下儿童 PPD 反应≥5mm 应视为感染。

结核分枝杆菌感染者体内存在特异的效应 T 淋巴细胞,IGRAs 和 T-SPOT 都是为了检测这种特异性淋巴细胞。当效应 T 淋巴细胞再次受到结核抗原刺激时会大量分泌 IFN-γ,IGRAs 就是通过直接检测 IFN-γ 用于诊断是否有结核分枝杆菌感染。

T-SPOT 则是利用酶联免疫斑点技术直接检测上述特异性淋巴细胞的一种检查方法。IGRAs 和 T-SPOT 特异性高于 TST,不受卡介苗的影响,较少受非结核分枝杆菌影响。因此目前临床多采用 IGRAs 或 T-SPOT。但是无论是 T-SPOT 还是 IGRAs,均不能有效地区分是活动性结核病还是既往得过结核病。

4. 结核病病理学检查 典型的结核病变由融合的上皮样细胞结节组成,中心为干酪样坏死,周边可见朗格汉斯多核巨细胞,外层为淋巴细胞浸润和增生的纤维结缔组织。证明结核性病变,需要在病变区找到病原菌。但在脉络膜视网膜结核病变中很难获取活体组织检查。

5. 胸部影像学检查 对考虑结核病的患者,应积极进行胸部影像学检查(胸部 X 线片或 CT),了解患者肺部结核感染情况(活动性或非活动性肺结核)。

诊断

临床上对于病因不明,复发或常规治疗无效的葡萄膜炎、在葡萄膜炎开始免疫抑制治疗前,应考虑到排除结核性的诊断,并进行相关检查。

结核性脉络膜视网膜炎的诊断"金标准"和其他结核病一样,需要病原学证据,即在眼组织或液体中找到结核分枝杆菌。但由于脉络膜视网膜结核病变不能或不易采取活体组织检查,眼内液体标本量少,结核分枝杆菌含菌量少,很难在眼内液检测中呈现阳性结果,所以临床上确诊往往极为困难。而临床中结核性脉络膜视网膜炎的诊断经常是结核患者流行病学特征、眼部表现、免疫学检测或影像学结果进行推定的临床诊断。

1. 眼结核可能性大 同时具备条件(1)、(2)和(3)。

(1)至少有一个临床症状提示眼结核(和其他病因除外)。

(2)胸部影像检查符合结核分枝杆菌感染或临床证实有眼外结核病或痰液/眼外组织检测证实有结核分枝杆菌感染。

(3)至少符合下列条件之一:a.有明确的结核病暴露史;b.免疫学检测阳性。

2. 眼结核可能 同时具备条件(1)、(2)和(3),或基本条件(1)和(4)。

(1)至少有一个临床症状提示眼结核(和其他病因除外)。

(2)胸部影像检查不符合结核分枝杆菌感染且无眼外结核病临床证据。

(3)至少符合下列条件之一:a.有明确的结核病暴露史;b.免疫学检测阳性。

(4)胸部影像检查符合结核分枝杆菌感染或有眼外结核病临床证据,但不符合条件(3)。

结核性脉络膜视网膜炎应注意与其他肉芽肿性葡萄膜炎相鉴别:如结节病、交感性眼炎或 Vogt-小柳-原田综合征。

脉络膜结核瘤发生于幼年儿童者,初期形态与视网膜母细胞瘤相似,应注意观察其发展过程。如瘤体逐渐增大,眼压升高,视力高度不良或已消失时,可施行眼球摘除术送病理检查。偶发于成年人者,易于误诊为脉络膜白色肉瘤,因结核瘤有比较严重的玻璃体渗出性混浊,有助于鉴别。

治疗

结核性脉络膜视网膜炎的诊断、治疗和随访,应该由眼科医生和结核病专科医生共同管理。治疗的目的一方面为杀灭或抑制结核分枝杆菌及其毒力,另一方面为减低脉络膜视网膜组织对结核分枝杆菌或其毒性蛋白的反应性。具体措施如下:

1. 抗结核治疗　当结核性脉络膜视网膜炎患者同时合并全身其他系统的结核病时,抗结核治疗无特殊。当患者仅表现为结核性脉络膜视网膜炎时,应根据患者具体的眼底表现、地理区域的流行状况或患者结核相关检查进行综合判断:患者越是处于结核病流行区,结核相关的阳性检查结果越多,越是支持采用抗结核治疗。

抗结核治疗应遵循"早期、规律、全程、联合、适量"的原则。疗程6~12个月,标准的一线治疗方案为:强化期联合四种抗结核药物(异烟肼、利福平、吡嗪酰胺和乙胺丁醇),疗程2个月;随后改为巩固期联合两种抗结核药物(异烟肼和利福平),疗程4个月。其中异烟肼易于通过血-眼屏障,所以是治疗眼内结核的首选药。用药期间当注意肝、肾功能,禁酒。此外,异烟肼应用期间,每晚内服维生素 B_6,30mg(目的是防止末梢神经炎,与异烟肼服用时间应相隔12小时,否则影响异烟肼药效)及少量锌制剂(异烟肼长期治疗,可致机体内微量元素锌的缺乏),以免除其副作用。

虽然一线抗结核用药可使大部分患者病情得到控制,但当对治疗的反应低于预期时,需要考虑结核分枝杆菌耐药可能。

2. 激素治疗　关于结核性脉络膜视网膜炎是否应在抗结核治疗时联合激素治疗,目前尚无统一定论。抗结核治疗初期,由于体内大量的结核分枝杆菌在短时间内被杀死,游离的菌体成分可能会使已致敏的机体发生变态反应,称为类赫氏反应,也称"矛盾反应",病理特点为毛细血管扩张渗透性增加,炎性细胞渗出。因此,眼内结核患者可能在抗结核治疗初期出现眼部炎症反应加重,如结膜充血、玻璃体炎性混浊或渗出性视网膜脱离加重。此时,建议在继续抗结核治疗同时联合局部激素抗炎治疗,或在抗结核治疗启动2周后联合口服激素抗炎治疗。结核性脉络膜视网膜炎的患者在全身用药期间应注意眼科的密切随诊。

3. 局部对症治疗　当眼底并发新生血管、毛细血管无灌注区时,可予玻璃体腔注射抗 VEGF 药物或眼底激光处理。

主要参考文献

1. 郭秉宽,陈道瑜,何章岑,等. 结核性色素层炎的临床机转与病理鉴别问题. 中华眼科杂志,1958,8(8):500-505.

2. 孙世珉,刘焕业,薛南平. 600 例内因性色素膜炎的临床分析. 中华眼科杂志,1988,24(5):261-264.

3. 古洵清. 结核性葡萄膜视网膜炎//李凤鸣. 中华眼科学(第七卷). 北京:人民卫生出版社,2005:1955-1957.

4. 刘厚才. 幼儿脉络膜团球型结核一例. 中华眼科杂志,1988,24(3):182.

5. SAINI J S,MUKHERJEE A K,NADKRNI N. Primary tuberculosis of the retina. Br J Ophthalmol,1986,70(7):533-535.

6. BLAZQUEZ E P,RODRIGUEZ M M,RAMOS M J M. Tuberculous choroiditis and acquired immunodeficiency syndrome. Ann Ophthalmology,1994,26(2):50-54.

7. HELM C J,HOLLAND G N. Ocular tuberculosis. Surv Ophthalmol,1993,38(3):229-256.

8. TABBARA K F. Tuberculosis. Curr Opin Ophthalmol,2007,18(6):493-501.

9. AGRAWAL R,TESTI I,MAHAJAN S,et al. Collaborative ocular tuberculosis study consensus guidelines on the management of tubercular uveitis-report 1:Guidelines for initiating antitubercular therapy in tubercular choroiditis. Ophthalmology,2021,128(2):266-276.

10. AGRAWAL R,AGARWAL A,JABS D A,et al. Standardization of nomenclature for ocular tuberculosis - results of collaborative ocular tuberculosis study(COTS)workshop. Ocul Immunol Inflamm,2020,28(sup1):74-84.

11. FIGUEIRA L,FONSECA S,LADEIRA I,et al. Ocular tuberculosis:Position paper on diagnosis and treatment management. Revista Portuguesa De Pneumologia,2017,23(1):31-38.

第三节　梅毒性脉络膜视网膜炎

梅毒是由苍白螺旋体全身感染引起,由于驱梅疗法的进展,梅毒发病率曾一度下降,但自 20 世纪 70 年代起,有所回升。随着获得性免疫缺陷综合征(acquired immune deficiency syndrome,AIDS)迅速蔓延,梅毒也有卷土重来之势,AIDS 患者易于感染梅毒,梅毒借之而扩散。

由于梅毒发病率回升,部分患者因为眼部症状首诊,而无全身其他梅毒表现。临床上应予重视。

梅毒性脉络膜视网膜炎分先天性及后天性两大类。先天性梅毒是在胎儿期由母体感染,侵犯双眼,以脉络膜视网膜炎症为主,很少波及虹膜睫状体,多见于幼儿。后天性梅毒在眼部的病变可以出现在梅毒感染的任何阶段,大多见于二期梅毒的早期,单眼性,主要累及前部葡萄膜,虹膜面可见蔷薇疹及纤维素性渗出,少数发生于三期梅毒,在虹膜或睫状体上出现梅毒瘤(gumma,或译作梅毒性树胶肿),部分病例也可见到脉络膜视网膜炎。

梅毒临床分期及病理

梅毒患者在不同病程中临床表现各异。分为:①显性梅毒,分为一期梅毒,二期梅毒,三期梅毒;②隐性(潜伏)梅毒,早期隐性梅毒和晚期隐性梅毒;③胎传(先天性)梅毒。其临床表现如下:

1. 显性梅毒

(1)一期梅毒:标志性临床特征是硬下疳,多见于生殖器等性接触部位。起初表现为小丘疹,逐渐发展为直径 1~2cm 的圆形或椭圆形浅在性溃疡,界限清楚、边缘略隆起,溃疡面清洁;无明显疼痛或触痛。也可出现腹股沟或患部近卫淋巴结肿大。

(2)二期梅毒:可有一期梅毒史。病期 2 年以内。多形性皮损,浅表淋巴结可肿大,可出现梅毒性骨关节损害、眼损害、神经系统及其他内脏损害等。

(3)三期梅毒:可有一期或二期梅毒史。病期 2 年以上。皮肤黏膜损害、眼梅毒、神经梅毒、心血管梅毒。

2. 隐性(潜伏)梅毒　无任何梅毒性的临床表现,或显性梅毒经一定的活动期后症状暂时消退,梅毒血清试验阳性、脑脊液检查正常。感染在 2 年以内为早期隐性梅毒;感染时间在 2 年以上为晚期隐性梅毒。

梅毒螺旋体的基本病理变化如下:

(1)血管内膜炎:特别是小动脉内皮细胞肿胀与增生;

(2)血管周围炎:血管周围大量淋巴细胞和浆细胞浸润;

(3)二期梅毒后期和三期梅毒常见上皮样细胞和多核巨细胞等组成的肉芽肿性浸润;

(4)银染色、免疫组化染色和 PCR 检测可发现组织中的梅毒螺旋体病原体。

临床表现

1. 先天性梅毒性脉络膜视网膜炎　临床上见到的先天性梅毒性脉络膜视网膜(congenital syphilitic chorioretinitis)眼底改变,发生于儿童发育期(10~15 岁,亦称晚期先天性梅毒),常为炎症期已经过去而出现的不同程度的各种萎缩性改变。按照 Sidler-Huguenin 的观点,分为四型。

第一型:整个眼底,特别是周边部有无数黄白色或灰白色细小斑点,其间杂有同样大小数量众多的色素斑点,从而使眼底所见呈椒盐状。轻度者,视网膜血管及视盘不受损害;严重者,视网膜血管狭细,视盘褪色,甚至陷于萎缩,此等血管与视盘改变,被认为系先天性梅毒患儿贫血所致,视力有严重损害及夜盲。

第二型：眼底周边部有面积较大的灰白色、灰黑色乃至深黑色病灶，病灶簇状排列。除了这种色素斑之外，有时还能见到灰黄色斑点，病灶可相互融合成哑铃状或鳞片状。视网膜血管和视盘通常不受侵犯，玻璃体伴有尘埃状混浊。视力较好，但病情较重时也可出现视网膜血管狭细及视盘萎缩，视力及暗适应障碍。

第三型：与第二型类似，仅病灶处色素较少，故 Igeisheimer 等认为两者无分型之必要，而 Gilbert 认为虽然两型炎症均起始于脉络膜毛细血管层，但第二型视网膜病变重于脉络膜，第三型则相反。

第四型：与原发性视网膜色素变性酷似。视网膜内层有散在的骨细胞样色素，视网膜血管狭细，视盘蜡黄色。视力障碍、夜盲、视野向心性狭窄。两者的鉴别：有人认为本病的骨细胞样色素斑比较粗大，除色素斑外尚有较多的白色斑点等与原发性视网膜色素变性不同，但事实上单凭眼底所见是很难区分的。

2. 后天性梅毒性脉络膜视网膜炎

（1）急性梅毒性后极部鳞样视网膜脉络膜炎（acute syphilitic posterior placoid chorioretinitis，ASPPC）是由于脉络膜毛细血管-色素上皮-光感受器复合体的急性炎症，与病原体的直接入侵导致脉络膜毛细血管阻塞和/或可溶性免疫复合物导致血管炎症有关。发病较急，单眼或双眼。眼底黄斑见有类圆形污暗的灰黄色或灰白色病灶，边界模糊，隆起不明显，可累及视盘，表现为视盘充血、隆起或边界不清，伴有玻璃体尘埃状混浊。中心视力常在 0.1 以下，视野检查有与病灶相应的中心绝对性或相对性暗点，很少有变视症及小视症。OCT 可见外界膜及椭圆体层部分或完全消失、视网膜色素上皮结节、玻璃体内圆点状高反射细胞。FFA 显示病灶边界欠清，病灶内静脉期之前无显著强荧光，静脉期后期开始出现与眼底像上病变相对应的区域轻度强荧光，其中夹杂部分强或弱荧光点，随着时间推移，病灶荧光进行性增强，均有晚期渗漏（图 5-9）。如能得到及时有效治疗，预后较好。

（2）视网膜血管炎：梅毒性视网膜血管炎多双眼发病，视网膜动脉、小动脉、毛细血管和静脉都可受累；轻者无症状，仅在 FFA 中表现荧光渗漏；重者可表现为霜样改变，血管迂曲，周围渗出；继发视网膜血管阻塞、新生血管、玻璃体积血等。临床上梅毒性视网膜血管炎无特异性，表现复杂，可作为独立体征出现，也可同时合并 ASPPC、视网膜炎或视神经炎。

（3）视网膜炎：梅毒性视网膜炎可表现为玻璃体混浊，视网膜毛玻璃样改变，视网膜前黄白色病灶，为视网膜前奶油样或羊脂状、黄白色、多发、隆起的沉淀物，可游走，周边部多见，可伴出血；黄白色渗出物甚至可累及前房，出现前房积脓表现。驱梅治疗后沉淀物很快消退，视网膜 RPE 改变。临床表现与坏死性视网膜炎类似，初诊时多被误诊为病毒性视网膜炎，如急性视网膜坏死或巨细胞病毒性视网膜炎。同样，梅毒性视网膜炎可同时合并其他眼底改变，如视网膜血管炎、视神经炎或浆液性视网膜脱离。

3. 脉络膜梅毒瘤（choroidal gumma）　罕见。发生于三期梅毒，位于视盘周围或黄斑，有灰白色肿瘤样隆起，并有严重玻璃体混浊。如果虹膜睫状体部同时发生梅毒瘤，常因继发性青光眼而失明。仅见于后极部者预后略佳。

诊断

先天性梅毒性脉络膜视网膜炎各型眼底所见可供诊断参考外，还要根据其他器官的先天梅毒改变，如 Hutchinson 牙齿（楔形门齿）、鞍鼻、鼻翼及口唇周围皮肤放射状皲裂瘢痕（图 5-10）、神经性耳聋、角膜基质炎等。

当眼部出现后极部盾状污暗的灰黄色或灰白色病灶、坏死性视网膜炎或视网膜血管炎时要高度怀疑梅毒可能。

本病的诊断和鉴别诊断的关键在于梅毒螺旋体的病原学检查。

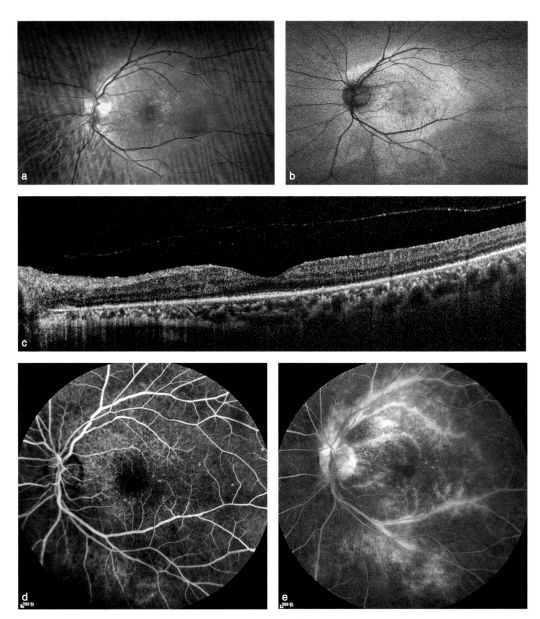

图 5-9 急性梅毒性后极部鳞样视网膜脉络膜炎

梅毒患者,左眼视物模糊半年,左眼矫正视力 0.8;a. 眼底像;b. 自发荧光清晰显示椭圆形病灶区域呈高自发荧光;c.OCT 示病灶区 RPE 不规则,椭圆体带消失;d 和 e. FFA 早期病灶区豹纹斑点,晚期荧光渗漏。

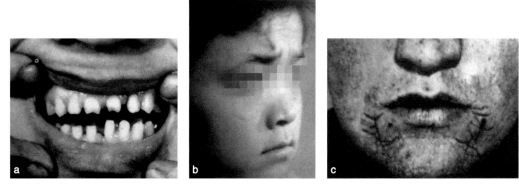

图 5-10 先天性梅毒的眼外体征

a. Hutchinson 牙齿;b. 鞍鼻;c. 鼻翼及口唇周围皮肤放射状皲裂瘢痕。

1. 显微镜检查　暗视野显微镜检查和镀银染色检查。这类检查若未检出螺旋体也不能排除梅毒的诊断,阴性结果可能说明:螺旋体数量不足、患者已接受抗生素或杀灭梅毒螺旋体的药物治疗、损害接近自然消退。临床已少用。

2. 梅毒螺旋体核酸扩增试验　采用聚合酶链反应(PCR)法对皮损部位组织液、淋巴穿刺液及脑脊液等样品中的梅毒螺旋体进行核酸检测,但这种实验方法对实验室和技师的水平要求很高,因此目前临床上很少采用。

3. 梅毒血清学检查　临床最常用,当人体感染梅毒螺旋体后4~10周,血清中可产生一定数量的抗类脂质抗原的非特异性抗体(反应素)和抗梅毒螺旋体抗原的特异性抗体。根据检测所用抗原不同,梅毒血清学试验分为两大类:非梅毒螺旋体血清学试验(又称梅毒非特异性抗体试验),梅毒螺旋体血清学试验(又称梅毒特异性抗体试验)。任何一类血清学检测方法都可作为筛查(初筛)试验,但初筛阳性结果应经另一类梅毒血清学检测方法复检确证,才能够为临床诊断或疫情报告提供依据。

(1)非梅毒螺旋体血清学试验:常用的有三种。①性病研究实验室玻片试验(VDRL);②甲苯胺红不加热血清试验(TRUST);③快速血浆反应素环状卡片试验(RPR)。可用作临床筛选,并可作定量,用于疗效观察。在HIV合并梅毒感染的患者,这类检查容易出现假阳性或假阴性结果。

(2)梅毒螺旋体血清学试验:①荧光螺旋体抗体吸收试验(FTA-ABS);②梅毒螺旋体颗粒凝集试验(TPPA);③酶联免疫吸附试验(ELISA);④梅毒螺旋体血凝试验(TPHA)等。这类试验特异性高,主要用于诊断试验。

梅毒性脉络膜视网膜炎对青霉素治疗很敏感,故临床上对于高度可疑的梅毒性脉络膜葡萄膜炎可以采取试探性的青霉素驱梅治疗,既有助于鉴别诊断,也可以同时有效治疗。

对已确诊的梅毒性脉络膜视网膜炎患者应进一步行HIV排查,完善腰椎穿刺和脑脊液检测。

鉴别诊断

梅毒患者眼底表现多样,同一患眼可同时合并多种眼底表现。容易与其他疾病混淆。

1. 结核性脉络膜视网膜炎　本病多为肉芽肿性炎症,可出现脉络膜结节或结核性匍行样脉络膜炎。眼底辅助检查(如OCT)有一定鉴别价值,关键在于梅毒或结核相关的病原学检查。

2. 病毒性视网膜炎　梅毒性视网膜炎时玻璃体混浊,眼底模糊,隐约可见视网膜白色病灶,容易被误诊为病毒性视网膜炎,如急性视网膜坏死或巨细胞病毒性视网膜炎。此时鉴别的关键在于梅毒血清学检测或眼内液病毒检测。

3. Behçet病　本病可出现复发性、有痛性口腔溃疡及阴部溃疡,前房积脓,多种类型的葡萄膜炎。这些表现也可见于梅毒患者,区别在于梅毒患者的口腔溃疡及阴部溃疡为无痛性。梅毒患者对驱梅治疗反应很敏感,且梅毒患者有明确的血清学阳性结果。

治疗

先天性或后天性梅毒性脉络膜视网膜炎的治疗原则等同于神经梅毒。

1. 驱梅治疗　以青霉素为主。具体的治疗方案为:水剂青霉素G 1 800~2 400万U/d,静脉注射(300万~400万U,每4小时1次),10~14天;继续以苄星青霉素G 240万U,肌内注射,每周1次,3次。或普鲁卡因青霉素G,240万U/d,肌内注射,每天1次,同时丙磺舒,0.5g,每天4次,10~14天;继续以苄星青霉素G,240万U,每周1次,肌内注射,3次。替代方案:头孢曲松2g,肌内注射或静脉注射,每天1次,10~14天。对青霉素过敏者:多西环素0.2g,口服,每天2次,30天;或四环素0.5g,口服,每天4次,30天;但疗效均不如青霉素(因钙离子能与四环素类药络合,从而影响其疗效,故在应用四环素的同时不能给予钙剂)。

驱梅疗法开始时,由于大剂量青霉素使梅毒螺旋体大量死亡而引起 Herxheimer 反应,全身反应有头痛、恶寒、发热等,局部反应有一过性的炎症加剧。Herxheimer 反应一般发生于青霉素注射后 8~16 小时,但并无一定规律。为了防止这一反应,青霉素使用应从小剂量开始,逐渐增加到正常剂量,也可在应用之前一天开始,内服小剂量糖皮质激素(泼尼松 5mg,每天 4 次,连续 3 天)。

治疗后要经过足够时间的追踪观察,第一年每 3 个月检查 1 次(VDRL、TRUST 或 RPR,注意:FTA-ABS 及 TPHA 不能用于疗效与随访结果评估,下同),必要时复查脑脊液;第二年每 6 个月检查 1 次,以后每年检查 1 次,随访 3~5 年。

2. 对症治疗　值得注意的是,梅毒性脉络膜视网膜炎的治疗以全身驱梅治疗为主,但不能忽略眼科的复诊和对症处理。有虹膜-睫状体炎症并发时,阿托品及糖皮质激素等滴眼液、眼药膏使用是必要的。并发新生血管或玻璃体积血时给予激光、抗 VEGF 药物或玻璃体视网膜手术等。

针对眼部的炎症活动期,目前没有明确的证据推荐糖皮质激素治疗。

主要参考文献

1. 张锡祺. 眼底病图谱(下册). 北京:人民卫生出版社,1955:153-169.

2. 王侠生. 梅毒//陈灏珠,林果为. 实用内科学. 13 版. 北京:人民卫生出版社,2009:682-688.

3. 欧阳艳玲,张勇进. 梅毒性视神经视网膜炎一例. 中华眼底病杂志,2007,23(5):371-372.

4. 朱丽,宋艳萍,陈晓,等. 梅毒性葡萄膜炎 32 例临床分析. 中华眼底病杂志,2013,29(4):388-391.

5. TAMESIS R R,FOSTER C S. Ocular syphilis. Ophthalmology,1990,97(10):1281-1287.

6. TRAMONT E C. Syphilis in the AIDS era. N Engl J Med,1987,316(25):1600-1601.

7. PASSO M S,ROSENBAUM J T. Ocular syphilis in patients with human immunodeficiency virus infection. Am J Ophthalmol,1988,106(1):1-6.

8. BROWNING D J. Posterior segment manifestations of active ocular syphilis,their response to a neurosyphilis regimen of penicillin therapy,and the influence of human immunodeficiency virus status on response. Ophthalmology,2000,107(11):2015-2023.

9. GOTTLIEB J L,HOLEKAMP N M,PARNES R E. Syphilis//QUILLEN DA,BLODI BA. Clinical Retina. New York:AMA,2002:268-270.

10. KISS S,DAMICO F M,YOUNG L H. Ocular manifestation and treatment of syphilis. Semin Ophthalmol,2005,20(3):161-167.

11. 清水良. 眼科薬物療法のポイント -私の処方·37 梅毒性網脈絡膜炎. 臨床眼科,1992,46(1):61-63.

12. 中山亜紀. 梅毒性網脈絡膜炎の4例. 眼紀,1992,43:992-997.

13. 横井克俊,後藤浩,箕田宏. Human Immunodeficiency Virus 感染者に発症した梅毒性網脈絡膜炎の1例. 日本眼科紀要,2003,54(6):452-456.

14. 中华人民共和国国家卫生健康委员会. 梅毒诊断(WS 273-2007). [2023-03-28] http://www.nhc.gov.cn/fzs/s3582h/201803/f2df7c5811f44e8491ccd1e376968919.shtml.

15. 呼风,王霄娜,曹绪胜,等. 梅毒性后极部鳞样脉络膜视网膜炎临床表现及影像学特征. 中华眼科杂志,2017,53(5):352-357.

第四节　麻风性脉络膜视网膜炎

麻风病(leprosy)即 Hansen 病,是由麻风分枝杆菌引起的慢性传染病,主要损害皮肤及周围神经组织。在抵抗力低下的病例中,病程中、晚期,可由血行感染而出现葡萄膜炎症,但检索我国眼科专业文献,无论如慢性麻风性虹膜睫状体炎、急性麻风性纤维素性虹膜睫状体炎、孤立性麻风小结节等葡萄膜炎症,以及后部葡萄膜的麻风性脉络膜视网膜炎(leprotic chorioretinitis),均属少见。

麻风性脉络膜视网膜炎在检眼镜下可见多少不一(数个至数十个)、大小不等(针头大至 1PD 左右)的灰白色结节状(珍珠样)病灶,常伴有色素增生。病灶绝大多数位于眼底周边部,很少见于赤道之后。

　　本病诊断主要依据是全身和眼底所见的特殊体征,必要时可做细菌学、病理组织学检查及麻风菌素试验。

　　本病如首诊于眼科,虽经确诊,还得请专科会诊,商讨全身治疗方案。眼部可用利福平滴眼液点眼,或链霉素球结膜下注射、电离子透入疗法(因链霉素很难透过血-眼屏障,故以后者为宜)。如有前部葡萄膜炎症同时存在,则加以虹膜睫状体炎常规处理。

主要参考文献

1. 张超英. 麻风//陈灏珠,林果为. 实用内科学(上册). 13 版. 北京:人民卫生出版社,2009:629-633.
2. 古洵清. 麻风性葡萄膜炎//李凤鸣. 中华眼科学(中册). 北京:人民卫生出版社,2005:1959.
3. SCHWAB I,BRUCE O H,DAWSON C R. Hansen's disease of the eye(Ocular Leprosy)//TASMAN W. Duane's clinical ophthalmology.Vol.5. Philadelphia:lippincott-Raven,1955:2-7.

第五节　Vogt-小柳-原田综合征

　　Alfred Vogt(1906)和小柳美三(1914)先后报道了一种伴有毛发变白、脱发、皮肤脱色斑及听力损害的双眼葡萄膜炎,称为 Vogt-小柳综合征(Vogt-Koyanagi syndrome)。1926 年原田永之助报道了一种伴有视网膜脱离的双眼渗出性葡萄膜炎,发病前有脑膜刺激症状,称为原田病(Harada's disease)。而后,根据大量病例观察,发现两者之间并无明显界线,除均属于弥漫性渗出性肉芽肿性葡萄膜炎外,在眼病发作之前,或多或少地都有脑膜刺激症状和脑脊液改变,实际上是一种病的两种不同临床类型,名之为"葡萄膜脑炎(uveal encephalitis)"。但自 Bronstein(1957)以来,已通称"Vogt-Koyanagi-Harada 综合征(VKH syndrome)"或"Vogt-Koyanagi-Harada 病(VKH disease)"。

　　本病多见于黄种人,易复发,病程可长达数年乃至十余年。发病年龄以 20~40 岁居多,50 岁以后少见,我国文献中最小发病年龄为 10 岁,发病率与性别无关。

病因及发病机制

　　目前认为本病是 T 细胞介导的,以黑素细胞为抗原(靶细胞)的自身免疫性疾病。病毒感染是诱因之一。遗传因素也可能起着一定作用,具有免疫遗传易患性。可能与 *HLA-DRB1*0405*、*HLA-DR4* 等基因相关。

临床表现

　　VKH 综合征可分为两个临床类型,即以虹膜睫状体炎为主的 Vogt-Koyanagi 型(简称 V-K 型)和以脉络膜炎为主的 Harada 型(简称 H 型)。两者在发病之前均可出现发热、头痛、头晕、恶心、呕吐、颈项强直、Kernig 征阳性、脑脊液压增高等症状和体征;脑脊液化验室检查,往往能见到淋巴细胞及蛋白含量增高;脑电图检查也可见到病理性改变。但这些情况,H 型比 V-K 型更为常见和严重(表 5-1)。

表 5-1　VKH 综合征两种临床类型的鉴别

	V-K 型	H 型
脑膜刺激症状和体征	轻,发生率约 50%	重,发生率约 90%
听力障碍	偶有	比较多见
毛发、皮肤白斑	常有	较少见
眼球炎症表现	主要为虹膜睫状体炎	主要为脉络膜炎
视功能损害及预后	损害严重,预后不良	能恢复部分视力,预后较好

1. V-K 型　发病一开始,病者有强烈畏光、流泪、眼痛、视力急剧下降等主诉。眼部检查见有显著的睫状充血、大小不等的灰白色乃至羊脂状 KP、Tyndall 现象强阳性、虹膜色泽暗污、瞳孔缩小、对阿托品不敏感并很快被灰白色渗出物覆盖、虹膜后粘连等一系列急性渗出性虹膜睫状体炎的体征。此时眼底情况已无从了解,如患者诉有闪光感,则说明炎症已波及脉络膜。病程冗长反复,每反复一次,病情就加重一次,终于因继发性青光眼、并发性白内障或眼球萎缩而导致失明。

2. H 型　双眼同时或间隔数日后(3~10 日之间)先后发病。由于脉络膜先受侵犯,患者常诉有视力急剧下降、闪光感及视物变形症。检眼镜检查虽有玻璃体混浊,但仍能满意透见眼底,视盘充血,边界朦胧,视网膜静脉充盈迂曲,视网膜水肿混浊初时见到视盘周围及黄斑的放射状皱褶,随着炎症加剧,脉络膜大量水肿渗出;深度增强成像 OCT(EDI-OCT)见脉络膜增厚,可达正常厚度的 2~3 倍(正常厚度约为 217μm);整个视网膜成灰白色,可有找不到裂孔的渗出性视网膜脱离,脱离常位于眼底下方呈波浪样或半球状隆起。病程晚期,脉络膜色素和视网膜色素上皮层色素细胞遭到严重破坏脱失,眼底形成如同夕阳西下时的红色,称为晚霞样眼底。这种典型的红色调,可以均匀一致,也可以杂有大小不等的色素斑和位于视网膜血管下方的黄白色线状条索或斑点(图 5-11~图 5-14)。

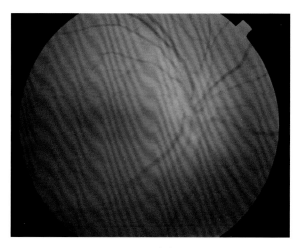

图 5-11　VKH 综合征(H 型)

男,27 岁,双眼视力高度朦胧并有强烈闪光感 5 天,眼病前数天有发热、头痛病史;就诊时右眼 0.04,左眼 0.1,眼球前节阴性,玻璃体灰白色尘埃状混浊,本图为其右眼底像。

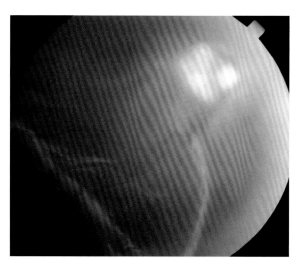

图 5-12　VKH 综合征(H 型)

上例(图 5-11 同例)发病 14 天后的眼底像:玻璃体混浊加剧,视盘水肿混浊,视网膜渗出性脱离;双眼视力降至指数/30cm,KP(++),灰白色,Tyndall 现象(+),虹膜纹理欠清晰,瞳孔缩小,阿托品扩瞳后见晶状体前囊膜有棕褐色色素沉着,两眼底病变近似,本图为其右眼底像。

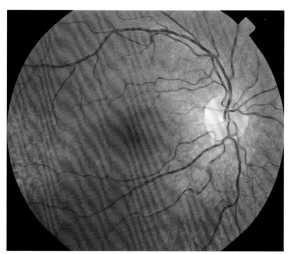

图 5-13　VKH 综合征(H 型)

上例(图 5-11,图 5-12 同例)经 6 个月治愈后的眼底像(晚霞状眼底),视力恢复至 1.2,暗适应轻度障碍。

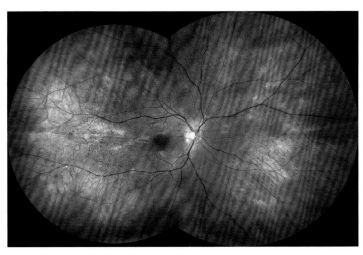

图 5-14   VKH 综合征(H 型)
患者经治愈后晚霞状眼底,颞侧有脱色斑及色素斑。

　　前部葡萄膜在 H 型病程之初,炎症反应是轻微的,但由于炎症进一步加剧,部分病例也能见到睫状充血、KP、Tyndall 现象、Koeppe 结节和虹膜后粘连。

　　H 型自发病开始至消退,需数周至数月不等。炎症消退后仍可反复发作。视功能预后相对优于 V-K 型。

　　无论 V-K 型或 H 型,在炎症开始后 2~3 个月,均可有听力障碍、毛发白变(poliosis)、皮肤脱色斑(vitiligo)等改变。此等改变有的全部出现,有的仅有 1~2 种,其发生率 V-K 型多于 H 型(图 5-15)。

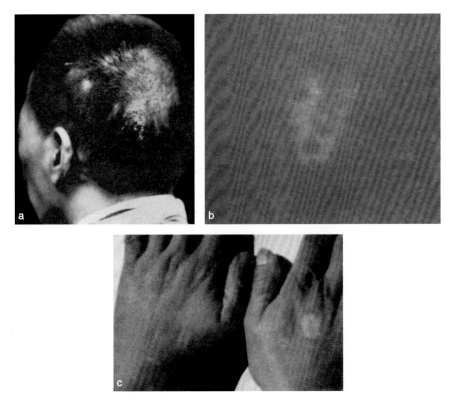

图 5-15   VKH 综合征(H 型)的眼外体征
男,41 岁,发病 4 个月后出现簇状白发(a)、背部皮肤脱色斑(b)及手背皮肤脱色斑(c),并有轻度听力障碍;经 10 个月治疗,眼部炎症静止,右眼视力恢复至 0.6,左眼 0.7,暗适应不良,轻度夜盲;继续治疗 6 个月(即发病后 16 个月)簇状白发转黑,皮肤脱色斑处色泽接近周围正常肤色;听力、暗适应、夜盲无好转。

按照 VKH 综合征典型临床病程,分为以下几个时期:

1. 前驱期(葡萄膜炎发病前约 1 周内),患者可有颈项强直、头痛、耳鸣、听力下降和头皮过敏等改变。

2. 后葡萄膜炎期(葡萄膜炎发生后 2 周内),典型表现为双侧弥漫性脉络膜炎、脉络膜视网膜炎、视盘炎、视网膜神经上皮层脱离、视网膜脱离等。

3. 前葡萄膜受累期(发病后 2 周~2 个月),除后葡萄膜炎期的表现外,出现尘状 KP、前房闪辉、前房细胞等,非肉芽肿性前葡萄膜炎改变。

4. 前葡萄膜炎反复发作期(约于发病 2 个月后),典型表现为复发性肉芽肿性前葡萄膜炎,常有眼底晚霞状改变、Dalen-Fuchs 结节和眼部并发症。

上述四期并非在所有患者均出现,及时治疗可使疾病终止于某一期,并可能获得完全治愈。

病理

本病的病理组织学所见与交感性眼炎十分相似(Samueles,Fuchs,1952;Hogen,Zimerman,1962),也有认为完全一致的(谷道之,1961)。例如炎症病变主要由上皮样细胞、黑色素性巨噬细胞组成,也可见到 Dalen-Fuchs 结节等,但在本病葡萄膜中更富有浆细胞浸润,伴有程度不等的色素上皮紊乱、增生,损害脉络膜毛细血管层及其上视网膜,并可见色素吞噬细胞与成纤维细胞(Perry,Font,1977;Chan,1988),与交感性眼炎有所不同。

此外,本病也有表现为非肉芽肿性非特异性炎症反应的报道。

诊断

主要依靠病史和眼球前、后节的检查所见。VKH 综合征诊断标准如下:

1. 无眼外伤、无内眼手术史及其他眼病史。

2. 眼外表现(现有或原有下列中一项以上)　感冒样症状、发热、头痛、恶心、呕吐、颈项僵硬、头皮过敏、耳鸣、听力异常、脑脊液中淋巴细胞增多、脱发、毛发变白、白癜风。

3. 眼部表现(下列中至少一项)　①初发,双侧弥漫性脉络膜炎、视盘炎,可有多灶性浆液性视神经上皮脱离或黄斑水肿;荧光素眼底血管造影可见多发性点状强荧光渗漏,逐渐融合成片状积存以及视盘着染;②复发,双眼反复发作性肉芽肿性前葡萄膜炎,晚霞状眼底,Sugiura 征(角膜缘周围脱色素),Dalen-Fuchs 结节,眼底色素异常改变,可有初发期脉络膜炎及 FFA 表现,还可有弥漫性视网膜色素上皮损害,虫蛀样改变或窗样缺损。

VKH 综合征累及前后节,眼部体征复杂,除了要和其他感染性或免疫相关的葡萄膜炎进行鉴别之外,还应和急性闭角型青光眼、视神经炎或其他类型的渗出性视网膜脱离进行鉴别。

治疗

1. 全身用药　糖皮质激素是治疗 VKH 综合征全身用药的一线药物。按照早期、足量、缓慢减量的原则,众多处于急性期的患者接受规范化糖皮质激素治疗后,均可有效减缓此病慢性化进程。也可糖皮质激素联合免疫抑制类药物:口服泼尼松,每日 1.0~1.2mg/kg,同时辅以免疫抑制类药物,激素剂量逐渐减少,至少坚持用药 6~10 个月不等。

对于难治性 VKH 综合征或不耐受糖皮质激素治疗的患者可选免疫抑制类药物。环孢素 A、环磷酰胺、甲氨蝶呤、苯丁酸氮芥和硫唑嘌呤均可用于治疗 VKH 综合征。环孢素 A 的初始剂量为每日 3~5mg/kg,苯丁酸氮芥的初始剂量为每日 0.1mg/kg。必要时可联合几种药物使用,可减少单一药物剂量和副作用,提高疗效。

另外,近些年相关研究认为生物制剂(如英孚利昔单抗和阿达木单抗)也可用于 VKH 综合征的治疗。

因为全身用药时间长,药物副作用常见,随访过程应注意定期复查血糖、血压、血常规、肝肾功能等,及时对药物剂量进行调整、更换或停药。

2. 局部治疗　局部用药以激素类滴眼剂和睫状肌麻痹剂为主。亦可加用 0.5% 阿托品 0.5mL、地塞米松 0.5mL、1∶1 000 肾上腺素一滴(1mL=25 滴)、2% 利多卡因 0.3mL 的混合液,角膜周围球结膜下注射,每日或隔日 1 次,务必使瞳孔散大以免虹膜后粘连(瞳孔已获充分散大后,改后马托品等弱扩瞳剂,使瞳孔弛、缩有活动余地)。炎症重、顽固的病例,可考虑玻璃体腔注射激素类药物。

3. 并发症的治疗　VKH 综合征本身的反复性炎症反应,以及治疗过程中的用药,都会导致一系列并发症,其中青光眼和白内障最常见。在控制炎症反应的同时,联合使用局部降眼压滴眼剂或青光眼手术、白内障手术等对症处理。并发黄斑水肿时,可行球周或玻璃体腔注射糖皮质激素以缓解黄斑水肿。部分患者可并发 CNV,可在全身抗炎治疗的同时联合玻璃体腔注射抗 VEGF 药物。

主要参考文献

1. 李瑞峰.VKH 综合征 103 例临床分析. 实用眼科杂志,1991,9:217-219.

2. 于强,毛文书,谢楚芳,等. Vogt-Koyanagi-Harada 综合征与 HLA 抗原. 眼底病,1989,5(4):205-207.

3. 赵明,蒋幼芹,ABRAHAMS IW. 色素膜大脑炎的临床分析及其与人类白细胞抗原的关系. 中华眼科杂志,1992,28(1):40-43.

4. 黄叔仁.Vogt-小柳-原田综合征//李凤鸣. 中华眼科学(第七卷). 北京:人民卫生出版社,2005:1990-1992.

5. DAMICO F M,KISS S,YOUNG L H. Vogt-Koyanagi-Harada disease. Semin Ophthalmol,2005,20(3):183-190.

6. BENIZ J,FORSTER D J,LEAN J S,et al. Variations in clinical features of the Vogt-Koyanagi-Harada syndrome. Retina,1991,11(3):275-280.

7. READ R W,RAO N A,CUNNINGHAM E T. Vogt-Koyanagi-Harada disease. Curr Opin Ophthalmol,2000,11(6):437-442.

8. 黄果,杨培增.Vogt-小柳原田综合征的治疗进展. 国际眼科杂志,2017,17(6):1082-1086.

9. 岡田 アナベルあやめ.Vogt-小柳-原田病 における 補助検査. 眼科,2005,47:937-942.

10. 山木邦比古.Vogt-小柳-原田病. 臨床眼科,2007,61(増刊):229-236.

第六节　交感性眼炎

眼穿通性外伤(包括内眼手术、全层角膜移植术)后,呈现慢性或亚急性非坏死性肉芽肿性葡萄膜炎症的过程中,健眼继发同样炎症者,称为交感性眼炎(sympathetic ophthalmitis)。外伤眼称激发眼(exciting eye),未受伤眼称交感眼(sympathizing eye),两者总称为交感性眼炎。

据国外学者近 50 年资料的统计,交感性眼炎发病率占眼球穿通伤后的 0.28%~1.9%;占内眼手术后的 0.007%~0.05%。

角膜缘穿通伤或睫状体部巩膜(所谓危险区,danger zone)穿通伤,导致虹膜特别是睫状体组织破坏者;穿通处有虹膜、睫状体、晶状体、玻璃体等嵌顿以致创口愈合不良者;眼内有异物存留者,均易引起交感性眼炎。外伤后如有化脓性感染,则极少发生交感性眼炎。

眼球穿通伤后与交感性眼炎发生的相隔时间,文献报道有短仅 7 天、长至超过 50 年者,皆属罕见,就绝大多数而言,发病均在 2 周~1 年之内,2~8 周被视为最危险阶段。

病因及发病机制

90% 以上由穿通伤及眼内手术引起,少数见于眼内恶性黑色素瘤组织坏死或角膜溃疡穿孔、睫状体冷凝、睫状体光凝等。

交感性眼炎的发病机制,目前认识尚未一致。主要的有自身免疫、病毒感染和两者结合(病毒-自身免疫)的三种学说。

1. 自身免疫说　有研究认为,本病是由葡萄膜、视网膜黑素细胞的色素蛋白(或细胞其他成分)引发的一种迟发型超敏反应。葡萄膜色素、视网膜色素为隐蔽性抗原,由于外伤等原因破坏了葡萄膜、视网膜正常结构,淋巴系统介入,激惹免疫活性细胞,发生细胞免疫反应(Mueller-Hermerink,1984)。动物实验证明,视网膜色素上皮和纯化的视网膜可溶性抗原(soluble antigen)也能诱发与人眼相同的葡萄膜炎症(Wacker,1976;Marak,1976;Faure,1984)。

本病有免疫遗传易患性,根据 Ohno 的资料(1984),HLA-DR4、HLA-DRW53 检出率显著高于对照人群。

2. 病毒感染说及病毒感染-自身免疫说　尽管近年来多数学者倾向于自身免疫学说,但还不能完全排除病毒感染及其所产生作用的可能。Ikui 等(1958)用电镜观察了本病标本 100 例,在上皮样细胞内找到病毒颗粒,推测系嗜色素病毒,有易于侵犯葡萄膜的特性。Hager(1957)认为本病与 Vogt-小柳-原田综合征是同一种病毒引起,仅感染途径不同而已。病毒破坏了葡萄膜色素细胞,色素蛋白游离,并经巨噬细胞处理后激活 T 淋巴细胞,成为抗原,进一步形成抗原-抗体反应,从而影响全身含有色素的组织,如内耳迷路、皮肤、毛发等。所以这种感染因素至少起到了免疫佐剂作用(Chan,1988)。

临床表现

依据交感眼葡萄膜炎症的始发部位,大体上可分为眼球前节与后节两种临床类型。

当眼球前节首先出现炎症时,病者有畏光、流泪、疼痛、视力模糊等中等度炎症刺激症状,眼部检查可见睫状充血、睫状体部触痛、羊脂状 KP、房水 Tyndall 现象阳性、虹膜纹理消失、瞳孔缩小等体征。如失于治疗或治疗无效时,则可发生虹膜后粘连、瞳孔闭锁或膜闭,甚至在虹膜面及膜闭处见到新生血管。

病变首先出现于后节时,病者主诉视力显著下降,有时有闪光感(photopsia)、小视症、视物变形症。眼部检查眼前节无明显改变,或仅有少量 KP,轻度 Tyndall 现象。玻璃体有程度不等的灰白色尘埃状混浊。

检眼镜检查又常有两种不同表现:即交感性播散性脉络膜视网膜炎与交感性渗出性脉络膜视网膜炎。

1. 交感性播散性脉络膜视网膜炎(sympathetic disseminated chorioretinitis)　眼底周边部有圆形黄白色斑点,稍大于玻璃疣,但不超过视盘面视网膜中央静脉管径(该管径约等于 125μm)的 2 倍。斑点处表面及周围视网膜正常,2~3 周后可自行消失,新的斑点仍不断出现。斑点消失过程中,边缘可出现色素轮晕,中心亦可见色素小点。此种原发于脉络膜的细小改变,因被视网膜色素上皮层覆盖,往往不易发现。

2. 交感性渗出性脉络膜视网膜炎(sympathetic exudative chorioretinitis)　初时黄斑中心凹反射消失,灰白色水肿混浊或放射状皱褶。继而视网膜水肿范围迅速向周围扩大,有时在水肿的边缘部分出现黄白色大小不一的渗出病灶。视盘充血,视网膜血管(特别是静脉)充盈迂曲。短期内炎症进入高峰,视网膜全部水肿,失去其固有透明性而成灰白色(EDI-OCT 图像显示,脉络膜厚度可达正常的 2~3 倍)。在眼底下方可见视网膜脱离,脱离严重者,隆起呈半球状,无裂孔,即渗出性视网膜脱离。随着炎症逐渐减退,视网膜神经上皮层下渗液亦逐渐吸收,视网膜自行复位,遗留黄白色线状瘢痕或不留任何痕迹(图 5-16~图 5-19)。视网膜水肿消失后,黄斑有细小的色素颗粒,眼底其余部分可见散在的形态不同、大小不一的色素沉着斑及脱色斑,其位置相当于炎症高峰时的脉络膜渗出病灶处。重症病例,由于色素上皮被彻底破坏,整个眼底呈夕阳西下时的红色,称之为"晚霞样眼底"。

交感性眼炎不论其炎症始发于眼球前节或后节,最后势必互相波及,仅是受害部位的炎症严重程度有所不同而已。

交感性眼炎患者中,有部分病例在病程后期,出现毛发白变(poliosis)、脱发、皮肤脱色斑(vitiligo)、耳鸣、耳聋等全身病变。

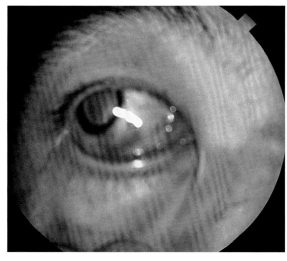

图 5-16　交感性眼炎(激发眼眼球前节)

男,27 岁,右眼内眦侧被钝器击伤,球结膜下出血消退后发现巩膜睫状体区裂伤葡萄膜嵌顿;半个月后双眼高度畏光,视力急剧下降,右眼 0.1,左眼 0.1;双眼羊脂状 KP,Tyndall 现象(++),玻璃体灰白色尘埃状混浊。

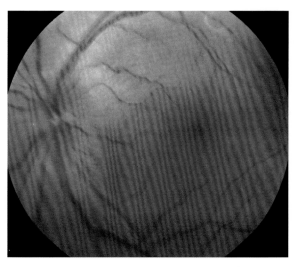

图 5-17　交感性眼炎(交感眼眼底)

上例(图 5-16 同例)的交感眼(左眼),屈光间质虽有混浊,但眼底尚能满意检查:视盘充血,边界模糊,视网膜弥漫性水肿混浊。

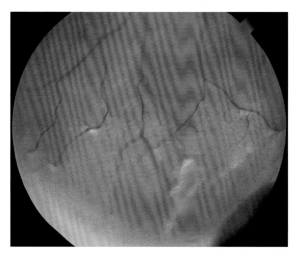

图 5-18　交感性眼炎(交感眼眼底)

与图 5-17 为同眼的眼底下方,有渗出性视网膜脱离。

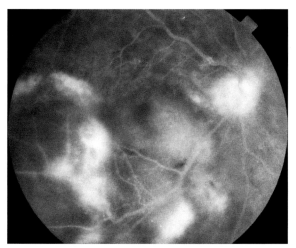

图 5-19　交感性眼炎(交感眼)

上例(与图 5-17 同眼)的 FFA 片(136.7 秒)。

病理

　　激发眼与交感眼的病理所见,除激发眼有外伤性改变外,其余完全一致。均具有肉芽肿性葡萄膜炎症的特征,整个葡萄膜组织因炎症细胞浸润而增厚,尤以脉络膜更为显著,厚度可达正常时的 2~3 倍乃至 5~6 倍。组织形态的特点为全部葡萄膜有淋巴细胞、上皮样细胞及巨细胞(Langhans 型)积聚成结节状。脉络膜病变开始于大血管层,在血管周围出现淋巴细胞浸润,逐渐形成典型的结节,结节中心为上皮样细胞及巨细胞,周围为淋巴细胞,有时还可见到浆细胞,很像结核结节,但交感性眼炎时,结节中巨细胞吞噬色素现象明显,而且不存在或极少干酪样坏死。脉络膜毛细血管层由于缺乏色素,所以较少受到侵犯,而在病情发展到一定程度时,也难免波及,覆盖于其上的色素上皮局限性增生,呈扁平的疣状或结节状隆起,细胞增大成梭形,杂有上皮样细胞及巨细胞,称为 Dalen-Fuchs 结节,位于 Bruch 膜与色素上皮层之间。但此种结节并非交感性眼炎所特有,例如在 Vogt-小柳-原田综合征的病理标本中就有这种改变。在视网膜静脉周围也可见到淋巴细胞及上皮样细胞浸润,形成所谓交感性血管周围炎。虹膜在炎症早期,病变以后层为主,因此易于发生后粘连。后来细胞浸润进一步增加,组织结节状肥厚,才使表面凹凸不平。睫状体病变先起于血管层有时也能见到 Dalen-Fuchs 结节。Dalen-Fuchs 结节由视网膜色素上皮细胞增生、转化而成(Font,1983)。

诊断与鉴别诊断

严格地说,交感性眼炎最确切的诊断,必须有病理组织学的依据。但本病是一种能导致双目失明的急性严重眼病,为了及时抢救,早期诊断非常重要,不能因等待病理报告而贻误治疗。另外,当激发眼仍保存有一定视力时也不能贸然摘除眼球,所以在穿通性外伤眼炎症活动持续存在时,患者一旦诉健眼畏光、流泪、视疲劳等炎症刺激症状,应立即予以检查。如裂隙灯显微镜、OCT 及检眼镜下无任何阳性体征者,为交感性刺激,无特殊病理意义。但也应每日或每日数次进行检查,特别是在受伤后 2~8 周之间,更应高度警惕发生交感性眼炎。反之,如果发现有前部或后部葡萄膜炎的体征时,即可作出交感性眼炎的临床诊断。

晶状体过敏性眼炎(phacoallergic ophthalmia)部分病例,可引起另眼葡萄膜炎,与本病极易混淆。但晶状体过敏性眼炎在另眼发生炎症时,原来炎症眼的炎症已基本或完全静止。而本病则相反,未受伤眼(交感眼)炎症是在受伤眼(激发眼)炎症持续或增剧时发生。尽管如此,两者的鉴别不仅在临床上非常困难,而且在病理组织学上有时也难以区分。例如 Veer(1948)曾检查到这样一个病例,组织标本上既有晶状体过敏性眼内炎的典型改变(晶状体皮质周围肉芽肿性炎症),同时又见到交感性眼炎的典型改变。历史上确实也有人提出过晶状体蛋白反应可能在诱发交感性眼炎中起一定作用(Marak,1939),Jakobiec(1983)推测晶状体蛋白与视网膜抗原有共同抗原性。

预防、治疗与预后

为了最大限度地预防发生交感性眼炎,对外伤眼必须做妥善处理。例如仔细缝合创口,促进早期愈合;创口处有眼内容组织脱出时,必须切除或送回眼内,不能留有嵌顿;眼内有异物时,特别是铁、铜等化学活性较强的异物,必须尽可能取出。如果眼穿通伤后 2 周内有炎症不能控制,且视力绝无恢复可能者,即应摘除外伤眼眼球送病理检查。对于交感性眼炎发生后,激发眼是否摘除则应慎重对待,原则上激发眼失明者可予摘除,如果尚有一线希望者应予保留。因此时摘除激发眼,已无助于交感性眼炎的演变。

交感性眼炎一旦发生,应立即按葡萄膜炎常规及糖皮质激素的全身与局部治疗,个别发病较早者(伤后不足 2 周),可加用广谱抗生素。如果糖皮质激素不能迅速控制炎症之发展,则加用或改用环磷酰胺(cyclophosphamide)、环孢素(cyclosporin A)等免疫抑制剂。此外,吲哚美辛(不能与环孢素同时应用,以免损害肾功能)等抑制前列腺素 E 活性剂,及维生素 C、E 等羟基清除剂[阻止自由基(free radical)对细胞的损害]亦起辅助治疗作用。

编者的经验:临床诊断一经确定,立即以大剂量糖皮质激素冲击,例如甲泼尼龙(methylprednisolone)500mg(或地塞米松 10~15mg)加入生理盐水 500mL 内静脉滴注,每日 1~2 次。激发眼与交感眼各甲泼尼龙 20mg(或地塞米松各 2.5mg)球后注射(必须加 2% 利多卡因 0.3mL 减轻注射引起的疼痛),每日 1 次或每 2 日 1 次。在应用糖皮质激素的同时,内服环磷酰胺及中药加减化斑汤。环磷酰胺 50mg,每日 3 次(服药前检查血象,白细胞总数低于 4 000/μL 者禁用,服药期间每 5~7 日检查血象 1 次),连续 10 日后,如果炎症未见减轻,改环孢素 A,10mg/(kg·d),于 1 日内分 3 次静脉缓慢滴注或分 4 次内服。以上措施,务必期望炎症在最短期间内获得控制。待炎症渐趋减退,改为泼尼松(prednisone)1.0mg/(kg·d),于每晨 8 时前顿服(凡应用糖皮质激素治疗时,必须按常规同时内服氯化钾 300mg,每日 1 次,低盐饮食),视炎症情况递减渐停。炎症虽已控制而糖皮质激素副作用严重,可减少泼尼松剂量,加用清开灵胶囊,1g,每日 3 次;中药加减化斑汤继续,方中石膏、黄连、黄芩的剂量酌减。

中药加减化斑汤(生石膏 100g、生石决明 20g、水牛角尖 15g、生地黄 15g、丹皮 12g、紫草 15g、赤芍 10g、元参 15g、山药 15g、知母 10g、黑山栀 10g、连翘 15g、酒炒黄芩 10g、青蒿 10g、青黛 15g、姜汁炒川黄连 4.5g、生甘草 4.5g;生石膏捣碎成粗粒,水牛角尖刨成薄片),每日 1 剂,水煎分 2 次温服。炎症严重者加用羚羊角尖粉,1.5g,每日 2 次,与上述汤剂同服,对控制葡萄膜炎症有一定效果。在炎症活动时可配合糖皮质激素、免疫抑制剂应用。这一方剂的本身,也可以缩短糖皮质激素使用周期,降低糖皮质激素的副作用。待炎症基本控制、糖皮质激素递减停用后,仍可继续内服较长时间(原方除去黄连、黄芩、青黛,生石膏减量,并酌加陈皮、苏梗、白蔻仁等健胃药),直至炎症完全安静 3 个月以上。以后可改用知柏地黄丸,10g,每日 3 次(或用其浓缩丸,8~12 丸,每日 3 次,青蒿 10g 煎水送服),持续 3~6 个月。

按常规在应用糖皮质激素时必须内服氯化钾(300mg,每日 1 次),低盐饮食,以避免过多钠滞留,保持体内电解质平衡。另外,无论眼前节有无炎症,阿托品滴眼液及 0.3%~0.5% 地塞米松滴眼液点眼总是需要的(瞳孔已扩大后,改弱扩瞳剂)。维生素 C、E 和吲哚美辛等已如上述。

交感性眼炎如能及时抢救,合理治疗,约 70% 的交感眼可以保存 0.3 左右的有用视力。

主要参考文献

1. 孙世珉,刘焕业,薛南平. 600 例内因性色素膜炎的临床分析. 中华眼科杂志,1988,24(5):261-264.

2. 胡天圣,黄庆玲,宁叶,等. 葡萄膜炎的治疗. 实用眼科杂志,1990(5):4-11.

3. 张铭端,黄叔仁. 内因性葡萄膜炎患者外周血超氧化物歧化酶水平测定. 眼科新进展,1991(1):4-5.

4. 黄叔仁. 交感性眼炎//李凤鸣. 中华眼科学(第七卷). 北京:人民卫生出版社,2005:1988-1990.

5. 黄叔仁. 眼病辨证论治经验集. 合肥:中国科学技术大学出版社,1997:102-105;184-188.

6. DAMICO F M,KISS S,YOUNG L H. Sympathetic ophthalmia. Semin Ophthalmol,2005,20(3):191-197.

7. NUSSEMBLATT R B,WHITCUP S M,PALESTINE A G. Uveitis:Fundamentals and clinical practice. 2nd ed. St Louis:CV Mosby Co,1996:299-302.

8. LUBIN J R,ALBERT D M,WEINSTEIN M. Sixty-five years of Sympathetic ophthalmia. A clinicopathologic review of 105 cases (1913—1978). Ophthalmology,1980,87(2):109-121.

9. POWER W J,FOSTER C S. Update on sympathetic ophthalmia. Int Ophthalmol Clin,1995,35(1):127-137.

10. RAO N A. Mechanisms of inflammatory response in sympathetic ophthalmia and VKH syndrome. Eye,1997,11(Pt 2):213-216.

11. GASS J D M. Sympathetic following vitrectomy. Am J Ophthalmol,1982,93(5):552-558.

12. 中村聡. 交感性眼炎 の早期発見 と処置. 臨床眼科,2000,54(増刊):311-314.

13. 豊島馨,岩四英嗣,中村誠. 転移性眼内炎 に対する硝子体手術後 に交感性眼炎 を発症 した 1 例. 臨床眼科,2007,61 (10):1905-1907.

14. 井上俊輔,出田秀尚,石川美智子,ほか. 網膜-硝子体術後 にみられた交感性眼炎 の臨床的検討. 日眼会誌,1988,92: 372-376.

第七节 Behçet 病

Behçet 病亦称"Behçet 综合征"或"白塞病(Behçet's disease,BD)",是一种影响全身多种器官的迁延性炎症性疾病,又称为皮肤-黏膜-眼综合征,由 Hulusi Behçet 于 1936 年首先作了详细报道,并以其姓氏命名。本病广泛分布于世界各地,但比较集中于地中海沿岸、中东及远东地区。据日本流行病学调查,人群发病率为(8.3~10)/10 万(汤浅武之助,1991),自进入 20 世纪 90 年代之后有所下降(中江公裕,1994)。我国亦属高发地区,占内因性葡萄膜炎的比例约 4.7%(孙世珉,1988)。

本病累及双眼,同时或隔一段相当时间后另眼发病。多见于青壮年。男女之比约为 2∶1(今井克彦,1971),但也有无明显差异的报道(Nakae,1990)。

病因及发病机制

病因至今不明,发病机制亦极为复杂。①有认为由细菌(主要是溶血性链球菌,streptococcus sanguis)或病毒(主要是单纯疱疹病毒)感染引起;②有认为由自身抗原(口腔黏膜抗原、唇细胞胞浆抗原、视网膜可溶性抗原、唾液酸、光感受器间维生素 A 类结合蛋白、血管基底膜等)诱发的自身免疫反应;③有认为与患者具有免疫遗传易患性(HLA-B51 及其亚群 BW51 检出率高于正常人群)有关。综观现有资料,似可作如下概括:即 Behçet 病是在免疫遗传易患性的基础上,由感染因素与机体免疫系统相互作用而引起的免疫调节功能失常、中性粒细胞移动趋化加强、凝血功能亢进、血栓性血管炎,从而导致多器官损害的一种慢性迁延性血管炎症性疾病。

临床表现

本病为多器官、多系统的慢性迁延性血管炎症,临床表现十分复杂。有 4 项主要和 5 项次要指征。4 项主要指征是:①反复发作的口腔黏膜溃疡(aphthous ulcers);②皮肤结节样红斑、皮下栓塞性静脉炎、毛囊炎样皮疹及皮肤刺激性过敏等;③外生殖器溃疡;④复发性前房积脓性虹膜睫状体炎、脉络膜视网膜炎或有炎症经过的后遗症,如虹膜后粘连、脉络膜视网膜炎症性陈旧性病灶等。5 项次要指征是:①关节红肿疼痛;②消化道病变;③附睾炎;④阻塞性血管病、动脉瘤;⑤中等度以上的中枢神经病变。

在病程经过中,以上 4 项主要指征全部出现者称为完全型。出现 3 项主要指征,或复发性前房积脓性虹膜睫状体炎、坏死性视网膜血管炎,并伴有口腔黏膜溃疡等另一项主要指征者,称为不完全型。

随着近些年大家对疾病的认识,2014 年白塞病国际诊断(分类)标准修订小组(ITR-ICBD)提出了修订后新标准,目前已广泛用于临床。该诊断标准采用积分法,眼部病变、生殖器溃疡、口腔溃疡分别为 2 分,皮肤病变、神经系统表现、血管病变分别为 1 分,针刺反应不是必需项目,但若阳性可以额外加 1 分,总得分≥4 分者可诊断 Behçet 病。

所有 Behçet 病患者中,有眼部病变者为 70%~85%,以眼部病变为主要表现者,称为眼型 Behçet 病。眼部病变中大多数为复发性前房积脓性虹膜睫状体炎,脉络膜视网膜血管炎亦非少见,常因眼前节炎症严重而不易发觉,个别的也可在眼前节并无炎症情况下单独出现。

眼部病变一般发生于其他器官或系统病变之后 1~2 年,也有 10%~20% 患者,眼部病变首先出现。由眼病就诊的患者除畏光、流泪、疼痛、视力下降等症状外,尚有睫状充血、灰白色 KP、前房积脓(积脓较稀薄,转变体位后可缓慢改变其液平面,亦可在无睫状充血等炎症体征时单独出现,称为冷性前房积脓,并能自发消失,图 5-20)、虹膜后粘连、晶状体瞳孔领被色素或渗出物遮盖等体征,少数病例还可见到前房角的圆形黑色沉着物。如眼底尚能窥见,则有玻璃体混浊(尤以下方常有灰白色疏松的团块状混浊)、脉络膜视网膜渗出病灶,视网膜血管充盈迂曲并因周围视网膜混浊而模糊不清、视网膜面出血等检眼镜及裂隙灯显微镜检查所见(图 5-21)。视盘充血、隆起,边界消失,有时也有发现。FFA 可见广泛的脉络膜视网膜血管及视盘周围荧光渗漏,周边视网膜无灌注区,黄斑渗漏以及黄斑水肿,超广角荧光素眼底血管造影还可以发现更多周边血管异常,甚至可能在无明显临床症状的患眼发现血管炎表现(FFA 能诱发静脉炎症反应,非不得已时应尽量避免此项检查)。

眼部炎症可因治疗或自行迅速缓解,但不能完全静止。易于反复发作,发作有一定的周期性。每发作一次,病情加重一次。如此顽固迁延,往往长达数年之久,甚至在 20 年以上,终于因继发性青光眼、并发性白内障、眼球萎缩、继发视神经萎缩等而使多数眼球遭受毁灭或严重损害。如失于治疗或治疗不规范,则

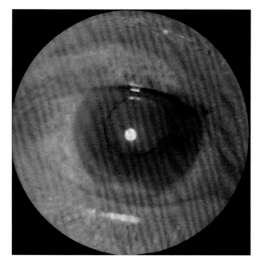

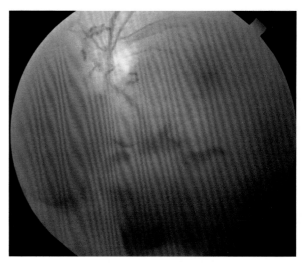

图 5-20　Behçet 综合征反复发作的前房积脓性虹膜睫状体炎

图 5-21　Behçet 综合征引起的视网膜血管炎、出血及玻璃体积血

男,43 岁,病程已 3~4 年,最近半个月自觉视力进一步下降,视力右眼 0.1,左眼 0.08,本图为其左眼底像。

自眼病出现至视力丧失时间一般不超过 5 年,平均为 3.36 年(Michelson,1982),但自环孢素等免疫抑制剂普遍应用以来,有所改观。

除葡萄膜炎症及由此继发眼内结构病变外,有时还可见浅层巩膜炎。

Behçet 综合征是一种多器官、多系统疾病,已如前述,常见的眼以外病变有:

1. 反复发作(每年 3 次以上)的口腔黏膜溃疡(aphthous ulcers)　好发于口唇、牙龈、颊部黏膜及舌面(图 5-22)。溃疡初起为红色略高起的斑点,1~2 天内变成圆形或类圆形浅溃疡,有清楚的红色边缘,表面有白色或黄白色伪膜覆盖,大小自 2~12mm 不等。溃疡一般在 7~10 天内愈合,大多不留瘢痕。

2. 反复发作的皮肤结节样红斑　多见于上下肢、颈部及面部,红斑轻度隆起,有皮下硬结及压痛,10~14 天趋于消失,消失后遗有色素沉着。皮肤病变另一特点,是对针刺等刺激非常敏感。在皮肤被针刺或划痕后出现红肿硬结,甚至形成小脓疱(皮肤超激惹性,hyperirritability)。

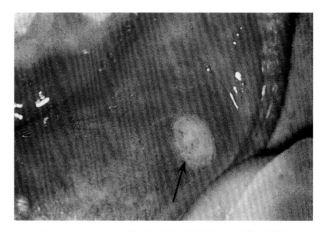

图 5-22　Behçet 综合征反复发作的口腔黏膜溃疡

3. 反复发作的外生殖器溃疡　常发生于阴囊、阴茎、阴唇,亦可发生于阴道及肛门周围处。溃疡疮口深于口腔溃疡,愈合后留有瘢痕。

4. 反复发作的多关节炎　最多见于膝关节,踝、肘、腕关节次之。关节红肿疼痛。大多为非对称性。

此外,全身大、中、小血管炎症反应(特别是四肢浅层或深层栓塞性静脉炎),消化道及中枢神经系统病变,有时亦可出现。

病理

本病所有受害器官组织病理学的基本改变均为血管炎,大多为渗出性,少数为增生性,有时两者同时存在。急性渗出性病变表现为管腔充血、血栓形成,血管及其周围组织纤维蛋白样变性,并有中性粒细胞浸润和红细胞外溢,中性粒细胞核常破碎成核尘。有明显的水肿、纤维素渗出及脓疡形成。增生性病理检查所见也无例外(Michelson,1982;Damats,1982)。

诊断与鉴别诊断

目前对本病的诊断,主要根据临床检查,阳性体征越多,诊断也越可靠。从眼科来说,凡同时或先后发生的双侧性葡萄膜炎并有前房积脓者,就要怀疑本病;如同时存在或病史中有前述眼以外其他3项主要指征之一项或两项时,便可作出诊断。遇有不典型病例或另外原因而诊断有困难时,还应详询5项次要指征的病史,必要时请有关科室会诊后加以确定。

Behçet综合征没有特异性生物标志物或病理组织学特征。下列检查有助于本病诊断。

1. 皮肤刺激试验　用皮试注射针头(21G)前臂内侧面皮内注射生理盐水0.1mL,24~48小时内该处出现红色硬结直径大于2mm或无菌性小脓疱、小丘疹者为阳性(提示中性白细胞趋化性增高),阳性率约40%。

2. C-反应蛋白(CRP)测定　据難波克彦(1982)介绍,CRP在眼部炎症发作前后均有升高。特别是在发作前不久最为明显。CRP增高同时有中性白细胞增高者,1周内有眼病发作的阳性率达86.1%,因此认为CRP测定在预测眼部炎症发作方面有一定的辅助价值。

3. 红细胞沉降速度(血沉)及白细胞分类　本病发作时,血沉有明显加快,中性粒细胞比值亦显著增高。

4. 有条件或必要时还可做血清纤维蛋白溶解系统和免疫遗传学检查(6号染色体短臂)。

本病应与Reiter综合征及Stevens-Johnson综合征鉴别,两者均可发生前部葡萄膜炎或结膜角膜炎症等眼部病变,亦可有口腔、生殖器溃疡及皮肤红斑、关节炎症等全身病变,与本病相似。但Reiter综合征无眼底改变,踝及骶髂关节X线摄片有关节损坏,并有慢性前列腺炎。Stevens-Johnson综合征亦无眼球后段炎症,皮肤、黏膜主要为大泡样病变,且多数患者有高热、剧烈干咳等呼吸道感染症状。根据以上不同情况,可与本病鉴别。

治疗

1. 全身用药　当患者出现后节炎症或全身其他器官损害等,需全身用药,包括糖皮质激素、免疫抑制剂和生物制剂三大类。糖皮质激素目前仍是治疗Behçet病的主要药物之一,尤其是控制急性炎症。一般需要给予长程口服糖皮质激素。急性期,建议起始剂量泼尼松1.0mg/(kg·d)(或相当剂量),特别严重的急性发作可行激素冲击治疗(甲泼尼龙1g/d,连续3天)。绝大多数患者对大剂量糖皮质激素治疗反应较好,在病情明显好转的情况下开始逐渐减量。

当患者糖皮质激素治疗不良反应大,或有预后不良因素(青年、男性及发病年龄早)可联合免疫抑制剂:环孢素A[3~5mg/(kg·d)]和硫唑嘌呤[2~2.5mg/(kg·d)],对严重病例两者可联合使用。甲氨蝶呤(每周常用剂量10~15mg)的疗效较弱,耐受性较好,可用于较轻的Behçet病或作为稳定期用药。

反复复发的患者可联合使用生物制剂。目前用于治疗Behçet病的生物制剂:①抗肿瘤坏死因子-α(anti-tumor necrosis factor-α),如英利西单抗(infliximab),5mg/kg,静脉滴注,第0、2、6周各1次,以后每8周1次;阿达木单抗(ADA),首剂80mg皮下注射,1周后每2周40mg,体重<30kg的儿童剂量减半。抗TNF-α单抗在应用1年以上,且维持3~6个月缓解下可逐渐调整剂量或延长给药间隔(结核病患者禁用);②人基因重组α-干扰素(IFN-α),主要是IFNα2a)开始时每日300万~600万单位,皮下注射,炎症减退或控制后,改为300万单位隔日1次至3日1次,持续3~6个月(在应用IFN-α前一日,应停用上述各种免疫抑制剂,包括糖皮质激素)。

2. 局部治疗　眼局部按葡萄膜炎常规处理,尤其当患者仅表现为孤立性前葡萄膜炎时,以局部治疗为主。眼局部治疗主要是糖皮质激素滴眼液(眼膏)、眼周注射(球结膜下注射、Tenon囊下注射、球周注射和球后注射)和玻璃体腔注射三大类。

对于单眼顽固性黄斑水肿、严重全/后葡萄膜炎或双眼较重的一侧,可考虑玻璃体腔注射糖皮质激素或其缓释剂。

对于 Behçet 病并发的白内障和药物难以控制的继发性青光眼可选择手术治疗。建议眼部炎症稳定至少 3 个月才可实施手术,围手术期适当增加免疫抑制药物剂量。

中药加减龙胆草汤(龙胆草 6~10g、丹皮 12g、生地黄 15g、金银花 15g、连翘 15g、酒炒黄芩 6~10g、姜汁炒川黄连 4.5g、赤芍 10g、黑山栀 10g、青蒿 10g、制大黄 6g,水煎,每日 2 次温服)可提高氧自由基清除酶活性,抑制亢进的血小板功能,对本病有较好疗效［口腔等黏膜溃疡频发者,原方加青果 10g、桔梗、生甘草各 6g;皮肤红斑严重者,原方加玄参、水牛角尖刨片(先煎 15 分钟)、青黛各 15g］。此外,中药雷公藤制剂雷公藤多甙片(20mg,每日 2~3 次)亦有一定作用,但因该制剂可以致畸,用药后 2 年内不应生育,同时亦应注意肝、肾功能。

预后

就眼病而言,Behçet 病常反复发作,视功能预后不良。但自采用糖皮质激素与免疫抑制剂(特别是环孢素)联合治疗以来,情况已大有好转。早期及时正确治疗对改善患者预后极为重要。就全身情况而言,累及中枢神经系统者,常导致生命危险。

主要参考文献

1. 柳小丽,苏冠方,肖骏. 1 215 例葡萄膜炎患者葡萄膜炎类型与病因分析探讨. 中华眼底病杂志,2015,31(2):150-152.

2. 杨培增.Behçet 病//杨培增,李绍珍. 葡萄膜炎. 北京:人民卫生出版社,1998:216-246.

3. 黄叔仁.Behçet 病//李凤鸣. 中华眼科学(第七卷). 北京:人民卫生出版社,2005:1992-1994.

4. 储以微. 疾病的免疫治疗基础//陈灏珠,林果为. 实用内科学. 13 版. 北京:人民卫生出版社,2009:90-97.

5. 孙晓茹,毕宏生,郭俊国. 青蒿素及其衍生物免疫抑制作用在防治葡萄膜炎中的前景. 国际眼科杂志,2012,12:1078-1080.

6. ZIERHUT M,STUEBIGER N,DEUTER C M E. Behçet's disease//PLEYER U,MONDINO B. Essentials in ophthalmology:Uveitis and immunological disorders. Berlin:Springer,2004:173-195.

7. SFIKAKIS P P,MARKOMICHEBLAKIS N,ALPSOY E,et al. Anti-TNF therapy in the management of Behçet's disease-review and basis for recommendations. Rheumatology,2007,46:735-745.

8. KOETTER I,ZIERHUT M,ECKSTEIN A,et al. Human recombinant interferon-alpha2a(rhIFN alpha2a)for the treatment of Behçet's disease with sight-threatening retinal vasculitis. Br J Ophthalmol,2003,87:423-431.

9. TUGAL-TUTKUN I,MUDUN A,URGANCIOGLU M,et al. Efficacy of infliximab in the treatment of uveitis that is resistant to treatment with the combination of azathioprine,cyclosporine,and corticosteroids in Behçet's disease. Arthritis Rheum,2005,52:2478-2484.

10. 汤浅武之助.ベーチェット病 の疫学 と臨床統計. 眼科,1991,33:225-230.

11. 金子史男.ベーチェット病臨床診断基準(2003 年改定).厚生労働省特定疾患 ベーチェット病調査研究班平成 14 年度研究業績,2003,11-13.

12. 川島秀俊,藤野雄次郎.ベーチェット病 の治療. 臨床眼科,2000,54(増刊):302-307.

13. 小竹聡.ベーチェット病 は過去 の病気 か. 臨床眼科,2002,56:1417-1423.

14. 小竹聡.ベーチェット病 の疫学. 臨床眼科,2003,57:1308-1310.

15. 川島秀俊.ベーチェト病 の臨床像. 臨床眼科,2003,57:1312-1316.

16. 海峡两岸医药卫生交流协会风湿免疫病学专业委员会眼免疫学组. 白塞葡萄膜炎的诊治建议. 中华医学杂志,2022,102

（17）：1272-1277.
17. 早川宏一，昆野清輝，高橋和臣，ほか.Behçet 病 における新規発症患者 の動向. 臨床眼科,2007,61：1059-1062.
18. 藤野雄次郎.Behçet 病. 臨床眼科,2007,61（増刊）：237-242.

第八节　匐行性脉络膜视网膜炎

匐行性脉络膜视网膜炎（serpiginous chorioretinitis）亦称视盘旁脉络膜视网膜炎（juxtapapillary chorioretinitis）或地图状脉络膜炎（geographic choroiditis），是一种损害脉络膜毛细血管-Bruch 膜-视网膜色素上皮层复合体（CBRC）的局限性渗出性炎症，不多见。始发于视盘旁，然后在旧病灶的一侧边缘，反复产生新病灶，并不断向前推进，甚至累及黄斑，病灶形态不规则，如地图状。又因本病由 Edmund Zeuthen Jensen 于 1908 年首先报道，所以有些文献又称之为"Jensen 病"。

病因不明，可能与结核菌血行感染或结核蛋白（tuberculosis protein）过敏反应有关（菅沼定男，1919），文献中有因接种卡介苗后急性发病的报道（龚启荣，1985），发病机制也不清楚，据有关研究，可能与免疫介导的血管炎症而引起脉络膜毛细血管前动脉等脉络膜小血管炎症或炎症性阻塞有关（Lastkainen，Erkkila，1981）。

临床表现

多见于中年（平均年龄 38 岁），女性多于男性，双眼先后发病者多见，因此，单眼受害者应长期观察另侧眼。炎症之初，中心视力无严重障碍，但一旦波及黄斑时则急剧下降。视野检查有与病灶相应的相对性或绝对性暗点，当发现以生理盲点为顶端的扇形视野缺损时，可能为视盘邻接处脉络膜后短睫状动脉小分支（或其分支所形成的 Zinn-Haller 环）炎症性阻塞。裂隙灯显微镜检查后部玻璃体，有尘埃状灰白色混浊，轻重不等。检眼镜下可见视盘邻接处灰白色椭圆形渗出性病灶，边界模糊，犹如棉绒状，微微隆起。部分视网膜血管被掩盖。病灶周围明显水肿混浊，有时还可见到黄白色渗出斑点（图 5-23）。FFA 背景荧光期，视盘面及其邻接病变处背景荧光被掩盖，掩盖范围大于检眼镜下所见的病变范围，与其余眼底有明显界线，此一情况至动脉期与早期静脉期更为显著。静脉期起，视盘面及病变处开始出现荧光渗漏，并逐渐增强扩大，呈强荧光斑，直到造影晚期此强荧光斑仍持续存在，为组织染色（图 5-24 ）。

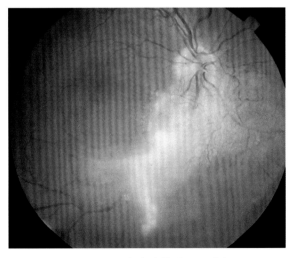

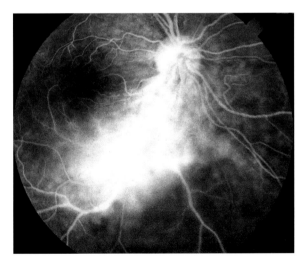

图 5-23　视盘旁脉络膜视网膜炎
男,35 岁,右眼视力下降,视物变形一个半月,紧接视盘颞下侧有一片边界模糊的灰白色病灶,视网膜血管被其掩盖,视野有与生理盲点相连接的鼻上侧象限性缺损。

图 5-24　上例（图 5-23 同例）的 FFA 片（造影 372.5 秒）

炎症逐渐静止,视网膜水肿渗出吸收,最后形成与原病灶一致的脉络膜视网膜萎缩,萎缩病灶边界清楚,因色素游离和脱色素斑均有存在而成斑驳状,FFA亦出现相应所见,即同时有色素脱失处的透见荧光,脉络膜毛细血管萎缩处的弱荧光和色素沉积处的荧光遮蔽。少数病例还能见到荧光渗漏,提示视网膜下存在新生血管(CNV),由于脉络膜毛细血管层萎缩,暴露出部分脉络膜大血管,有的大血管呈黄白色,此种改变有两个可能:一是在炎症活动期间大血管亦被累及;二是继毛细血管层萎缩后的失用性变性。

炎症一度静止后并不就此结束,经过一段时间,在陈旧性病灶边缘又伸展出舌尖状、伪足状新病灶,复发再复发,病灶面积不断扩大,如果黄斑乃至中心凹遭受侵袭,引起中心视力不可逆性严重损害。

炎症亦可波及前部葡萄膜,引发慢性虹膜-睫状体炎,如失于治疗,可由此而导致继发性青光眼、并发性白内障。

病理

Abraham曾有病理组织学报告:病灶处脉络膜与视网膜分离,两者均有显著水肿,组织增厚可达正常组织厚度的五倍。在脉络膜、视神经节细胞层和神经纤维层有组织坏死,在视网膜神经上皮外层外界膜有出血及机化。

诊断与鉴别诊断

主要根据上述临床所见(包括FFA),可以作出诊断。例如炎症病灶始于视盘邻接处,慢性、阶段性匍行性发展,玻璃体混浊,视野有与病灶相应的相对性或绝对性暗点,暗点常与生理盲点连接等。

本病晚期或炎症间歇期的眼底改变,检眼镜下与匍行性脉络膜萎缩近似,但后者玻璃体无混浊,对糖皮质激素治疗无效,发病年龄大(绝大多数在50岁以上),常有家族史,与本病不同(参阅第六章第十六节)。

治疗与预后

同其他脉络膜视网膜炎治疗。因病因不明,糖皮质激素是首选药。炎症活动期可试用泼尼松龙悬浊液(prednisolone suspend)0.5ml球后注射,每周或每2周1次,共4~6次。同时内服泼尼松(prednisone),一开始0.5~1.0mg/(kg·d),于上午8时前顿服,并按常规内服氯化钾(300mg,每日1次),低盐饮食。用量视炎症渐趋缓解而递减,待静止后改为维持量,10mg/d。持续数月。

众所周知,糖皮质激素长期应用难免产生副作用。编者经验:炎症活动期,在糖皮质激素治疗的同时加用中药加减化斑汤(处方、加减法见本章第五节);炎症缓解后减少糖皮质激素剂量,加服清开灵胶囊(0.5g~1.0g,每日3次);炎症完全安静后停止糖皮质激素,用知柏地黄丸(10g,每日3次,或其浓缩丸,8~12粒,每日3次,青蒿10g煎水送服),持续6~12个月。这样既可迅速控制炎症,又能减少糖皮质激素之剂量,缩短疗程,避免其副作用。

早在20世纪50年代之前,有人认为本病与结核菌血行感染或其过敏反应有关(菅沼、Gilbert),这一观点至20世纪70年代仍有支持(鹿野信一,1979;井上慎三,1978),编者亦见有一个病例,结核菌素试验强阳性,且同时出现病灶反应(即脉络膜视网膜炎症加剧)。因此,有结核病根据或虽无足够根据时,均可试行一个阶段的抗结核的诊断性治疗(方案见本章第二节),如有效,则继续同时内服利福平与异烟肼:利福平450mg,每日1次,连续3个月停用(用时应注意肝功能);异烟肼,每晨内服300mg,连续6~12个月,同时每晚内服维生素B6,30mg及葡糖酸锌(zinc gluconate),70mg(每片实际含锌量10mg)。

本病容易复发已如前述,当尚未侵及或尚未形成黄斑(特别是中心凹)的不可逆损害时,炎症活动静止后的中心视力障碍可望好转,但视野缺损大多不能恢复。

病程经过中如发现有虹膜-睫状体炎的症状与体征时,当立即应用扩瞳剂等对症治疗。

主要参考文献

1. 龚启荣. 近乳头脉络膜视网膜炎 2 例报告. 眼底病, 1985, 1: 48-49.

2. 李万琛. Jensen 病的临床及荧光血管造影改变. 实用眼科杂志, 1988, 6: 539-341.

3. 廖萱, 彭远光, 兰长骏. 视盘旁脉络膜炎眼底改变及荧光眼底血管造影的特征. 临床眼科杂志, 2007, 15 (1): 7-10.

4. LIM W K, BUGGAGE R R, NUSSENBLATT R B. Serpiginous choroiditis. Surv Ophthalmol, 2005, 50 (3): 231-244.

5. GUPTA V, GUPTA A, ARORA S, et al. Presumed tubercular serpiginouslike choroiditis: Clinical presentations and management. Ophthalmology, 2003, 110 (9): 1744-1749.

6. 萩原朗. 最新眼科学. 東京: 医学書院, 1961: 349-351.

7. 鹿野信一. 石原忍小眼科学. 18 版. 東京: 金原出版株式会社, 1979: 274-275.

8. 淺井利通, ほか. Serpiginous choroiditis. 眼科纪要, 1985, 36: 2025-2028.

9. 廣瀬茂樹, 福本敦子, 北市伸義, ほか. 地図状脈絡膜炎. 臨床眼科, 2007, 61 (13): 2100-2104.

10. 小竹聡, 北市伸義, 大野重昭. 結核性内眼炎. 臨床眼科, 2007, 61 (8): 1380-1382.

第九节　特发性中间葡萄膜炎

中间葡萄膜炎 (intermediate uveitis, IU) 为一种睫状体平部、玻璃体基底部、前部玻璃体、周边视网膜与脉络膜的慢性肉芽肿性炎症。Ernst Fuchs 于 1908 年首先提出, 当时名之为 "慢性睫状体炎 (chronic cyclitis)"。此后, 曾有许多名称, 如 "周边部葡萄膜炎 (peripheral uveitis)" (Schepens, 1950)、"平部炎 (pars planitis)" (Welch, 1960) 等, 为了避免混乱, 国际葡萄膜炎研究协作组于 1979 年将其命名为中间葡萄膜炎, 并于 1983 年得到国际眼科学会认可。

本病在我国约占各种内因性葡萄膜炎症的 11% (孙世珉, 1988), 多见于 40 岁以下青壮年与儿童 (平均年龄为 30 岁), 男性较多于女性。70%~80% 的病例双眼先后发病, 发病相隔时间不一, 炎症程度和部位也不对称。病情轻重似乎与年龄有关, 年幼者往往相对地重于年长者。因病变部位隐蔽, 直接检眼镜不易见到, 临床上常有误诊或漏诊。随着三面镜、双目间接检眼镜使用的日益普及, 本病检出率亦有所增加。特别是超声生物显微镜 (ultrasonic biomicroscope, UBM)、眼前节 OCT 检查, 更有助于本病的发现与诊断。

文献中鉴于结节病或弓形虫、多发性硬化及某些病毒全身、局部感染, 亦可引起周边部脉络膜视网膜, 甚至睫状体炎症, 出现与本病相类似的症状和体征, 名之为 "特异性中间葡萄膜炎 (idiosyncratic IU)", 而本病则称为 "特发性中间葡萄膜炎 (idiopathic IU)", 本节所讨论的也就是特发性中间葡萄膜炎。

病因与发病机制

至目前为止, 病因还不清楚。在确诊为本病的病例中, 即使经详细、全面的体格检查和实验室检查, 大多不能肯定。发病机制方面, 认识也有分歧, 多数研究认为与各种免疫因素有关。例如对某些食品、微生物的过敏; 自身免疫反应; 循环免疫复合物在血管壁、玻璃体的沉积等。另外, 本病偶见于同一家族成员, 因此也可能存在着免疫遗传背景 (HLA-DR2)。至于炎症原发部位, 根据临床检查 (包括 FFA、ERG) 与病理组织学所见, 有两种说法: 一种认为源于睫状体平部或邻近锯齿缘的脉络膜; 另一种则认为始发于玻璃体基底部及眼底周边部的视网膜血管 (Brockhurst, 1960; Maumenee, 1970; Pruett, 1974; Pederson, 1978; Cantrill, 1981)。

临床表现

IU 有不同的临床表现, 可分成不同类型。Schepens 和 Welch 分为锯齿缘附近大片渗出及播散性炎症两型。Brockhurst 等分为良性型、继发性脉络膜视网膜脱离型、恶性进行型、慢性血管闭塞型、慢性迁延型五型。1986 年 Henderly 等根据病情轻重和预后优劣分为三型：

1. 良性型   预后较好，发病数月后眼底周边部和房角渗出消失，或遗留视网膜萎缩斑及虹膜周边前粘连。

2. 血管闭塞型   开始在近锯齿缘处有渗出物，视网膜周边血管伴有白鞘。病变逐渐向后扩展，血管发生闭塞，可导致视神经萎缩。

3. 严重型   眼底周边部（尤其在其下侧）有大片雪堤（snow bank）状渗出，并形成睫状膜和玻璃体机化膜，膜上往往存在新生血管，常引起脉络膜或视网膜脱离，亦能导致玻璃体积血，预后不良。

无论以上何种类型，在病程之初病者均无明显感觉，或仅有视物朦胧及飞蚊症、眼睛酸胀感等主诉。只有在眼底后极部或晶状体后囊（后囊后面或后囊下皮质）受到损害后，才出现视力障碍。

肉眼检查，眼前节大多无阳性体征，偶有轻微的睫状充血。裂隙灯显微镜常规检查：仅少数病例有少量灰白色细小的 KP，前房水 Tyndall 现象阴性，间或弱阳性。房角镜检查常可发现下侧房角黄白色胶样渗出，虹膜末卷（last roll of the iris）丝状或舌尖状前粘连。晶状体本身无改变，但在后囊后与玻璃体前临界面之间，即 Berger 晶状体后间隙（Berger's retrolental space）内原来清澈的液体变得不太透明。玻璃体前段，几乎百分之百地见到尘埃样，甚至小雪球（snow ball）样混浊（病理组织学证实此种小雪球样混浊由完整的或变性的巨噬细胞组成）。

Goldmann 三面镜或双目间接检眼镜（加巩膜压迫）观察眼底周边部，在锯齿缘前、后附近处（睫状体平部、视网膜周边处）有播散性灰黄色渗出病灶，病灶及其周围常见视网膜末梢血管白鞘。炎症消退后渗出瘢痕化，形成灰白色萎缩斑，杂有色素紊乱（良性型）。血管炎症强烈者发生血管闭塞，并向后延伸，视网膜神经节细胞受损，由此导致上行性视神经萎缩（血管闭塞型）。发现锯齿缘有大片灰白色、灰黄色渗出斑，向两侧扩展形成条状绵延的雪堤（snow bank）状渗出，渗出亦可波及睫状体平部和周边视网膜（严重型）。雪堤状渗出至病程后期成为机化膜，机化膜收缩引起牵拉性视网膜和/或脉络膜脱离。有的机化膜带有新生血管，是视网膜出血、玻璃体积血的潜在因素。雪堤状渗出仅是形象化的一个临床名称，据病理和组化研究由小血管与纤维型胶质细胞组成，后者能形成胶原纤维，是局部组织对炎症刺激的一种反应，并非病理学界定的渗出（图 5-25）。

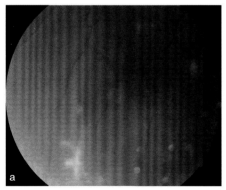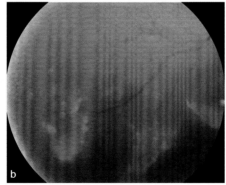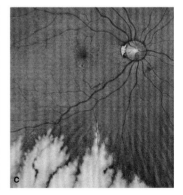

图 5-25 中间葡萄膜炎
a. 玻璃体内雪球样混浊；b. 周边眼底渗出（雪堤样渗出）；c. 雪堤样渗出（彩绘）。

超声生物显微镜（UBM）较易检出锯齿缘、睫状体平部、视网膜周边部、玻璃体前段的各种渗出和机化膜牵引，阳性率达 88.6%（魏文斌，2002）（图 5-26）。

相对于传统的标准视野 FFA 检查，超广角荧光素眼底血管造影（UW-FFA）对观察该疾病具有明显优

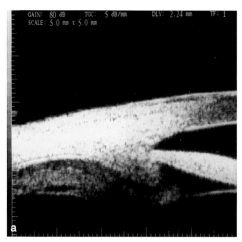
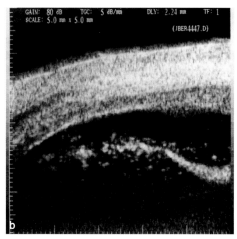
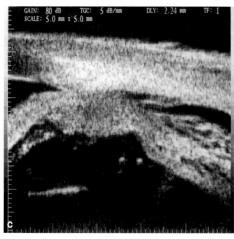

图 5-26　中间葡萄膜炎的 UBM 像

a. 周边玻璃体内可探及膜状弱回声,与睫状体平部相连;b. 周边玻璃体内可探及不规则条带状回声,与球壁光带不相连,睫状体回声较正常减低、增厚;c. 睫状体平部较正常增厚,睫状体与巩膜间可探及无回声区,玻璃体内可探及带状弱回声与睫状体相连,睫状突前移前旋,与虹膜根部相接触。

势,可更完整地记录周边病灶情况。任何一种临床类型,FFA 均能发现荧光素可以迅速进入玻璃体,也是本病临床特征之一。1978 年,Schlaegel 用荧光光度计检测,确认渗漏至前部玻璃体内的荧光素色素大于后部玻璃体,而 Mahlberg(1983)却获得了相反结果,即后部大于前部。

并发症

1. 并发性白内障　最常见。IU 病程之初,Berger 晶状体后间隙内液体即显混浊,随着炎症持续,混浊加剧,逐渐形成焦黄色锅巴样疏密不一带有网眼的膜状物,附着于晶状体后囊膜上(黄叔仁,1985),进而后囊下皮质混浊形成并发性白内障(此外,长期应用糖皮质激素点眼亦有引发并发性白内障之可能)。

2. 黄斑囊样水肿与变性　后部眼底及 FFA 检查,1/5~1/2 患者有黄斑水肿,有时还有色素紊乱。水肿与其他原因引起的并无差异,被 Henle 纤维间隔成放射状微囊样,FFA 呈不完全或完全的花瓣状。引起黄斑囊样水肿的原因,有人推测为玻璃体牵引的结果(Welch,1960),也有人推测为炎症病理产物经后房、Berger 晶状体后间隙、Cloquet 管进入眼球后段而诱发的毒性反应(黄叔仁,1985)。黄斑水肿持续较长时间后,可发展成黄斑囊样变性,并可由此形成继发性黄斑视网膜前膜,甚至黄斑裂孔。

3. 继发性青光眼　房角胶样渗出及虹膜周边前粘连严重者,均能导致继发性青光眼。部分病例也可以是长期糖皮质激素点眼所诱发的激素性青光眼。

4. 视网膜出血和玻璃体积血　出血和积血量一般并不太多,但亦有相当严重者。

5. 牵拉性视网膜脱离和/或脉络膜脱离　发生机制已如前述,双目间接检眼镜加巩膜压迫检查眼底周边部,有的可见裂孔,有的不能见到。脱离范围大小也不一致,有的局限性,有的面积广泛。脉络膜脱离时,前房变浅甚至消失(脉络膜脱离实际上大多合并睫状体脱离)及周边眼底暗灰色隆起等特殊所见。B型超声声像与 UBM 易于检出。

6. 视神经损害   视盘水肿多见于幼年患者。个别病例出现上行性视神经萎缩、视盘血管被牵引等。

诊断与鉴别诊断

IU 发病部位隐蔽,症状轻微,极易误诊与漏诊,漏诊及误诊率可达 58%(罗传淇,1988)至 67%(黄叔仁,1985)。诊断的主要依据为周边部眼底检查所见,因此,对主诉视物朦胧酸胀感及飞蚊症而年龄又较轻的病例,少量细小 KP、房水 Tyndall 现象弱阳性的病例,均应详细检查其 Berger 晶状体后间隙、玻璃体、房角、锯齿缘附近周边眼底及 UBM 检查以求早期诊断。

在发现少量 KP 而眼压又升高者,注意与青光眼-睫状体炎综合征(glaucomato-cyclitis syndrome,GCS)鉴别,GCS 为宽角型继发性青光眼,房角无胶状渗出,亦无虹膜周边前粘连,不同于 IU。当见到视网膜周边部出血、血管白鞘者,注意与视网膜静脉周围炎、视网膜边缘部血管炎(vasculitis of marginal zone of the retina,Slezak,1970)鉴别,两者均无锯齿缘附近处雪堤状渗出及玻璃体小雪球样混浊,可与 IU 区分。

特异性 IU 和本病(特发性 IU)的鉴别,如果仅仅依赖种种局部检查所见是难于判断的,必须在全面的体检和实验室检查后才有可能。特异性者见于如类肉瘤病(结节病)、Behçet 病、Lyme 病、犬弓蛔虫病、多发性硬化等,IU 作为全身病的一个并发症,均有全身病变及血清学或其他辅助诊断技术的特殊所见。

治疗

由于病因不明,目前尚无特效疗法。局部治疗与一般葡萄膜炎相同,但不宜用强扩瞳剂,以免引起虹膜周边部前或后粘连。短期扩瞳药 1% 环戊通(cyclopentolate)及新扩瞳合剂(含等量 0.5% 去氧肾上腺素、0.4% 后马托品、1% 普鲁卡因)可以选用。如 KP、Tyndall 现象阴性者,不必扩瞳。同时,也不必用地塞米松等点眼,特别是长期点眼必须警惕激素性白内障、青光眼。

糖皮质激素为本病首选药物。可用泼尼松龙(prednisolone)行筋膜囊下注射,每周或隔周 1 次。有 KP 及 Tyndall 现象阳性者,加用 0.3%~0.5% 地塞米松(dexamethasone)滴眼液点眼,炎症缓解后改用 1% 双氯酚醋酸钠(diclofenac)滴眼液。严重型及血管闭塞型病例可同时口服泼尼松,0.5~1.0mg/kg,每日 1 次,每晨 8 时前顿服,这样可减少产生副作用,疗效也并不因此减弱,并按照常规服用氯化钾及低盐饮食。

糖皮质激素治疗无效,或有全身禁忌证时,可加用或改用环磷酰胺、环孢素等免疫抑制剂。环磷酰胺每次 50mg,每日 3 次;环孢素每日 2~3mg/kg,于一日内分 2 次内服。两者用药期间,均应定期检查血象,炎症控制后停用。

如药物治疗无效或不能阻止其反复发作者,可考虑下列手术:

1. 冷凝术   冷凝能清除诱发抗原、抗体反应的血管病变,破坏周边视网膜炎和玻璃体炎的血管成分,以阻止其向眼内释放炎症介质,从而达到消除炎症和炎症复发之目的。但冷凝也有引起并发性白内障、视网膜脱离等不良后果,所以必须严格掌握适应证。Nussenblatt 等(1996)认为冷凝仅适用于玻璃体基底部有新生血管及有玻璃体积血史的病例。

2. 激光光凝   适用于大面积雪堤样渗出与存在大量新生血管的重症病例,因病灶位置而使激光不能满意射击时,可联合冷凝术。

3. 玻璃体切除术   存在玻璃体条索状或宽阔的机化膜(包括睫状膜),有导致视网膜和/或脉络膜脱离之趋势者,施行玻璃体切除术以消除其牵引。

4. 白内障现代囊外摘除术   IU 并发性白内障应在炎症完全安静 6 个月后,施行现代囊外摘除术,但此种并发性白内障有其特殊性,即 Berger 晶状体后间隙内有焦黄色锅巴样膜,有的极为致密,因而术后尚需激光打孔,提高其矫正视力。至于是否联合人工晶状体植入术,意见不一,尽管目前人工晶状体材料已具备非常良好的组织兼容性,但毕竟是异物。IU 是一种慢性迁延性炎症,对人工晶状体植入后的异物反应比较敏感,术后人工晶状体前后界面常被增生膜覆盖,虽经多次激光清除亦难获满意效果,达不到光学目的。Michelson 等(1990)在对比了单纯现代囊外摘除术和联合人工晶状体植入术后指出,前者的矫正视力优于后者。

预后

IU 良性型有自限性,多数病例炎症可自行缓解,视力保持 0.5 以上。视力下降的原因主要由于 Berger 晶状体后间隙内混浊。血管闭塞型及严重型出现并发症之后,视力损害显著,特别在黄斑已有囊样变性者,视力障碍更是无法逆转。

主要参考文献

1. 孙世珉,刘焕业,薛南平. 600 例内因性色素膜炎的临床分析. 中华眼科杂志,1988,24(5):261-265.
2. 罗传淇,陈斯同,刘家琦. 33 例周边部色素膜炎的临床分析. 中华眼科杂志,1988,24(4):218-220.
3. 黄叔仁,张晓峰,窦维铭,等. 周边色素膜炎. 中西医结合眼科,1985,5(4):10-12.
4. 魏文斌. 中间葡萄膜炎//刘磊. 眼超声生物显微镜. 北京:北京科学技术出版社,2002:135-137.
5. 魏文斌,杨文利,张红言,等. 中间葡萄膜炎的超声生物显微镜检查. 中华眼科杂志,2002,38(4):207-210.
6. 黄叔仁. 中间葡萄膜炎//李凤鸣. 中华眼科学(第七卷). 北京:人民卫生出版社,2005:1997-1998.
7. PARK S E,MIELER W F,PULIDO J S. 2 peripheral scatter laser photocoagulation for neovascularization associated with pars planitis. Arch Ophthalmol,1995,113(10):1277-1280.
8. ZIERHUT M,FOSTER C S. Multiple sclerosis,sarcoidosis and other diseases in patients with pars planitis. Dev Ophthalmol,1992,23:41-47.
9. 沖波聡,荻野誠周,浅山邦夫. ぶどう膜炎患者に見られる網膜血管炎の諸病像. 眼科,1980,22(13):1527-1531.
10. 越生晶,大熊紘,宇山昌延. 周辺性ぶどう膜炎症例の臨床像の検討. 日本眼科学會雑誌,1978,82(5):363-370.

第十节　急性视网膜坏死

急性视网膜坏死(acute retinal necrosis,ARN)亦即浦山晃等于 1971 年所命名的“桐沢型葡萄膜炎(Kirizawa uveitis)”。

本病少见,患者男性略多于女性,约为 1.5∶1。各种年龄均有发病,文献中最小 9 岁,最大 89 岁,但有两个高峰,一为 20 岁前后,一为 50 岁前后。单眼受害多于双眼,约为 3∶1。双眼病例两侧发病间隔时间一般不超过 6 周。

病因与发病机制

ARN 为某些疱疹病毒的眼部感染所引起。目前基本上已被确定的有单纯疱疹病毒(herpes simples virus,HSV)和水痘-带状疱疹病毒(varicella-zoster virus,VZV)。这两种病毒不仅在血清学方面取得根据,而且在急性期眼内容(房水、玻璃体)中培养并分离成功。此外,有文献报道巨细胞病毒(cytomegalovirus,CMV)亦能导致本病。

临床上,HSV 感染常见于年轻患者,而 VZV 感染则多为年长者。发病机制还不完全清楚。现仿 Cullbertson(1986)对 VZV 感染者的推测,作如下假设。

由 HSV 及 VZV 引起的全身性或眼部疾病,已有较久历史,而急性视网膜坏死在 20 世纪 70 年代初才开始认识,此间原因,有人猜测为病毒变异产生嗜视网膜的特性有关。另外,临床上疱疹病毒感染率很高,而 ARN 并不多见。有人认为本病有免疫遗传易患性,近年来通过 HLA 研究,支持了这一观点。

临床表现

临床上分成三期:

1. 急性期　开始发病时,病眼疼痛、畏光、飞蚊症、闪光感、雾视。随病程进展,视功能急剧下降。睫状充血明显,裂隙灯显微镜检查,可见灰白色细小点状或羊脂状 KP、房水 Tyndall 现象阳性,偶有前房积脓、瞳孔缘虹膜散在性后粘连(有因此而导致眼压升高者),玻璃体混浊进展快速而严重,在尚能窥见眼底时,检眼镜检查,眼底周边部视网膜有散在浓密的黄白色渗出斑,病程发展,渗出斑横向相互融合,并快速向后扩展,越过赤道部蔓延至后极部(图 5-27)。视盘充血混浊,边界消失。黄斑出现水肿皱褶。视网膜血管管径狭窄,周围有浸润混浊,还可见到白鞘。血管附近可见白色病灶和散在性出血斑,白色病灶为视网膜坏死区,位于其下的脉络膜被其掩盖。

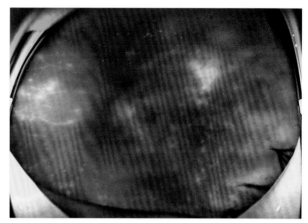

图 5-27　急性视网膜坏死

男,50 岁,左眼视力下降 1 周,左眼视力光感,患者全身健康。

随着视网膜坏死的不断扩大,坏死组织碎片进入玻璃体,发生反应性炎症。玻璃体混浊迅猛增强,视功能高度障碍。

2. 缓解期　发病后 2~4 周,视网膜出血及坏死消退,形成大片萎缩病灶或视网膜消失(图 5-28)。病灶处色素沉着,视盘褪色。

3. 末期　发病后 6~12 周。玻璃体基底部渗出的机化膜收缩,视网膜发生牵拉性脱离。如玻璃体混浊程度尚能透见眼底,则在脱离与萎缩病灶邻接处有大小不等、数量众多的视网膜裂孔(图 5-29)。很快发展成视网膜全脱离,视力丧失。

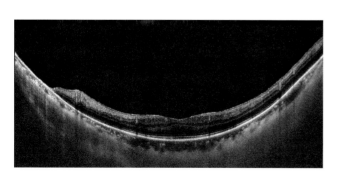

图 5-28　ARN 治疗后玻璃体混浊明显减轻,病灶区视网膜萎缩消失

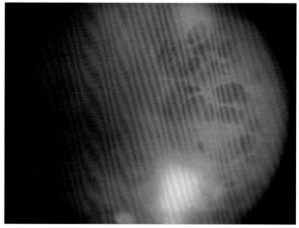

图 5-29　急性视网膜坏死

男,32 岁,右眼光感消失 4 天,周边眼底多发性视网膜裂孔,视网膜脱离。

急性期 FFA:造影动脉期,视网膜病灶处脉络膜荧光渗漏与遮蔽并存,视网膜动脉或其分支闭塞(FA 无灌注),静脉期可见小静脉支闭塞。造影晚期,视盘染色。缓解期 FFA:视网膜萎缩病灶处因有色素沉着呈斑驳状荧光斑。末期 FFA:可见脉络膜荧光渗漏。

诊断

日本急性视网膜坏死(ARN)研究组在 2015 年制定了 ARN 新的诊断标准(表 5-2)。

表 5-2　ARN 诊断标准

Ⅰ.**诊断标准**

1. 眼部早期表现

　1a. 前房炎症细胞或羊脂状角膜后沉着物

　1b. 周边视网膜黄白色坏死病灶(早期呈颗粒或片状,晚期逐渐融合)

　1c. 视网膜动脉炎

　1d. 视盘充血

　1e. 玻璃体炎性混浊

　1f. 眼压升高

2. 病程演变

　2a. 视网膜坏死病灶迅速环周进展

　2b. 视网膜裂孔或视网膜脱离

　2c. 视网膜动脉阻塞

　2d. 视盘水肿

　2e. 抗病毒治疗有效

3. 眼内液病毒学检测

　PCR 或 GWC 检测单纯疱疹病毒 1 和 2 或水痘-带状疱疹病毒阳性

Ⅱ.**基本概念**

1. ARN 的诊断以眼部早期表现、病程演变及眼内液病原学检查结果为依据

2. 眼部早期表现 1a、1b 阳性,高度怀疑 ARN,推荐行眼内液病毒学检测及抗病毒治疗

3. ARN 最终诊断以病程演变及病毒学检测结果为依据

4. ARN 常发生于免疫功能正常者,免疫功能下降者可有不同的眼部早期表现及病程演变

Ⅲ.**分类诊断**

1. 病毒学诊断明确 ARN

　眼部早期表现 1a、1b+ 病程演变任意 1 项 + 眼内液病毒学检测阳性

2. 病毒学诊断未明确 ARN

　眼部早期表现任意 4 项(包括 1a、1b)+ 病程演变任意 2 项 + 眼内液病毒学检测阴性或未行检测

该重新修了诊断标准,将眼内液病原学检测结果补充为诊断标准之一。常用病原学检测包括房水或玻璃体液标本(液体量 >0.05mL)PCR 检测 HSV、VZV 及 CMV,该检测的敏感性和特异性均很高。

当玻璃体已高度混浊不能窥察眼底时,超声波检查可确定有无视网膜脱离。

治疗及预后

ARN 是一种严重的致盲性眼病,病程进展迅速且预后较差,因此早期诊断、早期治疗是改善患者视力预后的关键。临床上一旦高度怀疑 ARN,应积极给予抗病毒治疗,不需要一味等待微生物检测结果。

1. 全身治疗　全身使用抗病毒药物不仅可以控制患眼病情,还有助于预防对侧眼发病。静脉注射和口服阿昔洛韦、口服伐昔洛韦、泛昔洛韦和缬更昔洛韦,以及静脉注射膦甲酸钠和更昔洛韦。

阿昔洛韦(acyclovir,ACV)为首选药,每次250~500mg加入生理盐水500mL内缓慢静脉滴注(1~2小时内滴完),每8小时1次。连续7天为一个疗程(用500mg,每8小时静脉滴注者当警惕引起肾绞痛)。一般在用药4天后可阻止炎症发展,静脉给药一个疗程后,改用口服,200mg,每6小时1次,一直用至发病6周之后。并可以防止另眼发病(双眼受害病例,大多在一眼发病后6周内另眼发病,但也有例外,少数可相隔数年)。

ACV能抑制HSV及VZV活性(选择性抑制病毒DNA聚合酶)而不损害正常细胞,但也易于使疱疹病毒(特别是单纯疱疹病毒)产生耐药性。如静脉给药1周,炎症仍不能控制时,或微生物检测提示CMV感染,改用更昔洛韦(即丙氧鸟苷,ganciclovir,GCV),剂量、用法、疗程、注意事项同ACV,或改用膦甲酸钠,90mg/kg,每12小时1次,静脉滴注。ACV或GCV静脉给药,有时可以引起神经与精神方面的副作用,如肌肉抽搐、震颤、共济失调、发音困难、半身感觉异常、幻觉、惊厥等,肾功能不良者更易发生。因此,必须注意静脉给药时间(切忌快速滴注,更不能静脉推注)、剂量及肾功能。

伐昔洛韦(valaciclovir)、泛昔洛韦(famciclovir)、缬更昔洛韦(valganciclovir)均为抗疱疹病毒口服制剂药,当临床疗效不良而怀疑阿昔洛韦、更昔洛韦已有耐药性时,或无住院条件者可以选用。

2. 玻璃体腔注药　玻璃体腔注药可快速提高玻璃体腔的药物浓度。全身和玻璃体内联合治疗的模式可更有效控制病情,降低视网膜脱离的风险。玻璃体注药治疗ARN可选择:膦甲酸钠和更昔洛韦。推荐更昔洛韦:2~4mg/0.05~0.1mL;或膦甲酸钠:2.4mg/0.1mL,结合病情予1~2次/周。

3. 辅助治疗　本病易于发生血管阻塞,已如前述,可给以阿司匹林肠溶片内服,解除血小板、红细胞凝聚。每日三次,每次50mg,饭后服。

糖皮质激素,在急性期应用抗病毒治疗的前提下,可做球周注射,例如地塞米松2.5mg与2%利多卡因(lidocaine)0.5mL,每日或隔日1次,共3~6次。泼尼松40~60mg,每日于上午8时前顿服,随炎症缓解而减量渐停。激素应用期间(无论局部和全身),应按常规内服氯化钾300mg,每日1次,低盐饮食。如眼球前节有炎症者,可用0.5%地塞米松滴眼液及1%~2%阿托品滴眼液(瞳孔扩大后改后马托品或其他弱扩瞳剂)点眼。此外,维生素C、E等支持药也可予以口服。

若患者炎症反应重,可在抗病毒治疗24~48小时后或ARN病灶大部分消退后予以口服或玻璃体腔注射糖皮质激素药物。

视网膜脱离是该病常见并发症。为预防视网膜脱离,有人主张早期施行激光光凝,阻止病变扩展或使脱离局限于周边视网膜(Sternberg,1985),但常受玻璃体混浊限制。1984年,Payman提出在本病急性期施行预防性玻璃体切除,同时玻璃体内注入GCV治疗方法,能达到防止视网膜脱离及改善视力的目的。

用巩膜扣带术等治疗本病视网膜脱离的视网膜复位率很低。原因有三:①周边及偏于后极部的视网膜多发性裂孔,使视网膜呈破布样,难于选择适当的巩膜扣带;②存在玻璃体牵引和增生性玻璃体视网膜病变(proliferative vitreoretinopathy,PVR);③术后易于并发急性纤维蛋白反应和脉络膜脱离。因此,近来已改用经睫状体平部的玻璃体切除术,联合惰性气体或硅油眼内充填,使视网膜复位率有所提高。尽管如此,由于视细胞及视神经纤维已广泛损害,对恢复视功能来说,并无多大价值。

主要参考文献

1. 王文吉,戴为英. 急性视网膜坏死手术治疗4例报告. 眼底病,1991,7(1):42-43.

2. 王竞. 急性视网膜坏死. 中华眼科杂志,1985,21(6):325-327.

3. 郭立斌,孙鼎,叶俊杰,等. 更昔洛韦玻璃体腔注药术治疗急性视网膜坏死. 中华眼科杂志,2007,43(7):631-637.

4. 陈祖基. 眼科临床药理学. 2版. 北京:化学工业出版社,2011:161-168.

5. HOLLAND G N. Standard diagnostic criteria for the acute retinal necrosis syndrome. Executive committee of the American uveitis society. Am J Ophthalmol, 1994, 117 (5):663-667.

6. CULBERTSON W W, BLUMENKRANZ M S, PEPOSE J S, et al. Varicella zoster virus is a cause of the acute retinal necrosis syndrome. Ophthalmology, 1986, 93 (5):559-569.

7. WALLERS G, JAMES T E. Viral causes of acute retinal necrosis syndrome. Curr Opin Ophthalmol, 2001, 12 (3):191-195.

8. LAU C H, MISSOTTEN T, SALZMANN J, et al. Acute retinal necrosis: Features, management, and outcomes. Ophthalmology, 2007, 114 (4):756-762.

9. TIBBETTS M D, SHAH C P, YOUNG L H, et al. Treatment of acute retinal necrosis. Ophthalmology, 2010, 117 (4):818-824.

10. 浦山晃, 山田西之, 佐々木徹郎, ほか. 網膜動脈周囲炎と網膜剥離を伴う特異な片眼性急性ブドウ膜炎について. 臨床眼科, 1971, 25 (3):607-619.

11. 臼井正彦. 桐沢浦山型ぶどう膜炎の病因ウイルスによる病型の相違について. 眼科臨床, 1991, 85:868-875.

12. 薄井紀夫. 急性網膜壊死. あたらしい眼科, 2003, 20 (3):309-320.

13. 柞山健一, 渋谷悦子, 椎野めぐみ, ほか. 若年で発症し5年の間隔をあけ僚眼に発症したと考えられた単純ヘルペスウイルスによる急性網膜壊死. 臨床眼科, 2007, 61 (5):751-755.

14. TAKASE H, OKADA A A, GOTO H, et al. Development and validation of new diagnostic criteria for acute retinal necrosis. Japanese Journal of Ophthalmology, 2015, 59 (1):14-20.

15. 狄宇, 叶俊杰. 急性视网膜坏死诊断及治疗的研究进展. 中华眼科杂志, 2018 (4):306-311.

第十一节　巨细胞病毒性视网膜炎

巨细胞病毒（cytomegalovirus, CMV）又称第五型人类疱疹病毒，与其他疱疹病毒一样，一旦感染则被终生携带、潜伏，当机体免疫力下降时再次活动发病。

由 CMV 引起的视网膜炎，巨细胞病毒性视网膜炎（cytomegalovirus retinitis, CMVR），多见于免疫力低下及免疫力缺失的个体。例如获得性免疫缺陷综合征（AIDS）患者、恶性肿瘤及脏器移植后应用免疫抑制剂的患者，少数情况可见于局部/眼内免疫抑制治疗后的患眼。临床上可见到因 CMVR 而首诊于眼科的 AIDS 患者，应给予重视，避免漏诊。

尽管自从 AIDS 应用抗逆转录病毒治疗（antiretroviral therapy, ART）以来，CMVR 发病率已大幅度降低，但仍为 AIDS 患者致盲的首要原因。

CMVR 通常见于 AIDS 病程的晚期，但也可先于全身其他病变出现之前（CD4$^+$ T 淋巴细胞低于 50 个/mL）。开始时，进展缓慢，对中心视力无明显损害，患者往往并无感觉，或仅有飞蚊症。眼前节和玻璃体的炎性反应轻或无，检眼镜下见到周边眼底或后极部血管弓附近有边界模糊、黄白色散在的颗粒状或灰白色絮样混浊病灶，病灶可逐渐扩大融合。视网膜广泛性水肿、渗出及火焰状出血，黄斑星芒状斑，使眼底呈碎乳酪与蕃茄酱样（比萨饼样眼底，"Pizza" fundus）。少数患者眼底可呈霜样树枝状血管炎样改变，或以累及视盘为主，表现为视神经视网膜炎，边缘渗出性视网膜脱离。尽管视网膜炎症如此严重，玻璃体混浊却并不明显，是其特异处。FFA 检查：视网膜有大片无灌注区，动、静脉管壁均有大量渗漏。病变继续加剧则视盘充血水肿，视网膜渗出性脱离，视力完全丧失（图 5-30~图 5-33）。

诊断

由于 CMV 在人群中感染率很高，所以血液抗体效价滴定对 CMVR 诊断无太大意义；而血液中检测到 CMV-DNA 仅能提示有发生 CMVR 的风险。目前主要的依据：①眼底特征，特别是当眼底后极部炎症已极严重，而玻璃体炎症反应却极轻微；②注意上述之高危群体。而对于少数不典型病例可行眼内液（房水即可）PCR 检测 CMV-DNA。

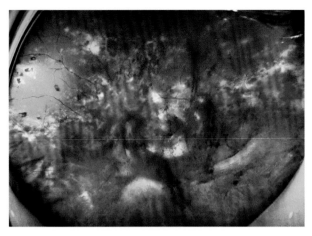

图 5-30　巨细胞病毒性视网膜炎

眼底大片乳酪与蕃茄酱样改变。

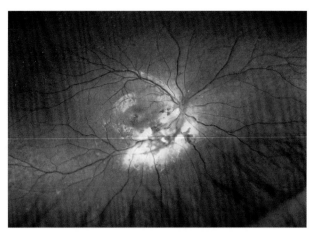

图 5-31　巨细胞病毒性视网膜炎

视盘下方血管弓处局部乳酪与蕃茄酱样改变。

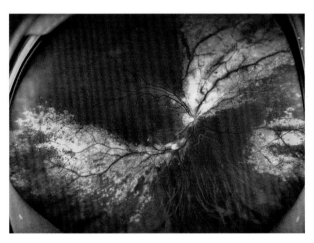

图 5-32　巨细胞病毒性视网膜炎

象限分布的黄白色颗粒状病灶,无出血。

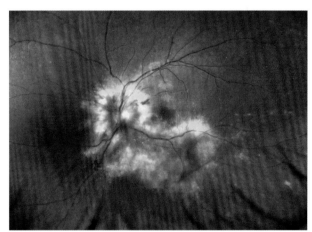

图 5-33　巨细胞病毒性视神经视网膜炎

左眼包括视盘在内的后极部有大片黄白色渗出及出血(乳酪、番茄酱样改变)。

治疗

　　CMVR 治疗关键是全身抗 CMV 用药,目的在于降低死亡风险(尤其是 AIDS 患者),降低内脏器官 CMV 感染风险,降低对侧眼 CMV 感染风险。

　　CMVR 确诊后应立刻开始诱导期治疗:可用更昔洛韦(即丙氧鸟苷,ganciclovir)5mg/kg 加入生理盐水 500mL 中静脉缓慢滴注,每 12 小时 1 次,连续 3 周后进入维持期治疗:改为 5mg/kg 静脉滴注,每日 1 次,或口服更昔洛韦 1 000mg,每天 3 次,或口服缬更昔洛韦(valganciclovir),900mg,每日 1 次,3~6 个月(注意肾功能的损害或骨髓抑制)。针对累及后极部视网膜或全身用药禁忌患者,可同时用更昔洛韦 2~4mg/0.05~0.1mL 玻璃体腔内注射,每 5~7 日 1 次,共 2~3 次。如果有效,则眼底病变减轻、消失,视功能或有好转。CD4$^+$T 淋巴细胞数 >100 个/μL,持续 3~6 个月时可停药(此时机体恢复针对 CMV 的特异性免疫)。国外有更昔洛韦生物蚀解型植入剂,植入眼内,长效定量释放,达到眼内长期保持有效浓度。两者的目的都是为了防止复发,但并不理想。

　　CMVR 并发于 AIDS 者,为了避免出现免疫重建性葡萄膜炎,临床上一般在抗病毒 2 周后开始 ART 治治疗。而对于非 HIV 感染者(如移植术后、白血病患者)的 CMVR,需要多科室合作(眼底科和血液科、肿瘤科或感染科等),结合眼底病情和全身状况(免疫状态、肝肾功能、造血功能等)权衡全身用药的利与弊,慎重考虑或减量使用,可优先选择玻璃体腔注药治疗。

主要参考文献

1. 赵萌.巨细胞病毒性视网膜炎及其病相关的后葡萄膜炎//魏文斌,陈积中.眼底病鉴别诊断学.北京:人民卫生出版社,2012:372-377.
2. 叶俊杰,李海燕,孙鼎,等.获得性免疫缺陷综合征并发巨细胞病毒性视网膜炎的临床分析.中华眼科杂志,2005,41(9):803-806.
3. 陈之昭,张梅.获得性免疫缺陷综合征的眼部表现.中华眼科杂志,2005,41(6):563-571.
4. JAB D A. AIDS and ophthalmology,2008. Arch Ophthalmol,2008,126(8):1143-1146.
5. HOLLAND G N,VAUDAUX J D,JENG S M,et al. Characteristics of untreated AIDS-related cytomegalovirus retinitis.Ⅱ. Findings before the ear of highly active antiretroviral therapy. Am J Ophthalmol,2008,145(1):5-11.
6. JAB D A,AHUJA A,NATTA M V,et al. Course of cytomegalovirus retinitis in the era of highly active antiretroviral therapy:Five-year outcomes. Ophthalmology,2010,117(11):2152-2161.
7. DAVIS J L. Differential diagnosis of CMV retinitis. Ocul Immunol Inflamm,1999,7(3-4):159-166.
8. SKIEST D J,CHILLER T,CHILLER K,et al. Protease inhibitor therapy is associated with markedly prolonged time to relapse and improved survival in AIDS patients with cytomegalovirus. Int J STD AIDS,2001,12(10):659-664.
9. PORT A D,ORLIN A,KISS S,et al. Cytomegalovirus retinitis:A review. J Ocul Pharmacol Ther,2017,33(4):224-234.

第十二节　进展性外层视网膜坏死

进展性外层视网膜坏死(progressive outer retinal necrosis,PORN)是坏死性疱疹性视网膜病变的重症类型,于免疫力严重低下的患者,如艾滋病及应用免疫抑制剂的非艾滋病患者。临床相对少见,其常见的病原体是水痘-带状疱疹病毒。同样是由 VZV 感染所致,但因机体免疫状态的不同,PORN 与急性视网膜坏死的临床表现亦存在明显不同。

临床表现

患者发病前或同时常有带状疱疹病史,或有病毒性脑膜炎病史;双眼同时或短期内先后发病,出现严重的无痛性视力下降或视野缺损;数天内视力严重下降甚至失明;无眼痛、畏光等刺激症状。

眼部表现为无明显前节、玻璃体或视网膜血管炎症,后极或周边部视网膜深层可见黄白色病灶,伴少许出血,快速扩大融合;早期累及视网膜外层,内层及视网膜大血管不受累;晚期全层视网膜坏死,呈龟裂的泥巴样改变,视网膜脉络膜萎缩、视网膜脱离(图 5-34~图 5-36)。

利用 OCT 可动态观察病变从视网膜外层到全层的发展过程:早期视网膜水肿,各层次结构不清,视网膜外层呈虫噬样改变(图 5-37),视网膜组织的坏死分解从外层快速向内层发展,晚期视网膜坏死、变薄或消失,残余视网膜组织脱离。

对临床表现高度怀疑 PORN 的患者,可能存在

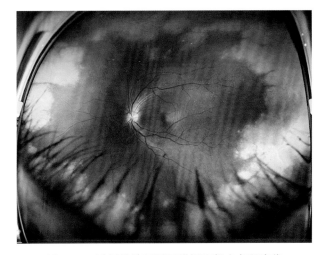

图 5-34　进展性外层视网膜坏死超广角眼底像
周边部 360°视网膜深层可见黄白色病灶,无明显玻璃体混浊。

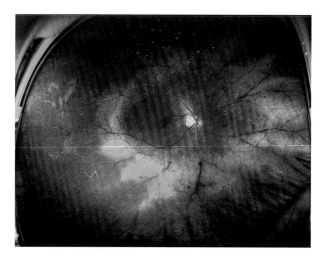

图 5-35　进展性外层视网膜坏死超广角眼底像

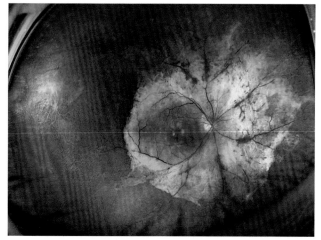

图 5-36　进展性外层视网膜坏死超广角眼底像
病例同图 5-35,抗病毒治疗中,病灶仍向心性进展,周边视网膜消失。

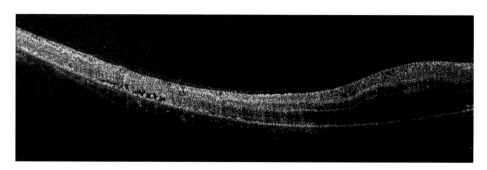

图 5-37　进展性外层视网膜坏死 OCT 检查
早期视网膜各层次结构不清,视网膜外层出现虫噬样改变。

严重的免疫功能缺陷,应重点排查 HIV 感染和 CD4$^+$T 淋巴细胞数。

诊断和鉴别诊断

本病不出现眼红、眼痛等刺激症状,病灶不累及视力时患者无自觉症状。当患者出现症状时,眼底常有典型眼底改变和 OCT 表现。主要根据眼底表现,结合全身病史即可诊断,房水或眼内液的病原学检测有助于鉴别诊断。

注意与其他常见的病毒性视网膜炎进行鉴别:如急性视网膜坏死和巨细胞病毒性视网膜炎。三者都是疱疹病毒导致的视网膜炎,眼底表现差异的根本原因是患者机体免疫状态的不同,免疫功能越是接近正常,眼底的炎症反应越是明显,如急性视网膜坏死有明显的前节和玻璃体炎症;免疫功能越差,眼底的炎症反应越弱,如 PORN 几乎看不到前节或玻璃体炎症,进展更快。

另外,不同的病毒性视网膜炎常见的病原体亦有不同,PORN 由水痘-带状疱疹病毒引起,急性视网膜坏死由水痘-带状疱疹病毒或单纯疱疹病毒引起,巨细胞病毒性视网膜炎则由巨细胞病毒引起。房水 PCR 检测上述病毒敏感性和特异性均很高。

治疗及预后

PORN 发展迅速,破坏性强,一旦临床怀疑本病,应尽快开始强效的抗病毒治疗,同时内科治疗纠正免疫功能。治疗方案与其他疱疹病毒性视网膜炎相似:全身抗病毒治疗和玻璃体腔注药。

PORN 患者更需要全身抗病毒治疗联合玻璃体腔注射给药,甚至可以高剂量联合两种抗病毒药。研究证实,阿昔洛韦对 PORN 的疗效差,可能与艾滋病患者生物利用度低有关,或因为 PORN 治疗前曾使用阿昔洛韦治疗皮肤带状疱疹,导致对阿昔洛韦耐药。因此,对 PORN 推荐采用更昔洛韦,或联合膦钾酸钠静脉给药。这类患者往往免疫功能严重破坏,全身条件差,无法接受预防性玻璃体切除手术。

大部分患者尽管应用抗病毒治疗仍可在数周内出现全视网膜脱离、视神经萎缩,约 2/3 的患者最终视力无光感,70% 的患者出现视网膜脱离,预后极差。

第十三节　结节病并发的眼底病

结节病(sarcoidosis,也可译为类肉瘤病),世界各地均有发生,有一定的种族差异和地区差异,美国黑人为高发人群,寒冷地区多于温热地区。

结节病几乎可以侵犯人体的所有器官,以病变组织不发生干酪样变的上皮样细胞肉芽肿为特征。眼是仅次于肺及肺门淋巴结的易于受害器官,25%~50% 的结节病患者并发眼部病变(包括眼眶、泪腺、眼外肌、结膜、视神经、葡萄膜、视网膜在内),其中以葡萄膜炎最常见(Heiligenhaus,2011)。眼部病变可出现于全身病变之前或同时存在,因此,当只有眼部病变或眼部病变出现于全身病变之前时,眼科医生要考虑结节病的可能(Kawagoe,2011)。

结节病葡萄膜炎中,76.4% 为虹膜睫状体炎,属于眼底病范畴的中间葡萄膜、脉络膜-视网膜的炎症则比较少见,前者为 17.3%,后者仅为 4.7%(Heiligenhaus,2011)。

眼病患者中,女性多于男性(2:1);双眼发病多于单眼(5.9:1,James,1964);年龄范围甚广,但有 20~30 岁和 50~60 岁的两个高峰(Rothova,1989)。

病因

病因不明,目前的假设:结节病是在免疫易患性基础上,遭受某种病原体感染等抗原而引起的自身免疫反应。

各种病原体中,争论最为热烈的是结核分枝杆菌。历史上曾认为结节病为结核感染的一种少见形式,但结节病肉芽肿中不能分离出结核分枝杆菌、对结核菌素试验无反应、抗结核药物治疗无效等,都不支持结核菌为本病病因的推测。

临床表现

结节病是全身多器官的慢性肉芽肿性疾病。皮肤出现结节性红斑、斑状丘疹,双侧肺门与纵隔淋巴结肿大,X 射线检查肺部有大理石纹状阴影,全身淋巴结肿大,肝脾大。约 10% 病例掌趾骨出现囊样间隙,唾液腺肿大(Mikulicz 综合征)或泪腺肿大(Heerfordt 综合征)。有时也可侵及神经系统,因而发生脑神经瘫痪,神经肌病,颅内占位病变及脑膜炎等。

葡萄膜炎为结节病最常见的眼部并发症,已如前述。前部葡萄膜炎中以慢性肉芽肿性虹膜睫状体炎居多数(虹膜有 Koeppe 结节、Busacca 结节),急性非特异性虹膜睫状体炎次之,眼底病变有下列几种。

1. 结节病脉络膜视网膜炎　检眼镜下,黄白色油蜡样小结节(蜡滴样渗出),圆点状,边界清楚,位于视网膜静脉附近,多少不一,数月内可自发消失;亦可历数年而不变(Walsh,1939)。玻璃体内可以看到散在的、自小点状至 1PD 大小不等的球形渗出物,灰白色,常连成串珠状,多位于眼底下方的后部玻璃体内(视网膜之前方)。检眼镜检查时,可见其投影,为本病特征性改变之一。

2. 结节病视网膜静脉周围炎　静脉旁伴有白鞘和出血,周边部小静脉管闭塞成白线状。上述静脉附近油蜡样小结节及玻璃体内串珠状或雪球状混浊,在部分病例中也有发现。

3. 结节病脉络膜视网膜肉芽肿 很少发生,肉芽肿起源于脉络膜,破坏视网膜并向玻璃体内突起,边界清楚,表面有新生血管,往往被误诊为恶性肿瘤而摘除眼球。

4. 视神经损害 有时结节病侵及颅内或视神经本身,可引起视盘水肿和非单纯性萎缩(习惯上称为继发性萎缩)。个案报道(Bruntse,1961)结节病自颅内经视交叉、视神经而进入眼内,突出于玻璃体内,酷似视神经肿瘤(图5-38~图5-40)。

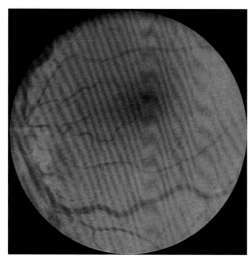

图5-38 由结节病引起的脉络膜视网膜炎 视网膜静脉扩张迂曲,颞上支边缘有数个渗出斑,视盘边界不清。

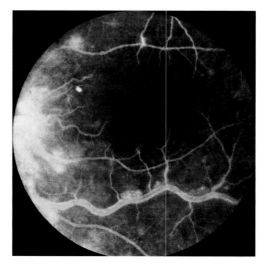

图5-39 上例(图5-38同例)的FFA片

诊断

诊断主要依据局部和全身临床表现。当葡萄膜炎伴有皮肤结节性红斑、斑状丘疹、X线检查发现双侧肺门及纵隔对称性淋巴结肿大时,必须高度怀疑这种葡萄膜炎是结节病所致。如再有结核菌素试验阴性(或弱阳性),Kveim试验阳性,诊断就可以确定。Kveim试验是以活动性结节病患者皮下结节或淋巴结组织的生理盐水混悬液为抗原,取0.5mL做皮下注射,6~8周后局部形成结节者为阳性。Kveim试验在结节病葡萄膜炎患者中阳性率可达80%。可惜目前尚无标准抗原供应,实际应用中有一定困难。倘若将结节组织活检,证实为非干酪样变的上皮样细胞肉芽肿,并伴有Schaumann小体,则更为可靠。

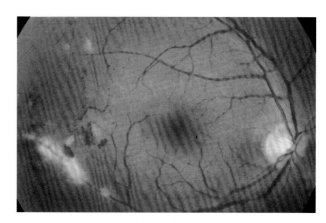

图5-40 一例结节病的视网膜血管炎

在全身无症状和体征可见的结节病葡萄膜炎,常难以诊断。血清血管紧张素转化酶(angiotensin converting enzyme,ACE)测定是必要的。如ACE升高并除外Gaucher病、麻风病、结核、硅沉着病、甲状腺功能亢进之后,即可作出诊断(Weinreb,1980)。

此外,红细胞沉降率加快,血清球蛋白与白蛋白比例倒置,血清内溶菌酶升高等实验室检查结果,亦可供诊断上的参考。

近年来提出了一些新的诊断方法。如体外 Kveim-Siltzbach 试验、67 镓扫描（67gallium scan）、抗类肉瘤单克隆抗体等，对本病诊断水平有所提高。可溶性白细胞介素-2 受体（sIL-2R）在眼结节病诊断中表现出较高的敏感性和特异性，在眼结节病中的诊断性能优于 ACE。

2017 年，国际眼结节病工作组制定了眼结节病（主要是葡萄膜炎）的诊断标准。诊断眼结节病的"金标准"是组织学证据，即非干酪性上皮样巨细胞肉芽肿，只有组织活检（如结膜、肺、皮肤和唾液腺活检）阳性，才能称之为"确诊结节病眼病（definite ocular sarcoidosis）"；否则根据其他体检及实验室检查所见而称之为"拟眼结节病（presumed ocular sarcoidosis）"：无组织活检，双侧肺门淋巴结肿大并伴葡萄膜炎；"可能眼结节病（probable ocular sarcoidosis）"：无活检，未发现双侧肺门淋巴结肿大，但是 3 项眼部体征和 2 项系统性检查阳性。

治疗

局部或全身使用糖皮质激素对本病有效。除浅眶注射外，加以全身给药，一般在 3~4 周内炎症可以缓解。严重或顽固复发的病例，糖皮质激素与环磷酰胺等免疫抑制剂联合应用，以减少两者的剂量，从而减少其各自的副作用。在炎症控制后改用小剂量糖皮质激素，如地塞米松（dexamethasone）1.5~2.25mg，隔日 1 次，晨 8 时前顿服，持续 3~6 个月。

糖皮质激素能抑制胶原纤维或结缔组织增生，影响结节形成，但不能使纤维化逆转。

对已经出现糖皮质激素副作用或有禁忌证的病例，可使用免疫抑制剂或生物制剂。

阿托品滴眼液点眼等葡萄膜炎常规治疗，特别是在伴有虹膜睫状体炎时，更为必要（瞳孔已扩大，改弱扩瞳剂，使虹膜有弛、缩之余地）。

对于抗青光眼药物治疗无效的继发性青光眼，可在眼内活动性炎症得到控制后，施行丝裂霉素 C 联合的小梁切除术。同样，白内障摘除加人工晶状体（IOL）植入术，也必须在眼内炎症完全安静之后进行。

如果 FFA 未发现大面积无灌注区，视网膜新生血管可以在全身糖皮质激素等治疗后自行消退，反之，应在眼内炎症控制后激光光凝，以防止新生血管性青光眼、黄斑囊样水肿。

玻璃体积血久不消退，或玻璃体内机化膜有引发牵拉性视网膜脱离之趋向时，应行玻璃体切除术。

预后

眼结节病有一定的自限性，对眼组织破坏性小，对糖皮质激素治疗敏感，视力预后较好。但也有遭受不可逆性严重损害者（10%~30%，Terushkin），其原因因发病部位不同而有所不同：由肉芽肿性虹膜睫状体炎引起者，多为继发性青光眼、并发性白内障；由脉络膜视网膜炎引起者，则多为视网膜血管炎所导致的出血、脉络膜视网膜水肿渗出累及黄斑中心凹，或因严重炎症、视网膜血管阻塞缺血所导致的新生血管性青光眼。

主要参考文献

1. 洪群英，贾友明. 结节病//陈灏珠，林果为. 实用内科学. 13 版. 北京：人民卫生出版社，2009：1850-1854.
2. 孙世珉，刘焕业，薛南平，等. 结节病性色素膜炎的临床分析. 中华眼科杂志，1988，24（2）：83-85.
3. 黄叔仁. 眼结节病//李凤鸣. 中华眼科学（第七卷）. 北京：人民卫生出版社，2005：1994-1997.
4. HEILIGENHAUS A，WEFELMEYER D，WEFELMEYER E，et al. The eye as a common site for the early clinical manifestation of sarcoidosis. Ophthalmic Res，2011，46（1）：9-12.
5. JABS D A. Sarcoidosis//RYAN SJ. Retina. Vol.Ⅱ，Chap.102. St Louis：CV Mosby Co，1989：687-695.
6. GIORGIUTTI S，JACQUOT R，El JAMMAL T，et al. Sarcoidosis-Related Uveitis：A Review. J Clin Med，2023，12（9）：3194.
7. GASS J D，OLSON C L. Sarcoidosis with optic nerve and retinal involvement. Arch Ophthalmol，1976，94（6）：945-950.
8. AKOVA Y A，FOSTER C S. Cataract surgery in patients with sarcoidosis-associated uveitis. Ophthalmology，1994，101（3）：473-479.
9. KAWAGOE T，MIZUKI N. Sarcoidosis. Curr Opin Ophthalmol，2011，22（6）：502-507.

10. HERBORT C P,RAO N A,MOCCHIZUKI M,et al. International criteria for the diagnosis of ocular sarcoidosis:Results of the first international workshop on ocular sarcoidosis(IWOS). Ocul Immunol Inflamm,2009,17(3):160-169.

第十四节　特发性脉络膜新生血管

既往称为"中心性渗出性脉络膜视网膜病变(central exudative chorioretinopathy)",简称"中渗",杉田新、吉冈久春于1974年命名,认为本病是一种原因不明的、由黄斑视网膜下脉络膜新生血管(CNV)引起的独立性眼病。

本病在早年文献中,曾以为与弓形虫(toxoplasma)、结核、梅毒、组织胞浆菌病(histoplasmosis)等感染有关,称之为"Rieger 中心性渗出性视网膜炎",是肉芽肿性炎症(鬼木信乃夫,1966、1971;松井瑞夫,1977),但此后数十年来大量资料证实,绝大多数病例并无上述感染的临床和实验室检查所见。黄斑CNV与其他疾病引起的CNV不同,是一种找不到任何原因而发生的CNV。因此,又名之为"特发性脉络膜新生血管(idiopathic choroidal neovascularization,ICNV)",国外文献多使用该名称。但是,找不到原因,不等于没有原因,在尚无确切根据可以否定前人病理组织学所见之前,将本病置于本章内叙述,可能是比较适合的。

临床表现

本病患者年龄大多在20~40岁之间,性别、种族均无明显差异。90%以上为单眼发病。

1. 视功能损害　中心视力损害以中心凹受害程度而异,自眼前指数至0.5不等。中心视野可以检查到与病灶相应的中央相对性乃至绝对性暗点,虚性或实性。有变视症、大视症或小视症。

2. 眼底及荧光造影所见　本病整个病程,可分为三期(吉冈久春,1977)。

(1)病变活动期:裂隙灯显微镜加前置镜或接触镜检查后部玻璃体,部分病例在医生经暗适应后可见极其轻微的尘埃状或线结状灰白色混浊(医生检查前应有10~15分钟的暗适应,否则不易查出)。检眼镜下,在黄斑中央或其附近,有灰白色浓密的圆形或类圆形渗出性病灶,大小为1/4~1PD,微微隆起,边界欠清,渗出病灶周围有锯齿形的环状或眉月状出血。FFA可见渗出病灶内在动脉期开始已显荧光,呈辐射状或颗粒状,并迅速扩大增强成强荧光斑,直至造影晚期仍持续不退,提示视网膜神经上皮层下有CNV存在。病灶周围出血处荧光遮蔽(图 5-41)。

(2)病变退行期:渗出病灶处视网膜水肿减退,边界比活动期略感清晰,周缘出血消失,出现色素脱失及色素增生。FFA动脉期出现与灰白色病灶及其周围脱色素区大小一致的荧光,逐渐增强并略有扩大(图 5-42)。

(3)瘢痕修复期:病灶面视网膜水肿消失,成为边界清楚的灰白色斑块。FFA动脉期出现与瘢痕病灶一致的荧光斑,周围因色素增生而有荧光掩盖,其外更有轮状透见荧光。病灶处荧光逐渐增强,但不扩大(图 5-43)。

诊断与鉴别诊断

本病常见于全身健康情况良好的青壮年,大多单眼发病,无高度近视及其他眼底改变,有特征性的眼底改变,诊断比较容易。但尚应注意与下列疾病鉴别:①在少数老年前期的本病患者应与渗出性年龄相关性黄斑变性鉴别。其主要区别之处,后者为双眼发病,在一眼已有渗出性病变时,另眼黄斑大多数可见玻璃疣及色素紊乱。②中心性浆液性脉络膜视网膜病变(中浆病)患者的发病年龄与本病相同,亦多单眼受害,但中心视力多数不低于0.5(最坏不低于0.2)。黄斑为浆液性视网膜神经上皮层浅脱离,初起时,

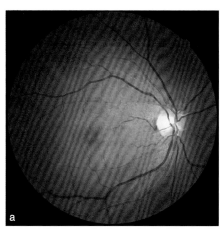

图 5-41　特发性脉络膜新生血管(病变活动期)

女,40岁,右眼视力下降,视物变形 11 天,视力 0.25,大视症(+),Amsler 方格表检查(+),中心视野有 10°左右实性相对暗点,石原忍伪同色表检查有蓝色觉损害;眼底摄片、FFA、OCT 如图示;患者全身体检及实验室检查均无阳性发现;a. 眼底像;b. BL-AF 及 NIR-AF;c. FFA、ICGA(早期);d. FFA、ICGA(晚期)。

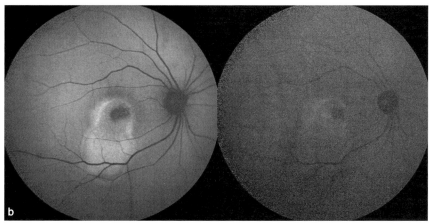

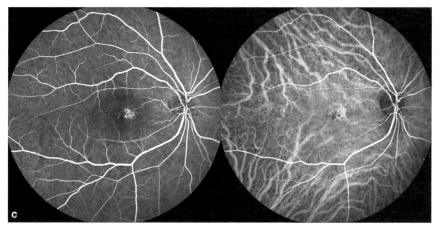

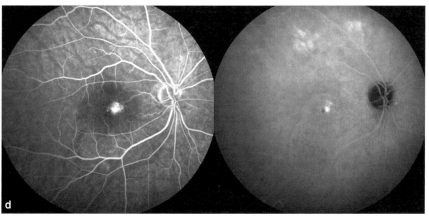

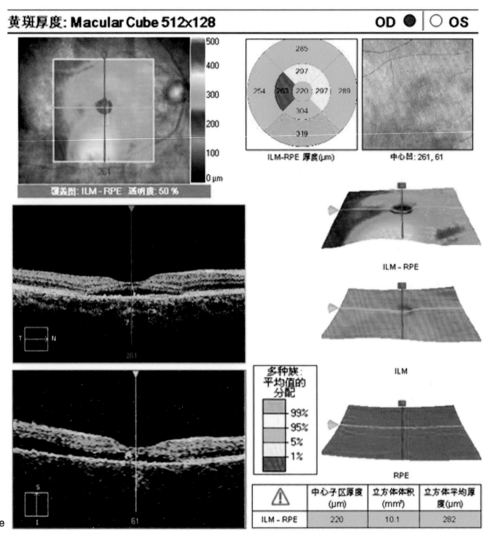

图 5-41(续)

e. OCT。

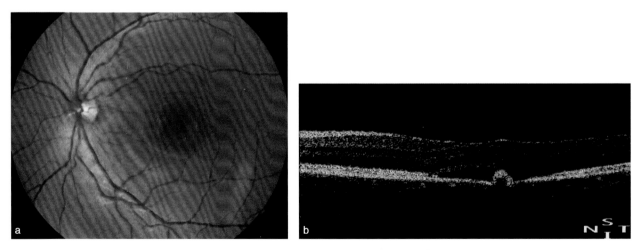

图 5-42　特发性脉络膜新生血管(病变退行期)

女,26 岁,左眼中心性脉络膜视网膜病变经药物治疗 3 个月,黄斑出血消失,水肿渗出减轻,OCT 提示 CNV 趋向消退,视力由初诊的 0.15 增至 0.6,相对性中央暗点略有缩小,Amsler 方格表检查(＋),色觉损害恢复;a. 眼底像;b. OCT。

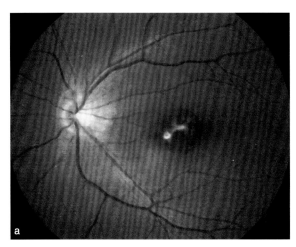 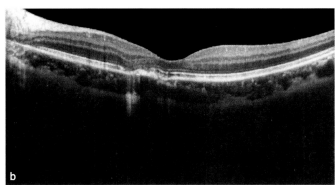

图 5-43　特发性脉络膜新生血管(瘢痕修复期)

女,22 岁,左眼特发性脉络膜新生血管,经药物治疗半年,视力戴原镜-1.75D 自初诊时的 0.1 增至 0.5,Amsler 方格表检查(±);
a. 眼底像;b. OCT。

视网膜下积液透明,且绝无出血,与本病不同。③点状内层脉络膜病变患者多数为伴有中、高度近视的女青年,半数累及双眼,病灶亦位于黄斑中心凹附近,但同时有多个小病灶存在(10 个以内,小病灶直径为 150~500μm),与本病有异。④由各种感染引起的黄斑渗出性炎症,都有全身症状、体征以及实验室检查所见。

治疗

目前该病的常用治疗方法包括光动力疗法(photodynamic therapy,PDT)、抗 VEGF 治疗、激光光凝治疗以及联合治疗等。随着近些年抗 VEGF 药物已在全世界范围内展示了其在 CNV 治疗方面卓越的疗效,抗 VEGF 玻璃体腔注射已经成了目前治疗特发性脉络膜新生血管的首选方案。编者的经验是:

1. 病变活动期　视力 <0.1,甚至 <0.05,FFA 提示 CNV 位于中心凹下及其近缘 250μm(2 个视盘面静脉管径)以内者,PDT 或抗 VEGF 治疗,或两者联合治疗。抗 VEGF 药物治疗本病的效果在国内外的研究中均得到了肯定,可有效改善视力和结构异常,其长期疗效、最佳给药剂量、间隔时间及给药次数还可做进一步研究,目前临床中给药剂量与治疗其他类型的 CNV 相同,多采取的是 1+PRN 的方法,注射后 1 个月根据造影显示有无持续渗漏、病情有无反复、最佳矫正视力以及 OCT 等恢复情况综合决定是否进行再次注射;经 PDT 治疗后可能会出现 RPE 过度反应,组织损伤大,治疗费用昂贵,需多次重复治疗,临床应用受限。如视力≥0.1:CNV 位于中心凹之外者,则试用下列治疗。①中药加减化斑汤(处方及服用方法见本章第六节),每日一剂,分 2 次煎服(原方中生石膏减为每剂 60g,丹皮改为丹皮炭,每剂 6g);②同时,曲安奈德(triamcinolone acetonide,TA)40mg 筋膜囊内(或球后)注射,15 天 1 次;③维生素 C、E,芦丁、卡巴克络等支持药。这样持续 2~3 个月,如果病情好转(出血消失、渗出斑体积未扩大或缩小、边界相对清楚、边缘有色素沉着、FFA 无荧光渗漏),转病变退行期治疗。反之,亦即病情不能控制者,考虑 PDT 或抗 VEGF 制剂玻璃体腔内注射等治疗。

2. 病变退行期　①停用 TA;②中药改为知柏地黄汤加减方(知母、黄柏、生地黄、玄参、丹皮、山萸肉、茯苓、泽泻、山药、青蒿、赤芍、黑山栀、夏枯草、枳壳各 10g),水煎服,每日一剂;③清开灵胶囊 750~1 000mg,每日 2~3 次;④维生素 C、E 等继用。以上持续 1 个月,转瘢痕期治疗。

3. 瘢痕修复期　防止复发,是瘢痕期治疗的首要目的,其次是尽量减少瘢痕形成及对视细胞的保护。①知柏地黄丸(浓缩丸)8~12 丸,每日 3 次,持续 6~12 个月;②卵磷脂络合碘片 2 片(1.5mg/片),每日 2~3 次,持续 3 个月;③银杏叶浸膏片 40mg,每日 3 次,持续 3 个月。

主要参考文献

1. 孙世珉.中心性渗出性脉络膜视网膜病变//孙世珉.葡萄膜病学.北京:北京医科大学出版社,2001:405-408.

2. 刘瑜玲,窦宏亮.中心性渗出性脉络膜视网膜病变//张惠蓉.眼底病图谱.北京:人民卫生出版社,2007:377-379.

3. 曾仁攀,文峰.特发性脉络膜新生血管//魏文斌,陈积中.眼底病鉴别诊断学.北京:人民卫生出版社,2012:382-387.

4. 冀天恩,张起会,刘端济.中心性渗出性脉络膜视网膜病变(60 例分析).眼底病,1987,3:90-94.

5. 黄叔仁,张晓峰.中药治疗中心性渗出性脉络膜视网膜炎.中国中医眼科杂志,1997,7:10-13.

6. 吉岡久春.中心性渗出性脈絡網膜症.あすへの眼科展望.東京:金原出版株式会社,1977:173-182.

7. 杉田新,吉岡久春.Rieger 型中心性渗出性網脈絡膜炎 の螢光眼底所見.臨床眼科,1974,28(1):138-145.

8. 松本和郎.中心性渗出性網脈絡膜炎(Rieger 型)の 10 例.日本眼科紀要,1975,26(7):889-894.

9. 鬼木信乃夫.中心性網膜炎 の 2 大病型 増田型 と Rieger 型.眼科,1974,16(1):33-38.

10. 鬼木信乃夫.網脈絡膜炎 の血清反応(トキソプラスマ症 と結核)中心性渗出性網脈絡膜炎(Rieger 型)の 40 症例.日本眼科紀要,1966,17(10):922-929.

11. 松井瑞夫.図説黄斑部疾患.東京:金原出版株式会社,1977:66-70.

12. 越生晶.中心性渗出性脈絡網膜炎 の臨床像-1-自然経過 について.日本眼科紀要,1982,33(3):514-523.

13. 櫻井寿也,前野貴俊,木下太賀,ほか.特発性脈絡膜新生血管 に対する治療.臨床眼科,2007,61(3):407-410.

14. 清水早穂,春山美穂,湯澤美都子.特発性脈絡膜新生血管黄斑症 の自然経過.臨床眼科,2004,58(9):1689-1693.

第十五节　弓形虫病脉络膜视网膜炎

弓形虫病(toxoplasmosis)是由弓形虫(toxoplasma,或称弓形体、弓浆体)所引起的一种人畜共患的寄生性原虫病,由弓形虫感染所引起。弓形虫病脉络膜视网膜炎(toxoplasmosis chorioretinitis)我国少见。近期文献中,各地区有散在报道。

感染途径

弓形虫病脉络膜视网膜炎有先天性和后天性两类。先天性者多由母体急性感染经过胎盘血行传播给胎儿,可影响多种组织。妊娠 3 个月内,胎儿受染率最低,但一旦感染,则脑、眼受害机会更多。后天性多见于免疫缺陷或激素使用者,也可见于免疫功能正常的成年人。

弓形虫病是一种自然疫源性疾病,动物宿主十分广泛,凡与人关系密切的家畜,如猪、兔、猫、犬等均可成为疫源。后天获得性者,除和猫、犬等宠物接触外,大多与饮用污染的水和食用未煮熟的肉类有关。

临床表现

1. 先天性弓形虫病脉络膜视网膜炎(congenital toxoplasmosis chorioretinitis)　出生时多无症状,在数月或数年后因视力高度不良、眼球类震颤、失用性斜视等就诊,检查眼底时始被发现。如果黄斑未受损害,患者常无自觉症状,往往在体检等偶然机会中被发现。

Sabin 等提出本病有脉络膜视网膜炎、脑水肿、脑钙化、智力障碍四大主征。实际上此四个体征并非全有,而脉络膜视网膜炎几乎必发。检眼镜下为一脉络膜视网膜萎缩病灶,大小自 1PD 至数 PD 不等,类圆形,边界清楚,多数位于后极部,间亦见于眼底其他部位。病灶面为黄白色的神经胶质增生和杂有深褐色的色素斑点,病灶边缘处色素比较浓密。有时在主病灶外尚有卫星小病灶,可远离主病灶,亦可在其附近。有时在周边部能见到陈旧性血管炎症迹象,如血管白鞘、白线化、血管邻近有色素斑等(图 5-44)。

先天性弓形虫病脉络膜视网膜炎可以再发,再发一般认为是弓形虫包囊破裂所致。此种包囊可以在脉络膜、视网膜内生存数年。引起包囊破裂的原因尚不明确,可能与免疫抑制有关。患者有视力障碍加重、飞蚊症等主诉。眼底在陈旧性病灶边缘及其附近见到视网膜出现略隆起的软性渗出性白斑,与之有关的血管亦见有炎症反应,玻璃体尘埃状混浊。如及时合理治疗,炎症可于 2~3 个月内消失,遗留一类圆形脉络膜视网膜萎缩病灶。如失于治疗或再发严重持续者,可因并发性白内障、继发性青光眼、渗出性视网膜脱离而导致失明。

2. 后天性弓形虫病脉络膜视网膜炎 (acquire toxoplasmosis chorioretinitis) 多发于 20~30 岁年龄段,性别不限。Hogan 将本病作如下分类:①原因不明的全身发热,淋巴结肿大,单眼视网膜出现渗出性病灶,大多位于后极部及赤道部(图 5-45),经

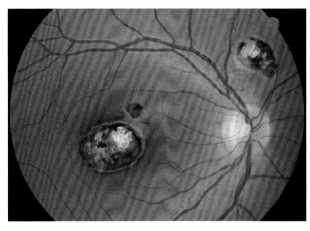

图 5-44 弓形虫病脉络膜视网膜炎(先天性)

男,21 岁,右眼自幼视力不良,失用性外斜;右眼黄斑及视盘上方各有一陈旧性脉络膜视网膜炎症病灶,玻璃体无明显混浊;左眼视功能、眼底检查均正常;实验室间接荧光抗体测定(IFAT):血清效价 <1:64,因患者拒绝,未做房水检测;患者智力正常。

2~3 个月炎症消退后逐渐形成色素增生性瘢痕性病灶(图 5-46);②除上述眼底改变外,亦可无发热等全身症状和体征;③眼底炎症病灶加重,引起眼内炎,导致并发性白内障、继发性青光眼、玻璃体积血而失明。弓形虫病脉络膜视网膜炎小的病灶可自愈,但在未治疗的情况下容易复发,陈旧瘢痕周围出现单一或散在多发局限的病灶。

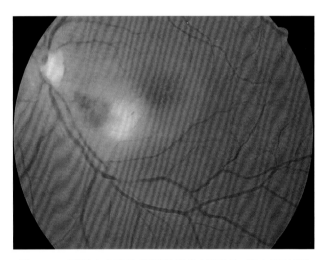

图 5-45 弓形虫病脉络膜视网膜炎(后天性,炎症活动期)

女,32 岁,近 1 个月来左眼视力下降(0.06)、变视,左眼后部玻璃体灰白色尘埃状混浊,眼底如图示,右眼正常;患者有长期豢养宠物史(小狗),间接血凝试验(IHA)检测强阳性。

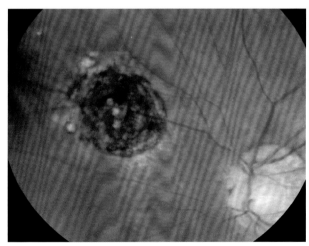

图 5-46 弓形虫病脉络膜视网膜炎(后天性,瘢痕修复期)

女,31 岁,两眼原有高度近视,-7.00D 可矫正至 1.2,近数月来左眼视力减退就诊,戴原镜左眼 0.5,Jr 2;右眼 1.2,Jr 1;豢养宠物(波斯猫)10 年,IHA 阳性,房水因患者拒绝未做检测;本图示视盘鼻上方有一直径约 1PD 的类圆形色素性病灶,玻璃体液化,云絮状及尘埃状混浊。

另外,临床中也可见不典型病变,包括点状外视网膜炎、神经性视网膜炎和视神经炎,往往是通过实验室检测或对特定治疗的阳性反应来证实。

诊断

免疫力低下患者的弓形虫病脉络膜视网膜炎眼底病灶重,病灶融合出现坏死性改变,特别容易误诊为急性坏死性视网膜炎或者进展性外层视网膜炎,临床中应重视。血清学检查如间接荧光抗体测定(IFAT)、间接血凝试验(IHA)等可提供参考,IFAT 具有较高敏感性和特异性,已成为实验室弓形虫病诊断的常规方法,血清效价≤1:64 为既往感染;1:256 为近期感染;≥1:1 024 为急性感染。但眼局部感染时,血清内抗体滴度不一定增高或太高,而且血清学检查阳性者,并不一定证明脉络膜视网膜炎是由弓形虫所引起,所以还必须检测炎症活动期房水弓形虫 DNA 和抗弓形虫抗体。利用聚合酶链反应(polymerase chain reaction,PCR)或宏基因检测眼内液弓形虫 DNA,特异性可达 100%,但敏感性较低。炎症破坏了血-眼屏障,特异性抗体进入房水,计算抗体比值(Goldmann-Witmer 系数或 Witmer-Desmonts 系数)可确认眼内的抗体是否是原位产生。Goldmann-Witmer 系数(GWC)=(IgG 滴度房水/血清)/(总 IgG 浓度房水/血清),Witmer-Desmonts 系数(WDC)=抗体滴度房水/血清 × 免疫球蛋白血清/房水,如 GWC>4 或 WDC≥1 为阳性,则有助于本病的诊断。

治疗

炎症活动期的病灶确诊后,给以乙胺嘧啶片(pyrimethamine,即息疟定,每片 6.25mg,孕妇忌用)4~8 片,每日 2 次,1 周后剂量减半。与复方磺胺甲噁唑片(每片含磺胺甲噁唑 0.4g,TNP0.08g,2 片,每日 2 次,1 周后改为 1 片,每日 2 次,磺胺类药过敏者禁用)同用,有协同作用,可提高疗效 8 倍。连续 2~3 周后,改服乙酰螺旋霉素(acetylspiramycin),0.2g,每日 4 次,连续 1~2 个月。血清学检查转阴性后停用。当这些药物出现明显副作用时,可选用克林霉素、阿奇霉素等一些副作用较少的抗生素。

如果血清学检查阳性而房水检查不支持时,应结合病史和眼底所见并排除其他原因后,亦可试用上述药物治疗。当全身用药疗效欠佳时,可联合玻璃体腔注射克林霉素,或用克林霉素(clindamycin)30~50mg 球结膜下注射,隔日 1 次,共 15 次。

为了减轻病原体引起的免疫反应以保护眼内组织过度损害,在给予抗生素药物的前提下,酌情应用糖皮质激素,但千万不能过量,避免破坏机体免疫功能而导致感染扩散,而且停药时间一定要在抗弓形虫药物停药之前。

此外,口服左旋咪唑(levamisole),每日 3 次,每次 50mg(每周连续 3 日,停 4 日),持续 3 个月。以调节患者免疫功能。转移因子(transfer factor)亦可应用,每次 2~4U 皮下注射或 0.5~1U 结膜下注射,隔日或 3 日 1 次,10 次为一疗程,肝炎患者慎用。

在陈旧性病灶周围应用激光光凝,可以预防复发。在严重病例,玻璃体炎症反应强烈,待炎症缓解后混浊不消退,或有视网膜牵拉者,可考虑玻璃体视网膜手术。

主要参考文献

1. 金秀英. 弓形虫病及其实验室诊断. 国外医学·眼科学分册,1983,7:72-74.
2. 陈珊. 眼弓形虫病 14 例临床报告. 眼科新进展,1991,11:27-29.
3. 杨以嘉,杨为中,冯月菊,等. 弓形体感染与葡萄膜炎. 眼科新进展,1992(3):12-13.
4. 郑曰忠,王延华. 弓形体感染与色素膜炎关系的流行病学研究. 眼底病,1991,7(3):148-149.
5. 卢洪州. 弓形虫病//陈灏珠,林果为. 实用内科学. 13 版. 北京:人民卫生出版社,2009:726-730.
6. 池滢,杨柳. 弓形虫病脉络膜视网膜炎//魏文斌,陈积中. 眼底病鉴别诊断学. 北京:人民卫生出版社,2012:377-380.
7. UCHIO E,OHNO S. Ocular manifestation of systemic infections. Curr Opin Ophthalmol,1999,10(6):452-457.
8. TABBARA K F. Ocular toxoplasma retinochoroiditis. Int Ophthalmol Clin,1995,35(2):15-29.
9. MATTHEWS J P,L WEITER J J. Ocular retinal toxoplasmosis. Ophthalmology,1988,95(7):941-946.
10. SANDHU H S,MAGUIRE A M. Atypical retinitis in the setting of prior cytomegalovirus retinitis. JAMA Ophthalmology,2016,

134（6）：709-710.

11. EL-SAYED N M, SAFAR E H. Characterization of the parasite-induced lesions in the posterior segment of the eye. Indian J Ophthalmol, 2015, 63（12）：881-887.

第十六节　弓首蛔蚴移行症眼内炎

弓首蛔虫病（toxocariasis）是一种肠道寄生虫病，是一种人畜共患病。世界各地均有流行，以美国南部农村地区感染率最高，达人群中的 54%。犬弓首蛔虫（toxocara canis）及猫弓首蛔虫（toxocara cati）为常见的病原体。人在吞入土壤中或其他污染物上的感染期虫卵后，幼虫自肠内孵化逸出，穿越肠壁进入血循环。由于幼虫的排泄物及分泌物有高度糖基化作用，幼虫外壳有一定的抗原性，加上感染幼虫数量、移行途径之不同，引起宿主不同的免疫反应和临床所见。幼虫在各种脏器组织中均可发生多发性嗜酸性肉芽肿或脓肿，肝脏最易受害，脑、肺次之，心、脾等亦可累及，一旦移行于眼内，则导致眼内组织的炎症性损害（弓首蛔蚴移行症眼内炎，toxocaral larva migrans endophthalmitis）。

临床表现

本病多见于婴幼儿及年龄稍长儿童，可能与犬、猫等宠物密切接触及游戏环境不洁、手指不洁（宠物粪便和带有虫卵的泥土污染）、吮指习惯等有关。儿童患者多因发现视力下降、眼红、白瞳或斜视而就诊。眼底改变可分 4 型：

1. 慢性眼内炎　视网膜出现大片黄白色渗出斑，玻璃体混浊严重，继而形成机化膜导致牵拉性视网膜脱离。

2. 后极部肉芽肿性炎症　病程之初，因玻璃体混浊，肉芽肿块边界模糊。待玻璃体炎症趋于缓解，混浊渐次消退后，可清楚看到灰白色肉芽肿块。肿块呈团球状，边界清晰，直径 1/2~4PD 不等。有时在肉芽肿与周围视网膜有带状粘连（图 5-47）。

3. 周边眼底渗出性肉芽肿　发病较急，周边部视网膜可见弥散分布的灰白色球形渗出，睫状体平部有雪堤（snow bank）状渗出病灶。随着炎症消退而机化，周边视网膜出现皱褶，此种皱褶有时可向后延伸至后部眼底。随着近些年 UBM 的普及，一种联合型肉芽肿被证实存在，即周围和后极肉芽肿的混合型（图 5-48）。

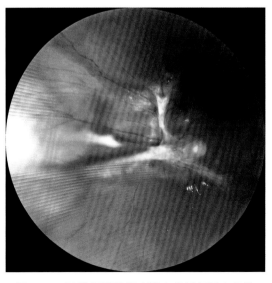

图 5-47　弓首蛔蚴移行症眼内炎后极部肉芽肿

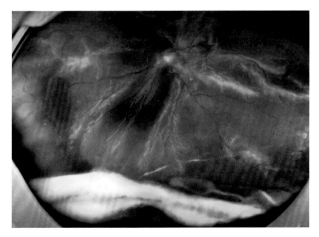

图 5-48　弓首蛔蚴移行症眼内炎周边部肉芽肿

4. 非典型性　呈弥漫性脉络膜视网膜炎、视盘肉芽肿、视盘水肿、弥漫性单侧亚急性神经视网膜炎等改变。表现为视神经炎者，炎症缓解后视盘面有灰白色膜状物掩盖。

以上 4 种临床类型在发病初期，全身有高热病史，眼部多数可见虹膜睫状体炎体征，包括羊脂状 KP、Tyndall 现象强阳性等等，甚至出现前房积脓。

本病一般侵犯单眼。视功能损害严重，可致光感消失。

诊断与鉴别诊断

患儿在近两年内有与猫、犬等宠物密切接触史，食土癖；实验室外周血检查有持续嗜酸性粒细胞增多，血清 IgG、IgM、IgE 升高，酶联免疫吸附测定（ELISA，enzyme-linked immunosorbent assay）呈高滴度特异性抗体（1∶8 以上），有助于诊断。必要时抽取房水或玻璃体做细胞学检查，如发现嗜酸性粒细胞，或 Goldmann-Witmer 系数 >4 时，便可确诊。

彩色多普勒超声显像（color Doppler image，CDI）对于明确合并较重玻璃体混浊的眼弓蛔虫病患者的眼内病变情况具有重要意义，可表现为围绕肉芽肿的层状玻璃体混浊，比较典型的病例可呈现圣诞树样外观，有助于鉴别诊断；另外，CDI 上的血流信号对于判断是否合并牵拉性视网膜脱离具有重要意义；对患者眼前节和周边玻璃体视网膜病变的观察可采用超声生物显微镜（ultrasonic bio-microscope，UBM），可观察周边玻璃体混浊，多发生在颞下方和鼻下方，同时典型病例可探测到周边假囊样改变，提示周边肉芽肿的存在，具有一定的鉴别意义。

由于本病多见于儿童，急性炎症消退后的眼底所见，易于与视网膜母细胞瘤、Coats 病等混淆，当注意鉴别，参阅有关章节。

预防和治疗

注意个人卫生，饭前便后洗手，避免与犬、猫等宠物（特别是有病的宠物）密切接触，防止儿童游乐场所为犬、猫粪便沾污。

弓蛔蚴移行于眼内组织时，多无明显的眼症状。上述四种类型的眼内炎症，都是虫体死亡后的异体蛋白反应。所以，噻苯唑、阿苯达唑等病因治疗有无必要，尚有争议。有报告认为这些抗蠕虫药对眼病来说，不仅无效，却常因弓蛔蚴被杀死，而使炎症更加严重。

眼部对症治疗：炎症期间全身和局部应用糖皮质激素，目的是尽快抑制炎症反应，保护视功能。例如虹膜睫状体炎时，除 1%~2% 阿托品滴眼液或眼凝胶外，0.5% 地塞米松滴眼液点眼。视神经、视网膜、脉络膜、玻璃体炎症时，地塞米松 2.5~5mg 加 2% 利多卡因 0.5mL 球周注射，隔日或 3 日 1 次。在此同时，亦可内服或静脉滴注糖皮质激素。

当药物治疗不满意或有严重并发症的患者，如严重的玻璃体混浊或出血、牵拉性或孔源性视网膜脱离累及黄斑，视网膜外膜形成后牵拉黄斑或视神经等，可行玻璃体切除手术。术中注意手术切口的选择，尽量避开周边肉芽肿。儿童患者的玻璃体切除手术并发症多，注意权衡利弊。

主要参考文献

1. 朱利平，吴鸣鹤. 蠕虫蚴移行症//陈灏珠，林果为. 实用内科学. 13 版. 北京：人民卫生出版社，2009：778-779.

2. 池滢，杨柳. 弓首蛔蚴移行症眼内炎//魏文斌，陈积中. 眼底病鉴别诊断学. 北京：人民卫生出版社，2012：380-382.

3. 王朱健，周旻，吉健，等. 眼弓蛔虫病患者眼内液与血清犬弓蛔虫特异性 IgG 抗体检测. 中华眼底病杂志，2015，31（1）：41-44.

4. GROSS J，GROSS FJ，FIEDMEN AH. Systemic infections and inflammatory disease//Tasman W. Duane's clinical ophthalmology. Vol 5，Chap.33. Philadelphia：Lippincott-Raven，1995：28-32.

5. AMIN H I，MACDONALD H R，HAN D P，et al. Vitrectomy update for macular traction in ocular toxocariasis. Retina，2000，20（1）：80-85.

6. SHIELDS R A. Ocular toxocariasis. A Review. Surv Ophthalmol, 1984, 28(5):361-381.

7. AURORA A, BANKER A, SHARMA V, SANDUJA N. Toxocariasis//MORENO JMR, JOHNSON TM. Retina and Vitreous. New Delhi: JAYPEE, 2008:192-193.

8. Centers for Disease Control and Prevention. Ocular toxocariasis——United States, 2009—2010. MMWR Morb Mortal Wkly Rep, 2011, 60(22):734-736.

9. 刘敬花, 李松峰, 邓光达, 等. 儿童眼弓蛔虫病临床特点分析. 中华实验眼科杂志, 2019, 37(5):371-375.

第十七节　拟眼组织胞浆菌病

组织胞浆菌病(histoplasmosis)由荚膜组织胞浆菌(histoplasma capsulatum)引起的深部真菌病, 人畜(如牛、马、狗、猫等)共患。常从上呼吸道吸入其孢子或自皮肤、黏膜及消化道进入人体, 主要侵犯网状内皮系统, 表现有不规则发热、肝脾大和淋巴结肿大、贫血、白细胞减少及肺、皮肤、黏膜损害。引发眼病者, 称拟眼组织胞浆菌病(presumed ocular histoplasmosis, POH)。多见于美国中东部, 但在非疫区也有POH患者。

发病机制

发病机制目前尚不清楚。

1. 荚膜组织胞浆菌　因为从最早的报道开始, 荚膜组织胞浆菌与POH发病的直接因果关系就缺乏足够的论据, 故才将本病称为"拟眼组织胞浆菌病"。

2. 病原体的交叉免疫反应　有人认为有其他的病原体, 如EB病毒或其他的全身性真菌病(如球孢菌病、副球孢菌病、芽生菌病)的交叉免疫反应最终导致该病。

3. 副感染假说　POH是荚膜组织胞浆菌或其他具有类似抗原的微生物触发的一种副感染, 最终形成共同的脉络膜视网膜表现, 因宿主免疫系统反应的不同以及病原体毒力的不同可以表现为POH, 也可能表现为点状内层脉络膜病变、多灶性脉络膜炎伴全葡萄膜炎等。

4. 基因易感性　研究发现, POH与很多基因有关, 包括*HLA-DRW2*、*DR15*、*DQ6*、*B7*。

临床表现

POH患者常无症状往往由于常规体检才发现脉络膜视网膜瘢痕和视盘旁脉络膜视网膜萎缩。房水、玻璃体无炎症反应, 有如下三种眼底改变, 三者可单独存在, 亦可先后或同时存在。

1. 播散性脉络膜炎　双眼或单眼发病。被称为瘢痕萎缩斑的黄白色斑块, 绝大多数散在于周边眼底(个别见于后极部或黄斑部), 呈不规则的圆形或椭圆形, 大小约0.5PD, 数量自数个至数十个不等(平均7~8个), 斑块的边缘比较清晰, 中心或边沿处常有少量色素沉着。FFA为透见荧光, 提示病灶处视网膜色素上皮及脉络膜毛细血管缺失。

病灶仅存于周边者, 中心视力无影响, 除严重病例(病灶数量多, 相对比较密集)外, 周边视野亦无明显损害。

2. 视盘周围脉络膜炎(或称视盘周围脉络膜瘢痕)　在视盘周围见有一至十余个黄白色斑点, 斑点之间边界可以很清晰, 也可以相互融合(部分或全部), 有些病例还可见到视盘鼻侧、颞侧或整个周缘的视网膜下暗红色出血。

如单独存在尚未损及黄斑者, 中心视力正常, 生理盲点则相应扩大。

3. 出血性黄斑盘状瘢痕化(hemorrhagic macular disciform scarring)　黄白色的瘢痕萎缩斑位于黄斑周

围或中心凹,随后出现色素环、色素斑、出血,覆盖其上的视网膜发生浆液性盘状脱离,有的病例 FFA 可见荧光渗漏,提示视网膜下存在新生血管(CNV)。如果在此尚存在组织胞浆菌孢子,则上列黄斑病变可反复发生,甚至产生新病灶。当一眼有黄斑病变后,另眼亦易于发生同样病变。

一开始即有视力下降,程度因中心凹是否被侵及而异。视物变形,大视症或小视症阳性。中心视野有实性相对性或绝对性暗点。

POH 不侵及玻璃体,始终不会引起玻璃体混浊,具有特征性意义。

诊断

1. POH 多见于组织胞浆菌病流行区,特别是有组织胞浆菌病病史者,如全身体检肺部存在多发性钙化小点或尚有肝脾大、淋巴结肿大等。眼底有上述检眼镜及 FFA 所见,而玻璃体(包括房水)却完全清澄,毫无炎症性混浊迹象。

2. 在以往的研究中曾把荚膜组织胞浆菌抗原皮肤试验阳性与 POH 相联系(80%~100% 的 POH 患者皮肤试验阳性),现在这个试验已经淘汰,因为皮内注射组织胞浆菌素可能会使原有的黄斑区 CNV 或者萎缩瘢痕出血而加重 POH,而且,这也不是组织胞浆菌病的特异性检查,对其他一些类型的真菌有交叉反应,特别是皮炎芽生菌和粗球孢子菌。另外它会刺激抗体生成,从而导致补体结合抗体试验阳性。

鉴别诊断

POH 属于白点综合征疾病谱中的一种,之前述三种眼底改变中,第一、第二种可因房水、玻璃体无炎症迹象及 FFA 无荧光渗漏,加上全身体检所见等易于与其他原因(如结核、结节病等)引起的播散性脉络膜炎、匍行性脉络膜视网膜炎等其他白点综合征疾病相鉴别。第三种(或三者同时存在)则必须与下列疾病鉴别。

1. 特发性脉络膜新生血管　特发性脉络膜新生血管亦不见玻璃体混浊(或极轻微),黄斑病变与 POH 又相似,但"中渗"多为单眼,而 POH 则多为双眼,除黄斑病灶外,尚有散在于眼底周边部和/或视盘周围病灶。

2. 弓形虫病脉络膜视网膜炎　其新鲜病灶与 POH 极相似,也可见有卫星病灶,但弓形虫病眼底检查时常存在色素缺损和色素增生浓密的陈旧性脉络膜视网膜炎病灶,与 POH 不同。

3. 渗出性年龄相关性黄斑变性　绝大多数见于 50 岁以上的老年人,黄斑病灶范围较大,如另眼尚处在渗出前期时则有软性或融合性玻璃疣。POH 的黄斑病变发生于 20~50 岁之间,40 岁为发病高峰。

当然,除眼底改变有异外,病史、全身体检所见和实验室检查结果,更为鉴别诊断提供有力根据。

治疗

仅有周边散在的脉络膜萎缩性瘢痕病灶或视盘周围病变,中心视力未受影响,患者无任何自觉症状时,不必治疗。一旦黄斑有活动性病变,当内服泼尼松(prednisone,50~100mg,隔日 1 次,于晨 8 时前顿服,低盐饮食,并同时内服氯化钾。视病情缓解而渐减其剂量)。黄斑病变发现有新生血管存在,位于离中心凹 1/4PD 者,可用氩激光光凝。否则可用光动力治疗加曲安奈德筋膜囊内(或球后)注射,亦可采用抗 VEGF 制剂玻璃体腔内注射。必要时可行玻璃体视网膜手术,剥离切除黄斑视网膜下 CNV。

全身病原治疗可用两性霉素 B、氟康唑、酮康唑、氟胞嘧啶等,必要时请有关科室会诊后决定。

主要参考文献

1. 施光峰. 组织胞浆菌病//陈灏珠,林果为. 实用内科学. 13 版. 北京:人民卫生出版社,2009:665-668.
2. GASS J D,WILKINSON C P. Follow-up study of presumed ocular histoplasmosis. Trans Am Acad Ophthalmol Otolarygol,1972,76（3）:672-694.
3. KLEINER R C,RATNER C M,ENGER C,et al. Subfoveal neovascularization in ocular histoplasmosis syndrome:A natural history study. Retina,1988,8（4）:225-229.
4. SMITH L E,GANLEY J P,KNOX O L. Presumed ocular histoplasmosis.Ⅱ. Pattern of peripheral and peripapillary scarring in persons with nonmacular disease. Arch Ophthalmol,1972,87（3）:251-257.
5. 黄厚斌. 拟眼组织胞浆菌病. 眼科,2019,28（5）:386-391.

第十八节　鸟枪弹样脉络膜视网膜病变

　　鸟枪弹样脉络膜视网膜病变（birdshot chorioretinopathy）极为少见,1980 年由 Ryan 和 Maumanee 根据眼底形象而命名并予以报道。患者女性多于男性,约为 2∶1,无家族史,发病年龄 35~70 岁。检索国内外部分文献,迄今为止,尚无一例为有色人种,是否有种族特异性,尚待观察。

病因及发病机制

　　病因不明,发病机制亦不清楚,Ryan 等（1980）认为可能是一种脉络膜深层炎症。Soubrane 等（1983）认为可能为 Bruch 膜受到炎症损害。Gass 等（1981）根据本人所见 11 例中,有 2 例的前臂及小腿皮肤出现皮肤白斑,因而推测本病可能存在与 Vogt-小柳-原田综合征相类似的病理过程,并建议改称为白斑性脉络膜视网膜炎（vitiliginous chorioretinitis）。但这一推测,被以后的观察所否定（Priem,1998）。Nussenblatt（1982）通过临床免疫学检查及动物实验后提出如下假设:本病患者中 80% 有 HLA-A29 抗原,相对危险性接近 50%,患者周围淋巴细胞对提纯的牛和人视网膜可溶性抗原（S 抗原）的阳性反应率高达 92.3%,这种细胞表面 HLA-A29 抗原,容易吸附病毒,病毒破坏局部的视网膜组织,释放出 S 抗原,引起自身免疫反应。由此可见,本病具有遗传易患性。

临床表现

　　本病为反复发作而逐渐加重的慢性进行性双侧性眼病,两眼病变基本对称。

　　1. 视功能改变　中心视力下降,一般在 0.5 左右,但在出现黄斑囊样水肿等病变后则严重不良。常有飞蚊症及夜盲主诉,部分病例有色觉及深度觉损害。暗适应检查可出现锥体阈和杆体阈下降。ERG 的 a 波和 b 波波幅降低,b 波尤为显著。EOG 的 LP/DT 可见降低。周边视野常有缩小,中心视野可检出中心或旁中心暗点及生理盲点扩大。

　　2. 裂隙灯显微镜及检眼镜检查所见　眼前节正常,少数病例有细小 KP 或轻微房水混浊。玻璃体炎症性混浊为本病突出表现之一,病变一开始即已存在,后部玻璃体更加显著。混浊严重者影响眼底检查。少数病例,在玻璃体后脱离的临界面有羊脂状沉着物。

　　眼底最特异的表现为自后极部至赤道部有散在多发的卵圆形、由视网膜色素上皮及脉络膜色素脱失而形成的奶酪色病灶,大小均匀,约 1/4PD 大小。边缘清楚,病灶内及其边缘无色素移行和沉着,与一般脉络膜视网膜萎缩斑不同。裂隙灯光切线检查,病灶处无隆起,亦无凹陷。大多数典型病例,病灶卵圆形的长径朝向视盘,并以视盘为中心,呈放射状分布,病变主要位于视盘周围和鼻下象限。亦可累及黄斑,或发生囊样水肿及继而形成的视网膜前膜,或在视网膜外层形成新生血管膜。视盘有时可见充血水肿,病程晚期也可出现萎缩。视网膜动静脉均有炎症改变,动脉管径变细,静脉管径粗细不均,行径迂曲并伴有白鞘。

3. FFA 所见　多数病例比较明显的改变是血管渗漏,视盘及视网膜毛细血管渗漏更为显著。动静脉管壁有散在性染色,并向玻璃体渗漏,鸟枪弹丸样病灶处一般无异常荧光,偶为透见荧光。本病半数以上发生黄斑囊样水肿,此时见有花瓣状荧光潴留。

诊断

本病的主要诊断根据为双眼对称、放射状散布、卵圆形鸟枪弹(霰弹)样病灶,病灶内及其边缘不存在色素移行或沉着。其次为眼球前节无(或极为轻微)炎症改变,而玻璃体炎症性混浊却比较严重或十分严重,如果有 HLA-A29 检查阳性则诊断更为确切。

鉴别诊断

本病应与中间葡萄膜炎相鉴别。后者眼底周边有雪堤状渗出、雪球样前段玻璃体混浊,或白斑及色素斑、末梢血管白线化。本病的病变范围限于后部眼底,不会超越赤道部。

本病与急性多灶性缺血性脉络膜病变(AMIC),即急性后极部多发性鳞状色素上皮病变(APMPPE)的鉴别,后者视力急剧下降,病灶在短期内吸收,最后有色素增生。而本病则缓慢而反复,如果不伴有黄斑囊样水肿等病变,能保持较好的视力。另外,本病病灶呈鸟枪弹丸样放射状散在分布,病灶内及其边缘无色素。

治疗及预后

目前尚无有效治疗。糖皮质激素及吲哚美辛等非甾体抗炎药物对本病无明显作用,环孢素(cyclosporin A)是目前唯一有较好疗效的药物,常用剂量为每日口服 5~10mg/kg,通常 1 周后视力可以改善。应用期间当密切注意肝肾功能和血象变化。

本病病程冗长反复,在黄斑囊样水肿、视网膜前膜或外层膜形成等发生之前,尚能保持一定视力。

主要参考文献

1. 孙世珉. 鸟枪弹样视网膜脉络膜病变//孙世珉. 葡萄膜病学. 北京:北京医科大学出版社,2002:417-420.
2. 陈祖基. 实用眼科药理学. 北京:中国科学技术出版社,1993:284-285.
3. RYAN J J,MAUMENEE A E. Birdshot retinochoroidopathy. Am J Ophthalmol,1980,89(1):31-45.
4. GASCH A T,SMITH J A,WHITCUP SM. Birdshot chorioretinopathy. Br J Ophthalmol,1999,83(2):241-249.

第十九节　视网膜色素上皮层炎症

一、急性视网膜色素上皮炎

急性视网膜色素上皮炎(acute retinal pigment epithelitis)由 AE Krill 和 AF Deutman 于1972年首先提出。患者多为青年男性。突然发病,病程 2~3 个月,可自行痊愈,有复发倾向。通常侵犯单眼,间或双眼。双眼者,同时或先后发病。

病因不明,Krill 等推测可能与病毒感染有关。本病发病情况、视功能改变、眼底所见以及病程与预后等临床表现与中心性浆液性脉络膜视网膜病变(中浆病)基本一致。因此,有的学者认为本病就是中浆病,或是中浆病的一个类型。但也有学者强调本病在 FFA 片上,病灶处有呈葡萄串簇状排列特异荧光斑点,此种荧光斑点中心黑色(荧光遮蔽),外围明亮(轮晕状强荧光),即所谓外亮中黑的葡萄串状荧光斑。本病在检眼镜下虽仅见于黄斑或其附近的局限性改变,而 EOG L/D 却有明显异常,提示视网膜色素上皮存在着弥漫性功能障碍,从而认为不同于中浆病而应是一个独立的疾病,例如吉冈等指出,临床上诊断为中浆病的病例中,至少有 40% 实际上是急性视网膜色素上皮炎。两者孰是孰非,有待于进一步研究。

目前多数认为本病可能是一种与中浆病有某些联系的、罕见的黄斑部视网膜色素上皮层面的特发性炎症,临床上分为两型。

1. 黄斑型(Krill 型)　患者多为全身健康的青年人,单眼,急性发病,视力下降(≥0.5),变视,中心相对暗点,3~4 个月内自行痊愈。病变局限于黄斑,检眼镜下可见位于视网膜深层的、由略呈灰黄色点状渗出组成的、散在的簇状病灶,点状渗出周缘有细窄的脱色素晕环。FFA 所见,点状渗出在整个造影过程中均呈弱荧光,其周缘晕环为透见荧光,从而出现所谓中黑外亮的葡萄串样荧光。以上种种,和中浆病有很多相同或类似之处,往往难以鉴别,但本病 OCT 可以见到视网膜色素上皮层及视细胞内外节(IS/OS)层的强反射,与中浆病截然不同。

2. 后极部型(弥漫型)　多见于中年女性,双眼同时急性发病,同步发展,之前常有感冒发热病史。视力轻度或中等度下降,变视,中心旁环形、半环形相对暗点,ERG 正常,暗适应阈值下降,EOG L/D 值低下。炎症急性活动期病例,检眼镜下整个后极部灰暗,有比较密集的渗出斑,黄白色斑点中杂有灰褐色斑点,位于视网膜色素上皮层层面,屈光间质清晰;FFA 静脉早期就可见到病变区视网膜深层出现比较密集的强荧光斑点,间亦可见中黑外亮的葡萄串样荧光,至造影晚期有组织着色。炎症静止的晚期病例,眼底呈斑驳状,即色素上皮萎缩斑间杂有色素增生;FFA 萎缩斑处为透见荧光,色素增生处则为荧光遮蔽。

本病无论黄斑型、后极部型均能在 3~4 个月内自行恢复,预后良好,一般不用治疗,亦可给以维生素 C、芦丁、银杏叶浸膏片等支持剂,但切忌糖皮质激素。

二、急性多灶性缺血性脉络膜病变

急性多灶性缺血性脉络膜病变(acute multifocal ischemic choroidopathy,AMIC)由 JD Gass 于 1968 年首先报道,推测是一种色素上皮的急性炎症,称为"急性后极部多发性鳞状色素上皮病变(acute posterior multifocal placoid pigment epitheliopathy,APMPPE)",Gass 这一观点在以后的研究中引起异议,特别是 ICGA 所见方面不能得到支持。现在多数学者认为视网膜色素上皮(RPE)病变继发于脉络膜毛细血管小叶前微动脉炎症或其他未知原因所导致的多灶性缺血,改名"急性多灶性缺血性脉络膜病变(AMIC)",但此一观点尚存有争论。

本病多并发于某些全身病,如脑血管炎、迟发性脑膜脑炎、微血管性肾病、血小板凝集异常、急性甲状腺炎、结节病(类肉瘤病)、分枝杆菌感染、消化道与呼吸道病毒感染等。

临床表现

本病见于 30 岁左右的中、青年,无性别、种族差异,绝大多数累及双眼。在眼病出现之先,约半数患者有头痛、发热、咳嗽、皮肤结节性红斑、脑脊液淋巴细胞增多、尿检有管型等全身前驱症状与体征。眼病一开始,中心视力迅速减退,一般为中度下降,但也有少数严重病例,视力高度障碍,甚至仅能辨别指数,偶有小视症或变视症,中心视野可检出中心或旁中心暗点。EOG、ERG 均有异常。根据检眼镜及 FFA 所见,可分为两期。

1. 活动期　眼底后极部视网膜下有散在的数个乃至十多个类圆形病灶,呈橙黄色,扁平如鱼鳞状,边缘模糊,大小自 0.2~0.5PD 不等,亦可相互融合而呈地图状。病灶与病灶之间眼底色泽正常。视盘与病灶面视网膜神经上皮层及其血管一般无异常,仅个别病例伴有视网膜神经上皮层和/或色素上皮层浆液性浅脱离、视网膜血管炎、视盘炎症改变(视盘边界消失、充血、水肿),后部玻璃体常有轻度尘埃状灰白色混浊。此期 FFA 显示:大多有脉络膜荧光(背景荧光)时间延迟,病灶处在造影早期为荧光不充盈的暗斑,暗斑周缘有荧光渗漏,后期逐渐融合成强荧光斑(图 5-49)。ICGA 检查显示:类圆形橙黄色病灶处呈弱荧光,提示脉络膜毛细血管小叶(choroidal capillary lobule)无灌注。OCT 检查:病灶处视网膜神经上皮层外层增厚、强反射光带,有时在外核层内可见囊样水肿。

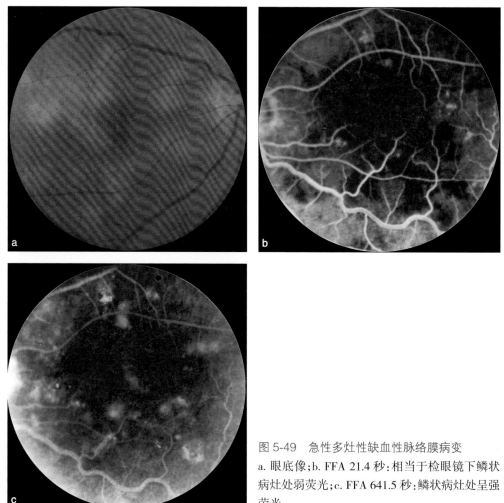

图 5-49　急性多灶性缺血性脉络膜病变
a. 眼底像;b. FFA 21.4 秒:相当于检眼镜下鳞状病灶处弱荧光;c. FFA 641.5 秒:鳞状病灶处呈强荧光。

2. 恢复期　病程 2~5 周后,病灶由橙黄色变成灰白色,并逐渐消失而出现色素紊乱(色素游离沉着、增生、脱失),FFA 在病灶脱色斑(色素上皮脱色及脉络膜毛细血管萎缩)相应处为透见荧光,色素斑相应处,荧光被遮蔽。

治疗

活动期可用泼尼松 0.5~1.0mg/kg,每日 1 次,晨 8 时前顿服,并按常规低盐饮食,内服氯化钾 300mg,每日 1 次。维生素 C、芦丁、水杨酸制剂,中药清开灵胶囊,0.5~1.0g,每日 3 次,亦可同时应用。恢复期可内服中药知柏地黄丸,10g,每日 3 次(或用其浓缩丸,8~12 丸,每日 3 次)。

除偶有黄斑中心凹发生 CNV 者外,视功能大多能良好恢复。部分病例,在痊愈数周、数月后复发。

主要参考文献

1. 张雄泽. 急性后极部多灶性鳞状色素上皮病变//文峰. 眼底病临床诊治精要. 北京:人民军医出版社,2011:171-173.

2. 李骏. 急性视网膜色素上皮层症//魏文斌,陈积中. 眼底病鉴别诊断学. 北京:人民卫生出版社,2012:403-405.

3. KRILL A E,DEUTMAN A F. Acute retinal pigment epithelitis. Am J Ophthalmol,1972,74(2):193-205.

4. GASS J D M. Acute posterior multifocal placoid pigment epitheliopathy. Arch Ophthalmol,1968,80(2):177-185.

5. JASON H S U,MITCHELL S,RICHARD S,et al. Optical coherence tomography findings in acute retinal pigment epithelitis. Am J Ophthalmol,2007,143(1):163-165.

6. YOUNG N J A,BIRD A C,SEHMI K. Pigment epithelial disease with abnormal choroidal perfusion. Am J Ophthalmol,1980,90(5):607-618.

7. UYAMA M,MATSUNSGA T,FUKUSHIMA I,et al. Indocyanine green angiography and pathophysiology of multifocal posterior pigment epitheliopathy. Retina,1999,19(1):12-21.

8. 吉岡久春,小嶋嘉生. 特発性中心性漿液性脈絡膜症 の蛍光眼底血管造影法所見. 臨床眼科,1985,39(2):165-170.

9. 中山正,松尾信彦,小山鉄郎,ほか. 346 急性網膜色素上皮症. 臨床眼科,1986,40(9):1004-1005.

第二十节　多发性一过性白点综合征

多发性一过性白点综合征(multiple evanescent white dot syndrome)是 Jampol 等于 1984 年提出的一个独立病种。国内由张军军等于 1991 年首先报道一例。当时检索,全世界仅有 90 余例,但 Slusher 等(1988)则认为本病常有发生,文献之所以少见,因未被认识所致。

大多发生于青壮年(平均年龄 28 岁),女性多于男性(3.5:1)。寒冷季节多见,约 20% 患者在眼病发生之前有感冒病史。

单眼居多,单眼与双眼受害之比为 7.3:1,累及双眼者,两眼症状和体征极不对称。起病较急,患者诉有朦胧感、闪光感、中心视力下降(病眼常原有轻度或中等度近视,矫正视力不低于 0.2),视野除有实性中央或旁中央比较性暗点外,有的还有生理盲点显著扩大(此时,有文献称为急性特发性生理盲点扩大,acute idiopathic blind enlargement)。电生理检查:在病情较重者 ERG 及 EOG 均有异常,较轻者则仅有 EOG 异常(Aubery,1985)。裂隙灯显微镜检查:眼球前节阴性,部分病例后部玻璃体出现尘埃状灰白色混浊。检眼镜检查:眼底后极部散布着灰白色圆形病灶,大小在 1/5~1/4PD 之间,视盘附近或黄斑周围、上下血管弓处相对密集,病灶位于视网膜神经上皮层外层-色素上皮层层面。黄斑极少累及,但在少数病例的病程经过中,可出现位于中心凹的深层橘红色颗粒。部分病例可见视盘轻微充血、边缘模糊,有时还有局限性血管白鞘。病程之初,FFA 早期,病灶处视网膜色素上皮层见强荧光小点组成的圆形或环形排列的多发性强荧光斑,造影晚期有荧光着色,视盘及其周围亦可见着色(图 5-50)。病变活动期 ICGA 检查在动、静脉期无改变,提示脉络膜大血管未受累;约在 10 分钟后,则显示后极部至中周部有多发性小圆形弱荧光点,其数目多于 FFA 发现的数目,表明本病不仅累及视网膜色素上皮和光感受器,还累及脉络膜毛细血管或毛细血管前动脉;在病变消退时,造影显示的弱荧光点变小或消失。眼底自发荧光(FAF)中病灶呈点状颗粒状或斑片状高自发荧光;OCT 表现为患眼椭圆体带断裂、萎缩,结构不清,伴 RPE 上不同形态强反射

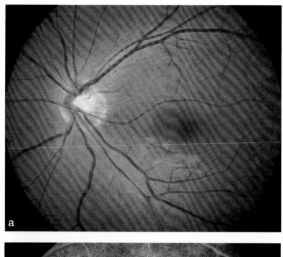
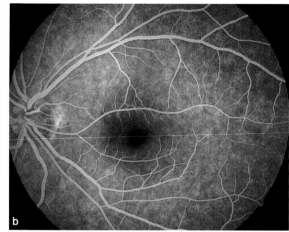
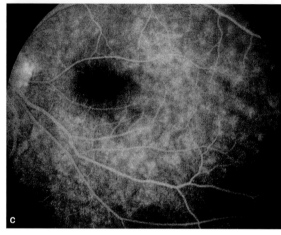

图 5-50　多发性一过性白点综合征

女,22 岁,感冒后自觉左眼视力下降 3 天,两眼原有近视:右眼−2.75D,左眼−2.50D,均能矫正至 1.2;就诊时戴原镜右眼 1.2,Jr 1;左眼 0.2,Jr 3;P-ERG 未发现异常;左眼前节及屈光间质正常,检眼镜下见整个眼底分布有边界模糊的白色斑点,斑点大小 1/5~1/4PD,位于神经纤维层或略深,黄斑中心凹下方更显著;本图像为初诊时所见;a. 眼底像;b. FFA 50.6 秒;c. FFA 604.3 秒(本病例图片由张桦、何祥成、王永清医师提供)。

物质沉积和玻璃体腔细胞。

本病为自限性眼病,急性发病后 3~4 个月内,眼底灰白色斑点逐渐消退,不留痕迹,视功能亦随之恢复,少数病例可以复发。

诊断与鉴别诊断

根据上述临床表现特点,诊断并无太大困难,但必须与下列三者鉴别。

1. 急性多灶性缺血性脉络膜病变(AMIC)　亦即 Gass(1968)所称急性后极部多发性鳞状色素上皮病变(APMPPE):AMIC 大多双眼受害,眼底病灶面积大于本病,病灶数量则少于本病。FFA 所见,与本病迥异,故 FFA 对鉴别诊断非常重要(参阅前节之二)。

2. 鸟枪弹样脉络膜视网膜病变　绝大多数见于中老年白色人种,双眼发病,病灶呈奶酪色,位于色素上皮层或更深层。眼前节无或仅有轻微的炎症改变,而玻璃体的炎症混浊则相当严重。

3. 多灶性脉络膜炎伴全葡萄膜炎　多见于患有近视的年轻女性,患眼有虹膜睫状体的炎症表现,与本病不同,灰白色尘埃状玻璃体混浊,亦常比本病严重(详见下节之一)。

治疗与预后

本病病因不明,又是自限性眼病,预后良好,因此除给予维生素 C、维生素 B 及芦丁等支持疗法外,不必其他治疗。对糖皮质激素的作用,并不敏感。本病有复发倾向,如反复发作,可考虑免疫抑制剂治疗(如环孢素、青蒿素)。

主要参考文献

1. 张军军,许道城.多发性一过性白点综合征.眼底病,1991,7:165-167.

2. 卢宁,王光璐,张风,等.多发性一过性白点综合征的临床观察.中华眼底病杂志,1997(1):35-36.

3. JAMPOL L M,SIEVING P A,PUPH D,et al. Multiple evanescent white dot syndrome. I . Clinical findings. Arch Ophthalmol, 1984,102(5):671-674.

4. CALLANAN D,GASS J D. Multifocal choroiditis and choroidal neovascularization with multiple evanescent white dot syndrome and acute idiopathic blind spot enlargement. Ophthalmology,1992,99(11):1678-1685.

5. LUTTRULL J K,MARMOR M F,NANDA M. Progressive confluent circumpapillary multiple evanescent white dot syndrome. Am J Ophthalmol,1999,128(3):378-380.

6. FIGUEROA M S,CIANCAS E,MOMPEAN B,et al. Treatment of multiple evanescent white dot syndrome with cyclosporine. Eur J Ophthalmol,2001,11(1):86-88.

7. 原田敬志.Multiple evanescent white dot syndrome の 1 例. 眼科临床,1988,82:673-677.

8. 卢彦,郑鹏翔,叶祖科,等.多发性一过性白点综合征患眼的眼底多模式影像特征观察.中华眼底病杂志,2019,35(04):333-337.

第二十一节　多灶性脉络膜炎伴全葡萄膜炎与复发性多灶性脉络膜炎、点状内层脉络膜病变

多灶性脉络膜炎伴全葡萄膜炎、复发性多灶性脉络膜炎、点状内层脉络膜病变三者的临床特点极为相似,而且可同时或先后发生于同一病例,可能是同一种病的病程前后或病情轻重而表现不同。临床中常需要结合眼底多模式影像学特征进行判断。

一、多灶性脉络膜炎伴全葡萄膜炎

多灶性脉络膜炎伴全葡萄膜炎(multifocal choroiditis and panuveitis,MCP)是一种后极部存在多发性脉络膜视网膜炎性病灶,同时还伴有玻璃体和虹膜睫状体炎症改变的葡萄膜炎症。由 Nonik 于 1973 年首先报道。大多见于患有轴性近视而无全身性疾病的青年女性,无种族与地域特异性。本病可能与复发性多灶性脉络膜炎(recurrent multifocal choroiditis,RMC)为同一种病,但有人认为从 FFA 看,RMC 在造影开始病灶即呈强荧光,MCP 则为由弱荧光逐渐增强而有所区别。

约 3/4 的病例累及双眼,同时或先后发病,两眼的病情轻重并不对称。有中心视力中等或严重下降、畏光、云雾感、飞蚊症、闪光感等主诉,视野检查可见生理盲点扩大或旁中心暗点。

裂隙灯显微镜下有灰白色或棕褐色 KP,房水混浊(Tyndall 现象 +~++),瞳孔缘虹膜丝状或舌状后粘连。整个玻璃体均有灰白色尘埃状乃至颗粒状混浊,后部玻璃体更为显著。

眼底检查在急性期见有大小不一(50~300μm)、数量悬殊(自数个至数十个)的类圆形黄白色病灶,病灶位于视网膜下(视网膜色素上皮、脉络膜毛细血管层面),边界欠清晰,散在于包括视盘周围在内的眼底后极部,甚至播散于上、下血管弓之外的眼底中周部,部分病例还可出现局限性渗出性视网膜脱离、黄斑囊样水肿、视盘充血水肿。随着炎症缓解、消退,病灶渐次变成边缘清楚、色素脱失游离的灰白色脉络膜视网膜萎缩斑。有的还有视盘周围增生膜、视网膜下新生血管(CNV)。

FFA 在急性期,造影早期病灶处为弱荧光并逐步增强,至造影晚期呈强荧光。在病程后期的萎缩病灶为透见荧光,色素游离沉着处则为荧光遮蔽。ICGA 在视盘周围及后极部眼底,有散在的弱荧光斑点,其数量常多于 FFA 所见。

ERG 大多正常,间有 a 波异常,半数患者 EOG 异常。

诊断主要根据临床表现,并以有无前段葡萄膜炎症改变、玻璃体有否混浊、混浊程度轻重,以及发病年龄、性别、种族、炎症期和炎症消退后的眼底改变、是否复发等与鸟枪弹样脉络膜视网膜病变、急性视网膜色素上皮炎、急性后部多灶性缺血性脉络膜病变、多发性一过性白点综合征等鉴别,详见本章有关各节。此外,如为白种人患者(包括在组织胞浆菌病流行区居住过的有色人种),则尚应与拟眼组织胞浆菌病的播散性脉络膜炎鉴别,两者眼底改变相似,但后者眼前节(虹膜睫状体)无炎症、玻璃体无混浊,全身有肝、脾大等,与本病有异。

由于病因不明(有认为由感染因子诱发的自身免疫所致,尚未获得公认),只能对症治疗。在炎症急性期应用糖皮质激素全身或同时眼局部给药,一般均能获得控制,如果无效,可改用免疫抑制剂。因伴有前部葡萄膜炎症为本病之特征,所以扩瞳剂(用强或弱扩瞳剂视情况而定)、糖皮质激素滴眼液点眼也是必要的。在炎症已经消失之晚期眼底,当注意有无 CNV。如 CNV 位于黄斑中心凹以外者,给予激光光凝,否则可考虑光动力治疗(PDT)。

本病对中心视力的损害,因玻璃体混浊程度、炎症是否累及黄斑中心凹及其轻重而异,CNV 见于黄斑中心凹者,即使经 PDT 而 CNV 趋于萎缩,视力亦不能改善。

本病复发率较高(单眼或双眼),且可多次反复。炎症复发于旧病灶边缘,玻璃体与虹膜睫状体也重新出现炎症反应。

二、复发性多灶性脉络膜炎

复发性多灶性脉络膜炎(recurrent multifocal choroiditis,RMC)也多见于患有轴性近视的青年女性,原因不明,双眼受害。病程之初亦有虹膜炎及玻璃体炎,此后,检眼镜下见有黄白色、多发性、位于后部眼底视网膜色素上皮及脉络膜毛细血管层面的散在性小病灶,有时还可见到视盘水肿,以上所见与 MCP 相同,唯一不同处是炎症病灶的 FFA 有异,本病造影开始即呈强荧光,MCP 则先弱后强,初为弱荧光,逐渐增强,直至造影晚期才显强荧光。病程后期视网膜下病灶瘢痕化,并有色素游离(色素脱失和增生),与 MCP 亦近似,但淡黄色星形或多角形纤维增生比 MCP 严重而广泛,故又名"视网膜下纤维化伴葡萄膜炎综合征(subretinal fibrosis and uveitis syndrome)"。如果此种纤维增生波及黄斑中心凹,中心视力可严重障碍。此时 FFA 片上,色素上皮层脱色处为透见荧光(窗样缺损),色素堆积处荧光掩盖。ERG、EOG 检查所示有较大差异,有的患者两者完全正常,有的则有明显损害。

本病对糖皮质激素、免疫抑制剂均不如 MCP 敏感,可试用阿昔洛韦。

三、点状内层脉络膜病变

点状内层脉络膜病变(punctate inner choroidopathy,PIC)是一种发生于外层视网膜和内层脉络膜的炎症性疾病。其继发 CNV 的组织病理学检查显示内层脉络膜淋巴细胞浸润,提示免疫因素是 PIC 的发病机制之一。

患者性别、年龄、轴性近视、ERG 与 EOG 检查所见、症状、眼底检查所见和治疗、预后等,与 MCP 基本一致。与眼底彩照相比,FFA 能发现更多的病灶。活动期的 PIC 在 FFA 早期表现为强荧光点,晚期呈染色或轻渗漏,非活动期的 PIC 表现为窗样缺损或染色。其 FFA 与 RMC 相同,最大特异处是病程经过中不见玻璃体及虹膜的炎症反应,而 MCP、RMC 则相反(图 5-51,图 5-52)。

PIC 的活动性病灶与炎性萎缩灶于 ICGA 造影早期及晚期均呈弱荧光,且弱荧光数量与 FFA 一致,其病理表现为脉络膜毛细血管灌注不良。

利用 OCT 的观察,研究发现 PIC 的发生与发展经历了五个时期:I 期脉络膜炎症浸润期,眼底无明显

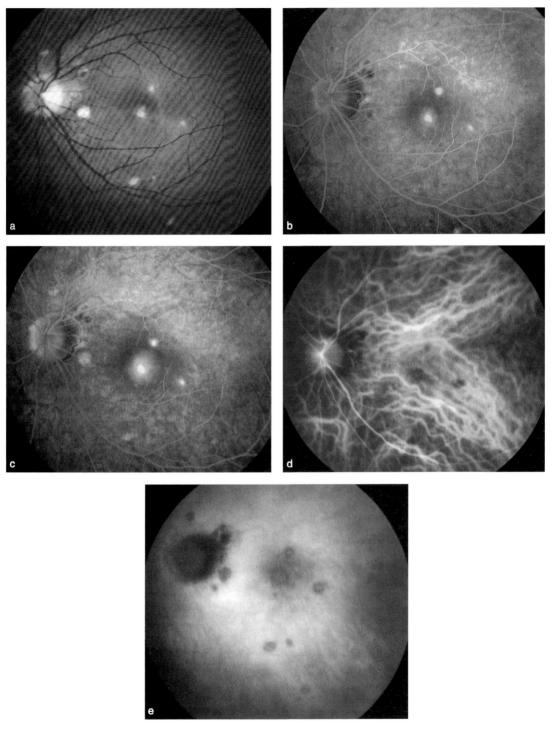

图 5-51　点状内层脉络膜病变

女,24岁,因感冒样症状后自觉左眼中心暗点而就诊于北海道大学医院眼科;初诊视力:右眼 0.05
(-8.00D → 1.2);左眼 0.02(-8.00D → 0.2),两眼前节及屈光间质无异常;眼底除视盘颞侧近视弧外,右眼底
后极部有三个边界比较清晰、位于视网膜下方、散在的黄白色病灶;此种病灶在左眼多达十个左右,侵及中
心凹;FFA 早期即见与病灶相应的强荧光斑,后期可见荧光渗漏;ICGA 自早期至后期均为与病灶一致的弱
荧光斑;single flash ERG 正常;诊断:双眼 PIC;a. 8 周后复发的左眼底像;b. FFA 110 秒,见有与病灶一致的
强荧光斑;c. FFA 618 秒,见荧光渗漏;d. ICGA 115 秒,见与病灶一致的弱荧光斑;e. ICGA 27 分 47 秒,见与
病灶一致的弱荧光斑。

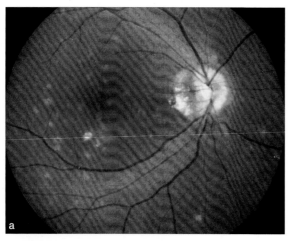

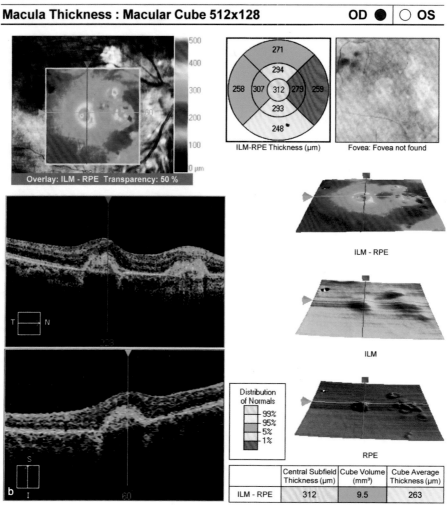

图 5-52　点状内层脉络膜病变

女,22 岁,发热、头痛、咳嗽消退 5 天后,自感右眼眼前有固定黑影,视力下降;就诊时右眼 0.04(−7.00D → 0.25);左眼 0.12(−7.00D → 1.2);两眼前节及屈光间质正常,详检左眼底无异常发现;右眼底后极部,有边界不清、大小为 1/5~1/4PD、散在的黄白色病灶近 30 颗,位于视网膜下方,黄斑中心凹累及;患者因误认皮质激素可致肥胖,坚决拒用,改服中药银翘解毒汤加减方,每天 1 剂,连续 3 周,视力恢复;为防止复发,每天以青蒿 5~10g 煎水,代茶饮;随访半年,稳定;a. 眼底像;b. 3D-OCT(分层扫描地貌图)。

异常,OCT 显示脉络膜增厚,外核层不规则强反光点;Ⅱ期脉络膜结节期,病灶表现为针点状的色素脱失,SD-OCT 显示视网膜色素上皮(retinal pigment epithelium,RPE)局灶性隆起伴对应椭圆体带破坏;Ⅲ期脉络膜视网膜结节期,病灶表现为深层视网膜散在分布的黄白色奶油样稍隆起的圆点状病灶,边界模糊,邻近病灶可相互融合,OCT 显示 PIC 病灶突破 RPE,在外丛状层下形成驼峰状中等反射结节;Ⅳ期结节消退期,表现为内层脉络膜和 RPE 层面边界清楚的组织挖凿状萎缩灶,呈色素性萎缩灶或萎缩斑,色素增生不规则,位于病灶中心或内部边缘,甚至可完全色素化,邻近萎缩灶可融合成大病灶,OCT 显示结节逆向退行,病变组织丢失呈 V 形改变;Ⅴ期视网膜疝期,病灶进一步扩大伴色素增生,可发生 CNV。其中Ⅰ~Ⅲ期为活动性病灶,而Ⅳ~Ⅴ期为陈旧病灶,PIC 病灶中活动性病灶与陈旧性病灶可并存。OCTA 有助于区分 PIC 的炎性病灶与继发的 CNV,CNV 在 OCTA 可显示血流信号而炎性病灶则无。当 PIC 并发 CNV 时,可见视网膜下高反射性物质、视网膜内液及出血。增强深部扫描(enhanced depth imaging,EDI)模式下可视内层脉络膜,定量测量脉络膜厚度。急性炎症时脉络膜厚度会增厚,随着病情好转,脉络膜厚度会恢复到正常,甚至比正常要薄,有助于无创地评估炎性病灶的进展状态。

尽管部分患者未进行治疗,PIC 病灶也能自行消退。但糖皮质激素对本病有较好疗效,可降低 CNV 的发生风险或使继发的 CNV 回退。复发病例可用干扰素。如发现 CNV,则考虑其所在位置,选择激光光凝或光动力治疗(PDT),近些年抗 VEGF 治疗成为 PIC 继发 CNV 的一线治疗药物,必要时抗炎与抗 VEGF 治疗联合使用。

主要参考文献

1. 陈有信. 点状内层脉络膜病变//魏文斌,陈积中. 眼底病鉴别诊断学,北京:人民卫生出版社,2012:410-416.
2. DREYER R F,GASS J D. Multifocal choroiditis and panuveitis. A syndrome that mimicry ocular histoplasmosis. Ophthalmology,1984,102(12):1776-1784.
3. SPAIDE R F,FREUND K B,SLAKTER J,et al. Treatment of subfoveal choroidal neovascularization associated choroiditis and panuveitis with photodynamic therapy. Retina,2002,22(5):545-549.
4. CANTRILL H L,FOLK C. Multifocal choroiditis with progressive subretinal fibrosis. Am J Ophthalmol,1986,101(2):170-180.
5. WATZKE R C,PACKER A J,FOLK J C,et al. Punctate inner choroidopathy. Am J Ophthalmol,1984,98(5):572-584.
6. 齋藤航,北市伸義,大野重昭. 点状脈絡膜内層症. 臨床眼科,2007,61(7):1156-1159.
7. ZHANG X,ZUO C,LI M,et al. Spectral-domain optical coherence tomographic findings at each stage of punctate inner choroidopathy. Ophthalmology,2013,120(12):2678-2683.
8. 彭宇婷,文峰. 点状内层脉络膜病变的诊断与治疗. 眼科,2018,27(04):241-245.

第二十二节 急性区域性隐匿性外层视网膜病变

急性区域性隐性外层视网膜病变(acute zonal occult outer retinopathy,AZOOR),由 Donald Gass 于 1993 年首先报道以来,见之于国内外文献者仅百余例。此百余例中多数为白种人,除散见于北美、南美外,其中 90% 以上集中在高加索地区,黄种人的我国和日本亦间有发现。

AZOOR 与上述多发性一过性白点综合征、多灶性脉络膜炎伴全葡萄膜炎、复发性多灶性脉络膜炎、点状内层脉络膜病变等是否是同一病种之不同表现,学者意见分歧,至今尚无定论。

AZOOR 是一种有明显区域性的视网膜神经上皮层外层视细胞损害,病因及发病机制均属不明。Gass 等认为可能是视细胞的病毒感染并引起的迟发性免疫反应,但患者血清不能检出视网膜细胞自身抗体、对糖皮质激素治疗不敏感等,不支持这一推测。

AZOOR 多见于患有轴性近视的中、青年女性[女性与男性之比为(3~5):1]。单眼急性发病,以后可累及另眼。有畏光和朦胧感、闪光感，敏感患者自觉视野某一部分缺损，视野检查则可检出包括生理盲点在内的颞侧视野缺损或整个视野内有一个或几个视野缺损区，亦可仅见生理盲点扩大。中心视野一般不受影响，故中心视力表视力保持正常，即使有所累及，不会低于0.3（矫正视力）。视觉电生理检查：VEP，正常；EOG，L/D下降；ERG，a、b波振幅下降，a波尤甚。mf-ERG能清晰显示病变的位置、范围和程度，在视野缺损相应处的振幅降低。

采用Gass提出的分类标准，即将AZOOR分为Ⅰ型和Ⅱ型。Ⅰ型眼底在检眼镜下及FFA片上均无明显改变；Ⅱ型见于病情较重（视野缺损范围大）或反复复发者，可见后极部视网膜深层有淡淡的黄白色斑点，边界欠清晰，FFA片上为荧光着色。更甚者，可以出现局限性视网膜色素上皮变性样改变病灶（病变处眼底色泽晦暗、有骨细胞样色素游离、视网膜血管狭细，在此情况下，视野缺损已不可逆转）。ICGA最常见的异常表现是病灶区域弱荧光改变，病变区域周围可见强荧光点。眼底自发荧光显示病灶区为边界清楚的的高自发荧光。OCT检查能见椭圆体带区域性异常，表现为不同程度的椭圆体带强反光带中断、排列紊乱、变薄甚至局部缺失，交叉体带缺损，严重时甚至累及外界膜、外核层或内核层变薄或不规则，RPE不规则，视网膜厚度降低，而脉络膜厚度基本正常。这些病变可修复，但修复的时间和程度并不相同。OCTA中无视网膜微血管、脉络膜毛细血管异常。

AZOOR的诊断主要根据是临床表现，特别是视野与视觉电生理检查所见，mf-ERG的改变更具特征性（图5-53）。AZOOR的诊断依据Gass制定的诊断标准：①视力下降、视物模糊或遮挡、闪光感；②眼底无异常改变或仅有轻微色素改变；③持续性视野缺损及存在外层视网膜功能障碍。

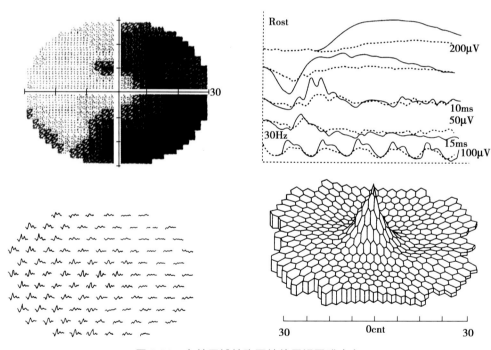

图5-53　急性区域性隐匿性外层视网膜病变
一病例的视野及mf-ERG检查所见。

本病当与前部缺血性视神经病变（AION）、球后视神经炎（特别是轴性球后视神经炎）相鉴别，参阅第三章第一节及第四节。

至今尚无有效治疗，大部分学者认为此病有一定的自限性。试用糖皮质激素及抗病毒药均不敏感。但除视野损害严重和多次复发的重症之外，大多数病例预后良好。

主要参考文献

1. 罗光伟,吴德正,黄时洲,等.急性区域性隐匿性外层视网膜病变二例报道.中国实用眼科杂志,2007,25(4):439-440.

2. 陈长征,吴乐正.急性区域性隐匿性外层视网膜病变.中国实用眼科杂志,2005,23(1):13-15.

3. 宋宗明,盛艳娟,陈青山,等.急性区域性隐匿性外层视网膜病变的诊断和鉴别诊断.中华眼科杂志,2006,42(8):717-723.

4. 陈倩,常青,王文洁,等.18例急性区域性隐匿性外层视网膜病变的临床分析.中华眼底病杂志,2012,28(4):363-367.

5. 张世杰.急性区域性隐匿性外层视网膜病变//魏文斌,陈积中.眼底病鉴别诊断学.北京:人民卫生出版社,2012:416-417.

6. GASS J D M. Acute zonal occult outer retinopathy. Donders lecture:The Netherlands ophthalmological society,Maastricht, holland,June 19,1992. J Clin Neuroophthalmol,1993,13(2):79-97.

7. JACOBSON S G,MORALES D S,SUN X K,et al. Pattern of retinal dysfunction in acute zonal occult outer retinopathy. Ophthalmology,1995,102(8):1187-1198.

8. SPAIDE R F,KOIZUMI H,FREUND K B. Photoreceptor outer segment abnormalities as a cause of blind spot enlargement in AZOOR complex diseases. Am J Ophthalmol,2008,146(1):111-120.

9. 近藤峰生.当科における22例のAZOORの臨床所見.眼科臨床,2004,58:1007-1008.

10. 木内克治,山田眞未,桑原留美子,ほか.一過性に網膜の滲出斑を呈したAZOORの1例.臨床眼科,2007,61(13): 2131-2136.

11. 李丹傑,大串元一,岸章治.両眼のマリォット盲点の拡大を呈したAZOORの1例.臨床眼科,2005,59(5):693-697.

12. 林怡均,窦宏亮.急性区域性隐匿性外层视网膜病变.中华眼底病杂志,2019,35(3):302-305.

第二十三节 后巩膜炎

后巩膜炎(posterior scleritis)是发生于眼球赤道部之后及视神经周围的巩膜肉芽肿性炎症,少见,而且极易误诊。患者多为中年女性,病因不明,有可能是一种免疫介导的自身免疫性疾病,约50%以上病例见于类风湿性关节炎、系统性红斑狼疮(SLE)、Wegener肉芽肿、结节病(类肉瘤病)、痛风、巨细胞动脉炎、梅毒等全身性疾病患者。

临床表现

常见症状病眼有不同程度的眶深部烧灼痛,按压眼球时疼痛更为明显,疼痛也可波及眉弓部、颞部、颧部,甚至引起患侧偏头痛。视力障碍因视网膜损害程度而悬殊,自接近正常至光感消失不等。多数侵犯单眼,除少数病例有前巩膜炎或虹膜睫状体炎之体征外,眼球前节大多安静,眼球常显轻度突出、运动受限,有时还有上睑下垂。眼底检查有时可见玻璃体(特别是后部玻璃体)混浊,脉络膜视网膜水肿、皱褶,甚至出现团块状隆起(图5-54),有时还可出现视盘水肿,视网膜动、静脉阻塞。

B超检查目前已成为诊断后巩膜炎的首选方法,可见巩膜、脉络膜弥漫性增厚,筋膜囊(Tenon's capsule)间隙水肿(此间隙水肿与视神经之无回声区相连,形成T形征)。局限性的病灶可出现扁平隆起或半球形隆起改变,内部回声均匀规则,多呈中等或中高回声,病灶处球壁与脂肪垫之间的低回声

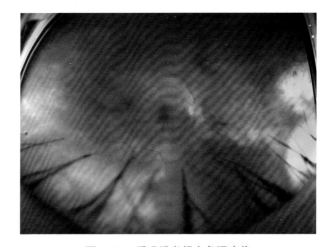

图5-54 后巩膜炎超广角眼底像
玻璃体混浊,鼻侧周边脉络膜视网膜出现黄白色团块状隆起。

间隙增大,病灶内可伴有血流信号。

CT 扫描可以显示渗出性巩膜增厚及病变附近的眶组织状态。FFA 虽然对本病并无诊断价值,但也可提示视网膜色素上皮层有无渗漏、神经上皮层有无脱离、视网膜血管有无阻塞及视盘有无渗漏等情况,同时,还使脉络膜视网膜皱褶显示得更加清晰(图 5-55~图 5-57)。

有全身相关疾病者,全身体检和实验室检查是必需的,例如血细胞检查、红细胞沉降率、抗核抗体、抗嗜中性粒细胞胞浆抗体(antineutrophil cytoplasmic antibodies)、血管紧张素逆转酶、梅毒血清学检查等,胸部 X 射线亦有必要。

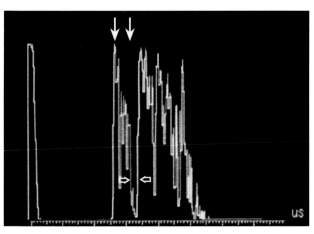

图 5-55　后巩膜炎 A 型超声声像图
白箭示巩膜增厚,空箭示筋膜囊水肿。

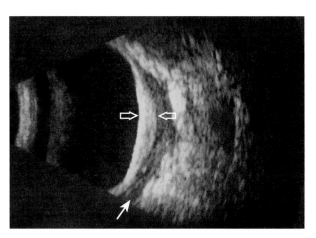

图 5-56　后巩膜炎 B 型超声声像图
两空箭之间,示巩膜增厚,白箭所指为筋膜囊水肿。

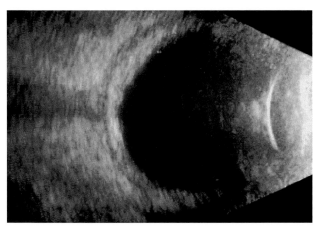

图 5-57　后巩膜炎的 T 形征
水肿的筋膜囊与视神经的弱回声区相连,呈 T 形征。

诊断与鉴别诊断

根据临床所见的症状与体征,特别是 B 超显示,即可作出诊断。但当与下列疾病鉴别。

1. 病眼有程度不等的眶深部疼痛或有眼球轻度突出、活动受限等症状、体征时,当与眼球筋膜囊炎(Tenonits)鉴别。筋膜囊炎常并发于眶蜂窝织炎、全眼球炎,单纯者少见。实际上,本病很少不累及筋膜囊。但总的来说,筋膜囊炎的眼球活动受限程度大于本病。

2. 因眼球突出而怀疑球后占位病变时可做 CT 扫描予以鉴别,另外,球后占位病变一般无痛感或虽有而并不严重。

3. 因脉络膜视网膜被压而局限性隆起,被怀疑脉络膜肿瘤时,B 超的声像图显示足以明确区分。同时本病不可能见有隆起处周围(或一侧)浆液性视网膜脱离。

治疗及预后

一般情况下,选用非甾体激素消炎药,如水杨酸钠(50mg,每日 3 次,饭后服)、保泰松(phenylbutazone,0.3g,每日 3 次,饭后服)、吲哚美辛(25~50mg,每日 3 次,饭后服)等之一,即可控制。严重病例或遇有消化道溃疡等上述药物禁忌证时,用糖皮质激素,如泼尼松(prednisone,0.5~1.0mg/kg,每日 1 次,于晨 8 时前顿服,低盐饮食,同时内服氯化钾 0.3g,每日 1 次),激素随病情缓解而逐渐递减其剂量。更严重者,在激素应用之同时,加用免疫抑制剂,如环磷酰胺(cyclophosphamide,50mg,每日 3 次)或环孢素[cyclosporin A, 2~3mg/(kg·d),于一日内分 3~4 次内服,不能与非甾体激素消炎药同时应用,以免加剧对肾功能之损害]。

眼前节亦有炎症,如前部浅层或深层巩膜炎、虹膜睫状体炎时,则双氯芬酸钠(diclofenac)滴眼液、0.05% 地塞米松滴眼液、1% 阿托品滴眼液或眼膏等点眼,亦所必需。

伴发于全身病者,如系统性红斑狼疮、梅毒、巨细胞动脉炎等,确诊后进行原因治疗,必要时当请有关科室会诊,商讨治疗方案。

本病如能及时合理治疗,在尚无视网膜和/或视神经发生不可逆性损害之前,预后良好,但复发率较高(约 40%),应予注意。

主要参考文献

1. 方严,肖利华. 后巩膜炎//方严,魏文斌,陈积中. 巩膜病学. 北京:科学技术文献出版社,2005:137-150.

2. 陈积中,杨丽红,魏文斌. 后巩膜炎//魏文斌,陈积中. 眼底病鉴别诊断学. 北京:人民卫生出版社,2012:417-424.

3. 万莉,李世迎,余涛,等. 后巩膜炎 10 例临床特征分析. 中华眼底病杂志,2013,29(4):384-387.

4. BENSON W E. Posterior scleritis. Surv Ophthlmol, 1988, 32(5):297-316.

5. MCCLUSKEY P J, WATSON P G, LIGUTMAN S, et al. Posterior scleritis:Clinical features, systemic associations, and outcome in a large series of patients. Ophthalmology, 1997, 106(12):2380-2386.

6. ANSHU A, CHEE S P. Posterior scleritis and its association with HLA B27 haplotype. Ophthalmologica, 2007, 221(4):275-278.

7. 小山ひとみ,廣渡崇郎,武田桜子,ほか. 著しい強膜肥厚を認めた後部強膜炎の 1 例. 臨床眼科,2007,61(7):1289-1293.

8. 沈琳,李栋军,王子杨,等. 结节型后巩膜炎的超声影像学特征. 中华超声影像学杂志,2016,25(11):980-983.

第六章

眼底变性疾病

在叙述本章有关疾病之前,作两点说明:

1. dystrophy 日本人译作"异荣养症",意即营养异常,而在我国眼科文献中,则译作"营养不良",经常引起患者或其家属误解,顾名思义,认为缺乏某种维生素或某些蛋白质,给临床工作增加麻烦,故本书改译为"营养障碍"。

2. 眼底周边部的变性疾病,如周边视网膜囊样变性、格子样变性、视网膜劈裂等,因与孔源性视网膜脱离关系密切,将在第七章内叙述。

第一节　原发性视网膜色素变性

原发性视网膜色素变性(primary pigmentary degeneration of the retina,即 retinitis pigmentosa,RP),是一种世界范围内最常见、最严重的致盲性眼病之一。据流行病学资料,人群发病率为 1/5 000~1/3 000。

本病为慢性进行性双眼疾病,有明显的家族遗传性,父母或其祖代常有近亲联姻史,男性患者多于女性,约为 3:2。

病因及发病机制

本病为多位点基因异常所致的遗传性疾病,近年来分离出的 RP 致病基因达数十个,有的已被定位到染色体不同区域,其中三个对 RP 的致病机制方面比较明确,即视紫红质(rhodopsin)基因、β-磷酸二酯酶亚基(β-PDE)基因、视细胞外节盘膜边缘蛋白(peripheron)基因。

基因的遗传缺陷,可导致视细胞外节正常结构与功能变异,影响视细胞和色素上皮细胞的代谢;亦可干扰视细胞与色素上皮细胞间的相互作用;导致光电转化途径异常;也能引起被相邻细胞所诱导的凋亡(apoptosis)。此种高度的遗传异质性(genetic heterogeneity),虽然最后均以视细胞凋亡而告终,但在临床上产生了不同类型及经过。

RP 的遗传方式有常染色体显性遗传(autosomal dominant inheritance,ADI)、常染色体隐性遗传(autosomal recessive inheritance,ARI)与性连锁性隐性遗传(X-linked recessive inheritance,XLI)等数种。因所用研究方法不同,样本大小不一,文献上各种遗传类型所占比例亦有差异,而 ARI 最多、ADI 次之、XLI 较少的认识是一致的。散发性(或称孤立性,指无家族史者)病例在本病全部病例中的比例则出入很大,自 1/6~1/2,费一坚等(2005)指出:传统系谱分析法确定的散发病例中,实际上包括了外显不全的 ADI、ARI 及 XLI 患者或携带者。

除上述分子生物学的研究之外,在免疫学、生化学方面也发现有异常改变的报道,但这些异常,是否与本病发病有关,尚缺乏充分依据。

因遗传方式之不同,使临床表现亦有差异。总的来说,以 XLI 病例的夜盲、暗适应、EOG 和 ERG 改变等发病年龄最早,白内障、黄斑病变等并发症发生率亦最高,其次为 ARI 病例,再次为 ADI 病例及散发性病例,病情较轻,发病年龄亦较晚。

临床表现

1. 症状与视功能改变　RP 患者的发病年龄差异很大,一般来说,患者出现症状的时间越早,病情进展越快。

(1)夜盲(nyctalopia):为本病最早出现的症状,常于儿童或青少年时期发生,且多发生在眼底有改变之前。开始较轻,随年龄增长而逐渐加重。少数患者早期可无夜盲主诉。

(2)暗适应(dark adaptation):初期视网膜视锥细胞功能尚正常,视杆细胞功能下降,使视杆细胞曲线

终末阈值升高,造成光色间差缩小。最后视杆细胞功能丧失,视锥细胞阈值亦升高,形成高位的单相曲线
(图 6-1)。

(3)视野:早期有环形视野缺损,位置与赤道部病变相当,其后环形缺损向中心和周边逐渐扩展而成
管状视野(图 6-2,图 6-3)。

(4)中心视力:早期正常或接近正常,随着病程的发展而缓慢减退,虽然绝大多数病例终于完全失明,
但比之周边视力要好得多,如果无黄斑病变或晶状体后囊下白内障,即使视野已呈管状,仍可保留较好的
中心视力。

(5)视觉电生理改变:①ERG 呈低波迟延型(振幅进行性降低,潜伏期延长),其改变常比自觉症状和
眼底改变出现为早。②EOG,LP/DT(光峰 light peak/暗谷 dark trough,或称 Arden 比)明显降低或熄灭,即
使在早期,当视野、暗适应,甚至 ERG 等改变尚不甚明显时,即可查出。故 EOG 检查对本病的早期诊断较
ERG 更为灵敏(图 6-4)。

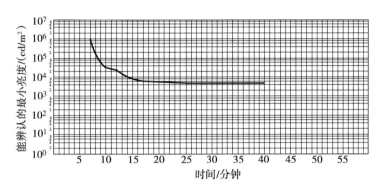

图 6-1　一例原发性视网膜色素变性的暗适应曲线

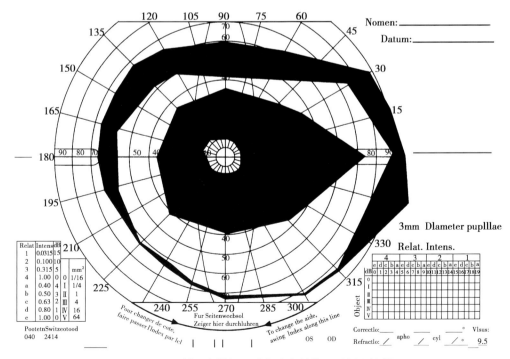

图 6-2　一例原发性视网膜色素变性的环形视野缺损

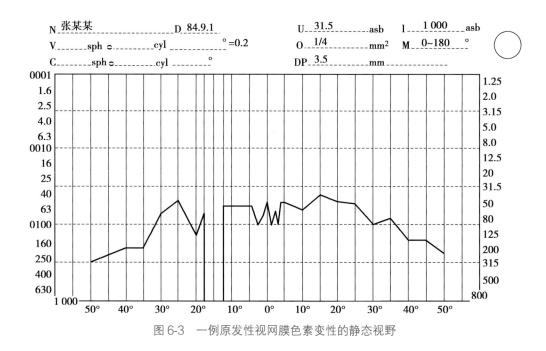

图 6-3　一例原发性视网膜色素变性的静态视野

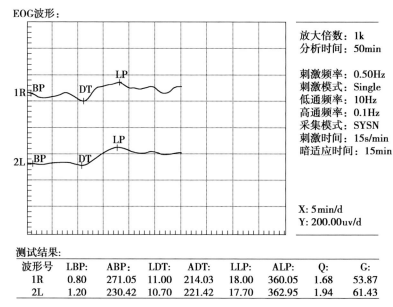

放大倍数：1k
分析时间：50min

刺激频率：0.50Hz
刺激模式：Single
低通频率：10Hz
高通频率：0.1Hz
采集模式：SYSN
刺激时间：15s/min
暗适应时间：15min

X: 5min/d
Y: 200.00uv/d

测试结果：

波形号	LBP:	ABP:	LDT:	ADT:	LLP:	ALP:	Q:	G:
1R	0.80	271.05	11.00	214.03	18.00	360.05	1.68	53.87
2L	1.20	230.42	10.70	221.42	17.70	362.95	1.94	61.43

图 6-4　一例原发性视网膜色素变性患者的 EOG 检查

女,16 岁,自 6 岁起家长发现其夜间视力不良,就诊时,两眼视力表视力 1.0,Jr 1;视野有环形缺损,中央 30° 正常;周边眼底有众多骨细胞样色素斑,视盘色泽、视网膜动静脉管径均正常;视觉电生理检查:暗适应 30 分钟 ERG 除 b 波峰潜时与峰值略有异常外,余无明显改变;EOG 如图示,LP/DT 显著降低;患儿父母非近亲结婚,否认家族史。

（6）色觉改变:多数患者童年时色觉正常,以后逐渐出现异常,典型改变为蓝色觉损害,红绿色障碍较少。

2. 眼底检查所见　本病早期虽已有夜盲而眼底可完全正常。其后,随病情进展逐渐出现眼底改变。典型的改变有:

（1）视盘萎缩:见于病程晚期,色淡而略显黄色,称为"蜡样视盘",边缘稍稍模糊,偶有如同被一层薄纱遮盖的朦胧感。

（2）视网膜血管狭窄:血管呈一致性狭窄,尤以动脉显著,其狭窄程度反映疾病的严重程度。在晚期,动脉极细,至周边眼底后即难以辨认而似已消失,但无白线化,亦无白鞘包绕。

（3）视网膜色素沉着:始于赤道部,色素呈有突起的小点,继而增多变大,多成典型的骨细胞样（bone spicule like）,有时成不规则的线条状。起初色素斑靠近赤道部呈环形散布,大多位于视网膜血管附近,特别是静脉的前面,可遮盖一部分血管,或沿血管分布,且多见于血管分支处。之后,色素沉着向中心和周边部扩展,色素斑的环形散布区逐渐加宽,甚至布满全部眼底。同时视网膜萎缩,色素上皮层色素脱失,暴露脉络膜血管而呈豹纹状眼底,整个眼底灰暗。后期脉络膜血管亦硬化,呈黄白色条纹。玻璃体一般清晰,有时可见少量尘埃状或线状混浊（图 6-5）。

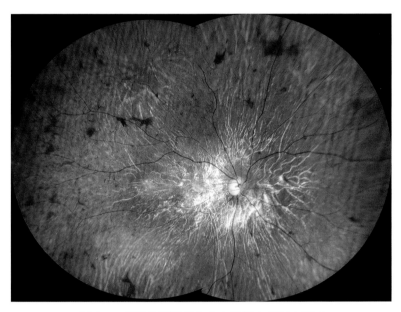

图 6-5 原发性视网膜色素变性超广角眼底拼图

（4）FFA:因视网膜色素上皮层脱色斑及色素游离堆积而见到透见荧光和荧光遮蔽,因脉络膜毛细血管萎缩而见到脉络膜大血管荧光充盈。有时还可见到视网膜血管闭塞,黄斑、后极部甚至周边部的荧光渗漏。

（5）FAF:50%~60% 的 RP 患者可见异常黄斑中央凹环或弧形高自发荧光,但在检眼镜检查中不可见。高自发荧光环对应的区域外节段营养不良和脂褐素产生,进行性视网膜薄变,通常伴随圆环的内缘椭圆体带丢失。另外,还可出现不同类型的异常自发荧光灶,如位于中周边的片状低自发荧光或黄斑中心的高自发荧光。

（6）OCT:病程晚期中心视力显著下降时,可用 OCT 检测黄斑区视网膜厚度,增厚者为水肿,变薄者为细胞丢失,常表现为椭圆体带消失和视网膜色素上皮层变薄（图 6-6）。

特殊临床类型

1. 单侧性视网膜色素变性（unilateral retinitis pigmentosa） 罕见。诊断为本型者,必须是一眼具有原发性视网膜色素变性的典型改变,而另眼完全正常（包括暗适应、视野、视觉电生理等检查）,经 5 年以上随访仍未发病,并除外继发性视网膜色素变性后才能确定。此种患者多在成年后或中年发病,一般无家族史（散发性）。

2. 环状视网膜色素变性（annular retinitis pigmentosa） 少见。其特征为环绕后极部有一环带状色素上皮变性区,该区内有骨细胞样色素增生及脉络膜大血管暴露,而周边眼底色泽又趋正常,此一眼底所见历数十年不变（证明不是典型的本病早期眼底改变）。患者有夜盲主诉,周边视野检查有与病变区相应的环形缺损。病程晚期,中心视力亦受损害（图 6-7,图 6-8）。

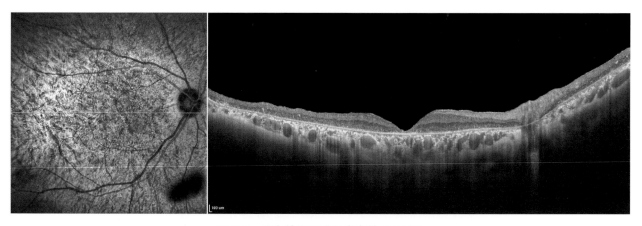

图 6-6   原发性视网膜色素变性 OCT 图

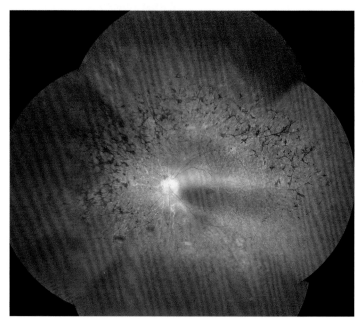

图 6-7   原发性环状视网膜色素变性超广角眼底拼图

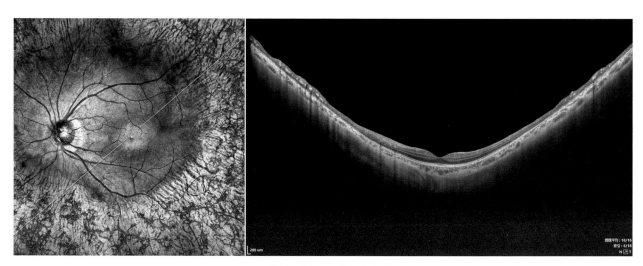

图 6-8   原发性环状视网膜色素变性 OCT 图

3. 象限性视网膜色素变性（sector retinitis pigmentosa）　本型亦少见。特点为病变仅累及双眼的同一象限，与正常区域分界清楚，有相应的视野改变，症状较轻，视力较好，ERG b 波降低，FFA 显示病变区大于检眼镜下所见范围。本型常为散发性，但也有 ADI、ARI 与 XLI 的报道（图 6-9）。

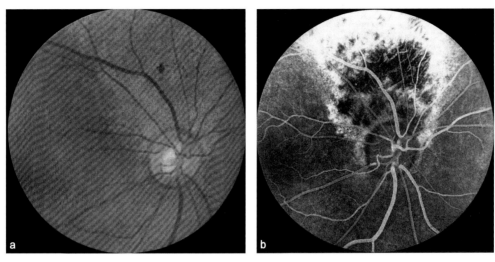

图 6-9　原发性象限性视网膜色素变性
a. 眼底像；b. FFA 片。

4. 无色素性视网膜色素变性（retinitis pigmentosa sine pigment）　指有典型的夜盲、视野损害、视网膜血管变细和蜡样视盘萎缩。ERG b 波消失，但无色素沉着，或在周边眼底出现少数几个骨细胞样色素斑，故称为无色素性视网膜色素变性（图 6-10）。有人认为该型是视网膜色素变性的早期表现，病情发展后仍会出现典型的色素沉着并失明，因此不能构成一个单独临床类型，但亦确有经长期眼底观察，始终无色素改变者（或极不明显）。本型的遗传方式与典型的原发性色素变性相同。

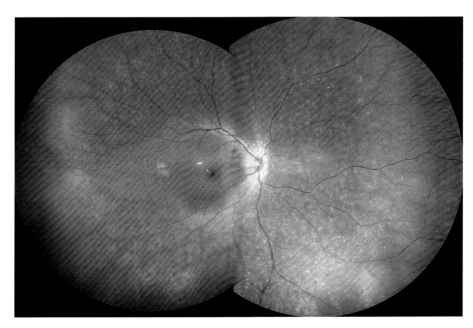

图 6-10　无色素性视网膜色素变性
男，43 岁，7~8 岁起有夜盲；就诊时双眼视力 0.08，ERG、EOG 接近熄灭；家族史不详。

5. **逆性视网膜色素变性**（inverse retinitis pigmentosa） 亦称中心性或中心旁视网膜色素变性，罕见。初发症状为视力减退与色觉障碍，眼底检查可见黄斑及其附近萎缩变性，有骨细胞样或不规则的斑块状色素堆积。ERG 呈低波或不能记录，早期以视锥细胞损害为主，后期才有视杆细胞损害。病变进行性，晚期可累及周边部视网膜，并出现血管改变（图6-11）。本病通常为常染色体隐性遗传（ARI），偶有显性遗传（ADI）。

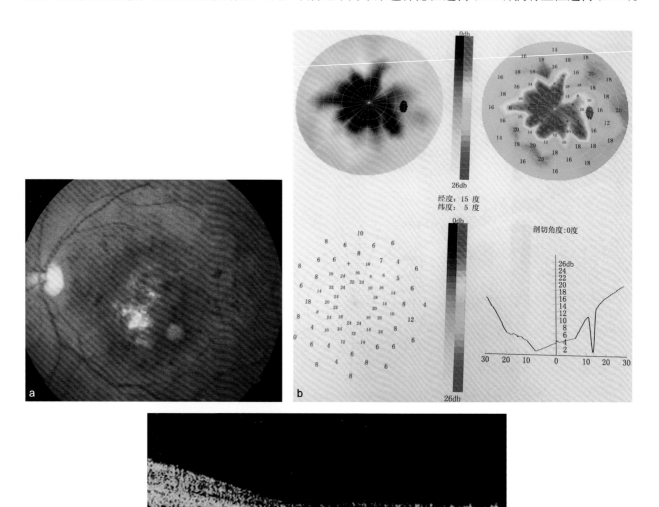

图 6-11　原发性逆性视网膜色素变性

男，17 岁，两眼 5~6 岁起视力不良，畏光、夜盲；就诊时双眼 0.06，眼球类震颤，色盲；两眼检查所见基本相同，本图例为左眼；a. 后极部可见形态不规则、大小不一的色素斑及脱色素斑；b. 视野中央有 20° 左右不规则的地图状绝对暗点；c. OCT 显示 IS/OS 反光带断裂、缺失、色素上皮层变薄（本病例图片由吴华医师提供）。

6. **Coats 病型视网膜色素变性**（Coats' disease type retinitis pigmentosa） 罕见，由 Khan 于 1988 年建议命名。病因不明。有 ARI 或 ADI 家族史者，也有散发者。患者先有视网膜色素变性典型的症状和眼底改变，数年或数十年之后又出现 Coats 病眼底改变，视功能亦随之急速下降。因此，无论检眼镜下及 FFA 所见，均有双重改变，即既有视盘蜡黄色萎缩、骨细胞样色素斑、视网膜血管细窄等视网膜色素变性的改变，又有视网膜深层大片渗出、渗漏性视网膜脱离、胆固醇样结晶、微血管瘤等 Coats 病改变。据推测视网膜渗漏是血管内皮细胞损害引起血-视网膜屏障破坏所致。大多累及双眼，间或单眼，女性多于男性（图 6-12）。

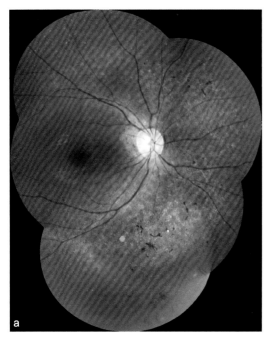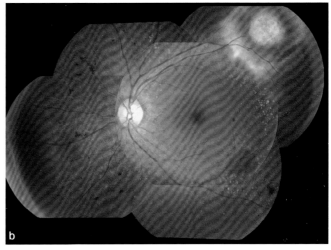

图 6-12 两眼原发性视网膜色素变性,左眼并发 Coats 病

女,34 岁,自觉夜盲 15 年左右,未予重视,因近半个月左眼视物变形、朦胧感就诊,视力右眼 0.4,左眼 0.25;两眼视野向心性缩小,均在 15° 左右;检眼镜下,两眼均有典型视网膜色素变性改变,在左眼颞上方中周部发现一个 1.5PD 大小的圆形血管瘤,瘤体周围深层有黄白色渗出的环状区,环状区四周还有散在的、略有光泽的黄白色斑点,并杂有出血斑;FFA 静脉期左眼黄斑出现花瓣样荧光斑,血管瘤呈均匀的囊样荧光充盈,15 分钟后,瘤体内尚见荧光潴留,整个造影过程中,该瘤体未见渗漏;a. 右眼眼底像;b. 同例左眼眼底像(本病例图片由何祥成医师提供)。

眼部并发症与伴发情况

1. 白内障 是本病常见的并发症,一般发生于病程晚期,晶状体后囊下皮质混浊,约见于 45% 的 RP 患者,呈疏松海绵状,略如星形,进展缓慢,终于整个晶状体完全混浊。

2. 青光眼 1%~3% 的病例可并发青光眼,多数为闭角型。有人从统计学角度研究,认为青光眼是与本病伴发而非并发。

3. 眼球震颤或近视 发病年龄早的患者可出现眼球震颤。约有 50% 的病例并发高度或变性近视。常见于 ARI 病例,更多见于 XLI 病例,亦可见于患者家族中无视网膜色素变性的其他成员。

4. 黄斑病变 RP 眼底可伴发多种黄斑病变,最常见黄斑囊样水肿(cystoid macular edema,CME)、黄斑前膜、玻璃体黄斑牵引综合征和黄斑裂孔,其中 CME 最常见。文献报道有高达 50% 的 RP 患者出现 CME,进一步引起患者的中心视力下降。目前 RP 继发 CME 的发病机制尚未明确,可能与以下原因相关:①血-视网膜屏障功能破坏;②视网膜色素上皮层的泵功能破坏;③Müller 细胞水肿和功能障碍;④抗视网膜抗体;⑤玻璃体黄斑牵引。

全身伴发、并发病

文献中有 44%~100% 的本病患者有不同程度的听力障碍,10.4%~33% 患者聋哑。聋哑病兼患本病者亦高达 19.4%。视网膜与内耳 Corti 器官均源于神经上皮,所以两者的进行性变性可能来自同一基因。视网膜色素变性与耳聋不仅可发生于同一患者,也可分别发生于患者同一家族的无视网膜色素变性成员,但两者似乎不是来源于不同基因,也可能为同一基因具有多向性所致。

本病可伴发于下列全身性遗传性疾病。

1. Laurence-Moon-Biedl 综合征(亦即 Bardet-Biedl 综合征) 有多指/趾、肥胖、性腺功能低下、智力迟钝,部分病例尚有聋哑。90%~95% 的患者伴发非典型或典型的视网膜色素变性。由于患者无生育能力,遗传方式不易确定,可能为常染色体隐性遗传(图 6-13,图 6-14)。

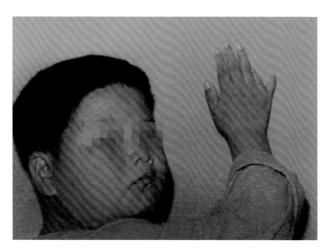

图 6-13　Laurence-Moon-Biedl 综合征
男,14 岁,双眼有典型的视网膜色素变性体征与症状,图示多指畸形。

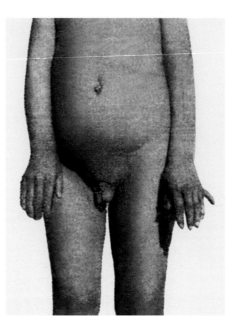

图 6-14　另一例 Laurence-Moon-Biedl 综合征
图示肥胖、生殖器不发育、多指畸形。

2. Usher 综合征 又称视网膜色素变性耳聋综合征,为常染色体隐性或显性遗传。有典型的视网膜色素变性,完全性或不完全性神经性耳聋,耳聋可为先天性或出生后早期发生。多数患者还伴有前庭功能障碍。

3. Hallgren 综合征 又称视网膜色素变性-耳聋-共济失调综合征,系常染色体隐性遗传病。视网膜可为典型的色素变性或无色素性视网膜色素变性,耳聋为先天性。几乎所有病例均有前庭小脑性共济失调。

4. Cockayne 综合征 即侏儒-视网膜萎缩-耳聋综合征,为常染色体隐性遗传。20 号染色体为三体,故又称染色体 20-三体综合征。婴幼儿期发病,数年内死亡。全身表现为侏儒、智力低下、皮下脂肪缺乏而呈老年人容貌,皮肤对阳光敏感使面部有蝶形红斑,皮肤暴露处易发生日照性皮炎,上颌骨突起、颅骨畸形、大耳朵、大手、大足、进行性耳聋等。眼部除视网膜出现与色素变性类似的改变外,尚有虹膜异色、瞳孔不圆、角膜结晶样混浊、眼球凹陷、眼球类震颤等。

5. 其他 由黏多糖代谢障碍引起的 Scheie 综合征、Hunter 综合征、Sanfilippo 综合征;肾上腺白质营养障碍(adrenoleukodystrophy);线粒体肌病(mitochondrial myopathy, 即 Kearns-Sayre 综合征);植烷酸贮积病(phytanic acid storage disease, 即 Refsum 病);Friedrich 或 Marie 的两种遗传性共济失调及 Bemard-Scholz 综合征等等,眼底均可出现典型或不典型的视网膜色素变性,因罕见从略。

病理

临床上得到的标本均为晚期病例,主要病理改变为视网膜神经上皮层,特别是视杆细胞的进行性退变,继以视网膜由外向内各层组织逐渐萎缩,伴发神经胶质增生。色素上皮细胞层发生变性和增生,可见色素脱失或积聚,并向视网膜内层迁徙。视网膜血管壁发生玻璃样变性而增厚,甚至管腔完全闭塞。脉络膜血管可有不同程度硬化,毛细血管完全或部分消失。视神经可完全萎缩,视盘上常有胶质增生,形成膜状,与视网膜的胶质膜相连接。检眼镜下所见视盘蜡黄色,一般认为是神经胶质增生所致。

近年来超微结构检查,已确认视杆细胞外节盘膜在病程早期即已丧失,视锥细胞外节盘膜则相对有所保留,但也有一些病例,在残存的视锥细胞外节盘膜上有缩短和空泡等异常改变。推测以上病理改变之原因,可能为结构基因失常,或视细胞外节盘膜内合成酶及其产物的基因缺陷有关。

诊断与鉴别诊断

根据上述病史、症状、视功能及检眼镜检查所见,诊断并无太大困难。同时注意与其他遗传性视网膜营养不良(如视锥、视杆细胞营养不良)和继发性(假性)视网膜色素变性加以鉴别。

遗传性视锥、视杆细胞营养不良的临床表现和遗传特征与 RP 相似,但前者会更早出现视力下降,明显畏光,全色盲,初期无夜盲。

继发性(假性)视网膜色素变性见于无家族史或家族史不详的散发病例。如药物(甲硫哒嗪和氯丙嗪)相关,或一些先天性或后天性脉络膜视网膜炎症后的继发性视网膜色素变性。

先天性梅毒和孕妇在妊娠第 3 个月患风疹(rubella)后引起的胎儿眼底病变,眼底所见与本病几乎完全相同。ERG、EOG、视野等视功能检查结果也难以区分。只有在确定患儿的父母血清梅毒反应阴性及母亲妊娠早期无风疹病史后,才能诊断为原发性视网膜色素变性。有时还应做较长时间的随访观察。先天性继发性视网膜色素变性通常在出生后即已存在,病情静止。

后天性梅毒和某些急性传染病(如天花、麻疹、猩红热、流行性腮腺炎等),均可发生脉络膜视网膜炎,炎症消退后的眼底改变有时与原发性视网膜色素变性类似。应通过病史、血清学检查、眼底改变(色素斑大且位置较深,形态不规则呈非骨细胞样,有脉络膜视网膜萎缩斑,视盘灰白色萎缩,不是蜡黄色)及夜盲程度较轻和静止等方面予以鉴别。

治疗

本病目前尚无有效治疗,临床最常用、最经典的药物为维生素 A(15 000IU 每天 1 次,维生素 A 为脂溶性,高剂量长期服用,易于在体内蓄积而引起副作用,因此用药时要有间歇,例如连续半个月后停用 5 天),同时配合牛磺酸(taurine,即 2-氨基乙磺酸,0.5g,每天 3 次)、二十二碳六烯酸(docosahexaenoic acid,DHA,300mg,每天 1~2 次);或叶黄素(10mg 每天 1 次持续 3 个月后,改为 30mg 每天 1 次再持续 3 个月)。此外,Ca^{2+} 拮抗剂尼莫地平(20~30mg,每天 2 次),0.12% 乌诺前列酮滴眼液(0.12% unoprostone eye drops,每天 1 次,临睡前点眼。主要是改善视神经、脉络膜、视网膜的血循环,降低光毒性以保护视细胞)亦可试用。以上治疗,虽然不能阻止病变的发展,但在延缓其自然病程方面,可能有所裨益。

下列方法,或可避免视功能迅速恶化。

1. 遮光眼镜的选用　光损伤可加速视细胞外节变性,所以必须戴用遮光眼镜。遮光眼镜的颜色从理论上说应采用与视红同色调的红紫色,但有碍美容而用灰色,阴天或室内用 0 号至 1 号,晴天及强光下用 2 号至 3 号,亦可选用灰色变色镜。深黑色墨镜并不相宜,蓝、绿色镜片禁用。目前大多推荐 OPFTM 550 滤光镜,能滤过 97%~99% 波长在 550nm 以下的紫外线。

2. 避免精神与体力的过度紧张　过度紧张时体液中儿茶酚胺(catecholamine)增加,脉络膜血管因此收缩而处于低氧(hypoxia)状态,促使视细胞变性加剧。

展望

随着分子生物学研究的发展,视网膜色素变性的基因治疗是近年来分子生物学及眼科研究工作热点之一,例如:①以单纯疱疹 1 型病毒、腺病毒、脂质体等为载体,将有关基因移植至视网膜下,使之转化为视锥细胞、视杆细胞和视网膜色素上皮细胞。针对不同 RP 致病基因的临床试验正在进一步研究中;②眼来源的视网膜干细胞,或非眼源性的干细胞,如神经源性干细胞、胚胎干细胞、自体骨髓造血干细胞,进行玻璃体、视网膜下移植;尽管干细胞移植治疗人类视网膜疾病的 I/II 期临床试验已经显示良好的安全性,但在细胞移植过程中,免疫应答等并发症仍时有发生,在眼内移植途径(尤其是玻璃体内注射)可引起纤维化和视网膜牵引,导致严重的致盲并发症;③夜视镜及各型视网膜电子刺激器(亦称视网膜假体、微型人工视网膜硅芯片),这类假体在植入眼的生理功能和技术方面存在局限性,仅适用于终末期的失明患者;同时植入物价格昂贵,仅少数患者能接受,对不同患者的疗视差异很大。

预后及优生学

本病 XLI 患者发病年龄早,病情重,发展迅速,预后极为恶劣。在 30 岁左右时视功能已高度不良,至 50 岁左右出现全盲或接近全盲。ARI 及 ADI 患者发病年龄无太大区别,但视功能损害 ADI 常轻于 ARI,偶尔有发展至一定程度后趋于停止者,故预后相对优于 ARI,更优于 XLI,因而可获得勉强就学和就业的机会。

本病为遗传性疾病,其先辈多有近亲婚姻史,禁止近亲婚姻可使本病减少发生约 22%。另外,患者应尽量避免与有本病家族史者结婚,更不能与也患有本病的患者结婚。

遗传咨询是目前预防本病的唯一可行手段。避免 XLI 基因携带者男性后代出生,以减少重症病例发生率。通过检测本病基因突变进行 ARI、ADI 的产前诊断,对降低群体发病率有重大意义。

遗传咨询的主要内容,还包括患者同胞及其子女发病风险的估计。

主要参考文献

1. 费成坚,罗成仁. 原发性视网膜色素变性//李凤鸣. 中华眼科学(中册). 北京:人民卫生出版社,2005:2122-2128.
2. 孙旭芳. 原发性视网膜色素变性//魏文斌,陈积中. 眼底病鉴别诊断学. 北京:人民卫生出版社,2012:265-268.
3. 邝志和. 视网膜色素变性的分子生物学研究进展. 国外医学眼科学分册,2001,25(2):98-102.
4. 张铭端. 原发性视网膜色素变性//黄叔仁. 临床眼底病学. 合肥:安徽科学技出版社,1994:91-97.
5. 王婵婵,赵菊莲. 视网膜色素变性的治疗进展. 中国实用眼科杂志,2011,29(1):6-9.
6. 储三军,徐海峰. 视网膜假体的研究进展. 国际眼科纵览,2013,37(4):256-260.
7. MERIN S,AUERBACH E. Retinitis pigmentosa. Surv Ophthalmol,1976,20(5):303-310.
8. BERSON E L. Retinitis pigmentosa. The friedenwald lecture. Invest Ophthalmol Vis Sci,1993,34(5):1659-1663.
9. PERRY J,DU J,KJELDBYE H,et al. The effects of bFGF on RCS rat eyes. Curr Eye Res,1995,14(7):585-589.
10. YEUNG K Y,BAUM L,CHAN W M,et al. Molecular diagnostics for retinits pigmentosa. Clin Chim Acta,2001,313(1-2):209-215.
11. OTANI A,KINDER K,DORRELL M L,et al. Rescue of retinal degeneration by intravitreally injected adult bone marrow-derived lineage-negative hematopoietic stem cells. J Clin Invest,2004,114(6):765-774.
12. VAN WOERKOM C,FERRUSSI S. Sector retinitis pigmentosa. Optometry,2005,76(5):309-317.
13. CHOW A Y,CHOW V,PACKO K H,et al. The artificial silicon retina microchip for the treatment of vision loss from retinitis pigmentosa. Arch Ophthalmol,2004,122(4):360-469.
14. KOLOMEYER A M,ZARBIN M A. Trophic factors in the pathogenesis and therapy for retinal degenerative diseases. Surv Ophthalmol,2014,59(2):134-165.

15. 水野胜義. 網膜色素变性症 の治療. あすへの眼科展望, 東京: 金原出版株式会社, 1977; 223-224.

16. 中沢満. 網膜色素变性症 の治療. 臨床眼科, 2003, 57（10）: 1536-1539.

17. 大谷篤史. 骨髄造血幹細胞 による網膜色素变性症治療 の可能性. 臨床眼科, 2007, 61（6）: 921-926.

18. 宮村紀毅, 上松聖典, 築城英子, ほか. 網膜色素变性 に対するウノプロストンの効果. 臨床眼科, 2007, 61（4）: 541-545.

19. 緋田芳樹, 真島行彦, 小口芳久. ウノプロストン点眼液 のラット光照射網膜变性 に対する保護効果. 厚生省特定疾患網脈絡膜-視神経萎縮症調査研究班報告平成 10 年度研究報告書, 74-76.

20. VERBAKEL S K, VAN HUET R A C, BOON C J F, et al. Non-syndromic retinitis pigmentosa. Prog Retin Eye Res, 2018, 66: 157-186.

21. 中华医学会医学遗传学分会遗传病临床实践指南撰写组. 视网膜色素变性的临床实践指南. 中华医学遗传学杂志, 2020, 37（3）: 295-299.

第二节　结晶样视网膜色素变性

结晶样视网膜色素变性（crystalline retinal pigmentary degeneration）于 1937 年由 Bietti 首先报道, 又名"Bietti 结晶样视网膜营养障碍（Bietti's crystalline retinal dystrophy）"。主要临床特征为闪亮的黄白色结晶沉积于视网膜后极部, 并伴有进展性视网膜色素上皮细胞、脉络膜毛细血管及光感受器细胞的萎缩。发病年龄 20~40 岁, 双眼病变大致对称, 并同步发展。男性多于女性, 男女之比约为 4∶1。本病好发于亚洲地区, 尤其是中国人和日本人居多。

除眼底改变外, 部分病例在角膜缘浅层亦可见到结晶样黄白色小点状沉着物。但此体征在白色人种较多见, 所以又称本病为 Bietti 结晶样角膜视网膜营养障碍（Bietti's crystalline cornea-retinal dystrophy）, 我国的本病患者中少有, 个别见于病程晚期。

病因

本病是一种与原发性视网膜色素变性有关的常染色体隐性遗传疾病, 可视为原发性视网膜色素变性的变异型。有些病例能查到其前辈有近亲联姻史。目前认为其主要的致病基因为 *CYP4V2*。该基因突变扰乱内源性脂肪酸或类固醇的合成和分解途径, 可能是结晶样视网膜色素变性致病的原因。

临床表现

视力下降或夜盲, 或两者兼有, 亦可无自觉症状, 因眼底检查才被发现。视野检查早期可有中心暗点或旁中心暗点, 完全或不完全的环形缺损, 晚期向心性缩小, 甚至呈管状。暗适应早期正常, 晚期明显下降。EOG 早期即有异常, ERG 早期正常, 随着病程的持续, b 波下降甚至消失。色觉早期正常, 晚期可有蓝色觉损害、红绿色觉损害或全色盲。

早期检眼镜检查视盘正常或轻度充血, 晚期褪色。视网膜血管早期正常, 晚期动脉略有变细。包括视盘附近在内的后极部眼底呈污暗的浅灰色, 在此背景上散布着很多结晶样闪辉金黄色亮点, 小者如针尖, 大者如视盘面静脉管径（约 125μm）, 位于视网膜血管后方或其前方。亮点旁常有不明显的色素围绕, 越近黄斑中心凹, 亮点分布越密集, 甚至融合成斑块状（此种结晶样闪光的亮点, 在检眼镜下极为明显, 但在彩色摄片上, 可能因照相机设有屏蔽, 不见闪亮）。病变区可见少数散在的暗褐色、大小不等、形态不规则的色素斑块, 偶见骨细胞样色素沉着。少数病例可见小片状视网膜出血, 并由此逐渐机化为灰白色膜状物。上述眼底改变起初以后部眼底为主, 越至周边越轻, 呈正常外观。病程后期病变范围增大, 脉络膜大血管暴露并呈现部分或全部硬化样改变, 视盘附近尤为显著。屈光间质清晰, 少数有不明显的玻璃体混浊（图 6-15）。

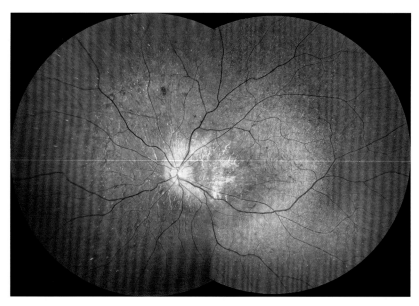

图 6-15　结晶样视网膜色素变性

FFA 早期,后极部有大片透见荧光,其中杂有形态不一、散在的荧光遮蔽,提示色素上皮层存在广泛性萎缩及色素游离堆积。视盘周围及黄斑有散在斑块状边缘清晰的无灌注区,区内有时隐约可见不规则的条状荧光,提示脉络膜毛细血管闭塞和脉络膜大血管残存。造影晚期,荧光素逐渐进入无灌注区,使该区边缘模糊。

OCT 表现为视网膜各层内大小不一的高反射点,视网膜外层和脉络膜毛细血管萎缩。

根据文献报道,结晶样视网膜色素变性还可引起黄斑水肿以及脉络膜新生血管。

诊断与鉴别诊断

根据病史及眼底改变,诊断本病并不困难,如果在角膜缘浅层见到结晶样小点,则更为明确。

本病应与白点状视网膜变性相鉴别。白点状视网膜变性眼底可见分布均匀、边界清楚、大小几乎相等的白色斑点,黄斑不受侵犯,与本病的结晶样闪光亮点密集于后极部等情况不同。仅凭检眼镜下所见,有时易与玻璃疣混淆,但本病有暗适应障碍或夜盲,玻璃疣则无此症状。此外,胱氨酸病(cystinosis)患者角膜面亦有结晶样小点,其婴儿型的眼底改变与本病类似,下列各点可资鉴别:①胱氨酸病结晶样小点在眼前节的分布范围广,整个角膜、球结膜、虹膜面均有沉着,结晶样体成分为胱氨酸。本病结晶样小点仅限于角膜缘浅层,十分微小,结晶体成分为胆固醇或胆固醇酯。②胱氨酸病青少年型和成年型一般无眼底改变,婴儿型多在 10 岁以内因肾衰竭而死亡。生前暗适应、视野、视觉电生理检查均正常,与本病迥异。

治疗

参照原发性视网膜色素变性。当患眼出现黄斑水肿或脉络膜新生血管时,可尝试进行抗炎或抗VEGF 药物对症治疗。

主要参考文献

1. 陈宗蕊. 结晶样视网膜变性. 中华医学杂志,1980,60(5):274-276.
2. 卫煊,杨冠. 结晶样视网膜变性的荧光血管造影. 中华医学杂志,1981,61(2):106-109.

3. KAISER-KUPFER M I, CHAN C C, MARKELLO T C, et al. Clinical biochemical and pathologic correlations in Bietti's crystalline dystrophy. Am J Ophthalmol, 1994, 18（5）:569-572.

4. JURKLIES B, JURKLIES C, SCHMIDT U, et al. Bietti's crystalline dystrophy of the retina and cornea. Retina, 1999, 19（2）:168-171.

5. DRENSER K, SARRAF D, JAIN A, et al. Crystalline retinopathies. Surv Ophthalmol, 2006, 51（6）:535-549.

6. LI A, JIAO X, MUNIER F L, et al. Bietti crystalline corneoretinal dystrophy is caused by mutations in the novel gene CYP4V2. Am Hum Gent, 2004, 74（5）:817-826.

7. 张芷萌. 结晶样视网膜色素变性研究进展. 中华实验眼科杂志, 2018, 36（7）:559-563.

第三节　白点状视网膜变性和白点状眼底

一、白点状视网膜变性

白点状视网膜变性（white punctate degeneration of the retina）是一种极为少见的常染色体隐性遗传病。其先辈有近亲婚姻史,与原发性视网膜色素变性关系密切。往往在同一家族的患者中,有的为视网膜色素变性,有的为白点状视网膜变性,甚至在同一眼底兼有两者的特征性改变,或同一患者两眼分别为两者之一。

临床表现

本病为慢性进行性眼病。幼年时即有夜盲,中心视力减退、视野向心性缩小及色觉障碍。随着年龄增长,上述症状亦渐趋严重。ERG 减弱乃至不能纪录,EOG 开始时 LP/DT 降低,最后熄灭。

检眼镜下整个眼底分布有大小一致的白色无反光的圆形或类圆形小点,位于视网膜血管下方。这种小点密集于赤道部之后的眼底后部,但很少侵及黄斑。在白色小点之间,通常无色素沉着,仅个别患者亦可见到骨细胞样色素斑,并可逐渐增多。病程晚期,视盘褪色,视网膜血管变细（图 6-16）。

治疗

参照原发性视网膜色素变性。

二、白点状眼底

白点状眼底（white punctate of the fundus）又分成伴有及不伴有先天性静止性夜盲两型。前者常因夜盲而就诊。暗适应检查仅时间延长,光阈值及其他视功能完全正常。后者无自觉症状,于体格检查时检查眼底而偶然发现。往往有家族史,Aish 称之"为良性家族性视网膜斑点症（benign familial fleck retina）",ERG 与 EOG 检查正常,与白点状视网膜变性不同。

检眼镜所见同白点状视网膜变性,但即使伴有先天静止性夜盲者,在长达数十年的随访观察中黄斑始终不受侵及。白色小点之间更无骨细胞样色素沉着,视盘及视网膜血管亦无改变（图 6-17）。

本病系静止性,不需治疗,亦无法治疗。

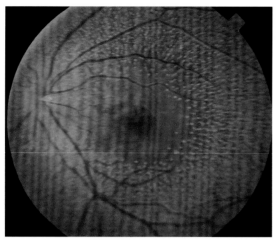

图 6-16　白点状视网膜色素变性

女,18 岁,自幼夜盲,就诊时两眼视力 1.0,视野向心性
缩小;无家族史(其外祖父母系近亲婚配),两眼底像
基本相同,本图为其左眼底像。

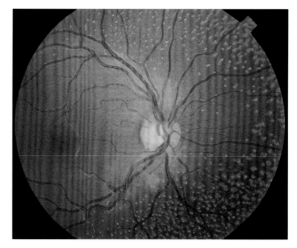

图 6-17　白点状眼底

女,15 岁,无自觉异常,升学体检时发现两眼底有相
同的密集白点状改变;双眼视力 1.2,Jr 1;色觉、视野、
ERG、EOG 均无异常;父母非近亲婚配,生有子女各一,
患儿胞兄(18 岁)眼底正常。

主要参考文献

1. 张锡祺. 一种遗传性家族性夜盲症. 东南医刊,1932,3:205-208.
2. 许美德. 白点状视网膜变性四例分析报告. 中华眼科杂志,1958,8:445-446.
3. 宁玉兰. 白点状视网膜变性两家系. 实用眼科杂志,1987,5(1):56.
4. 北京工农兵医院眼科,中国医学科学院首都医院眼科. 眼底病. 北京:人民卫生出版社,1978.
5. 刘秀文,刘宗明,靳丽娜. 良性视网膜斑点症二例. 中华眼底病杂志,1997,13(1):37-38.
6. 张军军. 眼底白点症和白点状视网膜变性. 中华眼底病杂志,1998,14(1):49-51.
7. HAJALI M,FISHMAN G A,DRYJA T P. Diagnosis in a patient with albipunctatus and atypical fundus changes. Doc Ophthalmol,2009,118(3):233-238.

第四节　小口病

小口病(Oguchi's disease)罕见。由小口忠太于 1906 年首先报道,河本重次郎于 1911 年命名。多见于日本人,欧美亦有数例记载。患者男性略多于女性,双眼发病。

病因及发病机制

本病为一种常染色体隐性遗传性眼病,遗传基因位于第 2 号染色体长臂。双亲多数有近亲婚配史,其发病机制,在文献中有一些根据组织学和视细胞光化学方面的推测,未获公认。本病与原发性视网膜色素变性之间可能存有某种联系。

临床表现

本病临床有三大特征:即先天性静止性夜盲、眼底呈灰暗而带有反光的金黄色及水尾现象(Mizuo's phenomenon)。

中心视力无损害。周边形视野及色视野均无改变,在减低背景照明度后,则有向心性缩小。中心视野正常。视杆细胞暗适应明显障碍,但锥细胞阈值仍保持正常。色觉正常。

检眼镜下,整个视网膜色泽呈灰暗而带有反光的金黄色(菅沼定男形容为古老的金屏风样),黄斑中心反光存在,视盘色泽正常,视网膜血管在走出视盘以后呈暗紫色,动静脉不易判别,检眼镜光线照射的血管一侧有霜样反光,另一侧见有阴影,周边部眼底可见暗灰色边缘不清的斑块。如果将黑布包扎双眼 1~2 小时后再行检查,则上述的异常改变完全消失而与正常眼底完全相同。这种特殊所见,称为水尾现象。水尾现象出现后,在自然光线下约 30~40 分钟,眼底又逐渐恢复至黑布包扎前的异常状态(图 6-18)。

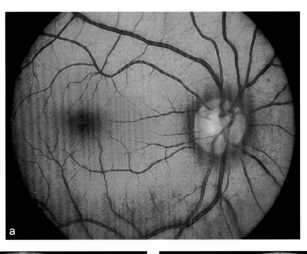

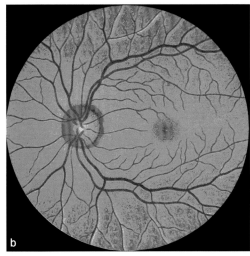
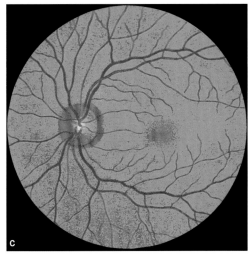

图 6-18 小口病
a. 眼底摄片(古老金屏风样改变);b. 眼底彩绘(古老金屏风样改变);c. 水尾现象(彩绘)。

EOG 检查,LP/DT(Arden 比)低于正常。图像 VEP 及图像 ERG 正常。暗适应 30 分钟后,闪光 ERG 检查,a 波正常,b 波低下甚至缺失,OPs 明显下降。

病理

由于本病罕见,所以文献中病理组织学检查机会亦少。在仅有的 3 例报道中,发现视网膜组织甚为特殊。视锥细胞增多,在视盘颞侧大片区域内几乎无视杆细胞。视锥细胞较大,形态异常,细胞核位于视网膜外界膜以外。在视细胞层与色素上皮层之间有一层特殊组织,该组织不是真正的细胞层,而是视细胞外端的变性物质,其中含有颗粒。在色素上皮中,色素聚集于细胞内端,而其基底部则含有多量类脂质,细胞核染色致密。上述这些组织学所见,有似某些两栖类及鸟类的组织结构,所以有人认为本病是一种返祖现象。

诊断与鉴别诊断

根据前述三大特征,诊断并不困难。本病与原发性视网膜色素变性(RP)的区别除眼底所见不同外,RP暗适应、夜盲、视野、中心视力损害是进行性的,最终大多失明或高度障碍。而本病夜盲是先天静止性,中心视力不受影响。本病与其他先天静止性夜盲症的鉴别,因本病有特殊的眼底所见(古老金屏风样的改变)及水尾现象而极易分辨。

治疗

至今尚无有效治疗。

主要参考文献

1. 张锡祺. 小口病//张锡祺. 眼底病图谱. 上海:医务生活社,1954:41.
2. 关冠武. 小口(OQUCHÜ)病一家族两例. 中华眼科杂志,1953,3(1):44-49.
3. 范鸿简. 小口病:报告一家族三例. 中华眼科杂志,1958,8(5):319-320.
4. 李鑫. 小口氏病伴有永存性瞳孔残膜一例. 中华眼科杂志,1964,11(3):215.
5. 麦光焕. 小口病二例. 中华眼科杂志,1984,20(6):364-365.
6. 吕永顺,杨钧. 小口病二例. 中华眼科杂志,2000(2):152.
7. CRUZ-VILLEGAS V,ROSENFELD P J. Congenital stationary night blindness// QUILLEN D A,BLODI B A. Clinical Retina. New York:AMA,2002:166-168.
8. 大桥孝平. 日本眼科全書(五卷三册). 東京:金原出版株式会社,1953.

第五节　先天性静止性夜盲

先天性静止性夜盲(congenital stationary night blindness)从广义言之,如小口病和伴有夜盲症的白点状眼底等均应纳入此类疾病。但本节所述则专指仅有先天性静止性夜盲而眼底无任何改变的一种少见病种(狭义的先天性静止性夜盲)。

本病绝大多数为常染色体显性遗传(Gunier,1871;费一坚,1992),个别为常染色体隐性遗传或性连锁隐性遗传。

本病发病机制不明。临床主要症状为与生俱来的夜盲,终生静止不变。色觉、视野、眼球前节、屈光间质及眼底所见,均属正常。暗适应障碍,全视野ERG异常(潜伏期正常,b波下降)。

常染色体隐性遗传或性连锁隐性遗传者,常并有近视或高度近视。目前已发现多个基因与先天性静止性夜盲相关。

至目前为止,本病尚无有效治疗。未来针对特定致病基因的基因治疗有望成为新的治疗手段。

主要参考文献

1. 费一坚,罗成仁. 先天静止性夜盲//李凤鸣. 中华眼科学. 北京:人民卫生出版社,2005:2130-2131.
2. 孟祥珍,袁安东,王慎宜. 先天性静止性夜盲的视觉电生理观察. 眼科研究,1987,5(3):139-142.
3. 睢瑞芳,赵家良. 先天性静止性夜盲. 中华眼科杂志,2006,42(5):472-475.

4. NOBLE K G. Congenital stationary night blindness// GUYER D R, YANNUZZI L A, CHANG S, et al. Retina-Vitreous-Macula. Philadelphia: WB Saunders Co, 1999: 934-941.

第六节 黄色斑眼底

黄色斑眼底（fundus flavimaculatus）由 Franceschetti 于 1963 年予以详细描述，认为是一种独立的眼病，发病年龄在 10~20 岁之间。常染色体隐性遗传（autosomal recessive inheritance, ARI）。

临床表现

有三种临床类型：①伴有 Stargardt 病；②在黄斑部有黄色斑；③黄斑部无任何异常。

检眼镜下，黄色斑通常沉着于黄斑周围的后部眼底，在周边眼底有时亦有分布。形态不一，大多呈线状或鱼尾状，数量多少不等，位于视网膜血管下方的视网膜深层。新鲜时边界清楚，陈旧性者变薄而相互融合，成砂丘样或边界模糊的地图状。

新鲜病灶处 FFA 不显现荧光，只有在陈旧性病灶及黄色斑消退处才能见到边界模糊的污点状荧光斑（图 6-19）。

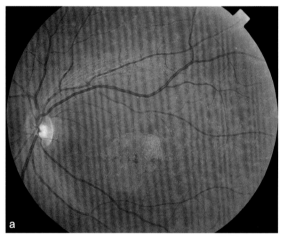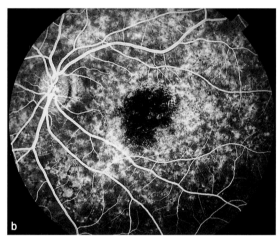

图 6-19 伴有 Stargardt 病的黄色斑眼底
a. 眼底像；b. FFA 25.6 秒。

如果不伴有黄斑损害，视力及周边视野均正常。暗适应一般并无障碍，但也有报道有夜盲主诉者。ERG 正常或轻度不正常，EOG 则 LP/DT 降低。

病理

Klien 及 Krill 于 1967 年提出本病首例病理组织学检查报告，病变位于视网膜色素上皮细胞内段，推测为透明质酸的堆积。但在此后的研究中也有持异议者，如 Eagle 等（1980）认为视网膜色素上皮细胞内存在异常脂褐质，脂褐质的代谢失常对发病有重要作用。

鉴别诊断

与 Stargardt 病的鉴别，见本章第八节之二。与玻璃疣的鉴别，除检眼镜所见形态不同外，在 FFA 上玻璃疣有边界明显的荧光染色，本病则不染色或仅有边界模糊的污点状透见荧光。参阅本章第七节。

治疗

本病约有半数不侵及黄斑,虽经十余年追踪观察而未见发展。预后较好,因此不需治疗。目前亦无法治疗。

主要参考文献

1. FRANCESCHETTI A. A special form of tapetoretinal degeneration,fundus flavimaculatus. Trans Am Acad Ophthalmol Otolaryngol,1965,69(6):1048-1452.

2. KLIEN B A,KRILL A E. Fundus flavimaculatus. Clinical,functional and histopathologic observations. Am J Ophthalmol,1967,64 (1):3-8.

3. EAGLE R C,LUCIER A C,BERNARDINE V B,et al. Retinal pigment epithelial abnormalities in Fundus flavimaculatus:A light and electron microscopic study. Ophthalmology,1980,87(12):1189-1196.

4. DUKE-ELDER S. System of ophthalmology. Vol.Ⅹ // Diseases of the retina. London:Henry Kimpton,1967:628-637.

第七节　玻璃疣

玻璃疣(drusen,为德文 druse 的复数,即胶样体或透明小体,colloid or hyaline bodies),可分家族性、老年性、继发性三类。

玻璃疣的形成机制,还不完全清楚,目前比较公认的为沉积说:视网膜色素上皮细胞具有高度发达的吞噬酶系统(phagocytic lysosomal system),对视细胞外节盘膜(disc membranes)有吞噬与消化功能,当此种功能衰退后,未被完全消化的终产物(主要为脂褐质,lipofuscin),沉积于细胞溶酶体中,即残余小体(residual bodies),残余小体无法通过色素上皮细胞内途径清除而推向其基底部,逐渐增多并向细胞外排出,蓄积于 Bruch 膜与视网膜色素上皮细胞层之间,形成玻璃疣(Bruch 膜在电镜下自内向外分视网膜色素上皮层基底膜、内胶原层、弹力膜、外胶原层、脉络膜毛细血管基底膜五层,但色素上皮层基底膜与色素上皮细胞基底部之间有 1 000nm 的间隙)。

检眼镜下,玻璃疣为黄色颗粒,位于视网膜深层(检眼镜下为视网膜血管下方),体积较小(< 视盘面静脉管径,该管径约等于 125μm)、边界清晰者称硬性玻璃疣;反之,体积较大(≥125μm)、边界模糊不清者称软性玻璃疣;软性玻璃疣相互融合成片者称融合性玻璃疣。如用共焦激光扫描检眼镜(cSLO)检查,用 488nm 激发光可见玻璃疣显示自发荧光。

一、家族性玻璃疣

家族性玻璃疣(familial drusen)在历史上曾被称为中心性滴状脉络膜炎(central guttate choroiditis,Hutohinson,1895)及蜂窝状脉络膜营养障碍(honeycomb dystrophy of the choroid,Doyne,1899),1972 年 Newell 与 Krill 等认为上述两病实际上就是家族性玻璃疣。是一种常染色体显性遗传性疾病。

Pajlas 根据检眼镜所见,将本病分成三期。

1. 初期　见于 10~30 岁年龄段。黄白色疣体小而数量少,呈小点状,大小大致相等,边界清楚,疣周视网膜略有褪色。

2. 缓慢进行期　在 40 岁左右,疣体部视网膜神经上皮层微微隆起,有钙化倾向及相应处的色素上皮萎缩(图 6-20)。

3. 末期　在 50~60 岁间,疣体密集,开始相互融合,形成黄白色斑块。此种改变在黄斑更为显著,多见有色素增生,并可由此发生黄斑囊样变性。

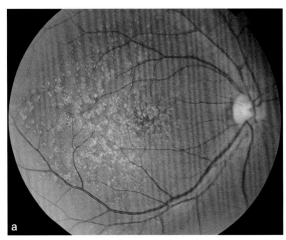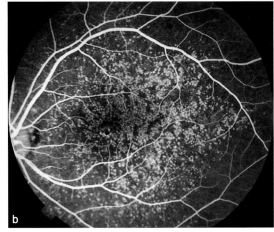

图 6-20　家族性玻璃疣（缓慢进行期）

女，44 岁，视力右眼 0.8，左眼 0.6，不能矫正；两眼底所见近似；a. 右眼底像；b. 左眼 FFA 片。

　　FFA 所见：动脉期玻璃疣处有透见荧光，静脉期荧光斑点加强，后期可见疣体着色（因玻璃疣亲水性，故 FFA 呈强荧光，ICGA 偏于亲脂性，故 ICGA 为弱荧光）。有的病例还可见到视网膜色素上皮层和/或神经上皮层浆液性脱离。

　　玻璃疣电镜下检查可见疣体内含有业已变性的线粒体、细胞碎屑、视细胞外节盘膜碎片及残余体，疣体下 Bruch 膜内有消化不全的色素上皮细胞和视细胞的细胞器。

　　目前尚无有效治疗。视功能损害并不严重，即使病程末期，如果不发生黄斑囊样变性，仍可保持较好的中心视力。

二、老年性玻璃疣

　　老年性玻璃疣（senile drusen）参阅本章第九节年龄相关性黄斑变性。

三、继发性玻璃疣

　　继发性玻璃疣（secondary drusen）是继发于脉络膜视网膜血管性疾病、炎症或肿瘤的变性产物。在眼球痨（phthisis bulbi）的标本内极为常见。此外，在某些全身病中亦可见到，如血红蛋白异常（dysproteinemia）、脂肪蛋白质沉积症（lipid-proteinosis）、慢性白血病、弹力性假性黄色瘤、复发性多发浆膜炎、硬皮病、Rendu-Osler 综合征等。

主要参考文献

1. 关国华. 黄斑部玻璃疣//聂爱光. 现代黄斑疾病诊断治疗学. 北京：北京医科大学-中国协和医科大学联合出版社，1997：150-155.
2. GSHIBASKI T. Formation of drusen in the human eye. Am J Ophthalmol, 1986, 101（3）：342-347.
3. SMIDDY W E. Prognosis of patients with bilateral macular drusen. Ophthalmology, 1984, 91（3）：271-274.
4. BRESSLER N M, BRESSLER S B, FINE S L. Age-related macular degeneration. Surv Ophthalmol, 1988, 32（6）：375-381.
5. 秋谷忍. 眼病 の电子显微镜所见最近 の进步. あすへの眼科展望. 东京：金原出版株式会社，1973：330-336.

第八节　遗传性黄斑营养障碍

　　遗传性黄斑营养障碍（hereditary macular dystrophy）是少见病。在此，对几种相对多见的如 Best 病、

Stargardt病等作详细叙述外,对罕见的如显性进行性中心凹营养障碍等,则仅作简略介绍。

一、Best病

Bestrophinopathies(Best病)是一组由 *BEST1* 基因突变导致的遗传性黄斑营养不良性疾病。主要包括 Best 卵黄样黄斑营养障碍(Best vitelliform macula dystrophy,BVMD)、常染色体显性遗传玻璃体视网膜脉络膜病(autosomal dominant vitreo retinochoro-idopathy,ADVIRC)和常染色体隐性遗传 Best 病(autosomal recessive Bestrophinopathy,ARB)。三种疾病的主要病理机制是原发病变位于视网膜色素上皮层,进而影响光感受器细胞。在 ARB 和 ADVIRC,*BEST1* 基因突变不仅导致视网膜病变,同时也潜在影响整个眼球的发育。

病因、发病机制

本病为原发于视网膜色素上皮层的常染色体显性(大多数)或隐性(少数)遗传性疾病,亦有散发。发病机制目前还不清楚。Krill 认为患者自出生时或幼年时即有广泛的色素上皮层异常,分泌一种特殊的橘黄色物质,积聚并形成囊样病灶。可能由于这种物质的毒性作用,破坏并继而导致视网膜局限性萎缩。目前发现 *BEST1* 基因突变常引起常染色体显性遗传 Best 病,并可以常染色体显性或隐性的方式遗传。

临床表现

1. BVMD　发病年龄大多在6~12岁之间,以眼底检查所见,分成前驱期、囊肿期、囊肿破裂期、瘢痕萎缩期等四个阶段:①前驱期黄斑未见异常,或有轻度色素紊乱;②囊肿期黄斑出现卵黄样囊状病灶(图6-21a);③囊肿破裂期有卵黄样物质外溢,引起炎症样反应及出血、浆液性浅脱离;④瘢痕萎缩期病灶

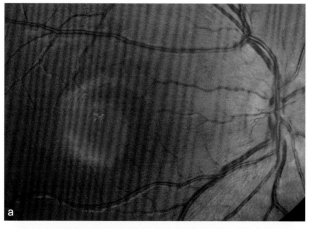
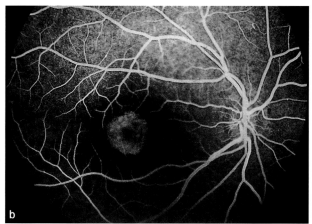
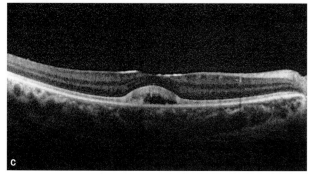

图 6-21　Best 卵黄样黄斑营养障碍
男,15 岁,右眼囊肿期,视力 0.6,中心视野有一与病灶相应的 10° 左右相对性暗点;左眼 0.8,眼底所见与右眼相似;a. 右眼眼底像(囊肿期);b. 同例同眼的 FFA 片(154.6 秒),病灶呈强度不一的荧光斑;c. 同例同眼的 OCT 所见。

处有明显的脉络膜视网膜萎缩及瘢痕形成（图 6-22）。

前驱期中心视力正常或轻度下降，即使在眼底已出现卵黄样囊样病灶的囊肿期，也多能保持较好视力（0.5 左右）。只有当病程进入囊肿破裂期、瘢痕萎缩期或并发黄斑区 CNV 时会有明显视力障碍。

并发黄斑区脉络膜新生血管、出血、瘢痕。

ERG：a、b 波正常，c 波下降或消失。EOG：光峰与暗谷（LP/DT）降低，以上视觉电生理的改变，在前驱期即已存在，对本病早期诊断具有重要意义。

在 BVMD 囊肿期，FFA 初期有与卵黄样病灶相应的荧光遮蔽，后期因荧光色素少量进入囊内而显弱荧光，中心凹周围毛细血管完整，无渗漏（图 6-21b）。囊肿破裂期可见卵黄样物质外溢，引起炎症样反应，病灶外形成视网膜下新生血管时，则呈花边状荧光渗漏；有出血者，出血处荧光被遮蔽，炒鸡蛋样斑块或线条处，晚期有荧光着色。瘢

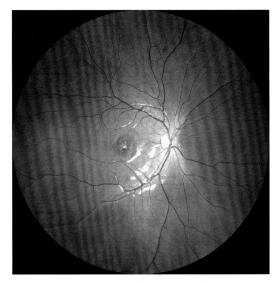

图 6-22　Best 卵黄样黄斑营养障碍
病灶处可见瘢痕形成。

痕萎缩期因色素上皮萎缩而呈透见荧光，造影后期如仍见强荧光斑而不扩大者，为荧光着色；不断加强扩大者，提示视网膜下存在新生血管（CNV）。

BVMD 在 OCT 中可见卵黄样物质在囊肿期蓄积于色素上皮层下，囊肿破裂期全部或部分进入神经上皮层下，瘢痕萎缩期则可见脉络膜毛细血管-Bruch 膜-视网膜色素上皮层复合体（CBRC）增厚。

2. ARB　常双眼发病，发病年龄多在 20 岁之前，表现为中心视力缓慢下降，眼底最显著的特征是黄斑中心凹外和中周部视网膜下黄色斑点样物质沉积，常常无典型的卵黄样损害。OCT 提示黄斑区视网膜神经上皮层内或神经上皮层下积液，神经上皮层内多个液性暗区（囊腔）；FFA 表现为视网膜色素上皮萎缩区显示斑块强荧光；其 ERG 和 EOG 的表现与 BVMD 相似。

ARB 并非单一的眼底疾病，而是伴有眼前后段发育异常的一组眼综合征，窄房角、浅前房、短眼轴及闭角型青光眼在 ARB 患者中发生率高。多达 50% 以上的 ARB 患者有发生闭角型青光眼的风险。

病理

本病的病理组织学报道极少见，而且大多是病程晚期病例。据 Klein（1950）、Anderson（1970）、Frangieh（1982）等的资料（均为晚期标本），黄斑色素上皮层、神经上皮层及脉络膜毛细血管层均有广泛萎缩，病变的神经上皮与色素上皮被胶质膜代替，Bruch 膜皲裂并有钙化。Weingeist（1985）报道了一例 28 岁患者，眼底有炒鸡蛋样及囊腔内有如同前房积脓样改变（囊肿破裂期）。光镜及电镜检查，色素上皮中有广泛的异常脂褐质颗粒积聚，关于脂褐质（卵黄样物质构成成分）的性质，认为是一种不能再由溶酶分解和不完全降解的非特异性代谢产物。

诊断与鉴别诊断

患者常在囊肿期或囊肿破裂期，因视力减退而就诊。根据眼底特征表现，不难诊断。EOG 检查对本病的诊断极为重要，眼底完全正常的前驱期，LP/DT 已有明显下降。

在囊肿期，应与成人型卵黄样黄斑营养不良鉴别，后者发病年龄较晚、病变范围较小（约 1/3PD）、以视网膜下黄斑区卵黄样病灶及 RPE 萎缩为特征、EOG 正常。在囊肿破裂期引起炎症样改变及出血、浆液性浅脱离，应与中心性渗出性脉络膜视网膜病变鉴别，后者多为单眼，EOG 正常。

治疗

Best 病尚无根治方法。目前临床上主要是针对其并发症进行处理：合并屈光不正时可配镜治疗；并发 CNV 者可行抗 VEGF 药物治疗；已合并闭角型青光眼者积极抗青光眼药物或手术治疗。

目前在研的治疗手段有基因治疗和干细胞治疗，但其安全性和有效性等方面的问题有待进一步探索。

（1）基因治疗：通过 RNA 干扰技术和核酶破坏突变 mRNA，或将野生 *BEST1* 基因导入 RPE，用于治疗 BVMD。

（2）干细胞治疗：诱导多能干细胞（iPSC）分化为视网膜色素上皮细胞（iPSC-RPE 细胞）植入视网膜下腔。对于无症状的基因携带者，可给予遗传咨询。

二、Stargardt 病

Stargardt 病（Stargardt's disease）因大多在恒齿生长期开始发病，又名"少年型黄斑营养障碍"。于 1909 年由 K Stargardt 首先报道。是一种原发于视网膜色素上皮层的常染色体隐性遗传病，近期文献中也有常染色体显性、性连锁遗传及线粒体遗传的报道，散发性者亦非少见，较多发生于近亲婚配的子女。患者双眼受害，同步发展，性别无明显差异。

临床表现

在漫长的经过中可分成初期、进行期、晚期三个阶段。

初期眼底完全正常，但中心视力已有明显下降，因此易被误诊为弱视或癔症。如果此时给以 FFA 检查可以见到黄斑数量较多而细小的弱荧光点，所以 FFA 对本病早期诊断极为重要（图 6-23）。

进行期最早的眼底改变是中心反光消失，继而在黄斑深层见到灰黄色小斑点，并逐渐形成一个横椭圆形边界清楚的萎缩区，横径 1.5~2.0PD，垂直径 1.0~1.5PD，呈现如同被锤击过的青铜片样外观（beaten-bronze-like appearance）（图 6-24）。在病程经过中，萎缩区周围又出现黄色斑点，萎缩区又扩大，如此非常

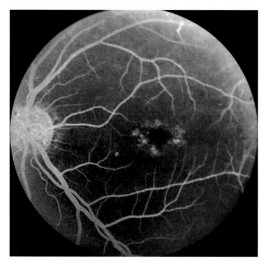

图 6-23　Stargardt 病初发期 FFA 片（125.3 秒）
男，12 岁，双眼视力下降，畏光已 3~4 年；就诊时双眼视力 0.5，不能矫正，色觉损害；眼底除黄斑中心反光略暗外，余无异常可见；本图为其左眼 FFA 片，已明显可见大小不等的荧光斑。

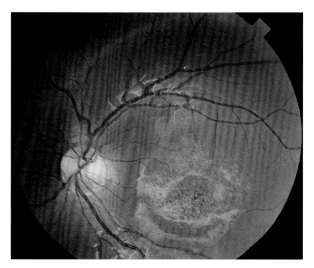

图 6-24　Stargardt 病进行期
男，17 岁，双眼视力进行性下降，畏光已 7~8 年，就诊时右眼 0.3，左眼 0.15，扩瞳检影两眼均有中等度复合性近视散光，不能矫正；用石原忍假同色表检查色觉，有红绿色获得性损害；父母为姑表兄妹结婚，家族中无同样眼病，患者胞弟 15 岁，眼底及视功能正常。

缓慢而又不断地发展,可侵及整个后极部,但一般不超出上下颞侧视网膜中央动静脉弓所环绕的范围,更不会到达赤道部。此时 FFA 可见整个萎缩区呈斑驳状强荧光,其周围与黄色斑点相应处有虫蚀样小荧光斑。此种斑驳状和虫蚀样荧光斑是一种因色素上皮损害而显示的透见荧光。

病程晚期,在病变区能见到陷于硬化、萎缩的脉络膜血管,并有形态不规则的色素斑,说明脉络膜毛细血管亦已损害。Irvine 等推测这种损害是继发的,是由于视网膜神经上皮层外层及色素上皮层长期失去功能与代谢的一种失用性萎缩(图 6-25a,图 6-26)。

本病部分病例,特别是伴有黄色斑眼底的病例,FFA 可见脉络膜湮没征(choroidal silence sign,或称暗脉络膜,dark choroid;Newsome 建议改称脉络膜背景荧光缺失,absent choroid),即荧光素钠经过脉络膜循环时背景荧光暗弱,其成因未详。Shikano 等推测可能与视网膜色素上皮细胞内脂褐质等异常物质蓄积,吸收了蓝色波长的激发光,使荧光不被激发所致(图 6-25b)。

OCT 检查显示视网膜色素上皮层萎缩、IS/OS 连接带破坏、黄斑中心凹视网膜变薄(图 6-25c)。

自发荧光检查,有些特殊所见,例如视盘旁回避(peripapillary sparing)等,对本病晚期的诊断与鉴别诊断有所帮助(图 6-27)。

本病视功能方面的改变,中心视力在初期即有明显下降(图 6-28),已如前述,进行期及晚期则高度不良。患者无夜盲而有程度不等的昼盲现象。视野检查在初期已可发现中心相对暗点,进行期后,有与萎缩区大小相应的中心相对暗点,周边视野一般无改变。色觉障碍初期即可检出,以后逐渐加剧。全视野

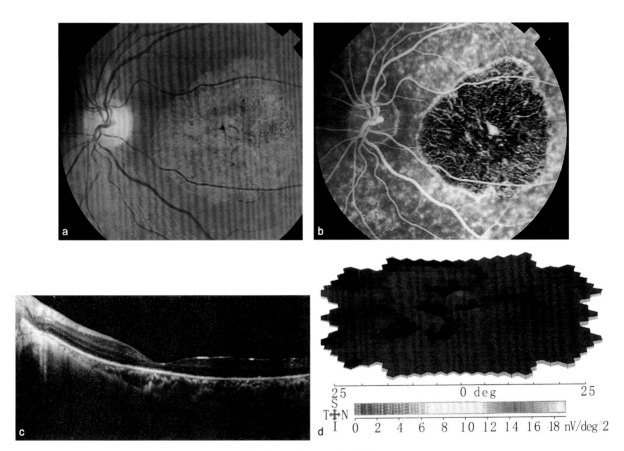

图 6-25 Stargardt 病晚期

男,24 岁,双眼视力进行性下降已 10 余年,高度不良 5 年,就诊时双眼视力 0.08,色觉损害;周边视野略有缩小,中心视野检出 15° 左右的绝对性暗点;双眼底所见近似,可透见变性了的脉络膜大血管;a. 左眼底像;b. FFA 53.3 秒,提示脉络膜湮没;c. OCT 提示中心凹神经上皮层变薄,IS/OS 反光带接近消失;d. mf-ERG 地形图提示所有部位反应降低(本病例图片由邹召中医师提供)。

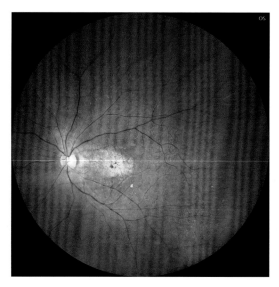

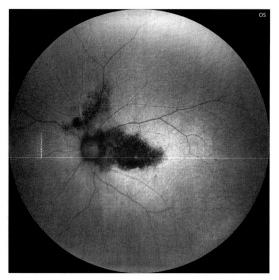

图 6-26　一例 Stargardt 病晚期的眼底　　　　图 6-27　图 6-26 中 Stargardt 病患者的 FAF 图像

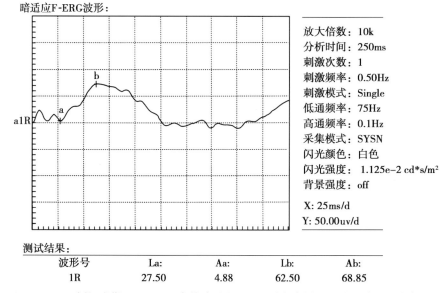

图 6-28　一例初发期 Stargardt 病的暗适应 F-ERG（本病例图片由谢晓凤医师提供）

ERG 无明显异常，多焦点视网膜电图（mf-ERG）有显著改变（图 6-25d），提示中心凹损害严重。EOG 光峰与暗谷比值（LP/DT）正常或下降。

诊断与鉴别诊断

　　本病进入进行期后，因有典型的双眼同步的眼底改变，结合各项视功能检查所见，诊断并不困难。初期时可根据中心视力下降而检眼镜下完全正常，FFA 有黄斑细小的透见荧光，作出早期诊断也是可能的。

　　此外，自发荧光 FAF 检查所见，亦有助于本病的诊断。

　　本病与 Franceschetti 所指的黄色斑眼底（fundus flavimaculatus）之间的关系尚无定论。两者有类似的眼底改变，而且常可分别见于同一家系成员中，近年来分子生物学的研究发现，其致病相关基因均位于 1p21-p13，所以很可能是等位基因突变，是同一种病的不同表现。Weleber 认为：如果中心视力下降严重、黄斑病变发生于 10~20 岁之前者，为 Stargardt 病；反之，发病年龄较晚、中心视力损害较轻、后极部有明显的黄色斑点、黄斑病变不太显著者,为黄色斑眼底。Krill 及 Deutmann 的意见:Stargardt 病应是一种伴有黄色斑点的萎缩性黄斑营养障碍征(atrophic macular dystrophy with flecks)。但是,也有研究认为两者并非同一种病,可能是视网膜色素上皮不同病变而引起近似的眼底改变。Rozet 等(1998)在研究 ABCR(ATP-binding cassette ribonucleotidase)基因突变及其表现型的关系后指出:ABCR 基因无义突变导致 Stargardt 病,如为错义突变则导致黄色斑眼底。编者从临床观察所见,两者有下列不同:①并不是所有黄色斑眼底都伴有黄斑营养障碍的改变;②本病在检眼镜下尚无改变之前,中心视力与色觉已有明显障碍,而黄色斑眼底在黄斑未被侵及之前仍保持正常;③黄色斑眼底的黄色斑环绕于黄斑部周围,随着病变的发展,约 50% 病例最后侵及黄斑部,而本病黄色斑点的形成过程,恰恰与之相反;④黄色斑眼底约半数的病例有夜盲主诉及周边视野损害,本病则仅有昼盲现象,不发生夜盲,周边视野无异常。

本病尚应与显性进行性中心凹营养障碍(dominant progressive foveal dystrophy)鉴别。后者与本病的主要相异处:①非常少见;②在中心视力开始下降的同时,黄斑已可见到散在的玻璃疣及色素斑,且进展较迅速;③病者常有氨基酸尿。

治疗

目前尚无有效治疗。戴用有色眼镜(自浅灰至深灰色,禁用蓝、绿色),避免视网膜受到强光照射,可延缓病情恶化。为了提高其远、近视力,使之能获得接受教育和参加工作机会,建议采用光学辅助器。远视力用 8 倍可变焦单眼望远镜,近视力用双焦、三焦双目镜或放大镜(Fond,1985)。

三、Behr 病

Behr 病(Behr's disease)亦称成人型原发性黄斑营养障碍,临床所见与 Stargardt 病相同,区别仅病变始发年龄较晚。

四、Haab 病

Haab 病(Haab's disease)亦称老年性遗传性黄斑营养障碍(senile hereditary macular dystrophy),与萎缩性年龄相关性黄斑变性(atrophic age related macular degeneration)可能是一种病,其发病年龄与临床所见相同。按理说,前者应有家族史,但由于发生于老年人,家系调查困难,往往不易确定。何况 AMD 有无遗传易患性,尚难肯定。参阅本章第九节。

五、其他遗传性黄斑营养障碍

这里简单介绍一些罕见的原发于视网膜的黄斑营养障碍疾病。

1. 显性进行性中心凹营养障碍(dominant progressive fovea dystrophy)　参阅本节之二的 Stargardt 病鉴别诊断。

2. 中心凹蝶状色素营养障碍(butterfly-shaped pigment dystrophy of the fovea)　1970 年由 Deutmann 等发现于荷兰的一种常染色体显性遗传病。报道的 5 例儿童,开始时有畏光、变视,双眼黄斑均有对称性蝶形色素沉着(此种色素沉着,有时呈花瓣状,格子状,不一定呈蝶形,故又称中心凹图案状色素上皮营养障碍,patterned pigment dystrophy of the fovea),视盘及视网膜中央动静脉正常,周边眼底有蜘蛛状色素斑及斑驳状脱色斑。中心视力正常或接近正常,其中 2 例随访 5 年,视力略有降低,周边及中心视野、色觉、暗适应、ERG 均正常,EOG 轻度异常,提示色素上皮层损害。

3. 原发性进行性弥漫性视锥细胞-视杆细胞营养障碍(primary progressive diffuse cone-rod dystrophy)　常与视网膜色素变性混合存在,不仅后极部色素上皮层高度萎缩,周边眼底亦可见到骨细胞样色素,与逆性视网膜色素变性类似,晚期亦可见到视盘蜡黄色萎缩。患者在 10~20 岁时已有视力高度障碍及眼球类震颤。暗适应、色觉、EOG、ERG 均有显著异常。

4. 原发性进行性弥漫性视锥细胞营养障碍伴有牛眼样黄斑损害(primary progressive diffuse cone dystrophy with "bull's eye" macular lesion)　本病为一种常染色体隐性遗传病(也有报道为显性者)。10~20 岁时出现视力下降、轻度至中等度眼球类震颤、色觉障碍、中心暗点。眼底检查可见双侧黄斑部对称的牛眼样病灶,视盘颞侧褪色,视网膜血管在初期管径正常,后期狭窄,并有周边视野狭窄。黄斑部牛眼样病灶不仅损害色素上皮层,脉络膜毛细血管层也发生萎缩。

本病必须与长期服用氯喹所致的氯喹视网膜病变(chloroquine-retinopathy)相鉴别。

5. Sorsby 眼底营养障碍(Sorsby's fundus dystrophy)　为常染色体显性遗传。30~40 岁发病,早期即有中心视力下降和色觉障碍、夜盲、中心暗点。

开始时眼底后极部视网膜色素上皮层下隐约可见黄褐色斑块,随着病程缓慢发展,色素上皮萎缩,斑块呈黄白色,逐渐扩大成地图状,并杂有色素斑及纤维样膜,其范围可到达或超出上、下血管弓。上述视功能损害更为明显,ERG、EOG 出现异常。FFA 显示脉络膜荧光充盈延迟,CNV 的存在处有荧光渗漏。

病理学研究为 Bruch 膜增厚,在视网膜色素上皮基底膜和内胶原层之间有脂质沉着。

本病目前尚无有效治疗,预后不良。

主要参考文献

1. 徐海峰,应良,白曜,等.卵黄样黄斑病变的眼底表现与光学相干断层扫描特征.中国实用眼科杂志,2011,29(1):25-28.
2. 薛莹,张勇进.卵黄样黄斑营养不良的 OCT 表现.国际眼科纵览,2012,36(1):41-46.
3. 黄叔仁,张晓峰,窦维铭,等.Stargardt 病 19 例报告.眼底病,1988,4:84-88.
4. 刘端济,张起会,冀天恩.Stargardt 病的眼底血管荧光造影(附 32 例报告).眼底病,1989,5(1):17-21.
5. 罗光伟,凌运兰,刘杏,等.Stargardt 病的光学相干断层成像特征及应用价值.中国实用眼科杂志,1999(7):20-22.
6. 罗光伟,吴德正,黄时洲,等.Stargardt 病的多焦视网膜电图.中华眼底病杂志,2001,17(7):271-276.
7. KAPLAN J,GERBER B,LARGET-PIET D,et al. A gene for Stargardt's disease(fundus flavimaculatus)maps to the short arm of chromosome l. Nature Genet,1993,5(3):308-311.
8. ROZET J M,GERBER S,SOUIED D,et al. Spectrum of ABCR gene mutations in autosomal recessive. Macular dystrophies. Eur J Hum Genet,1998,6(3):291-295.
9. CLARKE M,MITCHELL K W,GOODSHIP J,et al. Clinical features of a novel TIMP-3 mutation causing. Sorsby's fundus dystrophy:Implications for disease mechanism. Br J Ophthalmol,2001,85(12):1429-1431.
10. BRALEY A E. Dystrophy of the macula. Am J Ophthalmol,01966,61(1):1-8.
11. 松井瑞夫.原発性黄斑部変性症 に关する最近 の知见.あすへの眼科展望.東京:金原出版株式会社,1977:213-219.
12. 松井瑞夫.図说黄斑部疾患.東京:金原出版株式会社,1977:90-98,105-108.

第九节　年龄相关性黄斑变性

年龄相关性黄斑变性(age-related macular degeneration,AMD)亦称老年性黄斑变性(senile macular degeneration),是世界范围内致盲的主要原因,全球 8.7% 的人口患有 AMD,预计 2020 年患病人数约为 1.96 亿,2040 年将增至 2.88 亿,仅亚洲就有 1.1 亿。多数始发于 50 岁以上,年龄越大发病率越高,发病与性别无明显关系,双眼同时或先后受害。因临床表现不同而分成萎缩性与渗出性两型,虽然流行病学调查显示前者比较多见,后者仅为前者的 1/15~1/10,但就临床而言,渗出性病例就诊率却高于萎缩性,对视功能损害的严重性亦远高于萎缩性。

病因及发病机制

病因尚未确定,很可能是在黄斑及其附近的视细胞和脉络膜毛细血管-Bruch 膜-视网膜色素上皮层复合体(CBRC)的衰老改变(视细胞外节变粗、色素上皮细胞内脂褐质大量积聚、Bruch 膜增厚及其跨膜代谢障碍、脉络膜毛细血管减少等)的基础上,由慢性光损害、免疫性疾病、心血管系统及呼吸系统等全身性疾病影响,加速和激发了这一衰老过程而引起的退行性变,其中还可能有内分泌问题(例如雌性激素)与遗传易患性。大量研究已经证实,吸烟是 AMD 主要的可改变的危险因素。

早在 1967 年,JD Gass 已明确指出,黄斑及其附近甚至整个后极部有大量玻璃疣(drusen)存在,是 AMD 前期的重要体征。玻璃疣形成(参阅本章第七节)(图 6-29),是视网膜色素上皮细胞吞噬、消化视细胞外节盘膜能力因衰老而削弱所致。由于其大量存在,一方面导致视网膜色素上皮细胞进一步萎缩,另一方面(特别是软性和融合性玻璃疣)可因巨噬细胞、肥大细胞等介入而引起炎症反应,活化了的巨噬细胞,分泌血管内皮细胞生长因子(vascular endothelial growth factor,VEGF),诱发脉络膜新生血管(choroidal neovascularization,CNV)。

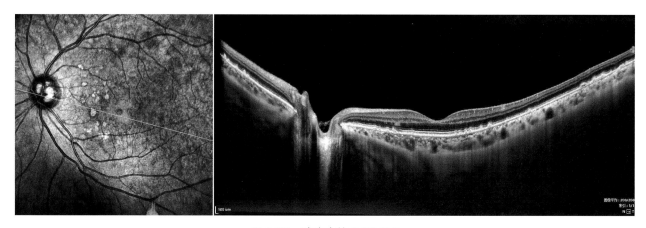

图 6-29　玻璃疣的 OCT 所见

临床表现

本病分萎缩性与渗出性两型已如前述,也有人观察到萎缩性可以转化成渗出性,因此认为没有分型的必要。例如当硬性玻璃疣间出现软性、融合性玻璃疣时,FFA 片上常见有 CNV,CNV 是渗出的前提条件。然而这一情况仅为其中的小部分,就绝大多数病例来说,两型的临床表现与预后是有所不同的。

1. 萎缩性年龄相关性黄斑变性(atrophic age-related macular degeneration)　萎缩性亦称干性(dry type)或非渗出性、非新生血管性。两眼常同期发病且同步发展(也有例外),与老年性遗传性黄斑营养障碍(senile heredomacular dystrophy,即 Haab 病)的临床经过及表现十分相似。是否系同一种病,由于两者均发生于老年人,家系调查困难,不易确定。

本型的特点是 CBRC 的慢性进行性萎缩,临床上分成两期。

(1)萎缩前期:中心视力(视力表视力)轻度损害,甚至在相当长时间内保持正常或接近正常。视野可以检出 5°~10° 圆形或类圆形虚性相对性中心或旁中心暗点,用蓝、黄色视标更易检出。180° 线静态视野检查:0° 两侧各 2.5°~5° 处视敏度下降。偶有大视或小视症,Amsler 表检查见方格变形。自发荧光(autofluorescence,AF)检查有阳性显示。

检眼镜下,黄斑有较多体积小于一个甚至半个视盘面静脉管径(从 <63μm 到 <125μm 不等)、边界比较清晰的硬性玻璃疣,间或杂有少数软性玻璃疣(直径 >125μm,边界欠清晰)。在玻璃疣之间,有细小点、片状色素脱失斑及色素沉着,外观略呈椒盐样(色素紊乱)。此种病损以中心凹为中心,逐渐向四周扩展,外周边缘无明确界线。

此期 FFA 所见:脉络膜期或早期动脉期,玻璃疣及色素上皮脱色斑相应处,出现一个个荧光斑并很快加强。在静脉期开始后 1 分钟以内强度最大,之后,大多与背景荧光一致迅速减弱,并逐渐消失。在检眼镜下见到的脱色斑处为透见荧光,色素沉着相应处,荧光被遮蔽。

有的病例,造影晚期背景荧光消退后仍可见到荧光斑点,为软性玻璃疣着色,也可能在其周缘还伴有微小的色素上皮浅脱离而色素潴留,但不能见到荧光渗漏,说明色素上皮层下并无 CNV。

(2)萎缩期:中心视力显著损害(≤0.3),少数特别严重者可低至法定盲(<0.05),有虚性绝对性中心暗点。检眼镜下有大片浅灰色、形态不规则萎缩区(地图状萎缩,geographic atrophy)(图 6-30)。萎缩区边界变得比较清楚。有的病例在萎缩区内散布有椒盐样斑点,亦可见到金箔样外观。

FFA 早期,萎缩区已显强荧光,并随背景荧光减弱消失而同步消退。整个造影过程中荧光斑不扩大,提示为色素上皮萎缩所致的透见荧光。多数病例,萎缩区内强荧光斑及弱荧光斑同时出现,提示除色素上皮萎缩之外,尚有脉络膜毛细血管萎缩和闭塞。

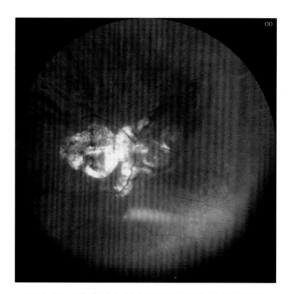

图 6-30　萎缩性年龄相关性黄斑变性(萎缩期)

相干光断层扫描(OCT)显示视网膜变薄。自发荧光提示色素上皮细胞萎缩及脂褐质堆积。

萎缩性变性发病缓慢,病程冗长。萎缩前期与萎缩期之间渐次移行,很难截然分开。加之个体差异较大,所以自萎缩前期进入萎缩期时间长短不一,但两眼眼底的病变程度基本对称。

2. 渗出性年龄相关性黄斑变性(exudative age-related macular degeneration) 渗出性亦称湿性(wet type)、新生血管性,即 Kuhnt-Junius(1926)所称的老年性盘状黄斑变性(senile disciform macular degeneration)。本型的特点是视网膜下存在脉络膜新生血管(choroidal neovascularization,CNV),因之而引起一系列渗出、出血、瘢痕改变。

临床上分为三期。

(1)渗出前期(或称盘状变性前期,pre-disciform degenerative stage):中心视力明显下降(其程度因中心凹累及轻重而异);Amsler 方格表检查阳性;变视、闪光感(photopsia);中心视野检查,与病灶相应处能检出虚性中心相对性或绝对性暗点。

检眼镜下整个黄斑污暗,微微隆起,有众多的、大小不一的玻璃疣(多数≥125μm),以软性为主,并杂有相互融合的融合性玻璃疣。同时还可见到色素斑及脱色斑,有的色素斑绕于玻璃疣周围呈轮晕状。此期 FFA 所见:色素斑处荧光遮蔽;脱色斑处早期呈现荧光,其增强、减弱、消失与背景荧光同步;背景荧光消退后仍留有强荧光斑者,为软性玻璃疣着色(疣体周缘可能伴有视网膜色素上皮浅脱离)。整个造影过程,未见荧光渗漏,说明 CNV 尚未形成。因此,渗出性 AMD 在渗出前期时与萎缩性 AMD 判别的主要依据是玻璃疣,萎缩性以体积小的硬性玻璃疣为主,反之,渗出性则以软性大玻璃疣为主,并有融合性玻璃疣,而不是造影所见(图 6-31)。

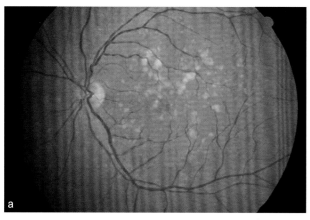

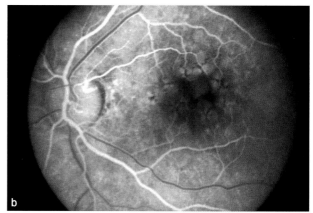

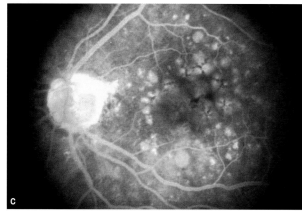

图6-31　渗出性年龄相关性黄斑变性(渗出前期)

男,69岁,自觉双眼视力下降2年余,左眼尤甚,就诊时右眼0.4,左眼0.1,不能矫正;Amsler表检查,右(±),左(+);中央视野检查,左眼有5°×7°类圆形中心性相对性暗点;整个FFA过程中,未见荧光渗漏;a.眼底像:后极部有散在的软性大玻璃疣,杂有融合性玻璃疣;b.同例同眼FFA早期;c.FFA晚期:玻璃疣着色,条纹状弱荧光处为色素增生。

（2）渗出期(或称突变期,evolutionary stage,亦即CNV活动期):此期主要特征为CNV渗漏、出血,形成色素上皮层和/或神经上皮层浆液性和/或出血性脱离。视力急剧下降。

检眼镜下除上述渗出前期的改变外,加上范围较为广泛、色泽污暗的圆形或类圆形病灶,且微微隆起,整个病变区呈灰暗的斑驳状,有的病例还杂有暗红色的出血斑。裂隙灯显微镜加前置镜光切面检查,可见色素上皮层下和/或神经上皮层下的浆液性渗出和/或出血。病变进一步发展,则在视网膜深层出现黄白色渗出。渗出有的是均匀一致的斑块,有的是浓淡不一的簇状斑点,有的位于病灶内,有的围绕于病灶边缘呈宽窄不均的环状或眉月状。

FFA早期(早期静脉期,约30秒以内),病灶区见斑驳状荧光,并迅即出现花边形或车轮状强荧光,提示CNV存在并已穿越RPE进入神经上皮层。之后,荧光不断扩散增强,大约至静脉期或稍后,整个脱离腔内充满荧光,轮廓比较清楚者为色素上皮层脱离,反之则为神经上皮层脱离。此种脱离腔内的强荧光在背景荧光消退后仍持续存在(染料潴留,dye pooling),脱离腔内的荧光一般是均匀一致的,但当伴有色素增生或出血时,则有相应处的荧光遮蔽。新生血管破裂而形成前述检眼镜下所见的血肿者,出现大片边界清楚的荧光遮盖区,有的遮盖区在造影中、晚期出现1~2个逐渐扩大的荧光斑(图6-32)。

出血严重时,可导致色素上皮层下或神经上皮层下暗红色乃至灰褐色血肿,血肿面积较大,甚至超过后极部上、下视网膜血管弓;有时波及视网膜神经纤维层而见有火焰状出血斑;亦可穿透内界膜进入玻璃体,形成玻璃体积血。

由于CNV荧光造影表现之差异,分典型性(classic)与隐匿性(occult)两种。典型性意味着CNV已穿越视网膜色素上皮层(RPE),病变主要位于视网膜神经上皮层及其下间隙(即Gass第2型);隐匿性则意味着CNV主要位于RPE之下(即Gass第1型)。但也有部分病例,典型性、隐匿性混合存在(图6-32)。

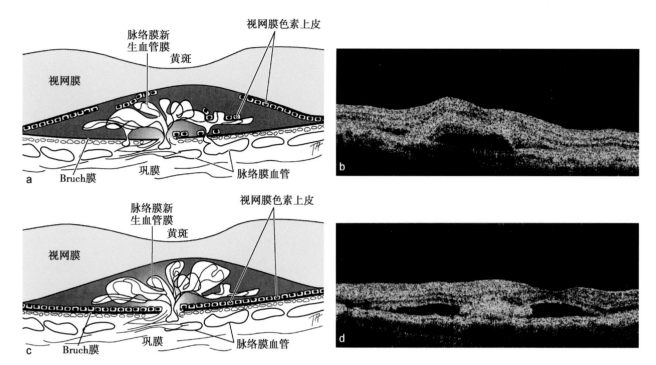

图 6-32 CNV 病灶位置的 Gass 分型

a. Gass 第 1 型示意图；b. Gass 第 1 型：OCT 显示 CNV 位于 RPE 之下；c. Gass 第 2 型示意图；d. Gass 第 2 型：OCT 显示 CNV 位于 RPE 之上。

　　隐匿性 CNV 又分无源性渗漏及纤维血管性视网膜色素上皮层脱离（fibrovascular pigment epithelial detachment，FPED）两类：①无源性渗漏，FFA 早期，病灶区无荧光渗漏，直至静脉后期（造影开始约 2 分钟后）才出现边界朦胧的荧光斑或不易辨认的荧光渗漏点；②FPED，造影早期出现 RPE 层面的特征性荧光斑点，并逐渐增强扩大，至背景荧光消失后，荧光斑仍存在，提示 RPE 下腔隙的荧光潴留着色，说明 CNV 位于 RPE 与 Bruch 膜之间。

　　ICGA 不受出血及色素的影响，有利于 CNV 的发现，可以较好地显示 CNV 形态与范围，有时在造影早期见到快速充盈又迅速流空的 CNV 滋养血管。

　　OCT 易于检出视网膜下 CNV、出血、渗出、视网膜神经上皮层下和/或色素上皮层下的出血（血肿）和/或浆液性脱离（图 6-33~图 6-35）。

　　OCTA 是一种无创的对视网膜和脉络膜血管成像的手段，越来越多地应用于 AMD 的评估和管理，但仍然不能取代其他血管造影手段。

　　（3）修复期（reparative stage）：渗出和出血逐渐吸收并为瘢痕组织所替代。此时视力进一步损害，眼底检查见有略微隆起的团块状或形态不规则的白色斑块（血肿吸收过程中呈红黄色），斑块位于视网膜血管下方，在斑块表面或其边缘往往可见出血斑及色素斑（图 6-36，图 6-37）。

　　该期 FFA 所见：浅色的瘢痕可呈假荧光（pseudofluorescence），色素增生处荧光被掩盖。如瘢痕边缘和/或瘢痕间有新生血管及渗出、出血，则有逐渐扩大增强的荧光斑。OCT 可见覆盖于瘢痕上面的视网膜神经上皮层变薄，色素上皮层、脉络膜毛细血管层光带局限性增厚。

　　在部分病例，当出血及渗出被瘢痕所替代之后，病变并不就此结束，而在瘢痕边缘处出现新的 CNV，再度经历渗出、出血、吸收、瘢痕修复的过程。如此反复，使瘢痕进一步扩大。因此，对这一类患者的长期追踪观察是十分必要的。

　　渗出性 AMD 两眼先后发病（指突变期开始时间），其自然过程的相隔时间一般不超过 5 年。

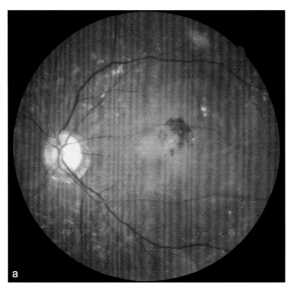

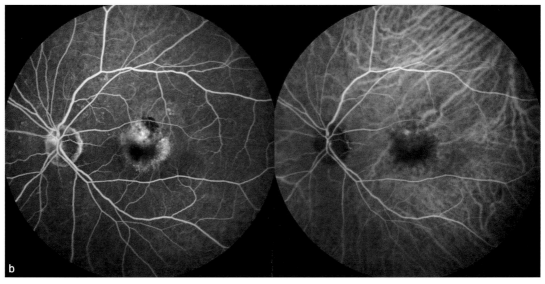

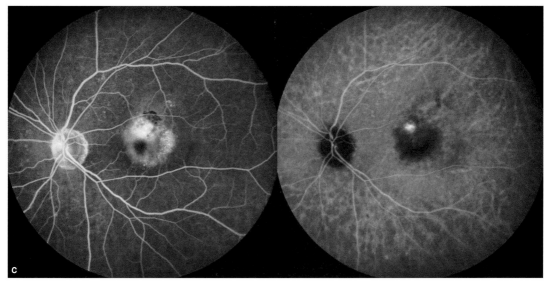

图 6-33　渗出性年龄相关性黄斑变性（渗出期）

男，84 岁，左眼视力下降，视物变形 6 个月，视力 0.1，Amsler 表（＋），眼底见黄斑水肿，小片出血；a. 左眼底照片；b. 左眼 FFA+ICGA（早期）；c. 左眼 FFA+ICGA（晚期）。

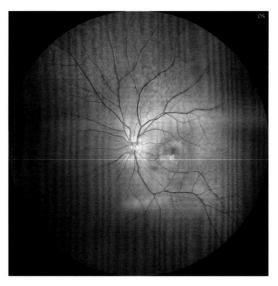

图 6-34　渗出性年龄相关性黄斑变性(渗出期)

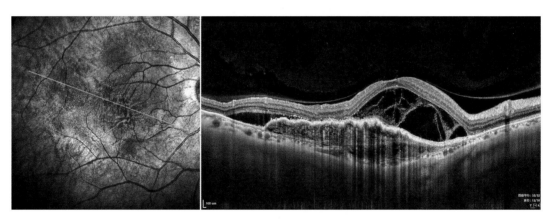

图 6-35　渗出性年龄相关性黄斑变性(渗出期)OCT 像

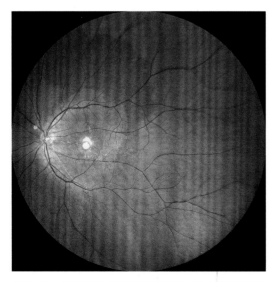

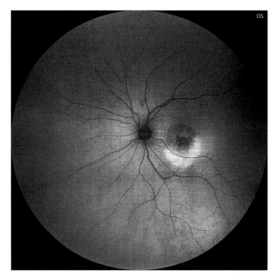

图 6-36　渗出性年龄相关性黄斑变性(瘢痕修复期)　　　图 6-37　图 6-36 患者眼底自发荧光像

3. AREDS 分类　为了更好反映 AMD 病程的进展,国际上推荐使用年龄相关眼病研究(AREDS)所制定的分类方法。

AREDS 分类:(视盘边缘处视网膜静脉的直径约为 125μm)

(1) 无 AMD(AREDS 分类Ⅰ):无或者仅有微小玻璃疣(直径 <63μm)。

(2) 早期 AMD(AREDS 分类Ⅱ):同时存在多个小的玻璃疣和少量中等大小玻璃疣(直径为 63~124μm)或有轻度色素上皮异常。

(3) 中期 AMD(AREDS 分类Ⅲ):广泛存在的中等大小玻璃疣,至少一个大的玻璃疣(直径≥125μm)或有未波及黄斑中心凹的地图样萎缩。

(4) 晚期 AMD(AREDS 分类Ⅳ):同一眼具有以下或几个特点。①累及黄斑中心凹的色素上皮和脉络膜毛细血管层的地图样萎缩;②有下列表现的新生血管性黄斑病变,脉络膜新生血管;视网膜神经上皮或 RPE 浆液性和/或出血性脱离;视网膜硬性渗出(由来源于慢性渗漏所导致的继发现象);视网膜下和 RPE 纤维血管性增生;盘状瘢痕。

临床特异类型

渗出性 AMD 患者中,特别是高龄患者中(平均年龄 71.5 岁),约有 5% 病例的新生血管并不源于脉络膜毛细血管,而始自黄斑边缘视网膜神经上皮层(内颗粒层)的深层毛细血管网。Yannuzzi(2001)名之为"视网膜血管瘤样增生(retinal angiomatous proliferation,RAP)",是渗出性年龄相关性黄斑变性的特异类型。

临床分三期:

Ⅰ期,视网膜内新生血管(intraretinal neovascularization),检眼镜下可见视网膜神经上皮层层间簇状新生血管,其周缘有水肿及出血斑。FFA 中心凹旁有局限性渗漏,ICGA 中心凹旁可见焦点状强荧光,OCT 提示神经上皮层层间水肿。

Ⅱ期,新生血管一方面向后生长,可达神经上皮层下间隙(subretinal neovascularization),另一方面向前增生并与视网膜血管连接,形成视网膜血管间吻合(retina-retina anastomoses)。检眼镜下,局部水肿混浊加强,黄白色边界朦胧的渗出斑,出血斑增多,甚至发生视网膜前出血。FFA 出血斑处荧光遮蔽,周围荧光渗漏明显,ICGA 病变区局灶性强荧光,并可见血管吻合。并发浆液性色素上皮脱离者为Ⅱb 期,反之则为Ⅱa 期。

Ⅲ期,视网膜新生血管与脉络膜新生血管吻合(retina-choroid anastomoses),常并发纤维血管性色素上皮脱离。检眼镜下黄斑部灰黄色水肿混浊,微微隆起,视网膜血管伸入水肿区,水肿区内可见点片状出血,病灶周围有神经上皮层浅脱离。FFA 早期,水肿混浊区类圆形弱荧光,视网膜小血管行走异常伴节段状扩张,晚期渗漏明显,强荧光斑。ICGA 早期病灶区弱荧光,可见视网膜小血管向后生长,有的末端瘤样扩张,晚期呈强荧光斑。

诊断与鉴别诊断

当上述各种临床表现已趋明显时,诊断并不困难。但在本病早期,特别是萎缩性 AMD 的萎缩前期,应与出现于视功能正常老年人眼底孤立的硬性玻璃疣鉴别。其主要不同点除视功能外,萎缩性 AMD 的玻璃疣大小不一、相对比较密集,玻璃疣之间杂有细小的色素斑及脱色素斑(色素紊乱)。后者则玻璃疣稀疏,大小相仿,无色素紊乱(有作者认为萎缩性 AMD 萎缩前期的视力表视力应低于 0.7,并不确切)。

渗出性 AMD 在色素上皮层下和/或神经上皮层下发生血肿时(即出血性视网膜色素上皮层及/或神经上皮层脱离),面积较大,呈暗红色隆起,应与脉络膜恶性黑色素瘤相鉴别。比较可靠的方法是 FFA 检查,血肿因背景荧光被遮蔽而呈大片无荧光区(偶有在大片无荧光区出现 1~2 个荧光斑点,并有所扩大加强,为新生血管芽生处,文献中有人称之为"热点(hot spot)";黑色素瘤因瘤体内新生血管渗漏而出现如同地貌图上的多湖泊状强荧光斑(斑驳状荧光)。

渗出性 AMD 单眼进入渗出期(突变期),黄斑有渗出及出血,特别是发病年龄较轻者(<50 岁),还要与特发性脉络膜新生血管(曾称中心性渗出性脉络膜视网膜病变)或遗传性黄斑营养不良鉴别。后者无玻璃疣,前者绝大多数存在。

与息肉状脉络膜血管病变鉴别详见下节。

治疗

AMD 的治疗方案有:观察、抗氧化营养补充剂、眼内注射抗血管内皮生长因子(vascular endothelial growth factor,VEGF)药、光动力疗法、激光光凝等。一些新的治疗方法,如干细胞和基因治疗,目前正在研究中。

1. 萎缩性 AMD　多采用抗衰老、抗氧化的药物治疗。

(1)视功能损害较轻,病情发展缓慢,检眼镜下黄斑未见软性玻璃疣者:①杞菊地黄丸(中成药,浓缩丸 8~12 丸,每天 3 次);②维生素 C,200mg 每天 3 次,维生素 E,100mg 每天 2 次,叶黄素,5mg 每天 3 次,玉米黄质 0.5mg 每天 3 次,β 胡萝卜素 60mg 每天 3 次(β 胡萝卜素孕妇忌用,吸烟者慎用);③葡萄糖锌,70mg(每片实际含锌量 10mg)每天 1 次;④枸杞子、白菊花各 10g,霜桑叶 5g,煎水代茶饮(注:"代茶饮" 为我国传统医学中的术语,意即以某种或某些草药的热浸液或煎液,代替日常饮料之茶叶);⑤避免强光(强光下戴墨镜,不能戴蓝、绿色镜)。

(2)视功能受害较重,病情进展较快,检眼镜下见到软性玻璃疣,FFA 晚期见到软性玻璃疣着色及疣体缘有 RPE 浅脱离的荧光潴留者,除上述①~⑤的措施外,加用九子还睛煎汤剂(处方见下),每日 1 剂,连续 3~6 个月。

(3)关于是否需要服用营养补充剂,已有研究指出,中、晚期 AMD 患者应考虑服用复合营养补充剂(由维生素 C、维生素 E、叶黄素和玉米黄素和锌剂组成),有助于减缓病情的进展、降低对侧眼发病风险。但不支持中度以下的 AMD 患者使用这些补充剂,也没有证据表明这些补充剂对没有 AMD 症状的家庭成员有预防作用;二十二碳六烯酸(DHA)和二十碳五烯酸(EPA)口服补充剂也无明确效果。鉴于吸烟者摄入 β-胡萝卜素可能导致肺癌风险增加,因此,在最新推荐使用的复合营养补充剂中,叶黄素和玉米黄素取代了 β-胡萝卜素。

2. 渗出性 AMD

(1)渗出前期可参考上述萎缩性 AMD 的治疗。

(2)渗出期以封闭或消退 CNV 为首要任务。

1)抗 VEGF 治疗:渗出性 AMD 视网膜下存在 CNV 已如前述,而血管内皮生长因子(vascular endothelial growth factor,VEGF)的过度表达,对 CNV 形成有关键作用。因此,在寻求抗 VEGF 制剂以阻止 CNV 形成和消退方面的研究,是近年来眼科领域中最为关注的热点和突破,目前的抗 VEGF 药物以针对 VEGF 靶点的抗体和融合蛋白为主。目前该类药物获美国 FDA 批准应用于玻璃体腔内注射者,有哌加他尼钠(pegaptanib sodium)、雷珠单抗(ranibizumab)和阿柏西普(aflibercept),其中雷珠单抗和阿柏西普的应用更多。此外,贝伐单抗(bevacizumab)也是一种玻璃体腔内注射的抗 VEGF 药,虽然已被国内外广泛使用,疗效接近雷珠单抗,但目前尚属于超说明书应用(off label),如一旦发生医疗纠纷,将面临法律责任。康柏西普于 2013 年获得中国 FDA 批准用于治疗 AMD。

眼内注射抗 VEGF 药是所有类型和不同部位 CNV 病灶的首选治疗方法。在排除了黄斑中心凹组织结构已遭不可逆性损害(例如纤维化瘢痕)、视网膜前出血(例如内界膜下血肿)、玻璃体积血、孔源性视网膜脱离等非抗 VEGF 制剂适应证之后,关于理想的抗 VEGF 治疗间隔还没有共识。有三种方案:每月或 2 个月注射、治疗-延伸治疗或按需治疗(pro re nata,PRN)。目前临床常用的方法是:每月 1 次,连续注射,首次注射后,每月随诊,根据病情决定继续治疗或停药;或每月 1 次连续 3 个月后,每月随诊,根据病情决定继续治疗或停药。每次注射前当做下列随诊检查:①OCT 所见,视网膜异常增厚是否消退? 视网膜神经上皮层内和/或其下的积液或出血是否消失? ②造影所示(FFA 和/或 ICGA)CNV 病灶是否已停止扩大? 渗漏是否停止? ③视功能(包括中心注视视力、旁中心注视视力、变视等)是否稳定、好转? 以上三项随诊检查结果中的“是”为正面结果,“否”为负面结果。得到正面结果者 3 次后可停止或暂停治疗,反之,则应改变治疗方案,例如抗 VEGF 制剂玻璃体腔内注射与 PDT 的联合治疗。

抗 VEGF 制剂玻璃体腔内注射是有一定风险的,除注射操作及药物本身可以引起局部损害,如非感染性或感染性眼内炎、眼内出血、高眼压、白内障、视网膜脱离等之外,对心血管病患者还可导致血压突然升高,甚至心肌梗死、脑卒中的发生。

眼内注射抗 VEGF 药需要反复多次注射,为了减少注射频次,减轻治疗过程中患者、家庭和社会的经济负担,以及注射治疗过程中潜在的风险,更多相关抗 VEGF 药物的研究,如眼内植入物、长效高浓度药物和双特异性抗体药物的研究正在进行中。

为了使玻璃体腔内注入操作的风险最小化,有关注意事项,请参阅本书第四章第二节的治疗建议。

2)激光光凝(laser photocoagulation):一旦发现 CNV,既往多数主张及早施行激光光凝(为了提高其激光准确性,特别是隐匿性 CNV,应在 ICGA 指引下施行)。氪激光能有效地封闭 CNV,使用较多。但任何波长的激光,对神经上皮层均有不可避免的损害。因此,对位于中心凹下者、离中心凹边缘 <250μm 者、视盘-黄斑纤维束下的 CNV 避免应用。

理论上激光光凝可用于中心凹以外的 CNV 治疗,但激光光凝并非对因治疗,而是一种对症治疗(不能阻止 CNV 再生),难免有较高复发率。同时,激光稍有过量,本身可以诱发 CNV,必须警惕。临床上已很少使用。

3)光动力治疗(photodynamic therapy,PDT):自 1995 年 Miller 等将光动力治疗引入眼科以来,渐被试用于渗出性 AMD。目前都采用静脉注入光敏剂维替泊芬(verteporfin)后,以波长 689nm 的激光照射。其原理为维替泊芬能迅速与血液中的低密度脂蛋白(low-density lipoprotein,LDL)结合成为维替泊芬-LDL 复合物,复合物进入眼底循环后,与 CNV 内皮细胞上的 LDL 受体结合而较多积聚于 CNV 内皮细胞,在上述波长的非热能激光照射下,引发光化学反应,封闭 CNV 而不损害(或少损害)正常组织,可用于治疗中心凹下及视盘-黄斑纤维束下 CNV。治疗后近期内 CNV 复发率亦低于激光光凝,如有再发,可重复治疗。

眼内注射抗 VEGF 药需要反复多次注射,对 CNV 患者难以定期复诊时,或某些对抗 VEGF 药疗效不好时,则可考虑选择抗 VEGF 联合 PDT 治疗,疗效肯定,优势在于可减少注药频次。

PDT 引起的不良反应如视网膜色素上皮层撕裂、萎缩、脱离、黄斑裂孔形成,甚至脉络膜驱逐性出血等,亦间有报道(Gelisken,2001;Wachtlin,2003;Hirami,2007;Hartmann,2008),还有脉络膜循环障碍等原因导致 CNV 者(铃木美沙,2007)。

4)曲安奈德抗炎治疗:过去有人认为渗出性 AMD 可能与炎症和免疫反应有关。曲安奈德(triamcinolone acetonide,TA)是一种人工合成的脂溶性长效甾体类激素,因有良好的抗炎及免疫抑制作用而用于 CNV 治疗。虽然也可用作玻璃体腔内注射,但副作用较多,特别是激素性青光眼的发生率可高达 30% 左右(陈有信,2011)。但是研究数据有限,不足以支持其疗效,临床中不推荐使用。

5)手术治疗:从 20 世纪 90 年代开始,随着玻璃体-视网膜手术的不断进步,手术技巧和设备条件日趋成熟,对渗出性 AMD 视网膜色素上皮层下和/或神经上皮层下血肿,病程较短者,应及早手术,术中用重组纤溶酶原激活剂（rt-PA）视网膜下灌注（贮留 1 小时），以溶解并吸除凝血，保护视细胞功能（Pertersen，1998）。

CNV 位于中心凹之外者，可行新生血管膜切除取出术，但术中不可避免损伤与之相黏着的视网膜色素上皮细胞，导致手术部位的色素上皮及脉络膜毛细血管萎缩，对保持或希望提高视功能方面，并无多大意义（Submacular Surgery Trial，2004）。至于视网膜色素上皮层移植、Bruch 膜-脉络膜毛细血管片移植以及黄斑视网膜切开转位术，文献均有有效报道（Juan，2002；Binder，2004；Chen，2007；Ma，2009），但此等手术的难度很大，术后并发症亦多，是否可行，至今仍在争议。

6）抗衰老、抗氧化药物治疗：尽管 AMD 的发病原因极为复杂，但是，由年龄老化，黄斑组织（脉络膜毛细血管-Bruch 膜-视网膜色素上皮复合体）衰变，抗氧化功能减退，从而继发一系列临床所见的这一观点，可以基本肯定。因此，推荐试用下列药物：①中药九子还睛煎，对缓解或稳定渗出性 AMD 渗出期（突变期）的病情发展，以及预防另侧眼发病和修复期后复发，有一定作用。处方为：枸杞子、桑葚、菟丝子、沙苑子、女贞子各 15g，熟地黄、制首乌、山萸肉、覆盆子、五味子、车前子、白菊花、丹参、仙灵脾（65 岁以下患者改用同剂量五加皮）各 10g，黄柏、砂仁各 6g。水煎，每日 1 剂，分 2 次温服。3 个月为 1 个疗程，持续 3~4 个疗程。临床 FFA 和 ICGA 证明，可使 CNV 趋向萎缩。②渗出性 AMD 渗出期（突变期），黄斑或后极部有比较严重的视网膜下及其他层次出血时，可先用加味生地白芨方，处方为：生地黄、白芨、槐花、仙鹤草、藕节炭、茜草炭、大蓟炭、小蓟炭、侧柏炭各 15g，枸杞子、白菊花、女贞子、桑葚、山萸肉、五味子、田三七各 10g，白茅根 30g，每日 1 剂，水煎，于 1 日内分 2 次温服。持续至检眼镜下出血完全消失为止（一般需 2~3 个月），再改用上列九子还睛煎方。③人体微量元素锌在眼组织中，特别在视网膜色素上皮及脉络膜中含量很高，参与维生素 A_1 脱氢酶、过氧化氢酶等许多酶的活动。Newsome（1988）认为内服锌剂可以防止黄斑变性的发展，例如葡萄糖酸锌片（zinc gluconate tablet）70mg 每日 1 片（每片实际含锌量为 10mg）。此外，维生素 C（0.2g，每天 3 次）、维生素 E（100mg，每天 2~3 次）、β-胡萝卜素（60mg，每天 3 次，孕妇忌用；吸烟者可能增加肺癌风险，慎用）、叶黄素（5mg，每天 3 次）、玉米黄质（0.5mg，每天 3 次）作为羟基清除剂以防止过氧化物自由基（free radical）对视细胞外节和色素上皮细胞的损害，可与锌剂并用。

7）使用抗 VEGF 药物将可能降低由新生血管性 AMD 引起的法定失明的概率，理论上可以在 2 年内将法定失明率降低 70%。然而，对最初接受常规抗 VEGF 药物治疗的人群进行的长期随访研究表明，在随访超过 7 年的患者中，2/3 患者视力不再提高。对于已经造成严重视力丧失的 AMD 患者可进行专业的视觉康复训练。这类训练不能帮助提高视力，目的在于通过利用特殊的光学或电子放大镜、强光和电子阅读器，帮助患者优化使用现有的视觉功能。

主要参考文献

1. 何世坤，姜岩. 衰老与年龄相关性黄斑变性. 中华眼科杂志，2006，42（3）：278-282.

2. 韩宁，于丽，吴雅臻. Bruch 膜的年龄相关性改变. 国际眼科纵览，2012，36（6）：387-391.

3. 陈有信，张承芬，赵明威. 年龄相关性黄斑变性//张承芬主编. 眼底病学. 2 版. 北京：人民卫生出版社，2010：361-388.

4. 高凡，王雨生，侯慧媛. Aflibercept 治疗湿性年龄相关性黄斑变性的研究进展. 国际眼科纵览，2014，38（5）：294-299.

5. 魏璐，黄文礼，樊莹. 叶黄素、玉米黄素与年龄相关性黄斑病变. 国际眼科纵览，2007，31（4）：229-231.

6. 张古沐阳，陈有信. 干性年龄相关性黄斑变性的治疗进展. 国际眼科纵览，2013，37（6）：361-366.

7. 严密，陆方，张军军，等. 光动力疗法治疗渗出性老年性黄斑变性的初步报告. 中华眼底病杂志，2000，16（4）：213-216.

8. 黄叔仁，张晓峰. 九子还睛煎二号冲剂治疗渗出性老年黄斑变性的初步临床观察. 中国中医眼科杂志，1991（0）：14-17.

9. 戴虹. 年龄相关性黄斑变性//魏文斌，陈积中. 眼底病鉴别诊断学. 北京：人民卫生出版社，2012：290-304.

10. 徐晓莉，张喜梅. 眼底自发荧光技术在湿性年龄相关性黄斑变性诊断中的应用. 国际眼科纵览，2015，39（1）：25-29.

11. 黄叔仁. 中西医结合治疗某些眼底病//赵家良主编. 医家金鉴·眼科学卷. 北京：军事医学科学出版社，2007：101-103.

12. 杨琳,刘武. 老年黄斑变性的药物治疗新进展. 国际眼科纵览,2006,30(2):119-123.

13. 陈有信. 视网膜血管瘤样增生//张承芬. 眼底病学.2 版. 北京:人民卫生出版社,2010:401-406.

14. GASS J D. Pathogenesis of disciform detachment of the neuroepithelium. Am J Ophthalmol,1967,63(3):1-139.

15. YOUNG R W. Pathophysiology of age-related macular degeneration. Surv Ophthalmol,1987,31(5):291-298.

16. Macular Photocoagulation Study Group. Laser photocoagulation of subfoveal neovascular lesions of age-related macular degeneration:updated findings from two clinical trials. Arch Ophthalmol,1993,111(9):1200-1209.

17. SCHMIDT-ERFURTH U,MILLER J,SICKENBERG M,et al. Photodynamic therapy of subfoveal choroidal neovascularization:clinical and angiographic examples. Graefe's Arch Clin Exp Ophthalmol,1998,236(5):365-374.

18. BRESSLAR N M. Photodynamic therapy of subfoveal choroidal neovascularization in age-related macular degeneration with verteporfin:Two-year results of 2 randomized clinical trials-TAP report 2. Arch Ophthalmol,2001,119(2):198-207.

19. ABDELSALAM A,DEL PRIORE L,ZARBIN M A. Drusen in age-related macular degeneration:pathogenesis,natural course,and laser photocoagulation-induced regression. Surv Ophthalmol,1999,44(1):1-29.

20. YANNUZZI L A,NEGRAO S,IIDA T,et al. Retinal angiomatous proliferation in age-related macular degeneration. Retina,2001,21(5):416-434.

21. NEWSOME D A. Oral zinc in macular degeneration. Arch Ophthalmol,1988,106(2):192-193.

22. Age-Related Eye Disease Study Group. A randomized,placebo-controlled,clinical trial of high-dose supplementation with vitamins C and E,beta carotene,and zinc for age-related macular degeneration and vision loss. Arch Ophthalmol,2001,119(10):1417-1436.

23. AVERY R L,PIERAMICI D J,RABENA M D,et al. Intravitreal bevacizumab(Avastin)for neovascular age-related macular degeneration. Ophthalmology,2006,113(3):363-371.

24. TENNANT M T,BORILLO J L,REGILLO C D. Management of submacular hemorrhage. Ophthalmol Clin North Am,2002,15(4):445-450.

25. D'AMICO D J,GOLDBERG M F,HUDSON H,et al. Anecortave acetate as monotherapy for the treatment of subfoveal lesions in patients with exudative age-related macular degeneration. Retina,2003,23(1):14-23.

26. KEANE P A,PATEL P J,LIAKOPOULOS S,et al. Evaluation of age-related macular degeneration with optical coherence tomography. Surv Ophthalmol,2012,57(5):389-414.

27. FINGER R P,WICHREMASINGHE S S,BAIRD P N,et al. Predictors of anti-VEGF treatment response in neovascular age-related macular degeneration. Surv Ophthalmol,2014,59(1):1-18.

28. KOLOMEYER A M,ZARBIN M A. Trophic factors in the pathogenesis and therapy for retinal degenerative diseases. Surv Ophthalmol,2014,59(2):134-165.

29. MORENO J M R,MONTERO J A,LUGO F L. Age related macular degeneration//MORENO JMR,JOHNSON TM. Retina and vitreous. New Delhi:JAYPEE,2008:2-21.

30. JOHNSON T M. Age related macular degeneration//MORENO J M R,JOHNSON T M. Retina and vitreous. New Delhi:JAYPEE,2008:22-42.

31. 阿部俊明. 加齢黄斑変性 の治療(1)-外科的治療 を中心 に. 臨床眼科,2003,57(10):1546-1549.

32. 湯沢美都子. 加齢黄斑変性 の治療(2)-非外科的治療 を中心 に. 臨床眼科,2003,57(10):1550-1556.

33. 武田哲郎,宗今日子,大庭啓介,ほか. 加齢黄斑変性 に対 する黄斑移動術. 臨床眼科,2002,56(4):409-413.

34. 鈴木美砂,荒川明,成田理会子,ほか. 加齢黄斑変性 に対 する光線力学療法後 の脈絡膜循環障害 を伴 う症例 に発症 した脈絡膜新生血管. 臨床眼科,2007,61(8):1513-1517.

35. 高橋牧,佐藤拓,堀内康史,ほか. 視力良好 な滲出型加齢黄斑変性 に対 するトリアムシノロンアセトニド後部 テノン嚢下注入. 臨床眼科,2007,61(5):779-784.

36. FLAXEL C J,ADELMAN R A,BAILEY S T,et al. Age-related macular degeneration preferred practice pattern®. Ophthalmology,2019,127(1):1-65.

37. WONG W L,SU X,LI X,et al. Global prevalence of age-related macular degeneration and disease burden projection for 2020 and 2040:A systematic review and meta-analysis. Lancet Glob Health,2014,2(2):e106ee116.

第十节　息肉状脉络膜血管病变

息肉状脉络膜血管病变（polypoidal choroidal vasculopathy，PCV），眼底以复发性、浆液性或出血性黄斑病变和橙色结节为特征。1990年由Lawrence Yannuzzi首先提出，此后，世界各地均有报道，认为是一个独立的病种，但亦有认为是渗出性AMD的一个特异类型（Ross，1996；Lip，2000；Jiang，2012；Cheng，2013；Li，2013）。最近年研究发现，脉络膜增厚在PCV中发挥重要作用，提示PCV属于肥厚型脉络膜疾病谱，不同于AMD。

PCV发病机制不明，大量研究PCV的全身危险因素与AMD类似，如吸烟。关于PCV的异常血管的位置，目前还存在争议：可位于Bruch膜、脉络膜或是新生的纤维血管组织。VEGF在PCV发病机制中的作用并不明确：在PCV手术标本中可见血管内皮细胞和色素上皮细胞中VEGF的强表达；PCV患者房水中VEGF浓度高于正常，但明显低于典型的新生血管性AMD。PCV相关的炎症机制、基因等还在进一步研究中。

PCV的主要诊断根据是：①ICGA见到来源于脉络膜的单个或多个结节样强荧光斑，是本病诊断必要的依据（"金标准"）。亦即在眼底后极部有异常的脉络膜分支血管网（branching vascular network，BVN），呈扇形或放射状行走，管径粗于渗出性AMD的脉络膜新生血管，常可见到滋养血管。BVN末梢端可见息肉（polyp）状膨隆的强荧光斑，单个或多个呈轮状、葡萄串状，强荧光斑造影早期出现，但随造影时间延长，息肉样囊腔内液体排空，出现中间暗外周亮的影像，即所谓冲刷现象（washout phenomenon）。②在无出血遮盖的情况下，检眼镜下可见橘红色微显隆起的息肉状病灶。③某些典型的湿性AMD表现少见，如玻璃疣、色素改变、地图样萎缩和盘状瘢痕。④有色人种发病率高于白色人种（特别是亚裔）。⑤从总体来说，视力预后优于渗出性AMD，但变异较大（当视网膜神经上皮层、色素上皮层下发生大片出血，甚至玻璃体积血时，PCV的致盲风险明显高于渗出性AMD）。⑥根据流行病学统计，双眼发病者少于渗出性AMD。⑦发病平均年龄略低于渗出性AMD，间或可见于年轻人（平均年龄为50岁左右，50~65岁年龄段为发病高峰）。⑧病变进展速度相对缓慢于渗出性AMD。⑨OCT检查，橘红色息肉状病灶处呈局限性倒V形或穹形RPE隆起；有双层征（double-layer sign，即色素上皮层呈弧形或波浪样隆起的强反射带，Bruch膜层呈薄而平直的强反射带，两层之间呈均质性或异质性的中等或弱反射）；亦可用频域光相干断层深度增强成像（EDI-OCT）检测脉络膜增厚（通常大于300μm），本病的厚度明显厚于渗出性AMD（1~2倍，甚至超过2倍）；偶见局部脉络膜凹陷征。其他临床表现与渗出性AMD同，例如黄斑或整个眼底后极部均可见到渗出斑和不同层面的出血等（图6-38~图6-40）。

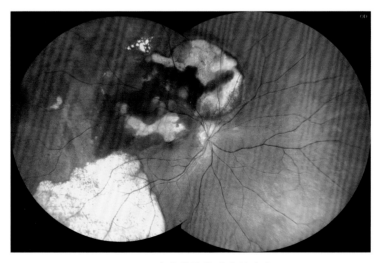

图 6-38　息肉状脉络膜血管病变
患者 PCV 继发玻璃体积血，行玻璃体切除手术后。

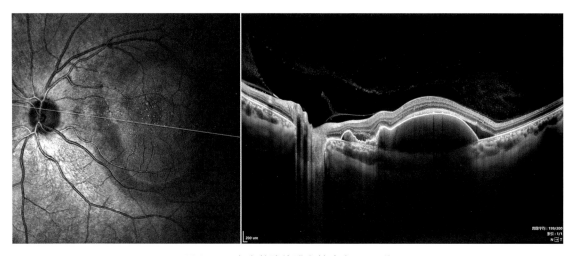

图 6-39　息肉状脉络膜血管病变 OCT 像

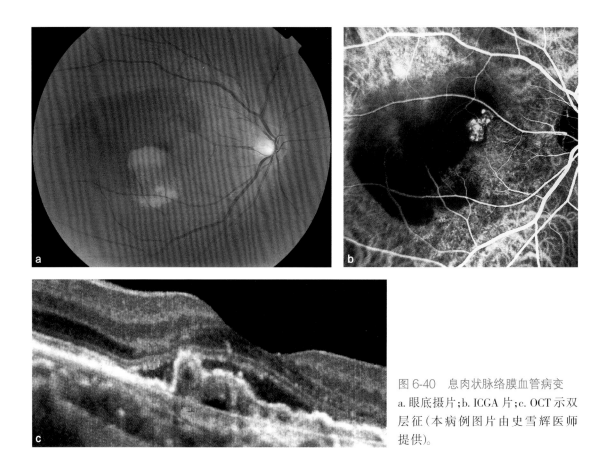

图 6-40　息肉状脉络膜血管病变
a. 眼底摄片；b. ICGA 片；c. OCT 示双层征（本病例图片由史雪辉医师提供）。

　　PCV 的 FFA 检查常表现为隐匿性脉络膜新生血管，少数也可表现为典型脉络膜新生血管，后者提示视力预后差。OCTA 具有无创性，但对 PCV 息肉样病灶的检出率明显低于 ICGA。可能与病灶上方的信号衰减和息肉病灶内血流流速低有关。因此，OCTA 仍无法替代 ICGA 在 PCV 中的应用。

　　目前 PCV 治疗方法主要包括 PDT 和玻璃体腔注射抗 VEGF 治疗。PCV 初次治疗的首要目的是在尽可能减少治疗负担的同时，达到最好的视觉效果；其次是实现息肉完全闭合，最大限度减少不良事件、RPE 萎缩和复发。因此，在对每个患者进行最佳个性化治疗方案选择时，应考虑患者的依从性、经济水平和医疗环境的差异（如是否具有 ICGA 检查和 PDT 治疗）、眼底病变特征和视力等。

在抗 VEGF 时代到来之前,PDT 广泛用于治疗 PCV,并且疗效显著。但随着随访时间的延长,逐渐发现 PDT 治疗后视力远期预后差,不宜用于视力较好的患眼。还可能出现视网膜下出血、脉络膜梗死、RPE 撕裂等并发症。

我国首个基于 WHO 标准的 PCV 指南《息肉状脉络膜血管病变治疗中国指南 2022》给出如下规范治疗建议:

1. 对于伴有不活跃息肉的初治 PCV 患者建议进行密切随访观察。

2. 对于未经治疗的 PCV 患者,建议抗 VEGF 单药治疗或抗 VEGF 联合 PDT 治疗。

3. 对于拟使用抗 VEGF 联合 PDT 治疗的 PCV 患者,建议延迟 PDT 治疗的时机,至少在启动抗 VEGF 治疗 3 个月后,且符合 PDT 治疗标准(例如在 ICGA 图像上发现伴视网膜下积液)。

4. 对于使用抗 VEGF 单药治疗的 PCV 患者,建议在完成 3 个月的负荷治疗后采用"治疗和延长(T&E)"治疗,即 3+T&E 方案。随访中应注意眼底形态学改变,并应特别关注患眼功能或自觉症状情况。T&E 延长治疗间隔标准:①新发渗漏,新的息肉病灶或 BVN;②再次出血;③患者视力损失≥5 个字母。

5. 对于抗 VEGF 负荷治疗 3 个月后在相干光断层扫描(OCT)上出现持续性视网膜下积液或视网膜内积液的患者,建议原药物或更换换抗 VEGF 药物种类继续抗 VEGF 治疗。随访期间应密切关注眼底形态学改变和患眼功能(或自觉症状)。当预见到患者经治后无明显视力获益(如较大的视网膜下瘢痕形成),可考虑停药观察。

6. 对于伴有新鲜大量视网膜下出血(≥4 视盘面积)且累及黄斑区的 PCV 患者(起病 14 天内),建议行玻璃体切除术联合玻璃体腔内注射抗 VEGF 药,组织纤溶酶原激活剂或气体填充。

主要参考文献

1. 陈有信.息肉样脉络膜血管病变:争议、挑战与机遇.中华眼底病杂志,2014,30(3):227-229.

2. 陈有信.特发性息肉样脉络膜血管病变//魏文斌,陈积中.眼底病鉴别诊断学.北京:人民卫生出版社,2012,304-320.

3. 张雄泽,文峰.息肉样脉络膜血管病变中分支血管网的影像特征.中华眼底病杂志,2014,30(3):230-234.

4. 郑红梅,邢怡桥,陈长征,等.息肉状脉络膜血管病变与老年黄斑变性对比分析.中国实用眼科杂志,2007,25(5):475-478.

5. 刘冉,丁小燕.息肉样脉络膜血管病变与渗出型老年性黄斑变性的异同.中华眼底病杂志,2012,28(5):533-539.

6. 刘会娟,陈中山,丁琴,等.362 例息肉样脉络膜血管病变患者的临床分析.中华眼底病杂志,2013,29(4):376-379.

7. 陆秉文,吴星伟.息肉样脉络膜血管病变的治疗研究进展.中华眼底病杂志,2014,30(30):322-325.

8. YANNUZZI L A,SORENSON J,SPAIDE R F,et al. Idiopathic polypoidal choroidal vasculopathy(IPCV). Retina,1990,10(1):1-8.

9. SPAIDE R F. Indocyanine green video angiography of idiopathic polypoidal choroidal vasculopathy. Retina,1995,15(2):100-110.

10. JIANG J J,WU X,ZHOU P,et al. Meta-analysis of the relationship between the LOC387715/ARMS2 polymorphism and polypoidal choroidal vasculopathy. Genet Mol Res,2012,11(4):4256-4267.

11. ST MARTIN J M,RODMAN J,PIZZIMENTI J J,et al. The "double-layer sign":In vivo imaging of polypoidal choroidal vasculopathy. Optom Vis Sci,2013,90(12):293-300.

12. 引地泰一,大塚秀勇,樋口眞琴,ほか.ポリープ状脈絡膜血管症に対する光線力学の療法 1 年後の異常血管網残存率.臨床眼科,2007,61(3):325-330.

13. CHEUNG C M G,LAI T Y Y,RUAMVIBOONSUK P,et al. Polypoidal choroidal vasculopathy:Definition,pathogenesis,diagnosis,and management. Ophthalmology,2018,125(5):708-724.

14. CHEN Y X,ZHANG Y Q,CHEN C Z,et al. Chinese Guideline on the Management of Polypoidal Choroidal Vasculopathy(2022). Chin Med Sci J. 2023,38(2):77-93.

第十一节 眼底血管样条纹

眼底血管样条纹（angioid streaks in the fundus）比较少见，1889 年 Doyne 首先描述，于 1892 年由 Knapp 予以命名。通常是双侧的，是一种可见的、不规则线性、裂纹状 Bruch 膜断裂，典型的表现为视盘周围放射状深棕红色、宽度不等的条带。患者男性略多于女性，发病年龄大多在 30~50 岁之间，但因病程冗长，在未损害黄斑之前，视力正常，亦无其他症状，实际发病时间很可能开始于青少年。眼底病变可以单独存在，也可伴发于某些会影响到 Bruch 膜弹力层或胶原层的全身性疾病，如弹力纤维假性黄色瘤（最常见）、Paget 病、Ehlers-Danlos 综合征、马方综合征、镰状细胞性贫血等。

病因及发病机制

本病是一种遗传性视网膜疾病，具有家族性遗传倾向，具体遗传模式尚不明确，父母多有近亲联姻史。富含弹性纤维组织的矿化是血管样条纹的发病机制，特别是在弹力纤维假性黄色瘤患者，由于全身缺乏抗矿化因子，导致了富含弹性纤维的结缔组织钙化，Bruch 膜上也有大量的钙离子沉积，可伴有 RPE 改变，如色素缺失或沉积。Bruch 膜弹力层皲裂处可被变薄且色素稀少的色素上皮所跨越，来自脉络膜的纤维血管组织（fibrovascular tissue）由 Bruch 膜皲裂处进入色素上皮层下，使色素线条变色、增宽，如若穿过已变薄的色素上皮而进入神经上皮层下，则引起局限性视网膜神经上皮层浅脱离、出血及渗出。

临床表现

一般侵害双眼，眼底所见位置对称，而轻重并不一致。环绕视盘有暗红色或灰褐色不规则的色素环，并由此发出宽窄不均、边缘峻峭、长短不一、如血管样分支或交叉的色素线条。呈放射状走向赤道部及黄斑附近，在到达赤道部之前逐渐变细而终止。色素线条位于视网膜血管后方、脉络膜血管前面。与视网膜、脉络膜血管分布无关。数目自 1~2 条至 10 条以上不等。进行非常缓慢，自十多年至数十年。

起初患者无症状，随后多因 CNV 出现视力下降、视物变形等，且容易复发。CNV 发生率在 42%~86% 之间，约 74% 的病例由于最终导致双眼性黄斑出血和渗出，使视力急剧下降。这种出血、渗出最后瘢痕化，形成形态不规则的灰白色斑块（图 6-41，图 6-42）。条纹病灶越宽、越长、离黄斑越近，CNV 发生率越高。

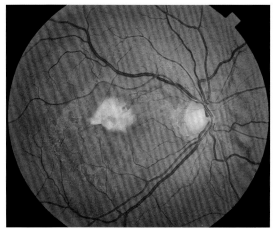

图 6-41 眼底血管样条纹
男，51 岁，双眼眼底血管样条纹，右眼视力 0.1，左眼指数/30cm；本图为其右眼底像。

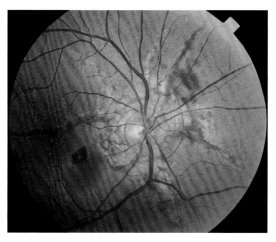

图 6-42 眼底血管样条纹
男，31 岁，两眼视力逐渐下降已 5~6 年，右眼突然视力高度障碍 15 天，右眼 0.02，左眼 0.2，两眼底均有灰黑色血管样条纹，右眼底黄斑及视盘鼻上方、鼻侧视网膜出血。

其中 2 型 CNV 最常见。另一重要的眼底表现为眼底橘皮样病灶。

眼底出现血管样色素条纹的同时,经常散布为数众多的玻璃疣(drusen)。玻璃疣偶可发生于双侧视盘面(表在型或埋藏型视盘玻璃疣),严重者酷似视乳头水肿。部分患者可同时合并视网膜毛细血管扩张征或息肉样脉络膜血管病变。

FFA 对本病诊断很有价值,眼底色素条纹处在动脉期已显荧光,这是由于 Bruch 膜皲裂,皲裂处上面的色素上皮萎缩而出现的透见荧光。造影晚期,视网膜动静脉内荧光已经消失,而此处荧光仍然存在,提示病变部的荧光着色(staining)。在陈旧性病例,色素线条处反而不能见到荧光,可能为色素增生或来自脉络膜的纤维血管组织机化所致。FFA 检查重点在于发现 CNV。当黄斑发生出血、渗出或机化斑时,则出现相应改变:出血斑处为遮蔽荧光;渗出斑或机化斑处有荧光着色;有时还能见到荧光渗漏,说明 CNV 的存在。

血管样条纹的吲哚青绿血管造影因为病灶 RPE 和脉络膜萎缩程度不同而呈现不同眼底改变:强荧光、弱荧光、轨道样改变,或合并多种改变。吲哚青绿血管造影可更好地显示橘皮样损害和隐匿性 CNV。

个别病例如果用裂隙灯显微镜检查角膜缘,可以见到角膜缘邻近的浅层角膜混浊,并伴有前弹力层(Bowman 膜)缺损。

62% 的本病伴有弹力纤维性假性黄色瘤(pseudoxanthoma elastica),弹力纤维性假性黄色瘤患者并发本病者为 80%~87%。本病与弹力纤维性假性黄色瘤同时存在者,称为 Groenblad-Strandberg 综合征。此时患者某些部位的皮肤外观呈鸡皮样,如颈部或腋下、腹股沟、腰周围等处。这是全身弹力纤维变性、钙化的一种表现。心血管系统也易于受到累及。

除弹力纤维性假性黄色瘤外,8%~15% 的 Paget 病(即畸形性骨炎,osteitis deformans)及 1.5%~6% 的镰状细胞性贫血(sicklemia)等,亦可出现本病的眼底改变。

诊断

因眼底表现特殊,诊断并不困难。当伴发于弹力纤维性假性黄色瘤、Paget 病、镰状细胞贫血等病时,则有各自的全身检查及实验室检查所见。

治疗

本病目前尚无有效治疗,眼部主要针对继发的 CNV 进行治疗,限制疾病的自然病程,而不能让病灶永久性失活。FFA 发现黄斑中心凹外有视网膜神经上皮层下和/或色素上皮层下新生血管者,可考虑激光光凝、光动力治疗(PDT)、抗 VEGF 制剂玻璃体腔内注射。随着抗 VEGF 时代的到来,抗 VEGF 药玻璃体腔内注射已经成为本病继发性 CNV 的主要治疗手段,能有效改善或稳定视力,改善解剖结构,具有良好的局部和全身安全性。考虑本病 CNV 的复发性和双眼受累可能性,治疗过程中应严格定期复查。

主要参考文献

1. 张意可. 眼底血管样条纹合并黄斑病变. 眼底病,1987,3:73-75.
2. 郝志坤,黎铧,李娟娟.68 例眼底血管样条纹患者眼底特征的临床观察. 中华眼底病杂志,2015,31(1):83-85.
3. GASS J D. Angioid streaks and disciform macular detachment in Paget's disease. Am J Ophthalmol,1973,75(4):756-758.
4. CLARKSON J G,ALTMAN R D. Angioid streaks. Surv Ophthalmol,1982,26(5):235-246.
5. GEORGALAS I,PAPACONSTANTINON D,KOUTSANDREA C,et al. Angioid streaks,clinical course,complications,and current therapeutic management. Ther Clin Risk Manag,2009,5(1):81-86.
6. NAKAGAWA S,YAMASHIRO K,TSUJIKAWA A,et al. The time course changes of choroidal neovascularization in angioid streaks. Retina,2013,33(4):825-833.

7. 青木順一. 網膜色素線條症 の黄斑部合併症. 臨床眼科,1982,36（8）:861-863.

8. CHATZIRALLI I,SAITAKIS G,DIMITRIOU E,et al. Angioid streaks:A comprehensive review from pathophysiology to treatment. Retina,2019,39（1）:1-11.

第十二节　病理性近视的眼底损害

静态下（即调节与睫状肌处于麻痹状态下）的轴性近视超过-6.00D 者,称为高度近视（excessive myopia）。患者在中年之后（少数在青年期）,眼底出现种种退行性变性者,称为病理性近视（pathologic myopia）。不是所有高度近视都会发展成病理性近视,病理性近视亦偶见于非高度近视眼（<-6.00D）,所以病理性近视与高度近视之间虽有非常密切的相关性,但亦有所不同。

发病机制

病理性近视的发病机制极为复杂,遗传已被确认为主要因素。其遗传方式有常染色体隐性遗传,也有显性及性连锁遗传,具有高度遗传异质性。除遗传外,后天环境如全身健康状况、生活环境、个人习惯、长期从事近距离用眼工作等,均可助长近视程度的加深。

近距离用眼何以能加深轴性近视,过去一直认为与过度调节有关,但不能得到大量动物实验研究的支持。目前较多文献认为:眼轴增长受视觉信息清晰度调控,信息越不足,清晰度越低,为了使视网膜获得清晰图像,眼轴越被拉长,终于形成轴性近视并使其加深。推测人眼近距离工作（例如阅读）时,通过调节使黄斑获得高分辨率的视觉影像信息,而周边视网膜却无法得到此种清晰影像,使周边视网膜产生相对性形觉剥夺。调节越强,周边视野的分辨率越低,导致玻璃体腔和巩膜扩张,近视度增加。所以,调节作用仅仅参与了近视发生及近视度进一步增高过程,并不是真正原因。

巩膜延伸,特别是后部巩膜延伸、变薄,是轴性近视发展为高度近视的关键,也是病理性近视的病理基础。巩膜之所以延伸,观点不一,有机械和生物学两种学说:前者如过度调节、过度辐辏等;后者在近期文献中认为除前述视网膜相对性形觉剥夺外,也可以是由某一或某些基因变异,导致对巩膜胶原蛋白合成调控失常的结果。眼底病理性发生原因,亦无定论。从现有资料来看,很可能是在巩膜过度延伸变薄的基础上,视网膜早期衰变和脉络膜循环障碍所致。

眼底所见

1. 豹纹状眼底（tigroid fundus）　整个眼底略为灰暗,加上脉络膜因弥漫性萎缩,毛细血管层及中血管层血管减少或消失,橘红色大血管层血管暴露,使眼底呈虎皮的斑纹状。

2. 视盘倾斜与近视弧　由于高度近视眼球壁后部向后凸出,视神经斜向进入球内。视盘一侧（绝大多数为颞侧）向后移位,使视盘在检眼镜下失去正常的略呈竖椭圆形,而呈显著的竖椭圆形,甚至如簸箕状。与其向后移位侧相连接处,有半月形斑,称为近视弧（myopic conus,或伸展性近视弧,extensive myopic conus）。近视弧对侧（一般为鼻侧）视盘缘,有略呈棕色、边界模糊、微呈脊状隆起的向上牵引弧（super traction conus）。伸展性近视弧内侧白色,为巩膜暴露,外侧为浅棕色,为色素上皮层消失、脉络膜暴露所致,近视弧外侧边界清楚,但往往与后极部脉络膜视网膜萎缩区连成一片。近视弧少数位于颞上或颞下方。更为少见的是位于鼻侧或下侧,鼻侧者 Fuchs 称之为"逆向性近视弧（inversive myopic conus）",下侧者称为"Fuchs 弧（Fuchs' conus）"（常属先天性,参阅第二章）。当颞侧近视弧向外、向上、向下不断延伸时,可以环绕于整个视盘周围,是为近视性视盘周围脉络膜视网膜萎缩（myopic circum papillary chorioretinal atrophy）。

3. 黄斑出血与 Fuchs 斑　黄斑出血为脉络膜的出血(因有或无 CNV 而分成两种,5%~10% 有 CNV,出血多反复;无 CNV 者称单纯性出血,较少复发)。暗红色,一般为圆形或类圆形,大小及数量不定。多见于黄斑或其附近视网膜血管下方。同一位置反复出血,可促使色素上皮细胞增生而导致 Fuchs 斑形成。CNV 主要发生在后巩膜葡萄肿脉络膜薄弱处,彩色眼底相上表现为浅灰色色素环;FFA 中 CNV 早期呈强荧光,晚期染料渗漏,出血处全程遮蔽荧光。多灶性脉络膜炎或点状内层脉络膜病变继发的 CNV 常伴有黄灰色炎性病灶,FFA 中除了 CNV 的典型表现,炎性病灶在早期为轻微强荧光和晚期轻微荧光着染;且在 OCT 可见中高信号的 RPE 下病灶(图 6-43~图 6-45)。

典型的 Fuchs 斑呈圆形或椭圆形,边界清晰,微微隆起。大小 0.3~1PD,黑色,有时在黑斑的边缘可见出血。病变过程中,黑斑可以扩大或缩小,形态与颜色亦可有所改变,甚至分解成散在的黑色斑点,但不会完全消失。Fuchs 斑见于单眼或双眼,也偶有在一眼的眼底中见到两个黑斑。

4. 后极部萎缩斑及漆裂纹样损害　脉络膜视网膜萎缩斑呈白色或黄白色,圆形或地图状,大小、数量不等,孤立或融合成大片。大片萎缩斑可与视盘周围萎缩连接,成为包括视盘和黄斑在内的巨大萎缩区。萎缩斑内或其边缘常有色素堆积,有时还可见到残留的脉络膜大血管。黄斑萎缩及其附近,常可见到分支状或网状的白色或黄白色线条,线条与眼底血管样线条(angioid streaks)相似,宽窄不一,边缘不整齐或呈锯齿状,类似旧漆器裂纹,故称漆裂纹样损害(lacquer crack lesion)(图 6-46,图 6-47)。

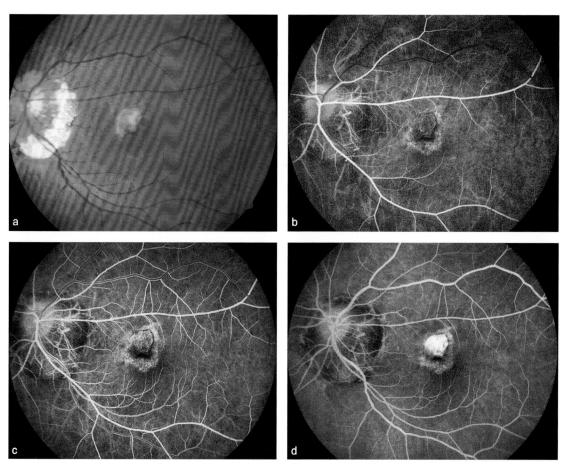

图 6-43　病理性近视新生血管性黄斑出血

女,42 岁,自幼近视,不断增剧,去年检影配镜两眼均为−12.00D→0.5,因左眼视力急剧下降半个月就诊,左眼视力 0.04,Jr 7 看不见;黄斑中心凹处有一约 1/3PD 大小的类圆形黄白色斑,下缘见眉月状出血,周围有脉络膜视网膜萎缩,略呈狭窄的环状;患者之母、之女均有高度近视;a. 眼底像,黄斑出血,出血斑鼻上有黄白色渗出斑;b. FFA 动脉期;c. FFA 早期静脉期,渗出斑处荧光增强;d. FFA 静脉期,荧光继续增强,并略有扩大。

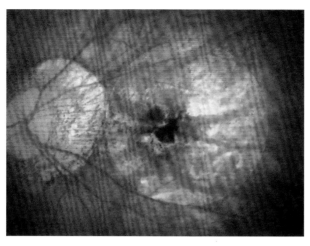

图 6-44 病理性近视的 Fuchs 斑

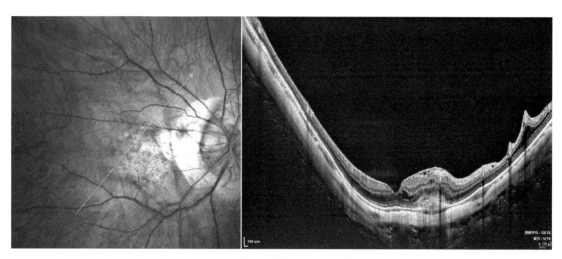

图 6-45 病理性近视新生血管性黄斑出血
OCT 可见黄斑区 RPE 下中高信号病灶,边界欠清。

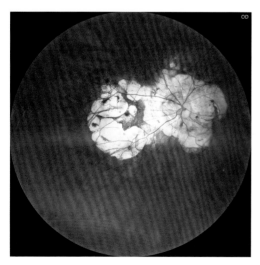

图 6-46 病理性近视的近视弧及后极部萎缩斑

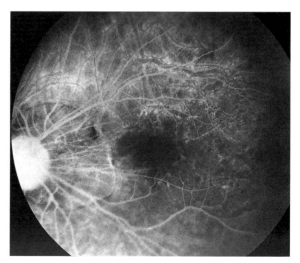

图 6-47 病理性近视漆裂状纹的 FFA 所见
漆裂纹样损害好发于黄斑及视盘至黄斑之间,是该处脉络膜毛细血管-Bruch 膜-视网膜色素上皮层复合体(CBRC)病损的结果,因视网膜色素上皮萎缩,FFA 为透见荧光。

5. 黄斑囊样变性与黄斑裂孔   检眼镜下,黄斑可见一个边界清楚的圆形红斑,直径 1/3~1/2PD。红斑周围邻接处视网膜稍带灰色,如果伴有局限性脱离时,其周围有轮晕状反光圈。裂隙灯显微镜下,若为囊样变性,则光切面有一菲薄的前囊壁切线;若为裂孔,则此线中断。裂孔外壁切线与周围视网膜面切线有错位。Watzke-Allen 征阳性,OCT 检查所见,可更加确切。裂孔发病年龄多见于老年前期,常伴有低位视网膜脱离(图 6-48)。

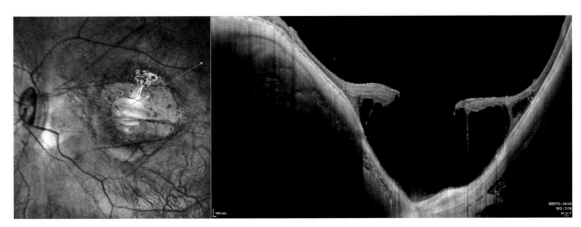

图 6-48   病理性近视继发黄斑裂孔和低位视网膜脱离

6. 黄斑视网膜劈裂(macular retinoschisis)   患者常突然感到视野中央出现晃动的暗区或略有闪烁感,检眼镜下见到有似后极部视网膜浅脱离,OCT 检查黄斑视网膜神经上皮层有层间分离,并因分离所在的层次而分内、外层劈裂。层间分离之间,有的见到柱状反射线条。发生机制未明,可能与玻璃体不全后脱离或后巩膜葡萄肿对视网膜的牵引有关,属继发性劈裂。劈裂往往伴有局限性视网膜脱离、视网膜前膜、黄斑裂孔(图 6-49)。

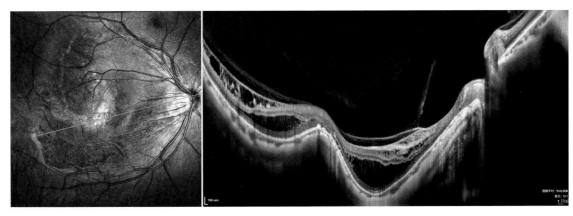

图 6-49   病理性近视继发视网膜劈裂和圆顶状黄斑

7. 后巩膜葡萄肿   眼球后段巩膜过度延伸,后极部可发生局限性扩张,形成后巩膜葡萄肿(posterior staphyloma)。后巩膜葡萄肿是病理性近视最重要的眼底特征。检眼镜下后巩膜葡萄肿如皿状或火山口状凹陷,边缘可为斜坡形,亦可急剧陡峭,视网膜血管在边缘处呈弯曲爬行。后巩膜葡萄肿底部与其边沿部的屈光度相差颇大,这种屈光度的差异,是诊断后巩膜葡萄肿的重要依据之一。此种病例 OCT 检查,有时还能见到黄斑部的视网膜脱离或神经上皮层劈裂(Takano,1999)(图 6-50,图 6-51)。在高度近视后巩膜葡萄肿的患眼还可见到圆顶状黄斑(dome-shaped macula,DSM),表现为位于脉络膜视网膜后凹面中的局

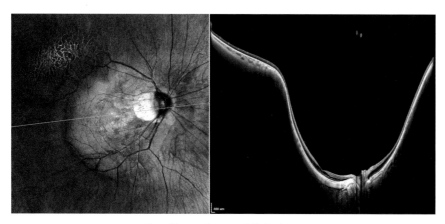

图 6-50　病理性近视的后巩膜葡萄肿和视网膜劈裂

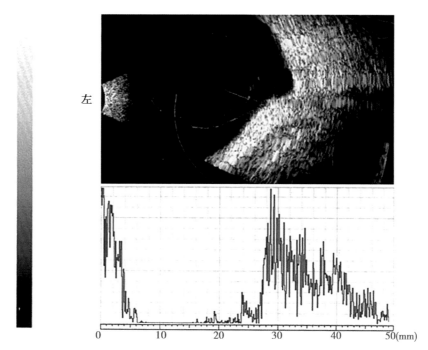

图 6-51　病理性近视后巩膜葡萄肿 A/B 超声声像图（本病例图片由杨培星医师提供）

部向内凸起，其形状可分为圆形凸起，水平方向椭圆形凸起或垂直方向椭圆形凸起。DSM 在眼底彩照中不明显，主要通过 OCT 确诊。DSM 发病机制尚不明确，可能与局部巩膜增厚有关。DSM 与后巩膜葡萄肿的关系也有待进一步研究。DSM 患眼可出现一系列损害视功能的并发症，如 RPE 萎缩、黄斑区浆液性视网膜脱离、CNV 等。

8. 周边部视网膜囊样变性及格子样变性　常见于锯齿缘附近，充分扩瞳后用双目间接检眼镜或三面镜检查较易发现。囊样变性呈圆形或类圆形红色。在视网膜灰白色萎缩病灶的背景衬托下，边界清楚。萎缩性病灶周围，还有交叉成网状由视网膜末梢小血管白线化形成的白色线条，称为格子样变性（lattice degeneration）。囊样变性、格子样变性，与孔源性视网膜脱离的形成关系密切。

9. 玻璃体改变　玻璃体液化混浊、玻璃体后脱离（posterior vitreous detachment，PVD）和后皮质前玻璃体囊袋（posterior precortical vitreous pocket，PPVP）在近视眼中更常见。玻璃体凝胶体解聚液化，有些部分浓缩成灰白色膜样或条索状混浊。在裂隙灯显微镜光切面检查下，混浊物漂浮于玻璃体腔内。玻璃体液化可引起玻璃体皮质从视网膜内表面分离，形成后脱离。PPVP 是一种位于后极部的玻璃体胶原与后玻璃体皮质间的生理腔隙,可见于健康眼,表现为假性玻璃体后脱离,在玻璃体视网膜手术中明显。

10. 近视性牵引性黄斑病变(myopic traction maculopathy,MTM) 在后极部眼球壁持续向后扩张的同时,如果黄斑区发生不完全玻璃体后脱离,神经上皮层受到持续牵引力作用,进而引起进展缓慢且形式多样的黄斑区损伤:黄斑囊样水肿、黄斑劈裂、黄斑裂孔甚至黄斑区视网膜脱离(图6-52)。当后部玻璃体完全脱离,对黄斑牵引力消除,部分黄斑水肿可以消退。抗VEGF治疗可能会导致MTM恶化,导致黄斑裂孔。因此,对存在黄斑牵引的患眼进行抗VEGF治疗时,应充分评估牵引程度和范围,判断黄斑裂孔形成的可能性。

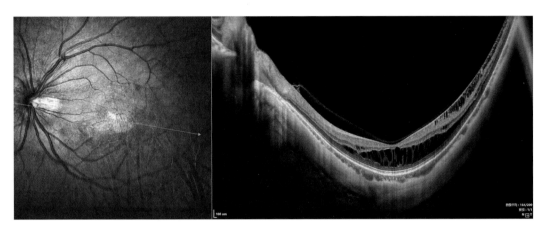

图 6-52　病理性近视后巩膜葡萄肿、玻璃体牵引和黄斑劈裂

症状

视力不能满意矫正的原因,系视网膜神经上皮层、色素上皮层的广泛萎缩。黄斑出血可使视力突然进一步损害。Fuchs斑及黄斑萎缩斑形成后,引起视力不可逆性恶化。玻璃体液化混浊产生飞蚊症。玻璃体有不完全脱离时,可因视网膜受到不全脱离处的牵引,而发生闪光感。

色觉可有轻度异常,ERG正常,EOG亚正常(提示色素上皮功能减退)。

并发症

1. 视网膜脱离 玻璃体变性的液化与视网膜囊样、格子样变性等变性引起的裂孔,两者相互作用,导致孔源性视网膜脱离。临床上,孔源性视网膜脱离病例中有很大部分并发于病理性近视,详见第七章第一节。

2. 青光眼 近视伴有青光眼者约为14%,但由于病理性近视眼巩膜硬度低,从而测得的眼压亦低;近视眼视盘的异常不能见到典型的青光眼杯状凹陷;视力及视野的改变亦易被近视所蒙蔽,所以容易漏诊。

3. 并发性白内障 多见于中年后的病理性近视。常表现为晶状体核的棕色混浊(核性白内障),亦可表现为晶状体后囊下皮质浅棕色混浊。核性白内障初期因晶状体屈光率增强而使近视程度进一步加深。

诊断

病理性近视研究组meta分析(META-PM)报道了国际病理性近视照相分型及分级系统。0级,无黄斑病变;1级,纹理状眼底(豹纹状眼底);2级,弥漫性脉络膜视网膜萎缩;3级,局灶性脉络膜视网膜萎缩;4级,黄斑萎缩。独立于主要病变进展而发生的其他病变,例如漆裂样纹、CNV及Fuchs斑,被列为附加病变。

病理性近视通常指近视患者发生近视性黄斑病变分级 C_2 及以上,或发生后巩膜葡萄肿。病理性近视患者并不一定局限于高度近视患者中,低度近视患者也可发生病理性近视的眼底改变。

治疗

眼底出现的各种变性改变,一旦形成,不可逆转。到目前为止,尚无肯定的有效治疗,编者曾试用抗衰老及改善脉络膜循环的中药九子还睛煎(处方见本章第九节 AMD),持续 6 个月后,继用明目地黄丸或驻景丸(均为中成药)内服 3~5 年,对延缓病变继续恶化方面(包括 CNV 形成)有一定作用。此外,维生素 A、D、E、C,葡萄糖酸锌及碘剂等亦可试用。文献中有应用异体同种巩膜或其他材料做眼球兜带术,即后巩膜加固术,阻止后部巩膜进一步延伸,远期疗效尚难肯定。近年来,有应用核黄素-紫外线 A 巩膜胶原交联(riboflavin-ultraviolet A scleral collagen cross-linking)的报道,通过加强赤道部及后部巩膜 I 型胶原纤维的机械强度,以阻止或延缓眼轴进一步伸展。从动物实验及离体巩膜研究的成果看,不失为一种理想方法。

黄斑或其附近出血(特别是反复出血),经眼底血管造影(FFA、ICGA)证实视网膜下存在 CNV 者,首选抗 VEGF 治疗,首次治疗后随访,按需治疗;光动力治疗(PDT)为二线治疗方案。

对于近视性黄斑牵引病变,如玻璃体黄斑牵引、黄斑区视网膜劈裂和黄斑裂孔,在病变进一步发展,患者视力明显下降时可考虑玻璃体视网膜手术,或联合后巩膜加固术。

主要参考文献

1. OHNO-MATSUI K. Atlas of Pathologic Myopia. Singapore:Springer,2020.

2. 张蕴达,贾亚丁. 病理性近视继发黄斑部视网膜劈裂的研究进展. 国际眼科纵览,2011,35(1):45-48.

3. 黄叔仁,张晓峰.九子还睛煎治疗变性近视的临床观察. 中医杂志,1991,32(12):30-32.

4. 丁宁,黄瑶. 病理性近视眼底损害//魏文斌,陈积中. 眼底病鉴别诊断学. 北京:人民卫生出版社,2012:325-330.

5. 石一宁,方严,吴琨芳. 视网膜脉络膜改变//方严,石一宁. 病理性近视眼眼底改变. 北京:科学技术文献出版社,2013:68-97.

6. LEVY J H,POLLOCK H M,CURTIN B J. The Fuchs' spot an ophthalmoscopic and fluorescein. Angographic study,Ann J Ophthalmol,1977,9(11):1433-1438.

7. CURTIN B J. The posterior staphyloma of pathologic myopia. Trans Am Ophthalmol Soc,1977,75:67-70.

8. KLEIN R M,CURTIN B J. Lacquer crack lesions in pathologic myopia. Am J ophthalmol,1975,79(3):386-388.

9. GWIADA J. Vision science and its applications // LAKSHMINARAYANAN V. OSA Trends in optics and photonics. Washington:Optical Society of America,2000:393-406.

10. GAUCHER D,HAOUCHINE B,TADAYONI R,et al. Long-term follow up of high myopic foveoschisis:Natural course and surgical outcome. Am J Ophthalmol,2007,143(3):455-462.

11. NEELAM K,CHEUNG C M,OHNO-MATSUI K,et al. Choroidal neovascularization in pathological myopia. Prog Retina Eye Res,2012,31(5):495-525.

12. KIMURA Y,HANGAI M,MOROOKA S. Retinal nerve fiber layer defect in highly myopic eyes with early glaucoma. Invst Ophthalmol Vis Sci,2012,53(10):5472-6478.

13. SHIMADA N,OHNO-MATSSUI K,YOSHIDA T,et al. Characteristics of peripapillary detachment in pathologic myopia. Arch Ophthalmol,2006,124(1):45-52.

14. DOLZ-MARCO R,FINE H F,FREUND K B. How to differentiate myopic choroidal neovascularization,idiopathic multifocal choroiditis,and punctate inner choroidopathy using clinical and multimodal imaging findings. Ophthalmic Surgery,Lasers and Imaging Retina,2017,48(3):196-201.

15. OHNO-MATSUI K,LAI T Y,LAI C C,et al. Updates of pathologic myopia. Prog Retin Eye Res,2016,52:156-187.

第十三节 色素性静脉旁视网膜脉络膜萎缩

色素性静脉旁视网膜脉络膜萎缩（pigmented paravenous retino-choroidal atrophy）罕见，是一种双眼对称的、沿着视网膜大静脉及其分支分布的视网膜脉络膜萎缩和色素沉积。1937 年由 Brown 首先报道以来，病名不一，现在的名称由 Franceschetti 于 1962 年命名，已被广泛采用。

本病病因及发病机制不明。有人推测可能是一种发生于遗传基础上的特殊型视网膜色素上皮变性及继发的脉络膜变性。少数患者可合并对侧眼视网膜色素变性改变。文献中发病年龄最小 4 岁，最大 48 岁，男性多于女性。

临床表现

双眼受累，两侧对称。病变发展非常缓慢，所以在 20 世纪 70 年代以前的报道中，均认为本病是静止而不发展的疾病。通常病灶并不累及黄斑区。当病变未侵及黄斑时，仅有轻微的视野改变，中心视力无明显降低。但随着病变范围的扩大，视野及中心视力损害亦可渐趋严重。色觉正常，无夜盲史。

眼底比较特殊。视盘周围有灰白色或略带青灰色的视网膜脉络膜萎缩区，宽度 0.5~1PD。萎缩区从视盘呈放射状沿视网膜静脉向周边部延伸，静脉两侧萎缩区宽度不一，自 0.5~2PD。萎缩区内常见到形态不规则的大量色素斑块沉着于静脉周围，有的掩盖血管，有的包绕静脉呈袖套状。萎缩区动静脉管径正常，视盘色泽无改变。荧光造影视网膜动静脉显影正常，在萎缩区有透见荧光，色素斑处荧光遮蔽。当脉络膜毛细血管及中血管层陷于萎缩后，可透见节段状的脉络膜大血管强荧光（图 6-53）。

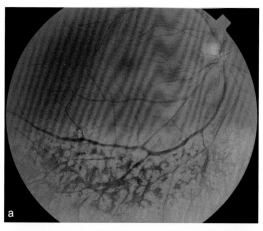
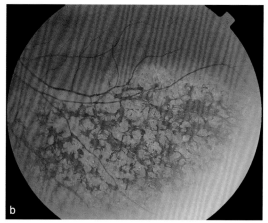
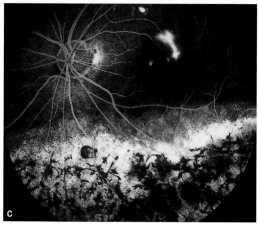

图 6-53 色素性静脉旁视网膜脉络膜萎缩
男，43 岁，因左眼中浆病在他院误用糖皮质激素，视力进一步下降，来我院会诊；发现除左眼中浆病之外，两眼尚有与视网膜中央静脉颞下支分布区伴行的众多骨细胞样色素斑，有的色素斑掩盖血管；视野检查，两眼上方周边部有视野缺损，但患者从未感知；两眼暗适应及视觉电生理检查均无异常；a. 右眼底像；b. 左眼底像；c. 左眼 FFA 222.9 秒摄片，黄斑及其附近强荧光斑为中浆病的荧光渗漏。

荧光素眼底血管造影的表现与病灶严重程度有关，RPE 萎缩可导致弥漫性窗样缺损强荧光；严重的 RPE 和脉络膜萎缩可导致萎缩区内为弱荧光和杂乱的脉络膜血管影，或不规则的色素沉着形成遮蔽荧光，病灶边缘为色素脱失形成强的透见荧光，正常视网膜血管的荧光无渗漏。病灶区 OCT 表现为内层视网膜结构紊乱，外层视网膜和 RPE 层萎缩，脉络膜变薄。眼底自发荧光表现为病灶区为低自发荧光，边缘有明显的线状或弧状高自发荧光。电生理检查无特异性，正常或各种程度的异常。

诊断与鉴别诊断

通过双眼对称的眼底特殊表现，诊断并不困难。但应与视盘周围（匐行性）脉络膜萎缩（peripapillary choroidal atrophy）及眼底血管样条纹（retinal angioid streaks）相鉴别。后两者病变区亦位于视盘周围并向四周伸展，但与视网膜静脉的走向无关。

治疗

本病尚无有效治疗。

主要参考文献

1. 刘端济. 色素性静脉旁视网膜脉络膜萎缩二例报告. 实用眼科杂志，1985，3（4）：242-344.
2. 陆方. 色素性静脉旁视网膜脉络膜萎缩//魏文斌，陈积中. 眼底病鉴别诊断学. 北京：人民卫生出版社，2012：290.
3. PEARLMAN J T，KAMIN D F. Pigmented paravenous retinochoroidal atrophy. Am J Ophthalmol，1975，80（4）：630-632.
4. 秋谷忍. 临床眼底 アトラス. 東京：南山堂，1976：126-129.
5. KUMAR V，KUMAWAT D，TEWARI R，et al. Ultra-wide field imaging of pigmented para-venous retinochoroidal atrophy. Eur J Ophthalmol，2019，29（4）：444-452.
6. HUANG H B，ZHANG Y X. Pigmented paravenous retinochoroidal atrophy（Review）. Exp Ther Med，2014，7（6）：1439-1445.

第十四节　特发性老年性黄斑裂孔

黄斑裂孔为发生于黄斑中心凹的视网膜神经上皮层的局限性缺损裂孔，因中心凹仅是黄斑的中央部分，所以严格地说应称作黄斑中心凹裂孔。多种原因能导致黄斑裂孔，在排除诸如外伤（包括眼球钝挫伤、激光意外和日蚀等放射性损伤）、变性近视、糖尿病黄斑病变、视网膜静脉阻塞之黄斑囊样变性等所引起的继发性黄斑裂孔之后，见于 50 岁以上且病因不明者，称为特发性老年性黄斑裂孔（idiopathic senile macular hole）。多见于女性。一眼患病后对侧眼在 5 年时间内出现黄斑裂孔概率较高（10%~15%）。

特发性老年性黄斑裂孔在所有黄斑裂孔病例中占很大比重（>80%）。自内界膜至视细胞层全部缺失者称全层裂孔，尚有部分组织残留者称板层裂孔。神经上皮层内层组织缺失而外层组织尚有保存时，为内层板层裂孔，反之则为外层板层裂孔。两者间内层板层裂孔占绝大多数，外层板层裂孔少见。

安徽医科大学眼科教研室资料：1978—1991 年的 13 年中，共发现本病 49 例，占同期眼底病门诊病例总数的 0.025%。患者发病年龄 56~68 岁（平均 60.74 岁）。女性多于男性（4.4∶1）。单眼发病多于双眼（3.5∶1）。

病因及发病机制

病因不明，文献中有下列推测：①本病绝大多数发生于老年人（50~80 岁，或更大，平均年龄 57~66 岁），尤其多见于经绝期后的老年妇女（女：男约 10∶1），患者中有 63%~80% 患有心血管病，因此认为可能与脉络膜缺血有关；②有人见到本病在应用雌性激素治疗及子宫切除后的病例中发病率高，又认为可能与雌性激素有关。由于两者均可导致黄斑中心凹营养障碍，引起退行性变薄（involutional macular thinning）或囊样改变（由囊样水肿发展至囊样变性）而导致裂孔发生。

自 1988 年 Gass 提出玻璃体牵引是裂孔形成的关键之后，得到众多支持。Gass 认为玻璃体皮质受到某些生物学改变影响发生液化及后脱离，由于视网膜内界膜在黄斑中心凹处比其他部位更为脆弱，而与玻璃体后界面的黏附却最为紧密，如果存在病理性粘连，玻璃体后脱离不完全，则此种粘连较易产生对中心凹视网膜牵引（切线方向，间或横向牵引），并逐步形成中心凹视网膜的全层裂孔。OCT 的发明、发展和普及，更验证了这一观点。但是，尽管如此，仅凭牵引作用解释裂孔形成问题是不够的，例如板层裂孔，特别是外层板层裂孔。所以，似乎可以作如下假设：①本病发生必须具有黄斑中心凹视网膜神经上皮层退行性变和玻璃体牵引两个因素，两者相互影响，但由于所起作用的主次不同，从而形成不同临床改变；②以玻璃体牵引为主，视网膜退行性变程度较轻者，形成内层板层裂孔（图 6-54）；反之，形成外层板层裂孔；倘若玻璃体不全后脱离、液化、与中心凹视网膜局限性粘连较大，视网膜退行性变薄、囊样变性等亦相当严重，则发展为全层裂孔。

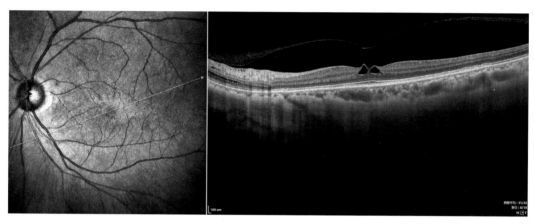

图 6-54　特发性老年性黄斑裂孔形成前，玻璃体黄斑牵引，内层板层裂孔

临床表现

1. 症状　患者主诉患眼视力下降，内层板层裂孔者可保持较好的中心视力，一般不低于 0.3。中心视野有时可以检到 2°~5° 虚性相对性暗点。色觉正常。外层板层裂孔的中心视力较差，在 0.05~0.2 之间，多数为 0.1 左右（旁中心注视）。中心视野有 2°~5° 虚性绝对性暗点（偶为实性）。色觉损害，蓝色觉损害尤为明显。全层裂孔的中心视力常低于 0.05（旁中心注视）。中心视野有 10° 左右相对性暗点，其核心有 5° 左右绝对暗点，实性，色觉障碍。如并发低位视网膜脱离者，还能检查到相应的周边视野缺损。

Amsler 表检查比较敏感，无论内层、外层板层裂孔或全层裂孔均属阳性。Watzke-Allen 征检查（见下文）更具特异性。

2. 视觉电生理方面的改变　VEP 改变极为显著，表现以振幅降低为主，高空间频率时 P-VEP 异常率达 93.3%。P-ERG 研究表明，特发性老年性黄斑裂孔不仅有视锥细胞功能损害，视杆细胞功能亦受影响。多焦 ERG（mf-ERG）可从三维反应密度图像表现出裂孔相应处的波幅下降，描绘出一个火山口样地形图（图 6-55），显示黄斑中心凹功能损害有其独到之处。

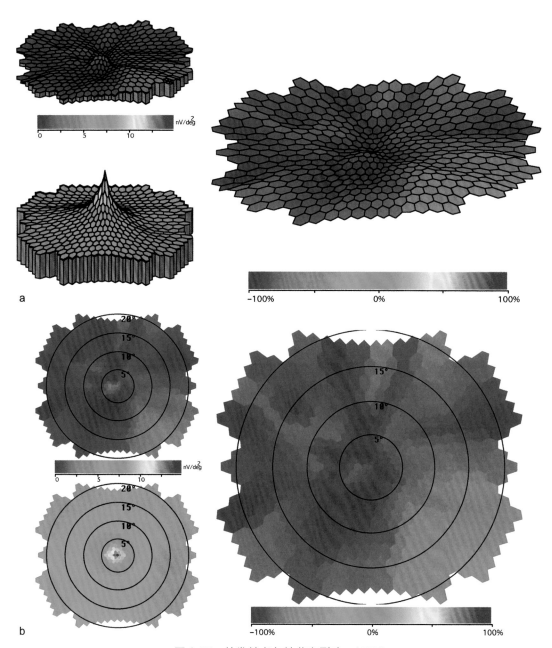

图 6-55 特发性老年性黄斑裂孔 mf ERG

a. 一例特发性老年性黄斑内层板层裂孔的 mf ERG；b. 一例特发性老年性黄斑外层板层裂孔的 mf ERG（本病例图片由戴虹医师提供）。

3. 检眼镜及裂隙灯显微镜（加前置镜或接触镜）检查所见　三种裂孔在检眼镜下均见有一个暗红色圆形斑，大小 1/4~1/2PD，边缘清晰整齐，如同用穿孔器打出的凿孔。孔缘绕有（或无）浅灰色轮晕，其表面有时可见散在的几个黄色小点（多数见于全层裂孔）。裂隙灯显微镜下绝大多数能发现玻璃体混浊、液化、完全或不完全后脱离，脱离后界面处，部分病例见到透明度不等的盖片（operculum），盖片多位于裂孔附近，少数病例还可见有 Weiss 环。以窄光带检查裂孔处，如光带在裂孔底面与裂孔缘有明显差位，嘱患者注视光带，诉光带中断（Watzke-Allen 征阳性）者，为全层裂孔。全层裂孔周缘常有轮晕，倘轮晕宽阔，裂孔缘翘起，提示存在裂孔周围局限性视网膜脱离，应充分扩瞳检查下方周边眼底，以确定有无视网膜低位脱离。如窄光带在裂孔处仅仅变细、不中断、裂孔缘无轮晕（或很狭窄）、裂孔底面与裂孔缘无明显差位、患者注视窄光带无中断感觉者（Watzke-Allen 征阴性），为板层裂孔（图 6-56）。

4. FFA 检查所见 裂孔相应处有透见荧光（窗样缺损），强荧光斑为全层裂孔（发病时间较短，色素上皮层尚未发生失用性萎缩者，为弱荧光斑），弱荧光斑为外层板层裂孔，内层板层裂孔不出现透见荧光。

5. 频域相干光断层扫描（SD-OCT）检查 深度达 2mm，精度达 5~10μm，可清晰地看到黄斑裂孔处组织缺损量（板层或全层）、裂孔形态、有无盖片、有无玻璃体后界面-黄斑中心凹牵引、视网膜下有无积液以及积液的多少（图 6-57~图 6-59）。OCTA 可对黄斑裂孔在诊疗随访中的血管和形态变化进行定量评价。

6. 共焦激光扫描检眼镜（cSLO）检查 可见裂孔处 488nm 波长激发的自发荧光（BL-AF），BL-AF 提示视网

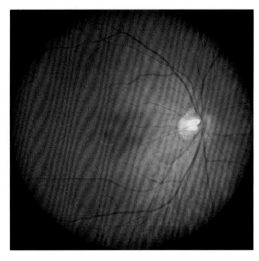

图 6-56 特发性老年性黄斑全层裂孔

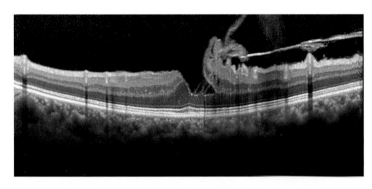

图 6-57 特发性老年性黄斑裂孔（内层板层裂孔）

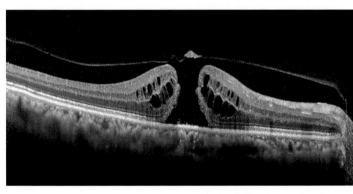

图 6-58 特发性老年性黄斑裂孔（全层裂孔的 OCT 成像）
脱离了的玻璃体后界面可见裂孔盖片。

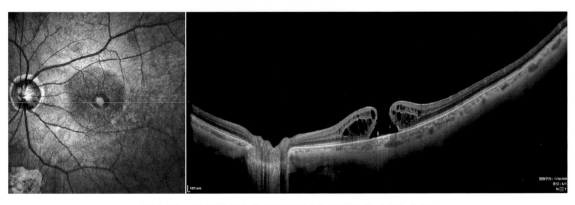

图 6-59 特发性老年性黄斑裂孔（全层裂孔的 OCT 成像）
全层裂孔，未见盖片。

膜色素上皮细胞内脂褐质的含量,从而评估色素上皮细胞的代谢功能。亦可由 FAF 强度提示色素上皮层前方有无神经上皮层的被覆,以及量的多少。

特发性老年性黄斑全层裂孔的形成过程,Gass 分为 4 期。

Ⅰ期又分 a、b 两级,在中心凹视网膜神经上皮层下有少量黄色小点者为Ⅰa;成环状者为Ⅰb。Ⅰa、Ⅰb 时仅有黄斑中心凹前玻璃体皮质收缩而引起的视网膜表面切线方向(间或横向)牵引,不能见到玻璃体后界面同黄斑中心小凹(foveola)内界膜之间的脱离,称先兆黄斑裂孔(impending macular hole),约有半数以上病例,可在玻璃体完全后脱离后自行缓解。

Ⅱ期,玻璃体牵引加剧,中心凹边缘出现半月形、马蹄形乃至整圆形裂孔,裂孔缘可有盖片。

Ⅲ期,裂孔进一步扩大,直径达 400~500μm,中心凹视网膜神经上皮层全部缺失,色素上皮层暴露(全层裂孔),表面附着有玻璃疣样沉着物(黄色小点),中央小凹边缘有微囊样水肿。

Ⅳ期,裂孔与玻璃体完全分离,如果原来见有盖片,则盖片向前方移位。如同时有视盘边缘玻璃体脱离,还可见到 Weiss 环。

将 Gass 分期与 OCT 表现相结合,最新的分期标准将裂孔直径 <400μm 的全层黄斑裂孔归为 2 期;3 期指直径≥400μm 的全层黄斑裂孔,黄斑中心凹处玻璃体后脱离,但视盘或边缘处仍有玻璃体粘连;4 期指完全玻璃体后脱离的全层黄斑裂孔,可见到 Weiss 环,全层裂孔直径通常较 3 期更大。

诊断与鉴别诊断

排除了前述继发性黄斑裂孔之后,根据特发性黄斑裂孔发生于老年人,尤以老年妇女为多的这一特点,即可拟定诊断。再由视功能、检眼镜、裂隙灯显微镜(加前置镜)、FFA、BL-AF、OCT 等检查,区别内、外层板层与全层裂孔。

特发性老年性黄斑裂孔还必须同下列情况仔细鉴别。

1. 假性黄斑裂孔(macular pseudo hole) 是黄斑视网膜前膜的裂开,黄斑组织并无缺失。检眼镜下酷似黄斑裂孔,边界虽然锐利,但参差不整,与真性裂孔(板层和全层)如凿孔样正圆形不同。另外,假孔周围视网膜前膜呈玻璃纸状皱褶,小血管迂曲,FFA 无透见荧光(岸章治,1987)。OCT 能清晰显示视网膜前膜,以及神经上皮层是否完整,可与真性黄斑裂孔鉴别。

2. 继发性黄斑裂孔 均有原发病可查,如增生性糖尿病视网膜病变、视网膜静脉阻塞、眼内炎症、孔源性视网膜脱离术后(包括光凝、电凝、冷凝)、外伤(眼球钝性外伤、光损伤)等。

3. 黄斑囊样变性 由微囊样变性融合而成,检眼镜下很像黄斑裂孔,但 FFA 所见与裂孔迥异,可资鉴别(囊样变性有荧光潴留)。OCT 检查更有利于分辨。

4. 黄斑出血 偶尔中心凹或其邻接处视网膜有类圆形出血斑,易于误诊,但出血斑边界绝不会像裂孔那种凿孔样清晰和圆整,而且会在病程随访过程中逐渐消失。

治疗与预后

对仅存在玻璃体牵引、无黄斑裂孔的患者(Ⅰa 或Ⅰb),给予观察随访,不需治疗,病情可长期保持稳定甚至自行缓解。板层裂孔有一定的自限性,板层裂孔很少发展为全层裂孔,全层裂孔也不一定引发视网膜脱离,因此从总体评价来说,预后较好。

绝大部分未治疗的全层黄斑裂孔视力预后差,极少数(3%~11%)全层黄斑裂孔的患者会自行闭合。Ⅱ~Ⅳ期的特发性老年性黄斑裂孔建议玻璃体视网膜手术治疗,术中联合黄斑部内界膜剥离,为目前最主流的手术方法。术中将玻璃体后皮质与视网膜分离,解除玻璃体对中心凹的牵引,内界膜染色、剥离,空气或膨胀性气体眼球内充填,术中气液交换前详查周边,排查医源性视网膜裂孔,术后取俯卧位。

在玻璃体切除联合内界膜剥离手术基础上，临床上不断出现新的手术技术，如内界膜瓣翻转、内界膜移植等，其手术适应征及确切疗效有待大规模临床研究来证实。另外，药物玻璃体溶解术（pharmacological vitreolysis）、气体玻璃体溶解术（pneumatic vitreolysis）也可用于治疗Ⅱ期病例。

预后：黄斑裂孔在术后 7 天内即可愈合，裂孔封闭率可达 90% 以上，但裂孔闭合并不意味有理想的视力预后。裂孔开放时间长、裂孔直径大、中心凹光感受器的缺失、外层视网膜的薄变是提示视力预后不佳的重要指标。

主要参考文献

1. 戴虹. 黄斑部视网膜裂孔//聂爱光. 现代黄斑疾病诊断治疗学. 北京：北京医科大学-中国协和医科大学联合出版社，1997：124-131.
2. 张晓峰，黄叔仁. 老年性黄斑板层裂孔的长期随访. 临床眼科杂志，1996，4（1）：4-6.
3. 向利南. 退化性变薄-黄斑裂孔发生前的表现. 国外医学眼科学分册，1987，11（1）：62-63.
4. 董方田，赵明威，陈有信. 黄斑裂孔//张承芬. 眼底病学. 2 版. 北京：人民卫生出版社，2010：331-337.
5. 张弦. 特发性全层黄斑部裂孔与裂孔前期的诊断与治疗//魏文斌，张晓峰，方严. 当代临床眼科进展. 合肥：安徽科学技术出版社，1998：301-309.
6. 魏文斌. 特发性黄斑裂孔的玻璃体手术治疗. 国外医学眼科学分册，1998，22（5）：306-308.
7. MORGAN C M，SCHATZ H. Idiopathic macular holes. Am J Ophthalmol，1985，99（4）：437-442.
8. GASS J D M. Idiopathic senile macular hole，its early stage and pathogenesis. Arch Ophthalmol，1988，106（5）：629-633.
9. JOHNSON T M. Macular hole// MORENO J M R，JOHNSON T M. Retina and vitreous. New Delhi：JAYPEE，2008：80-83.
10. DUKET J S. Macular hole// YANOFF M，DUKER J S. Ophthalmology. 4th ed. St Louis：Elsevier Inc，2014：610-613.
11. FLAXEL C J，ADELMAN R A，BAILEY S T，et al. Idiopathic macular hole preferred practice pattern®. Ophthalmology，2020，127（2）：184-222.

第十五节　特发性黄斑视网膜前膜

视网膜内面无血管性纤维增生膜发生于黄斑者，称为黄斑视网膜前膜，简称黄斑前膜。其中绝大多数（>80%）无确切原因可见，称为特发性黄斑前膜（idiopathic macular epiretinal membrane）。少数为发生于孔源性视网膜脱离及其复位手术（如光凝、冷凝、电凝，术中或术后出血、术后葡萄膜炎症反应）、脉络膜视网膜炎症、视网膜血管阻塞、糖尿病视网膜病变、眼外伤、玻璃体积血等的后遗症，称继发性黄斑前膜，参见有关章节。

特发性黄斑前膜通常被认为是黄斑变性的一种特殊表现。文献中有众多命名，如"Jaffe 综合征""玻璃体-视网膜内界膜综合征""牵引性视网膜皱褶（tractional retinal folds）""黄斑前纤维增生症（premacular fibrosis）""玻璃纸样黄斑病变（cellophane maculopathy）"等。多见于 55 岁以上的老年人，年龄越大，发病率亦越高，性别无明显差异。双眼发病率为 10%~20%，相隔时间自数月至数年不等。

发病机制

特发性黄斑前膜，由来自视网膜自身细胞及其各种衍生物或代谢产物构成。玻璃体后脱离过程中，一方面牵引视网膜，内界膜被掀起松开，刺激视网膜表面的星形细胞，使能其通过受损内界膜向表面迁徙；另一方面，玻璃体脱离后，有两种因素促使视网膜表面细胞向黄斑转移和滞留：一是玻璃体后皮质薄层及其中的玻璃体细胞残留于黄斑表面，二是视网膜失去玻璃体贴附后促使视网膜表面细胞增生。通过免疫组化及电镜观测，特发性前膜与继发性前膜的细胞成分和细胞外成分是不同的。特发性前膜主要来自 Müller 细胞、色素上皮细胞，此外尚有成纤维细胞、肌成纤维细胞、神经胶质细胞、透明细胞、周细胞、巨噬细胞等参与。细胞外成分则包括纤连蛋白（fibronectin）、玻连蛋白（vitronectin）、凝血酶敏感蛋白（thrombospondin）等。这些细胞外基质使视网膜前细胞相互连接，形成纤维膜组织。其中，肌成纤维细胞的收缩导致前膜组织皱缩，牵拉视网膜，引起一系列病理和临床改变。

临床表现

1. 视功能　近70%的病眼能在较长期间内保持0.5以上的中心视力，但也有部分患眼因黄斑严重皱褶、水肿、裂孔形成等原因而下降至0.1或以下（10%左右）。患者常有视物变形或大视（macropsia）主诉，Amsler表检查阳性，中心视野有虚性相对性暗点，个别病例出现复视（中心凹被牵引移位），VEP异常。

2. 检眼镜检查、FFA检查及分期　根据所见不同，文献中有不同分期。文峰等对Machemer（1978）及Gass（1977）分期作了修正，提出如下分期（表6-1）（图6-60，图6-61）。

表6-1　特发性黄斑视网膜前膜分期

分期	检眼镜下改变	FFA检查所见
1	黄斑前有玻璃纸样或湿丝绸样反光	小血管正常或仅轻度蛇行，拱环无改变
2	小血管迂曲或牵拉变直，或有放射状皱褶	拱环变形，小血管无渗漏
3	较显著的膜形成，小血管行径明显异常	小血管渗漏，膜染色或透见荧光（黄斑孔）

注：如有假性裂孔而其周围小血管无荧光渗漏者归入2期；有渗漏则纳入3期。

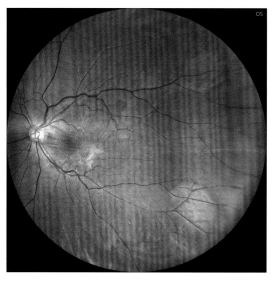

图6-60　特发性黄斑视网膜前膜

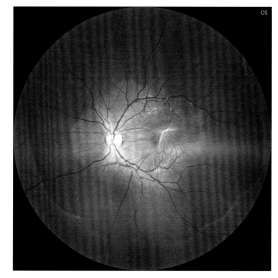

图6-61　特发性黄斑视网膜前膜

此外，OCT检查有利于诊断，黄斑表面可见一层高反射信号带，如有水肿则视网膜神经上皮层变厚，中心凹隆起，反射信号减低呈V字形。OCT亦可更好地鉴别玻璃体黄斑牵引、假性黄斑裂孔（图6-62，图6-63）。

3. OCT分期

1期：黄斑中心凹存在，视网膜结构清晰；

2期：黄斑中心凹消失，视网膜结构清晰；

3期：黄斑中心凹消失，视网膜结构清晰，中心凹内层结构异位；

4期：黄斑中心凹消失，视网膜结构紊乱，中心凹内层结构异位。

图 6-62　特发性黄斑视网膜前膜
男,63 岁,左眼视力下降,视物变形 1 年余,左眼
0.6,不能矫正,Amsler 表检查(+);a.眼底像;b.
FFA 片可见黄斑血管除鼻侧均被拉直,前端有
荧光渗漏外,其余小血管显著迂曲;c.OCT 水平
扫描所见。

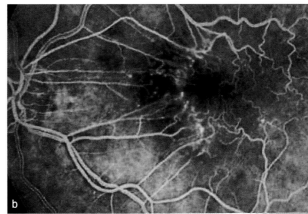

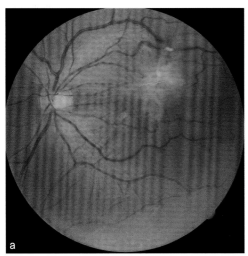

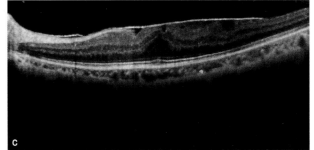

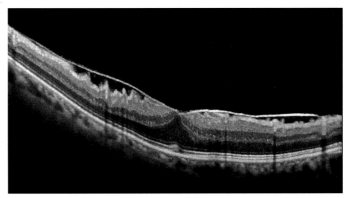

图 6-63　特发性黄斑视网膜前膜 OCT
水平扫描
黄斑中心凹消失,视网膜结构清晰,中心
凹内层结构异位。

治疗与预后

　　本病多数病例能长期而稳定地保持较好视力,预后较佳,除必要时试用碘剂外,一般不必治疗。如视
功能损害严重,患者手术意愿强烈,可考虑玻璃体手术,剥除黄斑前膜、内界膜,详查周边眼底。术后因消
除了玻璃体对黄斑中心凹的牵引,使黄斑皱褶趋向平伏,70%~80% 病例的视力逐渐改善(提高两行以上),
视物变形症状改善,但发生白内障的风险也明显增加。患者视力预后与病程长短、黄斑区视网膜结构破坏
情况有关。

主要参考文献

1. 陈钦元.黄斑部视网膜前膜//聂爱光.现代黄斑疾病诊断治疗学.北京:北京医科大学-中国协和医科大学联合出版社,
   1997:131-135.
2. 文峰,窦晓燕,吴德正,等.特发性黄斑视网膜前膜的眼底分析.眼科研究,1999,17(5):364-367.

3. 张惠蓉,王薇. 特发性黄斑部视网膜前膜. 中国实用眼科杂志,1997,15(10):608-610.

4. 徐尧南. 黄斑部视网膜前膜//魏文斌,张晓峰,方严. 当代临床眼科进展. 合肥:安徽科学技术出版社,1998:295-300.

5. 张晓峰,乔丽珊. 免疫组织化学在眼科病理诊断中的应用//魏文斌,张晓峰,方严. 当代临床眼科进展. 合肥:安徽科学技术出版社,1998:1-20.

6. MACHEMER R. Pathogenesis and classification of massive preretinal proliferation. Br J Ophthalmol,1978,62(11):737-740.

7. GIRAHAM K,D'AMICO D J. Postoperative complications of epiretinal membrane surgery. Int Ophthalmol Clin,2000,40(1):215-223.

8. CLARKSON J G,GREEN W R,MASSF D. A histopathologic review of 168 cases of pre-retinal membrane. Am J Ophthalmol,1977,84(1):1-5.

9. 浅見哲,寺崎浩子. 黄斑上膜. 临床眼科,2007,61(3):292-297.

第十六节　原发性脉络膜萎缩

按照脉络膜萎缩的累及范围,可分为局限性萎缩和弥漫性萎缩两种;按其累及的层次,又可分为全层萎缩和毛细血管层萎缩两种。

一、弥漫性脉络膜毛细血管层萎缩

弥漫性脉络膜毛细血管层萎缩(diffuse choroicapillaris atrophy)由于在检眼镜下可见到脉络膜大、中血管暴露且呈黄白色,推测为血管硬化,因而曾称之为"脉络膜硬化症(choroid scleroses)"。但荧光素眼底血管造影及病理组织学检查均不支持。事实上,此种大、中血管的病变,是继发于视网膜色素上皮层及脉络膜毛细血管层病变后期的失用性萎缩(disuse atrophy,Krill,1977)。

本病多系常染色体显性遗传,也有常染色体隐性遗传或散发的报道。

病变始于20~30岁之间。随年龄增长而逐渐加重,并自后极部向周边扩展。

视功能改变因病程而有所不同。发病早期就有夜盲和暗适应障碍,中心视力最初很少受到影响,当黄斑病变明显累及时则有严重下降,并可检出中心暗点。周边视野随病程发展而逐渐出现向心性缩小,最后呈管状。早期 ERG 低于正常(a、b波下降),晚期熄灭。EOG 早期即有显著异常。

检眼镜下,初时眼底污暗,有色素紊乱并杂有黄色斑点,常易误认为炎症。以后视网膜色素上皮层及脉络膜毛细血管层萎缩,大、中血管暴露,并发展成网状分布的黄白色条带状,此种条带为变性的脉络膜血管。眼底周边部尚可见到散在的色素斑块。视盘及视网膜动脉一般无明显改变。FFA 可见血管内仍有荧光充盈,管径大小正常,提示血流通畅;造影晚期,在血管周围及附近组织有荧光着色,提示有荧光渗漏-着色(图 6-64)。

本病目前尚无有效治疗。

二、中心性轮纹状脉络膜萎缩

中心性轮纹状脉络膜萎缩(central areolar choroid atrophy)是一种局限性脉络膜毛细血管萎缩,由 Nettleship 于 1884 年首先报道,常染色体显性或隐性遗传病,基因表型复杂,致病基因位于 17 号染色体。幼年时即有轻度中心视力障碍和昼盲,但常因进展缓慢而易被忽视,直至视功能有明显损害之后就诊,故文献中的发病年龄大多在 20~40 岁之间。

视功能改变:中心视力不良及昼盲(hemeralopia,即环境光线越强,中心视力越差)自幼年开始,随年龄增长而逐渐加重,可检出与病灶相应的相对性暗点乃至绝对性暗点。病者大多有色觉障碍,ERG、EOG 一般无明显改变或轻度异常。

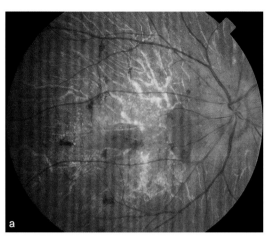

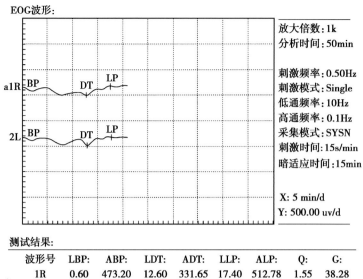

EOG波形:

放大倍数:1k
分析时间:50min

刺激频率:0.50Hz
刺激模式:Single
低通频率:10Hz
高通频率:0.1Hz
采集模式:SYSN
刺激时间:15s/min
暗适应时间:15min

X: 5 min/d
Y: 500.00 uv/d

a1R　BP　　　DT　LP

2L　BP　　　DT　LP

测试结果:

波形号	LBP:	ABP:	LDT:	ADT:	LLP:	ALP:	Q:	G:
1R	0.60	473.20	12.60	331.65	17.40	512.78	1.55	38.28
2L	0.60	512.22	12.80	372.47	17.60	538.96	1.45	32.50

图 6-64　弥漫性脉络膜毛细血管萎缩

男,37 岁,自觉视力下降,夜盲 3 年,右眼 0.1,左眼 0.3,检影双眼正视,不能矫正;周边视野向心性狭窄,右眼仅存 15°,左眼 25°;两眼底像近似,但左眼黄斑中心凹处无色素斑掩盖;EOG 显著异常,如图示;a. 右眼底像;b. EOG 检测。

　　病变一开始,黄斑即出现椒盐样外观的色素紊乱。随着病程之进展,逐渐形成类圆形,边界清楚的典型脉络膜毛细血管层萎缩病灶,大小 1~3PD 不等(双眼者,眼底所见基本对称),病灶呈灰褐色,有锤击过的青铜片样反光,其中杂有棕黑色及黄白色小点,晚期可透见脉络膜大血管(图 6-65,图 6-66)。

　　FFA:视网膜动静脉荧光素充盈时间及病灶以外的背景荧光均无异常,病灶区荧光强弱相间,弱荧光表示色素上皮脱失及脉络膜毛细血管无灌注,强荧光则为脉络膜大血管的荧光充盈。

　　本病目前尚无有效治疗。

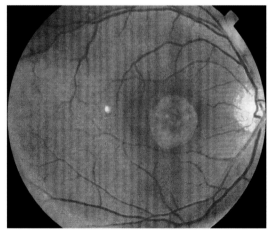

图 6-65　中心性轮纹状脉络膜萎缩
男,65 岁,右眼视力自幼不良,失用性外斜,就诊时右眼 0.02,左眼 1.0;本图为其右眼底像。

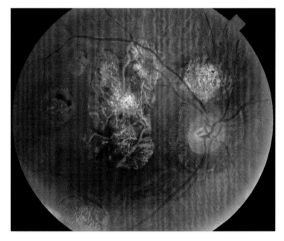

图 6-66　后极部多发性轮纹状脉络膜萎缩
男,72 岁,自觉视力不良已 20 年,近 2 年来右眼视力更差,右眼 0.08,左眼 0.5,两眼均有老年性皮质白内障,本图为其右眼底像;左眼视盘周围亦见萎缩轮,黄斑正常。

三、视盘周围脉络膜萎缩

视盘周围脉络膜萎缩（peripapillary choroid atrophy）少见，常染色体显性遗传，是局限性脉络膜毛细血管层萎缩。中年发病，但就诊者多为50岁及以上老年人，常伴有近视性屈光不正。脉络膜萎缩首先出现于视盘周围。非常缓慢地向四周匍行性扩展，故亦称匍行性脉络膜萎缩（serpiginous choroidal atrophy），当累及黄斑时，中心视力下降。周边视野正常，生理盲点扩大，轻度夜盲。

本病于1932年由Junius首先报道，当时称为视盘旁和中心性脉络膜视网膜病变，实际上还混淆着部分视盘旁匍行性脉络膜视网膜炎在内（Schlaegrl，1978，1979）。病因与发病机制不明，文献中病名各异，有视盘周围脉络膜血管硬化（Sorsby，1939）、螺旋状视盘周围脉络膜视网膜变性（Franceschetti，1968）、匍行性脉络膜病变（Anensley，1979）、地图状螺旋样视盘周围脉络膜病变（Stafford，1979）等。

多见于50岁以上老年人，双眼发病，两眼病变进程并不对称。检眼镜下可见视盘周围暗灰色、形态不规则（地图状）病灶。与前述中心性轮纹状脉络膜萎缩相反，病灶边界模糊，表面视网膜水肿混浊，视盘及视网膜血管无异常，玻璃体澄清。此后，视网膜水肿逐渐减退，病灶中央出现灰褐色色素，其边缘仍以极为迟缓的速度向四周（特别是颞侧方向）匍行扩展，累及黄斑中心凹时，视力严重损害。如此缓慢进行，时起时伏，经数月甚至数年之久，终于导致视网膜色素上皮及脉络膜毛细血管完全萎缩，病灶边界变得清晰，其下脉络膜大血管暴露（图6-67，图6-68）。

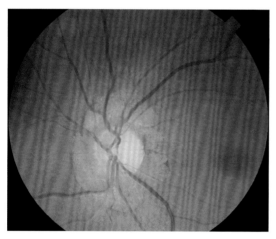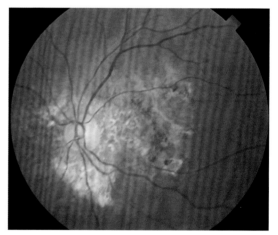

图6-67　视盘周围脉络膜萎缩
男，50岁，两眼视力不良多年，就诊时双眼视力0.6，不能矫正，生理盲点扩大，暗适应正常，色觉正常；两眼底基本相同，本图为其左眼底像。

图6-68　视盘周围匍行性脉络膜萎缩
男，57岁，双眼自幼视力不良，逐渐加重，无夜盲，左眼视力高度障碍5年，右眼2年来亦感明显下降，就诊时右眼0.2，左眼0.04，两眼底改变近似，但右眼未侵及中心凹，本图为其左眼底像；患者否认家族史，父母近亲结婚（本病例图片由王永清医师提供）。

本病必须与视盘旁脉络膜视网膜炎鉴别，特别在炎症间歇期，仅从检眼镜下所见，难以区分（年龄差异是两者鉴别的主要依据），参阅第五章第八节。

本病目前尚无有效治疗。

四、全层脉络膜血管萎缩

全层脉络膜血管萎缩（total choroidal vascular atrophy）或称先天性无脉络膜症（congenital choroideremia）、弥漫性脉络膜全层萎缩，由Mauthner于1872年首先报道。当时误认为是一种脉络膜和视网膜色素上皮层的先天性不发育。但以后经过学者们长期观察,发现上述组织的缺乏并不是与生俱来,而有一个进行过程,故又改称为进行性脉络膜萎缩(progressive choroid atrophy,Sorsby)或进行性毯层-脉络膜萎缩(progressive tapeto-choroidal atrophy,Warrdenburg)。

本病为性连锁隐性遗传(X-linked recessive inheritance),基因位于 Xq13-21(Lewis,1985)。男性有进行性的典型临床表现,而女性基因携带者(female genetic carrier)则为静止性,眼底及视功能损害轻微,但也有个别例外。

本病的发病机制尚不明确,关于病变原发部位亦有争论。近期文献大多认为始于视网膜色素上皮,但也有人根据生物化学检查结果推测,认为原发病变位于脉络膜色素细胞(Rodrigues,1984)。

临床表现

男性患者的眼底改变,大体上可分成缓慢进行的三期。

初期:眼底赤道前、后有轻度不典型的色素性视网膜病变,颗粒状色素游离,位于视网膜深层,色素颗粒之间有色素脱失,外观如椒盐状。整个病变区呈闪亮的灰黄色,透过业已消失(或稀疏)的色素上皮层与脉络膜毛细血管层,可见外观尚属正常的脉络膜中血管和大血管。色素斑不呈骨细胞样,视网膜神经上皮层内层无色素迁徙,与原发性视网膜色素变性不同。初期眼底改变发生年龄极不一致,最早可见于婴幼儿,也可较晚(多数在 10~20 岁),甚至在中年之后。

中期:视网膜色素上皮及脉络膜毛细血管萎缩性改变自赤道部向前后扩展,向后缓慢推进至后极部,脉络膜大、中血管仍保持正常色泽。

晚期:几乎所有色素上皮层、脉络膜毛细血管层均已破坏,可透见业已变性的稀疏的脉络膜大、中血管,大、中血管消失处裸露出大片巩膜。黄斑部的脉络膜保留时间最长,周边部有时可见小岛样的脉络膜残留,但最后亦将消失。

此时,眼底改变虽非常明显,而视盘及包括视网膜血管在内的视网膜神经上皮层内层却基本正常(图 6-69)。

本病为双眼性,眼底改变出现前已有夜盲和暗适应障碍。中心视力由于黄斑在晚期才被累及,所以在中年以前尚无严重损害,此后,逐渐减退,在 50~60 岁时完全失明。视野在病程初期和中期,有不同程度的向心性狭窄,如同

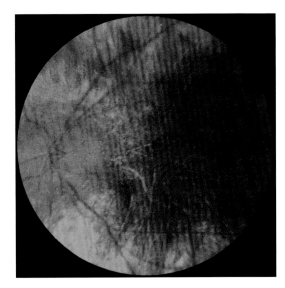

图 6-69　全层脉络膜血管萎缩

时有视盘周围色素上皮及脉络膜毛细血管层萎缩时,可检测到相应扩大的生理盲点。晚期视野呈管状,最终完全消失。患者可有蓝色盲。初期明适应 ERG 部分可以正常,暗适应 ERG 部分为低波,晚期无波。EOG 初期即有异常,晚期熄灭。

女性基因携带者的眼底改变与男性患者的初期、中期改变类似。病变在出生时或幼年时即已存在,一般为静止性。视功能(中心视力、视野、暗适应、色觉、ERG、EOG)均属正常,如有损害亦轻于男性患者。但也有个别例外,出现与男性患者相同的进行性严重的眼底改变而致完全失明。

本病至今尚无有效治疗。

五、回旋形脉络膜视网膜萎缩

回旋形(亦可译作脑回状)脉络膜视网膜萎缩(gyrate atrophy of the choroid and the retina)由 Cutler

（1895）及 Fuchs（1896）提出并加以命名，是一种少见的常染色体隐性遗传病，父母大多有近亲联姻史。现已证实本病为鸟氨酸代谢异常性疾病，患者有高鸟氨酸血症及鸟氨酸尿症（Simell，Takki，1973），高鸟氨酸血症引起脉络膜视网膜萎缩的机制尚不清楚。

文献中本病多见于芬兰，我国和日本少有报道。

临床表现

儿童期发病，双眼性，男女性别无差异。

1. 视功能损害　自幼即有夜盲，暗适应障碍（视杆细胞终末阈值升高）。ERG 在眼底改变尚不明显时已有轻度异常，晚期熄灭。EOG 早期已有显著异常，甚或熄灭。视野开始为与赤道部病变区相适应的环状暗点，以后逐渐向心性缩窄，在黄斑功能完全丧失前，残留管状视野。100-hue 检查色觉，有蓝色觉损害。中心视力因多数病例伴有近视，早期即有障碍，但可以矫正。随着眼底病变和晶状体混浊的发展，视力亦逐渐下降，一般在 40~60 岁时失明。

2. 眼底改变　大体上可分成四期。Ⅰ期，赤道部及其附近有环状排列的边界清楚、贝壳形、大小不等的灰白色或灰黄色脉络膜视网膜萎缩区，萎缩区内可见脉络膜较大血管，视网膜血管横越其表面，萎缩区边缘有棕黑色素沉着，萎缩区与萎缩区之间的眼底色泽正常；Ⅱ期，萎缩区扩大相互融合，并向后极部推进，视网膜血管变细；Ⅲ期，萎缩区继续向周边及后极部扩大，直达视盘周围；Ⅳ期，除黄斑外，其余眼底均已萎缩，萎缩区朝向黄斑的前缘，呈边界清晰的钝圆形，视网膜血管高度狭窄，视盘正常或呈蜡黄色萎缩（图 6-70，图 6-71）。

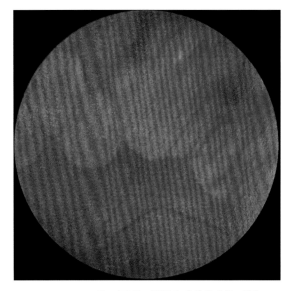

图 6-70　回旋形脉络膜视网膜萎缩（第Ⅱ期）

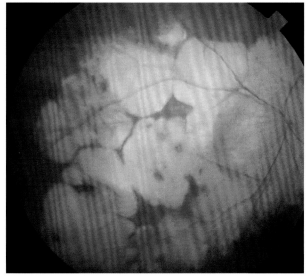

图 6-71　回旋形脉络膜视网膜萎缩（第Ⅳ期）

女，64 岁，自幼夜盲，两眼视力 0.06（-6.00D→0.12）；ERG 显著异常，EOG 熄灭；眼底病变两眼基本相同，本图为其右眼底像；祖父母近亲结婚，无类似病变的家族史。

眼底血管造影在病程初期，萎缩区为透见荧光，提示色素上皮层萎缩。病程晚期则因萎缩区内脉络膜全层消失、巩膜裸露而有假荧光及荧光着色。

本病除眼底改变外，约 40% 有后囊下晶状体皮质混浊。约 90% 有轴性近视，多在 -7.00D 以上。

诊断与鉴别诊断

本病有夜盲、近视、白内障、进行性回旋形脉络膜视网膜萎缩等四个眼部重要体征和症状,以及高鸟氨酸血症、鸟氨酸尿等为诊断依据。虽然,高鸟氨酸血症患者不一定都有本病,本病也不一定都有高鸟氨酸血症,但毕竟是少数例外。此外,本病晚期病例的眼底像,与全脉络膜血管萎缩症(无脉络膜症)相似,Takki 报道在周边眼底及黄斑有细小、浓密的天鹅绒样色素增生和带有光泽的结晶样小点为本病晚期眼底的典型改变,可资鉴别。

治疗

随着对本病生化学代谢紊乱的逐渐认识,下列各种治疗已被试用于临床。由于本病病程冗长,脉络膜视网膜萎缩又是不可逆转的,这些措施是否能控制病变发展,尚难肯定。

1. 维生素 B_6(pyridoxine)为鸟氨酸酮酸转氨酶的辅酶,部分病例在每日内服维生素 B_6 350~700mg,1 周后,可使血浆内鸟氨酸含量下降 45%~50%,3 周后,尿排出鸟氨酸含量可至正常(Berson,1978;Welebor,1978;Kaiser-Kupfer,1980)。但亦有治疗无效的报道。

2. 赖氨酸与鸟氨酸相互拮抗,故对于高鸟氨酸血症时,补充赖氨酸是可行的。但是否对视功能及眼部病变有影响,文献上未见记载。

3. Valle 提出低蛋白、低精氨酸饮食,使血浆鸟氨酸减少。将尿素循环中鸟氨酸之前体物质精氨酸从饮食中除去的这种措施,是否合理尚有争论。

4. 早阪征次等考虑到,由于此病鸟氨酸酮酸转氨酶活性低下,脉络膜视网膜内脯氨酸缺乏,对本病病变的产生起着主要作用,故建议持续内服脯氨酸(proline,每日 2~3g),据初步观察,对早期病例似有一定效果。

主要参考文献

1. 廖菊生. 中心性晕轮状脉络膜萎缩. 眼底病,1987,3:10-12.
2. 林英,柳夏林,刘玉华,等. 先天性无脉络膜症及其与 CHM 基因的相关研究. 国际眼科纵览,2013,37(4):265-268.
3. 张起会,张意可,冀天恩,等. 地图状盘周脉络膜病变(附 20 例报告). 眼底病,1987,3:136-138.
4. 卫煊,许时昭,陈守宁,等. 脉络膜回旋形萎缩伴高鸟氨酸血症. 眼底病,1985,1:111-113.
5. 离新宇,艾运旗,朱向丽. 11 例回旋形脉络膜萎缩临床特征观察. 中华眼底病杂志,2013,29(5):522-523.
6. 陆方. 原发性脉络膜萎缩//魏文斌,陈积中. 眼底病鉴别诊断学. 北京:人民卫生出版社,2012:336-341.
7. TOLMACHOVA T,ANDERS R,ABRINK M,et al. Independent degeneration of photoreceptors and retinal pigment epithelium in conditional knockout mouse models of choroideremia. J Clin Invest,2006,116(2):386-394.
8. KAERNAE J. Choroideremia. A clinical and genetic study of 84 Finnish patients and 126 female carriers. Acta Ophthalmol,1986,64(Supple 176):1-7.
9. HAMILTON A M,BIRD A C. Geographic choroidopathy. Br J Ophthalmol,1974,58(9):784-786.
10. WELEBER R G,KENNAWAY N G. Clinical trial of vitamin B_6 for gyrate atrophy of the choroids and retina. Ophthalmology,1981,88(4):316-318.
11. BERSON E L,SCHMIDT S Y,SHIH V E. Ocular and biochemical abnormalities in gyrate atrophy of the choroid and retina. Ophthalmology,1978,85(10):1018-1024.

第十七节　原发性玻璃体变性

玻璃体混浊可分并发(或后发)性与原发性两类,前者如周围组织的炎症、出血、肿瘤及变性等,作为某种疾病的一个体征,分别见有关章节。因玻璃体本身原因而引起的原发性变性混浊并不多见。

一、玻璃体液化、脱离、劈裂

见第一章第二节。

二、闪辉性玻璃体液化症

闪辉性玻璃体液化症（synchysis scintillans）为双眼发病，也可单眼发病，是外伤等引起的玻璃体积血和各种葡萄膜炎症所致的后遗症，也有不明原因者，临床少见。检眼镜下可见在液化的玻璃体内有相当密集、大小形态不一、有光泽的结晶小体，呈金黄色或银白色闪辉，甚至五彩缤纷。当眼球活动时，迅速自眼底下方向上漂浮摆动，漂浮的幅度很大，眼球静止后又很快沉向下方。

结晶小体形成的确切机制不明，有文献述因玻璃体 pH 值变化、眼内血管硬化等引起玻璃体营养障碍、高胆固醇血症、钙代谢异常等所致。此种结晶小体的组成成分，除主要为胆固醇结晶之外，也有检测出磷酸钙、碳酸钙、磷酸氨镁等的报道。

本病对视功能影响轻微，一般不发展，毋需治疗。

三、星状玻璃体病变

星状玻璃体病变（asteroid hyalosis）多见于老年人，但发病年龄可能远远早于就诊年龄，例如编者曾遇一男性病例，在体检时无意中发现，无任何自觉症状，当时年龄为 31 岁，正视、单眼，经过 45 年的随访观察毫无改变，说明病变系静止性。

本病男性略多于女性，多数为单眼，双眼少见。裂隙灯显微镜下，光束中可见白色闪亮的小圆点，称为星状小体。数量则极为悬殊，自十几个到难以计数，如秋夜晴空，繁星点点，散布在整个或部分玻璃体腔内。当眼球活动时，可见微微漂动，漂动幅度很小，静止时仍恢复至原来位置而不下沉，与上述闪辉性玻璃体液化症不同（图 6-72）。

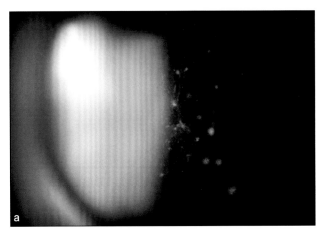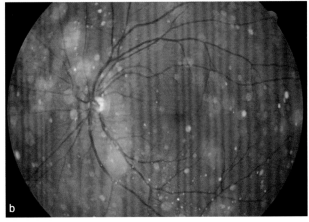

图 6-72　星状玻璃体变性
a. 裂隙灯显微镜照片；b. 眼底像。

病理标本的电镜扫描观察，星状小体由胶原纤维包绕的表面还附有许多卫星状小颗粒。小颗粒又是由许多同样大小、排列对称的小圆球聚集而成。星状小体来源不明，化学成分主要为含钙的脂肪酸盐。

本病对视功能无损害，不必治疗，亦无法治疗。

四、玻璃体淀粉样变性

玻璃体淀粉样变性（vitreous amyloidosis）罕见，由来自免疫球蛋白的 κ 链和 λ 链的嗜酸性无定形物质沉积于玻璃体所致。患者多为老年人，少数发生于老年前期甚至 40 岁以上的中年。可以是原发的（多单眼），亦可继发于全身性淀粉样变性。继发于全身病变者大多有家族史，常染色体显性遗传，常见于家族性淀粉样多神经病变（familial amyloidotic polyneuropathy，FAP，多发于葡萄牙人），双眼罹病，但两眼病变轻重不等，有的相当悬殊。

临床表现

单眼或双眼视力障碍，飞蚊症。ERG、EOG 轻度异常。眼底病变始于紧靠视网膜前玻璃体皮质，检眼镜下在视网膜血管管壁前方，出现毛茸茸的白色小颗粒，逐渐扩大如羽片状、棉绒状，并在玻璃体内缓慢浸润增多。先为后部玻璃体，继而扩展至前部玻璃体。检眼镜及裂隙灯显微镜检查，可见玻璃体内有大小不等、为数众多的棉绒状半透明混浊团块，有些混浊斑块黏附在视网膜内表面，甚至侵入视网膜神经上皮层内层。视网膜血管有时见到袖套样或平行白鞘、节段状扩张、新生血管等。FFA 片上有血管渗漏、无灌注区。有的病例玻璃体呈浓厚的灰白色混浊，视网膜被掩盖。B 型超声检查，有团块状回声波（图 6-73 ）。

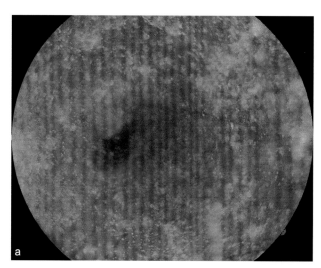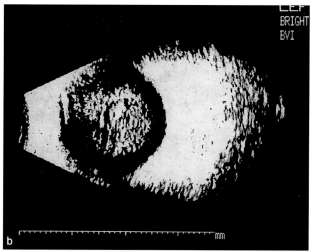

图 6-73　玻璃体淀粉样变性（临床拟诊）（患者拒绝玻璃体手术，未做玻璃体活检）

男，62 岁，两眼视力略有减退、眼前黑影飘浮已 3~4 年，左眼突然看不见 1 周，初诊检查右眼 0.6（+1.75D→1.0）；左眼 0.01（不能矫正）；两眼附属器检查均为阴性，眼球前节亦无异常发现；右眼玻璃体液化混浊，黄斑及其附近有少量散在的硬性玻璃疣；左眼玻璃体有众多颗粒状、团块状灰白混浊，裂隙灯显微镜下观察，混浊的团块比较疏松，如棉绒状；眼底朦胧可见，紧贴视网膜前，有灰白色斑块，视网膜血管隐约见到，未发现明显异常，黄斑中心凹处有一片出血斑；拟诊：左眼玻璃体淀粉样变性、黄斑出血；右眼老年性玻璃疣、远视；因患者拒绝玻璃体手术，仅做黄斑出血的对症治疗；半个月后复诊，黄斑出血减少，视力 0.02；3 个月后再次复诊，出血消失，黄斑前有半透明的灰白色膜样物掩盖，视力 0.05；a. 眼底像；b. B 型超声声像图。

此种非细胞性异常蛋白，除沉积于玻璃体外，向前可侵及晶状体后囊（簇状灰白色小斑点，被认为是淀粉样变性物质的脚板）、瞳孔括约肌（瞳孔不整圆、光反射迟钝、双眼瞳孔不等大）等。向后损害视网膜，引起视网膜血管周围炎、视网膜出血等。眼附属器如眼眶、泪腺、眼外肌、球结膜亦能受累，导致眼球突出、泪腺肿大、眼外肌麻痹、球结膜微血管瘤等。

诊断

根据上述临床表现,仅能作为临床诊断,确定诊断必须有玻璃体组织活组织检查(biopsy),用刚果红染色(Congo red stain)呈阳性(标靶为绿色),偏振光显微镜观察表现出双折射,苏木精-伊红(hematoxylin-eosin)染色,证明玻璃体内淀粉样变性物是嗜酸性(嗜伊红性)的。

判别原发或继发于全身某一器官(某一组织)的淀粉样变性,当详询家族史(包括祖辈)。如有全身体征,可做皮肤、球结膜、小腿神经组织活体检查。如怀疑前述之 FAP 时,还当注意有无心肌病变及动、静脉管壁是否增厚。

治疗

视力严重损害者可施行经睫状体平部玻璃体切除术(玻璃体送检)。因混浊斑块与视网膜内面紧贴,手术难度较大,不易全部清除,术后常易再发(20%~25%,Aylward,2002)。

五、Wagner 玻璃体视网膜变性及 Stickler 综合征

1. Wagner 玻璃体视网膜变性(Wagner's vitreoretinal degeneration)　由 Wagner 于 1938 年首先报道并因此命名。是编码多能素(versican)的基因(VCAN)突变所致,因此也被称为 VCAN 相关性玻璃体视网膜病变,VCAN 基因又称硫酸软骨素蛋白多糖核心蛋白 2(CSPG2)基因。罕见,常染色体显性遗传。10 岁前发病,进展缓慢。由于患者早期无症状,或仅有远视力不良(伴有轴性近视者,>80%),而且多数能够矫正,色觉、暗适应均正常,视野亦无明显缩小,ERG 早期正常(至病程晚期才显 b 波和/或 a 波降低),因此极易漏诊。

裂隙灯显微镜检查可发现晶状体后玻璃体内有一片纱幕样混浊,玻璃体中央出现大液化腔,呈透明的光学空间,继而发生后脱离,纱幕样混浊逐步演化成细纱状,三面镜下可见细纱状混浊之一端附着于周边部视网膜表面,其余则游离漂浮于液化的玻璃体内。此后,细纱状混浊渐次融合增厚,形成疏密不一的半透明膜,浓厚处如蜡滴状,稀薄处成为孔隙(视网膜假裂孔,半透明膜上不能见到视网膜血管)。赤道部及其前后视网膜血管有膜样物遮盖,有的能见到血管白鞘与格子样变性,如果上述玻璃体膜与视网膜粘连广泛,可发生视网膜真裂孔而导致视网膜脱离。后部眼底可见视盘血管倒置、褪色,沿视网膜血管有色素改变,有时还有视网膜放射状皱褶。FFA 在赤道部及附近有透见荧光,提示色素上皮萎缩,脉络膜毛细血管充盈不全,视网膜末梢血管无灌注,黄斑多无异常。

在多数病例,当尚未发生白内障之前,中心视力无明显下降(包括矫正视力),但周边视野有明显缩小。白内障常发生于 20 岁以后。

一旦视网膜裂孔被确定,为了防止视网膜脱离,可行激光光凝,必要时应联合玻璃体手术。

2. Stickler 综合征(Stickler's syndrome)　是一种遗传性进行性关节眼病,表现为胶原及细胞外基质异常,根据其致病机理和临床表现,Stickler 综合征可分为 7 型(1~6 型和眼型),其中 1 型最常见,占 80%~90%。1 型 Stickler 综合征是Ⅱ型胶原基因(COL2A1)突变所致,为常染色体显性遗传。

常见眼部表现为:①先天性高度近视(通常在-8.0D 以上),常伴有明显的散光,成年后稳定,一般不进展或轻微进展。②先天性玻璃体异常,根据其形态,可分为膜状(较常见于 Stickler 综合征 1 型)、串珠状和空腔状。③孔源性视网膜脱离,1 型者甚至高达 70%,可双侧发病,具有以下特点。a.巨大裂孔,比一般的裂孔更靠周边,接近锯齿缘。这是由于儿童的玻璃体基底部尚未完全发育,基底部后缘离锯齿缘很近。发育不完全的玻璃体位于晶状体后,其收缩牵拉即可造成周边部巨大裂孔形成。b.周边视网膜萎缩孔,玻璃体发育不完全特别是基底部玻璃体的发育不完全可能造成周边部视网膜变薄、萎缩,出现裂孔。c.其他眼

部异常,不同类型的年龄相关性白内障,典型的为象限性层状皮质混浊,具有特征性的诊断价值。进行性的脉络膜视网膜变性、晶状体异位、前房角异常、先天性青光眼、斜视等。

Stickler 综合征除上述之眼底改变外,尚有骨、关节、面、口的发育异常,听力障碍。表现为骨骺发育不良(特别是脊柱)、关节过度伸张,身材有的细长类似 Marfan 综合征,有的却矮胖如 Weil-Marchesani 综合征,面部中段平坦,腭裂,下腭小,舌下垂,悬雍垂分裂,新生牙或错牙。学者推测:由于玻璃体与软骨的主要成分均属Ⅱ型胶原,*COL2AI* 位点基因突变,Ⅱ型胶原变异,因此发生眼及骨关节的病变。

视网膜脱离一旦发生,当立即进行玻璃体视网膜手术。

主要参考文献

1. 王文吉. 玻璃体先天异常和遗传病//李凤鸣. 中华眼科学. 北京:人民卫生出版社,2005:2250-2252.
2. AKIBA J,ISHIKO S,YOSHIDA A. Variations of Weiss's ring. Retina,2001,21(3):243-246.
3. 黄厚斌. 胶原及细胞外基质与先天性玻璃体异常. 眼科,2023,32(2):89-97.
4. VALLET M,VALLET J M,LEBOUTET M J,et al. Primary systemic amyloidosis:An electron microscopic study of the vitreous. Arch Ophthalmol,1980,98(3):540-543.
5. AYLWARD G W. Amyloidosis//QUILLEN D A,BLODI B A. Clinical Retina. New York:AMA,2002:314-315.
6. HIROSE T,LEE K Y,SCHEPENS C L. Wagner's hereditary vtreoretinal degeneration and retinal detachment. Arch Ophthalmol,1973,89(3):176-179.
7. GRAENRIGER R A,NIEMEYER G. Wagner vitreoretinal degeneration. Follow-up of the original pedigree. Ophthalmology,1995,102(12):1830-1839.
8. BLAIR N P,ALBERT D M,LIBERFARB R M,et al. Hereditary progressive arthro-ophthalmopathy of Stickler's syndrome. Am J Ophthalmol,1979,88(5):876-888.
9. MONDAL S,DABIR S,NATARAJAN S. Hereditary vitreoretinopathies. // MORENO J M R,JOHNSON T M. Retina and Vitreous. New Delhi:JAYPEE,2008:218-221.
10. VU C D,BROWN J J,KOVKKO J,et al. Posterior chorioretinal atrophy and vitreous phenotype in a family with Stickler syndrome from a mutation in the COL2A1 gene. Ophthalmology,2003,110(1):70-77.

第十八节 先天性黑矇

先天性黑矇(congenital amaurosis)于 1869 年由 Theodor Leber 首先报道,故又名"Leber 先天性黑矇"。不多见,大多是常染色体隐性遗传,也有个别常染色体显性遗传、X 连锁遗传,显性遗传的报道。父母或其祖代多有近亲联姻史。表现为严重的视网膜感光细胞发育不全、进行性变性,同时累及视锥和视杆细胞,导致婴幼儿先天性失明。婴幼儿群体发生率为(2~3)/10 万(Borino,1984),占儿童先天性盲总数的 10%~18%(Schappert-Kimmijser,1959)。近十多年来分子生物学研究提示,本病为多基因致病,目前发现有 28 种相关致病基因,包括 *CEP290*、*GUCY2D*、*CRB1*、*RDH12*、*RPE65* 等,具有遗传的异质性与临床表现的多样性。

临床上主要分成两型:

1. 婴儿型   出生时已经失明,常在数月后被家长发现患儿眼不能追随灯光而就诊。眼球常显塌陷(眶内脂肪萎缩),有钟摆样类震颤。患儿经常有以手指或手指关节按压自己眼球的特殊动作,称为指-眼征(digiti-ocular sign)。眼底开始时无明显异常,经过一段时间后,眼底周边出现小白点及色素颗粒,呈椒盐样外观。随后,一方面逐渐向后极部扩展,另一方面色素颗粒不断增生融合成骨细胞状、圆斑状。视网膜血管变细,视盘蜡黄色,色素上皮层和脉络膜毛细血管层萎缩,暴露出脉络膜大血管,形成弥漫性脉络膜毛细血管层萎缩样眼底,甚至形成白化病样眼底。ERG 熄灭,EOG 显著异常。

2. 少年型　5~6 岁时视力严重下降,至 30 岁左右完全失明。患者瞳孔对光反应迟钝,常伴有屈光不正(多为 >+5.00D 的远视)。眼底表现极不一致,多数病例周边部有椒盐样改变,也有少数病例,即使已完全失明而眼底仍保持正常(图 6-74)。

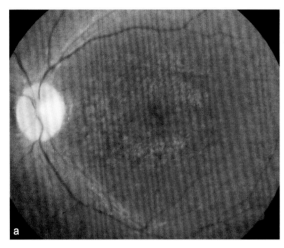
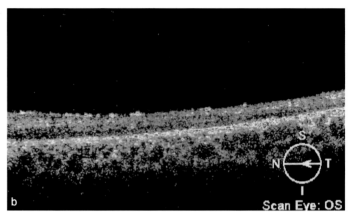

图 6-74　先天性黑矇(少年型)

男,11 岁,两眼视力不良 5~6 年,发现夜盲 2~3 年,就诊时视力右眼 0.03,左眼 0.02,检影两眼均有轻度复合性近视斜轴散光,不能矫正;瞳孔直径约 5mm,光反应迟钝,色盲,管状视野,红色视野不能检测,听力略有减退;智力发育正常,无癫痫病史;父母非近亲结婚,无家族史;两眼眼底像及 OCT 检测所见相似;a. 左眼底像;b. OCT 显示左眼 IS/OS 反光带不见,色素上皮层变薄。

以上两型的部分病例均可伴有精神神经症状,如智力低下、听力障碍、癫痫等,有些年龄较大时可发生圆锥角膜或球形角膜、白内障等。

本病的诊断,有时非常棘手,当从病史、眼底所见、全身表现等加以全面判断。在已经失明,有神经精神改变而眼底无明显改变者,易误诊为皮质盲。ERG a、b 波低下甚至熄灭是诊断本病的有力根据。

Senior-Loken 综合征即眼-肾综合征(oculo-renal syndrome),眼底及视功能损害与本病相似,但前者有肾功能不全,不同于本病。

本病尚无有效治疗。试用维生素 A、维生素 E、神经营养因子、钙离子通道阻滞剂、减少眼睛暴露在光线下等,均无确定疗效。有人因患儿血清微量元素检查,锌含量明显低于正常儿童,认为由于锌的缺乏影响了视网膜代谢。但即使给予补充,也不能改变其发展。

基因疗法是目前唯一可能对先天性黑矇有效的治疗手段。视网膜下注射 *AAV-RPE65* 已被证明是一种安全的基因治疗方法。*RPE65* 基因亦是先天性黑矇对突变基因之一。目前先天性黑矇的基因治疗目前已进入临床研究阶段,其疗效仍有待考察。

另外,干细胞疗法也可能成为未来治疗先天性黑矇的手段。

主要参考文献

1. 陈宗蕊,李荣德. 家族性类脂性视网膜病变//郭秉宽. 中国医学百科全书眼科学. 上海:上海科技出版社,1985:88-89.

2. 唐国藩.Leber 先天性黑矇一例报告. 眼底病,1989,5:53-54.

3. 王乐今,张惠蓉.Leber 先天性黑矇//张惠蓉. 眼底病图谱. 北京:人民卫生出版社,2007:215-218.

4. 赵明威,张承芬.Senior-Loken 综合征//张承芬. 眼底病学.2 版. 北京:人民卫生出版社,2010:556-557.

5. ACLAND G M,AGUIRRI G D,RAY J,et al. Gene therapy restores vision in a canine model of childhood blindness. Nat Genet,2001,28(1):92-95.

第七章

视网膜与脉络膜脱离

第一节　视网膜脱离

视网膜脱离(retinal detachment)是视网膜神经上皮层与色素上皮层之间的分离,应名为"视网膜神经上皮层脱离(或分离)","视网膜脱离"仅是约定俗成的习惯用词。胚胎学上,视网膜的神经上皮层和色素上皮层分别由视杯的内层和外层发育而成。正常时,两层之间除在视盘边缘与锯齿缘处有紧密连接外,其余部分,依赖色素上皮细胞微丝状突触(villi of the pigment epithelial cell)包绕视细胞外节,以及黏多糖物质的黏合而疏松地附着在一起,视网膜才能发挥其生理功能。当某种液体(如液化了的玻璃体、脉络膜的炎症渗出液或浆液性漏出液等)进入两层之间,或神经上皮层受到来自玻璃体方面的牵引,使视网膜色素上皮层与神经上皮层分开时,称为视网膜脱离。视网膜脱离后,视细胞营养遭受障碍,如不及时复位,使整个神经上皮层发生变性和萎缩,造成视功能不可逆性损害。

视网膜脱离分孔源性、渗出性、牵拉性三类,其中孔源性最常见。孔源性即裂孔性,曾称原发性,是指绝大多数情况下,视网膜脱离眼能查到裂孔,但无显而易见引发裂孔的原因,封闭裂孔后视网膜很快复位。渗出性是指有明确的局部或全身原因,导致脉络膜和/或视网膜渗出或漏出,液体积聚于神经上皮层下,消除发生原因后,视网膜可自行复位。牵拉性是指玻璃体(包括玻璃体基底部)存在明显的机化膜、机化条索,并与视网膜有广泛粘连,这些机化物的瘢痕收缩是引起脱离的直接原因,只有在消除、松解此种因素后,视网膜才能复位。少数情况下,渗出性和牵拉性视网膜脱离也可见到裂孔,但不是引发脱离的原因,即使封闭裂孔也无助于视网膜复位。以上分类,虽然不能说尽如人意,但就目前而言,还是符合临床实际的最佳方案。

一、孔源性视网膜脱离

孔源性视网膜脱离(rhegmatogenous retinal detachment)为常见眼底病。患者中男性多于女性,约3∶2。多数为中、老年人,10岁以下儿童少见。左右眼之间无差异。双眼患病率约占患者总数的15%。好发于近视眼,特别是高度近视。

病因及发病机制

孔源性视网膜脱离是视网膜变性与玻璃体变性两个因素综合作用的结果。视网膜裂孔和玻璃体变性同时存在,才能引起孔源性视网膜脱离,两者缺一不可。例如,在年龄大于40岁的人群中约7%存在周边部视网膜裂孔,但只要玻璃体健康或相对健康,就不会发生视网膜脱离;再如,在45~60岁人群中,约65%患有玻璃体完全或不完全脱离等玻璃体变性而无视网膜裂孔,也不会发生视网膜脱离。裂孔往往是在各种各样表现的视网膜变性基础上,受到玻璃体病理性粘连牵拉(玻璃体不完全脱离)或重力牵引(玻璃体完全性脱离)而成。玻璃体的液化、脱离,一方面减弱了对视网膜神经上皮层贴附于色素上皮层的支撑力,另一方面液化了的玻璃体经裂孔灌注入神经上皮层下,使其与色素上皮层分离。两层间积液,习惯上称为视网膜下积液。

1. 视网膜变性与裂孔形成　由于视网膜结构复杂、血供独特,易因种种原因引起变性,周边部和黄斑为变性好发部位。视网膜变性是视网膜裂孔形成的基础。在裂孔发生之前常见有下列改变。

(1)格子样变性(lattice degeneration):格子样变性与视网膜脱离的关系最为密切。由此产生裂孔者占孔源性视网膜脱离眼的40%。格子样变性发病无种族及性别差异,累及双眼(约40%)者,其形态和位置常有对称性。多见于颞侧或颞上象限的赤道部与锯齿缘间,呈梭形条状、边缘清晰的岛屿样病灶,长轴与锯齿缘平行。病灶面积大小不等,病灶区视网膜变薄,有许多白色线条,交叉排列如网格状。这种线条与病灶外的视网膜血管相连,很可能就是已经闭塞或带有管状白鞘的末梢血管。病灶区有时还能见到色素斑块分布(称为色素性格子样变性),色素来源于视网膜色素上皮层(图7-1,图7-2)。

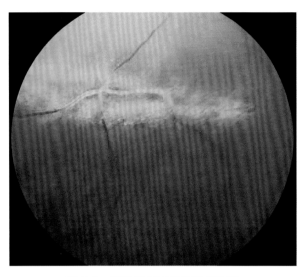

图 7-1　周边部视网膜格子样变性

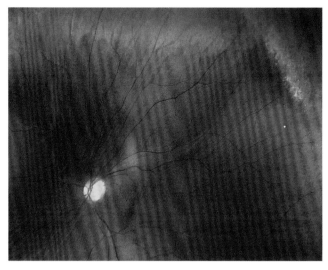

图 7-2　广角检眼镜:颞上周边视网膜格子样变性

（2）囊样变性（cystoid degeneration）:好发于黄斑及颞下侧锯齿缘附近,边界清晰,圆形或类圆形,暗红色,小腔隙可融合成大囊腔,所以面积大小差异很大。发生在眼底周边部的网眼状囊样变性,成为簇状而略显高起的小红斑点,邻近玻璃体有纤维状或颗粒状混浊（图 7-3）。黄斑囊样变性初起呈蜂窝状小囊腔,无赤光检查时特别明显。无论周边部或黄斑的囊样变性,均可由小囊腔逐渐相互融合成大囊腔。囊样变性前壁常因玻璃体牵拉而破裂,但只有在前、后壁全部破裂时才成为真性裂孔。

囊样变性是由多种原因（如老年性改变、炎症、外伤、高度近视等）影响了视网膜的营养代谢,引起神经成分分解,从而在其内丛状层或内、外颗粒层中形成腔隙的一种改变。腔隙内充满含有黏多糖成分的液体。

（3）霜样变性（frosty degeneration）:大多发生于赤道部和锯齿缘附近,视网膜表面可见到一些由细小白色发亮颗粒覆盖的区域,厚薄不均,如同在视网膜上覆盖了一片白霜。霜样变性可单独出现,也可和格子样变性、囊样变性同时存在。霜样变性靠近赤道部并融合成带状者,亦称蜗牛迹样变性（snail track degeneration）。

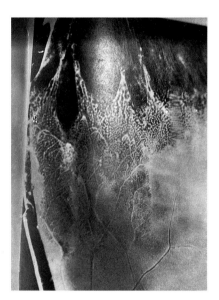

图 7-3　周边部视网膜囊样变性

（4）铺路石样变性（paving stone degeneration）:一般见于 40 岁以上的近视眼患者。好发于下侧周边部眼底,表现为有色素性边缘的淡黄色圆形或类圆形、边界清楚的多发性萎缩病灶。大小不等的病灶排列如铺路石样,病灶中央部脉络膜毛细血管层萎缩,暴露出业已变性的脉络膜大血管层,甚至还能见到苍白色的巩膜。变性区如受到玻璃体牵引,则导致视网膜裂孔（图 7-4）。

（5）视网膜加压发白或不加压发白（white with or without pressure）:将巩膜压陷后眼底的隆起处,成为不透明的灰白色(正常时透明或接近透明),称为加压发白。病变进一步加重时,即使不加压也呈灰白色,称为不加压发白。其后缘有时有一嵴状切线,多见于眼底上方周

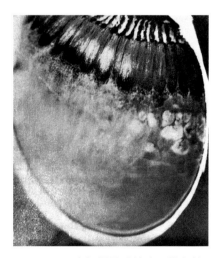

图 7-4　周边部视网膜铺路石样变性

边,被认为是玻璃体牵拉的一个体征。如果玻璃体后脱离扩展,此后缘可被撕开而成为裂孔。

　　(6)干性视网膜纵向皱襞:皱襞自锯齿缘的齿缘间向赤道部方向伸展,由过度增长的视网膜组织折叠而成。在偶有情况下,因皱襞后端受到玻璃体牵拉而产生裂孔。

　　(7)除上述各种视网膜变性为视网膜裂孔形成的前提条件外,亦有人因见到裂孔好发于上、下斜肌巩膜附着点的相应处,推测裂孔形成与此等肌肉的运动牵引有关。有人发现不少患者回忆有眼部外伤史而认为裂孔与外伤有关。事实上,除严重眼球钝性外伤等特殊情况之外,斜肌牵拉和轻微外伤史仅可视为视网膜裂孔形成的可能诱因。

　　2. 玻璃体变性　是孔源性视网膜脱离的另一必要条件,表现有玻璃体脱离、液化、浓缩、膜形成等有彼此相互联系的病理性改变。

　　(1)玻璃体脱离(vitreous detachment):玻璃体脱离是玻璃体临界面与其密切接触的组织之间出现的空隙。多见于高度近视眼及老年患者。玻璃体各个部位的临界面均可发生脱离,以后脱离、上脱离为常见,和发生视网膜脱离的关系也比较密切(图 7-5)。

　　玻璃体脱离是液化了的玻璃体突破其临界面进入视网膜前,使玻璃体和视网膜内界膜之间分离。如果玻璃体脱离处与视网膜存在病理性粘连(不完全脱离),可因牵拉或重力牵引而发生视网膜裂孔。

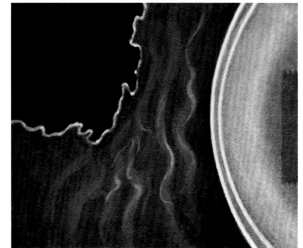

图 7-5　玻璃体后脱离示意图(彩绘)

　　(2)玻璃体液化(vitreous liquefaction):是透明质酸解聚,玻璃体由凝胶状态变为溶胶状态,是玻璃体新陈代谢障碍而引起的胶体平衡破坏所致。以高度近视眼及老年患者常见。参阅第一章第二节。

　　(3)玻璃体混浊和浓缩(vitreous opacities and concentration):引起玻璃体混浊的原因很多,但与孔源性视网膜脱离有关者,均由玻璃体支架结构破坏所致,因此常与玻璃体液化、脱离同时存在。混浊的纤维样条束,与视网膜存在病理性粘连者可能导致视网膜裂孔。

　　所谓玻璃体浓缩,也是一种玻璃体混浊,是在玻璃体高度液化时,支架结构脱水变性而形成的不透明体,故称萎缩性浓缩(atrophic concentration)。与上述玻璃体脱离时的外界面膜状混浊、液化腔内的丝样和絮状混浊等相比,本质上并无多少差异,仅是程度上更加严重,引发视网膜脱离的危险性更大而已。

　　(4)增生性玻璃体视网膜病变(proliferative vitreoretinopathy,PVR):其形成机制十分复杂,目前尚未完全清楚。可能有神经胶质细胞、纤维细胞、成纤维细胞、游离色素上皮细胞及其转化成的巨噬细胞等参与。其中,色素上皮细胞起着特别重要的作用,不仅是膜形成与收缩的主要细胞,而且还产生趋化因子,吸引神经胶质细胞、成纤维细胞、纤维细胞等参与膜形成发生和发展的整个过程。增生膜沿视网膜神经上皮层之后界面或玻璃体之外界面生长,收缩后可以牵拉视网膜发生皱缩,形成一些固定的粘连性皱褶。严重者可以使整个后部视网膜皱缩在一起,形成一个闭合的漏斗状。

　　PVR 见于视网膜脱离前、脱离时及陈旧性脱离,也可见于视网膜脱离手术之后,是引起视网膜脱离及手术后复发的重要原因。

　　PVR 的轻重分级见下文。

临床表现

　　1. 症状及视功能检查

　　(1)中心视力损害:损害因视网膜脱离的部位和范围而异,后极部脱离时视力急剧下降,周边部脱离初期对中心视力无影响或影响不大。只有在脱离范围扩展到后极部时,才会出现中心视力损害。

（2）变视症:发生于后极部的视网膜脱离或周边部脱离波及后极部时,除中心视力下降外,还有视物变形、变小等症状。

（3）飞蚊症:见于多种原因的玻璃体混浊,当飞蚊症突然加重时,应注意是否为视网膜脱离的前驱症状。

（4）闪光感:是视网膜脱离的一个重要症状,可以是视网膜脱离的先兆。玻璃体病变与视网膜病理性粘连,在眼球转动时,玻璃体牵拉激惹视细胞而产生闪光感(闪光幻觉)。如闪光感频繁持续,并固定于视野中的某一部位时,应警惕视网膜脱离于近期内发生。闪光感也可出现于已有视网膜脱离的患者,是由液化的玻璃体自裂孔进入神经上皮层下刺激视细胞所引起。

（5）视野改变:周边部视网膜脱离患者,可以感觉到病变对侧相应部分有阴影或视野缺损。但颞侧视网膜脱离时,其鼻侧视野缺损恰好在双眼视野重叠范围之内,有时不为患者所觉察,当掩盖另眼时始被发现。下侧眼底低位脱离时,上方周边视野的缺损因向上看的机会较少,且受上睑阻挡,也易于忽略,往往在视野检查时才能检出。

视网膜脱离后,因营养供应问题,视细胞受到损害,首先影响蓝色觉。正常眼的蓝色视野大于红色视野。在视网膜脱离眼,用白、蓝、红三种视标检查视野,脱离相应区不仅有视野缺损,还能发现蓝色与红色视野交叉。另外,ERG 亦可见到异常改变,主要表现为 a 波和 b 波的振幅值降低。脱离面积大、脱离时间长,则此一改变更加明显。

2. 眼压

（1）视网膜脱离早期面积不大者,眼压正常或略偏低。眼压随脱离范围扩大而下降。超过 1 个象限者,眼压轻至中度下降,亦有降至不能用眼压计测出的极低程度,遇到此种情况时,应当考虑是否并发脉络膜与睫状体脱离。视网膜脱离眼的眼球内容并无明显丢失,眼压之所以降低,原因不明,据推测,可能在视网膜脱离后,房水由脉络膜上腔(房水后通道)引流量增加;也可能是房水进入液化的玻璃体后,通过裂孔为脉络膜吸收。

（2）视网膜脱离伴有高眼压者,罕见。在三种情况下可以发生:一为患眼原有原发性开角或闭角型青光眼潜在;二为脱离长期失于治疗或手术失败后引起的虹膜睫状体炎症;第三种多见于外伤引起的锯齿缘断离等裂孔靠近前房的孔源性视网膜脱离。其中第三种于 1973 年由 Schwartz 首次报道,1977 年 Phelps 命名为"Schwartz 综合征"。此种高眼压的发病机制尚不清楚,初时因见到前房水有棕灰色颗粒状混浊而被推测为由葡萄膜炎症引起的一种继发性开角型青光眼,但对糖皮质激素治疗不敏感、无 KP(或不明显)、虹膜无后粘连、视网膜裂孔封闭后眼压可自行复常;特别是采取房水,在光学显微镜下检查,房水内并不存在葡萄膜炎时应有的淋巴细胞和中性粒细胞。凡此种种,均不支持葡萄膜炎症的假设。在以后的研究中,房水电镜检查证实,房水中有视细胞外节盘膜片和吞噬此种膜片的巨噬细胞存在,因此认为此种高眼压是由视细胞外节盘膜片脱落后,通过视网膜裂孔进入前房及房角,覆盖并阻塞小梁网,使房水排出障碍所致。

3. 裂隙灯显微镜及检眼镜检查

（1）眼球前节一般正常,前房可以略深。脱离日久者,偶尔可见葡萄膜轻微的炎症反应,房水 Tyndall 现象弱阳性,偶有少量棕色细小点状 KP。

玻璃体液化和混浊,在裂隙灯显微镜光切面下看得极为清楚。液化腔呈无结构的光学空间,液化腔的腔与腔之间,玻璃体支架组织因脱水萎缩而形成丝束样混浊。有时液化腔内及丝束样混浊处有灰白色或略带棕色的混浊小点。

视网膜脱离时,常见到玻璃体后脱离和/或上脱离。玻璃体脱离可为完全性或不完全性,不完全者,可见浓缩的玻璃体与视网膜内面有程度不等的病理性粘连,当粘连处因牵拉而导致视网膜裂孔时,与裂孔相应处或其附近的玻璃体后界面,可以见到裂孔盖瓣。玻璃体脱离处,临界面呈不均匀的纱幕状混浊。后脱离时,在脱离玻璃体后界面,往往可见一灰白色环形混浊。此环形混浊为玻璃体与视盘周缘粘连处撕裂脱离而成,历时较久者,呈半月形或不规则形,亦可聚缩成一个不透明团块(组织学检查,主要由纤维星形胶质细胞和胶原组成。Michels,1982)。

上述玻璃体的各种病变,在直接检眼镜下也能见到,但不如裂隙灯显微镜检查清晰、层次分明而有立体感。

(2)直接检眼镜下,视网膜脱离面呈波浪状、半球状隆起。新鲜的脱离,神经上皮层及其下的积液透明,可透见暗红色色素上皮层及脉络膜色泽,但看不清脉络膜纹理。爬行起伏于脱离面的视网膜血管成为暗红色线条,不易分清动、静脉,有时还能见到与视网膜血管一致的血管投影。脱离时间较长,神经上皮层呈半透明的石蜡纸状,脱离面的动、静脉可以辨别。时间更长的陈旧性脱离,神经上皮层因营养障碍变性而变得不透明,隆起处呈灰白色,凹陷处呈深灰色。神经上皮层下积液,亦因脉络膜渗出反应、纤维蛋白增多而成浅棕色黏稠液,神经上皮层后面有黄白色小点状沉着物(图7-6~图7-8)。

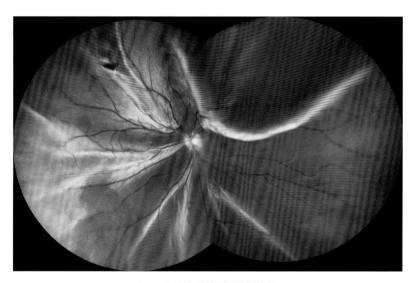

图 7-6   孔源性视网膜脱离

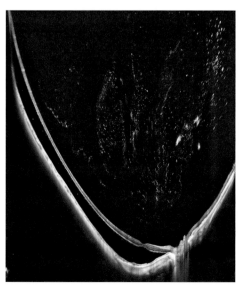

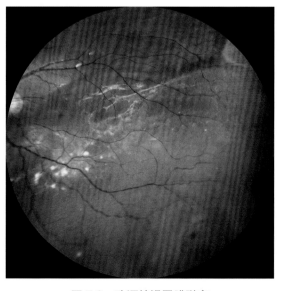

图 7-7   孔源性视网膜脱离 OCT 像   图 7-8   孔源性视网膜脱离

裂孔往往见于视网膜脱离处,一个乃至数个。眼底颞上侧是裂孔的好发部位。但有时发生于上侧眼底的裂孔,因积液下沉,裂孔及其附近处的脱离反而并不明显(即所谓干性裂孔)。

直接检眼镜在瞳孔充分扩大及转动眼位后,可看清 70° 左右的眼底,因此在 70° 以外的周边部裂孔不易发现,应用双目间接检眼镜检查,必要时还应加用巩膜压迫,亦可在裂隙灯显微镜下用三面镜检查。加用巩膜压迫器可以检查到锯齿缘邻近及睫状体平部裂孔或视网膜与玻璃体基底部的一些变性改变。

从理论上说,孔源性视网膜脱离应该 100% 见到裂孔,但临床上由于种种原因,时至今日,虽然检查方法有了很大进步,发现率也仅略高于 90%。

位于眼底 70° 范围以内的裂孔比 70° 以外者易于发现,大裂孔比小裂孔易于发现。小裂孔常在视网膜血管附近,与出血斑容易混淆,反复多次追踪观察才能得以鉴别。

圆形裂孔可多个簇状聚合,亦可散在,有的仅有单个,边缘清晰。由囊样变性引起者,裂孔前不能见到与其大小相应的盖瓣。由玻璃体粘连牵拉引起者,可以见到盖瓣(撕脱的神经上皮层)。裂孔位于黄斑者,并不一定引发视网膜脱离。

马蹄形或其类似形态的裂孔,如新月形、舌形、鱼嘴形等,最为多见,约占所有裂孔的 25%~68%(图 7-9~图 7-13),常为单个。此类裂孔均由玻璃体牵拉视网膜所引起,其粘连范围较圆形裂孔(图 7-14)广泛,裂孔大小与粘连范围和牵引强度成正相关。由于粘连牵拉的一端在视网膜表面,另一端在玻璃体,所以马蹄形裂孔的基底总是朝向周边部,其尖端指向后极部。较大的马蹄形裂孔后缘卷缩,盖瓣掀起后,裂孔实际面积往往大于检眼镜所见。裂孔面积相当于 1 个象限或更大者,称之为"巨大裂孔"(图 7-15),是一种特殊类型的裂孔,多见于上方及颞侧眼底,鼻侧少有。裂孔前后缘均可见到脱离了的视网膜组织,其后缘(朝向后极部的一侧)脱离的视网膜往往翻转覆盖于其后方的视网膜之上。裂孔处成大片暗红色区,为暴露的色素上皮层。巨大裂孔可以大至 2 个象限以上,甚至扩展为接近 360° 的亚全周裂孔。

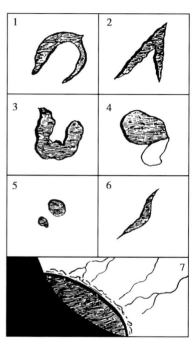

图 7-9 各种形态的视网膜裂孔示意图
1. 马蹄形;2. V 字形;3. 瓣形;4. 有盖膜片的裂孔;5. 圆形或类圆形;6. 新月形;7. 锯齿缘断离。

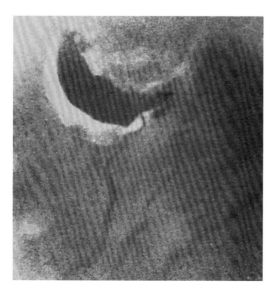
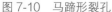

图 7-10 马蹄形裂孔

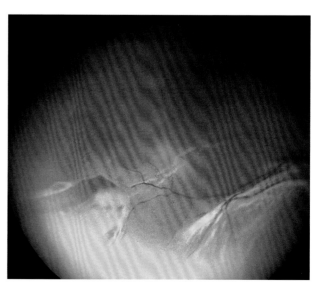

图 7-11 马蹄形裂孔

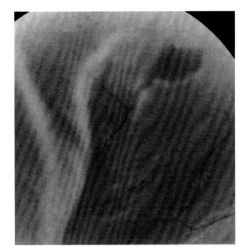

图 7-12　类圆形裂孔

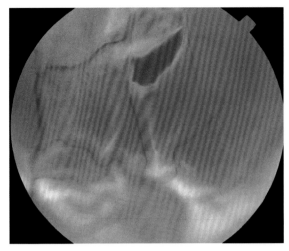

图 7-13　鱼嘴样裂孔

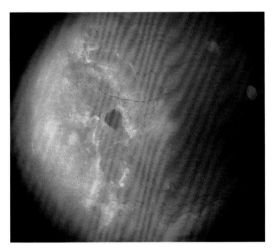

图 7-14　圆形裂孔

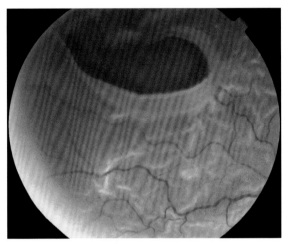

图 7-15　巨大裂孔

线条状裂孔见于周边眼底视网膜,如果线条状裂孔很细,周围视网膜又无脱离(干性裂孔),易被误认为末梢血管。

锯齿缘断离(dialysis of ora serrata)发生于锯齿缘或其附近,所形成裂孔面积大小不一,小的仅 1/2PD,大的可超过 1 个象限(图 7-16),大多位于颞下象限。面积较小的锯齿缘断离(包括位于锯齿缘附近的视网膜裂孔),直接检眼镜常规检查很难发现,可用 2% 利多卡因液 1mL 加入 1∶1 000 肾上腺素液 1 滴,球后注射(老年人、心血管患者慎用),使眼球软化,再用棉签或玻璃棒在离角膜缘 5~10mm 间顶压球壁以提高检出率(陈积中,1998)。当然,如能熟练掌握双目间接检眼镜加巩膜压迫或在裂隙灯显微镜下三面镜加巩膜压迫检查,效果更好。

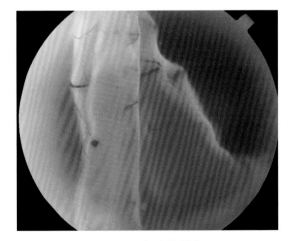

图 7-16　锯齿缘断离

锯齿缘断离线与角膜缘平行。所以特称之为断离的理由,因与周边巨大裂孔不同,断离的裂孔前缘直接为锯齿缘,不能见到脱离了的视网膜结构。其后缘视网膜收缩卷曲成灰白色弧形,与暗红色无视网膜神经上皮层处呈鲜明对比。锯齿缘断离多见于年轻人,单侧发病者常有眼球钝性外伤史,双眼者多继发于先天性视网膜劈裂症。

4. 增生性玻璃体视网膜病变（proliferative vitreoreti-nopathy，PVR）及其分级　PVR 实际上是一种组织损伤修复反应的病理生理过程（Pastor，1999），包括视网膜神经上皮层前、后界面的膜样增生在内。其形成机制极为复杂，已在前文提及。PVR 的轻重，对视网膜脱离形成、手术方式选择及预后优劣估计等方面，均有重要意义。目前常用的分级是视网膜学会术语委员会于 1983 年所制订的分级标准：分为轻、中、重、极重，即 A、B、C、D 四级。A 级（轻度）玻璃体内有云雾状或色素性颗粒状混浊（图 7-17）；B 级（中度）视网膜内面出现皱褶和/或视网膜裂孔有卷边，视网膜血管明显迂曲（图 7-18）；C 级（重度）视网膜脱离处出现全

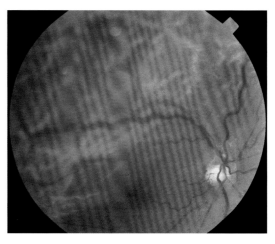

图 7-17　PVR（A 级）

层固定皱褶，又因其范围分成三个等级，上述病变不超过 1 个象限为 C-1 级（图 7-19），不超过 2 个象限为 C-2 级（图 7-20），超过 2 个象限为 C-3 级（图 7-21）；D 级（极重度）整个眼底有视网膜全层固定皱褶，皱褶以视盘为中心形成漏斗状（漏斗的尖端朝向视盘），再据漏斗宽窄分成 D-1 级宽漏斗状脱离，可见眼底后极部 35° 范围内视网膜，D-2 级窄漏斗状脱离（图 7-22），仅可见到视盘，D-3 级闭漏斗状脱离，视盘不能见到（图 7-23）。

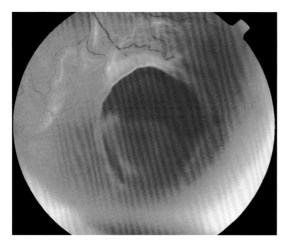

图 7-18　PVR（B 级，图示裂孔卷边）

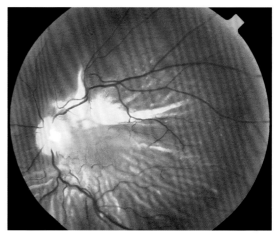

图 7-19　PVR（C-1 级）

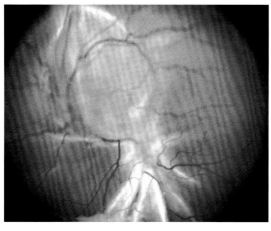

图 7-20　PVR（C-2 级）

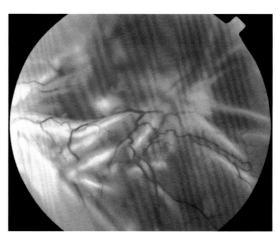

图 7-21　PVR（C-3 级）

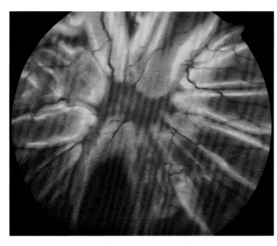

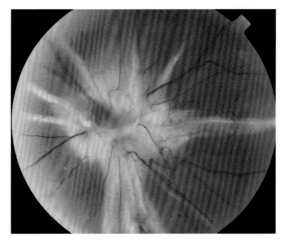

图 7-22   PVR（D-2 级）   图 7-23   PVR（D-3 级）

以上所说的 PVR 及其分级并未包括发生于玻璃体基底部、睫状体平部等前部 PVR，也未包括视网膜下增生膜，不够完整，也给临床工作带来不便。为此，Machemer 等于 1991 年在 1983 年方案的基础上提出了修改建议。该建议保留了原分级的 A、B 级，取消了 D 级，对 C 级则作了补充和修订：C 级表现为视网膜全层固定皱褶，玻璃体有浓缩条索，以眼底赤道部为界，将 PVR 分前后两个部分（A-PVR、P-PVR），不再用象限而改用时钟钟点记录病变范围（右眼鼻侧为 3：00 位，左眼鼻侧则为 9：00 位，一个钟点间隔经度为 30°），例如 PVR-CP-3~6，即为 C 级后部增生性玻璃体视网膜病变，病变范围为 3：00 至 6：00 位；PVR-CA-10~12，即为 C 级前部增生性玻璃体视网膜病变，病变范围为 10：00 至 12：00 位。此外，还将 C 级分成五个类型（PVR-CP 三个类型，PVR-CA 两个类型）：Ⅰ型为局部收缩，P-PVR 出现一个或几个孤立的收缩中心（星状皱褶），此种改变，一般情况下对整个视网膜脱离形态无太大影响；Ⅱ型为弥漫性收缩，P-PVR 相互融合的不规则视网膜皱褶，使后部视网膜呈漏斗状脱离；Ⅲ型为视网膜下收缩，是视网膜神经上皮层外表面增生膜，亦即通常所称之为"视网膜下膜（subretinal membranes，SRM）"，SRM 形成环绕视盘环状缩窄或线状皱褶；Ⅳ型为 A-PVR 的环状收缩，牵引赤道部前视网膜形成不规则皱褶，使赤道后的后部视网膜成放射状皱褶，玻璃体基底部视网膜则向内牵拉（图 7-24）；Ⅴ型为前部收缩，由沿前部玻璃体（包括其基底部）及后部玻璃体后界面增生膜收缩，垂直牵拉脱离了的视网膜前移形成皿状全脱离，并可与睫状突粘连而引起低眼压，或与虹膜粘连而使虹膜后移（图 7-25）。1991 年的分类法因过于复杂，至今尚未能在临床上普遍采用。

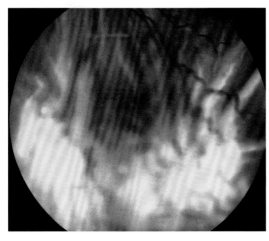

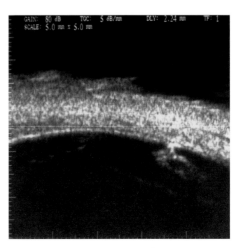

图 7-24   A-PVR   图 7-25   A-PVR 的 UBM 检查所见

5. B 型超声声像图　因视网膜脱离范围、程度(隆起度)和脱离时间长短的不同,声像图亦各异。新发生的视网膜全脱离,在玻璃体腔内呈现 V 字形强回声带。回声带纤细明亮、厚薄一致、回声均匀,V 字形之底部(尖端)与视盘缘或其附近相连,另两侧端止于周边球壁(图 7-26)。回声带与球壁等长,后运动方向垂直于球壁,回声带与球壁间有液性无回声暗区。范围较大的视网膜脱离,明亮细窄的回声带作弓形隆起,回声带和球壁间亦有液性无回声区。陈旧性视网膜全脱离,因视网膜下及其表面有广泛增生膜,增生膜的收缩使脱离呈宽窄不一的漏斗状,从而导致回声带缩短,表现为后运动不明显的 Y 字形回声带(相当于上述 PVR 的 D-2~D-3 级)(图 7-27)。

陈旧性视网膜脱离的回声带因声衰减而无新鲜脱离时明亮,回声带不均匀增厚。有时在回声带上出现微小光环,光环内无回声,提示为视网膜脱离日久,神经上皮层营养障碍,神经成分分解而形成的囊样变性。

对于视网膜小裂孔,超声不易探及,但当裂孔面积大于声束时,可见回声带中断,断裂端向玻璃体腔内翘起。

几种特殊类型的孔源性视网膜脱离

1. 脉络膜缺损伴有孔源性视网膜脱离　脉络膜缺损为胚胎发育期间胚胎裂闭合不全所致的脉络膜及视网膜色素上皮缺损。缺损区的神经上皮层易于发生脱离,因缺损区透明的视网膜神经上皮层下直接为白色巩膜,所以多数患者不能发现裂孔。裂孔多位于缺损区内或其边缘,术中应注意封闭脉络膜缺损区的后缘边缘,但由于缺损范围大,效果常难满意。

2. 无晶状体眼或人工晶状体眼的孔源性视网膜脱离　视网膜脱离发生于白内障手术后一至数年。原因较多,术中有玻璃体溢出以及有玻璃体嵌顿于切口者,最易发生(约为65%);其次是采用的手术方式,例如现代囊外摘除术加人工晶状体植入术,术后后囊膜完整,很少有视网膜脱离发生,但在术中发现晶状体后囊膜高度混浊做后囊膜切除,或术后炎症反应较强并有人工晶状体后

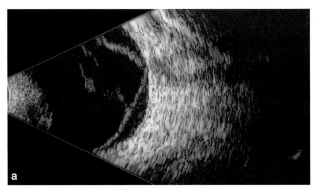
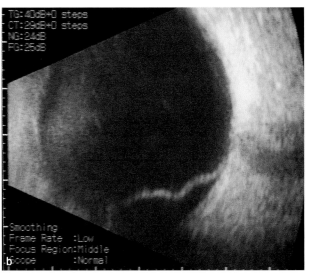

图 7-26　新发生视网膜脱离的 B 型超声声像图
a. 视网膜全脱离,玻璃体内 V 形强回声带,V 形尖端与视盘缘连接,两翼前端止于周边球壁;b. 视网膜部分脱离,玻璃体内弓形强回声带,一端与视盘面连接,另端止于周边球壁。

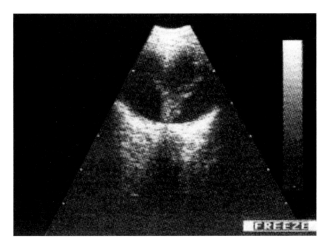

图 7-27　陈旧性视网膜全脱离的 B 型超声声像图
玻璃体内 Y 形光带暗淡,Y 形光带底与视盘面连接,两翼止于周边球壁(本病例图片由李舒茵医师提供)。

界面增生膜形成,给予后囊膜切开(手术或激光)者,则脱离的发生率有所增加。裂孔多位于眼底周边部,常为多发性。

3. 黄斑裂孔性视网膜脱离　多见于高度近视眼。由于对视功能的损害十分严重,手术后中心视力不易提高或反而降低,因此一直是眼科临床的一个棘手问题。黄斑裂孔形成原因有萎缩性、牵拉性和外伤性等数种。萎缩性继发于囊样变性的囊壁破裂;牵拉性因玻璃体与黄斑视网膜之间有病理性粘连,当玻璃体产生不完全后脱离时,因粘连牵拉而引起裂孔;外伤性黄斑裂孔大多见于眼球前部的钝性冲击,因应力作用而导致黄斑产生裂孔。

黄斑裂孔性视网膜脱离一般局限于眼底后极部,特别是在初起阶段。但随着病程延长,不少病例可向下方或颞侧扩展,甚至形成视网膜全脱离。

4. 脉络膜脱离型视网膜脱离　孔源性视网膜脱离伴有睫状体及脉络膜脱离者,称为脉络膜脱离型视网膜脱离,起病急骤,进展迅速。多见于老年人、高度近视、无晶状体眼。眼压极低,前房加深,同时出现睫状充血、虹膜及晶状体(有晶状体眼)颤动、Tyndall 现象阳性、少数色素性 KP(极少有灰白色或羊脂状KP)、虹膜瞳孔缘后粘连、玻璃体混浊(包括增生膜)、眼痛、睫状区触痛等葡萄膜炎的症状与体征。眼底检查不能见到脉络膜和视网膜的炎症改变。此时,视网膜脱离呈范围广阔的浅脱离,裂孔常被皱褶掩盖而不易发现。在应用糖皮质激素治疗后,由于脉络膜脱离缓解,视网膜脱离亦随之隆起。

睫状体脉络膜脱离发生于孔源性视网膜脱离之后 1~3 周或更长时间,所以详细询问病史对于与普通孔源性视网膜脱离的鉴别极为重要。患者先有视网膜脱离症状,然后再有眼痛、角膜周围充血等葡萄膜炎症改变。

脉络膜脱离型视网膜脱离极易发生 PVR,PVR 更增加了手术难度,也是手术失败的主要原因。

睫状体脉络膜脱离的眼底所见,参阅本章第三节。

5. 巨大裂孔性视网膜脱离　巨大裂孔的定义已如前述(裂孔前端,即裂孔与锯齿缘之间能见到脱离了的视网膜,与锯齿缘断离不同)。巨大裂孔的发病机理还不完全清楚,据推测可能与玻璃体基底部后缘视网膜压迫变白变性、格子样变性,以及前部玻璃体高度液化与纤维化有关。

巨大裂孔性视网膜脱离多见于高度近视眼,近视度数往往超过−8.00D。病程之初,在双目间接检眼镜加巩膜压迫检查,可发现眼底周边部有多个小裂孔,而后相互融合形成大裂孔,大裂孔两端撕裂,使裂孔更加扩大。当裂孔大于 150° 时,其后瓣发生翻卷,并易于产生 PVR,手术非常棘手。

诊断与鉴别诊断

根据上述临床所见,诊断并非十分困难。而位于周边部范围较小的脱离,每易漏诊。

查到全部的视网膜裂孔,不仅是诊断孔源性视网膜脱离的根据,也是手术成败的关键之一。因此,如何能够准确且无遗漏地找到所有裂孔,极为重要。大概有 80% 的裂孔发生于眼底周边部,颞上侧尤为多见,颞下侧次之,鼻上侧更次之,鼻下侧最少。当视网膜脱离隆起较高时,这些周边部裂孔常被遮蔽,必须从各个角度仔细寻找。在用双目间接检眼镜加巩膜压迫仍无法找到的情况下,可加压包扎双眼,让患者静卧数日,待视网膜略显平伏后再行检查,或在术中放出视网膜下积液后仔细检查。视网膜脱离范围大、隆起度高者,往往存在几个裂孔,不能满足于一个裂孔,特别是一个小裂孔。除在脱离区寻找裂孔外,也应注意未脱离或脱离不明显区域,尤以上方眼底裂孔,因液体下沉,裂孔及其附近处不一定能见到视网膜脱离。视网膜脱离的位置和形态,有时也有利于裂孔寻找:眼底上方脱离,裂孔总是在上方脱离区内;下方脱离,如果脱离呈半球状隆起,裂孔可能在其正上方;如果是下方的广泛性脱离,裂孔可能在脱离区边缘较高一侧的上方;如果两侧高低基本一致,则裂孔常在其下方周边处。另外,患者主诉有时也能提供一些寻找裂孔的线索:视野中暗区及闪光感最先出现的位置,与之相对应处往往是裂孔所在部位。

脱离区的小裂孔,应与视网膜出血点注意区分。在能用裂隙灯显微镜检查到的范围内,因检者有立体视,所以两者较易鉴别,但在周边部时却非常困难,虽然双目间接检眼镜检查时也有立体视,而因成像太小,往往难以看清。必须在一段时间内反复观察,或试用巩膜压迫器顶压可疑处(裂孔被顶起后变色,出血则不变)才能确定。

孔源性视网膜脱离应与下列眼病鉴别:

1. 视网膜劈裂症(retinoschisis) 获得性视网膜劈裂症多见于老年人,劈裂位于下方周边眼底,呈半球状隆起,由囊样变性融合发展而成。内壁菲薄透明,外壁缘附近可见色素沉着。如果其内外壁均有破裂,成为真性裂孔而发生视网膜脱离。先天性视网膜劈裂症大多发现于学龄儿童,有家族史,病变位于颞下方,双眼对称,病变处视网膜血管常伴有白鞘。当其内壁破裂后,与锯齿缘断离很相似。参阅本章第二节。

2. 中心性浆液性脉络膜视网膜病变(中浆病) 周边部视网膜脱离波及黄斑部时出现变视症和小视症,与中浆病症状相同,应扩瞳后仔细检查周边部眼底。

3. 葡萄膜渗漏综合征 常伴有视网膜脱离,半球状隆起,视网膜神经上皮层下积液能随体位改变而迅速移动,无裂孔。详见本章第四节。

4. 泡状视网膜脱离 脱离面光滑,无波浪样皱褶,神经上皮层下积液清澈,能随体位改变而迅速流动,无裂孔,与本病不同。参阅本章第五节。

治疗

迄今为止,孔源性视网膜脱离仍以手术治疗为唯一手段。手术原则为封闭裂孔及解除或缓解病变玻璃体对视网膜的牵拉。在与裂孔相应处巩膜面加以冷凝,从而引起局部脉络膜反应性炎症,放出视网膜下积液,使视网膜神经上皮层与脉络膜等邻接组织发生局限性粘连以封闭裂孔。为了达到这一目的,还要设法缓解或消除玻璃体对视网膜的牵拉。目前主流的手术方法包括巩膜扣带术、玻璃体注气术及玻璃体切除术(图 7-28)。各种手术方法都有其各自的优点及缺点,也都具有其相应的适应证,一般综合患者病情(如裂孔大小、多少、位置,PVR 程度等)、各术式的优缺点和医师的经验进行选择。

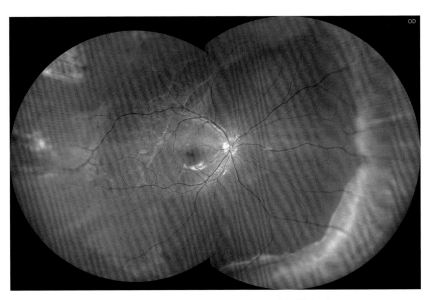

图 7-28 孔源性视网膜脱离行巩膜扣带术后

巩膜扣带术主要分为巩膜外垫压术和巩膜环扎术。适用于睫状上皮撕裂,锯齿缘断离,周边裂孔,无明显增殖性玻璃体视网膜病变,非复杂视网膜脱离,儿童青少年视网膜脱离,部分伴有视网膜下增殖、陈旧视网膜脱离,有划界线视网膜脱离。而玻璃体切除术通常用于治疗巨大视网膜裂孔,后部裂孔,合并增殖性玻璃体视网膜病变,屈光间质不透明。

如前文所述,孔源性视网膜脱离是视网膜变性与玻璃体变性综合作用的结果,因此,从这一观点来说,手术仅属对症治疗。为了在手术治愈后防止视网膜和玻璃体变性继续发展而再次发生视网膜脱离,选用一些抗组织退行性变及改善脉络膜、视网膜微循环药物还是需要的。编者的经验:长期(1~2年)坚持内服中药杞菊地黄丸(成药)、驻景丸(成药)等,有一定作用。

预防

孔源性视网膜脱离双眼发病率约15%,所以当一眼已发生脱离时,另眼必须充分扩瞳后仔细检查眼底。如果发现有视网膜格子样变性、囊样变性等存在,ERG a、b波振幅降低,特别是已存在裂孔与浅脱离、玻璃体变性(液化及膜形成)者,就要及时采取适当手术以防止脱离进一步扩展(图7-29)。

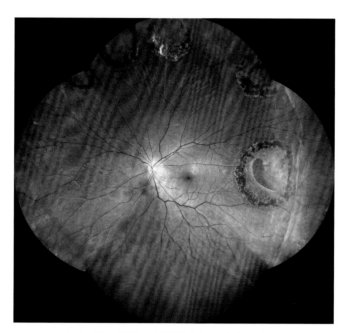

图7-29　视网膜多发裂孔行激光封闭术后

发现于周边部的裂孔(指位于眼外激光不能射击到的裂孔),在相应巩膜面施加冷凝(冷凝副作用多,慎用)。倘若裂孔及其附近无视网膜脱离(即所谓干性裂孔),可行激光光凝。黄斑裂孔,只要玻璃体无明显异常,或虽有玻璃体后脱离,但在裂孔缘未见有粘连牵拉,仍保持有较好视力者,无论手术治疗或激光光凝均宜慎重。

预后

概言之,视网膜脱离范围越小、裂孔数越少、裂孔面积越小、玻璃体膜形成程度越轻,手术成功率也越大。反之则小。术前或术中未能找到裂孔、玻璃体与视网膜有广泛粘连术中未能给予解除、病理性近视视网膜与玻璃体均有严重退行性变性、高年患者,手术成功率小。先天性脉络膜缺损眼,成功的机会也少。脱离时间在2个月之内的成功率高,时间拖得越长,成功率也就越低。

手术之成败以视网膜是否复位为标准。但视网膜复位，并不一定有相应的视功能恢复。例如病程超过6个月的陈旧性视网膜脱离，因视细胞已发生不可逆性损害(此时 ERG 已熄灭或接近熄灭)，即使视网膜术后得到复位，视功能亦不能改善，视野缺损依然存在。中心视力的预后，主要因黄斑中心凹是否受害(脱离、囊样水肿、囊样变性、星芒状固定皱褶等)及受损害时间的长短而异。

孔源性视网膜脱离能自行复位者罕见。原脱离区内或其边缘(脱离与未脱离视网膜的交界处)出现黄白色线条，线条位于神经上皮层之下，视网膜血管跨越其上，称为线状视网膜病变(见图 7-29)，此种线条可能是神经上皮层下纤维蛋白液体等机化的结果。自行复位区内有时还能见到色素斑及脱色斑，该区的整个色泽也和未脱离区不同。由于自行复位均在脱离后经

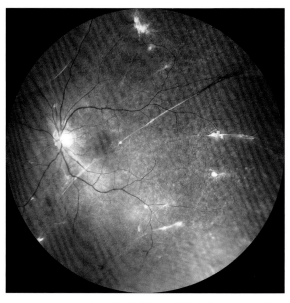

图 7-30 陈旧性视网膜脱离所致的线状视网膜病变

过了一个较长时期，所以与该区相应的视野缺损不可能恢复。如果线条横跨黄斑，则中心视力永久性损害(图 7-30)。

二、渗出性视网膜脱离

渗出性视网膜脱离(exudative retinal detachment)此处所指的渗出，是一个临床名称，并不界定于病理学定义的渗出。是由于脉络膜炎症或循环障碍等原因，使渗出液或漏出液通过损害了的 Bruch 膜、视网膜色素上皮层，进入视网膜神经上皮层下的结果。

渗出性视网膜脱离伴发于全身病者，多见于肾性高血压或妊娠高血压综合征，亦偶见于原发性急性进行性高血压、白血病等。

脉络膜炎症是渗出性视网膜脱离最常见的原因。如交感性眼炎、原田病(VKH 综合征原田型)、中间葡萄膜炎等。穿通性眼外伤或内眼手术引起眼压急剧下降而导致脉络膜脱离时，可并发视网膜脱离。

发生于脉络膜或睫状体平部炎症的渗出性视网膜脱离均伴有玻璃体混浊。发生于其他疾病者，玻璃体等屈光介质无明显改变。因液体重力作用，脱离大多位于下方眼底，呈半球状隆起，无裂孔。有时隆起呈两个半球状，中间有一狭窄深陷的峡谷，系胚胎发育时胚胎裂粘连所致(由其他原因引起的视网膜脱离也能见到此一情况)。

脉络膜肿瘤，如恶性黑色瘤、血管瘤等，均能将视网膜向前推起(即所谓实体性继发性视网膜脱离)，并因局部组织反应，渗出液或漏出液蓄积于神经上皮层下而形成渗出性视网膜脱离，视网膜下液常蓄积于瘤体一侧或周围。在罕有情况下亦能见到裂孔，形成视网膜脱离，脱离往往掩盖瘤体。在此情况下，当从超声声像图及 CT 扫描片上确定瘤体的存在和位置。

猪囊尾蚴在视网膜神经上皮层下时，可以并发渗出性视网膜脱离。脱离在囊样的虫体之前及其周围。若囊尾蚴尚未死亡，玻璃体无显著混浊时，用强光照射病灶处，可见囊尾蚴缓慢蠕动。

渗出性视网膜脱离在原发病因解除后，视网膜自行复位，不需特殊治疗。详见有关章节。

三、牵拉性视网膜脱离

如上所述，不少裂孔性视网膜脱离存在着玻璃体的牵拉因素。所以这里说的牵拉性视网膜脱离

（contractive retinal detachment）有着特定涵义，是指在玻璃体内有宽阔粗大的机化膜或条索与视网膜有比较广泛的粘连，由瘢痕收缩而引起的视网膜脱离。同时，当牵引力集中于一点时，也可撕破该处神经上皮层产生裂孔，此时，牵拉膜（或条索）与裂孔并存，如果仅仅封闭裂孔，无助于视网膜复位，与孔源性视网膜脱离有所不同。

　　牵拉性视网膜脱离多见于增生性糖尿病视网膜病变、视网膜静脉周围炎、视网膜中央静脉阻塞、眼外伤等引起的玻璃体积血之后，积血和炎症反应形成的机化膜或机化条索，对视网膜强力牵拉，是导致脱离的首要原因。此外，早产儿视网膜病变、重症葡萄膜炎睫状体膜形成、睫状体膜向前移位、前部增生性玻璃体视网膜病变（A-PVR）等引起的视网膜脱离，均属牵拉性视网膜脱离。

　　对于发生于比较周边、范围比较局限的牵拉性视网膜脱离，可施行巩膜外加压或层间加压，以松解玻璃体机化条索对视网膜的牵引；对范围较大、玻璃体与视网膜有广泛粘连者，行玻璃体切除术。

主要参考文献

1. 傅守静. 视网膜脱离诊断治疗学. 北京：北京科学技术出版社，1999.

2. 魏文斌. 双目间接检眼镜的临床应用. 石家庄：河北科学技术出版社，1999.

3. 魏文斌. 视网膜脱离诊断与鉴别诊断图谱. 北京：北京科学技术出版社，2006.

4. 田蓓. 孔源性视网膜脱离//魏文斌，陈积中. 眼底病鉴别诊断学. 北京：人民卫生出版社，2012：427-436.

5. 于路珍. 眼底病. 济南：山东科学技术出版社，1995.

6. 黎晓新，王景昭. 玻璃体视网膜手术学. 北京：人民卫生出版社，2000.

7. 郭希让，张明申，田清芬. 格子样变性与视网膜裂孔. 中华眼科杂志，1985，21（6）：338-341.

8. 袁天国. 锯齿缘断离50例临床分析. 眼底病，1990，6（1）：30-31.

9. 王李理，魏文斌，王景昭.Schwartz综合征四例. 中华眼底病杂志，1997（2）：66.

10. 张皙. 无晶状体眼视网膜脱离. 实用眼科杂志，1993，11：473-476.

11. 史大鹏，李舒茵，石玉发. 眼科影像诊断学. 郑州：河南医科大学出版社，1997.

12. 陈积中，夏卫东，宋汝庸，等. 软化眼球顶压巩膜法检查锯齿缘断离裂孔. 中国实用眼科杂志，1998（5）：54-55.

13. 翁乃清，魏文斌. 先天性脉络膜缺损合并视网膜脱离的临床特点. 中华眼科杂志，1998，34（4）：250-252.

14. 惠延年. 增生性玻璃体视网膜病变//李凤鸣. 中华眼科学（中册）. 北京：人民卫生出版社，2005：2211-2219.

15. CHARLES L. Retinal detachment and allied disease. Philadelphia：W.B. Saunders company，1983：23-233.

16. GLOOR B P，MARMOR M F. Controversy over the etiology and therapy of retinal detachment：The struggles of Jules Gonin. Surv Ophthalmol，2013，58（2）：184-195.

17. MICHELS R S. Retinal detachment. St Louis：Mosby，1990.

18. MACHEMER R，AABERG T M，FREEMAN H M，et al. An updated classification of retinal detachment with proliferative vitreoretinopathy. Am J Ophthalmol，1991，112（2）：159-165.

19. GLASER B M. Surgery for proliferative vitreoretinopathy//RYAN S J. Retina. 2nd ed. Vol.3. St Louis：Mosby，1994：2265-2280.

20. ASARIA R H，KON C H，BUNCE C，et al. How to predict proliferative vitreoretinopathy：A prospective study. Ophthalmology，2001，108（7）：1184-1186.

21. KOU H K. Exudative retinal detachment//MORENO J M R，JOHNSON T M. Retina and vitreous. New Delhi：JAYPEE，2008：257-273.

22. SHUNMUGAM M，ANG G S，FRANZCO F，et al. Giant retinal tears. Surv Ophthalmol，2014，59（2）：192-216.

23. 荻野誠周. 網膜剥離眼にみる格子状変性巣の数. 日本眼科学会雑誌，1981，85（3）：254-257.

24. 塩見洋子. 網膜剥離を起こした網膜格子状変性と起こしていない格子状変性の比較. 日本眼科紀要，1979，30（9）：1384-1390.

25. 大木弥栄子，宮本龍郎，矢野雅彦. 裂孔原性網膜剥離に対する強膜内陥術（インプラント）の手術成績. 臨床眼科，2007，61（4）：631-633.

第二节　视网膜劈裂症

视网膜劈裂症(retinoschisis)在 20 世纪 30 年代已有报道,但直到该世纪 60 年代以后才对此病有比较清楚的了解。劈裂,是指视网膜神经上皮层内的层间分离(intraneuroepithelial retinal splitting),与视网膜脱离时神经上皮层和色素上皮层之间的分离不同(图 7-31)。

视网膜劈裂分先天性、获得性、继发性三种。继发性多见于病理性近视(参阅第六章第十二节),间或见于增生性糖尿病视网膜病变、中间葡萄膜炎等。

一、先天性视网膜劈裂症

文献中对先天性视网膜劈裂症(congenital retinoschisis)有不同命名,如"X 性连锁性青年性视网膜劈裂症(X-linked hereditary juvenile retinoschisis)"、"先天遗传性视网膜劈裂症(congenital hereditary retinoschisis)"(因除性连锁遗传外尚有少数常染色体隐性、显性遗传)、"先天性玻璃体血管纱膜症(congenital vascular veils in the vitreous)"、"青年性视网膜劈裂症(juvenile retinoschisis)",以及"发育性视网膜劈裂症(developmental retinoschisis)"(因病变始于出生后一段时间,并非与生俱来)等。劈裂发生于视网膜浅层(内核层、外核层或神经节细胞层),黄斑区呈射线样或轮辐状外观,周边视网膜可出现大疱性劈裂。病变主要由 *RS1* 基因突变导致,其遗传方式为 X 性连锁隐性遗传。

病因及发病机制

先天性视网膜劈裂成因有如下推测:一为视网膜最内层先天性异常,特别是附着于内界膜的 Müller 细胞内端存在某种遗传缺陷;二为玻璃体皮质异常,视网膜受其牵引所致;三为视网膜血管异常,劈裂部位视网膜血供不足(图 7-32)。

本病先天发病,常在 10 岁左右因单眼或双眼视力不良、斜视、玻璃体积血等原因就诊,亦可因有先证者而做家族调查时才被发现。绝对多数见于男性儿童,女性罕见。多为双眼,劈裂部位对称。

临床表现

周边部视网膜劈裂好发于下侧眼底,尤其是颞下方。从赤道部到达周边部,分离了的视网膜神经纤维层内层呈巨大的囊样隆起,其后缘形成边界清楚的凸面,前缘在锯齿缘之后。内壁菲薄,接近透明,视网膜血管爬行其上,血管往往白线化或伴有并行白鞘。内壁破裂后成多个圆形或椭圆形大裂孔。在囊样的

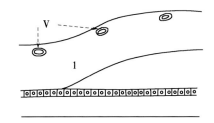
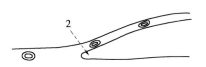
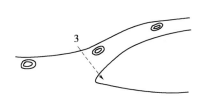

图 7-31　视网膜脱离与视网膜劈裂示意图

1. 视网膜脱离是神经上皮层与色素上皮层的分离;2. 劈裂发生于神经纤维层;3. 劈裂发生于外丛状层;V 表示视网膜血管。

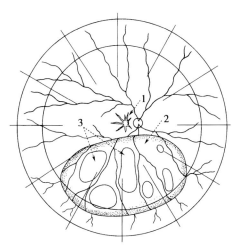

图 7-32　先天性视网膜劈裂示意图

1.黄斑视网膜劈裂;2.周边部视网膜劈裂(菲薄的纱幕状隆起);3. 神经上皮层内层大圆孔。

后壁(即劈裂外侧壁)处,有雪片状白色斑点,有时还能见到视网膜血管投影。FFA除动、静脉循环时间延长外,多无其他改变。

劈裂于黄斑者,称黄斑视网膜劈裂(macular retinoschisis)(图7-33)。初期可以看到黄斑色素性斑纹,呈星芒状色素脱落,继而以中心小凹(foveola)为中心发展成放射状囊样皱褶,逐渐相互融合成炸面圈(doughnuts)样的视网膜神经上皮层的内层劈裂。FFA在病程之初无异常,至出现放射状微囊样皱褶后,可见皱褶内荧光,造影晚期荧光消失,无潴留现象。

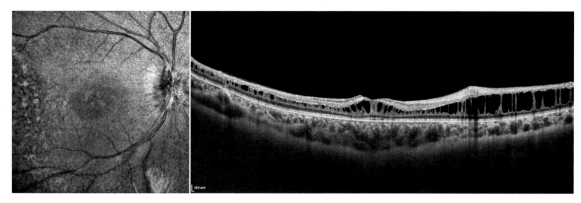

图 7-33　黄斑视网膜劈裂
OCT显示视网膜神经上皮层层间分离,有柱状反光带连接。

先天性视网膜劈裂无论发生于周边眼底或黄斑,视力均有明显损害,半数以上 <0.3(多数病例伴有远视或复合性远视散光,偶有轻度近视),发生于或累及黄斑者更为不良,一开始就可检到中央相对暗点。约50%患者伴有周边视网膜劈裂,出现周边视网膜纱网状、半透明状隆起,其上有血管走行;相应区域出现视野缺损(图7-34,图7-35)。ERG检查a波正常或轻度降低,b波低下,OPs波显著降低,甚至消失;病程后期,仅见a波痕迹,终于发展至接近熄灭而不能记录。黄斑视网膜劈裂早期病例,EOG正常,晚期则有轻度异常。

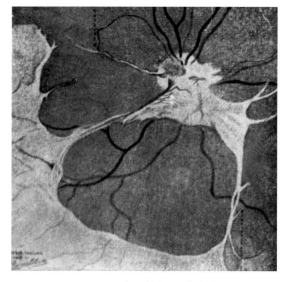

图 7-34　先天性视网膜劈裂

预后

本病一般不发展或进展极为缓慢。进展主要在5~20岁之间,20岁以后常停止发展。

治疗

本病无法治疗。病变几乎是静止的,一部分劈裂囊腔可自发塌陷、融合,所以也不必治疗。手术不仅无效,反而有害。只有遇到劈裂内、外壁均有裂孔而形成孔源性视网膜脱离的情况,才能考虑巩膜环扎等视网膜脱离手术。必要时亦可试行玻璃体视网膜手术,切除劈裂腔内壁,联合眼内激光光凝,封闭外壁裂孔及附着于内壁的异常血管。另外,当劈裂内壁破裂成大裂孔时,有时可因爬行其上的视网膜血管断裂,引起玻璃体积血和/或劈裂腔内积血。为了预防这一意外,有人主张用激光光凝可能断裂的血管,但效果并不可靠。先天性视网膜劈裂基因治疗已进入临床研究,有望成为未来治疗的新手段。

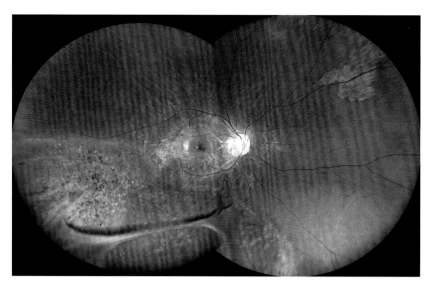

图 7-35 先天性视网膜劈裂

二、获得性视网膜劈裂症

获得性视网膜劈裂症（acquired retinoschisis）因多见于老年人，亦称"老年性视网膜劈裂症（senile retinoschisis）"，但在大于 20 岁的年轻人中也偶有发现，所以"老年性"这一名称并不确切。本病在美国 40 岁以上人群中多见，我国和日本文献中很少报道，可能存在种族方面的差别。80% 以上双眼，发病部位对称。患者性别无差异。常因有闪光感或飞蚊症等症状而就诊，或因某种原因做眼底检查时被发现。

发病机制

本病发病的基础是眼底周边微小囊样变性（peripheral micro-cystoid degeneration），锯齿缘衔接处视网膜外丛状层有一种病理学上称为 Blessing-Iwanoff 腔的小囊腔存在。这种小囊腔在双目间接检眼镜或三面镜下呈灰白色混浊斑点，随年龄增长而缓慢地向后扩展并相互融合，使内、外核层之间或外丛状层与内、外核层之间劈裂，形成大囊腔。囊腔内壁因神经成分变性消失而变薄，最后仅剩内界膜及部分神经胶质（glia），外壁残存视细胞层。病程进展中，囊腔不断扩大，囊腔与囊腔之间保留有以 Müller 细胞为主的神经胶质组织，成为维系内、外壁的柱状条索（neural pillars）。柱状条索断裂后，残端附着于内壁内面。内、外壁间囊腔内，有透明的黏液潴留，黏液为酸性黏多糖（mucopolysaccharide acid）。

临床表现

检眼镜下劈裂位于周边部眼底，半球状隆起的内壁菲薄透明，所以表面呈现如同平滑的湿丝绸样光泽（watered silk appearance）。劈裂处前缘邻接锯齿缘，后缘边界鲜明陡峭。附于内壁的视网膜血管，在外壁可见其投影（vascular shadow），视网膜血管白线化、平行白鞘等改变亦常能见到。内壁内面到处可见到白色明亮的雪花斑（snow flecks），雪花斑即前述柱状条索断裂端附着处。此外，如果用裂隙灯显微镜仔细观察内壁内面，还能见到一些微细的半球状凹陷，如同锤击过金属片的陷痕（beaten metal appearance），是微小囊样变性留下的痕迹（图 7-36，图 7-37）。

视细胞层仍附着于色素上皮层，成为劈裂的外壁。检眼镜下难以看清，然而用巩膜压迫器轻压巩膜，可以看到被压隆起处的外壁呈白色混浊（压迫发白，white with pressure）。

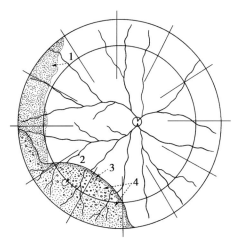

图 7-36 获得性视网膜劈裂示意图

1. 周边部视网膜囊样变性；2. 神经上皮层内层圆形板层裂孔；3. 劈裂呈透明隆起；4. 劈裂内层后面有带有光泽的众多白色小斑点。

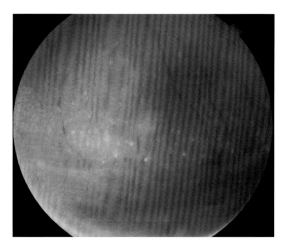

图 7-37 获得性视网膜劈裂

男，52 岁，双眼底颞下方，有对称的视网膜劈裂，菲薄的内壁处可见灰白色小斑点，检影为正视；本图为其右眼底像。

劈裂的内壁或外壁，均可发生圆形小裂孔。内壁裂孔常发生于靠近锯齿缘的周边处，很小；见于外壁者，则偏后而较大。

劈裂边缘与正常视网膜交界处，偶见伴有色素的所谓分界线（demarcation line）。

本病发生于正视眼或远视眼，很少伴有近视。玻璃体一般无明显病变。80% 累及双眼，双眼病变部位对称，最多为颞下侧，颞上次之，鼻侧者非常少见。

由于病变局限于眼底周边部，因此患者常无视力障碍之主诉，只有当劈裂越过赤道部向后扩展，特别是视细胞层与双极细胞层分离、神经元被切断后，才能检测到相应的视野缺损。当病变尚未侵及黄斑，仍能保持良好的中心视力。但对本病来说，如果不发生视网膜脱离，劈裂扩展到靠近黄斑的情况十分稀少。

诊断与鉴别诊断

根据上述临床表现和眼底特征性改变，可以作出诊断。双目间接检眼镜及裂隙灯显微镜三面镜详细检查眼底，有助于孔源性视网膜脱离与视网膜劈裂症的鉴别（表 7-1）、获得性视网膜劈裂症与先天性视网膜劈裂症的鉴别（表 7-2）。

表 7-1 视网膜劈裂症与孔源性视网膜脱离的鉴别

	视网膜劈裂症	孔源性视网膜脱离
发病眼	双侧对称	绝大多数（约 85%）单侧
好发部位	颞下侧	不一定
进展	静止性或非常缓慢	急剧或比较迅速
隆起的边界	清楚的单纯凸起线，可见伴有色素的分界线	不清楚，陈旧性脱离有灰白色不规则线条
隆起处视网膜	菲薄透明	相对较厚，历时较长者，灰白
隆起处在体位改变时形态	不变	略有变动

续表

	视网膜劈裂症	孔源性视网膜脱离
眼球活动时视网膜面波动	无	有
隆起处视网膜的表面	光滑、湿丝绸样	大小不等的波浪形、有凹凸
隆起处视网膜的内面	雪片样点状或线状斑附着及为数众多的锤击样小凹陷	无
血管投影	有	初起偶见,历时稍久不见
视网膜血管	白线化或平行白鞘,多见	无改变
隆起的形态	圆屋顶状	波浪样起伏
裂孔形态	圆形或类圆形大板层裂孔	马蹄形、新月形、圆形全层裂孔
玻璃体	一般无改变	液化、后脱离、与视网膜粘连
巩膜压迫	压迫发白(+)	不出现
激光光凝	外壁可见白色光凝斑	不见
视网膜下穿刺	液体不易流出	易于流出
视野缺损	绝对性,边缘陡峭	多为比较性,逐渐移行
屈光状态	远视、正视	多为近视,尤为高度近视
OCT	神经上皮层内的层间分离	神经上皮层与色素上皮层分离

表 7-2 先天性与获得性视网膜劈裂症的鉴别

	先天性	获得性
年龄	多见于 10 岁前后儿童	多见于成年人,特别是 40 岁以上
发病频率	稀少	相对较多
遗传性	性连锁隐性遗传等	非遗传性
性别	男性	两性均可
发病眼	双眼	双眼
好发部位	下方眼底,尤以颞下方	颞下方
视力	不良	较好
黄斑	黄斑劈裂症(色素紊乱、囊样变性、放射状皱褶)存在	无改变
周边部	孤立的圆形或椭圆形水泡样劈裂	较扁平,水泡样
劈裂处内壁	极度菲薄,纱幕状	菲薄透明
与锯齿缘关系	不到达锯齿缘	与锯齿缘相连
周边部囊样变性	不见	在其周围必有存在
视网膜血管	多有白线化、平行白鞘	较少见
内壁裂孔	多发性、大、圆或椭圆形	较少见,有时有小的圆形裂孔
玻璃体	膜形成、条索、有时有积血	很少发生
并发症	视网膜脱离、白内障、斜视	视网膜脱离
劈裂始发层面	视网膜神经纤维层	视网膜外丛状层

预后

本病几乎是非进行性的，即使进行也非常缓慢，因此是一种自限性疾病。但当劈裂内、外两壁均有裂孔形成时，则引起孔源性视网膜脱离。国外文献中，因内、外壁均有裂孔而发生视网膜脱离的概率为77%~96%，占孔源性视网膜脱离的2.1%~3.2%。从这一方面看，就不能说没有危险性。但据Byer统计，内、外壁均有裂孔者，仅为全部获得性视网膜劈裂症的1.4%。

治疗

关于本病应否治疗，学者意见不一。综合各家所见及编者经验，提出如下建议：

1. 仅有内壁裂孔，当长期追踪检测视野，视野缺损无明显扩大者，不必处理。

2. 劈裂范围向后扩张已达到或已超越赤道部者，可用激光光凝或冷凝整个病变区，亦可在与病变区后方边缘衔接的正常视网膜上施行激光光凝。

3. 内、外壁均有裂孔时，在裂孔缘做激光光凝或冷凝封闭裂孔，仅仅封闭外壁裂孔，内壁裂孔不予处理。

4. 对已经并发视网膜脱离者，可做巩膜外加压、巩膜环扎等，并封闭外壁裂孔。

主要参考文献

1. 祝丽娜.X-性连锁遗传性视网膜劈裂症.国外医学·眼科学分册,2002,26(1):26-32.
2. 田蓓,陈建斌.视网膜劈裂症//魏文斌,陈积中.眼底病鉴别诊断学.北京:人民卫生出版社,2012:436-440.
3. OKUN E,CIBIS P A. Retinoschisis:Classification,diagnosis,and management//MCPHERSON A. New and controversial aspect of retinal detachment. New York:Harper & Row,1968:424-429.
4. YANOFF M. Histopathology of juvenile retinoschisis. Arch Ophthalmol,1968,79(1):49-53.
5. ZIMERMEN LE. The pathologic anatomy of retinoschisis. Arch Ophthalmol,1960,63:10-19.
6. 宇山昌延.網膜分離症 の診断と治療.あすへの眼科展望.東京:金原出版株式会社,1977:149-160.
7. 高山慶子.伴性遺伝性若年網膜分離症 の1例.眼科,1976,18(11):951-956.

第三节　脉络膜脱离

睫状体、脉络膜与巩膜内面之间均有潜在间隙，即睫状体上腔与脉络膜上腔，两腔相连互通，脉络膜脱离势必引起睫状体脱离。所以，脉络膜脱离(choroid detachment)在大多数情况下，包括睫状体脱离。

脉络膜血管内皮细胞之间无紧密连接，加上其静脉血管是由少量结缔组织和单层内皮细胞构成的窦腔组成，所以，一旦因角膜穿孔伤、抗青光眼外引流等眼内手术而眼压急剧降低时，或因环扎术环扎过于靠后，涡静脉受压等原因而脉络膜循环障碍时，极易导致脉络膜血管血浆漏出，成为浆液性脉络膜脱离，甚至血管破裂出血(严重者，如驱逐性出血)引发出血性脉络膜脱离。

脉络膜脱离大多位于赤道部之前的前部脉络膜，原因有二：①前部脉络膜比后部更富有静脉，更易于渗漏；②后部脉络膜有涡静脉、睫状动脉等穿插巩膜，与巩膜有比较牢固的联系。

临床表现

1. 视功能损害　脉络膜脱离在尚未累及黄斑时，本身并不导致中心视力障碍(此时的视力下降由低眼压和浅前房所引起)，由于晶状体悬韧带松弛，有时可发生暂时性的屈光性近视，一般为-2.00~-3.00D，严重者，可达-6.00~-7.00D。后极部的浅脱离，视力可轻度下降，并有变视症和小视症。

脉络膜脱离相应处有视野改变。

2. 眼底检查所见

（1）前部脉络膜脱离时，直接检眼镜无法见到。在充分扩瞳后用三面镜或双目间接检眼镜才能发现周边部视网膜呈环形棕褐色隆起。但此种脱离大多发生于白内障、青光眼、穿透性角膜移植等手术后数天之内，很难接受上述检查。此时，只要见到前房消失或浅前房、低眼压（指测法），即可诊断。

超声生物显微镜（ultrasound bio-microscope，UBM）检查，对诊断前部脉络膜脱离，很有价值（图7-38）。

前部脉络膜脱离一般能在1~2周内自行消失，亦可进一步扩展至赤道部后脉络膜。

（2）后部脉络膜脱离时，在检眼镜下可见被涡状静脉分割成数个半球状深褐色隆起，隆起与隆起之间有峡谷样凹陷。一般发生于鼻侧和颞侧者脱离范围较大，上、下方者较小。B型超声检查有助于诊断（图7-39）。

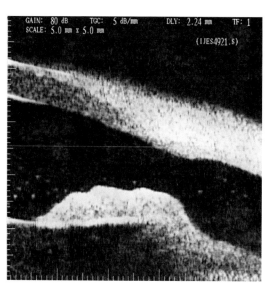

图 7-38　睫状体脱离的 UBM 图像

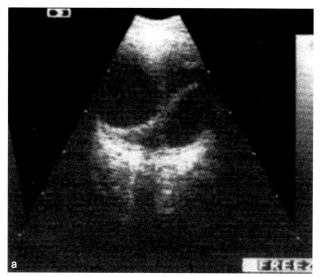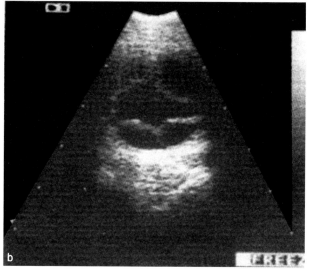

图 7-39　脉络膜浆液性脱离的 B 型超声声像图

a.球壁双球形膜状隆起带相连接，膜较厚，回声较强，膜下为无回声的液性暗区；b.脉络膜赤道部脱离，膜状隆起呈分叶状，膜较厚，回声较强，其中央为玻璃体混浊的弱回声；（本病例图片由李舒茵医师提供）。

后极部的脉络膜脱离低眼压性黄斑病变（hypotonic maculopathy），由于视神经周围有睫状动脉和睫状神经穿过巩膜进入脉络膜的限制，脱离表现为波纹状，或以黄斑中心小凹为中心，呈放射状浅脱离（脉络膜皱褶，choroid fold）。

脉络膜脱离可在1~2周内自行消失复位，不留痕迹。如持续时间较长，脱离处有斑点状或线条状色素沉着。

脉络膜脱离多见浅前房或前房消失，如脱离长期不能复位，前房不能形成，则可因虹膜周边部前粘连而引起继发性青光眼。

诊断与鉴别诊断

抗青光眼外引流术后立即出现的浅前房或前房消失,可能因引流太过所致,但术后1周左右前房仍未形成,又伴有低眼压者,则常为脉络膜脱离。白内障手术后24小时,前房不能形成时,也应考虑有脉络膜脱离的可能。

根据有外伤史(包括眼内手术)、浅前房或前房消失、低眼压及眼底改变等,诊断并无太大困难。但体征不典型者,应注意与下列疾病鉴别。

1. 脉络膜肿瘤　脉络膜脱离在检眼镜下与脉络膜黑色素瘤有相似之处,如果眼压无显著降低时容易误诊。除近期内有无手术和外伤供参考外,B型超声波探查与CT扫描所见可资鉴别。

2. 视网膜脱离　本病与视网膜脱离易于鉴别。后者前房深度无太大改变(或略有加深),脱离面透明或半透明,呈起伏的波形皱褶,而本病则呈光滑的深褐色,并伴有浅前房。

预防与治疗

由于本病大多因青光眼、白内障等手术时眼压急剧下降所引起,为了避免发生此一情况,必须采取下列预防措施:①术前降低眼压,如按摩眼球、球后或球周麻醉剂中加入微量肾上腺素、甘露醇静脉滴注等,尤其抗青光眼手术时,应尽量避免在高眼压下施行手术;②切开房角时要使房水缓慢流出。

青光眼外引流术后1周、白内障术后2~3天,如前房消失不恢复,低眼压,检查创口无组织嵌顿,无瘘孔存在者,可加压包扎,以减少房水外流,有利于创口修复;同时静脉注射50%葡萄糖40mL加维生素C1g,每日1~2次,或静脉滴注甘露醇250mL,每日1~2次,使玻璃体浓缩、晶状体-虹膜隔后移,以促进脉络膜上腔内积液吸收及前房形成。如果经上述处理3~4日病情无好转者,应在离角膜缘颞下侧3~4mm处切开巩膜,切口与角膜缘垂直,用虹膜复位器(或睫状体剥离器)自切开处紧贴巩膜内面进入前房,抽出复位器后,由此向前房内注入消毒空气,防止虹膜周边前粘连。

脉络膜脱离不伴有前房消失者,不必手术。脱离(包括后极部脱离)大多能在数周内自行复位,倘若脱离严重并有浅前房时,可在脱离相应的巩膜面切开巩膜,放出脉络膜上腔内积液。

出血性脉络膜脱离,小量出血可参考上述之药物治疗,但对于手术中发生的驱逐性出血,当立即闭合创口,用止血剂(例如巴曲酶)及高渗液(例如甘露醇)治疗,10~14天后再行手术(切开巩膜,取出凝血块)。

有一种并发于孔源性视网膜脱离(老年人、高度近视、无晶状体眼)的脉络膜脱离,应从速进行手术(放出巩膜下积液及相应的孔源性视网膜脱离手术),术前全身及局部应用糖皮质激素以降低血管通透性、抑制炎症物质释放、延缓增生性玻璃体视网膜病变(PVR)的进程,扩瞳剂也是必要的,目的是预防虹膜粘连。

如系钝挫伤睫状体断离而致脉络膜脱离低眼压者,应做睫状体复位术。

主要参考文献

1. 田蓓. 脉络膜脱离//魏文斌,陈积中. 眼底病鉴别诊断学. 北京:人民卫生出版社,2012:440-443.
2. 田文芳. 眼内手术后脉络膜脱离的诊断和治疗. 眼科新进展,1984,4:92-95.
3. 夏文琴. 脉络膜脱离. 国外医学·眼科学分册,1983,7:225-227.
4. 赵家良. 睫状体脉络膜脱离. 国外医学·眼科学分册,1984,8:54-56.
5. 杨文利. 眼前节疾病超声生物显微镜诊断//魏文斌,张晓峰,方严. 当代临床眼科进展. 合肥:安徽科学技术出版社,1998:44-49.

第四节 葡萄膜渗漏综合征

葡萄膜渗漏综合征（uveal effusion syndrome，UES）亦称"脉络膜渗漏综合征"。患者大多为中年男性，双眼先后发病，临床少见。由 Schepens 及 Brockhurst 于 1963 年予以命名。

病因及发病机制

病因尚未明确，有两种假设：一为涡状静脉血液回流障碍引起的脉络膜血行淤滞；另一为脉络膜上腔内有富有蛋白的液体，不能顺利地经巩膜及巩膜导水管向球外扩散。由于脉络膜毛细血管结构的特殊性，血液内液体易于漏出，蓄积于脉络膜上腔及视网膜神经上皮层下，发生睫状体脉络膜及视网膜脱离。视网膜下液不含透明质酸，但含有血清蛋白和酸性磷酸酶，提示液体不是来自玻璃体，而是脉络膜漏出液。

涡状静脉和脉络膜上腔内积液不能向球外扩散的原因，多数学者认为与巩膜增厚有关，国内外文献报道，本病多数病例继发于真性小眼球（nanophthalmos，用 A 型超声测量眼球轴长，<19mm 为小眼球)，小眼球的巩膜厚度大于正常眼球，可达 2mm（图 7-40）。巩膜增厚可能是涡状静脉血行障碍的原因，也可能是阻碍脉络膜上腔内液体排出的原因。但小眼球与生俱来，而本病却多发于中年人，是否有其他因素参与，还不清楚。另外，本病见于非小眼球者，手术中亦见巩膜增厚。Gass 将本病分为两型：特发型，发生于正常眼球；继发型，发生在真性小眼球。

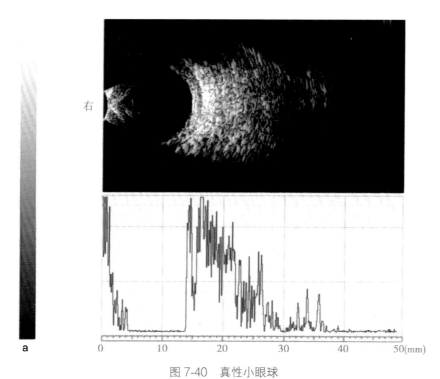

图 7-40 真性小眼球

男，21 岁，双眼自幼视力不良，就诊时双眼视力 0.1（+14.00D→0.12），Jr 5；两眼病变一致，本图例为其右眼；a. A/B 型超声声像显示：眼轴 16mm，巩膜厚 1.35mm。

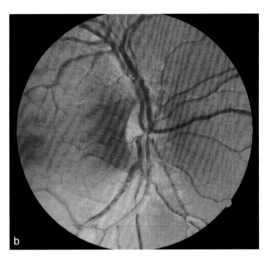

图 7-40（续）

b. 右眼底像。

巩膜之所以增厚,可能与巩膜组织的糖代谢障碍和胶原纤维大小及排列异常有关。患眼标本经电镜及组织化学等研究,发现脉络膜上腔与视网膜下积液中均富含蛋白质,巩膜组织亦有大量氨基多糖(黏多糖)或黏蛋白堆积。由于氨基多糖的高度亲水性,吸水而致巩膜增厚。巩膜纤维排列紊乱,结构模糊,胶原纤维间有大量颗粒状沉着物,巩膜细胞形态异常,细胞核缩小变性,细胞质减少或缺如,细胞器消失。提示巩膜变厚不是量的增加而是质的变异。根据是否存在巩膜异常,葡萄膜渗漏综合征又可分为三型:Ⅰ型,真性小眼球;Ⅱ型,正常眼球,但巩膜异常;Ⅲ型,正常眼球,且巩膜正常。

本病有时合并有脑脊液压力和蛋白含量增高,细胞数则正常。视网膜脱离的消长,与脑脊液内蛋白含量有一定联系(松井瑞夫,1976)。脑脊液改变与本病发病之间的关系,目前尚无满意解释。

临床表现

1. 眼底所见　初起时,眼底周边部可见睫状体平部及前部脉络膜环状脱离。随后在眼底下方出现视网膜脱离,脱离呈半球状隆起,无裂孔。视网膜下积液量多而清澄,使脱离面的视网膜神经上皮层显得透明光滑。严重者可发展至整个视网膜脱离,后方遮盖视盘,前方可达晶状体之后。视网膜下积液能随体位改变而迅速移动,为本病一大特征。例如当患者坐位时,下方视网膜呈半球状隆起,上方显得平伏;改作卧位后,则积液很快流向后极部,使后极部视网膜脱离增高;左、右侧卧亦同,数秒钟至数分钟内积液流向低位一侧。

脉络膜上腔及视网膜下的积液经数月甚至数年后逐渐消退,脱离自行复位,但可以再发。复位后的眼底,因广泛色素游离堆积及脱色素斑点而呈胡椒盐状。如给以 FFA,可见脉络膜荧光(背景荧光)充盈迟缓,并有色素斑块(或条纹状)荧光掩盖,即所谓"豹点斑(leopard spots)"(图 7-41,图 7-42)。豹点斑样改变是本病诊断依据之一,但亦非本病所特有。

伴有脑脊液压力增高的病例,可以出现视乳头水肿。

玻璃体混浊一般并不明显。脉络膜除个别病例外,大多无渗出病灶。偶有发现视网膜有少数孤立的小出血斑。

2. 眼前节改变　通常无明显改变。有的病例可见球结膜下巩膜面血管轻度扩张。有的病例可见虹膜睫状体轻度炎症,表现为轻微的房水混浊、少量 KP。眼压一般偏低,房角开放,但也可因睫状体脱离严重而变窄,甚至引起继发性青光眼。

3. 视功能损害　中心视力慢性进行性下降,患者常自诉坐位时视力优于卧位。因视野检查多取坐位,故常能检测到上方视野的缺损。

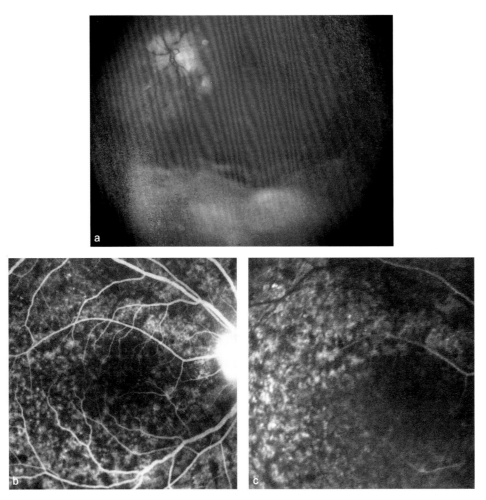

图 7-41　葡萄膜渗漏综合征

a.左眼底像,坐位,视网膜下液积聚于下侧眼底;b.同例右眼 FFA 显示豹点斑样及视盘强荧光;c.同 b(局部放大)。

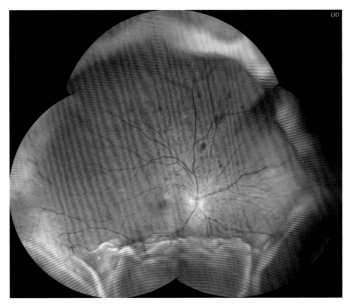

图 7-42　葡萄膜渗漏综合征

诊断与鉴别诊断

根据眼底周边部有睫状体平部及前部脉络膜脱离,以及随之而来的水泡样能随体位改变而快速变位的视网膜脱离,诊断并不过于困难,但早期发现睫状体脉络膜脱离亦非易事,超声生物显微镜(UBM)检查有助于诊断。此外,尚应和下列疾病鉴别。

1. 泡状视网膜脱离(bullous retinal detachment) 视网膜脱离的形态和能随体位改变而迅速移位的特点,与本病完全相同,所以有人认为泡状视网膜脱离和本病是一种眼病的两个临床类型(峰则子,1984)。但本病有30%见到睫状体脉络膜脱离(Schepens,1963),泡状视网膜脱离则无此改变。本病FFA片上不能见到视网膜色素上皮脱离,泡状视网膜脱离则毫无例外能发现色素上皮脱离所导致的荧光渗漏。据此两者,可以作出鉴别。

2. 孔源性视网膜脱离 孔源性视网膜脱离90%以上能找到裂孔,本病的视网膜脱离则为非裂孔性。前者视网膜下积液不能随体位的改变而迅速移动,与本病不同。孔源性视网膜脱离之脱离面呈波浪样起伏,且相对显得混浊,与本病呈水泡样菲薄透明有异。

3. 原田病(VKH综合征原田型) 原田病有显著的葡萄膜炎症反应(视网膜脱离为渗出性),本病一般不见或仅有轻微反应。原田病的脑脊液改变除蛋白量增高外,尚有细胞数增多,本病则仅有蛋白量增高。此外,本病不出现皮肤白斑、毛发变白、耳聋等原田病比较多见的表现。

4. 脉络膜睫状体黑色素瘤 本病有睫状体脉络膜脱离者,眼底周边部见到环状或分叶状棕色隆起,有似实体性脱离,易于误诊为黑色素瘤。B型超声、UBM眼前节检查及CT扫描、MRI等均可帮助进一步作出鉴别。

治疗

由于病因不明,治疗极为困难。早期不用处理,部分可以自行修复,但容易复发。当脉络膜下腔积液波及黄斑区或导致前房变浅时,予口服碳酸酐酶抑制剂和局部前列腺素类似物,以改变脉络膜血管通透性。当病情进一步进展时,可口服或静脉注射或球旁注射糖皮质激素。

如果视网膜脱离严重,视盘已被部分或完全掩盖者,视网膜脱离已触及晶状体后囊者,并发闭角型青光眼者,应行巩膜穿刺放出视网膜下积液。基于前述发病机制的推测,1型或2型葡萄膜渗漏综合征视网膜脱离长期不能复位的病例,可施行涡静脉减压术、巩膜切开术及巩膜板层/全层切除术,使脉络膜上腔内液体易于向球外弥散和缓解对涡状静脉的挤压。

主要参考文献

1. 傅守静,王光璐. 脉络膜渗漏20例初步报告. 中华眼科杂志,1980,16(4):319-323.

2. 翁乃清,胡伟芳,孙宪丽,等. 特发性葡萄膜渗漏综合征临床和病理研究. 中华眼科杂志,1995,31(6):403-411.

3. 王光璐,王明扬. 脉络膜渗漏综合征的眼底血管造影特征. 中华眼底病杂志,2007,23(3):189-192.

4. 张凤. 葡萄膜渗漏综合征//魏文斌,陈积中. 眼底病鉴别诊断学. 北京:人民卫生出版社,2012:443-446.

5. SCHEPENS C L,BROKHURST R J. Uveal effusion.1. Clinical picture. Arch Ophthalmol,1963,70:189-201.

6. GASS J D. Uveal effusion syndrome:A new hypothesis concerning pathogenesis and technique of surgical treatment. Retina,1983,3(3):159-163.

第五节　泡状视网膜脱离

泡状视网膜脱离(bullous retinal detachment)也称"多灶性后极部色素上皮病变(multifocal posterior pigment epitheliopathy)"。由JD Gass(1973)及宇山昌延(1977)命名。

病因及发病机制

病因还不十分明确,临床上,多数病例都有应用肾上腺皮质激素史,因此学者认为有可能是一种皮质激素破坏了视网膜色素上皮层的视网膜外屏障作用,从而引起的非裂孔源性视网膜浆液性脱离。

临床表现

多见于因全身病(如风湿病、过敏性支气管炎、器管移植后抗排斥反应、系统性红斑狼疮等)长期应用肾上腺皮质激素,但也可见于身体健康的中青年男性,两眼或单眼突然发病,中心视力障碍因黄斑是否受害及受害程度而轻重不等,一般不低于0.1。均有变视症和小视症的主诉。

眼底的特征性改变为水泡样视网膜神经上皮层脱离与后极部多发性色素上皮层病灶。

视网膜无裂孔,脱离面光滑,无波浪样皱褶。神经上皮层下积液清澈,随体位改变而迅速流向低位一侧。

检眼镜下,色素上皮病灶位于视网膜血管下方,表现为褐色或浅灰色斑块状混浊,一至数个,大小自0.5PD至1PD以上不等,当神经上皮层下有大量积液时,上述色素上皮病灶不一定清晰,但FFA一开始就能见到色素上皮层脱离(PED)病灶,随即出现多发性散在或簇聚的点状荧光渗漏,并呈墨渍样或炊烟样扩散于神经上皮层下,终于融合成大片强荧光(图7-43)。

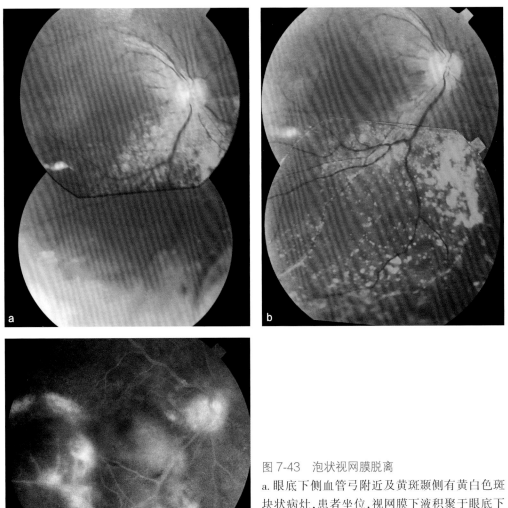

图7-43　泡状视网膜脱离

a. 眼底下侧血管弓附近及黄斑颞侧有黄白色斑块状病灶,患者坐位,视网膜下液积聚于眼底下方;b. 经一次激光光凝术后1个半月,视网膜下液基本吸收;c. FFA静脉期所见(另一例)。

诊断与鉴别诊断

有上述特征性的眼底改变,可资诊断。但尚应与下列疾病鉴别。

1. 葡萄膜渗漏综合征　视网膜脱离及神经上皮层下积液能随体位改变而迅速移位,均与本病相似。葡萄膜渗漏综合征不能见到色素上皮脱离而有睫状体和前部脉络膜脱离,但本病则与之相反。另外,部分葡萄膜渗漏综合征病例有脑脊液压和蛋白含量增高,本病无此等异常。

2. 中心性浆液性脉络膜视网膜病变(中浆病)　中浆病的视网膜脱离为黄斑或其附近局限性神经上皮层浅脱离,有少数病例在 FFA 片上见到色素上皮脱离,与本病的眼底改变差异甚大,不难鉴别。但在本病尚未出现水泡样脱离时,亦易误诊(参阅下节)。

治疗及预后

停用肾上腺皮质激素。

根据 FFA 提示的渗漏点分次进行光凝(氩激光或氪激光)。如渗漏点位于黄斑中心凹或距中心凹 <500μm 时,可考虑常规剂量 1/3 维替泊芬(verteporfin)的 PDT。

本病的视网膜脱离有自行复位倾向,但通常需要经过半年以上,因历时过久,神经上皮层外层营养障碍而导致视功能预后不良。故早期诊断并能及时施行激光光凝,可缩短病程,保存较好的视功能。

当脱离严重,无法查明渗漏点或完成激光治疗时,可联合手术治疗,包括内引流和外引流两种方式,减少视网膜下液体,明确渗漏点位置,完成激光治疗。

主要参考文献

1. 傅守静. 泡状视网膜脱离三例. 中华眼科杂志,1986,22(4):239-240.

2. 高汝龙,胡兆科. 大泡状视网膜脱离. 眼底病,1990,6(2):89-91.

3. 杨丽红. 泡状视网膜脱离//魏文斌,陈积中. 眼底病鉴别诊断学. 北京:人民卫生出版社,2012:451-453.

4. GASS J D. Bullous retinal detachment. Am J Ophthalmol,1973,75(5):810-821.

5. 宇山昌延,塚原勇,浅山邦夫. 多発性後極部網膜色素上皮症 とその光凝固 による治療. 臨床眼科,1977,31(3):359-372.

6. 峯則子,湯沢美都子. 体位変換 によって網膜下液 が移動 する非裂孔源性網膜剥離. 臨床眼科,1984,38(1):25-31.

第六节　中心性浆液性脉络膜视网膜病变与浆液性视网膜色素上皮层脱离

两者均属脉络膜毛细血管-Bruch 膜-视网膜色素上皮层复合体(CBRC)的病变。

中心性浆液性脉络膜视网膜病变(central serous chorioretinopathy,CSC)简称"中浆病",von Gräfe 于 1886 年首先提出[当时称之为"中心性复发性视网膜炎(centrale recidierende retinitis)"]。此后的百余年中,各国学者陆续有大量报道。

中浆病在我国发病率较高,属于最常见的眼底病之一。患者大多为青壮年男性。发病年龄 25~50 岁,发病高峰在 40 岁前后。男女之比为 5:1~10:1。单眼受害者 >90%,左右眼无差别。约 80% 以上病例能在 3~6 个月内自行恢复,是一种自限性疾病。但也有部分病例,迁延不愈,病程超过 6 个月或反复复发,导致视功能不同程度的不可逆性损害,是为迁延性中浆病,亦称慢性中浆病。

病因与发病机制

病因不明,发病机制亦在争论中。历史上有认为炎症者(von Gräfe,1886),有认为血管痉挛者(Gifford,1937),均因无足够根据而未被公认。1951 年,三井幸彦及 Maumenee 分别在裂隙灯显微镜下进行了仔细观察,认为中浆病的本质是黄斑或其附近视网膜神经上皮层局限性浆液性浅脱离。1967 年 Gass 通过 FFA 证明,这种神经上皮层下积液由脉络膜毛细血管管径扩张和管壁通透性增强所致。漏出液经 Bruch 膜先积聚于色素上皮层下而形成浆液性色素上皮层脱离(serous detachment of the retinal pigment epithelium, PED),然后穿过色素上皮层进入神经上皮层下。但以后的塚原等人,经过大量 FFA 后发现,中浆病来自脉络膜毛细血管的浆液性漏出,大多直接进入神经上皮层下,不同于 Gass 当年所说的一定需要先有 PED。

综上所述,各家所见虽略有出入,但视网膜神经上皮层下积液来自脉络膜毛细血管渗漏的观点是相同的。至于究竟出于何种因素导致病变相应处脉络膜毛细血管和色素上皮层屏障功能损害,众说纷纭,20 世纪 70 年代后,不少学者同意如下假设(hypothesis):中浆病常因精神紧张和过度疲劳等诱发(特别是有 A 型行为者,type A behavior。Yannuzzi,1987),为临床熟知的事实。诱因引发了患者的应激反应,血清检测,常可见到儿茶酚胺和类固醇激素(肾上腺糖皮质激素、盐皮质激素,性激素)水平升高(Frambach,1990;Jumper,2003)。上述血清学改变,使病变相应处脉络膜毛细血管管径扩张、通透性增强、脉络膜组织内高静水压(high hydrostatic pressure)。高静水压机械性破坏了色素上皮细胞与细胞之间封闭小带(zonula occludens,或称末端连接杆系统,terminal bar system)的紧密结合,破坏了脉络膜与视网膜神经上皮层间的屏障(视网膜外层屏障)作用,同时也破坏了色素上皮细胞将液体朝向脉络膜毛细血管排出的生理泵功能。Gass(1977)认为只有在屏障作用和生理泵功能发生障碍时,浆液性漏出液才能潴留于神经上皮层下而形成中浆病,大量 FFA、ICGA 资料,以及近期频域相干光断层深度增强成像(enhanced depth imaging spectral domain optical coherence tomography,EDI-OCT)所见,亦证实了此种观点(图 7-44)。

临床表现

1. 视功能的改变

(1)中心视力:患眼中心视力突然下降,如果原属正视眼,则裸眼视力一般不低于0.5,最坏不低于0.2。往往出现 +0.50~+2.50D 的暂时性远视,病程早期可用镜片矫正至较好视力,甚至完全矫正(指视力表视力)。这一情况被解释为黄斑视网膜神经上皮层浅脱离前移所致。

(2)中央暗点:患者自觉患眼视物朦胧,景色变暗,比较敏感的患者还诉有视野中央出现盘状阴影。中央视野检查可查到与后极部病灶大小、形态基本相应的比较性暗点。查不到时可改用小视标或蓝色视标,或降低视野屏上背景亮度,亦可嘱患者频频瞬目或凝视白色墙壁 5 分钟后再查,即能检出。如果分别以不同背景亮度检查,所得中心比较性暗点面积不同,亮度低的要大于亮度高的。此一情况与轴性球后视神经炎恰恰相反,因此可作两者鉴别诊断的根据之一(图 7-45,图 7-46)。

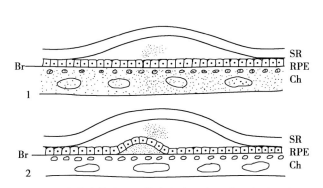

图 7-44　中浆病伴有及不伴有色素上皮层浅脱离的示意图
1.中浆病神经上皮层脱离;2.伴有色素上皮层脱离的中浆病;
SR. 神经上皮层;RPE. 色素上皮层;Br. Bruch 膜;Ch. 脉络膜。

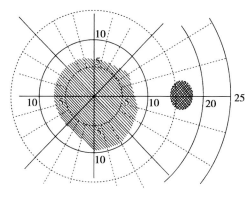

图 7-45　一例患者的中心相对性暗点

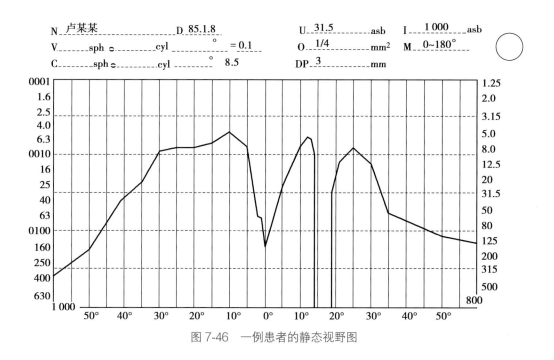

图 7-46　一例患者的静态视野图

（3）小视症和变视症：病眼同健眼相比，除患者自感视物变小，直线变得扭曲外，用 Amsler 表也容易检出。之所以出现这种情况，通常被理解为视细胞层因细胞外水肿而松散及排列不整齐所致（图 7-47）。

2. 检眼镜和裂隙灯显微镜检查　发病之初，黄斑或其附近有 1 个（偶有 2~3 个）圆形或类圆形、边界比较清晰、大小为 1~3PD 的神经上皮层浅脱离病灶。病灶色泽较暗，微微隆起，周缘反射光零乱，黄斑中心凹反射消失。这些改变如用无赤光检查或红外摄片（IR），则更为明显。此时，如用裂隙灯显微镜加前置镜（Hruby）或接触镜（Goldmann，Köppe）做窄光带检查，可见神经上皮层光切线呈弧形隆起，色素上皮层上亦有一条光切线，前后两条光切线之间，因液体清澈透明而出现一个光学空间。

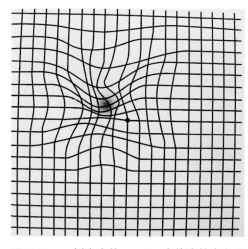

图 7-47　一例患者的 Amsler 方格表检查所见

如光切线移至随神经上皮层隆起的视网膜血管上，则可见到血管在色素上皮层光切面上的投影（图 7-48）。

近些年临床上对中浆病提出了多种亚型分类，但仍存在争议。传统上，我们根据病程迁延时间（6 个月）大致分为急性 CSC（acute CSC，aCSC）和慢性 CSC（chronic CSC，cCSC）。由于中浆病的早期症状可能并不显著，患者主诉的病变时间可能与疾病的发展时间并不相符，故 aCSC 与 cCSC 的区别更多的是依据多模式图像特征。相干光断层扫描（OCT）检查可清楚看到 aCSC 表现为穹顶状浆液性视网膜脱离，视网膜下液（subretinal fluids，SRF）通常在 3~4 个月消退，RPE 几乎没有萎缩性变化（图 7-49~图 7-51）。

部分病例，在神经上皮层浅脱离的下面，还可见到一至数个圆形或类圆形的色素上皮层脱离（pigment epithelium detachment，PED）。这种脱离的面积较小，为 1/4~1/3PD，极少达到 1 个 PD 或超过 1 个 PD。检眼镜下略呈暗褐色，边缘比较陡峭。裂隙灯显微镜窄光带检查，其脱离面光切线呈略显隆起的暗红色，底部光切线不能检到。脱离腔内积液相对明亮，周缘出现暗红色环状光晕，Mor 称之为"灯笼现象（lantern phenomenon）"。

PED 不伴有中浆病而单独出现时，患者不自觉，但当其位于黄斑或邻近时，也有中心视力下降、变视症、小视症等视功能改变（图 7-52，图 7-53）。

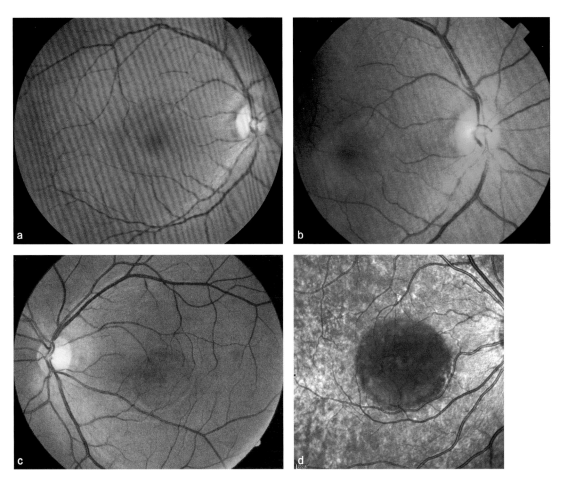

图 7-48 中心性浆液性脉络膜视网膜病变

a. 右眼底像,显示黄斑视网膜神经上皮层浆液性浅脱离;b. 同例同眼的无赤光眼底像,黄斑浆液性神经上皮层浅脱离更醒目;c. 另一例患者,黑白片,黄斑浆液性神经上皮层浅脱离比彩色片醒目;d. 另一例患者,近红外(NIR)片,神经上皮层浆液性浅脱离范围清晰可见。

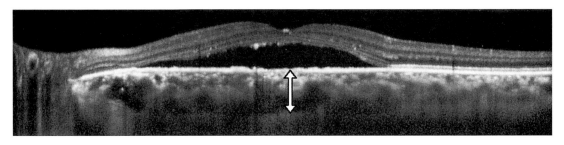

图 7-49 EDI-OCT 示脉络膜比正常增厚一倍,达 449μm(双箭头示脉络膜厚度)

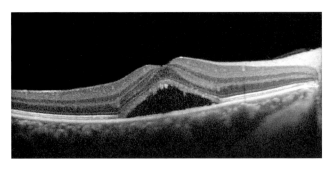

图 7-50 OCT 显示神经上皮层浆液性脱离

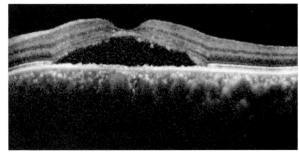

图 7-51 OCT 示脱离了的神经上皮层内面,有点状沉着物

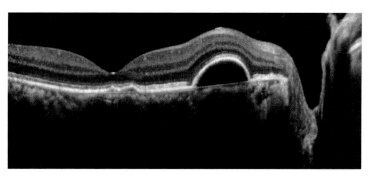

图 7-52　黄斑鼻侧视网膜色素上皮层浆液性脱离的 OCT 成像

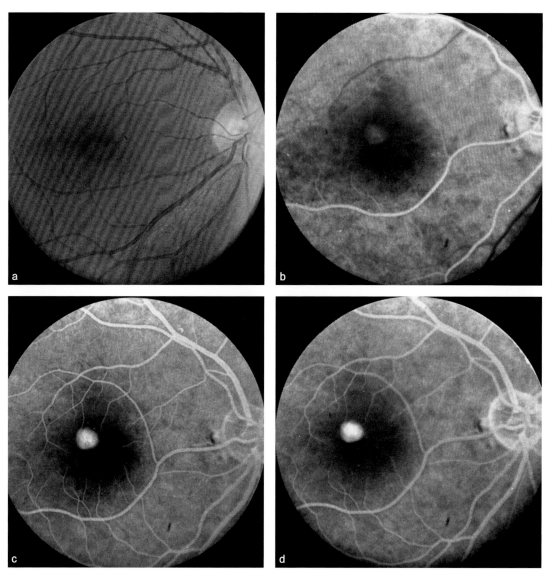

图 7-53　视网膜色素上皮层浆液性脱离（PED）

男，41 岁，右眼视力下降、眼前有固定的盘状阴影 20 天就诊，右眼 0.3，平面视野屏检查有 6° 左右中央相对暗点，小视，Amsler 表检查（+），石原忍伪同色表检查未发现色觉异常；眼前节及屈光间质（−），检眼镜下可见中心凹下缘有色素紊乱，FFA 动脉期病灶处弱荧光，静脉期荧光增强，不扩大，至造影后期，与静脉期同，整个造影过程中，未见神经上皮层荧光渗漏；a. 右眼底像；b. FFA（动脉期）；c. FFA（静脉期）；d. FFA（造影后期）。

PED 是视网膜色素上皮层与 Bruch 膜-脉络膜之间的浆液性脱离,所以是真正意义上的视网膜脱离。由于色素上皮层的基底膜就是 Bruch 膜内层,连接比较紧密,是脱离面积较小的原因。

OCT 检查可清晰显示浆液性神经上皮层脱离和色素上皮层脱离,可以发现检眼镜下难以发现的色素上皮层断裂等微小病变。

中浆病病程较长后(1 个月左右),因神经上皮层下积液内蛋白(可能还有脂质)含量增多,逐渐变得混浊。脱离的神经上皮层后表面有为数众多、大小均匀的黄白色小点状沉着物(retro-retinal precipitates),这种沉着物的出现与否,只说明病程长短,对视功能能否恢复无多大关系。

部分病例,在神经上皮层下积液消失、视力恢复后,原病变处可遗留大理石样色素紊乱或细小色素斑和脱色斑点。如属复发病例初期,透过透明的神经上皮层下积液,已可见到此等色素改变。

cCSC 在 OCT 中多表现为广泛的 RPE 改变,伴或不伴病灶范围大、隆起度轻的神经上皮层脱离,PED 形态浅而宽,SRF 持续时间长,有视细胞外节萎缩性改变。

3. FFA、ICGA 及自发荧光(F-AF,NIR-AF)所见 色素上皮层在脉络膜与神经上皮层之间起着屏障作用,FFA,荧光素自脉络膜毛细血管壁漏出,经过 Bruch 膜进入色素上皮层下。由于色素上皮细胞间有封闭小带紧密结合,荧光素不能通过色素上皮层抵达神经上皮层下。如果色素上皮层的屏障作用完好,脉络膜毛细血管漏出液只能潴留在色素上皮层下。FFA 前动脉期,即脉络膜循环期(背景荧光期)已可出现范围不大、边界清楚、圆形或椭圆形、一至数个荧光斑。初为弱荧光,迅即增强。自前动脉期至造影后期的整个过程中,荧光斑不见扩大。提示色素上皮层下存在着局限性脱离(PED)。

当色素上皮封闭小带遭受破坏后,荧光素才能从色素上皮细胞间隙进入神经上皮层下,形成中浆病的 FFA 改变。少数中浆病伴有色素上皮层脱离者,在出现上述色素上皮层浆液性脱离的荧光斑后,至造影早期静脉期或静脉期,荧光素自色素上皮层开始进入神经上皮层下,初为一个淡淡的荧光斑点,而后,荧光斑不断加强并呈墨渍样或炊烟样扩散于整个神经上皮层下的脱离腔内,勾画出一个(间或数个)轮廓不太明显的盘状脱离区。此时,色素上皮层脱离处的荧光斑大多已被神经上皮层下的荧光淹没。但有时也能见到同一眼底造影片上,在神经上皮层下荧光斑附近尚有色素上皮层下荧光斑。在大多数不合并色素上皮层脱离的中浆病,自脉络膜毛细血管漏出的荧光素从色素上皮细胞间隙直接进入神经上皮层下积液内,荧光渗漏点开始于早期静脉期,以后的过程与上相同,强荧光斑一直持续至造影后期(荧光素潴留)。

墨渍样扩散(ink-stain diffuse)及炊烟样扩散(smokestack diffuse)同样是荧光素色素向神经上皮层下渗漏。表现形式之所以不同,一般认为在发病初期漏出液黏稠度低、色素上皮细胞间透过性强、脱离程度严重者,多见炊烟样扩散;且渗漏点的位置通常与 RPE 中的微撕裂有关;反之,发病时间较久、漏出液黏稠度较高、脱离程度较轻者,造影剂扩散缓慢,多见墨渍样扩散(图 7-54,图 7-55)。cCSC 患眼通常具有广泛的 ICGA 异常,包括脉络膜充盈延迟、脉络膜静脉扩张和/或脉络膜血管通透性过强。

大约有 20% 的病例,检眼镜或 OCT 检查提示虽有神经上皮层下的浆液性脱离,但 FFA 不能发现渗漏。这种病例,如果在造影之前给予大量饮水或静脉点滴注入等渗溶液(水负荷试验),则可提高荧光素渗漏的阳性率。

神经上皮层下积液消失后,FFA 不再出现荧光素渗漏,有些病例可见斑点状透见荧光,提示色素上皮损害。

中浆病和 PED 的 ICGA 均可见到脉络膜毛细血管小叶的充盈异常(高灌注或充盈迟缓、通透性增强)(图 7-56)。

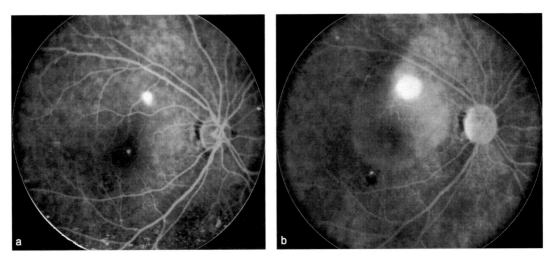

图 7-54　中心性浆液性脉络膜视网膜病变 FFA 的墨渍样渗漏

a. FFA 39.3 秒,黄斑鼻上方荧光渗漏,墨渍样逐渐扩大增强;b. FFA 314 秒,渗漏扩大增强,并勾画出一个盘状脱离区。

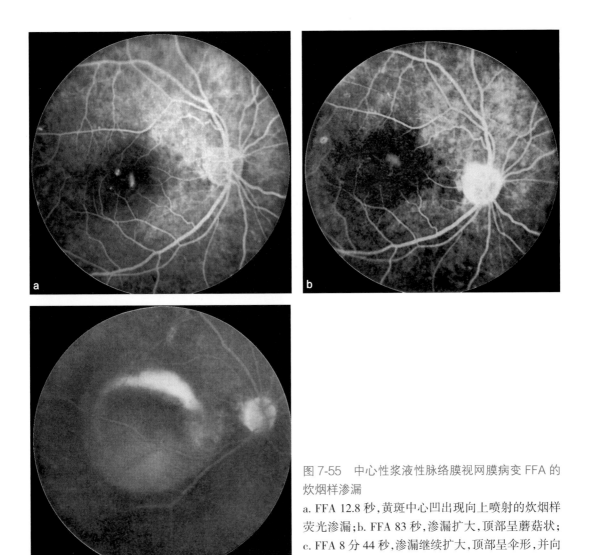

图 7-55　中心性浆液性脉络膜视网膜病变 FFA 的炊烟样渗漏

a. FFA 12.8 秒,黄斑中心凹出现向上喷射的炊烟样荧光渗漏;b. FFA 83 秒,渗漏扩大,顶部呈蘑菇状;c. FFA 8 分 44 秒,渗漏继续扩大,顶部呈伞形,并向下勾画出一个盘状脱离区。

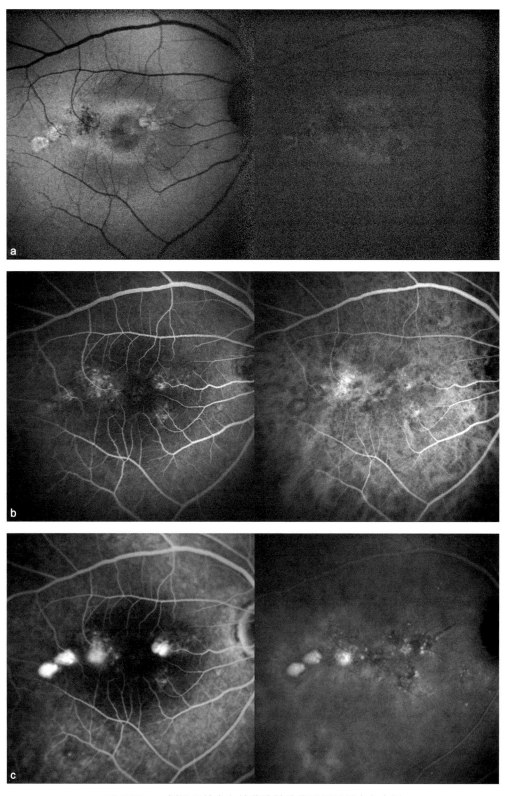

图 7-56 一例迁延性中心性浆液性脉络膜视网膜病变病例

男,52 岁,右眼反复发生视物变形,小视症 5 年,经药物治疗后缓解,劳累或饮酒后又加重,视力 0.3,
Amsler 表(+);视野屏白色视标检查有 10° 左右盘状相对暗点,蓝色视标暗点扩大至 12° 左右;a. 迁
延性中浆的 F-AF、NIR-AF:提示黄斑区色素上皮细胞功能不全;b. 上例患者造影早期,FFA 见点片
状荧光渗漏,ICGA 见脉络膜新生血管,脉络膜还可见到两个类圆形囊肿;c. 上例患者造影晚期,示
脉络膜视网膜新生血管渗漏,脉络膜囊肿内可见染料潴留。

诊断与鉴别诊断

根据上述临床表现,中浆病的诊断并不困难。但应与下列几种病变相鉴别。

1. 眼底周边部视网膜脱离累及黄斑时,假若仅凭直接检眼镜小瞳孔检查所见,易于误诊。所以当发现黄斑有浆液性浅脱离,特别是其下方有放射状皱褶者,必须扩瞳检查眼底周边部。

2. 中间葡萄膜炎,其病理性产物由后房经 Berger 间隙,沿 Cloquet 管向后侵及黄斑引起水肿,产生小视、变视等与中浆病相似的症状。但该病前部玻璃体有尘埃状乃至小雪球样混浊,仔细检查,在锯齿缘附近可以发现灰白色渗出(严重者如雪堤状)、出血斑、视网膜血管白鞘等。

治疗

本病为自限性疾病,80% 以上患者视功能可在 6 个月左右自行恢复,一般不必治疗。在 SRF 持续存在的过程中,也会导致光感受器的不可逆损伤;因此,除了 cCSC 病例,部分高风险的 aCSC 患者也可能需要治疗,即 SRF 持续时间延长、自行恢复困难者。高风险因素包括:①中央凹脉络膜厚度 >500μm;②PED 高度 >50μm;③40 岁或以上出现;④分离视网膜的光感受器萎缩;⑤OCT 上的 SRF 中的颗粒变性。

下列药物或可缩短病程:维生素 C(200mg,每日 3 次)、维生素 E(100mg,每日 1 次)、芦丁(20mg,每日 3 次)、卡巴克络(adrenosin,5mg,每日 3 次)、等减少毛细血管壁通透性药;浆液性脱离严重者,可以试用碳酸酐酶抑制剂,抑制位于视网膜色素上皮细胞表面及基底面的碳酸酐酶,改善色素上皮细胞的功能,促进积液由视网膜至脉络膜转运吸收,并诱导视网膜神经上皮层下酸化以减少液体滞留,常用醋甲唑胺(methazolamide,25mg,每日 2 次,连续 2 周,同时内服氯化钾 0.3g,每日 1 次);睡眠不良者,口服镇静剂。

中药明目地黄汤(熟地黄 10~15g、山药 15g、山萸肉 10g、丹皮 10g、赤芍药 10g、当归 10g、枳壳 6g、柴胡 6g、玄参 10g、槐花 15g、女贞子 15g、菊花 10g,积液较多时加车前子、赤茯苓、泽泻、薏苡仁、白术、猪苓各 15g;睡眠不良者加酸枣仁 15g、远志肉、石菖蒲各 4.5g),可缩短病程、改善症状,特别是在防止复发及因多次反复而导致迁延性中浆病(慢性中浆病)方面,有一定作用。

目前,国际上普遍认为光动力疗法(PDT)是治疗中浆病最为有效的手段,推荐使用半剂量维替泊芬的 PDT。研究提示,不同密度低密度脂蛋白受体(low density lipoprotein receptor,LDL-receptor)存在于病变扩张的,甚至正常状态的脉络膜毛细血管内皮细胞,光敏剂维替泊芬以 LDL 作为载体,闭锁脉络膜毛细血管。因此,PDT 能够快速消退视网膜神经上皮层下和/或色素上皮层下积液,同时显著提高视力。其应用范围广泛:可用于无渗漏点或中心凹下渗漏点的 aCSC 或 cCSC 患者,甚至可适用于特殊类型的中浆病,如重症的大泡性视网膜脱离。PDT 必须在 ICGA 定位下施行,光斑大小覆盖整个渗漏点所在的脉络膜毛细血管扩张区。

激光光凝 FFA 所提示的视网膜色素上皮(RPE)渗漏点,其作用机制是利用激光热效应破坏失代偿的视网膜色素上皮细胞和刺激周围正常色素上皮细胞移行补偿,以恢复其屏障功能。可选用绿、黄、橙红、红或半导体红外光,禁用蓝色波长。光斑大小 100~300μm,曝光时间 0.1~0.3 秒,输出功率 0.1~0.4W,光斑反应强度Ⅰ级(极浅灰色斑,以能见到有光凝反应即可,一旦过量可导致视细胞损害、色素上皮层瘢痕,甚至损伤 Bruch 膜而引发 CNV)。渗漏点距离中心凹 >500μm 者,可直接光凝渗漏点;反之,<500μm 者,则用间接光凝,即在浆液性盘状脱离的边缘予以半周或全周光凝,光凝点自数点至数十点,1~2 排。

与传统激光相比,阈下微脉冲激光(SML)为短促、高频的重复脉冲激光,不伴有视网膜热损伤。由于 SML 能量首先被 RPE 细胞吸收,将 RPE 的温度提高至略低于蛋白质变性的阈值,可用于黄斑区疾病的治疗。渗漏点不明确或者渗漏点位于中心凹下可以考虑使用阈下微脉冲激光,可用于急性和慢性 CSC 的治疗。

糖皮质激素可以诱发中浆病或使病情加剧,甚至引起泡状视网膜脱离,禁用。其机制不明,有人推测可能是糖皮质激素使色素上皮细胞间封闭小带松解所致。少数患者继发黄斑部新生血管时,可以考虑抗VEGF治疗。

吲哚类非甾体抗炎药中的吲哚美辛,文献中亦有引发中浆病的报道。因此,对中浆病患者应谨慎应用。

注意摄生,生活规律,避免脑力和体力的过度疲劳。对本病治疗和防止复发方面也有重要意义。

不伴有中浆病的单纯 PED,亦属自限性疾病,除注意摄生外,不必治疗。有视功能损害者,可参考中浆病的药物治疗。

预后

中浆病与 PED,无论各自单独存在或同时存在,均属自限性疾病,大多数病例能自行痊愈。中心视力(视力表视力)约在 3 个月内恢复至原有水平,变视、小视、景色阴暗、对比视敏度、后像恢复时间等亦可在 6 个月内渐趋康复。但也有小部分病例(10% 左右,即前文所述之迁延性中浆病,也就是慢性中浆病),视功能不能满意恢复甚至不可逆性损害。可能是由脉络膜毛细血管灌注异常引起色素上皮细胞广泛失代偿(retinal pigment epithelial decompensation,Jackh,1984)、色素上皮层带状萎缩(retinal pigment epithelial atrophic tract,Bos,1976)、黄斑视网膜下新生血管(CNV)形成(Gomolin,1989)、视网膜色素上皮撕裂(retinal pigment epithelial tears,Hoskin,1981)等尚未完全清楚的原因,使神经上皮层营养障碍而趋于萎缩所致(此时 OCT 可发现黄斑中心凹及其附近神经上皮层厚度明显变薄,仅为正常厚度的 1/4~1/2)。

主要参考文献

1. 刘珺,张晓峰. 中心性浆液性脉络膜视网膜病变眼底影像检查特征对比观察. 中华眼底病杂志,2013,29(3):271-275.

2. 赵明威. 努力探索发病机制,进一步提升治疗水平:中心性浆液性脉络膜视网膜病变研究的现实与挑战. 中华眼底病杂志,2011,27(4):305-308.

3. 冀天恩,张起会,刘端济,等. 中心性浆液性脉络膜视网膜病变(60 例分析). 眼底病,1987,3:90-92.

4. 黄叔仁. 眼病辨证论治经验集. 合肥:中国科技大学出版社,1997:99-102.

5. 刘杏,凌运兰,李梅,等. 中心性浆液性脉络膜视网膜病变的光学相干断层扫描. 中华眼底病杂志,1999,15(3):131.

6. 胡凌飞,吴昌凡. 联合频域 OCT 中 B 和 C 扫描对中心性浆液性脉络膜视网膜病变的观察. 临床眼科杂志,2014(3):200-202.

7. IMAMURA Y,FUJIWARA T,MARGOLIS R,et al. Enhanced depth imaging optical coherence tomography of the choroids in central serous chorioretinopathy. Retina,2009,29(10):1469-1473.

8. GASS J D. Pathogenesis of disciform detachment of the neuroepithelium.Ⅱ. Idiopathic central serous choroidopathy. Am J Ophthalmol,1967,63(3):1-139.

9. SCHEIDER A,NASEMANN J E,LUND O E. Fluorescein and indocyanine green angiography of central serous choroidopathy by scanning laser ophthalmoscopy. Am J Ophthalmol,1993,115(1):50-56.

10. GASS J D. Serous detachment of the retinal pigment epithelium. Trans Am Acad Ophthalmol Otolaryngol,1966,70(6):990-1015.

11. MAZZUCA D E,BENSON W E. Central serous retinopathy:Variants. Surv Ophthalmol,1986,31(3):170-174.

12. COSTA R A,FARAH M E,FREYMULLER E,et al. Choriocapillaris photodynamic therapy using indocyanine green. Am J Ophthalmol,2001,132(4):557-565.

13. TABAN M,BOYER D S,THOMASE E L,et al. Chronic central serous chorioretinopathy:Photodynamic therapy. Am J Ophthalmol,2004,137(6):1073-1080.

14. DARE A J,CARDILLO J A,LAVINSKY D,et al. 557nm yellow selective subthreshold laser photocoagulation for the treatment of central serous chorioretinopathy with foveal leakage. Invest Ophthlmol Vis Sci,2011,52:E-Abstract 6622.

15. BARCELONA P F,LUNA J D,CHIABRANDO G A,et al. Immunohistochemical localization of low density lipoprotein receptor-related protein 1 and(2)-Macroglobulin in retinal and choroidal tissue of proliferative retinopathies. Exp Eye Res,2010,91(2): 264-272.

16. VAN RIJSSEN T J,VAN DIJK E H C,YZER S,et al. Central serous chorioretinopathy:Towards an evidence-based treatment guideline. Prog Retin Eye Res,2019,73:100770.

17. CHAN W M,LAI T Y,LAI R Y,et al. Half-dose verteporfin photo- dynamic therapy for acute central serous chorioretinopathy: One-year results of a randomized controlled trial. Ophthalmology,2008,115(10):1756-1765.

18. ZHAO M W,ZHOU P,XIAO H X,et al. Photodynamic therapy for acute central serous chorioretinopathy:The safe effective lowest dose of verteporfin. Retina,2009,29(8):1155-1161.

19. 三井幸彦. 増田中心性網膜脉络膜炎,特に細隙灯所见の研究. 日本眼科学会,1954,58:1322-1328.

20. 塚原勇. 中心性網膜炎の病理と臨床. 眼科紀要,1989,20(3):231-235.

21. 松井瑞夫. 図説黄斑部疾患. 東京:金原出版株式会社,1977:33-51.

22. 福島敦樹. インドシアニングリーン萤光眼底造影. 臨床眼科,2000,54(増刊):87-91.

23. 山田浩喜,酒井醇,三島一晃,ほか. ステロイドの大量療法が無交 力であった全身性エリテマトーデスに伴ラ漿液性網膜剝離の1例. 臨床眼科,2007,61:847-851.

24. 松永裕史. 中心性漿液性脈絡網膜症//宇山昌延,西村哲哉,高橋寛二. 黄斑疾患テキスト&アトラス. 東京:医学書院, 2000:36-42.

第八章

全身性疾病的眼底病变

第一节 高血压的眼底改变

高血压分为两类,在排除了泌尿系统、内分泌系统、大动脉粥样硬化、颅内病变等所引起的继发性高血压后,无导致血压升高的确切原因,称为原发性高血压。在所有高血压患者中,原发性占 95% 以上,继发性不足 5%。

根据《中国高血压临床实践指南 2022》的循证推荐,我国成人高血压诊断标准有更新(表 8-1)。

表 8-1 血压水平的定义和分类

类别	收缩压 /mmHg	舒张压 /mmHg
高血压	≥130	≥80
1 级高血压	130~139	80~89
2 级高血压	≥140	≥90

高血压心血管危险分层:①高危患者,收缩压(SBP)≥140mmHg 和 / 或舒张压(DBP)≥90mmHg 者,或 SBP 130~139mmHg 和 / 或 DBP 80~89mmHg 伴临床合并症、靶器官损害或≥3 个心血管危险因素者;②非高危患者,SBP 130~139mmHg 和 / 或 DBP 80~89mmHg 且未达到上述高危标准者。

无论原发性、继发性,体循环小动脉(arteriole)管径痉挛性狭窄、硬化性狭窄、硬化加痉挛性狭窄,是血压升高或持续升高的病理生理基础。视网膜动脉是全身唯一能在活体见到的小动脉,因此,检查眼底可以观察视网膜动脉的管径狭窄程度、管壁硬化程度,以及是否出现高血压性视网膜病变、高血压性视神经视网膜病变,对高血压的诊断、鉴别诊断、预后等方面,有一定的参考价值。

一、原发性高血压

原发性高血压(essential hypertension,EH)是一种常见的心血管系统疾病。流行病学调查,我国人群高血压患病率从 1958—1959 年的 5.1% 增加到 1979—1980 年的 7.7%,然后在 1991 年增加到 11.3%,2002 年增加到 18.8%,2012—2015 年增加到 23.2%。

EH 分缓进和急进两型,前者占绝对多数,后者少见(<1%)。

眼底病变可以反映 EH 的全身血压情况,特别是心、脑、肾等重要靶器官的有无损害及损害轻重程度。视网膜血管的异常可作为心脑血管疾病及其相关死亡的独立预警标志。

视网膜血管病变

1. 视网膜动脉痉挛狭窄   视网膜动脉痉挛狭窄是 EH 最先出现的眼底体征,是体循环小动脉痉挛狭窄的局部所见,也是诱发种种眼底病变的病理基础。以视网膜中央动脉二级分支为例,同与之伴行的同级静脉管径之比,在血压升高时可从正常的 2∶3 变成 1∶2,甚至 1∶3。痉挛狭窄的强度,各分支间并不一致,即使在同一分支亦不相等。

视网膜动脉痉挛狭窄强度与体循环血压之高度(1、2、3 级高血压)成正比,即血压愈高,痉挛狭窄亦愈强烈。痉挛狭窄能随血压下降而恢复原来管径,是可逆性的。但急进型 EH 因痉挛过于强烈,如果不能获得有效控制,可在短期内发生纤维样坏死。

痉挛发病机制未明,可能与神经 - 体液失调有关(例如肾素 - 血管紧张素 - 醛固酮系统平衡失调,等等)。另外,视网膜动脉有自主调控(autoregulation)功能,当此一功能受到高血压刺激而活力增强时,也可能是导致该动脉管径收缩原因之一。

　　痉挛狭窄亦可发生于业已硬化狭窄的视网膜动脉,使硬化与痉挛同时存在。一般见于缓进型病程经过中精神紧张、焦虑、烦躁、过度劳累等不良因素作用下,血压突然由1级上升至2级,甚至3级所致。

　　2. 视网膜动脉硬化狭窄　视网膜动脉硬化是在动脉痉挛经历了一段时间后逐渐形成、加强的(究竟需要多少时间,由于患者知晓度、控制度及个体差异等因素,难以界定)。痉挛使动脉管壁内膜负荷增加、缺血缺氧诱发玻璃样变性,管壁中层则因平滑肌细胞增生、肥大增厚,出现管壁重构(remodeling)、管壁纤维化、透明度减弱乃至完全不透明,管腔狭窄。

　　检眼镜下,以二级及以下分支为准,因动脉管壁反射光增强、增宽的程度,由轻而重,自轻度硬化乃至显著硬化(铜丝状、银丝状动脉)。

　　1)轻度硬化:青年及中年患者动脉管壁变得不透明,不能透见交叉于其下的静脉血柱;管壁反射光加强;老年患者除管壁反射增强外,还必须见到与其交叉的静脉行径改变(如固定的一级交叉征),以有别于老年性动脉硬化(senile arteriolosclerosis)(图8-1)。

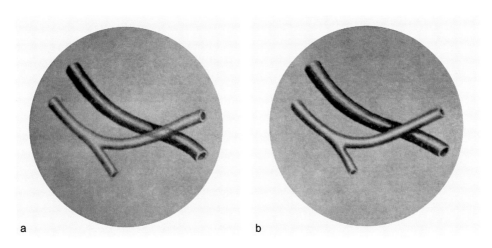

图8-1　正常动静脉交叉处示意图

a. 青年人透过动脉能见到静脉血柱;b. 老年人因动脉管壁透明度下降而不能见到其下的静脉血柱(单纯的静脉隐匿现象)。

　　2)铜丝状征:或称铜丝状动脉,是视网膜动脉硬化的进一步发展。其成因是:一方面管壁完全不透明,另一方面管腔虽已狭窄,但尚有血流灌注,因而形成亮铜色外观。

　　以上两项硬化改变,与视网膜动脉痉挛一样,各分支之间、同一分支各段之间,轻重不一,呈粗细不均的豇豆荚状(图8-2)。

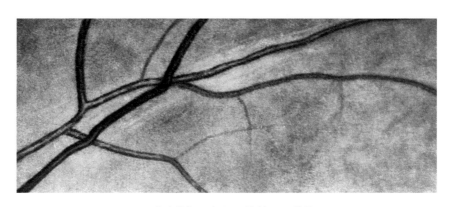

图8-2　动脉管径呈粗细不均的豇豆荚状

3）银丝状征:或称银丝状动脉,呈银白色外观。见于末梢分支,行径强直,通常是由管壁高度增厚、管腔闭塞或接近闭塞所致,为视网膜动脉硬化的最严重表现。但也偶见于强烈痉挛之际,血流暂时中断而使动脉分支呈白线化,待有效降压后此种银丝状改变消失(小柳美三,1941)。

3. 视网膜动静脉交叉征   视网膜动静脉交叉处大多数是动脉横跨于静脉之上,也有少数相反,称为逆性交叉。Scheerer(1923)组织学检查证实,视网膜动静脉交叉处被一层共同血管外膜(adventitial sheath)包绕,但并不紧密,即交叉处动、静脉均有一定的活动余地。当视网膜动脉因高血压而陷于硬化后,常可见到具有特征性的下列病变。

1）交叉征:位于交叉下方的静脉在受到动脉硬化与动脉管内压强增高等因素作用下向视网膜组织深层移位(回避)所致。移位处静脉仍保持其原有管径(不是压瘪),此一情况,FFA检查静脉血流无回流障碍足以说明外,组织学方面亦早经证实(小柳美三,1941)。

交叉征根据交叉处检眼镜下静脉改变的形态,由轻而重分成三级。轻重程度与交叉其上的动脉硬化轻重一致。①第一级:交叉处动脉下两侧的静脉管径似乎变细,同时或可见两侧静脉偏离正常径路,略作S样弯曲(图8-3)。②第二级:动脉两侧的静脉管径瘦削如笔尖状,行径可呈弓形弯曲,弓背大多朝向动脉远端,一般理解为静脉受动脉血流冲击所致(图8-4)。③第三级:动脉两侧静脉隐匿不见,离开稍远处重又出现,在检眼镜下似已中断,但两侧静脉管径不变,提示除静脉向视网膜深层移位更强外,尚有局部视网膜水肿混浊的掩盖(发展至三级时,均有轻重不等的血-视网膜屏障损害,图8-5)。

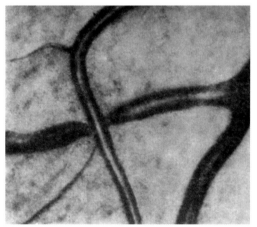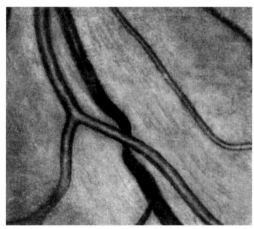

图8-3　第一级动静脉交叉征

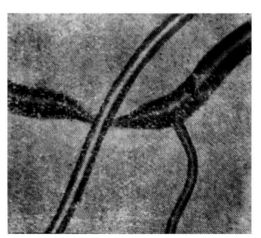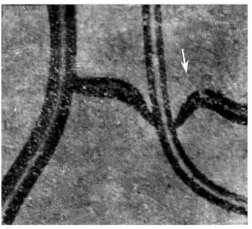

图8-4　第二级动静脉交叉征(箭头示动脉血流方向)

2）静脉拱桥样隆起（或称静脉驼背）：动脉硬化，横越于其上的静脉（逆性交叉）呈拱桥样隆起，是静脉向玻璃体方向移位（回避），管径不变（图8-6）。

3）动静脉绞扼现象：交叉处位于动脉之下的两侧静脉管径有明显差异。静脉上流端呈壶腹状扩张，其下流端（即流向视盘的一侧）管径变窄（图8-7）。是由于动脉硬化导致周围胶质细胞增生（Seitz，1961），使交叉处静脉无法移位，管腔受到挤压所致。

4. 视网膜动、静脉的其他病变 除痉挛、硬化及种种动静脉交叉征三项主要的高血压视网膜动静脉病变外，下面一些眼底所见，可供参考。

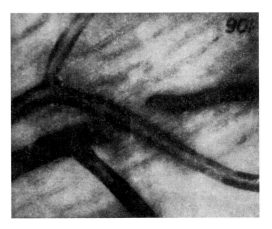

图8-5 第三级动静脉交叉征

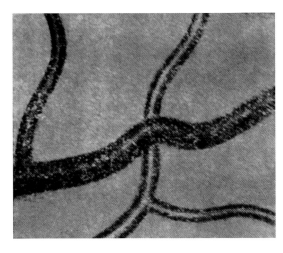

图8-6 静脉拱桥样隆起

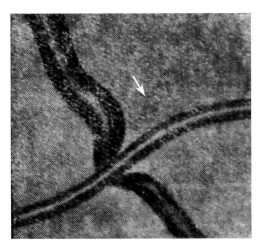

图8-7 动静脉绞扼现象（箭头示静脉血流方向）

1）动脉行径迂曲：正常的视网膜动脉弯曲度应次于与之平行的同名静脉，但在高血压视网膜动脉痉挛时，动脉的弯曲往往更甚于静脉。即使在动脉已有明显硬化改变，其弯曲度亦比正常为强（此时的静脉弯曲已甚于动脉）。

2）血管白鞘：当视网膜动脉血柱两侧各伴有一条白线时，称为平行白鞘（或称伴随线）。如果继续发展，可使血柱周围完全变成白色，称为管状白鞘。高血压发生的血管白鞘多见于动静脉交叉处。

3）黄斑静脉螺旋状迂曲：即 Guist 征（Guist's sign，图8-8）。Guist 认为此种改变为缓进型 EH 所特有，阳性率在 10% 左右。绝不见于继发性高血压，有助于两者的鉴别。

4）视网膜侧支循环与微血管瘤：侧支循环（collaterals）见于 EH 病程晚期，是视网膜动脉或静脉分支阻塞后的毛细血管扩张。往往可见在已经阻塞血管的末梢部分，因侧支循环的沟通而致血柱再度出现。

急进型和缓进型的恶化阶段，可发现位于动静末梢部的微血管瘤（microaneurysm）。因与圆形的出血斑近似，检眼镜

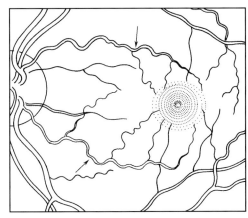

图8-8 黄斑静脉螺旋状迂曲（Guist 征）示意图

下不易分辨,FFA 可以鉴别。

视网膜血管以外的视网膜病变

血压强烈升高(2 级至 3 级高血压)不能获得有效控制,血 - 视网膜屏障被破坏,在上述种种血管病变的基础上,视网膜出现范围比较广泛的水肿混浊、出血和不同性质、形态的白色病灶,为高血压性视网膜病变(hypertensive retinopathy)。视网膜病变提示患者心、肾、脑等重要靶器官不仅器质损害严重,功能亦已失代偿,是病情恶化的重要指征。检眼镜下可见下列改变。

1. 视网膜水肿混浊 视盘周围及整个眼底后极部有明显水肿混浊。检眼镜下,视盘周围及后极部视网膜呈雾状混浊,并有零乱反光。有时在血管的某些部分,似被薄纱掩盖。水肿混浊之所以以后极部及视盘周围显著,与该处视网膜组织的厚度和毛细血管的分布密度有关。

2. 白斑 有硬性、软性两种。

硬性白斑(或称硬性渗出,hard exudate)位于视网膜神经上皮层深层,由脂质、脂蛋白、纤维素等组成。体积较小,白色或淡黄色,边界比较清晰,带有光泽,可孤立散在,亦可集结成簇状,大多见于视盘附近或血管分支处附近。位于黄斑者,常以黄斑中心凹为中心,沿 Henle 纤维呈放射状排列,称为星芒状斑。星芒状斑以局限于黄斑鼻侧的不完全型为常见,能遍及颞侧的完全型者,仅少数病例。

软性白斑即棉绒斑(cotton wool patches),通常位于视网膜血管之前。检眼镜下,呈松软的灰白色,边界欠清,面积较大(直径在 1 个 PD 左右)。棉绒斑为视网膜毛细血管小叶(retinal capillary lobule)前微动脉阻塞使毛细血管小叶缺血坏死所致。FFA 提示棉绒斑处无灌注,其周围毛细血管扩张,微血管瘤形成。

3. 出血斑 常见于围绕视盘 5~6PD 范围内,大多位于神经纤维层,出血斑的大小、数量不等,沿神经纤维的行走呈线条状、火焰状甚至狐尾状。如出血位于视网膜深层则呈圆点状。如出血量多且位于视网膜浅层时,出现视网膜内界膜下大片出血(视网膜前出血),遮蔽血管,微微突向玻璃体。初时呈类圆形,数天后,血细胞与血浆分离,向下方沉降,于是上方常形成黄白色、半透明的液平面,下方呈深红色的特殊袋形,患者有相应的实性绝对性暗点。出血更甚者,可以突破内界膜进入玻璃体。

高血压引起的视网膜出血,与血压波动幅度有关。波动幅度愈大,出血的机会亦愈多。急剧上升和突然下降均可引起出血。

脉络膜病变

脉络膜由血管组成,对血压变化高度敏感。高血压性脉络膜病变在年轻人中更常见。脉络膜毛细血管前小动脉径路很短,呈直角供应脉络膜毛细血管小叶(choroidal capillary lobule),且毛细血管管壁内皮细胞间结合松散而多孔,所以在高血压时比视网膜血管更易受到损害。血压急剧升高使脉络膜毛细血管小叶前微动脉和毛细血管发生纤维蛋白样坏死,管腔内有纤维蛋白和血小板集结导致毛细血管闭塞,视网膜色素上皮层屏障损害,视网膜下与外丛状层出现富含蛋白质的渗出,产生 Elschnig 斑。Elschnig 斑在检眼镜下为视网膜深层局灶性黄白色渗出性斑点,直径等于 2~4 个视盘面静脉管径(一个管径约等于 125μm),边界欠清晰,见于急进型 EH。FFA 检查,Elschnig 斑处早期因脉络膜毛细血管闭塞而呈弱荧光,晚期则出现斑点状强荧光(组织着色)。

此外,偶尔可以见到扇形的脉络膜血管硬化(areas of choroidal sclerosis),有时还杂有线条状色素,称为 Segrist 条纹(Segrist streaks)。Elschnig 斑和 Segrist 条纹在眼底自发荧光像中显影更清晰。

高血压会导致血流量变化或血管管壁变化,高血压患者的脉络膜增厚也会发生改变:脉络膜增厚可能代表高灌注和流量增加,甚至出现渗出性视网膜脱离或视网膜色素上皮脱离,而脉络膜变薄可能表明缺血和流量减少。

近些年眼底影像技术的发展,有助于发现更多的高血压病的脉络膜改变,如脉络膜各层的血流密度变化,其临床指导意义值得进一步研究。

视神经病变

1. 视乳头水肿　当高血压性视网膜病变更进一步发展而合并有视乳头水肿时,称为高血压性视神经视网膜病变(hypertensive optic neuro-retinopathy)。此种眼底改变的出现,表示心、肾、脑等机体重要器官的受害程度已极度严重,功能衰竭,生命预后不良。视盘发生隆起,大多与颅内压增高有关,腰穿可证实有脑脊髓液压力升高。死亡后尸检,多见有脑水肿存在。少数病例也可因睫状后短动脉强裂痉挛性狭窄,引起视盘缺血所致。检眼镜下改变与其他原因引起的视乳头水肿相似,详见第三章第二节。但本病发生的视乳头水肿均为双侧性,两眼视乳头水肿程度基本一致,且绝大多数为合并有 EH 的视网膜血管病变及视网膜病变,因此在鉴别诊断方面比较容易。然而也有极个别病例,视乳头水肿孤立存在。出现此情况,眼科医师必须从病史、全身检查、实验室检查、放射线检查(包括颅脑 CT 扫描、磁共振成像)等方面,与颅内肿瘤引起的视乳头水肿谨慎区分。另外,由 EH 引起脑出血等颅内出血时,亦可因颅内压增高而发生视乳头水肿。此时,视乳头水肿虽与视网膜动脉硬化同时存在,但不见有高血压性视网膜病变,预后意义上亦与视神经视网膜病变有一定出入。

2. 视神经萎缩　可以是上述视乳头水肿引起的非单纯性萎缩(习惯上称作继发性萎缩),也可以是单纯性萎缩。发生单纯性萎缩的原因,由于缺乏病理解剖的资料,还不能完全了解,有人推测可能是由 EH 本身的血管病变引起视神经营养障碍,或视交叉及其他视路方面病变的结果。Rintelen 认为因血管硬化破裂而发生视神经内出血(视神经卒中),亦可导致下行性萎缩。

由于视乳头水肿发生于 EH 晚期,颅内压升高甚难缓解,患者大多在短期内死亡,所以在临床上非单纯性萎缩少见,而不同程度的单纯性萎缩却间有发现。

EH 导致的非单纯性或单纯性视神经萎缩,检眼镜下均可见到高血压所特有的视网膜血管和视网膜病变,因此尚易与其他原因发生的萎缩相鉴别。

眼底病变的临床分类

文献中,EH 眼底的临床分类法多达 20 余种。其中有代表性的,有 Keith-Wagener 分类法及 Scheie 分类法,目前国内通用的是 Keith-Wagener 分类法(1939)与其修订后的分类法(兰州高血压病会议,1963),前者见 2005 年王吉耀主编《内科学》,后者见 2009 年陈灏珠、林果为主编《实用内科学》第 13 版。现将修订后的 Keith-Wagener 分类法列表介绍于下(表 8-2)。

表 8-2　修订后的 Keith-Wagener 高血压眼底分类法

级别	眼底表现
I	视网膜动脉痉挛(图 8-9)
II-A	视网膜动脉轻度硬化(图 8-10)
-B	视网膜动脉显著硬化(图 8-11)
III	II级 + 视网膜病变(出血或渗出)(图 8-12~ 图 8-14)
IV	III级 + 视乳头水肿(图 8-15,图 8-16)

注:Keith-Wagener 原分类法 II 级不分 A,B。
引自《实用内科学》第 13 版(2009)。

Keith-Wagener 曾就第一次检查确定眼底分级的 EH 患者共 219 例,做了 5~9 年的预后调查。结果证明,眼底分级的轻重与生命预后优劣成正比。

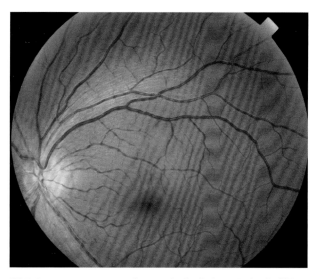

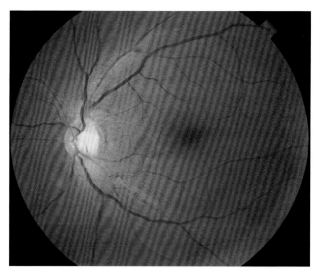

图 8-9　Keith-Wagener（1963 年修改法，下同）Ⅰ级（视网膜动脉痉挛狭窄）

男，32 岁，血压不稳定，心血管内科诊断为原发性高血压第一期，本图为其左眼底像，摄于血压升高时，动静脉管径之比为 1：2，有不固定的第一级动静脉交叉征。

图 8-10　Keith-Wagener Ⅱ-A 级（视网膜动脉轻度硬化狭窄）

男，65 岁，患原发性慢性进行性高血压已十余年，舒张压长期处于 90mmHg 以上，本图为其左眼底像，动静脉管径之比约等于 1：2，有固定的第一级动静脉交叉征，下颞侧小静脉分支曾有阻塞性出血，已吸收。

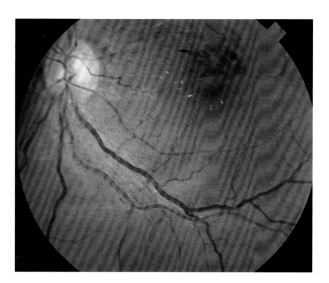

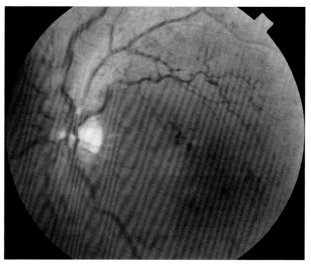

图 8-11　Keith-Wagener Ⅱ-B 级（视网膜动脉显著硬化）

女，47 岁，确诊为原发性慢性进行性高血压已 8 年，本图为其左眼底像，视网膜动脉管壁反光增强接近铜丝状，第二级动静脉交叉征，Guist 征（＋）；黄斑有出血斑及黄白色点状硬性渗出，系颞上静脉分支阻塞后的残留。

图 8-12　Keith-Wagener Ⅲ级（视网膜动脉显著硬化 + 视网膜病变）

男，59 岁，原发性慢性进行性高血压 10 年，视力下降 3~4 年，血压波动于 150~185/90~120mmHg 之间；本图为其左眼底像，铜丝状动脉，有第二级动静脉交叉征，视网膜（尤以后极部）水肿混浊，有较多散在的出血斑，视力 0.3。

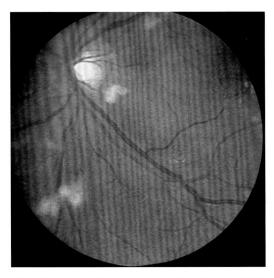

图 8-13 Keith-Wagener Ⅲ级(视网膜动脉显著硬化＋视网膜病变)

视网膜动静脉管径之比为 1∶3~1∶2,动脉接近铜丝状,有第二级动静脉交叉征,棉绒斑及硬性渗出斑、出血小点。

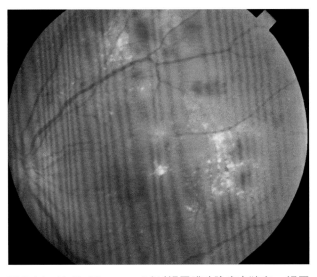

图 8-14 Keith-Wagener Ⅲ级(视网膜动脉痉挛狭窄＋视网膜病变)

女,45 岁,心血管内科确诊为原发性急性进行性高血压 3 个月;本图为其左眼底像,动静脉管径之比等于 1∶4~1∶3,动脉管壁无硬化改变,动静脉交叉处无交叉征,整个眼底视网膜水肿混浊,有棉绒斑、硬性白斑、出血斑,视盘正常。

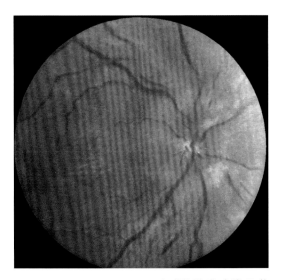

图 8-15 Keith-Wagener Ⅳ级(视网膜动脉显著硬化＋视神经视网膜病变)

视网膜动脉显著硬化,接近铜丝状,颞上侧有一第三级动静脉交叉征,因出血、水肿掩盖而模糊不清,动静脉管径之比约等于 1∶3,视乳头水肿,其边缘有散在的线状出血斑及棉绒斑,黄斑有不全星芒状斑。

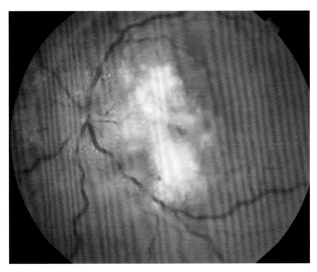

图 8-16 Keith-Wagener Ⅳ级(视网膜动脉痉挛狭窄＋视神经视网膜病变)

女,27 岁,心血管内科确诊为原发性急性进行性高血压,眼科会诊时血压 220/120mmHg;双眼视乳头水肿,隆起约 4.00D,整个视网膜水肿混浊,黄斑及其附近有大片黄白色渗出,视网膜动脉痉挛狭窄,动静脉管径之比等于 1∶4~1∶3,部分被水肿掩盖。

但是,这一分类法即使在1963年兰州会议修订之后,仍有值得商榷处。例如:①按此分类,不能标示EH是急进型还是缓进型;②该分类法不能提示缓进型病程经过中病情突然恶化(在视网膜动脉业已硬化的基础上发生痉挛,动脉硬化与痉挛同时存在);③该分类法根据眼底改变轻重而分成Ⅰ~Ⅳ级,并指出Ⅰ~Ⅳ级的排列与生命预后优劣之间有依从关系。田坂定孝等对此持有异议,认为有第Ⅳ级眼底的患者预后固然严重,但有Ⅱ级眼底的患者亦常因脑血管意外、左心衰竭等原因而死亡。如果不从统计学上着眼,而从具体的每个患者来说,田坂定孝等的意见是值得重视的。例如,编者从1 000例EH眼底资料中发现,55例在住院期间死亡者,其中53例缓进型EH患者死亡时的眼底,有29例相当于Keith-Wagener法Ⅱ级。

眼底病变的临床意义

1. 视网膜动脉管径狭窄的强度显示体循环血压的高度,其程度与1、2、3级高血压平行。
2. 视网膜动脉管壁硬化的强度显示高血压的时限(病程),病程愈长,硬化程度亦愈显著。
3. 高血压性视网膜病变提示患者心、肾、脑等重要靶器官遭受严重损害,功能已高度不良。
4. 高血压性视神经视网膜病变提示患者重要靶器官功能衰竭,生命垂危。
5. 眼底发生高血压性视网膜病变,甚至视神经视网膜病变,如仅有动脉强烈痉挛而无硬化改变者,为急进型EH。反之,强烈痉挛与硬化同时存在,则为缓进型EH病程经过中,在种种致病因素作用下病情突然恶化的结果。
6. 视网膜动脉痉挛、硬化,是视网膜动静脉阻塞、缺血性视神经病变的高危因素。不少老年性眼底病,如特发性老年性黄斑裂孔、特发性老年性视网膜前膜、年龄相关性黄斑变性等,与高血压视网膜血管病变也有一定的相关性。

二、继发性高血压

继发性高血压(secondary hypertension)或称症状性高血压(symptomatic hypertension),可见于多种疾病。高血压所引起的临床表现和后果,与原发性高血压相似,有时易于误诊。由于继发性高血压和原发性高血压治疗措施不尽相同,而且有些继发性高血压的原发病是可以治愈的,原发病治愈后血压亦随之稳定下降。两者的鉴别,关系到是否能及时正确地进行治疗,极为重要。眼底检查所见,往往有一定的参考价值。

继发性高血压眼底改变的发病机制,与原发性高血压同,即血压升高相对温和而历时较久者,以视网膜动脉硬化为主,血压急剧升高者则以强烈的视网膜动脉痉挛为主,并迅即出现视网膜病变或视神经视网膜病变。同时,对脉络膜损害的概率及严重程度亦大于慢性进行性原发性高血压,如Elschnig斑及眼底后极部的局灶性浆液性视网膜浅脱离等。

(一)妊娠高血压综合征

妊娠高血压综合征(pregnancy hypertension syndrome,PHS)大多发生于妊娠6个月之后及存在于产后短期内,出现高血压、蛋白尿及血浆内皮素增高。依其病情轻重可分轻度、中度、先兆子痫、子痫(eclampsia)四级。在所有妊娠高血压综合征患者中,有各种程度的眼底病变者,约占60%。

PHS眼底改变可分下列三级。

第一级:视网膜动脉痉挛狭窄。其表现与原发性高血压相同,但狭窄的程度比较显著,动静脉管径之比一般均超过1∶2,且常见于邻近视盘的动、静脉支,并以鼻侧分支出现最早。这种眼底改变的出现,应引起产科医师注意。在适当处理及严密观察下,妊娠可以继续,必要时亦可终止妊娠,以保护孕妇安全。

视网膜动脉痉挛狭窄,在PHS患者中最为多见,占眼底发病率的67%~86%。

第二级:视网膜动脉硬化。表现为动脉管壁反射光增强,管径狭窄,动静脉交叉处有固定的第一级交叉征,亦可偶见第二级交叉征。

视网膜动脉硬化的发生机制,与原发性高血压相同。硬化的轻重和 PHS 眼底由第一级转入第二级与所经历的时间、血压的高度、过去健康情况、胎序、年龄以及个体对高血压耐受力的不同而有所差异。

PHS 患者的眼底改变中,出现动脉硬化者比较少见,占眼底发病率的 3%~4.7%。其中还必须注意患者在妊娠以前,已否有原发性高血压或其他继发性高血压。两者当从病史和产前、产后检查等方面加以鉴别。

第三级:视网膜病变,又可分 A、B 两个分级。视网膜水肿、渗出、出血局限于某一段动脉附近者,属 A 分级(图 8-17)。如病变已波及整个眼底,或黄斑出现星芒状斑,或因严重的渗出而引起渗出性视网膜脱离,或合并视乳头水肿者,则属于 B 分级(图 8-18)。

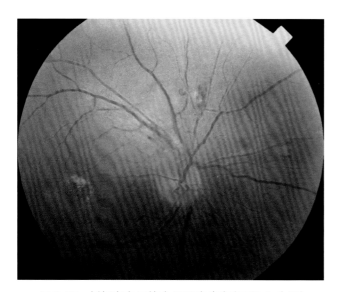 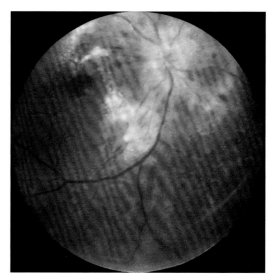

图 8-17　妊娠高血压综合征眼底病变(三级 A 分级)　　　　图 8-18　妊娠高血压综合征眼底病变(三级 B 分级)
　　　妊娠 6 个月,2 级高血压。　　　　　　　　　　女,25 岁,妊娠 26 周,会诊摄片时血压:178/110mmHg。

PHS 眼底出现第三级者,占眼底发病率的 10%~20%,此时原则上必须终止妊娠。特别在眼底有第三级 B 分级改变时,则不论胎儿情况如何特殊,亦不应继续妊娠。

妊娠之前患者已有原发性高血压或其他继发性高血压者,视网膜病变常与视网膜动脉硬化同时存在。

PHS 视网膜病变,对孕妇生命预后尚佳,即使在出现视乳头水肿时,亦远比原发性高血压或其他肾源性高血压预后为佳。上述眼底改变(视网膜水肿、出血、渗出、渗出性脱离及视乳头水肿等),在终止妊娠后短期内,可因血压下降而自行消失,视力亦能恢复或略低于原有水平。

(二)肾源性高血压

因肾脏疾病引起的高血压,是最常见的一种继发性高血压。凡肾实质性病变、肾血管性病变、肾周围病变均可出现继发性高血压。其中尤以弥漫性急性和慢性肾小球肾炎发生率最高。

急性肾小球肾炎是一种免疫复合物型炎症。大多由上呼吸道或皮肤等链球菌感染后引起,占继发性高血压的 70%~90%,但血压剧烈升高者仅属少数,因此眼底大多正常,部分可见视网膜动脉痉挛狭窄。如见到视网膜病变或视神经视网膜病变者,很可能为慢性肾小球肾炎的急性发作。

慢性肾小球肾炎比急性者多见,病程长短不一,临床所见复杂多变。其中有以血压持续升高为主要表现者,称为高血压型。早期血压常在 140~150/90~100mmHg 之间,以后逐渐升高(以舒张压升高为显著)可达 170~180/110~120mmHg 左右。少数一开始就可高至 230/128mmHg。

由慢性肾小球肾炎引起的继发性高血压的眼底改变,与原发性高血压眼底改变基本相同。病程晚期,也可出现原发性高血压眼底五类分类法中Ⅳ-A、Ⅳ-B 及 V-A、V-B 类似的眼底改变。其差异处:因本病有严重贫血,故整个眼底褪色;视网膜水肿比原发性高血压时严重;视网膜出血除神经纤维层的火焰状出血外,还可见到位于深层的散在圆点状出血;棉绒斑亦相对多见;当出现视乳头水肿时,颜色亦比原发性高血压者显得苍白(图 8-19~图 8-21)。如果患者首诊于眼科,当迅速转肾内科,以免贻误。

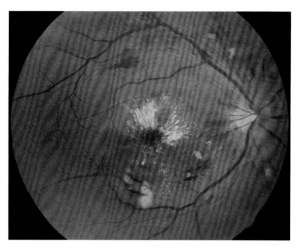

图 8-19　肾小球肾炎继发性高血压眼底病变
男,21 岁,肾内科诊断为急性肾小球肾炎,血压 145/108mmHg,视网膜动脉痉挛狭窄,动静脉管径比约等于 1:4,有的隐匿看不见,有火焰状出血、棉绒斑及星芒状斑。

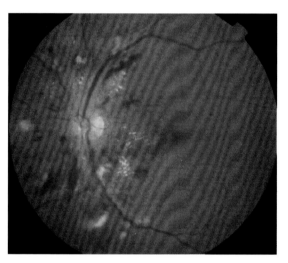

图 8-20　肾小球肾炎继发性高血压眼底病变
男,25 岁,肾内科诊断为慢性肾小球肾炎急性发作,眼科会诊时血压 165/112mmHg,本图为其左眼底像,视网膜动脉强烈痉挛狭窄,整个后部眼底布有不同性质形态的白斑及出血,视力 0.08。

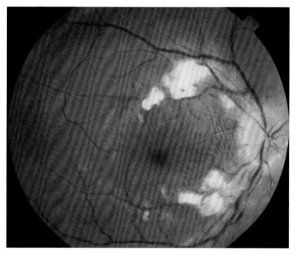

图 8-21　肾功能衰竭,肾移植半年后继发性高血压眼底病变

(三) 嗜铬细胞瘤(pheochromocytoma)

绝大多数发生于肾上腺髓质嗜铬细胞(≥90%),部分发生于肾上腺以外的交感神经节残余嗜铬细胞。由于大量肾上腺素和儿茶酚胺进入体循环,引起阵发性或持续性的血压强烈升高、头痛、心跳过速、皮肤苍白、阵发性视力朦胧,甚至一过性黑矇。如能早期诊断,及时手术,各种症状与体征可完全恢复,所以本病是一种可以治愈的继发性高血压。反之,若拖延过久,导致心、脑、肾血管并发症,则能危及生命,因此首诊于眼科者,一经发现,当及时转诊。

眼底所见及其发展过程,与急性进行性原发性高血压同,即病程初期视网膜动脉随全身血压升高而痉挛狭窄,病程后期因心、脑、肾并发症而出现视网膜出血、水肿混浊、渗出斑,亦可发生视乳头水肿(图 8-22)。

(四)Cushing 综合征(Cushing's syndrome)

Cushing 综合征是由肾上腺皮质增生、肾上腺皮质肿瘤、垂体瘤(ACTH 分泌过多)等使肾上腺糖皮质激素分泌过多引起,亦有医源性者(糖皮质激素应用不当)。除向心性肥胖、满月脸、皮肤紫纹、多毛、骨质疏松等全身体征外,常因血压急剧升高而导致眼底改变。检眼镜下及 FFA 所见,与急性进行性原发性高血压的眼底改变相同,严重者可发生视乳头水肿(高血压性视神经视网膜病变)。

此外,Cushing 综合征还可见到眼睑肥厚、眼外肌麻痹、眼球突出等外眼改变及激素性青光眼。

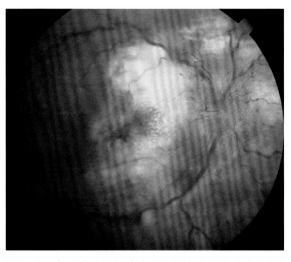

图 8-22　肾上腺嗜铬细胞瘤继发性高血压眼底病变(视神经视网膜病变)

女,27 岁,肾内科诊断为肾上腺嗜铬细胞瘤;双眼视力高度不良,伴有恶心、头痛 6 个月;会诊时血压 220/120mmHg,双眼视力 0.08;双侧眼底像基本相同,本图为其右眼底像。

主要参考文献

1. 中国高血压防治指南修订委员会.中国高血压防治指南(2005 年修订版).高血压杂志,2005,13(增刊):2-41.

2. 范维琥,蔡乃绳,周京敏.高血压 // 陈灏珠,林果为.实用内科学(下册).13 版.北京:人民卫生出版社,2009:1523-1545.

3. 黄峻.原发性高血压 // 王吉耀.内科学.北京:人民卫生出版社,2005:242-256.

4. 张晓峰,陈积中.原发性高血压的眼底病变 // 魏文斌,陈积中.眼底病鉴别诊断学.北京:人民卫生出版社,2012:504-509.

5. 张承芬,罗宗贤.一千例原发性高血压病人的眼底观察及其临床分析.中华医学杂志,1960,46(4):272-277.

6. 黄叔仁.一千例高血压病的眼底观察.中华眼科杂志,1965,12(6):489-494.

7. 黄叔仁.高血压病眼底图谱.合肥:安徽人民出版社,1976:1-27.

8. 高新晓,孟忻,郭佳,等.视网膜血管直径和冠心病关系的流行病学研究进展.中国中医眼科杂志,2013,23(5):378-380.

9. 王爽,徐亮,李建军.视网膜微血管异常与心脑血管疾病关系的流行病学研究.国外医学(眼科学分册),2005,29(3):145-148.

10. 李丽,宋国祥.妊娠高血压综合征眼底改变 205 例分析.眼底病,1990,6(1):22-24.

11. 李东豪,佘若青.妊娠高血压综合征视网膜病变的临床分析.中国实用眼科杂志,2003,21(9):674-675.

12. KEITH N M,WAGENER H P,BARKER N W. Some different types of essential hypertension:Their course and prognosis. Am J Med Sci,1974,268(6):336-345.

13. SCHEIE H G. Evaluation of ophthalmoscopic changes of hypertension and arteriolar sclerosis. AMA Arch Ophthalmol,1953,49(2):117-138.

14. SPENSE J D,FRASER J A. Retinal vasculature:A window on the brain. Hypertension,2013,62(4):678-679.

15. WONG T Y,MIRCHELL P. Hypertensive retinopathy. New Engl J Med,2004,351(22):2310-2317.

16. NEELY K A,GARDNER T W,BROD R D,et al. Retinal vascular diseases//QUILLEN D A. Clinical Retina. New York:AMA,2002:136-137.

17. LUGO F L,MORENO J M R,MONTERO J A,et al. Vascular disorders//MORENO J M R,JOHNSON T M. Retina and vitreous. New Delhi:JAYPEE,2008:98-110.

18. ROSEN E. Malignant hypertension retinopathy//MORENO J M R,JOHNSON T M. Retina and vitreous. New Delhi:JAYPEE,2008:126-129.

19. ROGERS A H. Hypertensive Retinopathy// YANOFF M,DUKER J. Ophthalmology. 4th ed. St. Louis:Elsevier Inc,2014:514-517.

20. 大塚寬樹,坂本泰二. 最新临床高血压学·眼底检查.日本临床,2014,72(增刊号):145-147.

21. 鈴木洋通.妊娠高血压症候群.日本临床,2014,72(增刊):582-588.

22. 鈴間潔.高血压症,动脉硬化.临床眼科,2007,61(增刊):105-109.

23. 飯島裕幸.高血压网膜症.眼科,2010,52(10):1472-1475.

24. 中尾新太郎,石橋達朗.網膜血管異常の病態生理学の現状と最新の知見.日本の眼科,2013,84:424-429.

25. 魏文斌,杨婧研,邵蕾.眼底影像对心脑血管疾病的预警作用.中国医刊,2022,57(4):349-352.

26. WANG J G,ZHANG W,LI Y,et al. Hypertension in China:Epidemiology and treatment initiatives. Nat Rev Cardiol,2023,20(8):531-545.

27. 吉本弘志.高血压网膜症.眼科,2004,46:1489-1498.

第二节　视网膜动脉硬化

动脉非炎症性、退行性、增生性的病变,称为动脉硬化(arteriosclerosis)。视网膜动脉硬化是全身动脉硬化的局部所见,分为四种。

一、弥漫性小动脉硬化

视网膜中央动脉走出视盘后的管壁已无弹力层及连续的肌层,在组织学上属于小动脉。这种弥漫性小动脉硬化(diffuse arteriolosclerosis)大多发生于慢性进行性原发性高血压和某些继发性高血压,详见前节。

二、动脉粥样硬化

动脉粥样硬化(atherosclerosis)主要发生于肌弹力型大、中动脉,如主动脉、冠状动脉、脑动脉、颈动脉等。视网膜中央动脉在走出视盘边缘之后,组织学上属于小动脉,所以很少累及。但上述这些大、中动脉粥样硬化患者中,60%~70%伴有高血压,而高血压患者(无论收缩压或舒张压增高)有冠状动脉粥样硬化者,比正常血压者高出4倍。高血压一方面给动脉粥样硬化患者增加了危险因素(risk factors);另一方面在高血压的作用下,加上血脂质代谢紊乱,视网膜动脉也可出现硬化改变,有时还能见到管壁粥样斑(图8-23)。其眼底所见,与慢性进行性原发性高血压视网膜动脉硬化略有不同(表8-3)。必须说明,由于两者之间有着比较复杂的联系,眼底改变的某些差异,仅供参考。

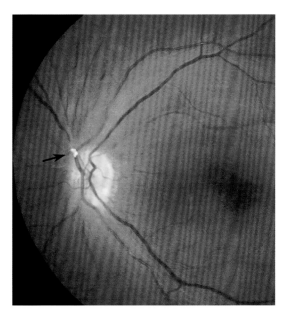

图 8-23　视网膜动脉硬化
箭头所指是偶见的视网膜动脉管壁粥样斑。

表 8-3 动脉粥样硬化伴有高血压与原发性高血压两种视网膜动脉硬化的鉴别

	动脉粥样硬化伴有高血压	慢性进行性原发性高血压
双眼视网膜动脉硬化比较	两眼视网膜动脉硬化,往往有较大差异	两眼基本一致
视网膜动脉分支角度	明显变小	正常或接近正常
视网膜动脉硬化起始	始于较大分支,硬化程度亦以较大分支为显著,有时可以见到管壁粥样斑	始于末梢分支,硬化程度亦以末梢分支为显著,见不到粥样斑
视网膜动脉走行	比正常僵直,管径狭窄均匀	行走相对弛缓,管径不均匀狭窄
Guist 征	阴性	有 10% 阳性
当出现有第三级动静脉交叉征时视网膜病变	视网膜病变并不显著	此时多伴有不同程度的视网膜病变
脉络膜血管	可以见到眼底后极部的脉络膜血管硬化	不见,有时偶有周边部脉络膜血管硬化

三、老年性动脉硬化

50 岁以上老年人常有全身弥漫性动脉中层玻璃样变性和纤维样变性,称为老年性动脉硬化(senile arteriosclerosis)。视网膜动脉硬化是动脉老年性改变在视网膜动脉的表现(如果伴有高血压者,常为单纯收缩期高血压,即收缩期血压高于 140mmHg,而舒张期却低于 90mmHg)。眼底所见,与动脉粥样硬化伴发的视网膜动脉硬化基本相同。

四、失用性视网膜动脉硬化

在视神经萎缩,晚期青光眼及原发性视网膜色素变性等病变时,视网膜动脉由于失用或萎缩,动脉内血流量减少,内膜增厚,管腔变窄,使管壁反射光增强。

主要参考文献

1. 陈灏珠,杨昌生.动脉粥样硬化 // 陈灏珠,林果为.实用内科学(下册).13 版.北京:人民卫生出版社,2009:1488-1492.
2. 葛均波.冠状动脉粥样硬化性心脏病 // 王吉耀.内科学.北京:人民卫生出版社,2005:257-265.
3. 张承芬,朱宣和,胡铮.动脉硬化性眼底改变 // 郭秉宽.中国医学百科全书·眼科学.上海:上海科学技术出版社,1985:81.
4. 黄叔仁.高血压病眼底图谱.合肥:安徽人民出版社,1976.
5. WONG T Y,KLEIN R,SHRRETT A R,et al. Retinal arteriolar narrowing and risk of coronary heart disease in men and women:The Atherosclerosis Risk in Communities Study. JAMA,2002,287(9):1153-1159.

第三节 上肢无脉病的眼底改变

无脉病(pulse-less disease)见于多发性大动脉炎,为主动脉及其分支的慢性进行性、增生性炎征。有四种临床类型,其中以头臂动脉型比较多见,头臂动脉型即上肢无脉病。炎症损害从主动脉弓开始,可由颈动脉伸展至颅底部,亦可由锁骨下动脉伸展至椎动脉开口处,形成头、眼及上肢组织缺血。当上肢无脉病伴有视网膜血管系统和 / 或睫状血管系统损害,出现一系列特有的眼部症状与体征时,称为高安病(Takayasu's disease,高安右人,1908)。

多发性大动脉炎的原因尚不清楚,近年来较多学者认为可能系自身免疫性疾病。病理组织学改变为从外膜开始逐渐向内扩展的慢性、进行性、闭塞性炎症,发展为全层动脉炎,弥漫性纤维组织增生为主。由于内膜增厚使管腔狭窄,终于因血栓形成等而导致不完全(或完全)闭塞。但眼部病变则完全是由于长期血液供应不足,慢性缺氧等营养障碍所引起的继发性改变。眼内血管并无炎症迹象(宇山昌延,1971)。

高安病多见于青少年（30 岁以前发病者达 90%），女性多于男性，为 7 : 1~8 : 1。

临床表现

高安病有三个主要体征：①单侧或双侧的桡、肱、腋、颈动脉或颞动脉等处的动脉搏动消失或极度减弱；②颈动脉窦反射亢进（即在颈部受到压迫或牵引时，发生眩晕、昏厥或抽搐）；③特有的眼部病变。

由于大动脉受害部位、闭塞程度、椎动脉侧支循环代偿能力的不同，眼部病变亦有差异。百百次夫（1942）将其归纳为四种类型。

1. 典型病型　视网膜血管吻合及周边部血管进行性闭塞；虹膜萎缩；瞳孔散大固定，调节麻痹；发展迅速的白内障；视网膜血管病变更进一步发展，可引起视网膜出血及玻璃体积血，视网膜脱离。以上病变的发生与发展，两眼基本同步。

2. 两眼显著差异型　仅一眼有上述典型经过，而另眼病变并不严重。

3. 痕迹型　视网膜静脉管径不均匀地扩张；细小分支血管呈瘤样扩张；小出血斑；虹膜、晶状体无异常。在长期随访观察中，无明显发展。

4. 非典型病型　视网膜血管吻合、闭塞等改变虽然十分显著，甚至已有部分视网膜脱离，但虹膜、晶状体仍保持正常。说明病变仅限于视网膜中央血管系统，睫状血管系统未受损害。

高安病的病程，宇山昌延（1971）分之为四期。

第一期（视网膜血管扩张期）：视网膜静脉管径不均匀扩张，色泽暗紫；细小血管分支扩张，其末梢端亦能见到；视网膜动脉压降低；视盘面常可见到该动脉的自发性搏动。

第二期（视网膜微血管瘤期）：在扩张的视网膜细小血管末梢端，见到葡萄状或串珠状小血管瘤；视网膜静脉扩张与色泽暗紫进一步加重；血流缓慢，呈断断续续的颗粒状（淤泥现象，sludge phenomenon）；亦可伴有视网膜出血斑、棉绒斑；视网膜动脉压极度降低；低眼压。

第三期（视网膜血管吻合期）：视网膜血管吻合，新生血管，好发于视盘周围；球结膜血管扩张；眼球轻度凹陷（图 8-24）。

第四期（并发症期）：眼球前节可见瞳孔散大固定、虹膜萎缩、虹膜红变、新生血管性青光眼、白内障；眼底可见玻璃体机化膜、牵拉性视网膜脱离。

高安病的视力障碍是最早出现及最常见的视功能损害。呈发作性，发作与体位突然改变有关，例如从卧位急速起立时。程度自视力朦胧至黑矇不等，时间亦并不一致，从数秒到数分钟，少数病例在数次发作后即出现永久性失明。有时，视功能损害逐渐发展，视野呈向心性缩小，终于完全失明。

检眼镜下所见，除上述分型、分期等所描述之外，病程早期，视网膜动脉管径大致正常或略有狭窄；晚期，视网膜周边部血管因过于纤细而不能窥见，或因血柱消失而呈白线化。视盘在早期时，色泽因体位变化而变化，例如卧位时色泽较红，坐位时色泽变淡，可能由于体位改变影响了视盘面毛细血管的血液灌注量有关；晚期则大多陷于萎缩（图 8-25）。

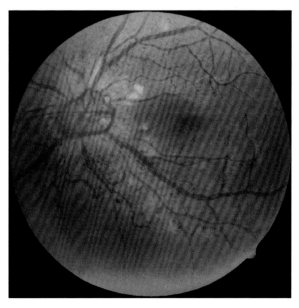

图 8-24　无脉病的眼底病变（视网膜血管吻合期）

高安病的实验室检查也有不少阳性指征，其中以血沉加快、C- 反应蛋白增高、血清白蛋白降低，

而 α 和 γ 球蛋白增高、抗主动脉抗体增高等项最为敏感。

此外,彩色超声多普勒成像(CDI)检查,可显示狭窄远端的动脉搏动强度和血流量减低。脑血流图检查可显示脑血流量减少。

治疗

本病尚无可靠的治疗措施,在炎症活动期间(以血沉加快为指征),用糖皮质激素(如泼尼松 0.5mg/kg,每日 1 次)、免疫抑制剂(如环磷酰胺 50mg,每日 3 次),可配合清热、活血、通络中药煎剂治疗(生地黄 15g、川芎 6~10g、赤芍 10g、当归尾 15g、丹参 15g、柴胡 6g、桃仁 10g、金银花 15g、连翘 15g、姜汁炒川黄连 4.5~6g、酒炒黄芩 6~10g、丹皮 12g、黑山栀 10g、山豆根 15g、蒲公英 15g,水煎,于一日内分 2 次温服)。为降低血

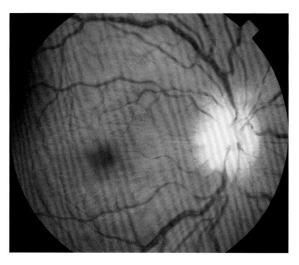

图 8-25　无脉病的眼底病变(视神经萎缩)

女,23 岁,患多发性大动脉炎 3 年,右眼光感消失;左眼 0.8,视野向心性缩小,10°×20°,两上肢血压坐卧位均测不到,下肢血压 130~159/40~80mmHg,血沉 30~130mm/h。

液高凝状态,亦可试用低分子右旋糖酐静脉滴注(注意事项,参阅第四章第二节);抗血小板凝集药(如肠溶阿司匹林 50mg,每日 3 次,饭后服;双嘧达莫 50~100mg,每日 3 次,空腹时服;曲克芦丁 180mg,每日 3 次)。当大动脉炎症有所缓解后,激素或免疫抑制剂等停用,改服清开灵胶囊 0.5~1g,每日 3 次;复方丹参滴丸(27mg/粒)10 粒舌下含化,每日 3 次,或地巴唑 10mg,每日 3 次,已酮可可碱缓释片 400mg,每日 3 次。

炎症稳定 6~12 个月而病变动脉又局限者,可考虑转心血管外科施行血管重建术,如血管旁路移植术、颈总动脉 - 锁骨下动脉吻合术、动脉血栓内膜剥脱术等。

高安病患者的眼底晚期可合并新生血管、玻璃体积血、视网膜脱离及增生性视网膜病变,眼科给予对症处理,如抗 VEGF 治疗、激光或玻璃体手术。

主要参考文献

1. 卜丽萍,戎卫海.多发性大动脉炎 // 陈灏珠,林果为.实用内科学(下册).13 版.北京:人民卫生出版社,2009:1671-1674.
2. 王光璐,刘萍.无脉症的眼部表现 6 例报告.眼底病,1989,5(2):94-96.
3. 黄叔仁.高安病 3 例报告.眼底病,1988,4:152-154.
4. 三国政吉,木村重男.眼出血の臨床.東京:金原出版株式会社,1973:222-224.
5. 萩原朗.最新眼科学上卷.東京:医学書院,1962:392-394.

第四节　低灌注压性视网膜病变

低灌注压性视网膜病变(hypoperfusion retinopathy),亦称低压性视网膜病变(hypotensive retinopathy)。颈内动脉的阻塞或狭窄,大多由该动脉粥样硬化所引起。一般见于 60 岁以上的老年人,男性略多于女性。因颈内动脉侧支循环丰富,部分患者不出现症状,直到死后尸检才被发现,但当阻塞或狭窄严重、侧支循环代偿不良时,使脑与眼部遭受长期慢性的血流灌注不足而发生病变,其中 5%~12% 的患者有低灌注压性视网膜病变。

当颈内动脉的狭窄或阻塞导致眼动脉供血不足,侧支循环代偿不足,并导致眼前节和后节缺血改

变时,称之为"眼缺血综合征(ocular ischemic syndrome,OIS)"。OIS 患者发病后 5 年内总体死亡率高达 40%。因此,早期对 OIS 作出准确的判断,有助于尽早发现患者全身病情,并进行必要的干预,对于维护患者的视力乃至生命都是至关重要的。

临床表现

1. 视功能损害　最常见者为发作性黑矇(fugacious amaurosis),发作可一日数次,亦可每年发作数次。发作很突然,持续数秒钟至数分钟又很快恢复。发作性黑矇的发病机制还不清楚,可能与动脉病变处远端痉挛性狭窄使视网膜动脉一过性缺血有关。发作性黑矇病例,大多伴有暂时性对侧偏瘫等脑症状,少数病例视野检查有同侧偏盲,是视放射因大脑中动脉深支供血不足或阻塞而受损所致。

随着病情进展,逐渐出现不同程度的视力下降,伴眼痛。眼痛可能与新生血管性青光眼的眼压增高有关,或是由于缺血导致的眼绞痛。

2. 眼底所见　最特征的改变为视网膜中央动脉压降低,而出现自发性动脉搏动。当视网膜中央动脉收缩压尚高于眼压,但舒张压却低于眼压时,视盘面动脉出现搏动;如稍稍加压于眼球,此种搏动立即消失(动脉塌陷)。文献中有人主张用 Bailliar 眼动脉血压计(Bailliar's ophthalmodynamometer)测定视网膜中央动脉压,但有因而导致永久性失明者(编者曾有此教训),应予警惕。

视网膜动脉长期灌注压不足,视网膜因缺血而出现与高安病相似的改变,即视网膜静脉扩张,无明显迂曲、色泽暗紫;动脉管径变细,血流徐缓,甚至血柱呈颗粒状移动(淤泥现象,sludge phenomenon);动脉末梢分支呈纺锤形扩张;眼底后极部有微血管瘤、棉绒斑及少量散在的火焰状出血斑;病程晚期,黄斑水肿混浊(偶尔可见樱桃红斑)、视网膜或视盘出现新生血管;视盘苍白。

3. FFA　臂 - 视网膜期及视网膜动 - 静脉期均有明显延长;视盘有时呈现强荧光;微血管瘤相应处有斑点状荧光潴留;动静脉末梢分支、黄斑拱环处均有荧光渗漏;出血斑处荧光掩盖;棉绒斑相应处为无灌注区。

4. 眼前节改变　OIS 除了在发生上述低灌注压性视网膜病变的同时,还可出现眼前节的缺血性改变,如角膜基质水肿、上皮糜烂,球结膜水肿,前房水 Tyndall 现象阳性,虹膜新生血管,虹膜节段状坏死而致瞳孔变形,晶状体混浊及新生血管性青光眼等。部分患者出现虹膜新生血管时并不伴有高眼压,与睫状体缺血、房水产生减少有关。

诊断与鉴别诊断

无论是低灌注压性视网膜病变,还是 OIS,都是由于颈内动脉狭窄或堵塞导致眼部慢性缺血的过程。诊断主要依据其临床症状、眼部体征、荧光素眼底血管造影及颈动脉和眼动脉的影像学检查。如彩色超声多普勒成像(CDI)探查有颈内动脉管径狭窄、血流量减少;听诊颈内动脉有杂音(完全阻塞时杂音也消失);触诊颈内动脉搏动减弱。由于患者多合并全身性疾病,容易与其他视网膜血管性疾病相混淆,如糖尿病视网膜病变、视网膜静脉阻塞或视网膜动脉阻塞。

1. 低灌注压性视网膜病变应与高安病的鉴别是,高安病见于青年人,尤以女性为多,两眼受害,并有上肢无脉病;本病则见于老年人,多为单眼,常伴有对侧偏瘫等脑血供障碍症状,桡动脉搏动正常。

2. 糖尿病视网膜病变　双眼改变,也可出现视网膜出血、视网膜微血管瘤或棉绒斑,视盘或视网膜新生血管,甚至继发虹膜新生血管。鉴别要点在于 OIS 眼底造影显示有明显血管充盈不足,脉络膜和视网膜充盈时间延迟,视网膜血管着染。颈动脉或眼动脉彩超或造影显示异常。

3. 视网膜静脉阻塞　眼底出血以线状或火焰状为主,视网膜静脉扩张伴迂曲,FFA 显示脉络膜充盈无延迟。

4. 眼动脉阻塞　急性发病,突发严重的视力下降,视网膜广泛白色水肿,无樱桃红斑。

治疗

眼科以对症治疗为主。对虹膜有新生血管而前房角尚开放者,可行全视网膜激光光凝术或联合眼内注射抗 VEGF 药物。由于缺血范围大,缺血的视网膜、脉络膜和前节组织均可产生 VEGF,故此类虹膜新生血管的疗效不如糖尿病视网膜病变或视网膜中央静脉阻塞继发的虹膜新生血管的疗效好。如房角被纤维血管组织堵塞,眼压已升高,则考虑睫状体光凝、冷凝或房水引流手术等方法治疗。

眼科诊断 OIS 后,应进一步转诊到内科或血管外科,评估全身病情,或进行专科处理。早期可用抗血小板凝集药物如阿司匹林(50mg,每日 2~3 次,饭后服),中药川芎 10g、丹参 25g、广地龙 15g,水酒合煎(水 2/3,黄酒 1/3),于一日内分 2 次温服,有一定效果。

主要参考文献

1. BROWN G C. The ocular ischemic syndrome//RYAN S J. Retina. Vol.Ⅱ,Chapter 88.St. Loius:CV Mosby,1989:547-549.
2. KAHN M,GREEN W R,KNOX D L,et al. Ocular features of carotid occlusive disease. Retina,1986,6(4):239-252.
3. DAHLMANN A H,MCCORMACK D,HARRISON R J. Bilateral hypoperfusion retinopathy. JR Soc Med,2001,94(6):298-299.
4. 森文彦. 内頸動脈閉塞症. 臨床眼科,2007,61(增刊):110-116.

第五节　糖尿病视网膜病变

糖尿病(diabetes mellitus)是以葡萄糖和脂肪代谢紊乱、血浆葡萄糖水平增高为特征的全身常见病,由胰岛素绝对或相对分泌不足和胰升糖素增高引起,其中原发性占绝大多数。原发性中又分胰岛素依赖型(1 型)及非胰岛素依赖型(2 型)两类。1 型大多始发于青少年,相对少见;2 型则多发于 40 岁以上的中老年,占原发性糖尿病患者的 90% 以上。据流行病学调查,随着生活水平提高,饮食结构改变,加以人口之渐趋老龄化,我国糖尿病人群数量超过 1.4 亿,居世界第一。我国成人糖尿病患病率从 2013 年的 10.9% 增加到 2018 年的 12.4%;糖尿病前期的患病率从 2013 年的 35.7% 增加到 2018 年的 38.1%。

糖尿病视网膜病变(diabetic retinopathy,DR)是糖尿病后期的严重并发症之一,已成为工作年龄人群视力损伤和失明的主要原因。全球范围内,糖尿病患者中 DR 患病率为 34.6%,严重威胁视力的增生性糖尿病视网膜病变(PDR)患病率为 6.96%,影响中心视力的 DME 患病率为 6.81%。

随着糖尿病治疗的进步,患者生命之延长,DR 发生率亦随之增高。糖尿病病程是引起 DR 的最重要危险因素,病程越长,眼底发病率也越高。同时,DR 与糖尿病血糖的控制情况优劣亦密切相关,血糖控制不良可使 DR 发生的风险增加 4 倍。高血压、血脂异常也是 DR 发生的重要危险因素,DR 还与肾病、妊娠、肥胖、遗传因素等多种其他风险因素有关。糖尿病对视网膜与肾脏的损害基本同步。实验室检查有蛋白尿(即使微量)和血中尿素氮、肌酸酐升高,是 DR 发生的重要征兆。妊娠能促使糖尿病患者 DR 的发生与发展。

控制血糖、高血压、高血脂、减肥及戒烟戒酒等可干预的危险因素,均可降低 DR 发病率。

DR 在高度近视眼、视网膜色素变性眼、陈旧性脉络膜视网膜炎症眼等的发病轻于正常眼,其原因可能与此类病眼因长期血供不足、耗氧需求量降低所致;亦可能与玻璃体液化及玻璃体完全性后脱离有关(玻璃体对视网膜新生血管形成有重要性,不仅为新生血管提供了支架,而且可因两者相互作用,引起玻璃体积血或牵拉性视网膜脱离。Kimberly,2002)。

眼底表现及其发病机制

DR 的发病机制十分复杂,许多方面至今仍未完全清楚。有以下几种学说:如山梨醇通路异常激活说,组织蛋白非酶性糖基化说,脂质过氧化和自由基损伤说,血液流变学改变和微循环障碍说,生长因子合成和释放失调说,免疫/炎症因素说等。但总体上从临床这一层次来说,DR 的发生和发展是脉络膜循环和视网膜微循环对新陈代谢、内分泌、血液学损害的反应,是视网膜组织缺氧及随后发生微循环结构损害的结果。所以,引起 DR 的关键,在于视网膜组织供氧不足。在糖尿病的长期高血糖作用下,血红蛋白(Hb)中糖基化血红蛋白(HbAlc)含量比例增高,使血红蛋白与 2,3-二磷酸甘油酸(2,3-DPG)结合力受阻,这样,一方面使红细胞携氧量降低,另一方面 HbAlc 对氧的亲和力大于正常血红蛋白,使氧不易在包括视网膜在内的外周组织中释放。缺氧长期持续且日趋严重,终于使血液其他成分改变和视网膜微循环结构损害:血液黏滞度增加;红细胞僵化、变形能力下降;红细胞凝集性增强、凝集成簇状(正常为串索状,糖尿病时此一改变与血浆中 α2-球蛋白升高有关)易于堵塞毛细血管、损伤血管内皮细胞;毛细血管壁内周细胞(intramural pericyte)丢失;内皮细胞增生,基底膜增厚;视网膜毛细血管小叶(retinal capillary lobule)前微动脉-后微静脉短路、缺血,以及随之而来的新生血管形成,在此基础上出现下列的各种眼底改变。

1. 微血管瘤(microaneurysm) 是视网膜微循环障碍最早出现的一个体征。检眼镜下呈大小基本相同的针头样红点(其直径通常小于一个视盘面视网膜中央静脉管径,该静脉管径约等于 125μm),散布于眼底后极部,多少不一,检眼镜所见到的数量,远远少于 FFA 检查所见。有时检眼镜下仅寥寥数个,造影片上则已多至不可计数。但也有从检眼镜下或眼底彩色照片上被认为微血管瘤,造影片上却不见荧光充盈,可能因微血管瘤内血流停滞或瘤体壁玻璃样变性所致,也可能是小出血点的误诊。

微血管瘤为毛细血管壁内周细胞部分消失后,该处管壁薄弱形成的局限性囊样或梭样膨隆,有时位于毛细血管一侧,如憩室状。

正常青年人毛细血管壁内皮细胞与周细胞的比例接近 1:1,随着年龄增长,内皮细胞数相对减少,但在糖尿病患者却因病程延长而使内皮细胞增生、周细胞不断丢失。周细胞包裹毛细血管,对保证毛细血管完整性和调节微循环血流量有一定作用,周细胞丢失可使毛细血管壁变得薄弱,除形成微血管瘤外,还能引起出血与血浆渗漏。

2. 蜡样渗出(waxy exudate) 为蜡黄色边缘清楚的硬性渗出(hard exudate)小点。可数个或数十个呈簇状聚集,有时相互融合成片,有时排列成环状或半环状,出现于黄斑时,沿 Henle 纤维分布呈完全或不完全的星芒状斑。

蜡样渗出位于外丛状层,可能是毛细血管基底膜病变后血浆渗漏的结果。毛细血管基底膜的一个重要作用为分子滤过,病理情况下,血浆通过病变部位漏出。当漏出液中水及小分子物质被吸收而其中的脂类等大分子物质残留时,成为蜡样渗出。也有认为,此种脂类为视网膜水肿后神经组织的分解产物。

蜡样渗出可以缓慢消退(依赖巨噬细胞吞噬),在陈旧性渗出消退的同时,新的渗出斑又可出现。

3. 出血斑 斑点状小出血位于视网膜神经上皮层深层,呈圆形或类圆形,体积细小的出血常易与微血管瘤混淆。从理论上说小出血点一般能在数周内消失,FFA 片上有荧光遮蔽。实际上,两者的鉴别往往有一定难度。

在患者血糖波动较大或伴有高血压时,视网膜深层可见边界不清、面积较大的出血斑,亦可见到位于神经纤维层的火焰状或线状出血斑,甚至内界膜下大片出血(视网膜前出血)。

4. 视网膜内微血管异常(intraretinal microvascular abnormalities,IRMA) 为视网膜毛细血管小叶微循环障碍(缺血、缺氧)而引起的代偿性结构变异,检眼镜下不易发现,但在 FFA 片上清晰可见,毛细血管呈节段状扩张迂曲,不渗漏,很少破裂出血。IRMA 与棉绒斑的形成关系密切,有时出现于棉绒斑(无灌注区)周围,亦可在大小不一的棉绒斑之间。IRMA 是视网膜新生血管产生的先兆,亦即 DR 由非增生性行将进入增生性的重要体征,因此,当眼底有 1 个或 1 个以上象限发生 IRMA 时,也可以称之为"增生前期(pre-proliferative diabetic retinopathy)"。

5. 棉绒斑(cotton-wool patches) 棉绒斑是视网膜毛细血管小叶前微动脉阻塞,毛细血管小叶血流中断所致。检眼镜下呈松软的灰白色,大小自 1/4~1PD 或 >1PD 不等。FFA 为无灌注区。多数位于视盘及黄斑周围。边缘除常可见有出血斑、微血管瘤外,还可见到节段状扩张迂曲的毛细血管(IRMA),有时还能发生毛细血管小叶前微动脉与毛细血管后微静脉间的短路。棉绒斑能自行消失,消失后检眼镜下已不留踪影,但 FFA 片上仍为无灌注区(当无灌注区相互融合,面积扩大后,其间的 IRMA 随之消失)。

视网膜毛细血管小叶缺血的主要原因之一,为毛细血管基底膜增厚。基底膜增厚是糖尿病组织病理的一个特征性改变,不仅见于视网膜、肾小球、骨骼肌毛细血管等血管性结构中,也可发生于肾小管等非血管结构中。视网膜毛细血管基底膜增厚使毛细血管小叶前微动脉高度狭窄或堵塞,毛细血管小叶血流阻断。

6. 视网膜静脉改变 糖尿病对视网膜血管的损害以静脉为主,不同于原发性高血压或继发性高血压以动脉为主。糖尿病早期眼底已可见到视网膜静脉扩张充盈。随着病情发展,静脉管径变得粗细不均,严重者呈串珠状(静脉串珠),行径迂曲,甚至成襻形,管壁出现白鞘。由于糖尿病血液多呈高凝状态,流速缓慢。静脉总干阻塞(CRVO)或分支阻塞(BRVO)亦时有所见。

7. 视网膜动脉硬化或末梢分支闭塞 大多见于伴有高血压的患者,但亦可见于无高血压者,后者发病机制不明。

8. 视网膜新生血管(retinal new vascular) 视网膜微循环障碍,血流量严重不足,组织缺氧和代谢障碍,释放血管生长因子(如 VEGF 等),诱发新生血管。新生血管之见于视盘面、视盘边缘 1PD 以内的视网膜浅层者,称为视盘新生血管(neo-vessels on the optic papilla,NVP);见之于除此以外任何部位的视网膜浅层者(绝大多数是在离视盘缘 6PD 范围内),称为视盘以外的视网膜新生血管(neo-vessels elsewhere,NVE)。检眼镜下新生血管纤细而迂曲,在水肿并伴有出血的视盘或视网膜背景上,有时很难发现。FFA则易于见到,无论 NVP 或 NVE,荧光充盈迅速,呈网状、线结状、密集树枝状,且很快渗漏成边界模糊的强荧光斑,强荧光斑至造影晚期仍持续存在。

新生血管亦可发生于虹膜与房角,严重时导致新生血管性青光眼。

组织学检查,新生血管有一层菲薄的纤维组织,久后纤维组织明显增厚,并可进入视网膜-玻璃体临界面或进入玻璃体,形成玻璃体增生膜。

9. 视网膜前出血及玻璃体积血 新生血管无正常的血管结构,非常脆弱,易于破裂出血。出血量多时,形成视网膜前出血;当出血突破内界膜进入玻璃体时,可致玻璃体积血。玻璃体积血如不能完全吸收而成条索状或膜状机化后,其中一部分可有新生血管,新生血管破裂出血,加重了玻璃体积血及随之而来的机化增生,终于引起牵拉性视网膜脱离。

10. 视网膜水肿(retinal edema) 是血-视网膜屏障(blood-retina barrier)损害,血管通透性改变的后果之一。FFA 片上,微血管瘤、IRMA、高度扩张的毛细血管、视网膜动静脉小分支均可见到荧光渗漏。检眼镜下可见到局灶性或广泛性的视网膜混浊。裂隙灯显微镜光切面、相干光断层扫描(OCT)检查,均可见到视网膜增厚。当水肿发生于黄斑时,可以见到放射状皱褶,其周围有微血管瘤及蜡样渗出斑点,FFA显示皱褶为微囊样水肿,在微囊样水肿间隙(microcystoid space)有荧光潴留,呈花瓣状。

11. 糖尿病黄斑水肿(diabetic macular edema,DME)[亦称糖尿病黄斑病变(DMP)] 上述之种种改变,尤以视网膜组织水肿增厚而突显于黄斑或其附近处时,特称之为"DME"。DME 是导致 DR 视力高度障碍的重要原因。检眼镜下表现为黄斑、黄斑周围,甚至整个后极部水肿混浊、棉绒斑、黄斑视网膜动脉末梢分支白线化。OCT 能显示水肿的严重程度。FFA 检查可见黄斑拱环扩大、花瓣样荧光,提示黄斑微囊样水肿(细胞外水肿)或囊样变性(细胞内水肿)、无灌注区、弥漫性荧光渗漏。此外,DME 常有视网膜前膜形成(即玻璃体后界膜与视网膜内界膜之间纤维组织增生并对视网膜产生牵拉)。检眼镜下黄斑表面出现皱褶的半透明膜,周围血管迂曲;OCT 或裂隙灯显微镜检查后部玻璃体时,可发现玻璃体不完全后脱离或玻璃体劈裂(当不完全后脱离发展为完全后脱离后,DME 可以获得缓解)。

12. 糖尿病视盘病变(diabetic papillopathy) 除视盘面出现新生血管外,其他极为少见。有两种情况:一种大多发现于中、青年患者,检眼镜下见有视盘充血水肿;FFA 片上视盘处有荧光渗漏,除生理盲点扩大外,中心视力等视功能并不因此而有进一步损害。另一种表现为急性视神经缺血性病变,糖尿病是引起急性缺血性前部视神经病变发病的重要原因之一,详见第三章第四节。

糖尿病视网膜病变分期

文献中尽管有多种 DR 的临床分类(期、级)方法,然而以检眼镜和 FFA 有无发现视网膜和 / 或视盘面新生血管,划分为非增生性糖尿病视网膜病变(non-proliferative diabetic retinopathy,NPDR,或称单纯性、背景性)与增生性糖尿病视网膜病变(proliferative diabetic retinopathy,PDR)的标志方面,各家意见并无分歧。目前国内有 1985 年第三届全国眼科学术会议推荐的分期法(表 8-4)。

表 8-4　糖尿病视网膜病变分期(1985 年全国眼科学术会推荐)

期别		眼底检查所见	
单纯性	I	有微血管瘤或并有小出血点	(+)较少,易数 (++)较多,不易数
	II	有黄白色硬性渗出或并有出血斑	(+)较少,易数 (++)较多,不易数
	III	有白色软性渗出或并有出血斑	(+)较少,易数 (++)较多,不易数
增生性	IV	眼底有新生血管或并有玻璃体积血	
	V	眼底有新生血管和纤维膜增生	
	VI	眼底有新生血管和纤维膜增生,并发现视网膜脱离	

注 1. "较少,易数"和"较多,不易数"均包括出血斑点;注 2. 未包括 DME 在内。

以上分期是以检眼镜下所见为指征,张承芬等(1987)认为并不完全符合 FFA 所见,特别是 II 和 III 期,在这两期内 FFA 可以发现毛细血管无灌注区、视网膜内微血管异常(IRMA),而检眼镜下 IRMA 不易检出,特别是已消退的棉绒斑不能见到,因此建议 DR 的分期要结合 FFA 检查。

《我国糖尿病视网膜病变临床诊疗指南(2022 年)》中的 DR 分期方法在 1985 年我国 DR 分期的基础上,结合了 2003 年国际分类(表 8-5)。

视盘面及其周围 1 个 PD 范围内视网膜新生血管,称为视盘新生血管(new vessels on the optic papilla,NVP);离视盘缘 1 个 PD 之外的视网膜新生血管称为视网膜新生血管(new vessels elsewhere,NVE)。凡:①NVP≥1/3PD,或 NVP 加上视网膜前出血或玻璃体积血者;②NVE≥1/2PD 加上视网膜前出血或玻璃体积血者,为增生性糖尿病视网膜病变高危期。

DME 定义为黄斑区毛细血管渗漏致黄斑中心视网膜增厚,是 BRB 破坏的结果。2003 年的国际标准分类法将 DME 分为三类(表 8-6)。

表 8-5 我国 DR 分期

疾病	分期	眼底病变
NPDR	Ⅰ期(轻度非增生期)	仅有毛细血管瘤样膨出改变
	Ⅱ期(中度非增生期)	介于轻度到重度之间的视网膜病变,可合并视网膜出血、硬性渗出和 / 或棉绒斑
	Ⅲ期(重度非增生期)	每一象限视网膜内出血≥20 个出血点,或者至少 2 个象限已有明确的静脉串珠样改变,或者至少 1 个象限存在视网膜内微血管异常(IRMA)。当患眼同时具备重度 NPDR "4.2.1" 原则中 2 条及以上特征时,被定义为 "极重度 NPDR"
PDR	Ⅳ期(增生早期)	视网膜新生血管(NVE)或视盘新生血管(NVD),当 NVD>1/4~1/3 视盘直径(DA)或 NVE>1/2DA,或伴视网膜前出血或玻璃体积血时称为 "高危 PDR"
	Ⅴ期(纤维增生期)	纤维血管膜,可伴视网膜前出血或玻璃体积血
	Ⅵ期(增生晚期)	牵拉性视网膜脱离,可合并纤维血管膜、视网膜前出血或玻璃体积血

表 8-6 糖尿病黄斑水肿(DME)程度临床分类法

DME 严重程度	检眼镜下所见(扩瞳后)
轻度	视网膜增厚或硬性渗出远离黄斑中心凹
中度	视网膜增厚或硬性渗出未累及黄斑中心凹
重度	视网膜增厚或硬性渗出累及黄斑中心凹

2017 年,国际分类更新 DME 的分类方法,根据是否累及黄斑中心将 DME 分为两类:①未累及黄斑中心凹的 DME,黄斑视网膜增厚未累及中心凹直径 1mm 范围内;②累及黄斑中心凹的 DME,黄斑视网膜增厚累及中心凹直径 1mm 范围内。

大多数病例,增生性糖尿病视网膜病变由非增生性糖尿病视网膜病变发展而来。是视网膜缺氧、血循环障碍、血 - 视网膜屏障破坏的进一步加重,在此基础上诱发新生血管。新生血管出现是增生性视网膜病变的诊断指征。新生血管形成是代偿性的,为组织对缺氧的一种病理生理性反应。全身微循环供氧不足,可刺激视盘形成新生血管(包括视盘旁 1 个 PD 范围内,因此,这一体征出现,对患者生命预后来说更为严重)。局部缺氧时,新生血管发生于视网膜缺血区或毛细血管小叶无灌注区附近。

增生性糖尿病视网膜病变是以新生血管形成开始,新生血管芽是增生性改变的最初表现,检眼镜下不能见到,可通过 FFA 发现。当新生血管突破内界膜到达视网膜表面时,称为视网膜前新生血管。新生血管伸入玻璃体内,形成许多丝状新生血管或血管网。新生血管在 FFA 检查时荧光素极易渗漏。新生血管易于破裂出血,出血量多时突破内界膜进入玻璃体,多量及反复出血,形成玻璃体增生膜,终于并发牵拉性视网膜脱离(图 8-26~图 8-36)。

增生性糖尿病视网膜病变不仅使视功能损害更加严重,也标志着患者的生命预后趋于恶劣。据文献统计,在出现增生性糖尿病视网膜病变后,平均存活期为 5.4 年(Root,1959)。视盘面出现新生血管者预后更差(Deckert,1967)。因增生性糖尿病视网膜病变失明的患者中,死亡率高达每年 15%。致死原因中,60 岁以上者以动脉硬化性心脏病为主(特别是并有高血压、高血脂者),60 岁以下者以肾脏病变为主。

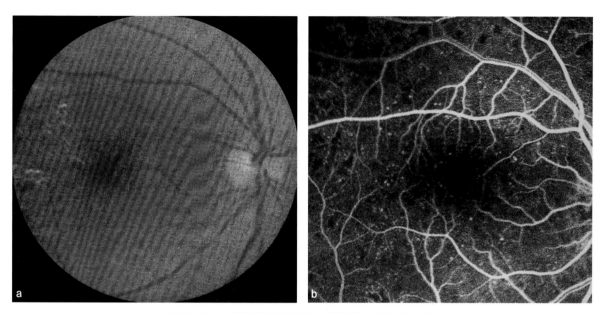

图 8-26　中度非增生性糖尿病视网膜病变（NPDR）

a.眼底摄片：微血管瘤及黄白色蜡样硬性渗出斑；b.FFA 片早期静脉期，可见大量微血管瘤荧光充盈。

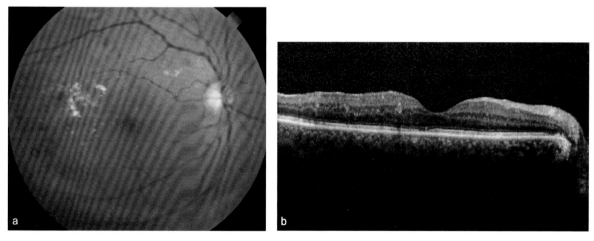

图 8-27　中度 NPDR、轻度 DME

男,54 岁,2 型糖尿病已 12 年,正规服药控制；发现两眼视力下降 3 年,左眼突然高度障碍 10 天,右眼视力 0.5,左眼 0.02,左眼玻璃体血性混浊,眼底仅能透见红光；右眼底可见微血管瘤、出血斑、大小不一的渗出斑,累及黄斑中心凹边缘;a.右眼底摄片；b.右眼 OCT 显示轻度 DME。

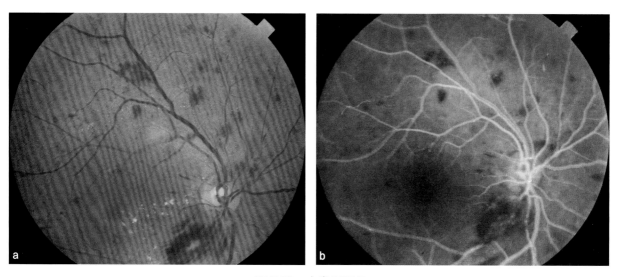

图 8-28 中度 NPDR
a. 眼底摄片；b. FFA 片。

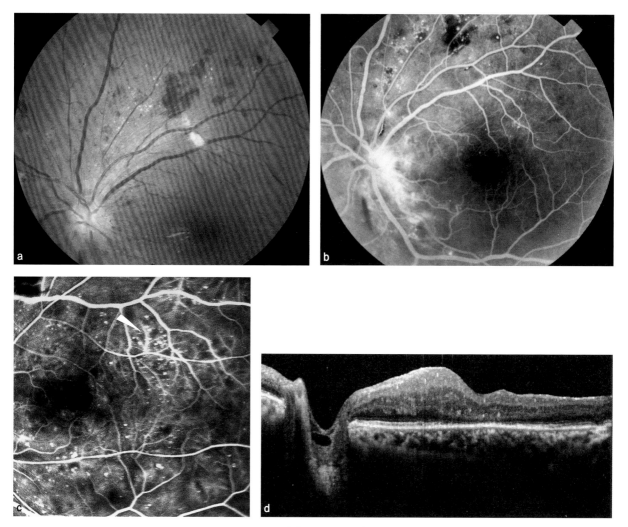

图 8-29 重度 NPDR、中度 DME

女，50 岁，发现并确诊 2 型糖尿病 2 年，实际病程不详，未经正规治疗，本图为其左眼底像、FFA 片、后极部 FFA 片及 OCT；a. 眼底摄片；b. FFA 片；c. 后极部 FFA 片（放大），白箭头所指为视网膜内微血管异常（IRMA）；d. OCT 显示中度 DME。

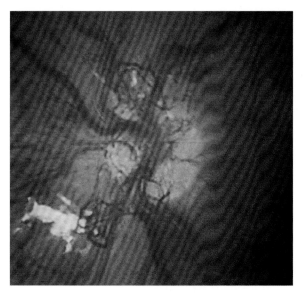

图 8-30　增生性糖尿病视网膜病变（PDR）
视盘面及其周围视网膜有大量新生血管。

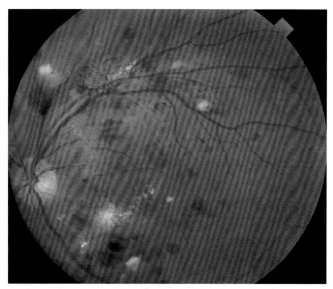

图 8-31　PDR
视网膜中央动静脉颞上支可见新生血管。

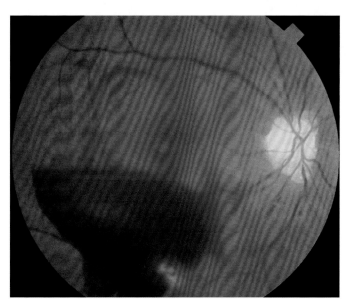

图 8-32　PDR
颞上方有新生血管，颞下方有视网膜前出血。

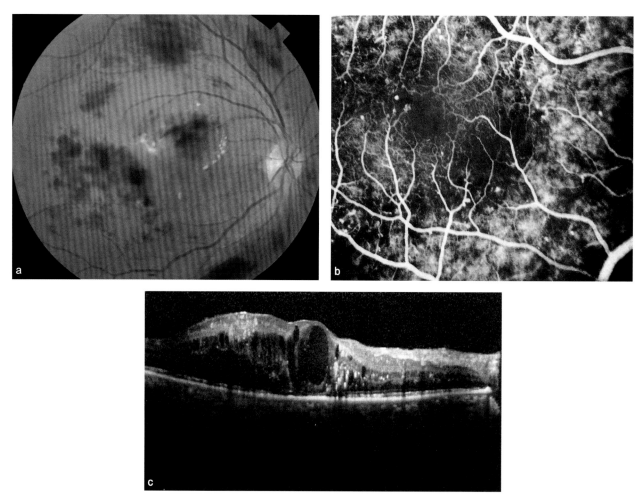

图 8-33 PDR、重度 DME

女,53 岁,2 型糖尿病 10 年,断断续续用药,两眼视力高度不良 7 个月,就诊时双眼 0.1,本图为其右眼底像、后极部 FFA 及 OCT 成像;a. 眼底摄片,b. 后极部 FFA 片;c. OCT 显示重度 DME。

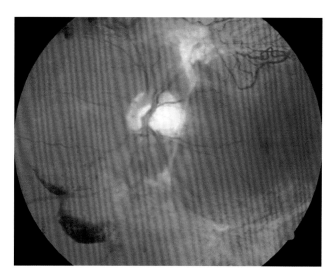

图 8-34 PDR

男,60 岁,发现并确诊 2 型糖尿病 3 年,实际病程不详,自觉双眼视力下降 1 年余,就诊时视力右眼 0.06,左眼 0.15,右眼玻璃体点片状、尘埃状暗红色血性混浊,眼底检查仅能透见视盘轮廓;本图为其左眼底像,可见新生血管、视网膜前出血及大片机化膜。

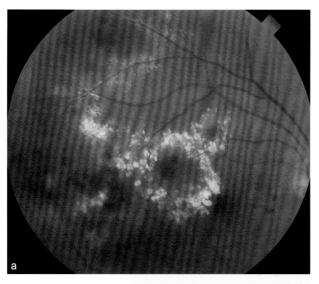

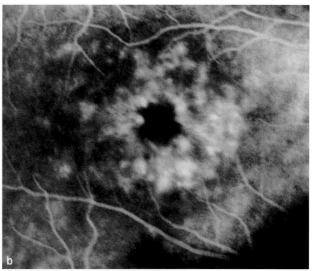

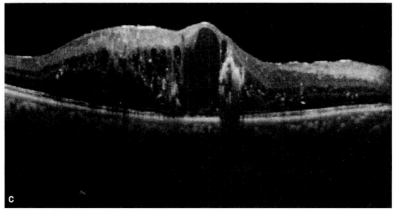

图 8-35　PDR、重度 DME

男,63 岁,确诊 2 型糖尿病已 16 年,虽按医嘱用药及控制饮食,但空腹血糖仍在 6.7~10.0mmol/L 之间,尿糖(++)~(+++),双眼视力高度不良近 1 年,左眼突然看不见 10 天;就诊时视力,右眼 0.06,左眼眼前指数;两晶状体后囊下皮质轻度混浊,左眼后部玻璃体积血;a. 右眼底像;b. 右 FFA 静脉期,中心凹周围微囊样水肿,黄斑毛细血管损害,拱环扩大;c. OCT 显示重度 DME。

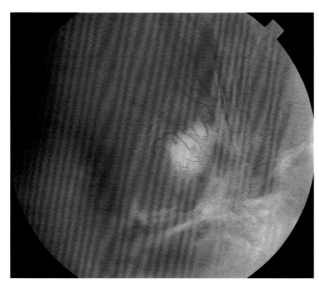

图 8-36　PDR

女,46 岁,确诊 2 型糖尿病已 12 年,未经正规治疗;双眼视力明显下降 9 个月,本图为其右眼底像:视盘面新生血管,视网膜及玻璃体机化膜,牵拉性视网膜脱离。

糖尿病视网膜病变远程筛查

对糖尿病患者进行眼底筛查是及时阻止 DR 视力损伤的有效方法。随着近些年网络信息技术的发展，DR 远程医疗筛查模式日趋成熟，突破地域和时间限制，实现医疗资源共享，有效节约卫生资源，降低医疗成本。

DR 的远程筛查系统一般主要由筛查中心、传输网络和读片中心组成。由当地眼科医生、验光师、社区全科医师或经过培训的技术员建立患者个人健康档案，如患者的视力、主诉、糖尿病类型与病程等，采集患者影像资料，眼底照相最常用，必要时可联合使用 OCT 或 FFA 影像资料；上述资料通过有线或无线的方式上传至数据库，再传输到阅片中心，由有经验的眼科专家人工手动阅片，作出不同级别的筛查诊断和治疗意见。随着人工智能在医疗领域的飞速发展，人工智能全自动阅片协助 DR 的远程筛查已成为未来发展的方向，有望取代传统医院模式的阅片中心，进一步降低患者就医成本，减轻眼科医师工作负担，但仍应进一步临床验证，其真实世界的应用尚需时日。

治疗

DR 的治疗应包括全身病管理和眼部的局部治疗。眼部的局部治疗包括抗 VEGF 药物、激光光凝和手术，主要根据 DR 疾病阶段以及是否合并 DME 进行治疗决策选择。

1. 抗 VEGF 药物　抗 VEGF 药物玻璃体腔注射可有效改善 DR 病变严重程度、消退 DME、减缓病情进展，对于因屈光间质混浊或其他原因暂时不能行 PRP 治疗时，可以先进行抗 VEGF 药物治疗。是 DME 的一线治疗方法。

但单纯抗 VEGF 药物治疗无法逆转无灌注区扩大的自然病程，且玻璃体腔注射抗 VEGF 药物治疗需要长期随访，对患者的依从性有较高的要求，且治疗费用相对较高。因此，在我国目前的国情下，激光光凝治疗 DR 仍具有重要意义。抗 VEGF 药物治疗联合 PRP 治疗可在一定程度上提高 PRP 治疗效果，降低 PRP 激光能量和数量，减少 PRP 引起的周边视野损害，也可一定程度减少玻璃体积血，降低注射次数带来的医疗费用。

对于累及黄斑中心凹的 DME 患者，抗 VEGF 药物建议做到早期、强化负荷治疗，采取 5~6 次的初始治疗方案；而维持期的治疗应结合患者病情和个体情况进行选择。

玻璃体腔注射的激素类药物也可用于治疗 DME，包括：地塞米松玻璃体内植入剂（Ozurdex）以及曲安奈德，后者为超适应证使用。激素类药物可通过多种机制产生抗炎作用，抑制视网膜血管渗漏及新生血管生成，但也可能引起高眼压、白内障等并发症，甚至发生感染性或非感染性眼内炎。Ozurdex 是一种生物可降解的、长期缓慢释放地塞米松的抗炎药物，已被批准用于治疗成年 DME。该药在≤6 个月的时间内将糖皮质激素释放到玻璃体中，拥有更长效、更稳定的抗炎效果，同时减少了眼内频繁注药的不良反应。对抗 VEGF 药物治疗应答不良或无应答的 DME 患者，可考虑使用眼内注射激素治疗；对于人工晶状体（IOL）眼或具有全身心血管病高危因素的 DME 患者，可考虑一线使用玻璃体腔注射激素治疗。

2. 激光光凝　激光光凝能破坏代谢旺盛、耗氧量大的感光细胞，以改善视网膜内层缺氧状态，从而提高视网膜血管的自主调节（autoregulate）功能，同时，因色素上皮细胞破坏而释放新生血管抑制因子，有利于抑制新生血管形成。

激光光凝在控制 DR、减少致盲上发挥了非常重要的作用。在各种波长的激光中，波长 514.5nm 的氩激光及波长 532nm 的二极管激光应用最多，因这种波长能为黑色素、血红蛋白吸收，不仅效果好，而且对视功能的损害也相对轻于其他波长，所以对黄斑及其附近处的光凝比较安全。但当玻璃体等屈光间质混浊时，应改用氪红激光（647nm）或二极管半导体激光（810nm）。

由于 DR 病情不同,激光光凝技术处理(光凝范围、光斑数量、光斑大小、曝光时间、能量强度)亦随之而异。

局灶性光凝(focal photocoagulation):主要适用于中度(间或重度)DME。①距离黄斑中心凹边缘 500μm(约 1/3PD)以内范围的视网膜水肿增厚和 / 或蜡样渗出。氩 - 绿激光单点或多点一次性直接照射,光斑直径 75~100μm,曝光时间 0.1~0.2 秒,输出功率 100~300mW,以激射处发灰、发白为度。②离中心小凹 500μm 以外至 3000μm(约 2 个 PD)范围内,有面积 >1 个 PD 大小的视网膜水肿增厚和 / 或蜡样渗出,或在此区域内有集合成簇的微血管瘤时,氩 - 绿激光一次性直接照射,光斑直径可略予增大(100~200μm)。

格栅样光凝(grid pattern photocoagulation):主要用于重度 DME。此时,中心凹已被累及,整个黄斑及其附近甚至整个后极部视网膜弥漫性水肿增厚,光凝目的在于使渗出吸收。所用激光波长、光斑大小、曝光时间、能量强度,与局灶性光凝同,但照射范围可遍及整个病变区(除外距中心小凹 500μm 之内及距视盘 - 黄斑纤维束处。亦可在中心凹上、下、颞侧边缘分成 3~4 个 C 形色围圈,每圈 12~16 个光凝点,共 48 点,即所谓 48 点式),光斑数多于局灶性光凝,光斑与前后左右光斑之间距离要相隔一个光斑直径。首次光凝后如有需要可做补充光凝,补充光凝的光斑大小、曝光时间、能量强度,均应小于首次光凝(为了尽可能减少激光对视网膜神经上皮层的损害,近年来推出的微脉冲激光,比传统激光安全)。

次全视网膜光凝(sub-panretinopathy photocoagulation)用于重度非增生性糖尿病视网膜病变(亦可称为增生前期),光凝范围限于离上、下血管弓及视盘鼻侧缘各 1 个 PD 以外至赤道部前后的全部视网膜,目的是防止新生血管形成而由非增生性糖尿病视网膜病变演变为增生性糖尿病视网膜病变。

全视网膜光凝(panretinopathy photocoagulation):被认为是有效降低重度 NPDR 和 PDR 患者严重视力损伤的主要治疗方法,尤其是疾病进行性进展的患者临床治疗中的首要方法和"金标准"。合并 DME 的重度 NPDR 和早期 PDR 患者,可以在 PRP 治疗前先进行抗 VEGF 药物治疗;但对于高危 PDR 患者,PRP 不宜延迟,应在能看清眼底时尽快进行 PRP,可以和抗 VEGF 药物治疗同时进行。光凝范围为除去离视盘 - 黄斑纤维束及视盘上、下、鼻侧缘 1 个 PD 之内的所有视网膜。

超全视网膜光凝(extra-panretinopathy photocoagulation):光凝除视盘 - 黄斑纤维束之外的全部视网膜,适用于视盘面和 / 或视网膜有大面积新生血管、出血的严重增生性糖尿病视网膜病变或出现虹膜、房角新生血管,并发新生血管性青光眼高危险度的病例。

无论次全、全、超全视网膜光凝,光斑大小(以视网膜上、下血管弓为界,之内直径 100~200μm;之外为 300~500μm)、曝光时间(0.1~0.3 秒)、能量强度(中等)、光斑间距(1~3 个光斑直径)均相同。鉴于光凝斑总数达 1 200~1 600 个之多,必须分 2 次或 4 次完成,以免严重反应,波长为绿色或黄色或红色。分 2 次者间隔 2 周,4 次者每次间隔 1 周。

光凝后应定期复诊(3~6 个月),如发现有新的活跃的新生血管(渗漏显著),应做补充光凝。

激光光凝对防止视力进一步损害有益,然而不能或很难逆转其已损害的视力。同时也必须指出,激光光凝具有一定副作用。除光凝直接影响视网膜功能与引起光凝区之间视网膜水肿、浆液性浅脱离之外,还可加重血 - 视网膜屏障破坏及导致炎症反应、自由基毒性。所以严格掌握适应证、剂量十分重要。光凝前、后给予内服银杏叶浸膏片(40mg,每日 3 次)能减轻其副作用;亦可在光凝同时,给予曲安奈德(triamcinolone acetonide,20mg)球后注射,不仅可以减轻黄斑水肿,还能使视力有所提高。

3. 玻璃体手术　当 DR 出现不吸收的玻璃体积血、PDR 的纤维增生膜、视网膜前出血、视网膜被牵拉以及牵拉性视网膜脱离、牵拉性孔源性视网膜脱离、玻璃体积血合并白内障、玻璃体积血合并虹膜新生血管等。可行玻璃体切除术,手术可以去除混浊的玻璃体、积血和纤维增生膜,使脱离的视网膜重新复位,可联合眼内激光光凝或玻璃体腔注药。

重度 DME 或整个后极部的视网膜弥漫性水肿增厚,应及时施行后部玻璃体分离切除术,切除部分含有增生组织的玻璃体,缓解玻璃体对视网膜的牵引,亦可同时联合内界膜剥除术,据报道有 50%~60% 病例改善了视力。近年来,应用吲哚青绿(ICG)内界膜染色,使手术成功率有所提高,但术后 ICG 残留可进入视网膜神经上皮层下,对色素上皮细胞有一定毒性,因此有人提出改用 triamcinolone acetonide(曲安奈德),利用曲安奈德的粉尘状颗粒附着于内界膜,作为辨认标志。

主要参考文献

1. 胡仁明,朱禧星.糖尿病 // 陈灏珠,林果为.实用内科学.13 版.北京:人民卫生出版社,2009:1018-1070.

2. 唐罗生.糖尿病视网膜病变 // 魏文斌,陈积中.眼底病鉴别诊断学.北京:人民卫生出版社,2012:515-529.

3. 张承芬.糖尿病性视网膜病变 // 张承芬.眼底病学.2 版.北京:人民卫生出版社,2010:260-295.

4. 郑志.糖尿病视网膜病变临床防治:进展、挑战与展望(述评).中华眼底病杂志,2012,28(3):209-214.

5. 张晓峰.糖尿病视网膜病变 // 黄叔仁.临床眼底病学.合肥:安徽科学技术出版社,1994:155-158.

6. 张晓峰.糖尿病性视网膜病变及其治疗 // 魏文斌,张晓峰,方严.当代临床眼科进展.合肥:安徽科学技术出版社,1998:324-336.

7. 张晓峰,蔡松年,罗传淇,等.中药预防早期糖尿病性视网膜病变的动物实验研究.眼底病,1991,7(2):83-86.

8. 刘文洁,李筱荣.糖尿病脉络膜病变的研究进展.国际眼科纵览,2008,32(6):382-387.

9. 张欣,于强,刘杏,等.光凝对糖尿病视网膜病变黄斑区视网膜厚度的早期影响.中华眼底病杂志,2002,18(1):31-33.

10. 陈悦,张金松.球后注射曲安奈德联合激光光凝治疗糖尿病弥漫性黄斑水肿的临床观察.中国实用眼科杂志,2007,25(2):155-157.

11. 陈家彝.糖尿病性视乳头病变.中国实用眼科杂志,2003,21(10):721-722.

12. 染色玻璃体切除术.国外医学(眼科学分册),2005,29(5):289-292.

13. Grading diabetic retinopathy from stereoscopic color fundus photographs:An extension of the modified Airlie House classification:ETDRS Report No.10.Ophthalmology,1991,98(5 Suppl):786-806.

14. WILKINSON C P,FERRIS F L,KLEIN R E,et al. Proposed Inter clinical diabetic retinopathy and diabetic macular edema disease severity scales. Ophthalmology,2003,110(9):1677-1682.

15. JONAS J B. Intraocular availability of triamcinolone acetonide after intravitreal injection. AM J Ophthalmol,2004,137(3):560-562.

16. WOLFENSBERGER T J. The role of carbonic anhydrase inhibitors in the management of macular edema. Doc Ophthalmol,1999,97(3-4):387-397.

17. ETDRS. Early photocoagulation for diabetic retinopathy. ETDRS report number 9. Early treatment diabetic retinopathy study research group. Ophthalmology,1991,98(5 Suppl):766-785.

18. STEFANIOTOU K,ASPIOTIS M,KALOGEROPOULOS C,et al. Vitrectomy results for diffuse diabetic macular edema with and without inner limiting membrane removal. Eur J Ophthalmol,2004,14(2):137-143.

19. SOHEILIAN M,RAMEZANI A,OBUDI A,et al. Randomized trial of intravitreal bevacizumab alone or combined with triamcinolone versus macular photocoagulation in diabetic macular edema. Ophthalmology,2009,116(6):1142-1150.

20. KIIRE C A,PORTA M,CHONG V. Medical management for the prevention and treatment of diabetic macular edema. Surv Ophthalmol,2013,58(5):459-465.

21. LUTTRULL J K,DORIN G. Subthreshold diode micropulse laser photocoagulation(SDM)as invisible retinal phototherapy for diabetic macular edema:A review. Curr Diabetes Rev,2012,8(4):274-284.

22. ROSBERGER D F. Diabetic retinopathy:Current concepts and emerging therapy// PORETSKY L,LIAO EP. Acute and chronic complications of diabetes. Endocrinology and metabolism clinical of North America,Clinics Review Articles. Elsevier,2013,42(4):721-745.

23. 早坂依里子.インターフェロン網膜症.臨床眼科,2002,56(5):663-667.

24. 清武良子,川添真理子,平田憲,ほか.慢性 C 型肝炎患者におけるインターフェロン網膜症の検討.臨床眼科,2007,61(7):1185-1188.

25. 中国研究型医院学会糖尿病学专业委员会,阎德文,肖新华,等.社区医疗机构糖尿病视网膜病变筛查工作流程与管理规范的专家共识(2023版).中华糖尿病杂志,2024,16(1):20-27.

26. 中华医学会眼科学分会眼底病学组,中国医师协会眼科医师分会眼底病学组.我国糖尿病视网膜病变临床诊疗指南(2022年)-基于循证医学修订.中华眼底病杂志,2023,39(2):91-94.

27. WANG L,PENG W,ZHAO Z,et al.Prevalence and treatment of diabetes in China,2013—2018.JAMA,2021,326(24):2498-2506.

28. 李淑婷,吴强.远程医疗在糖尿病视网膜病变筛查项目中应用的价值及前景.国际眼科杂志,2021,21(2):257-261

第六节　视网膜脂血症

血浆脂质中一种或多种成分的浓度超过生理正常值高限时,称为高脂血症(hyperlipidemia)。因血浆脂质为脂溶性,必须与蛋白质结合成水溶性脂蛋白复合物而运转全身,故高脂血症常表现为高脂蛋白血症(hyperlipoproteinemia)。分原发性与继发性两大类,前者原因未明,大多有家族史,可能由于某种酶的遗传性缺陷所致;后者则为未控制的糖尿病、甲状腺机能减退和黏液性水肿、肾病综合征、肝内外胆管梗阻、脂肪肝、慢性肝炎、胰腺炎、异常球蛋白血症、痛风等多种疾病中脂代谢紊乱的结果。

尽管高脂血症并非罕见,但视网膜脂血症(retinal lipidemia)却很少发现。例如安徽医科大学第一附属医院眼科眼底病组50余年来仅见3例,3例均为青年糖尿病患者,2例胰岛素依赖型,1例非依赖型。

视网膜脂血症由 Heyl 于1880年首先报道。文献中大多发生于年轻糖尿病患者,往往伴有高酮血症,甚至发展成酮症酸中毒。眼底改变随血中脂质含量而有程度不等的改变,血脂越高,眼底改变越显著,视网膜血管呈肉糜色、奶油色乃至乳白色。当降至合适水平时(总胆固醇浓度<200mg/dL;甘油三酯浓度<200mg/dL),视网膜血管色泽可恢复正常。视网膜脂血症由于动、静脉色泽相似而难于分辨。血管改变,起始于眼底周边小血管,逐渐波及大血管,血管旁常伴有黄白色线条。视盘色泽一般无改变,也可略呈黄白色。脉络膜血管与视网膜的颜色接近乃至一致。由此而使整个眼底变得暗淡(图8-37)。

视网膜脂血症,为全身高脂血症的一个体征。其治疗主要是降低血脂,嘱患者严格遵守低脂肪、低碳水化合物饮食。并由内科根据引起高脂血症的原因,选择降血脂药。糖尿病者可用胰岛素等降糖药。

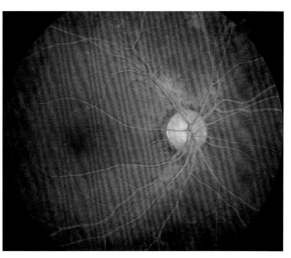

图8-37　视网膜脂血症

男,22岁,1型糖尿病患者,胰岛素治疗中;两眼视力明显下降1个月(双眼0.02),血脂一度超过8%,摄片时为5%,视网膜血管呈肉糜色,动静脉不能分辨;两眼底改变近似,本图为其右眼底像;经内科治疗后,血脂恢复正常,视力亦随之上升(双眼0.2)。

主要参考文献

1. 中国成人血脂异常防治指南制订联合委员会.中国成人血脂异常防治指南.中华心血管病杂志,2007,35(5):390-419.

2. 殳雪怡,胡予.血脂蛋白紊乱血症//陈灏珠,林果为.实用内科学.13版.北京:人民卫生出版社,2009:1089-1101.

3. 黄叔仁.眼底病//安徽医学院眼科教研室.眼病图谱.合肥:安徽科技出版社,1985:152.

4. FRAYER W C. Massive lipid histiocytosis in diabetes-A clinicopathologic case report. Trans Am Acad Ophthalmol and Otolary,1972,76(4):981-983.

5. MCINTYRE N, HARRY D S. Lipids and lipoproteins in clinical practice. Aylesbury: Wolfe Publishing Ltd, 1991: 95-97.

6. HOWARD B V. Lipoprotein metabolism in diabetes. Curr Opia Lipidol, 1994, 5(3): 216-220.

第七节　多发性骨发育障碍

多发性骨发育障碍（dysostosis multiplex）亦称 Hurle 综合征或承雷病，为Ⅰ~Ⅵ型黏多糖病中的第一型，故又称黏多糖病Ⅰ型（mucopolysaccharidosis Ⅰ）。系常染色体隐性遗传，出生 6 个月至 2 岁间发病，性别不限。

本病除眼部改变有夜盲、视网膜色素变性和角膜基质层细点状混浊外，全身情况更为突出。主要表现为智力发育明显落后于同龄儿童、怪面、骨骼畸形、侏儒、爪状手等。实验室检查：约有半数病例，周围血或骨髓的白细胞用 Giemsa 染色时，可在中性白细胞和淋巴细胞中见到深紫色、大小不等、形状不同的异常颗粒，往往呈丛状，有时含有空泡。此种颗粒通过组织化学检测证实为黏多糖。此外，病儿及其家族成员的尿内，常有较多的酸性黏多糖（主要是硫酸皮肤素和硫酸类肝素）存在。

黏多糖病临床少见，除本病（Ⅰ型）及Ⅳ型（Morquio 综合征）外，其余更属罕见。但Ⅳ型无眼底改变，从略。

主要参考文献

1. 北京儿童医院《实用儿科学》编辑组. 实用儿科学. 北京：人民卫生出版社，1973.

2. CHAN C C, GREEN W R, MAUMENEE I H, et al. Ocular ultrastructural studies of two cases of the Hurler syndrome (systemic mucopolysaccharidosis 1-H). Ophthalmic Pediatric Genet, 1983, 2: 3-6.

第八节　黑矇性家族性痴呆与 Niemann-Pick 病

一、黑矇性家族性痴呆

黑矇性家族性痴呆（amaurotic family idiocy）为包括视网膜在内的中枢神经系统神经节细胞脂代谢异常，为神经鞘脂沉积病（sphingolipidosis）的视网膜并发病。双眼视力损害，智力发育障碍，进行性肌无力，终至死亡的遗传性疾病。根据发病年龄可分为先天型、婴儿型、晚期婴儿型、少年型及成年型五型。

1. 先天型或称 Norman-Wood 病　罕见，可视为婴儿型的早熟型。

2. 婴儿型或称 Tay-Sachs 病　是五型中相对比较多见的一型。生后 7 个月~1 岁间发病。患儿多为犹太族，很少发生于其他种族。常染色体隐性遗传，父母多有近亲婚配史，性别无差异。患儿出生时表现正常，约自第 7 个月开始，发育出现变异，对周围环境无反应，听觉却显得过度敏感，稍有声响即有惊惧反应，全身肌肉松弛。因颈部和背部肌肉无力，以致不能抬头或坐起。之后，全身肌肉又变得强直，深部腱反射亢进。眼底改变是最重要体征，在中枢神经系统出现改变之前即已存在，出生 2~3 个月就可见到典型改变。与此同时，视力迅速下降，至 1 周岁时完全失明。神经精神状态亦越来越严重，成半植物人，对食物或周围环境不发生兴趣，听觉过敏更加显著，肌肉强直性痉挛也更加频繁，常于 2~3 岁内死亡（图 8-38）。

检眼镜下，整个黄斑除中心凹外带有光亮白色，稍隆起，向周围正常颜色的视网膜逐渐移行。中心凹处有一樱桃红斑（cherry red spot）。病程晚期，视盘呈白色萎缩，视网膜血管变细。眼部病理组织学改变，主要为累及整个视网膜的神经节细胞鞘脂类蓄积，由于黄斑中心凹周围神经节细胞集中增厚，而中心凹处相反，无神经节细胞，加上神经纤维层变薄，其下脉络膜血管的红色透露，所以显示如上特殊的眼底改变。

ERG 正常。

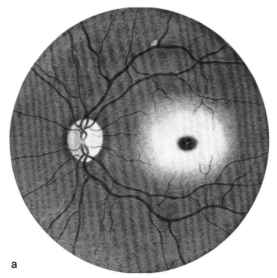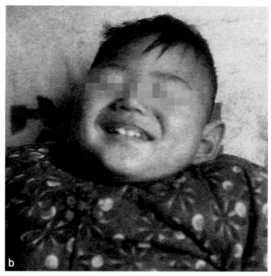

图 8-38　黑矇性家族性痴呆（婴儿型——Tay-Sachs 病）
a. 眼底像（绘图）;b. 患儿头部照片。

3. 晚期婴儿型或称 Jansky-Bielschowsky 病　亦为常染色体隐性遗传病,种族、性别无差异。1~5 岁间发病。智力减退,语言不流利,共济失调,并有癫痫发作,逐渐变得强直,痴呆,最后陷于半昏迷。常在发病 3~4 年后死亡。

眼底改变很不一致。因神经节细胞及色素上皮损害程度而异,中心凹有时也可见到樱桃红斑,但不典型。病程后期有明显的视神经萎缩,视网膜血管变细,周边视网膜有多少不等的骨细胞样色素斑块。病理组织学检查,除与婴儿型相同的神经节细胞鞘脂类蓄积外,视细胞及色素上皮层均有严重破坏。

ERG 不正常,甚至完全熄灭。

4. 少年型或称 Vogt-Spielmeyer 病　患儿幼年发育正常,5~10 岁间发病。开始时双眼视力迅速下降,1~2 年间可减退至眼前指数或仅有光感,再经一段时间后完全失明。

在视力开始减退的同时,智力亦迅速减退,并有癫痫发作。神情冷漠,情绪易波动,常大喊大叫,语无伦次,动作笨拙,行走不便并稍显佝偻。肌力正常,肌张力亢进,肌腱和腹壁反射正常,Babinski 征阴性。听觉一般正常。至病程末期,陷于完全痴呆,平均死亡年龄在 18 岁左右。

眼部检查:初时外眼及眼前节正常,检眼镜下黄斑中心凹处有胡椒盐样细小斑点状色素紊乱,四周绕有红晕,樱桃红斑仅见于少数病例。病程后期,眼球出现幅度较大的类震颤（nystagmoid）,偶有并发性后囊下皮质白内障。检眼镜下可见视网膜血管变细,视盘略带蜡黄色萎缩,周边视网膜有骨细胞样色素斑块,与视网膜色素变性极为相似。ERG 不规则,显著减低或消失,EOG LP/DT 降低,甚至熄灭。因此,只有从视力迅速减退及全身所见,才能与视网膜色素变性相鉴别。

病理组织学检查所见,与晚期婴儿型相同。

5. 成年型（晚发型）或称 Kufs 病　亦罕见,于 20 岁后发病。

黑矇性家族性痴呆目前尚无有效治疗。

典型的樱桃红斑除在 Tay-Sachs 病中能 100% 见到外,亦出现于其他脂类代谢障碍病,如 Niemann-Pick 病、Farber 病、神经节苷脂贮积病（generalized gangliosidosis）等。

二、Niemann-Pick 病

Niemann-Pick 病的基础为全身网状内皮系统中有大量的含有神经磷脂（sphingomyelin）的泡沫细胞,

各器官实质细胞如神经核细胞、肝细胞等内神经磷脂蓄积而呈蜂窝状空泡。此种泡沫细胞称为 Niemann-Pick 细胞。多见于犹太人，约 1/3 病例有明显家族史，常染色体隐性遗传，婴儿期（生后 6 个月左右）发病，体格及运动能力发育迟缓，智力逐渐减退，终于痴呆。这些情况与 Tay-Sachs 病近似，且在半数病例眼底检查时，可以发现典型的樱桃红斑，故易于混淆。但 Niemann-Pick 病早期即有肠胃症状、高度消瘦及肝脾明显肿大，可资鉴别。淋巴结、肝、脾组织活检时找到泡沫细胞，则诊断更为明确。

Niemann-Pick 病目前亦无有效治疗。脾功能亢进者，可考虑脾切除。预后恶劣，发病较晚者可存活至学龄期，死亡原因主要为全身衰竭和继发感染。

主要参考文献

1. 黄叔仁. 眼底病 // 安徽医学院眼科教研室. 眼病图谱. 合肥：安徽科学技术出版社，1985：175.
2. 常泰吉，边协义，李同济. 婴儿型黑矇性家族痴呆. 中华眼科杂志，1960，10（1）：61-62.
3. COGAN D G，KUWABRA T. The sphingolipidosis and the eye. Arch Ophthalmol，1968，79（4）：437-452.
4. 松井瑞夫. 全身性疾患と眼・2 先天代謝異常症と眼症状（その2）-Lipidosis-Tay-Sachs 病を中心に. Medicina，1970，7（9）：1349-1351.
5. 松井瑞夫. 図説黄斑部疾患. 東京：金原出版株式会社，1977：158-159.

第九节　血液病的眼底改变

血液病是原发于（或累及）造血系统和血液的病变。血液中各种细胞及其血浆都具有特殊功能，对维持机体的生命活动有着重要作用。如果由于各种原因使这些血细胞和 / 或血浆发生量或质的改变，就会在周围血液中反映出相应的功能紊乱或功能障碍，致使全身某些组织或器官发生血液性改变，形成血液病（blood disorders）。

眼底损害，是血液病全身障碍的局部表现。眼底检查所见，对各种血液病的诊断、鉴别诊断，以及治疗效果和预后判断方面，均可提供一些帮助。

一、贫血

贫血（anemia）是指单位容积循环血液中红细胞（red blood cell，RBC）计数、血细胞比容（hematocrit，Hct）、血红蛋白（hemoglobin，Hb）浓度低于正常值下限的一种病理状态，而不是具体的疾病。

在评价贫血的实验室指标中，以 Hb 最为常用和可靠。世界卫生组织（WHO）的贫血血红蛋白诊断标准（根据氰高铁血红蛋白测定）为成年男性低于 130g/L，成年女性低于 120g/L；国内的诊断标准为成年男性低于 120g/L，成年女性低于 110g/L。

贫血的发病机制十分复杂，可概括为急性或慢性失血、红细胞破坏过多及红细胞生成不足三类。

当红细胞总数低于 $3.5×10^{12}/L$，血红蛋白减至 <100g/L 或两者皆为正常值的 30% 以下时，就会因缺氧而引起末梢血管扩张，血管内血流缓慢，渗透压增高，导致眼底病变发生。据有关资料提示，70% 的贫血患者可出现眼底改变，改变轻重与贫血程度基本一致。而眼底改变不能反映贫血的原因和种类。

临床表现

虽然贫血的类型很多，但临床表现却有其共同特点，即全身各器官组织均可出现一系列缺氧性改变。

1. 全身情况

（1）皮肤和黏膜色淡，面色苍白无光泽。

（2）全身畏寒，头晕、心悸气短，注意力不集中，易疲乏无力。

（3）食欲减退，腹胀、恶心，可因肾浓缩功能减退，而出现轻度蛋白尿。

（4）在急性大出血时，可因血压突然下降而发生休克（shock）。

2. 眼底表现

（1）视盘改变：视盘因贫血程度不同而呈现色泽变浅或者苍白。在急性贫血患者视盘有轻度水肿，边缘模糊，色泽苍白；在慢性贫血患者则表现不同程度的褪色。

（2）视网膜水肿：由于血红蛋白降低，视网膜缺氧，分解性代谢产物贮存，血管渗透性增加而呈局限性或弥漫性水肿。加上脉络膜血管的红色反光减弱，使整个眼底模糊不清，褪色（自正常橘红色变成浅红色，甚至略呈橙黄色）。

（3）视网膜血管的改变：随着贫血程度的加剧，血压相对减低，氧合作用不足，使静脉扩张迂曲，血柱颜色变浅。与此同时，动脉管径亦加宽，血柱色调也变浅，使动静脉两者差别缩小，特别是接近视盘处，动静脉很难区分。

（4）视网膜出血：视网膜出血是贫血性眼底中常见的重要体征。出血的多少、形态各不相同，差别很大。一般慢性贫血的出血量要比急性贫血的出血量多，出血的部位大多位于视盘周围 1~2.5PD 范围内或后极部。出血多数来自静脉毛细血管，与动、静脉无直接关系。视网膜有两个毛细血管丛，浅层毛细血管丛位于神经纤维层，此层出血多呈火焰状或线条状；深层毛细血管丛位于内核层和外核层的交界处，此层出血呈圆形或不规则形。还有一种视网膜前出血（内界膜下），则来自较大血管，开始多为一大片纺锤形或类圆形，暗红色，掩盖视网膜血管。此后其上方为黄白色或黄红色，中间有一液平面，底部呈半月形紫红色，呈特殊的口袋状。有时可能穿破内界膜进入玻璃体内，形成玻璃体积血。

在一些出血斑中可见有白色中心的出血斑，即 Roth 斑，位于视网膜浅层。Roth 斑不是贫血所特有，还可见于白血病、亚急性细菌性心内膜炎与 Banti 综合征（脾性贫血）等的眼底病变中。"白心"为纤维蛋白或变性白细胞聚集所致。

此外，尚有脉络膜出血，在检眼镜下表现为暗棕色盘状轻度隆起，边界不甚清楚。

（5）视网膜渗出斑：由于长期贫血，毛细血管高度缺氧，导致视网膜组织营养不良，循环障碍，出现各种白色或灰白色渗出。有浅层白色棉绒状渗出斑，可随贫血情况的好转而消失；有深层点状白色硬性渗出，此乃水肿（或出血）未完全吸收而遗留下的大分子物质（脂质、脂蛋白）沉着，吸收较慢。黄斑水肿的残余物，亦可沿 Henle 纤维排列而形成完全或不完全星芒状斑。

贫血时的视网膜病变有时与肾小球肾炎性高血压视网膜病变相似，其区别点在于视网膜动脉的情况：动脉扩张者是贫血所致，动脉狭窄则应考虑为慢性肾炎；而贫血也可以是慢性肾炎的一个并发症（图 8-39~ 图 8-41）。

贫血性眼底的种种改变，在贫血获得控制、缓解或治愈后，虽然快慢不同，均可逐渐消失。如黄斑未受不可逆性损害，则视力可以好转或恢复。

二、白血病

白血病（leukemia）是造血器官的一种原发性恶性肿瘤（血癌）。是造血干细胞的克隆性恶性疾病。主要表现在骨髓中大量未成熟和形态异常的白细胞广泛而

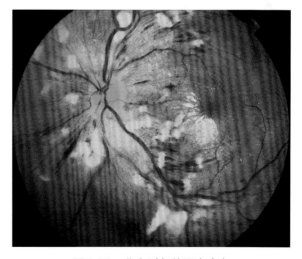

图 8-39 贫血引起的眼底病变

男，30 岁，患贫血（再生障碍性贫血）多年，就诊时红细胞 3.2×10^{12}/L；血红蛋白 80g/L；双眼底改变近似，本图为其左眼底像。（本病例图片由廖树森医师提供）

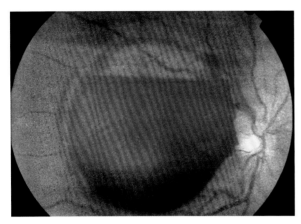

图 8-40　贫血引起的视网膜前出血（本病例图片由廖树森医师提供）

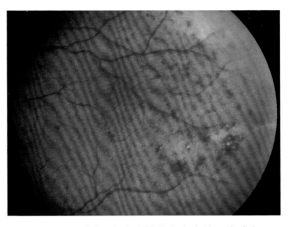

图 8-41　1 例再生障碍性贫血患者的眼底改变

无控制性增生，使血液中白细胞发生量和质的改变。

多种因素可导致白血病发生，如遗传因素、接触化学物质、辐射影响、生物因素（如病毒感染）等。

白血病有多种分类：根据其病程缓急而分，有急性和慢性两种；按细胞系列的异常增生而分，有淋巴细胞性白血病和非淋巴细胞性白血病（包括粒细胞白血病和单核细胞白血病）两种；按周围血象中白细胞总数和幼稚细胞数量而分，有白细胞增多性白血病和白细胞不增多性白血病两种。

急性白血病以儿童时期发病率最高，占我国儿童时期各种恶性肿瘤的首位，青年人次之。慢性粒细胞性白血病多见于 20~50 岁青壮年；慢性淋巴细胞性白血病多见于 50 岁以上的老年人；单核细胞性白血病则多见于中年人。

在所有白血病中，急性白血病发病率高于慢性白血病。男性患者多于女性。

在我国，白血病的人群年发病率为 2.76/10 万。在各种恶性肿瘤中，白血病死亡率占据男性患者的第六位，女性患者的第八位，而在儿童及 35 岁以下成人中则高居第一位。

任何一种白血病均可发生白血病性眼底病变，大多累及双眼，是白血病患者的一个常见体征。急性者发生率高，接近 90%，慢性者较低，在 70% 以下。

血象与眼底改变的关系

白血病病程中血象常有波动。红细胞、血小板数量减少程度，白细胞总数及不成熟白细胞比例的增加，对眼底改变有很大影响。视网膜水肿混浊、静脉扩张迂曲、各种形态渗出斑、渗出性视网膜脱离、视盘隆起，与白细胞数大量增多和未成熟白细胞比率上升密切相关。视网膜出血则与贫血有关，红细胞数愈低，出血量愈多。血小板减少、未成熟白细胞增多对视网膜出血也有作用，但与白细胞总数无关（汤鼎华，1960；Gibson，1939）。总的看来，引起眼底病变的因素，在急性白血病，无论为粒细胞性或淋巴细胞性，主要是贫血；在慢性粒细胞性白血病主要是贫血和未成熟白细胞比率高度上升；在慢性淋巴细胞性白血病主要为贫血，其中有些病例，未成熟淋巴细胞比率的显著增高可能也有影响。

临床表现

急性者突然高热，全身疼痛，畏寒、多汗，贫血，肝、脾、淋巴结、肾组织受白细胞浸润而肿大。早期可出现齿龈出血，皮肤淤血，眼底出血，甚至颅内出血。出现眼底病变者达 43%（Abuel-Asrar，1996）。

视力一般无影响，但当黄斑受累则高度障碍，偶尔也可有视野缺损和夜盲。

眼底改变：

1. 视网膜静脉高度扩张迂曲　是白血病眼底改变首先出现的体征。随病程发展而日趋显著。严重时动脉管径虽然亦有扩张,但静脉更为粗大,动静脉管径之比,可达 1：3 以上(图 8-42)。迂曲扩张的静脉在动静脉交叉后形成腊肠样改变。在某些慢性粒细胞性白血病,眼底周边部静脉周围可有白鞘,是血管周围间隙为白细胞浸润所致。静脉血柱呈浅淡的黄红色,使静脉和动脉从血柱颜色上难以区分。少数病例发生静脉阻塞,静脉阻塞由抗心磷脂抗体增高所致,与血液高黏稠度无关(Al-Abdulla,2001)。

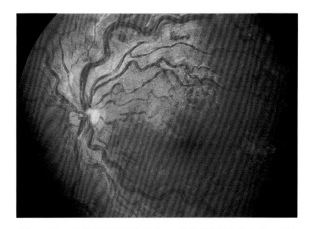

图 8-42　急性淋巴细胞性白血病的眼底改变(第二期)
(本病例图片由廖树森医师提供)

2. 眼底色泽改变　早期色泽浅淡,晚期严重时眼底呈广泛性苍白、混浊。视网膜和脉络膜血管中白细胞增多,且有大量白细胞浸润加上红细胞相应减少,使眼底颜色变为苍白或特殊的橘黄色,甚至带有灰绿色。

3. 视网膜出血　由于贫血和血液成分改变使血液循环淤滞,加上红细胞、血小板和凝血因子减少而导致静脉出血。出血可以发生于眼底任何层次、任何部位,形态和大小、数量不等。浅层出血多在视盘周边,呈火焰状;深层多在眼底周边部呈圆形或不规则形。视网膜前出血(内界膜下)常影响到黄斑,偶尔可进入玻璃体。

出血中比较典型者为有白色中心的梭形出血斑(Roth 斑),此种白色中心由未成熟的白细胞和 / 或纤维蛋白、血小板聚集而成,有些则可能是棉绒斑周围出血所致,也可为出血在神经纤维间弥散不均匀的浅色区(图 8-43)。

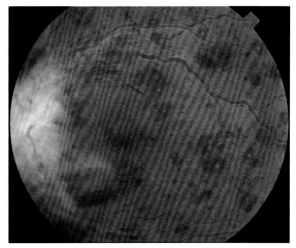

4. 视盘隆起及视网膜渗出水肿　视盘隆起,边缘模糊,随着病情加重视盘向玻璃体方向隆起及向周围伸展,隆起度可达 3D 以上。周围视网膜水肿混浊,视盘边界消失,历时较久可出现新生血管。产生视盘隆起有不同因素,如白细胞聚集于脑内末端小静脉管壁或管腔,引起静脉淤滞和组织缺氧;围绕视网膜中央血管和视神经软鞘膜中隔血管的白细胞浸润,压迫和阻碍静脉回流,可致视神经缺血;少数情况下,亦可因白血病颅内转移而导致颅内压增高的结果。视网膜渗出,常掺杂在出血之间或视盘附近。浅层多为棉绒斑,是毛细血管小叶梗死缺血所致;深层多为边界清晰的结节状硬性白斑,由未成熟的白细胞局部堆集而成,或是出血或渗出斑被吸收后的残留物。白血病的视网膜血循环缓慢,主要是在静脉和静脉性毛细血管,血浆易于漏出,浸润于视网膜,产生弥漫性水肿。严重者,可继发渗出性视网膜脱离。

图 8-43　急性淋巴细胞性白血病的眼底改变(第三期)
女,32 岁,血液病科诊断为急性淋巴细胞性白血病,病程 2 个月余;双眼视力明显下降 20 天;双眼底病变相似:视盘隆起,边界消失,整个眼底见有散在的火焰状及圆形出血斑,多数出血斑有白色中心(Roth 斑)。

5. 严重垂危病例,玻璃体可因大量瘤细胞浸润而混浊,亦可出现玻璃体积血。

眼底以外的其他眼部改变:

1. 急性淋巴细胞性白血病患者往往发生单侧或双侧虹膜浸润,畏光、疼痛、睫状充血等症状和体征与虹膜睫状体炎类似,严重者还有前房积脓、积血。虹膜浸润呈弥漫性,也可呈结节状。弥漫性浸润处虹膜褪色,使虹膜异色;结节状浸润常位于瞳孔缘,边界欠清晰。

2. 儿童患者眼部可因眶内粒细胞浸润、组织增生,形成坚硬肿块。使眼球突出、活动受限,上眼下垂,球结膜水肿充血,如蚬肉状突出于睑裂之外。由于髓性过氧化(myeloperoxidase)而呈绿色,曾称绿色瘤(chloroma),近年来根据瘤细胞结构改称粒细胞肉瘤(granulocytic sarcoma)或髓样肉瘤(myeloid sarcoma)。

3. 文献中曾有报道因白血病细胞浸润而引发环状角膜溃疡者、泪腺肿大者,亦有因小梁网被浸润而导致继发性开角型青光眼者,均属少见。另外,由于白血病患者免疫低下,特别是在放射治疗或化学治疗之后,尚可因此发生条件性感染,如疱疹病毒、真菌、弓形虫等。

眼底病变对白血病的诊断价值及预后意义

白血病的眼底病变,变异极大。在不同病例、不同时期轻重不一。常随全身情况恶化或好转而有所起伏。Moore(1925)根据病变发展情况分为三期:第一期,视网膜静脉扩张;第二期,静脉扩张更加显著,动脉亦有充盈,伴有出血;第三期,典型的白血病性眼底病变,除二期改变外,还有视盘隆起,视网膜水肿混浊、渗出斑,静脉白鞘,眼底色泽变异等。这种分期在一定程度上反映了全身情况的轻重,对患者生命预后方面从总体上说,有相应关系,但不是绝对的。有的病例,即使只有一期眼底改变,甚至并无改变,亦可在短期内死亡。此类情况,更多见于急性白血病。

白血病眼底各种体征,都不具有特异性。例如 Gibson 所强调在早期诊断上颇有价值的视网膜静脉扩张,以及受到普遍注意的白心出血斑(Roth 斑)等,均可见于其他血液病和心血管系统疾病。因此,眼科医师应对眼底总体情况进行全面分析,例如静脉扩张同时有白心出血斑,静脉腊肠样改变同时有动脉扩张及眼底色泽变淡等,此外,还应结合全身情况,才能使白血病眼底有一个正确的诊断。

治疗

首诊于眼科者请有关科室会诊后转科治疗。

三、红细胞增多症

红细胞增多症(polycythemia)是指血液中红细胞数量、血总容量和血红蛋白量绝对增加的一种血液病。有原发性、代偿性和继发性三种。

原发性即真性红细胞增多症(polycythemia vera)。我国少见,一般认为由骨髓造血功能亢进所致,但其确切病因及发病机制尚不清楚。大多发生于 35~65 岁,男性略多于女性,起病缓慢而隐匿,可在若干年后开始出现症状,有的病例并无感觉,在检查血液时偶然发现。主要表现为红细胞过度增生,以致血总容量和血黏度增加(可达正常的 5~8 倍),从而引起各脏器血管扩张和血流缓慢,出现全身皮肤、黏膜发绀(cyanosis)和脾大等。

代偿性(或称相对性)红细胞增多症,是对动脉血氧压减低的补偿反映。由于机体氧合作用障碍,刺激骨髓产生更多的红细胞和血红蛋白以代偿原来的缺乏。

继发性红细胞增多症多见于先天性心脏病,亦见于严重肺气肿、肺心病、高山病,或某些化学与药品中毒。患者年龄不限,临床所见与真性红细胞增多症相似,但皮肤、黏膜发绀比较明显,无脾大。

眼底病变及发病机制

任何一种红细胞增多症,当红细胞数男性 $>6.5×10^{12}/L$、女性 $>6.0×10^{12}/L$,血红蛋白男性 $>175g/L$、女性 $>160g/L$ 时,均可因同样的发病机制,伴发同样的眼底改变。眼底重要的改变如下。

1. 由于血容量增加，眼底所有血管不仅会扩张而且还会加长。视网膜血管因局限于视网膜范围，增长的血管变得迂曲，其中以静脉更为显著。高度扩张迂曲的静脉，血柱呈暗紫色（成熟的紫葡萄色）。动脉管径亦有扩大，同时因还原血红蛋白增加，血柱也失去原有鲜红色，变成与正常静脉相似的暗红色。视网膜血管迂曲扩张不仅见于大分支，并延及末梢小分支，甚至毛细血管，在检眼镜下可见血管似乎显得比平常增多的感觉。静脉管径有时粗细不均，严重者如腊肠状。

2. 由于红细胞和血红蛋白量增加、高血液黏滞度和血行淤滞，使整个眼底由正常的橘红色变成紫红色，亦即视网膜发绀（retinal cyanosis）。

3. 在血管普遍扩张迂曲、血行并无太大阻碍时，视网膜除发绀外无其他并发症。

如果血管壁本身发生改变或血液黏滞程度特别严重时，则因循环障碍引起视网膜出血。亦可导致视网膜中央静脉总干阻塞（CRVO）或分支阻塞（BRVO）。

4. 在红细胞增多症，视盘色泽变红、边界模糊、生理凹陷因表面毛细血管扩张而消失（图 8-44）。之外，也可出现 +2.0~+3.0D 的视盘隆起。视盘隆起发生原因，与其他血液病或其他疾病一样，大多为颅内压升高所致。除红细胞增多症因脑血管高度扩张及脑水肿或脑出血可使颅内压上升外，不可忽视有可能同时存在颅内占位病变，特别警惕小脑的成血管细胞瘤（hemangioblastoma），此种颅内压损害有时还可导致相对性红细胞增多症。颅内肿瘤产生红细胞增多症的机理目前还不太清楚，但肿瘤切除后红细胞增多症和视盘隆起随之消失，说明了其间的因果关系。

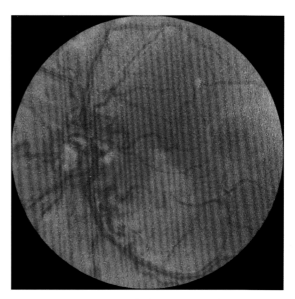

图 8-44　红细胞增多症的眼底病变

视功能损害

红细胞增多症视网膜发绀，对视力无太多影响。当并有出血时，则因出血的数量、位置而发生不同程度障碍。倘若患者主诉视力模糊或偏盲，但眼底改变不能解释其原因者，应考虑视路损害，如颅内并发病、脑出血、脑血栓等。

四、出血性紫癜

出血性紫癜（hemorrhagic purpura）是指皮肤黏膜及其他器官组织易于发生出血的一组血液病。主要由血小板数量减少所引起，故又称血小板减少症（thrombocytopenia）。急性型的血小板数常在 20×10^9/L 以下，慢性型在 30×10^9/L 以下。分特发性与继发性两类。

特发性者亦称特发性自身免疫性血小板减少性紫癜，是临床最常见的一种血小板减少性疾病；继发性者常伴发于其他血液病，如再生障碍性贫血、白血病或过量放射治疗以及肝脏疾病等。此外，还有一种由毛细血管壁损害或血管外周围因素引起者，称为血管性紫癜（vascular purpura），如出血性毛细血管中毒症和遗传性出血性毛细血管扩张症等。

临床表现

紫癜是常见体征，大多数病例先见于皮肤，其次是黏膜、下肢关节。对称分布，大小不等，颜色深浅不一，可融合成片；黏膜出血呈紫色血泡，多见于鼻、齿龈、口腔及球结膜下。

眼底常双侧受害,但程度可以不等。出血可发生于视网膜各个层次(图 8-45)。最常有的是视网膜浅层出血,火焰状小出血斑大多数散布于视盘附近,有的出血斑还可出现白色中心(Roth 斑)。视网膜前出血不多见,一般比较浓厚、暗红色,在消退过程中,边缘常有黄白色硬性渗出。棉绒斑也偶有发现。视网膜动静脉无明显改变。

视盘可有水肿,轻重不一,其原因可能是视神经组织对失血后引起缺氧的局部反应;亦应注意,由于同样原因所致的脑水肿,以及颅内出血引起颅内压增高。

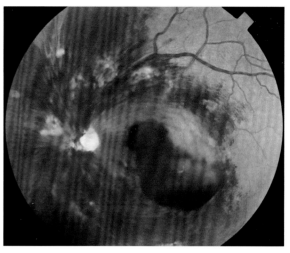

图 8-45　出血性紫癜的眼底病变

女,39 岁,经常发生皮下、齿龈、球结膜下及鼻出血已有 2~3 年,血压、肝功能、红细胞数、血红蛋白、白细胞数、免疫球蛋白检查均正常,脾脏质软不大,血小板数 20×10^9/L(转血液病科诊断为慢性特发性血小板减少性紫癜)。

五、镰状细胞贫血

镰状细胞贫血(sickle cell anemia)(包括 SS、SC、S-Thal)见于黑色人种或其混血后裔。是一种血红蛋白遗传缺陷病,眼底常被累及,称为镰状细胞视网膜病变(sickle cell retinopathy),检索国内各眼科专业杂志,我国目前尚无镰状细胞视网膜病变的报道。

引起视网膜病变的发病机制,主要在 β- 多肽链(β-polypeptide chain)第 6 位点处缬氨酸(valine)替代了谷氨酸(glutamic acid)。此种血红蛋白链异常导致红细胞镰状改变,使视网膜毛细血管阻塞。

检眼镜下可见视盘面毛细血管呈节段状暗红色淤滞;黄斑变薄或水肿;后部眼底可见数个大小约 1/4~1PD 或更大的鲑鱼斑(salmon patch)状视网膜内界膜下出血,类圆形,不隆起或微微隆起。在此种出血斑之间,还杂有日晒(sunburn)样黑斑(视网膜色素上皮层色素增生肥厚和萎缩)、彩虹斑(iridescent spot,是由出血后含铁血黄素沉积而形成)。在周边部眼底,有新生血管增生,新生血管自近周边有灌注区向远端无灌注区伸展,分布如扇贝形(sea fan)。新生血管可自发性梗死,亦可破裂而导致玻璃体积血。玻璃体积血如不能消退进而形成机化膜,引发牵拉性视网膜脱离。此外,视网膜中央静脉主干或其分支阻塞、眼底血管样条纹(angioid streaks)也偶有所见。

除上述眼底改变外,球结膜血管亦可有梭形扩张,虹膜也可发生萎缩及前、后粘连。

当扇贝形新生血管出现后,应予激光光凝,以防止其破裂出血。在玻璃体积血浓密者、机化膜形成有引起牵拉性视网膜脱离或已经脱离者,行玻璃体视网膜手术。

主要参考文献

1. 徐从高. 贫血概述 // 王吉耀. 内科学. 北京:人民卫生出版社,2005:697-702.

2. 许小平. 白血病概述 // 陈灏珠,林果为. 实用内科学. 13 版. 北京:人民卫生出版社,2009:2182-2488.

3. 庄静丽,王宝珍. 真性红细胞增多症. 陈灏珠,林果为. 实用内科学. 13 版. 北京:人民卫生出版社,2010:2528-2531.

4. 张之南,殷德厚. 贫血. 重庆:科学技术文献出版社,1989.

5. 张健,陈尚廉. 144 例白血病眼底改变临床分析. 眼底病,1989,5(4):221-222.

6. 王延华,宋守道,宋国祥. 眼与全身病. 天津:天津科学技术出版社,1983.

7. LEE G R. Wintrobe's Clinical Hematology. 9th ed. Philadelphia:London,Lee & Febiger,1993.

8. SCHACHAT A P. The leukemias and lymphomas//RYAN S J. Retina. Vol 1,Chapter 54,St. Louis:CV Mosby Co,1989:775-781.

9. RUBENSTEIN R A,YANOFF M,ALBERT D M. Thrombocytopenia,anemia,and retinal hemorrhage. Am J Ophthalmol,1968,65(3):435-439.

10. CLARKSON J G. The ocular manifestation of sickle cell disease：A prevalence and natural history study. Trans Am Ophthalmol Soc，1992，90：481-504.

11. NEELY K A，GARDNER T W，BROD R D，et al. Retinal vascular diseases//QUILLEN D A，BLODI B A. Clinical Retina，New York：AMA，2002：152-153.

第十节 风湿性疾病的眼底病变

风湿性疾病（rheumatic diseases）病因复杂，发病机制多样，至今尚无完善的分类。根据美国风湿病协会于 1993 年的初步意见，将风湿病分为十大类，包括一百多个病种。其中属于结缔组织病（connective tissue disease）而与眼部疾病相关较多者，有系统性红斑狼疮、结节性多发性动脉炎、皮肌炎、硬皮病、风湿热、结节病、Behçet 病、干燥综合征、类风湿性关节炎等。类风湿性关节炎引起的眼部并发症限于前部葡萄膜，干燥综合征之累及眼表部，不在本书范围之内，从略，结节病、Behçet 病则已列入第五章中叙述。

一、系统性红斑狼疮

我国系统性红斑狼疮（systemic lupus erythematosus，SLE）的人群发病率为 70/10 万（妇女中则高达 113/10 万），多见于育龄妇女，男女之比约为 1：10，20~40 岁为发病高峰。在少数幼儿及老年患者中，女性病例亦多于男性。

病因未明，有三种可能：①免疫遗传易患性，SLE 在不同种族中发病率有明显差异，有色人种高于白人；同一家族多人发病（达 13%）；同卵双胎发病一致率达 24%~57%，而异卵双胎为 3%~9%；HLA 分型，HLA-B8、-DR2、-DR3、-DQ 有相关性。②环境因素，物理（如日光、紫外线）、药物（如磺胺类、青霉胺）、某些食物成分（如苜蓿芽）等作用，均能诱发 SLE。③性激素，患者无论男女，体内雌酮羟基化物均有增高，女性非性腺活动期（<13 岁；>55 岁）发病率明显低于育龄期；妊娠可诱发 SLE，等等。

发病机制也不清楚，近期研究认为：SLE 可能是在免疫遗传易感性背景上，由环境因素和 / 或性激素影响下导致免疫应答异常，免疫复合物形成、沉积而引起的多器官组织损伤。

在长期不规则低热、贫血、白细胞减少的同时，出现皮疹。皮疹为大小不等、边缘锐利的红色斑块，见于面部（两颧突处）者呈蝶形。

眼干燥症是 SLE 最常见的眼部表现，常因此而就诊于眼科。Schirmer 试验及泪膜破裂时间均有异常。

SLE 病例中约 7.5%（Stafford-Brady，1988）至 23.7%（王育新，2012）有眼底改变。表现极不一致，比较典型和常见者为棉绒斑（cotton wool patches）、火焰状出血斑、视盘和 / 或视网膜轻度水肿，视网膜静脉扩张迂曲、阻塞。

棉绒斑一般位于后极部及其附近，一至数个，大小自 1/4~1PD 左右。此种棉绒斑的发生机制，Marmenee（1940）曾强调基于血压升高或由此引起的血管病变，现已明确是视网膜毛细血管小叶前微动脉血管炎性闭塞，而使毛细血管小叶缺血所致。FFA 造影早期，相当于检眼镜见到的棉绒斑处为无灌注区，其中往往可以找到黑色细丝状闭塞的末梢血管。造影后期，无灌注区周围有荧光渗漏（松井瑞夫，1976）（图 8-46）。

视网膜出血多数为神经纤维层散在的火焰状小出血斑，亦有较大或深层出血，常位于视盘附近或黄斑。少数病例也可发生视网膜前出血及玻璃体积血。

视网膜血管改变，轻重不一。轻者仅见静脉充盈迂曲，重者可见血管周围炎症或阻塞（多数为视网膜中央静脉总干、半侧、分支阻塞，视网膜中央动脉阻塞偶有）。

视盘及视网膜水肿混浊有时也可见到，水肿程度一般并不严重。视网膜脱离亦偶有报道。

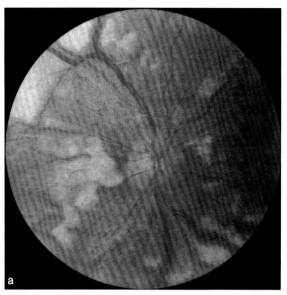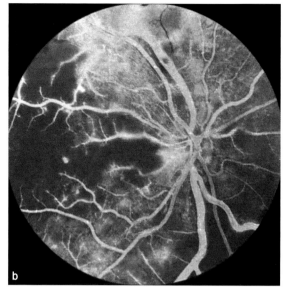

图 8-46　系统性红斑狼疮的眼底病变

a. 眼底摄片；b. FFA 示棉绒斑处为无灌注区，部分末梢小血管及毛细血管有荧光渗漏。

SLE 极少损害葡萄膜。累及脉络膜者，眼底见到灰白色粟粒样病灶（Dubois，1964），虹膜睫状体炎亦间有所遇（Halmay，1964）。此外，尚可引发巩膜炎。

以上眼底及其他眼部病变，在全身病变进展时出现，缓解时逐渐减少消失。

SLE 为涉及多种器官或组织的疾病，全身情况复杂多变。眼底改变无特征性，不能作为诊断的重要依据。但其出现与消失，常标志着全身病情的进展或缓解，可供风湿免疫科治疗参考。

SLE 的眼底损害，常为患者因视力障碍等原因由风湿免疫科转来会诊时发现。如首诊于眼科，诊断主要根据全身情况。如低热、关节痛、干咳、气急等主诉及面部皮肤有日光曝晒促发的蝶形红斑、甲周红斑和指/趾甲远端下红斑时，就要怀疑此种眼底病变可能是 SLE 引起，倘若实验室检查有血沉加速、血黏度增高、白细胞数下降（$<4 \times 10^9/L$）、血清蛋白低而 $\alpha 2$ 和 γ 球蛋白高，IgG、IgA、IgM 均增高，类风湿因子阳性，则 SLE 的可能更大，当请风湿免疫科会诊或转诊，做进一步检查（血清学、狼疮细胞等）以求确定诊断，及时治疗。

虹膜睫状体炎、巩膜炎、视网膜中央动、静脉阻塞等并发症一旦发生，按各该常规处理。

二、结节性多动脉炎

结节性多动脉炎（poly-arteritis nodosa，PAN）是一种累及中、小动脉全层的炎症，亦称坏死性血管炎（necrotizing angitis）。因受累动脉部位不同，可以局限于皮肤（皮肤型），也可波及多个器官或系统（系统型），其中以肾脏、心脏、消化器官及神经系统受害最常见，脾、肺很少累及。

病因及发病机制尚未完全明确，有下列可能：①病毒感染（本病与乙型肝炎病毒、巨细胞病毒、人免疫缺陷病毒关系密切）；②某些药物、肿瘤等多种因素导致血管内皮细胞损伤，释放出大量趋化因子和细胞因子，如白细胞介素 1（IL-1）和肿瘤坏死因子（TNF），加重内皮细胞损伤；③抗中性粒细胞胞浆抗体（ANCA）损伤血管内皮，使其失去调节血管能力，血管处于痉挛状态，发生缺血性改变，抗原与抗体形成免疫复合物沉着于血管壁，引起坏死性炎症。

PAN 男性多于女性，约 4 : 1。发病年龄不限，但多数在 40~50 岁。

患者除有发热、多关节疼痛外，常见的全身病变有：①约 1/4 病例有皮肤损害，以沿浅表小动脉分布的结节性改变最多见。结节如黄豆大,自觉疼痛及压痛,与皮肤粘连或不粘连,表面皮肤色泽正常或呈玫瑰红色乃至鲜红色,结节中心可发生坏死,形成溃疡。②75%~85% 累及肾脏,有两种不同表现,一为叶间动脉和弓动脉等中动脉急性炎症,后期形成动脉梗死,使肾皮质缺血而引起镜下血尿、高血压及肾功能不全,如动脉破裂,则有发作性腰痛、肉眼下血尿。另一为坏死性肾小球肾炎,蛋白尿、镜下血尿、高血压。③心血管方面多见冠状动脉供血不足,心肌梗死。④肠黏膜因动脉阻塞缺血发生溃疡,如溃疡穿孔,引起腹膜炎。⑤患者常有咳嗽、咯血等上呼吸道损害。⑥神经系统可有蛛网膜下出血,患者诉有头痛、眩晕,甚至惊厥,有时亦可出现周围神经的炎症。

10%~20% 的 PAN 有眼部损害。包括眼球本身及其附属器官在内的眼部血管,均可直接受到本病炎症的侵袭;也可因本病损害了其他重要脏器而引起间接影响。其中眼底病变,大多继发于肾性高血压。检眼镜下可见视网膜动脉管径不均匀狭窄,静脉扩张迂曲、棉绒斑、星芒状斑、视网膜水肿、出血,甚至视盘隆起等一系列高血压性视网膜病变或视神经视网膜病变的表现(图 8-47)。文献中,视网膜动脉本身发生结节性多发性动脉炎的机会少于脉络膜,据推测,因本病侵犯中、小动脉,脉络膜富有中、小动脉,与视网膜仅有小动脉不同。脉络膜损害的眼底表现为散在的黄白色病灶,有时很像粟粒样结核结节,位于眼底周边部或后极部的视网膜血管下方,以后逐渐演变为有色素沉着的白色瘢痕。脉络膜结节性多发性动脉炎可导致渗出性视网膜脱离,但这种脱离也可以由高血压所引起。迄今为止,尚不能指出某种眼底改变可作为本病的诊断依据。但眼底改变的出现,常能提示肾脏、心脏、脑血管的受害程度,供有关科室参考。

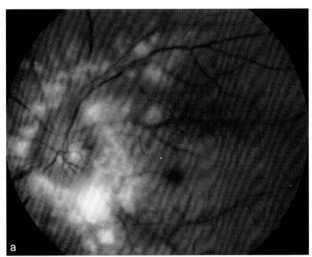
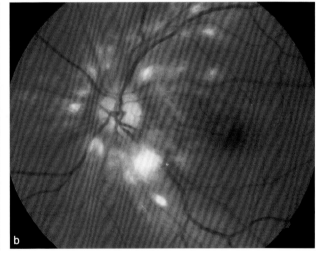
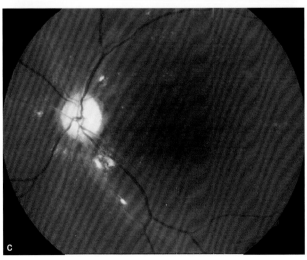

图 8-47　结节性多动脉炎的眼底病变

男,45 岁,风湿免疫科确诊为结节性多动脉炎,住院治疗 30 余天,曾用甲泼尼龙静脉滴注 3 天后改泼尼松口服,因左眼视力急剧减退半个月会诊;会诊时,血压 150/95mmHg,血沉 75mm/h(原有的肌肉痛、关节痛、肢部皮肤网状青斑已消失,肾功能已恢复正常);右眼视力 1.2,除视网膜动脉管径轻度痉挛性狭窄(动静脉管径之比约 1∶2)外,无其他异常发现;左眼视力眼前指数,眼底病变及其演变如图示;a. 视盘缘有两个线状出血斑,周围视网膜水肿混浊,不同层次及大小的众多软性渗出斑,黄斑水肿混浊,视网膜动脉痉挛狭窄;b. 经泼尼松(减量)加活血清热解毒中药治疗 10 天后眼底所见(渗出斑缩小,黄斑鼻侧不全星芒斑),视力 0.02;c. 停泼尼松,用活血清热解毒中药治疗 40 天(共 50 天)后眼底所见(视盘苍白,动脉细,白鞘,黄斑暗污),视力 0.08。

三、皮肌炎

皮肌炎（dermatomyositis）是一种主要侵犯皮肤及横纹肌的结缔组织病。慢性或急性发病。女性多于男性,约为 2∶1。发病年龄多在 40~60 岁之间。病因与发病机制尚不清楚,可能与自身免疫、感染或变态反应有关。临床上主要表现为皮肤有淡紫色水肿红斑。此种红斑在眼睑皮肤处最为突出,故有的病例首先就诊于眼科。两颊、前额、颞侧皮肤亦为红斑好发部位,其次为颈部、上胸和四肢伸侧。肌肉损害主要为横纹肌,但平滑肌和心肌亦可累及。四肢近端肌肉最先受害,以后再侵及其他肌肉。有自发痛及压痛,由于肌肉无力而出现各种运动障碍。如果眼外肌、咽、喉、食道、横膈、肋间等肌肉受到累及时,则出现复视、斜视、声音嘶哑、吞咽或呼吸困难。如果累及心肌时,出现心肌炎的症状和体征。

本病病程冗长,病情进展和缓解交替反复,最后常死于呼吸肌麻痹。儿童患者死亡率约为 50%,成人预后较好。

本病甚少出现眼底改变。眼底改变往往见于全身情况恶化期,后极部有棉绒斑,间或见到出血斑。此外,视网膜静脉扩张迂曲,视网膜水肿和视盘隆起,亦偶有发现。以上眼底改变可随全身病情缓解而消失。活动进展时又可出现。

四、硬皮病

硬皮病（scleroderma）分局限性和系统性两类,后者除皮肤损害外,可累及内脏器官。其中约 75% 的病例有肾脏损害,甚至并发肾衰竭（scleroderma renal crisis）引发肾性高血压而出现视网膜动脉痉挛性狭窄、静脉扩张迂曲、视网膜水肿混浊、棉绒斑、星芒状斑、出血斑、视盘隆起等病变。

五、风湿热

风湿热（rheumatic fever）引起的眼部损害,以急性纤维素性渗出性虹膜睫状体炎最为多见。脉络膜视网膜的炎症主要伴发于风湿性心内膜炎。玻璃体尘埃状混浊,眼底有黄白色散在小病灶,边缘模糊,与粟粒性结核的病灶相似。如果病灶周围有出血,则酷似亚急性心内膜炎时的 Roth 斑。

主要参考文献

1. 王育新,李毓敏,王新昌,等. 伴发视网膜病变的系统性红斑狼疮患者的临床特征. 中华眼底病杂志,2012,28（4）:368-371.
2. DAVIS J L. 坏死性血管炎 // 陈有信,译. 视网膜血管性疾病. 北京:科学出版社,2011:610-616.
3. 冯树芳,李锋. 系统性红斑狼疮 // 陈灏珠,林果为. 实用内科学. 13 版. 北京:人民卫生出版社,2009:2699-2708.
4. 邹和建,梅振武. 原发性血管炎 // 陈灏珠,林果为. 实用内科学. 13 版. 北京:人民卫生出版社,2009:2736-2741.
5. 玉侠生. 硬皮病和系统性硬化症 // 陈灏珠,林果为. 实用内科学. 13 版. 北京:人民卫生出版社,2009:2733-2736.
6. 曾小峰. 结节性多动脉炎 // 王吉耀. 内科学. 北京:人民卫生出版社,2005:1083-1085.
7. KINKHOFF A V,BATTLE C W,CHALMER A. Retinopathy in systemic lupus erythematosus:Relationship to disease activity. Arthritis Rheum,1986,29（9）:1152-1156.
8. STAFFORD-BRADY F J,UROWITZ M B,GLADMAN D D,et al. Lupus retinopathy. Patterns,associations,and prognosis. Arthritis Rheum,1988,31（9）:1105-1110.
9. JABS D A,FINE S L,HOCHBERG M C. Severe retinal vaso-occlusive disease in systemic lupus erythematous. Arch Ophthalmol,1986,104（4）:558-563.
10. ROSEN E S. The retinopathy in polyarteritis nodosa. Br J Ophthalmol,1968,52（12）:903-906.
11. LIEBMAN S,COOK C. Retinopathy with dermatomyositis. Arch Ophthalmol,1965,74:704-709.

第十一节 获得性免疫缺陷综合征

获得性免疫缺陷综合征（acquired immunodeficiency syndrome，AIDS），是 20 世纪 80 年代以来举世瞩目的新型病毒性传染病。由人免疫缺陷病毒（human immunodeficiency virus，HIV）感染引起。HIV 是一种反转录病毒，其基因中只含有 RNA，可以感染多种类型细胞，但导致病理改变的（也就是受 HIV 攻击的靶细胞）主要是 CD4$^+$T 淋巴细胞。由于此种细胞减少（<200 个 mm^3），免疫动能严重缺陷，导致 AIDS，AIDS 是 HIV 感染最严重表现。自感染起至发展成 AIDS 的时间，长短不一，短则一年，长者达十余年（平均 4.5 年）。AIDS 经过中，可同时发生难于控制的条件致病微生物（如原虫、真菌、细菌、病毒等）感染，以及继发性恶性肿瘤（如 Kaposi 肉瘤、Burkitt 淋巴瘤等），患者常在较短时间内死亡。

我国于 1985 年首次发现以来，至今 HIV 感染者已逾百万，并有快速增多的趋势。据数据统计，我国 2007—2018 年总人口中 HIV/AIDS 的新发病率呈逐年上升趋势；新发 HIV/AIDS 患者年轻人多见，新确诊的大学生人数每年以 30%~50% 的速度增长；老年人（≥60 岁）HIV/AIDS 发病率的增长快。

HIV 感染者和 AIDS 患者均是传染源。HIV 主要存在于传染源的血液、精液、阴道分泌物、胸腹水、脑脊液、羊水和乳汁等体液中。经性接触（包括不安全的同性、异性和双性性接触），经血液及血制品（包括共用针具静脉注射毒品、不安全规范的介入性医疗操作、纹身等），经母婴传播（包括宫内感染、分娩时和哺乳传播）。

临床表现

据文献报道，AIDS 有 40%~92.3% 并发眼部病变，其中大多为眼底损害。

眼底损害，可发生于 HIV 感染本身，亦可发生于条件致病微生物的继发感染。

1. HIV 视网膜病变　由 HIV 感染本身所致者，主要表现为棉绒斑（cotton wool patches），大多位于眼底后部血管弓附近或视盘周围的视网膜浅层，1 个或多个，悄然出现，在 4~6 周内自行消失，继而在不同部位再发生新病灶。棉绒斑为视网膜毛细血管小叶前微动脉炎症性阻塞，引起神经纤维层局灶性缺血、缺氧、轴浆流阻滞，神经纤维水肿变性而形成。FFA 在白斑相应处（包括已消失处）为无灌注区（filling defect）。有时还可见到眼底后极部火焰状出血及有白色中心的出血斑。黄斑中心凹周围毛细血管闭塞，亦可导致黄斑水肿渗出，出现沿 Henle 纤维排列的放射状微囊样皱褶和星芒状斑。

2. 条件性感染　HIV 侵犯、破坏免疫系统的核心 CD4$^+$T 淋巴细胞，形成不可逆转的免疫缺陷，从而引起各种条件致病微生物感染性眼底疾病，如巨细胞病毒性视网膜炎、弓形虫性视网膜脉络膜炎、真菌（念珠菌、隐球菌）性脉络膜视网膜炎、鸟型分枝杆菌性脉络膜视网膜炎等。

（1）巨细胞病毒性视网膜炎是 AIDS 患者晚期最多见的眼部条件性感染病，是眼部最严重的并发病，也是 AIDS 患者致盲的首要原因。详见第五章第十一节。

（2）弓形虫性视网膜脉络膜炎（toxoplasmosis retinochoroiditis）是 AIDS 患者第二位的条件性眼部感染（发病率为 1%~2%），弓形虫原虫经睫状后短动脉进入脉络膜视网膜，或自脑脊液而到达视盘附近。眼底表现与一般后天性弓形虫性脉络膜视网膜炎相同，但炎症反应急剧，常因房水、玻璃体混浊而不能满意透见眼底。玻璃体、视网膜活检可检出弓形虫（组织包囊或速殖子），联合抗体滴定或房水、玻璃体聚合酶链反应（PCR）检测，有助于诊断（参阅第五章第十五节）。

（3）水痘-带状疱疹病毒性视网膜炎（varicella-zoster virus retinitis）：AIDS 患者的 VZV 感染较少见（发病率 <1%）。感染可引起坏死性疱疹病毒性视网膜病变（necrotizing herpetic retinopathy，NHR），NHR 有急性视网膜坏死（acute retinal necrosis，ARN）和进行性外层视网膜坏死（progressive outer retinal necrosis，

PORN）两个临床类型。ARN 见于免疫功能正常人群及免疫功能尚可的 AIDS 患者，PORN 则见于免疫功能严重损害的 AIDS 患者。无论 ARN、PORN 的发病均急剧，进展迅速，表现为周边视网膜炎、玻璃体炎、闭塞性视网膜动脉炎的三联征。如果不能给予及时的抗病毒治疗，约 86% 发生视网膜脱离。诊断治疗预后等项，参阅第五章第十节。

（4）除上述眼底病变外，AIDS 患者常可伴有眼睑、角膜或葡萄膜的带状疱疹病毒感染，单纯疱疹病毒性角膜炎，细菌性角膜溃疡，眼睑、结膜、泪腺的 Kaposi 肉瘤，眶内 Burkitt 淋巴瘤，继发性青光眼，巩膜炎，眼球内、外肌麻痹等。

诊断

临床上主要根据病史、高危人群、全身多系统症状和体征，反复性多种或一种条件性致病微生物感染，结合罕见的 Kaposi 肉瘤、肺囊虫肺炎等，可作出 AIDS 的拟诊。实验室免疫学检查极为重要，是确定诊断的主要依据，包括末梢血淋巴细胞绝对值、$CD4^+T$ 淋巴细胞值，HIV 分离检测 HIV 抗体及核酸或反转录酶。

治疗及预防

HIV 视网膜病变目前尚无有效治疗，关于各种条件性感染的眼底病，如巨细胞病毒性视网膜炎的治疗，参阅有关章节。在眼科治疗的同时，AIDS 的治疗，请专科会诊。

抗逆转录病毒治疗（antiretroviral therapy，ART，俗称"鸡尾酒疗法"）自 1996 年开发应用以来，使 AIDS 患者生命延长，死亡率大幅度下降，条件致病微生物引起的眼底病亦明显减少。但亦可发生免疫重建炎症综合征（immune reconstitution inflammatory syndrome，IRIS），IRIS 的发生机制不明，一旦发生，治疗十分棘手。眼部所见为玻璃体炎、黄斑视网膜前膜、黄斑裂孔、视网膜脱离、增生性玻璃体视网膜病变（proliferative vitreoretinopathy）、视神经炎、视神经萎缩、周边部缺血、周边部视网膜新生血管、免疫重建性葡萄膜炎（immune reconstitution uveitis）、并发性白内障等，对视功能损害非常严重，往往是毁灭性的。

禁止不正当性行为是预防本病的关键。献血或提供器官移植（包括角膜）者应做 HIV 抗体试验。严格保证血液及血制品不受污染。应用一次性注射器，使用经过氧化氢溶液（双氧水）、10% 含氯石灰（漂白粉）液或 75% 酒精消毒后的接触式眼压计、房角镜、接触镜等（HIV 可存在于泪液中），以防止医源性感染。

主要参考文献

1. 中华医学会感染病学分会艾滋病丙型肝炎学组，中国疾病预防控制中心. 中国艾滋病诊疗指南（2021 年版）. 中华传染病杂志，2021，39（12）：21

2. 孙信孚. 获得性免疫缺陷综合征的眼底表现. 国外医学（眼科学分册），1986，10：126.

3. 王保金，郭晓文，杨华，等. 巨细胞病毒性视网膜炎与获得性免疫缺陷综合征. 中华眼底病杂志，2002，18（2）：89-91.

4. 叶俊杰，李海燕，孙鼎，等. 获得性免疫缺陷综合征并发巨细胞病毒性视网膜炎的临床分析. 中华眼科杂志，2005，41（9）：803-806.

5. 叶俊杰，赵家良. 获得性免疫缺陷综合征 // 张承芬. 眼底病学. 2 版. 北京：人民卫生出版社，2010：738-746.

6. 李丹，孙挥宇，毛菲菲. 获得性免疫缺陷综合征合并巨细胞病毒视网膜炎的高效抗逆转录病毒治疗. 中华眼底病杂志，2011，27（6）：604-606.

7. MCCLUSKEY P，WAKEFIELD D. Posterior uveitis in the acquired immunodeficiency syndrome. Int Ophthalmol Clinics，1995，35（2）：1-14.

8. HOLLAND G N. Acquired immunodeficiency 605 syndrome and Ophthalmology，the first decade. Am J Ophthalmol，1992，114（1）：86-95.

9. SKIEST D J，CHILLER T，CHILLER K，et al. Protease inhibitor therapy is associated with markedly prolonged time to relapse and improved survival in AIDS patients with cytomegalovirus retinitis. Int J STD AIDS，2001，12（10）：659-664.

10. PALELLA F J Jr,DELANEY K M,MOORMAN A C,et al. Declining morbidity and mortality among patients with advanced human immunodeficiency virus infection. HIV Outpatient Study Investigators. N Engl J Med,1998,338(13):853-860.

11. RATNAM I,CHIU C,KANDALA N B,et al. Incidence and risk factors for immune reconstitution inflammatory syndrome in an ethnically diverse HIV type 1-infected cohort. Clin Infect Dis,2006,42(3):418-427.

12. PATIL A J,SHARMA A,KENNEY M C,et al. Valganciclovir in the treatment of cytomegalovirus retinitis in HIV-infected patients. Clin Ophthalmol,2010,4:111-119.

13. LI G,JIANG Y,ZHANG L. HIV upsurge in China's students. Science,2019,364(6442):711.

14. ZHANG Y,CAI C,WANG X,et al. Disproportionate increase of new diagnosis of HIV/AIDS infection by sex and age - China, 2007—2018. China CDC Wkly,2020,2(5):69-74.

第十二节　眼部猪囊尾蚴病

　　眼部猪囊尾蚴病(cysticercosis cellulosae)可发生在眼内外许多部位,见于眼底者,绝大多数在玻璃体内和视网膜下。据国内 363 例报道统计,玻璃体占 56.8%,视网膜下占 33.06%,国外资料基本相同。大多数单眼患病,少数双眼同时发生。囊尾蚴在眼内寄生可造成眼组织和视功能严重损害。

病因

　　人体猪囊尾蚴病是因吞食了带有猪绦虫虫卵的食品而感染。虫卵被吞食后 24~72 小时内,六钩蚴自胚膜逸出,钻入肠壁,随血循环向全身播散,约 10 周发育为成熟的猪囊尾蚴,寄生于机体各器官及组织。如果进食有猪囊尾蚴寄生的未熟猪肉,则猪囊尾蚴在肠道内发育成绦虫,称肠猪绦虫病。据报道有 16%~25% 的肠猪绦虫病患者伴猪囊尾蚴病,而猪囊尾蚴病患者的 55.6% 伴有肠猪绦虫病。

　　猪囊尾蚴病的感染有自体内重复感染、自体外重复感染和异体感染三种途径。

　　猪囊尾蚴自颈内动脉进入眼动脉,眼动脉在眶内有许多分支,其中睫状后短动脉有 10~20 支自视神经周围穿过巩膜进入脉络膜,由于其分支多、血流量大,猪囊尾蚴易随血流进入脉络膜至视网膜下,或穿破视网膜进入玻璃体。成为视网膜下或玻璃体内猪囊尾蚴病。若虫卵自视网膜中央动脉进入视网膜,着胚于视网膜神经纤维层与内界膜之间,并发育成囊尾蚴,在其未穿过视网膜内界膜时,称为视网膜前猪囊尾蚴。

临床表现

　　1. 眼部表现　猪囊尾蚴在眼内寄生,除对视网膜、玻璃体等组织形成的机械性损伤外,亦可因其异体抗原性而引起葡萄膜视网膜免疫反应性炎症。

　　视力减退的程度取决于囊尾蚴寄生的部位及组织炎症反应的大小。发病初期,位于眼底周边部、炎症反应轻,则视力下降不明显;若位于眼底后极部,随病程进展,炎症反应加重,玻璃体混浊、机化,或继发视网膜脱离,则视力显著障碍,甚至失明。

　　玻璃体内囊尾蚴蠕动,使患者自觉眼前有一缓慢移动和形态可略有变异的类圆形阴影。

　　反应性炎症严重者,可因虹膜睫状体炎或继发性青光眼而出现相关症状与体征。

　　2. 眼部检查

　　(1)玻璃体内猪囊尾蚴病:在玻璃体内可见一半透明、灰白色球形或椭圆形囊体,呈珍珠样色泽,有金黄色反光边缘,囊壁光滑,能蠕动,在光照下蠕动更加频繁(图 8-48)。有时可见头节伸出,在玻璃体内摆动。玻璃体常有灰白色尘埃状混浊,程度不等,严重者可致囊体难以窥见,甚而发生膜状纤维增生,引起牵拉性视网膜脱离。在玻璃体无显著混浊时,可以看到视网膜局限性灰白色斑,为囊尾蚴穿破视网膜进入玻璃体的痕迹。当玻璃体混浊,检眼镜或裂隙灯显微镜不能明确检测时,可用 B 型超声探查:玻璃体内显示

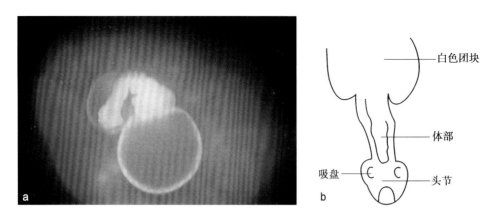

图 8-48　玻璃体内猪囊尾蚴
a. 眼底摄片；b. 猪囊尾蚴形态示意图。

光环, 活着的囊尾蚴还能见到其头节及自发运动。

（2）视网膜下猪囊尾蚴病：在视网膜表面可见一球形或椭圆形隆起, 边界清楚；有金黄色反光边, 视网膜血管迂曲爬行于上, 隆起处有蠕动感。视网膜可出现水肿、渗出和出血, 以及囊体周围视网膜脱离。囊尾蚴可在视网膜下移位, 在移至他处后, 原处视网膜复位, 而在新寄生处发生视网膜脱离, 玻璃体亦常有灰白色尘埃状混浊。FFA 早期囊体处呈弱荧光, 位于囊体前的视网膜血管荧光充盈正常；造影后期囊尾蚴寄生处及周围可出现大片荧光素渗漏（图 8-49, 图 8-50）。

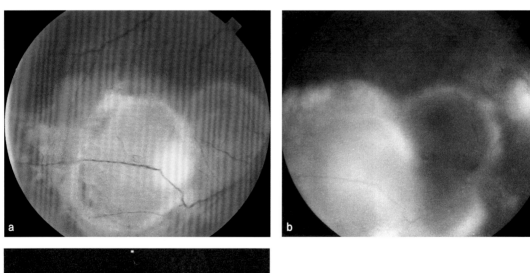

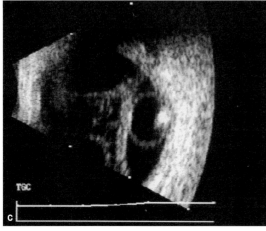

图 8-49　视网膜下猪囊尾蚴
男, 60 岁, 右眼视力急剧下降 2 个月, 右眼前指数, 左眼 1.0；右眼玻璃体混浊, 眼底见视网膜下有两个大囊泡；较小的一个靠近视盘颞侧边缘, 当检眼镜强光束照射时, 可见其蠕动；实验室检查, 嗜酸性白细胞数增高, 粪便中未发现绦虫体节, 但皮下结节活检为猪囊尾蚴；a. 眼底摄片；b. FFA 造影后期；c. B 型超声声像图。

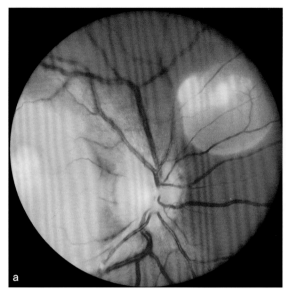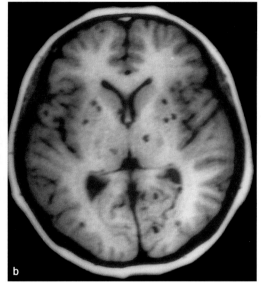

图 8-50　视网膜下猪囊尾蚴

男,41 岁,右眼闪光感、视力下降 3 个月,看不见 2 周,就诊时仅为眼前手动,玻璃体混浊,视盘鼻上附近视网膜下有一猪囊尾蚴囊泡,检眼镜强光束照射时可见其蠕动,后极部有大片黄白色渗出,隐约见到一个大囊包;患者近 2~3 年来常有癫痫发作及头痛;a. 右眼底摄片;b. 患者头颅片有多发性脑猪囊尾蚴。

（3）视网膜前猪囊尾蚴病:严格地说,囊体在视网膜内界膜下与视网膜神经纤维层之间,应称为视网膜内猪囊尾蚴病。视网膜上有一边界清楚的青灰色隆起及金黄色反光边,因内界膜限制,部位相对固定,视网膜血管被囊体掩盖,有蠕动感。常合并玻璃体混浊、葡萄膜炎和视网膜脱离。因囊虫自视网膜中央动脉进入眼内,视盘可变形成不规则状。FFA 见囊体处背景荧光被遮蔽,视盘及囊体周围脉络膜视网膜有大片荧光渗漏。

3. 全身表现　皮下或肌肉可触及圆形或椭圆形的结节,数目不等,直径为 5~15mm。有时能自行消失,但又不断产生新的结节。粪便中常见有猪绦虫体节排出。若伴有脑部猪囊尾蚴,可出现头痛、癫痫等神经症状。

4. 实验室检查　血清抗猪囊虫抗体常为阳性,嗜酸性粒细胞增多,血沉可加快。大约 10% 的病例,粪便中可查见绦虫虫卵或其体节。

诊断

根据上述寄生于眼底不同部位囊尾蚴检眼镜下的特殊形态,诊断并不困难。但在玻璃体等屈光间质因严重炎症反应而高度混浊,使眼底无法透见者,全身及实验检查结果显得尤为重要。B 型超声声像图如见到能蠕动的囊腔时,更有助于诊断。

治疗

由于囊尾蚴(特别在死亡后)能引起眼内组织严重炎症反应,造成组织与视功能损害,所以一旦确诊,应尽量手术取出囊体。

目前大多采用玻璃体手术治疗,既可完整吸出囊尾蚴,减少因囊尾蚴破裂导致异性蛋白反应,又可切除病变的玻璃体,减少牵拉性视网膜脱离的发生率。对于视网膜下囊尾蚴可行玻璃体视网膜手术,视网膜切开,吸出囊尾蚴后再加眼内激光光凝,视网膜复位术。无玻璃体手术条件者,可选择吸出法,例如玻璃体内及视网膜前囊尾蚴(内界膜下)。视网膜下囊尾蚴定位后切开相应部位巩膜及脉络膜,由于眼内压力,囊尾蚴可被挤出。

若同时患肠道猪绦虫病,在眼内囊尾蚴取出后,再行驱虫治疗,以免自体内重复感染。

主要参考文献

1. 李志辉. 眼部猪囊尾蚴病, 中华眼科杂志, 1980, 16(1):59-61.

2. 高麟献. 眼部豚囊虫症 26 例统计分析报告. 中华眼科杂志, 1965, 12(1):65-68.

3. 翁心华, 陈澍. 囊虫病 // 陈灏珠, 林果为. 实用内科学(上册). 13 版. 北京:人民卫生出版社, 2009:754-756.

4. 冯化德, 廖传国, 郑尚清. 视盘猪囊尾蚴病一例. 中华眼科杂志, 1987, 23(6):328.

5. AMENT C S, YOUNG L H. Ocular manifestations of helminthic infections:Onchocersiasis, cysticercosis, toxocariasis, and diffuse unilateral subacute neuroretinitis. Int Ophthalmol Clin, 2006, 46(2):1-10.

第十三节　钩端螺旋体病脉络膜视网膜炎

钩端螺旋体病(leptospirosis)是由不同型别的致病钩端螺旋体引起的流行性急性传染病。世界各地均有发生。人畜共患,猪、鼠为主要传染源。感染后的猪、鼠排出的尿液中,含有大量病原体,污染水源。当人体接触被污染水源时,病原体通过皮肤进入体内。经 2~7 天潜伏期后发病。

钩端螺旋体病临床经过中分成三期:即出现高热、头痛、腓肠肌剧痛、浅表淋巴结肿大等为特征的败血症期;出现咯血或黄疸、皮下出血、蛋白尿等为特征的器官损伤期;以及发热等各种症状和体征渐趋消退的恢复期。

葡萄膜炎大多并发或后发于钩端螺旋体病的器官损伤期或恢复期,以前部葡萄膜炎为主,亦有前后部同时累及者,仅损害后部葡萄膜而成为脉络膜视网膜炎者少见。20 世纪 60 年代初,皖北地区曾有一次洪水,钩端螺旋体病暴发,安徽医科大学附属第一医院眼科到疫区进行防治,在受检的 137 例葡萄膜炎患者中,单纯的脉络膜视网膜炎(眼前节阴性)仅 6 例(4.4%),均见于全身发热消退后 1~3 周间,为后发症,血清学测定属 Pomona 型,双眼受害。

钩端螺旋体病引发的脉络膜视网膜炎眼底所见并无特征性,初起时,玻璃体混浊,视网膜弥漫性水肿混浊、血管邻近有圆形或地图状软性渗出斑(棉绒斑)、硬性渗出斑、出血斑,有时还能见到视盘充血水肿、边界不清。晚期主要表现为脉络膜视网膜萎缩。

诊断

眼底虽无特征性改变可见,但发生在钩端螺旋体病流行疫区,有典型全身病史,诊断并不困难。当然,病原体分离、凝溶试验、酶联免疫吸附试验、间接红细胞凝集试验、间接红细胞溶解试验、间接荧光抗体法检查等实验室检查如有阳性结果,则诊断更加确切。

治疗

青霉素(注意 Herxheimer 反应,对青霉素有过敏者改用头孢曲松)等抗生素对钩端螺旋体病有良好作用。如果在败血症期或器官损伤期并发前部或全葡萄膜炎时,除予以扩瞳、糖皮质激素等常规处理外,作为病因治疗应用上述抗生素是必要的。但就脉络膜视网膜炎而言,是发生于病程恢复期的后发症,由循环的免疫复合物引起,因此在炎症活动期间当以糖皮质激素及非甾体抗炎药为主。炎症已经安静的晚期,则以维生素 B 族、E、C 与血管扩张剂(如烟酸)等支持疗法为主。

主要参考文献

1. 张清波.钩端螺旋体病 // 陈灏珠,林果为.实用内科学(上册).13 版.北京:人民卫生出版社,2009:689-695.
2. 张效房,季林纾,周云洁,等.钩端螺旋体性葡萄膜炎 314 例分析.中华内科杂志,1964,12(7):621-623.
3. 杨以嘉,钟惠澜,侯宗昌,等.钩端螺旋体性葡萄膜炎.中华眼科杂志,1958,8(4):207-211.
4. BARKAY S,GARZOZI H. Leptospirosis and uveitis. Ann Ophthalmol,1984,16(2):164-168.

第十四节　Lyme 病

Lyme 病或称慢性移行性红斑(erythema chronic migrans,ECM),是以蜱为媒介的 Burgdorfer 螺旋体(Burgdorfer's borrelia)感染性流行性疾病。20 世纪初在瑞典首次发现,1975 年因美国康涅狄格州(Connecticut)莱姆(Lyme)镇此病流行而得名。

本病流行于夏季,患者多为林业工作人员或林区居民。由于对本病的了解日益普及,发病率逐渐上升。世界各地均有分布,1986 年在我国黑龙江省海林县亦有本病的首批报道,并在 1988 年从患者血液中分离出病原体。

临床表现

本病为 Burgdorfer 螺旋体感染后引起多系统受累的全身性疾病,主要损害皮肤、关节、神经系统、心血管系统。潜伏期 3~32 天,多数为 7~9 天。临床上分成早、中、晚三期。

1. 早期(ECM 期)　首先出现头痛、发热、肌肉和关节酸痛等流感样症状,随后皮肤发生慢性移行性红斑(ECM)。此期眼部除少数病例发生滤泡性结膜炎外,一般并无异常。

2. 中期(心脏及神经系统受累期)　发病后数周至数月,出现急性心肌炎、心包炎、脑脊髓膜炎、脑炎、脑神经炎、运动神经及感觉神经炎。此期因脑神经损害而出现 Bell 现象消失、眼外肌麻痹、复视外,还能见到视神经炎或缺血性病变、视网膜血管炎、出血、虹膜睫状体炎、脉络膜炎、渗出性视网膜脱离等内眼病变。

3. 晚期(关节炎与慢性神经系统综合征期)　发病数月至数年后,出现游走性关节红肿疼痛、神经精神病、痴呆、癫痫、脊髓炎等。此期眼部表现除中期所见之外,更有睑球粘连、角膜炎、浅层巩膜炎等。

Bodine 等报道:部分 Lyme 病晚期,可有多灶性脉络膜炎,与急性多发性缺血性脉络膜病变(AMIC,即急性后部多灶性鳞状色素上皮病变,APMPPE)十分相似,并认为一些诊断为 AMIC 的病例,实际上很可能就是 Lyme 病。但根据王光璐、艾承绪等的资料,在 1989—1990 年就诊于首都医科大学附属北京同仁医院眼科的 51 例 88 眼中(患者来自包括台湾省在内的我国 18 个省市;男性 37 例,女性 14 例;发病年龄 5~80 岁,平均 31.7 岁),却以视网膜血管炎居多(40/51 例;59/88 眼),因之并发玻璃体积血,进而视网膜增生膜引起牵拉性视网膜脱离并导致失明者,亦不在少数。

诊断

Lyme 病的诊断有时相当困难,对眼科医生来说,更是如此。主要依据临床表现及流行病学资料(来自疫区、有被蜱叮咬史)。ECM 对诊断具有重要价值。在 ECM 后出现神经系统、心脏、关节病损、血清冷沉淀球蛋白阳性,诊断即可成立。

治疗

成年患者用四环素 100mg,每日 2 次,连续 10 天为一疗程,如病情无好转或反复,则延长至 20 天。孕妇及儿童禁用（能发生四环素牙），改服阿莫西林，500mg，每 6 小时 1 次（儿童则按每日 50mg/kg 计算），连续 10 天为一疗程。对阿莫西林有过敏者，改用红霉素、克拉霉素（clarithromycin）或阿奇霉素（azithromycin）。上列抗生素对 Burgdorfer 螺旋体均极敏感（对抗生素敏感也是诊断根据之一），但在服用之初 24 小时内，约有 15% 病例发生 Herxheimer 反应，必须注意。

　　玻璃体积血 3 个月左右无消退迹象，或玻璃体视网膜增生膜有引发牵拉性视网膜脱离之可能者，行玻璃体手术。

　　当出现心脏、神经系统病变后，多数主张改用头孢曲松（ceftriaxone）、头孢噻肟（cefotaxime）或青霉素 G，三者均为静脉给药，同时予以监护。

　　糖皮质激素是否需要全身应用，意见尚未统一。但眼部炎症严重时还是必需的（Kauffmann，1990），另外，亦可减少 Herxheimer 反应。此外，各种眼部病变时的常规处理，也不可或缺。

主要参考文献

1. 翁心华，陈澍. 莱姆病 // 陈灏珠，林果为. 实用内科学（上册）. 13 版. 北京：人民卫生出版社，2009：695-698.
2. 温玉欣，艾承绪，张永国，等. 从莱姆病患者血液分离出螺旋体. 微生物学报，1988，28（3）.
3. 刘蔼年，胡运韬. Lyme 病及其眼表现. 国外医学（眼科学分册），1991（6）：346.
4. 王光璐. 莱姆病 // 李凤鸣. 中华眼科学. 北京：人民卫生出版社，2005：1962-1963.

第十五节　流行性出血热的眼底损害

　　流行性出血热（epidemic hemorrhagic fever，EHF）亦称肾综合征出血热（hemorrhagic fever with renal syndrome），是汉坦病毒（hantavirus）引起的自然疫源性疾病，鼠类（野鼠或家鼠）为主要传染源，通过病鼠寄生虫（革螨）或排泄物传播于人类。病理改变主要为全身小血管及毛细血管广泛损害。临床特征主要为发热、低血压、出血与肾脏损害，大多见于青壮年。病程可分发热期、低血压期、少尿期、多尿期、恢复期等五期，但也有交叉重叠。

　　EHF 见到眼底损害的阳性率在 40% 左右，多见于发热期、低血压期及少尿期。常由传染病科因患者诉有视物模糊而转来会诊时发现。

　　眼底病变有后极部视网膜水肿、视网膜静脉扩张迂曲、视网膜出血、视盘充血水肿。

　　眼底病变是 EHF 的并发症，因出现于病程早期，除提供其早期辅助诊断外，视网膜出血还提示其病情的严重，对生命预后有一定参考价值。

主要参考文献

1. 黄玉仙，王嘉瑞. 流行性出血热 // 陈灏珠，林果为. 实用内科学（上册）. 13 版. 北京：人民卫生出版社，2009：438-444.
2. 金庆新，齐妍，郭玉杰. 流行性出血热的眼底改变. 眼底病，1992，8：13.
3. 唐宝懿，许怡芬，张进生. 流行性出血热眼球的病理改变二例. 中华眼科杂志，1988，24（2）：116-117.

第十六节　自身免疫性视网膜病变

　　自身免疫性视网膜病变（autoimmune retinopathy，AIR）是一组炎症介导的视网膜病变，其最重要特征是体循环中存在抗视网膜抗原的自身抗体，这类自身抗体可以对任何类型的视网膜细胞为攻击靶点，如感光细胞、神经节细胞或视网膜双极细胞等，导致视力损害。

　　AIR 分为两类：副肿瘤视网膜病变（paraneoplastic retinopathy）或副肿瘤自身免疫性视网膜病变

（paraneoplastic autoimmune retinopathy）；非副肿瘤自身免疫性视网膜病变（non-paraneoplastic autoimmune retinopathy，npAIR）。其中副肿瘤视网膜病变又包括癌症相关性视网膜病变（cancer associated retinopathy，CAR）、黑色素瘤相关性视网膜病变（melanoma-associated retinopathy，MAR）、双眼弥漫性葡萄膜黑素细胞增生（bilateral diffuse uveal melanocytic prolife-ration，BDUMP），以及副肿瘤性卵黄样黄斑病变（paraneoplastic vitelliform maculopathy，PVM）。

临床表现

表现为不明原因的视力下降（中央和周边），视野缺损，通常为环形暗点。眼底表现正常或可表现为血管变细、视网膜萎缩伴或不伴弥漫性色素改变或视盘苍白，无或少许炎性细胞。在视网膜电图（ERG）上表现为光感受器功能障碍，并外周血可检测到多种抗视网膜抗原的自身抗体，尤其是抗恢复蛋白（recoverin）抗体。

1. 癌症相关性视网膜病变（cancer associated retinopathy，CAR） 常在恶性肿瘤发病之前起病。其病理改变主要包括弥漫性光感受器变性（包括视锥细胞和视杆细胞）。主要临床表现包括突然双眼同时或先后无痛性视力下降、进行性减退，双眼视力下降程度可不对称，无光感至 0.8 之间，伴有色觉障碍、中心暗点、夜盲、暗适应时间延长、中周部的暗点（环形暗点），以及周边部更广泛的视野缺损。患者常有阳性视觉现象（闪光感）、对光敏感（眩光）、光照后炫目感的时间延长，患者常自觉戴墨镜可改善视力。最近还有报道出现强直性瞳孔、屈光参差等。

ERG 严重损害，表现为熄灭型的 a 波和 b 波，或者视杆细胞反应的损害大于视锥细胞反应。OCT 可以显示视网膜外层变薄或丢失。荧光素眼底血管造影在色素上皮变薄区域可以呈现斑驳状透见荧光，伴有视网膜血管炎者可以有血管壁和视网膜组织着染。自发荧光成像可以看见色素上皮变薄区域眼底自发荧光减低。

2. 黑色素瘤相关性视网膜病变（melanoma-associated retinopathy，MAR） 主要由皮肤黑色素瘤引起，常在皮肤黑色素瘤出现之后发病。与 MAR 有关的抗体主要是一种抗视杆细胞双极细胞的抗体，它与黑色素瘤细胞抗原发生交叉反应。患者突发眼前闪光感、夜盲、轻度视力下降。眼底正常，偶尔一些患者可以出现：类似黄色斑点状的眼底改变、后葡萄膜炎、玻璃体反应、静脉周围炎、RPE 损害等。ERG 表现为负性波形（选择性 b 波振幅降低）。

3. 双眼弥漫性葡萄膜黑素细胞增生（bilateral diffuse uveal melanocytic prolife-ration，BDUMP） 常伴有全身恶性肿瘤，如胃肠道肿瘤、泌尿生殖系统肿瘤、肺部肿瘤和非霍奇金淋巴瘤，在全身恶性肿瘤发病之前起病。BDUMP 的特征性表现为葡萄膜弥漫性、良性、多发性、黑素细胞结节样病变，有或无色素沉着，渗出性视网膜脱离，葡萄膜弥漫性增厚，常伴有迅速进展的后囊下白内障。荧光素眼底血管造影显示多灶性点片状强荧光。

4. 副肿瘤性卵黄样黄斑病变（paraneoplastic vitelliform maculopathy，PVM） 与脉络膜黑素瘤、肺癌和多发性骨髓瘤有关。患者表现为轻度视力下降，伴轻度夜盲症和闪光感。眼底表现为后极部 RPE 水平多发椭圆形、淡黄色病灶。视野正常，ERG 和 EOG 异常。

5. 非副肿瘤自身免疫性视网膜病变（non-paraneoplastic autoimmune retinopathy，npAIR） 常双侧发病，女性占优势（约 65%），平均发病年龄为 51~56 岁。患者有自身免疫性疾病的病史或家族史。表现为急性或亚急性视力下降，有闪光感、暗点、畏光、色觉改变和夜盲症。眼底正常或非特异性视网膜变性改变，RPE 萎缩，血管变细，视盘苍白，有或无色素变化。ERG 显示感光细胞和双极细胞异常。荧光素眼底血管造影可显示血管渗漏或着色，囊样黄斑水肿。OCT 显示光感受器层和外界膜缺失、外核层变薄。部分患者眼底自发荧光（FAF）可见围绕黄斑中心凹对高自发荧光环。无明显的炎症反应。外周血可检测到多种抗视网膜抗原的自身抗体,尤其是抗恢复蛋白(recoverin)抗体。

临床中诊断 AIR 最重要的手段之一是抗视网膜自身抗体的检测,但仅依靠抗视网膜自身抗体仍不足以诊断 AIR。目前的抗体检测手段主要有蛋白质印迹和免疫组织化学,但是敏感度并不高;这些抗体可在多种自身免疫疾病、其他眼科疾病中出现,甚至可以出现于健康人体中,特异度也不高。

诊断

临床上 AIR 少见,由于其症状/体征与其他视网膜疾病相似、缺乏确切的临床和实验室证据,AIR 的诊断仍存在挑战性,属于一类排他性诊断的疾病。

当患者出现不明原因的视功能异常,如闪光感、夜盲、暗点和畏光,且 ERG 异常,可考虑 AIR 可能,进一步完善抗视网膜自身抗体检测和肿瘤疾病的排查,全面的眼科辅助检查,甚至基因检测,排除其他眼病可能。诊断要点如下:

1. 视网膜电图异常(有或无视野异常)。
2. 血清抗视网膜抗体。
3. 排除了与症状相关的其他眼底病灶、视网膜变性或营养不良类疾病。
4. 排除了与症状相关的其他病因,如药物毒性(尤其肿瘤化疗药物)或维生素缺乏。
5. 无明显的眼内炎症。

治疗

AIR 是一类可致盲的眼病,及时诊断和治疗至关重要。由于 AIR 属于自身免疫性疾病,目前以免疫抑制治疗为主,如血浆置换、局部或者全身使用糖皮质激素、免疫抑制剂或静脉注射免疫球蛋白。免疫抑制治疗在不同类型疾病的疗效略有不同,在副肿瘤自身免疫性视网膜病变中疗效明显。副肿瘤自身免疫性视网膜病变的治疗应同时联合全身抗肿瘤治疗。

主要参考文献

1. 黄厚斌. 副肿瘤性视网膜视神经病变 // 魏文斌,陈积中. 眼底病鉴别诊断学. 北京:人民卫生出版社,2012:105-110.
2. SOBRIN L. Progress toward precisely diagnosing autoimmune retinopathy. Am J Ophthalmol. 2018,188:xiv-xv.
3. TSANG S H,SHARMA T. Autoimmune retinopathy. Adv Exp Med Biol,2018,1085:223-226.
4. GRANGE L,DALAL M,NUSSENBLATT R B,et al. Autoimmune retinopathy. Am J Ophthalmol. 2014,157(2):266-272.
5. FOX A R,GORDON L K,HECKENLIVELY J R,et al. Consensus on the diagnosis and management of nonparaneoplastic autoimmune retinopathy using a modified Delphi approach. Am J Ophthalmol,2016,168:183-190.

第九章

眼底肿瘤

第一节 视盘黑素细胞瘤

视盘黑素细胞瘤(melanocytoma of the optic disc)由 Zimmerman 及 Garron 于 1962 年命名。Gogan(1964)和 Yanoff(1975)称之为"痣(nevus)"。其是一种原发于视盘的良性肿瘤,少见,大多见于中年人,女性略多于男性。

临床表现

99% 为单眼(Shield,2004),左右眼无差别。大多数病例无任何症状,在检查眼底时才被发现(视功能之所以不受伤害,据 Zimmerman 解释为视盘虽被黑素细胞所充填,但视神经纤维穿过肿瘤后的神经传导并无障碍)。仅极少数有比较显著的中心视力下降,甚至失明。视野方面除肿瘤占位相应的生理盲点扩大外,亦仅有极少数能检出与生理盲点相连接的视神经纤维束性视野缺损,郑邦和(1978)及铃木茂挥(2007)认为是由肿瘤压迫引起视盘缺血所致。

眼底检查,黑素细胞瘤发生于视盘任何部位,以颞侧或颞下侧较多,占视盘面积的一半以下,亦有累及整个视盘与其相邻接处的视网膜,肿瘤大小一般在 1PD 左右,隆起度在 1mm(3.00D)左右。个别病例在远离视盘处,有脉络膜层面的灰黑色斑,呈圆形或类圆形,边界清晰,隆起度不明显(脉络膜痣);也只有个别病例,在肿瘤附近玻璃体内可见散在的黑色素颗粒。

FFA 瘤体处为遮蔽荧光,无渗漏(图 9-1,图 9-2)。彩色超声多普勒成像(color Doppler image,CDI)瘤体呈高回声波,但不见血管分布(图 9-3)。OCT 中瘤体呈穹顶状肿块,表面高反射,后部阴影(图 9-4)。

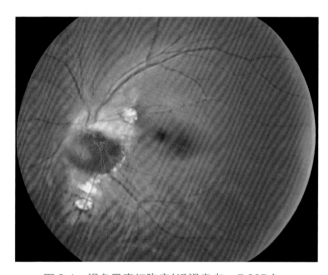

图 9-1 视盘黑素细胞瘤(近视患者,−5.00D)

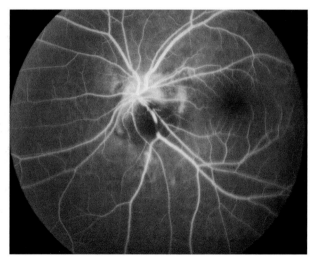

图 9-2 上例(图 9-1 同例)视盘黑素细胞瘤的 FFA (本病例图片由何祥成医师提供)

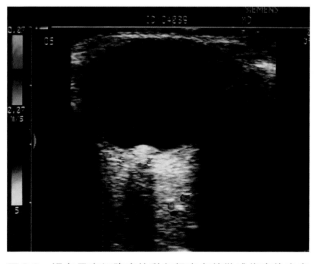

图 9-3 视盘黑素细胞瘤的彩色超声多普勒成像瘤体内未见血流信号

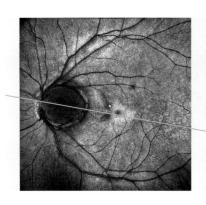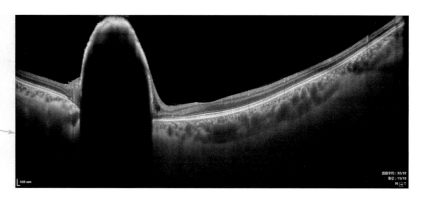

图 9-4 视盘黑素细胞瘤 OCT 像
穹顶状肿块表面高反射和后部阴影。

病理

黑素细胞瘤由大小一致的细胞构成,含有大量黑色素,在普通染色切片标本上无法辨认细胞结构。漂白后可以清楚地见到细胞呈多角形或卵圆形,胞浆丰富、核小、核仁不太明显,不见核分裂,证明为正常黑素细胞,与恶性黑色素瘤中所见细胞形态有明显变异不同。黑素细胞存在于正常眼球,尤其是皮肤比较黝黑的人,巩膜和巩膜导管内、上巩膜组织、视神经软鞘(脑)膜、巩膜筛板等处均可见到,视盘黑素细胞瘤可能起源于视盘的此种细胞。

诊断与处理

根据眼底检查所见而中心视力及视野无损害者,即可作出诊断。少数有比较明显视功能障碍者,应警惕邻近视盘的脉络膜恶性黑色素瘤向视盘蔓延。彩色超声多普勒成像(CDI)检查肿瘤内无血流信号,FFA/ICGA 肿瘤处荧光遮蔽,无渗漏,有助于鉴别。

由于肿瘤在检眼镜下能清楚看到,定期观察,如肿瘤大小及视功能保持不变,除继续随诊外,不必处理。反之,怀疑有恶变时,可试用经瞳孔温热疗法(TTT)。

主要参考文献

1. 郭秉宽,倪逴,吴本荪.原发性视乳头色素瘤(一个病例的临床与病理报告).中华眼科杂志,1958,8(10):614-618.
2. 郑邦和.视乳头黑素细胞瘤病例报告.中华眼科杂志,1978,14(2):109-112.
3. 杨文利.眼及眼眶的彩色超声多普勒成像 // 魏文斌,张晓峰,方严.当代临床眼科进展.合肥:安徽科学技术出版社,1998:79-82.
4. SHIELDS J A,DEMIRCI H,MASHAYEKHI A,et al. Melanocytoma of optic disc in 115 cases:the 2004 Samuel Johnson Memorial Lecture,part 1. Ophthalmology,2004,111(9):1739-1746.
5. JUAREZ C P,TSO M O. An ultrastructural study of melanocytoma of the optic disc and uvea. Am J Ophthalmol,1980,90(1):48-62.
6. JERRY A S,HAKAN D,ARMAN M,et al. Melanocytoma of the optic disk:A review. Surv Ophthalmol,2006,51(2):93-104.
7. 鈴木茂揮,星合繁,福島孝弘,ほか.視力,視野障害 を伴った視神経乳頭上色素性腫瘍 の 1 例.臨床眼科,2007,61(5):891-895.
8. 栗原秀行.視神経乳頭上 melanocytoma の 1 例.眼科紀要,1977,28(3):448-458.

第二节 视网膜母细胞瘤

视网膜母细胞瘤(retinoblastoma,RB)原发于未成熟视网膜细胞,为学龄前儿童最常见的眼内恶性肿瘤。据流行病学调查,患病率为 1/20 000~1/15 000,其中约 95% 发生在 5 岁以前。单侧性 RB(单眼 RB)约占 75%,发病年龄在 2~3 岁;双侧性 RB(双眼 RB)发病更早。患儿种族、性别无差异。多数为散发性,有家族史者仅占 10%,两眼受害者约为全部病例的 1/5。

病因及发病机制

RB 的发生和发展受环境、基因、表观遗传等多种因素共同影响。可能的环境危险因素包括放射暴露、高龄双亲、父母职业、试管受精、人乳头瘤病毒(human papilloma virus,HPV)感染等。*RB* 基因二次突变说已得到多数学者认可,只有 RB 的两个等位基因失活时,RB 才能发生。遗传型第一次突变由亲代遗传而获得,亲代可以是 RB 患者、基因携带者,也可以是正常人,因其生殖细胞内的一个 *RB* 等位基因由遗传或突变而失活,第二次突变发生于行将发育成视网膜成分的体细胞。非遗传型两次突变都发生在体细胞。遗传型占 35%~45%,为常染色体显性遗传,多数双眼发病,每一眼底同时有多个肿瘤,发病早(平均 13 个月龄,很少 >3 周岁),亦可为单眼而有家族史,或单眼存在多个肿瘤,易发第二恶性肿瘤。非遗传型不遗传,占 55%~65%,多为单眼,单个肿瘤,发病略晚(平均 24 个月龄,很少 >6 周岁),不易发生第二恶性肿瘤。

与 RB 发生有关的基因位于 13 号染色体长臂 1 区 4 带,是一种抗癌基因(Dryja,1986),约 93% 遗传型和 87% 非遗传型 RB 患者存在 *RB1* 基因突变。这种基因缺失或功能失活,不仅导致视网膜母细胞瘤,而且还可引起第二恶性肿瘤(second malignant neoplasm),包括成骨肉瘤、纤维肉瘤、恶性网状细胞瘤等。

临床表现

RB 可起始于眼底任何部位,但多数位于后极部或赤道部以后(单眼罹病者大多为单一病灶,双眼者则常见多个病灶)。常因家长发现患儿斜视或瞳孔内有黄白色反光(白瞳,leukocoria,即所谓"黑矇性猫眼")而就诊。事实上,发现白瞳时肿瘤已进展至相当程度,绝非早期体征(图 9-5)。因此一旦见到婴幼儿斜视,当怀疑 RB 之存在,应仔细检查眼底(最好在全身基础麻醉并充分散瞳后使用双目间接检眼镜检查,必要时,加巩膜压迫),及 B 型超声检查,进而彩色超声多普勒成像(CDI)检查,力求早期发现。

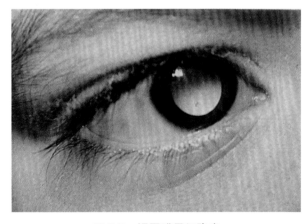

图 9-5 视网膜母细胞瘤
黑矇性猫眼(白瞳)。

RB 起源于内核层,向玻璃体方向生长者,称为向内生长型,临床上比较多见;起源于外核层向脉络膜方向生长者称为向外生长型,少见。

病程经过中,可分成四期。

1. 眼内期 在向内生长型眼底,可见黄白色、乳白色单个或多个隆起斑块,大小因就诊时间而异,一般在 1~2PD 左右,如早期发现,可能会小于 2PD。发现较晚,当肿瘤已播散进入玻璃体,则成为边界不清的团块,表面凹凸不平,大多富有扩张成结节状的新生血管,视网膜原有血管则越过其上或部分被其掩盖。由于肿瘤细胞生长时缺乏黏合,瘤组织碎片可以脱落播散于主体肿瘤周围组织,形成种植性生长。有时由此发生假性前房积脓和虹膜瘤组织结节。

向外生长型肿瘤在视网膜下增长,体积较小时,检眼镜下可见一个或数个灰白色边界模糊病灶;肿瘤扩大后,将视网膜推起,发生继发性实体性视网膜脱离。视网膜脱离无裂孔,眼压不降低。B型超声检查有实性肿块的回声图像。彩色超声多普勒成像(CDI)检查可见瘤体内红、蓝伴行的血流信号,与视网膜动静脉相延续;频谱分析瘤体内血流表现和视网膜动静脉血流基本一致,但其收缩期流速,显著高于视网膜中央动脉;瘤体内血流信号在钙化斑处分布较多(图9-6~图9-8)。

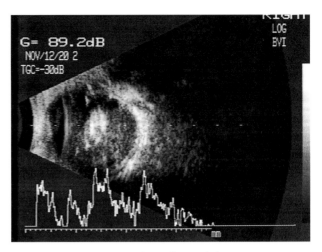

图9-6 视网膜母细胞瘤
眼内期的超声声像图。

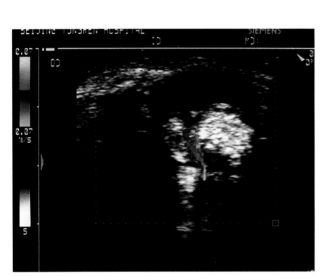

图9-7 视网膜母细胞瘤眼内期的彩色超声多普勒成像
提示瘤体内红、蓝相间血流信号与视网膜中央动静脉相延续
(本病例图片由杨文利医师提供)。

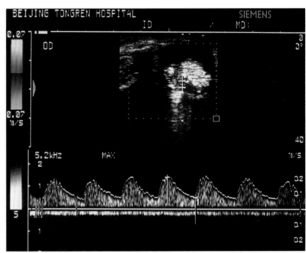

图9-8 视网膜母细胞瘤
瘤体内高速高阻与视网膜中央动静脉相延续的血流频谱
(本病例图片由杨文利医师提供)。

2. 青光眼期 肿瘤不断增长,眼压逐渐升高,因婴幼儿的角膜、巩膜富有弹性,在高眼压作用下,眼球缓慢扩大。此时可见角膜混浊,瞳孔散大固定,前房变浅。B型超声检查有实性肿块和/或囊性回声声像。囊性回声声像提示肿瘤坏死形成腔隙。CT扫描可见瘤体钙化斑。

3. 眼外蔓延期 肿瘤继续增长,破坏眼球壁向眼外蔓延,进入眶内,使眼球突出固定。巩膜溃破,肿瘤因失去眼球壁约束,迅速发展成巨大团块,暴露于睑裂之外,表面因瘤组织坏死及继发感染而有糜烂及出血。肿瘤亦可向后扩散至视神经,CT扫描可见变粗的球后视神经(显示视神经损害,MRI更为显著,优于CT扫描)。部分病例的X线摄片,可见视神经骨管(视神经孔)扩大。

4. 全身转移期 肿瘤细胞可由血循环或淋巴管向骨髓、肝、脾、肾等脏器转移,亦可经视神经纤维、视神经鞘膜间隙或视网膜血管向颅内转移。在此必须指出,某些病例(多数为双眼RB患儿)可伴有颅内肿瘤,称为三侧性视网膜母细胞瘤(trilateral retinoblastoma),如松果体瘤、蝶鞍上或蝶鞍旁原发性神经母细胞瘤,这些肿瘤组织学上虽与RB类似,但不是RB的颅内转移所致,应予鉴别。

以上四期的划分,仅代表临床上的一般情况。肿瘤发展,受到许多因素影响,不可能完全按照这一进程。例如始发于视盘附近者,尽管肿瘤不大,在尚未引起眼压升高时,可能已有球后视神经或颅内转移;起于赤道部以前视网膜者,易于早期破坏睫状体或从角膜缘引起穿孔,很可能越过继发性青光眼期而直接进入眼外蔓延期。

近年来,为了指导治疗方法选择上的要求(主要是肿瘤眼内期的治疗),制订了一个国际眼内视网膜母细胞瘤分组(international intraocular retinoblastoma classification,IIRC)。

A 期,风险很低:视网膜内散在对视功能无威胁的小肿瘤。肿瘤基底面积直径≤3mm(2.00PD),厚度<1.5mm(4.50D);局限于视网膜(尚未侵入玻璃体和/或视网膜下组织);离黄斑中心小凹(foveola)>3mm、离视盘缘>1.5mm。

B 期,风险较低:肿瘤基底面积直径>3mm(3~5mm),厚度>1.5mm(2~3mm);或肿瘤体积不大,但位置靠近黄斑中心小凹(<3mm)、靠近视盘缘(<1.5mm);没有玻璃体或视网膜下种植的肿瘤;视网膜下液局限于肿瘤基底部5.0 mm以内。

C 期,风险中等:伴有局部视网膜下或玻璃体种植以及各种大小和位置的播散性肿瘤。玻璃体和视网膜下种植肿瘤细小而局限;各种大小和位置的视网膜内播散性肿瘤;视网膜下液局限于1个象限内。

D 期,高风险:肿瘤弥漫性扩散,肿瘤眼内弥漫生长;呈油脂状的广泛玻璃体种植;视网膜下种植呈板块状;视网膜脱离范围超过1个象限(图9-9,图9-10)。

E 期,极高风险:肿瘤广泛增生:具有以下任何1种或多种特征。不可逆转的新生血管性青光眼;大量眼内出血;无菌性眶蜂窝织炎;肿瘤达到玻璃体前面;肿瘤触及晶状体;弥漫浸润型RB;眼球痨。

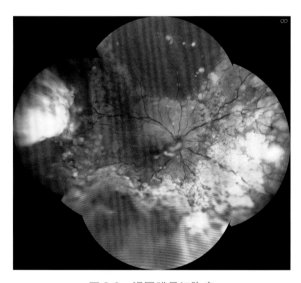
图 9-9　视网膜母细胞瘤

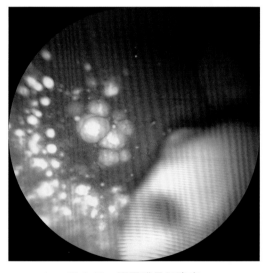
图 9-10　视网膜母细胞瘤

病理组织学

RB 在病理组织学上,有未分化型与分化型两种。前者占病例中的大多数,恶性程度高;后者仅见于部分病例,恶性程度较低。未分化型主要是由小圆形神经母细胞构成,瘤细胞胞浆少,细胞核染色深,分裂象多见。分化型主要由方形或低柱状细胞构成,瘤细胞环绕一个圆形腔隙排列如菊花瓣状,在腔隙内,有时可隐约见到类似锥细胞或杆细胞样的突起。

肿瘤增长过速,瘤组织内虽有丰富血管,仍不够肿瘤组织生长的需要,因而常出现大片坏死。在病理切片上,常能见到离血管远处的瘤组织呈现坏死现象,而围绕于血管外围的存活瘤组织则呈珊瑚样或指套样排列,称为假菊花形排列。电子显微镜下见瘤细胞变性及细胞核畸形等改变,此种情况在未分化型和分化型视网膜母细胞瘤中均能见到(图9-11,图9-12)。此外,病理组织检查常可见到在坏死和变性的瘤组织内有大小不等、形态不规则的钙质沉着。少数病例还可见到由坏死组织引起的急性或慢性炎症细胞反应和膜组织生成。

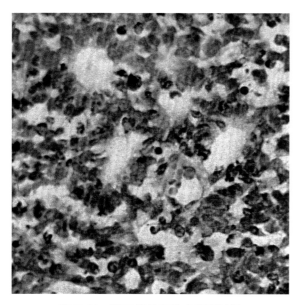

图 9-11　视网膜母细胞瘤病理组织
光镜下所见(分化型)

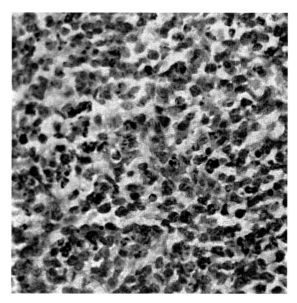

图 9-12　视网膜母细胞瘤病理组织
光镜下所见(未分化型)。

诊断

主要根据患者年龄及上述临床表现,下列检查有助于诊断的确立。

1. RB 为①发生于正常大小眼球内的肿瘤;②在眼内期早期前房深度正常。Reese(1963)强调这两点在诊断上的重要性。因此,白瞳见于任何程度的小眼球时,即可认为是除外 RB 的有力根据。

2. CT 扫描在本病绝大多数病例(80%~90%)可见到瘤体钙化斑。

3. 瘤体的钙化斑在 MRI 为无信号区,增强扫描可见肿瘤中等至明显强化。由于在 MRI 图像上骨骼显示为无信号区,视神经管内和颅内侵犯显示较为清楚。

4. 超声检查可以检出实体肿瘤,光点强弱不等,分布不均,甚至有囊性区存在,有钙斑反射,肿瘤内强光斑之后出现声影。

5. 腰椎穿刺脑脊液和骨髓穿刺涂片做细胞学检查,对判断肿瘤是否存在全身转移有参考价值。

鉴别诊断

婴幼儿出现瞳孔内有黄白色反光者,除本病外,尚有下列一些眼底疾病。应严格鉴别。

1. Coats 病　临床相对比较多见,且最易误诊为 RB。两者的鉴别要点如下(表9-1)。

表 9-1　本病与 Coats 病的鉴别要点

	RB	Coats 病
年龄及性别	大多在 3 岁以下,男女性无差异	大多在 6 岁以上,男性多见
眼别	可为双眼(约 1/5)	绝大多数为单眼
病程	较短,晚期发展更快	较长,发展缓慢
视网膜病变形态	出血少见,隆起病灶为灰白色团块,可有卫星样结节,能见到珠白色或乳白色钙质沉着区	出血多见,视网膜外层有黄白色大片渗出,大部分病例,可见视网膜面有光泽的胆固醇结晶
视网膜血管异常	肿瘤区内局限性血管怒张、弯曲,其他部位血管正常	整个眼底有广泛的血管改变,有微血管瘤(粟粒样血管瘤)
玻璃体混浊	多见为大小不等的肿瘤碎片	少见,或仅有轻度尘埃状混浊
CT 扫描或 MRI	钙质沉着多见,为细碎的斑点,视神经骨管有时可见扩大	钙质沉着罕见,如有,则为大片的钙化区,视神经骨管不扩大
B 型超声检查	有实性肿块波形,其内有弱或中强回声,60%~80% 有强回声斑(钙化斑)	无实性肿块波形,视网膜脱离腔内有细弱均匀可移动点状回声

2. 早产儿视网膜病变　[ROP,亦即其瘢痕阶段的晶状体后纤维增生(retrolental fibroplasia)],见于有给氧史的低体重早产儿,生后 3~5 个月时,晶状体后玻璃体内有大片灰白色不透明的纤维血管组织。纤维组织周边可以见到被牵引向中心移位的睫状突,是该病在此时最富有特征的改变。RB 则不存在此一情况(参阅第四章第七节)。另外,RB 不见于小眼球。

3. 永存原始玻璃体增生症(persistent hyperplastic primary vitreous)　通常在出生后即已存在,多为单侧(90% 以上)。晶状体后有致密的灰白色膜,晶状体周围亦可见到比正常小而长的睫状突,病眼几乎都是小眼球、浅前房,与本病不同(RB 不见于小眼球)。超声检查及 CT 扫描有助于鉴别(参阅第二章第七节)。

4. 眼内炎症性瘢痕　一般发生于猩红热、流行性脑膜炎引起的转移性眼内炎(metastatic endophthalmitis),因此均有高热之既往病史。眼前节及玻璃体或视网膜常有炎性后遗症改变,眼压低,眼球有不同程度萎缩。

5. 视网膜皱襞、脉络膜缺损、视网膜有髓神经纤维等眼底先天性发育异常,检眼镜下所见与本病迥异。

6. 犬弓蛔虫幼虫可由血行经视网膜中央动脉或睫状动脉进入眼内,在视网膜形成孤立的白色肉芽肿。疑似本病时,当检测血象。犬弓蛔虫病患儿的嗜酸性粒细胞比例增高、犬弓蛔虫血清抗体效价上升等实验室检查所见,可资鉴别。

以上几种眼底病可导致视功能丧失而无生命危险,所以不必摘除眼球。但在鉴别困难、视功能无恢复希望且有疼痛等症状时,仍应考虑摘除眼球并立即给予病理组织学检查,以免因漏诊 RB 而危及患儿生命。

治疗

RB 的治疗目标是让患者能够在保生命的前提下保存眼球(保眼)和视功能。当患者明确 RB 诊断后,首先要进一步评估是否有眼外期 RB 或全身转移。若已明确 RB 是眼内期,则进一步评估是否眼球摘除或保眼球治疗,后者包括冷冻、激光光凝、经瞳孔温热疗法、眼动脉化学药物治疗(intraarterial chemotherapy, IAC)、化学药物眼内注药治疗(球注化疗)、眼球周围局部化疗、巩膜外敷贴放疗、全身化疗或外照射放疗。

1. A 期(IIRC-A group),可选择下列局部治疗　①用波长 532nm、810nm 或 1064nm 激光间接光凝,光凝瘤体周缘两圈,能量达到光凝处视网膜变白即可(不损伤 Bruch 膜,避免瘤细胞转移至脉络膜),目的是阻断肿瘤的供血血管,使肿瘤细胞因缺血而坏死萎缩;亦可同时用大光斑(不损害内界膜而致瘤细胞进入玻璃体)直接光凝瘤体表面。无论间接或直接光凝,当肿瘤不在黄斑中心凹者,应尽量避开中心凹,以保护术后中心视力。②经瞳孔温热疗法(TTT)也可试用(能量 200~1 000mW,持续时间 500 毫秒~4 秒)。③如果肿瘤位于赤道部之前,激光不能满意射击者,可用经巩膜冷凝治疗。冷凝温度 –110~–90℃,冷凝点多少依瘤体大小而定,每个冷凝点每次持续冷凝 1 分钟,解凝 1 分钟,再冷凝、解凝,连续 3 次。使瘤体完全包括在冷凝形成的冰球内,利用解凝时锐利的冰晶使瘤组织结构破坏。冷凝有可能引起孔源性视网膜脱离等并发症,应予注意。

不论激光光凝、TTT 或冷凝,治疗务求彻底,治疗后 2~3 周内应密切观察,必要时,给予补充,至肿瘤彻底瘢痕化为止,以后定期随访。

2. B 期(IIRC-B group)　先行化疗,例如静脉滴注或筋膜囊下注射卡铂(carboplatin),使瘤体缩小(化学减容,chemoreduction)后,再予以激光光凝、TTT、冷凝等局部治疗。对 B 期肿瘤中瘤体较小的肿瘤,也可单独采用如 A 期的眼局部治疗方法,直接采用冷冻或激光光凝。

3. C 期(IIRC-C group)　采取联合治疗,即眼局部治疗与化疗联合,应先行化疗,使肿瘤体积缩小、视网膜下液吸收后,再进一步通过激光光凝、经瞳孔温热疗法、冷冻、放射敷贴器进行治疗。化疗或放疗可做如下选择:①系统(全身)化疗,待瘤体缩小,播散范围缩小或消失后,再做上述激光光凝等各种局部治疗。目前推荐的系统化疗有 VEC 方案,即长春新碱(vincristine)、依托泊苷(etoposide)、卡铂(carboplatin)三药的联合治疗。每疗程 2 天,疗程间隔 3~4 周,共 6 个疗程。化疗药的毒副作用较大,必要时,请肿瘤科、儿科、血液病科医师协作下进行(为了减少药物的毒副作用,近期文献介绍一种介入治疗,用导管将抗肿瘤药如卡铂、美法仑由股动脉直接注射到眼动脉,使玻璃体内的药物浓度比全身用药提高 10 倍以上)。②选择性 IAC,需要血管介入科医师合作完成。临床证实疗效显著的药物包括美法仑(melphalan)、卡铂、拓扑替康。IAC 可根据具体情况选择使用 1~3 种药物。IAC 的应用越来越广泛,逐渐上升为一线治疗方法。③玻璃体腔注射化疗,可以把药物直接导入眼内,在眼内迅速形成有效药物浓度,并可减小药物对全身的影响。药物主要包括卡铂、美法仑、甲氨蝶呤等。为防止肿瘤播散,可注药前进行前房穿刺降低眼压,防止玻璃体发生外流;注药前在注射部位的结膜下注射化疗药物,在形成的泡状隆起下进行眼内注射;术毕在注射部位行冷冻。④眼球周围局部化疗,目前临床较少使用。通常是其他化疗方式的补充方法。⑤局部放射治疗,主要作为 RB 的二线治疗方法或辅助治疗方法,在相应巩膜表面缝上敷贴器(scleral plate,常用 125I),放置 7 天后拆除(剂量为 3 500~4 000cGy)。

4. D 期(IIRC-D group)　①单眼,视力已丧失者,在征得家长同意后立即进行眼球摘除术。术中应注意避免挤压眼球,视神经切除应尽量长,最短不得少于 10mm,为达到此一目的,在切断四条直肌之外,还要切断上、下斜肌,然后用视神经剪的两刃插入眼球后视神经两侧,将眶内软组织压向眶底后再剪断视神经。摘出眼球标本立即送病理做冰冻切片检查,以确定视神经断端是否有瘤细胞浸润,以及是否已经侵犯脉络膜而有眼外蔓延。如果已经受累,则应紧接着做眶内容摘除术,术后再加用系统化疗、外放疗(external beam radio-therapy,EBRT)。反之,则不一定再做其他处理(但为生命安全计,请肿瘤科会诊后决定)。②单眼,视力部分存在者,先行系统化疗,如果无效(肿瘤体积不能缩小,或反而增大),取得家长同意后,施行眼球摘除术。③双眼,先行系统化疗减容,再行前述各种局部治疗。如果无效,在不影响患儿生命的前提下,力争保留一个病情较轻、有希望治愈的眼球。

5. E 期(IIRC-E group)　为了使患儿免于死亡,即使双眼亦不得不忍痛施行双眼眼球摘除术(此时向家长解释清楚并征得其同意,更有必要)。

6. RB 已有眼外转移　肿瘤突破巩膜壁向眼外生长或肿瘤突破筛板侵犯视神经等,行眼球摘除术后要追加全身化疗和局部放射治疗(放疗)。肿瘤已延伸至颅内者,眼球摘除术后要联合放疗和大剂量全身化疗、鞘内注射化疗。

7. RB 已有全身转移者　为了挽救患儿生命,可在肿瘤科、儿科、血液病科医师指导下,采用强化的全身化疗联合外周血造血干细胞移植方法治疗。

8. 几项补充

(1) RB 一眼发病后,另眼有可能在数月到数年后发病,双眼肿瘤均为原发性(不是由一眼经血行或由视神经交叉蔓延至对侧眼)。因此对一侧肿瘤摘除眼球后的患儿,必须定期观察另眼,术后 1 年之内,每 1~3 个月检查 1 次,以后改为半年检查 1 次,3 年后每年 1 次,至少持续 5 年。检查时要充分扩瞳,用双眼间接检眼镜加巩膜压迫,以便能看清包括周边部在内的全部眼底。患儿不合作者可做全身基础麻醉(氯胺酮肌内注射,6.5mg/kg,或口服水合氯醛),一旦发现并确诊后,应及早治疗。

(2) 有一种罕见情况,即肿瘤自行退化。小的肿瘤退化后眼底遗留白色萎缩区,萎缩区有钙质沉着,外围有色素增生,大的肿瘤可以发生坏死、退化,最终眼球萎缩(甚至成为视网膜母细胞瘤眼球痨)。在这种萎缩组织中,瘤细胞不一定完全毁灭,以后还有可能再发,因此摘除已废用的眼球或定期随访是必要的。

(3) RB 的治疗中,绝对不能应用神经营养药,但中药人参可以试用(人参含有 ginsenoside Rg3,对 HXO-RB44 细胞系有明显的抑制作用)。

(4) 外放疗治疗的副作用很大,有诱发第二恶性肿瘤的潜在危险,在万不得已下作为最后选择。

预后

RB 为恶性肿瘤,对视功能、患儿生命及预后总是严重的。据统计,以斜视为临床表现的患眼 5 年以上保眼率为 17%,而出现白瞳征的患眼 5 年以上的保眼率仅为 8.5%。所谓预后优劣,仅是相对而言,临床上,肿瘤位于赤道部后者优于赤道部前;早期诊断,肿瘤范围较小,能及时治疗者预后较好;发病年龄越小,预后越差;未分化型比分化型的预后更为恶劣;肿瘤局限于视网膜与玻璃体未侵犯其他组织,或虽已侵入球后视神经,但在有限距离,手术时能切除干净者,预后较好;反之,如肿瘤不仅侵犯视神经,且累及脉络膜者,生命预后不良,已有眼外或全身转移者(包括非颅内转移的三侧视网膜母细胞瘤)更为恶劣。

主要参考文献

1. 陈大年,李安仁,罗成仁. 视网膜母细胞瘤 // 李凤鸣. 中华眼科学. 北京:人民卫生出版社,2005:2225-2233.

2. 郑邦和,孙宪丽,胡士敏,等. 视网膜母细胞瘤 432 例病例分析. 中华眼科杂志,1980,16(4):294-298.

3. 陈大年,李代宗,黄倩,等. 视网膜母细胞瘤基因生物学功能的研究. 中华眼科杂志,1995,31(2):87-97.

4. 徐日理,王景昭,张春立,等. 视网膜母细胞瘤的冷冻治疗. 中华眼底病杂志,1997(1):22.

5. 陈大年. 二十一世纪视网膜母细胞瘤研究:希望与挑战. 中华眼底病杂志,2007,23(5):310-313.

6. 白海霞,项晓琳,李彬. 玻璃体腔注药治疗视网膜母细胞瘤的研究进展. 国际眼科纵览,2014,38(5):289-293.

7. 梁建宏,黎晓新,尹红,等. 视网膜母细胞瘤患者全身化学药物治疗联合眼部治疗的临床疗效观察. 中华眼底病杂志, 2007,23(5):332-335.

8. 王建伟,林铁柱. 视网膜母细胞瘤的研究进展. 中国实用眼科杂志,2013,31(2):105-107.

9. 岳晗,钱江. 视网膜母细胞瘤药物治疗进展. 眼科,2009,18(6):425-430.

10. SPARKES R S,MURPHREE A L,LINGUA R W,et al. Gene for hereditary retinoblastoma assigned to human chromosome 13 by Linkage to esterase D. Science,1983,219(4587):971-973.

11. ZIMMERMAN L E. Retinoblastoma and retinocytoma// SPENCER W H. Ophthalmolmic Pathology,An atlas and textbook. Philadephia:WB Saunders,1985:1292-1299.

12. GOMBOS D S,CAUCHI P A,HUNGERFOLD J L,et al. Vitreous relapse following primary chemotherapy for retinoblastoma:Is adjuvant diode laser a risk factor. Br J Ophthlmol,2006,90(9):1168-1172.

13. SHIELDS C L,SANTOS M C,DINIZ W,et al. Thermotherapy for retinoblastoma. Arch Ophthalmol,1999,117(7):885-893.

14. DUNKEL I J,ALEDO A,KERNAN N A,et al. Successful treatment of metastatic retinoblastoma. Cancer,2000,89(10):2117-2121.

15. SHIELDS C L, DE POTTER P, HTMELSTEIN B P, et al. Chemoreduction in the initial management of retinoblastoma. Arch Ophthalmol, 1996, 114(11): 1330-1338.

16. ZHAO J Y, LI S, SHI J, et al. Clinical presentation and group classification of newly diagnosed intraocular retinoblastoma in China. Br J Ophthalmol, 2011, 95(10): 1372-1375.

17. EAGLE R C. High-risk features and tumor differentiation in retinoblastoma: A retrospective histopathologic study. Arch Pathol Lab Med, 2009, 133(8): 1203-1209.

18. MACCARTHY A, BIRCH J M, DRAPER G J, et al. Retinoblastoma in Greal Britain 1963—2002. Br J Ophthalmol, 2009, 93(1): 33-37.

19. ANAND B, RAMESH C, APPAJI I, et al. Prevalence of high-risk human papilloma virus genotypes in retinoblastoma. Br J Ophthalmol, 2011, 95(7): 1014-1018.

20. 中华医学会眼科学分会眼底病学组, 中华医学会儿科学分会眼科学组, 中华医学会眼科学分会眼整形眼眶病学组. 中国视网膜母细胞瘤诊断和治疗指南(2019年). 中华眼科杂志, 2019, 55(10): 726-738.

21. 柳澤隆昭. 網膜芽細胞腫. 最新がん薬物療法学. 日本臨床, 2014, 72(増刊号): 505-509.

第三节 视网膜细胞瘤

视网膜细胞瘤(retinocytoma, RC)由 Mawa 于 20 世纪初提出,是一种与视网膜母细胞瘤(RB)有一定相关性的视网膜良性肿瘤。患者家族中常有 RB 患者,甚至患者本身一眼为 RB,而另眼却是 RC,所以国际视网膜肿瘤会议曾称之为"良性视网膜母细胞瘤"。国内易玉珍等于 1987 年首次报道 5 例,认为是 RB 的良性变异型。

病因

病因不明,文献中有多种学说: Gallie 等(1982)认为是退化了的 RB(regressed retinoblastoma),之所以退化是由于血管阻塞,但这一理论不能得到包括 FFA 等临床检查的证实;此外,有人企图从免疫机制(Char, 1974)或过度钙化(Verhoeff, 1966)方面予以解释,也未获得公认。

1980 年 Knudson 等提出 RB 基因二次突变说(第一次突变发生于父母生殖细胞,第二次突变发生于体细胞),引起了学者注意。Gallie 等报道 RC 30 例生育的子女 32 名中,22 名发生 RB;易玉珍等报告的 5 例 RC 中,3 例成年人所生的孩子中 4 个是 RB,说明 RC 和 RB 有共同的 RB 基因。RC 是 RB 基因的另一表现形式(Margo, 1983)。

根据 Kundson 二次突变说,Gallie 等推测 RB 与 RC 的基因突变分别发生于视网膜母细胞分化的不同时期,如最终突变发生于一个未分化的视网膜母细胞,导致 RB;如突变发生于分化接近成熟的细胞,则导致 RC。所以 RC 和 RB 可由同一系列突变引起,主要差异在于突变发生时间的不同。RC 发病率低于 RB,提示从视网膜母细胞分化而成为成熟视网膜细胞的时间极为短促。也能理解为何 RC 及 RB 可以同时发生于同一病例的原因。

临床表现

检眼镜下见有一至数个类圆形或不规则形病灶,鱼肉色,半透明,扁平或略有隆起,边缘比较清晰,有时有不均匀的色素沉着。病灶表面及其周缘有视网膜血管经过。中部可见垩白色钙化斑块。如视网膜萎缩则可见其下的脉络膜血管。玻璃体透明。

FFA 早期,病灶处的脉络膜背景荧光被掩盖,经过病灶表面及其周围的视网膜动静脉充盈时间与充盈情况无异常,无渗漏。造影后期,在病灶附近的正常脉络膜毛细血管有荧光渗漏,部分巩膜染色。

病灶未累及黄斑者,中心视力正常。全视野 ERG 显示有程度不等的损害。

病变是静止的,经数年至数十年的追踪观察而毫无改变。

诊断与鉴别诊断

根据上述各项眼底检查所见,即可拟诊。如 RC 患者另眼或其直系亲属中(特别是子女与父母)有 RB 时则可确诊。否则必须同陈旧性外伤性视网膜脉络膜瘢痕、视网膜错构瘤等鉴别。

RC 和早期 RB 鉴别最属重要,活跃生长的 RB 增长迅速,肿块隆起,其内富有血管,与 RC 眼底像不同,有怀疑时必须严密观察。定期进行 B 型超声、彩色超声多普勒成像(CDI)、CT 检查有助于诊断。参阅上节。

治疗及预后

凡确诊为 RC 的患者,至今尚无危及生命的报道,不必治疗,但是为了谨慎起见,长期随访警惕其恶变,还是有必要的(文献中约有 4% 的 RC 发生恶变,所以个别成年人 RB 报道,可能是 RC 的恶变)。

主要参考文献

1. 伊秀倩,钱江,郭洁,等. 视网膜细胞瘤临床特征分析. 中华眼科杂志,2021,57(7):5.

2. ZIMMERMAN L E. Retinoblastoma and retinocytoma// SPENCER W H. Ophthalmic Pathology. An atlas and textbook. Philadephia:WB Saunders,1985:1292-1299.

3. MARGO C,HIDAYAT A,KOPELMEN J,et al. Retinocytoma. A benign variant of retinoblastoma. Arch Ophthalmol,1983,101(10):1519-1931.

4. GALLIE B L. Retinoma:Spontaneous regression of retinoblastoma or benign manifestation of the mutation. Br J Cancer,1982,45(4):513-521.

第四节　脉络膜黑色素瘤

一、脉络膜痣

脉络膜痣(choroidal nevus)多半为先天性,也有在 6~10 岁间有色素出现而始被发现。由良性细胞形态的黑素细胞组成(细胞体积、大小基本一致,无细胞异型性及病理性核分裂)。

脉络膜痣一般呈圆形或椭圆形,位于脉络膜外层(大、中血管层),大小自 1/2PD 至 3~4PD 不等。色泽深浅亦有所不同,浅者呈灰蓝色,表面平滑如青石板状;深者呈黑色(图 9-13)。

脉络膜痣如果远离黄斑,患者无任何症状,视功能无损害。只有在病变面积较大并累及脉络膜毛细血管层,Bruch 膜增厚到足以影响视网膜神经上皮层外层营养时,才能检出与之相应的虚性相对暗点。接触镜或前置镜下裂隙灯光切面检查及超声检查,不见隆起或微微隆起(隆起度不会超过 2mm),如采用 OCT 深度增

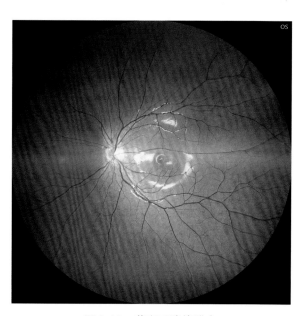

图 9-13　黄斑区脉络膜痣

强成像术（EDI-OCT）测量其厚度，则更为精确（Shah，2012）。FFA 为荧光遮蔽，但当瘤体（痣）表面有玻璃疣或视网膜色素上皮层损害，则可见玻璃疣着色或透见荧光（窗样缺损）的点状荧光斑。脉络膜痣大多为静止性，除予以长期随访外，不必处理。但当随访中见到 B 型超声检查瘤体厚度 >3mm，检眼镜下见到瘤体表面有大片状边界不清的橘皮样色素沉着时，或在 FFA 造影晚期有弥漫性着色、渗漏、多发性针尖样强荧光点（pinpoint hotspots），要高度警惕其恶变。

二、脉络膜恶性黑色素瘤

在葡萄膜恶性黑色素瘤中，绝大多数见于脉络膜（>90%）。脉络膜恶性黑色素瘤（malignant melanoma of the choroid）患者年龄多在中年以上，60 岁左右尤为常见，男性略多于女性，白色人种显著多于有色人种（据 Egan 1988 年的资料，白人黑人之比，为 8∶1）。单眼，双侧罕见。

肿瘤起源及病理

肿瘤绝大多数始发于脉络膜大血管层和中血管层。关于瘤细胞的起源，Reese（1967）认为有两种可能，一种来自睫状神经鞘膜细胞，即 Schwann 细胞；另一种来自葡萄膜基质内成黑素细胞（stromal melanoblast），也就是一般所称的载色体（chromatophore）。前者发生率高，占全部葡萄膜恶性黑色素瘤的 4/5。

按照瘤细胞形态及排列结构，Callender（1931）将本病分成 4 型：①梭形细胞型（spindle cells type），该型又分 A、B 两个分型，瘤细胞核染色质较细，核仁不太显著的为梭形细胞型 A；染色质颗粒较粗，核仁较显著的为梭形细胞型 B。②束状细胞型（fascicular cells type），主要由 B 型梭形细胞构成，呈典型的栅栏状排列，且以毛细血管或淋巴管为中心。③上皮样细胞型（epithelioid cells type），瘤细胞肥大，圆形或多角形，胞浆内常含有较多色素，瘤细胞散布在相当量的网状基质内。④混合型（mixed type），梭形细胞和上皮样细胞兼而有之。

1980 年，世界卫生组织（WHO）统一改为三型，即梭形细胞型、上皮样细胞型、混合型。上述三型中，我国以梭形细胞型占多数（特别是其 B 分型）（图 9-14）。

脉络膜恶性黑色素瘤总是恶性的，然而因细胞成分不同而恶性程度有所不同。梭形细胞型（尤其是 A 分型）因其分化较好，恶性程度较低，上皮样细胞型反之。混合型的恶性程度亦以两种细胞所占比重而异，即上皮样细胞越多，恶性程度越高。

电子显微镜下，梭形细胞间有桥粒（desmosome）存在，足以加强细胞间联系，可能是梭形细胞型不易发生转移，因而其恶性程度比其他类型较低的原因之一。

脉络膜恶性黑色素瘤虽以富有黑色素为其特点，但也可能色素很少或完全不含色素，称为无黑色素性黑色素瘤（amelanotic melanoma，占脉络膜恶性黑色素瘤总数的 20%~30%，Harbeur，2002）（图 9-15，图 9-16）。外观上瘤细胞内虽无黑色素颗粒分布，而 dopa 试验仍为阳性，说明仍有产生色素能力，色素含量多少与恶性程度无关。

瘤组织内血管相当丰富，其中不少血管管壁并不完整，甚至管腔外周围直接由瘤细胞环绕所成。这是肿瘤易于出血及全身性转移的一种原因。

临床表现

整个病程大体上可分成眼内期、继发性青光眼期、眼外蔓延及全身转移期四个阶段，但四期演变不一定循序渐进，例如有的病例，未经青光眼期而已有眼外蔓延或全身转移。

1. 眼内期　肿瘤有向前局限性隆起及沿水平面弥漫性扩展的两种发展形式（后者少见，仅占 3%~5%），因此眼底也有不同所见。

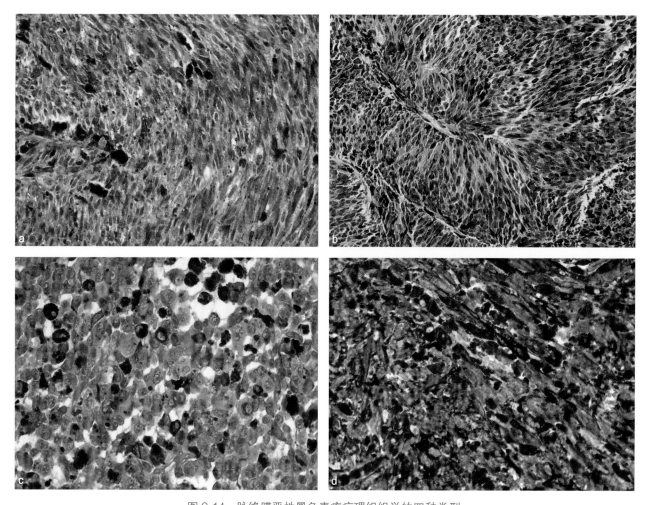

图 9-14   脉络膜恶性黑色素瘤病理组织学的四种类型
a. 梭形细胞型 A 型;b. 梭形细胞型 B 型;c. 上皮样细胞型;d. 混合型;(本图片由史季桐,马建民医师提供)。

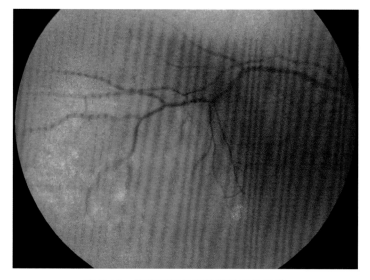

图 9-15   脉络膜无色素性恶性黑色素瘤

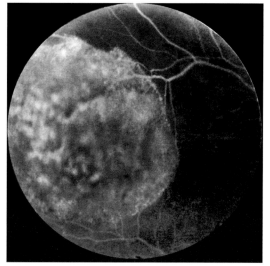

图 9-16   上例(图 9-15 同例)的 FFA 片
造影 6 分 12 秒,可见多湖状荧光斑。

（1）肿瘤局限性向前隆起：起始于脉络膜大、中血管层的肿瘤，外受巩膜、内受 Bruch 膜限制，初期只能沿脉络膜平面向四周缓慢扩展，隆起度不高，呈圆形或类圆形灰黄色乃至灰黑色斑块，覆盖其上的视网膜无明显改变。此后，随着肿瘤扩大，隆起度不断增高，从后面将视网膜顶起。

该处视网膜色素上皮层陷于部分萎缩及部分增生，使肿瘤表面的视网膜显得凹凸不平和色素紊乱。一旦 Bruch 膜与色素上皮层被突破，肿瘤失去原有限制，在视网膜神经上皮层下迅速生长，形成一头大、颈窄、底部宽广的蘑菇状团块。视网膜随之隆起，在肿瘤颈部斜坡处则因液体积聚而形成浆液性脱离。有时，视网膜下液体受重力影响向下沉积，在距离肿瘤远处，出现低位视网膜脱离（detachment of the retina）（图 9-17~图 9-19）。

少数早期病例，肿瘤虽小，却已在对侧锯齿缘处出现视网膜脱离。A Fuchs 称之为"锯齿缘脱离（ora

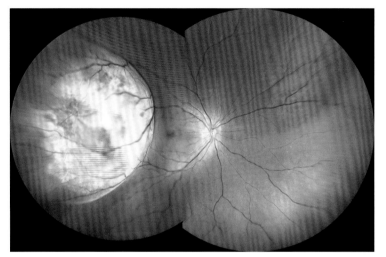

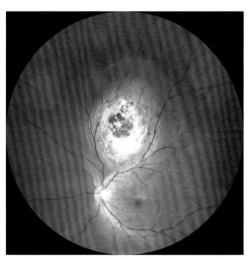

图 9-17 脉络膜恶性黑色素瘤
瘤体隆起，瘤体色素较少。

图 9-18 脉络膜恶性黑色素瘤
瘤体隆起，周围视网膜脱离。

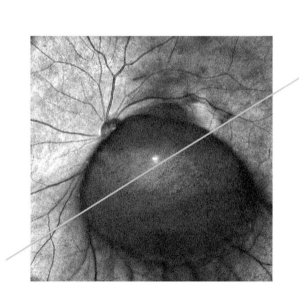

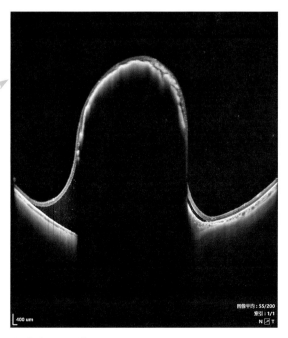

图 9-19 脉络膜恶性黑色素瘤 OCT 像
脉络膜毛细血管层内高反射带伴后方暗影，遮挡后方脉络膜血管和巩膜层。

serrate detachment）"，认为此一情况对诊断颇有意义，锯齿缘脱离的发生机制，现在还不清楚。

由于肿瘤生长迅速，血供障碍而发生瘤组织大量坏死，可诱发剧烈眼内炎症反应或眼压升高，此时眼底已无法透见。

有少数病例，肿瘤起于睫状神经尚在巩膜导水管内一段过程中，或是肿瘤始发处和涡静脉在巩膜上的通路十分接近，此时肿瘤很快向眼外蔓延，不引起上述眼底改变。

（2）肿瘤沿脉络膜平面发展：此种形式发展的肿瘤，增长缓慢。外层开始逐渐占据脉络膜全层，呈弥漫性扁平肿块。Bruch膜大体完整，视网膜很少累及，仅在个别病例发现视网膜脱离。在肿瘤未损及黄斑时，尚保持较好视力。

该型肿瘤易于发生眼外转移，可能为肿瘤早期进入脉络膜上腔，范围宽广，破坏巩膜或沿巩膜神经、血管孔道向外蔓延的机会较多所致。

2. 青光眼期　早期时，眼压不仅不高，有时反而降低。当肿瘤不断增大占据了眼球内一定空间后，眼压增高是易于理解的。但也有一部分病例，肿瘤体积不大，眼压却显著升高，其原因很可能与肿瘤位于静脉附近（特别是涡静脉），导致静脉回流障碍有关。另外，也可能因肿瘤组织坏死激起的炎症反应或瘤细胞播散于前房角所引起。

3. 眼外蔓延期　肿瘤穿破巩膜，向眼外蔓延，如果穿破赤道部后，向眶内增长，表现为眼球突出及球结膜水肿，并可在短期内破坏眶壁及鼻旁窦而侵入颅内，经视神经筛板沿血管神经导管向后蔓延者极为少见。如果穿破眼球前节球壁，则穿破常在睫状体平部相应处。

4. 全身转移期　主要是经血行转移，肝脏转移最早而且也最多见，心、肺次之，中枢神经系统罕见。

整个病程中，均可因肿瘤全身转移而导致死亡。越到晚期，全身转移率越高。据统计，眼内期有全身转移者占33%，青光眼期为44%，眼外蔓延期剧增为91%。手术后如有复发，死亡率为100%。

诊断

除上述临床表现（特别是检眼镜所见）可作诊断根据外，还必须注意下列情况。

1. 肿瘤早期　部分病例可有视物变形、变色，个别病例表现远视度数持续增加，提示后极部脉络膜有占位性病变，将视网膜向前推移。

2. 视野检查　恶性黑色素瘤的视野缺损大于肿瘤的实际面积。蓝色视野缺损大于红色视野缺损（图9-20）。

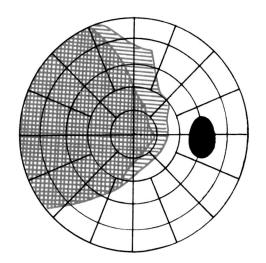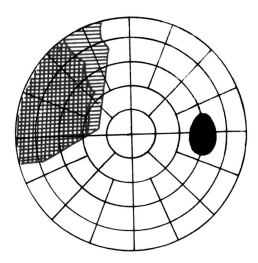

图9-20　脉络膜恶性黑色素瘤的视野
蓝色视野缺损大于红色视野。

3. 眼底血管造影　FFA 自动脉期始,肿瘤面就出现多个荧光小点(multiple pinpoint leak),迅即增强扩大,形成散在的不规则强荧光斑,有时还可见肿瘤内粗大迂曲的血管显影(双重循环,double circulation)。与因表面色素增生的荧光遮蔽和肿瘤坏死区的无灌注反差明显,荧光片上,如同地貌图上的众多湖泊样(斑驳状荧光斑),在非肿瘤区荧光消失后,肿瘤区多湖泊样荧光斑仍持续存在,30~50 分钟后逐渐消失(见图 9-16)。FFA 对本病诊断有一定参考价值,但并非绝对可靠。

ICGA 造影早期,肿瘤及肿瘤内血管因被黑色素(melanin)遮盖而不能显示荧光,至造影后期 ICG 自肿瘤内血管漏出时才能见到。

4. B 型超声探查　可检出肿瘤形态的声像图。当屈光间质混浊检眼镜无法检查时,或伴有视网膜脱离,肿瘤被其掩盖时,则更有价值。但面积小于 $2mm^2$、隆起度小于 1.5mm 的小肿瘤,有时也难于辨别。彩色超声多普勒成像(CDI)检查可在瘤体基底部见到明显的静脉型血流信号(图 9-21)。

少数病例还可发现睫状后短动脉自肿瘤基底直接延续至瘤体内部,频谱分析表现为中高收缩期和较高弛张期的低阻型血流(Leib,1990)。

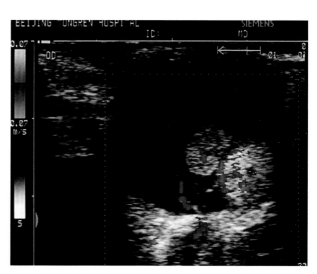

图 9-21　脉络膜恶性黑色素瘤的彩色超声多普勒成像 瘤体内可见树枝状分布的血流信号(本病例图片由杨文利医师提供)。

5. CT 扫描及磁共振成像(MRI)　CT 扫描可见眼环的局限性增厚,向眼内或眼外突出。增强检查,由于瘤体血管丰富,血 - 视网膜屏障破坏,涡静脉受累而出现强化。由于瘤体富有黑色素,黑色素有增强磁性作用,MRI 显示 T_1 和 T_2 均缩短,T_1WI 玻璃体为低信号,瘤体为高信号,T_2WI 则相反;当瘤体内色素较少或无色素时,T_1WI 与 T_2WI 均为低信号。但与超声探查相同,无论 CT 扫描或磁共振成像,一是无法定性,二是对于体积过小的肿瘤,亦受限制。

6. 正电子发射断层 CT(PET-CT)　PET-CT 扫描对监测葡萄膜黑色素瘤(UM)患者全身转移具有较高的敏感性和预测价值。对于怀疑 UM 转移的患者,应行 PET-CT 检查,可早期发现转移,并可对肿瘤进行分期,对患者的治疗和随访具有很大价值。此外,PET-CT 还可用于发现脉络膜转移癌的原发灶。

7. 眼压　有 1/3~1/2 病例眼压升高。除在前文已提及之外,如有广泛视网膜脱离而眼压升高者,应怀疑有本病可能,当进一步检查。

鉴别诊断

1. 脉络膜痣(脉络膜良性黑色素瘤)　一般来说,脉络膜痣是静止性的,不隆起(间或微微隆起,<2mm),表面视网膜及其血管无异常,裂隙灯显微镜光切面检查易于证明。视野如有缺损,应与肿瘤实际面积相符的相对暗点。超声探查和 CT 扫描均属阴性,与本病不同。

2. 脉络膜出血(视网膜色素上皮层下出血)　眼底像与本病十分相似。FFA 在鉴别诊断上极为重要。出血灶处脉络膜荧光被遮蔽而呈边界清楚的无荧光区,动脉及静脉期也只能见到视网膜动静脉爬行于无荧光区表面,与本病多湖泊状荧光斑及肿瘤面有新生血管渗漏不同。

3. 脉络膜血管瘤　也可有与本病相似的色素,其表面也有新生血管,血管瘤周围脉络膜和视网膜血管扩张迂曲,有时与本病很难区别。但血管瘤大多与面部皮肤或口唇、硬腭等处血管瘤同时存在(参阅本章第七节的 Sturge-Weber 综合征)。孤立性脉络膜血管瘤比较少见,除 FFA 后期有血窦状荧光外,病程晚期 X 线摄片往往可见钙化点,与本病有异。

4. 渗出性年龄相关性黄斑变性(exudative-AMD)　当发生视网膜下大片出血形成血肿时,极易与本病混淆。在 AMD 的 FFA 片上,一般不能见到多湖泊状荧光斑,但有时也有一至数个强荧光斑(热点,为 CNV 芽生处),在两者 FFA 不能充分确定时,CT 扫描及超声检查则便于鉴别。

5. 息肉样脉络膜血管病变(PCV)　PCV 视网膜下大量出血应与脉络膜恶性黑色素瘤相鉴别,大量出血时可使视网膜内层隆起,致视网膜脱离,色呈暗紫色,但其表面光滑,基底宽,形态不呈现蘑菇样;另外,PCV 多有双眼黄斑区异常改变。

6. 脉络膜转移癌　如伴有视网膜脱离时,仅凭检眼镜检查难与本病鉴别。但转移癌一般沿脉络膜水平方向蔓延,很少呈局限隆起,和本病相反(详见下节)。转移癌起病急,且发展迅速,本病则在突破 Bruch 膜前生长缓慢。另外,如能发现原发病灶(如肺癌、乳腺癌等),当然是鉴别诊断最有力的根据。

7. 脉络膜平滑肌瘤　是来源于血管平滑肌的极为罕见的脉络膜良性肿瘤。临床检查(包括检眼镜、超声、彩色超声多普勒成像、CT、FFA 等)很难与本病(特别是无色素性恶性脉络膜黑色素瘤)鉴别。往往因误诊而摘除眼球后,做病理检查才能确定(Shields,1994)。

治疗与预后

脉络膜恶性黑色素瘤是一种高度恶性的肿瘤,无论对患眼视功能和患者生命来说,均有极大威胁。传统的观点是一经确诊,应及早施行眼球摘除术,以防止全身转移。近些年的治疗方法改进,开始多样化,各种保眼球的治疗方法出现,其中巩膜敷贴放射治疗最常用,其他还包括经瞳孔温热疗法(TTT)、光动力疗法(PDT)、粒子放射治疗及眼肿瘤局部切除术。

巩膜外的敷贴器放疗(碘 -125、钌 -106 等)是中小型肿瘤(肿瘤基底最大直径≤18mm,厚度≤10mm)的首选治疗方法,此类肿瘤敷贴放射治疗后 5 年生存率约为 82%。TTT 适用于厚度 <4mm,且位于视盘及黄斑外原发或局部复发的小型肿瘤;厚度 >3mm 的肿瘤可采用敷贴放射治疗联合 TTT。PDT 主要用于小型无色素脉络膜黑色素瘤或辅助治疗。粒子放射治疗是一种远距离放射治疗,适用于靠近黄斑或视盘的肿瘤。

眼肿瘤局部切除术适用于肿瘤基底最大直径≤15mm;肿瘤无局部浸润和全身转移。术式分为经巩膜切口切除整个肿瘤(外切术)和通过玻璃体切除整个肿瘤(内切术),前者用于虹膜、睫状体和周边脉络膜恶性黑色素瘤,后者适用于赤道后的脉络膜恶性黑色素瘤,术后必要时可补充敷贴放射治疗。

对于肿瘤基底最大直径 >20mm 或厚度 >12mm 的大型脉络膜恶性黑色素瘤,视神经受累,继发青光眼,无论有无青光眼或肿瘤坏死所致强烈炎症等引起的疼痛,仍应毫不犹豫地摘除眼球。术中应尽量减少对眼球的挤压,对肿瘤附近的眼球筋膜亦不宜过多损伤,以免有可能引起经血行的眼外蔓延,造成人为扩散。切除视神经尽量长一些。摘除的眼球,要详细检查,如巩膜发现有肿瘤结节,甚至眶内已被侵及时,则应立即施行眶内容摘除术。有可疑受累的眶骨及鼻旁窦也要予以清除,务求彻底。手术使用电刀,对防止肿瘤细胞血行扩散有一定作用。

敷贴治疗后小型肿瘤的 5 年复发率为 6%,10 年复发率为 11%,而大型肿瘤的 5 年复发率为 15%。所有脉络膜恶性黑色素瘤患者应定期进行全身情况检测,前 2 年每 3~6 个月复查 1 次,此后每 6~12 个月复查。

在罕见情况下,恶性黑色素瘤能够发生自发性退变。有人推测,肿瘤引起炎症细胞浸润,淋巴细胞和浆细胞均能产生免疫球蛋白,对肿瘤可能有一定控制作用。

另外,肿瘤坏死后可以诱发交感性眼炎,尽管极为少有,但也有必要加以警惕。

主要参考文献

1. 周金琼,魏文斌.葡萄膜黑色素瘤治疗方案的选择对预后的影响.国际眼科纵览,2009,33(6):404-410.

2. 康媚霞,魏文斌.脉络膜黑色素瘤//魏文斌,陈积中.眼底病鉴别诊断学.北京:人民卫生出版社,2012:468-476.

3. 吕红彬,罗清礼,唐健,等.脉络膜黑色素瘤组织病理学分析.中华眼底病杂志,2006,22(3):161-165.

4. 史季桐,马建民.脉络膜黑色素瘤//张惠蓉.眼底病图谱.北京:人民卫生出版社,2007:627-637.

5. 孙信孚.临床眼科肿瘤学.北京:人民卫生出版社,1985.

6. 郭秉宽.色素膜黑色素瘤的临床和病理(65例的总结分析).中华眼科杂志,1978,14(1):16-24.

7. 张薇,费佩芬,孙玉敏,等.脉络膜恶性黑色素瘤超微结构的研究.中华眼科杂志,1987,23(6):337-339.

8. 林锦镛.脉络膜黑色瘤//孙为荣.眼科病理学.北京:人民卫生出版社,1997:269-279.

9. 杨文利,胡士敏,王景昭,等.眼内肿瘤的彩色超声多普勒诊断分析.中华眼科杂志,1997,33(4):272-276.

10. 魏文斌,胡士敏,陈铮,等.玻璃体视网膜联合手术切除脉络膜黑色素瘤.中华眼底病杂志,2000,16(3):186-188.

11. 魏文斌.脉络膜黑色素瘤//李凤鸣.中华眼科学.北京:人民卫生出版社,2005:2041-2053.

12. 魏文斌.进一步提高我国脉络膜黑色素瘤的诊断治疗水平.中华眼底病杂志,2006,22(3):147-149.

13. 王光璐,魏文斌,蔡善钰.脉络膜黑色素瘤敷贴放射治疗的初步观察.中华眼底病杂志,2006,22(3):157-160.

14. OOSTERHOIS J A,JOURNEE-DE KORVER H G,KEUNEN J E. Transpupillary thermotherapy:Results in 50 patients with choroidal melanoma. Arch Ophthalmol,1998,116(2):157-162.

15. REESE A B. Flat uveal melanoma. Am J Ophthalmol,1967,64(6):1021-1028.

16. ZIMMERMAN L E. Malignancy// SPENCE W H. Ophthalmic pathology,an atlas and textbook. Philadephia:WB Saunder,1985:2073-2082.

17. AUGSBURGER J J,DAMATO B E,BORNFELD N,et al. Uveal Melanoma// YANOFF M,DUKER J,Ophthalmology. 4 ed. St. Louis, MO:Elsevier Inc,2014:801-809.

18. 中国医药教育协会眼科专业委员会,中华医学会眼科学分会眼整形眼眶病学组,中国抗癌协会眼肿瘤专业委员会. 中国葡萄膜黑色素瘤诊疗专家共识(2021年).中华眼科杂志,2021,57(12):886-897.

第五节 脉络膜转移癌

脉络膜转移癌(metastatic carcinoma of the choroid)近年来有逐渐增多的趋势。究其原因,可能与各种癌肿发病增加或治疗手段之进步延长了患者生命有关。

癌肿原发部位及转移途径

癌肿的原发部位中,肺癌(男性)、乳腺癌(女性)占首位,支气管癌、消化道癌次之,其他恶性肿瘤如肾上腺癌(adrenal carcinoma)、绒毛膜上皮癌(chorio-epithelioma)、淋巴上皮瘤(lymphoepithelioma)等,亦可向眼内转移,但比较少见。

癌细胞栓子均由血行转移,由于睫状后短动脉有20多支,而睫状后长动脉仅有2支,睫状前动脉仅有5支,睫状后短动脉的管腔亦大于后长睫状后长动脉及睫状前动脉。所以转移癌绝大多数位于脉络膜,虹膜睫状体少有发生,两者之比为9:1。约80%病例单眼受累(我国由肺癌转移者占多数,故单侧比例较高),因左侧颈总动脉直接和主动脉弓连接,不同于右侧颈总动脉由无名动脉分支而来,癌细胞栓子进入左眼的机会较多,故左眼发病率高于右眼。

转移癌的病理组织结构与原发癌相同癌组织内细胞成分较少,结缔组织却相当丰富。

临床表现

早期患者闪光感及视力减退,并有实性暗点。随着肿瘤迅速蔓延及沿水平方向扩展,继发视网膜脱离。因为肿瘤一般并不破坏 Bruch 膜,视网膜神经上皮层损害较少,故在视野检查中,往往发现视野的缺损常小于视网膜脱离范围。

肿瘤发展虽然迅速,而眼压至晚期才有增高。在眼压上升之前患者已有眼痛主诉,特别是由乳腺癌转移者,疼痛更加剧烈,可能因乳腺癌多为硬癌,对由此经过的睫状神经有更强的压迫所致。

脉络膜转移癌除少数例外之外,均见于原发癌病的晚期,且在眼内转移之前或同时,已有其他器官转移,故患者全身情况不佳,常可出现恶病质。

检眼镜下,玻璃体无明显改变。眼底(大多在后极部,少数在赤道部附近)有灰黄色或黄白色、一个或数个、边界不清、大小不一的扁平形隆起斑块(图 9-22,图 9-23)。其边缘偶尔可见黄白色渗出、色素斑或出血点。覆盖于肿瘤表面的视网膜,早期即有局限性或范围相当广泛的脱离。脱离视网膜基本透明,无波动,为实体性脱离或伴有浆液性脱离。B 型超声声像图上亦可得到证明。彩色超声多普勒成像(CDI)检查可提供参考(图 9-24)。由于癌肿生长迅速,眼底短期内就有很大改变。多数癌肿发生坏死,可引起出血和炎症反应。

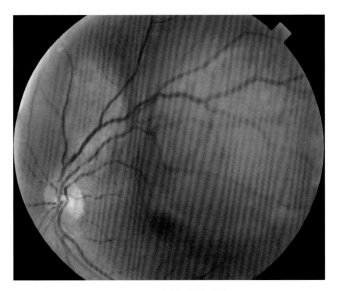

图 9-22　脉络膜转移癌

女,40 岁,肺癌患者,因左眼视力急剧下降,由肿瘤科转来会诊发现。

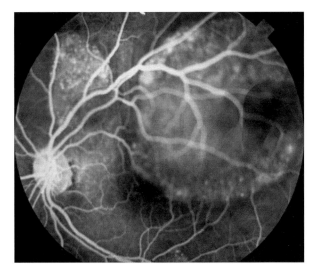

图 9-23　上例(图 9-229 同例)的 FFA 片

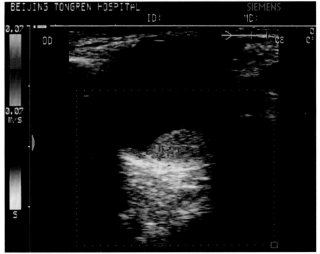

图 9-24　脉络膜转移癌彩色超声多普勒成像

诊断

大多数病例转移发生于原发癌病程后期,有病史可循,一般不易误诊。但亦有少数出现于原发癌发现或确诊之前,甚至初诊于眼科,因此,当眼底检查见到实体性继发性视网膜脱离时,应警惕脉络膜转移癌的可能,应请肿瘤科等有关科室会诊,寻找原发癌瘤,并注意询问病史,例如有癌症手术病史等。

脉络膜转移癌有下列特点有助于诊断。

1. 癌瘤扩展迅速(在随访 1~2 个星期中,检眼镜下已有明显差异),边界不清,弥漫性扁平隆起(由消化道癌及甲状腺癌转移者,相对比较局限,隆起度亦较高),极少穿破 Bruch 膜。

2. 在眼压增高之前,已有显著眼痛。

3. 早期就有实体性继发性视网膜脱离。视网膜除轻度混浊外,无明显改变。B 型超声声像图可提供确切根据。

4. 视野缺损常小于视网膜脱离范围。

5. 肿瘤本身无色素。

当然,病理组织学活体检查所见,是诊断上最为可信的根据。采取细针头刺取瘤体组织做涂片检查,其准确率虽然不如玻璃体切除能取得足够量样本的石蜡切片,但是简单易行,目前仍作为首选的方法。

鉴别诊断

主要需同脉络膜恶性黑色素瘤相鉴别。特别是同沿脉络膜水平扩展的黑色素瘤的鉴别。转移癌为全身多发性转移的一部分,肿瘤增长迅速,裂隙灯显微镜光切面检查,脱离的视网膜下不能见到色素颗粒或棕褐色肿块。此外,转移癌有 20% 左右累及双眼,而黑色素瘤则几乎均为单眼。MRI 对两者的鉴别有一定价值,本病瘤体 T_1WI 呈低信号(等于或略高于玻璃体),T_2WI 为低信号,与恶性黑色素瘤瘤体 T_1WI 高信号、T_2WI 低信号有所不同(无色素性脉络膜恶性黑色素瘤不能由此鉴别)。此外,CDI 检查可见本病的血流速度高于恶性黑色素瘤,亦有助于鉴别。其他方面参阅本章第四节之二。

脉络膜结核瘤,是一种慢性肉芽肿性增生组织。检眼镜下可见类圆形明显隆起的黄白色肿块,与新生物类似,但结核瘤是炎症产物,其表面及周围视网膜有严重的水肿、渗出和出血,玻璃体混浊显著。从病史及发病年龄等方面不难区分。参阅第五章第二节。

治疗与预后

脉络膜转移癌为全身癌症晚期血行转移的一部分。摘除眼球只是在患者眼痛难忍时,为了减轻其痛苦的一种措施,对生命预后并无裨益。临床上治疗脉络膜转移癌还是以全身放、化疗为主。为了暂时保存视力,特别是瘤体较小较薄者,可试行眼局部放射治疗:外放射治疗常用钴 -60(总剂量 30~40Gy,分次剂量 2~3Gy)、质子束放射治疗等。放射性敷贴(要求瘤体底部直径≤16mm,厚度≤10mm)常用 ^{125}I(碘)、^{106}Ru(钌)、^{192}Ir(铱)、^{103}Pa(钯)等。瘤体底部直径≤10mm,厚度≤4mm 者,可试用氪红、氩绿激光或 TTT、PDT,但患者很少能生存至 0.5~2 年以上,如另眼视力尚佳时,大可不必按此种治疗方法。

抗 VEGF 药物用于治疗实体肿瘤并不陌生。因为新生血管对于癌细胞的存活及生长至关重要,是肿瘤发生、发展、侵袭和转移的核心。近些年随着玻璃体腔注射抗 VEGF 药物治疗的广泛应用,已有研究报道将抗 VEGF 治疗用于脉络膜转移癌的辅助治疗,具有减小脉络膜转移癌的大小、促进视网膜下液吸收、提高视力及并发症少的特点。

主要参考文献

1. 张惠蓉,马志中,冯云,等. 脉络膜转移癌临床特征的分析. 中华眼科杂志,2009,45(4):8.

2. 黎蕾,王文吉,陈荣家,等. 脉络膜转移癌荧光素眼底血管造影特征及其与脉络膜黑色素瘤的鉴别诊断. 中华眼科杂志,2011,47(1):8.

3. DUKE-ELDER. System of Ophthalmology. Vol.Ⅸ. London:Henry Kimpton,1966.

4. STEPHEN R F,SHIELD J A. Diagnosis and management of cancer metastasis to the uvea,a study of 70 cases. Ophthalmology,1997,86(7):1336-1349.

5. TSINA E K,LANE A M,ZACKS D N. Treatment of metastatic tumors of the choroid with proton beam irradiation. Ophthalmology,

2005,112(2):337-343.

6. SHIELDS C L,SHIELDS J A,POTTER P D,et al. Plaque radiotherapy foe the management of uveal metastasis. Arch Ophthalmol, 1997,115(2):203-209.

7. VIANNA R N,PENA R,MURALHA A,et al. Transpupillary thermotherapy in the treatment of choroidal metastasis from breast carcinoma. Int Ophthalmol,2004,25(1):23-26.

8. LEVINGER S,MERIN S,SEIGAL R,et al. Laser therapy in the management of choroidal breast tumor metastases. Ophthalmic Surg Lasers,2001,32(4):294-299.

9. HARBOR J W. Photodynamic therapy for choroidal metastasis from carcinoid tumor. Am J Ophthalmol,2004,137(6):1143-1145.

第六节　脉络膜骨瘤

脉络膜骨瘤（choroid osteoma）于 1975 年由 Henry Dyk 报道首例,亦称脉络膜骨性迷芽瘤（osseous choristoma of the choroid）是一种少见的脉络膜良性肿瘤,80%~90% 患者为身体健康的年轻女性,约 3/4 病例单侧发病。多见于白种人,有色人种较少,我国也有零星报道。

病因及发病机制

目前还不清楚,在众多假说中,以骨性迷芽瘤说得到较多学者承认。即由将来发展为骨骼的胚胎组织迷路于脉络膜所致。从病理组织学所见、发病年龄及眼内无其他病变可见等方面,均可支持这一推测。本病至成年期肿瘤会有新的发生和发展,似乎与迷芽瘤不同,Shields 等认为,全身骨骼在成年期都是不断重新塑型的,因此,脉络膜骨瘤在成年期出现明显改变,仍可以此推论。但何以好发于女性,尚无满意解释。

临床表现

本病发展缓慢,初时无任何症状,当肿瘤逐渐扩大,视网膜下出现新生血管膜及积液或出血时,中心视力下降,并有变视症及与病变位置对应的视野缺损。

检眼镜下可见黄白色或橙红色肿块,通常位于视盘附近。肿块表面凹凸不平,有不同程度的色素沉着。肿块基底部大小自 2~22mm 不等,隆起 0.5~2.5mm,呈椭圆形或圆形,并有明显的扇形或地图状边缘,边缘处常有伪足样突起。有些肿块呈现双叶,两叶之间有峡谷状凹陷（图 9-25）。

瘤体内面常可见到来自骨瘤髓腔的分支血管丛,血管丛为脉络膜毛细血管供血,并非新生血管组织,FFA 检查并不发生荧光渗漏。

当瘤体边缘或表面有视网膜下新生血管膜形成时,常伴有视网膜下积液或出血,并可因此而形成瘢痕。

瘤体在 FFA 早期呈颗粒状、斑块状强荧光,之后,荧光逐渐增强而形态不变,这种造影所见,提示视网膜色素上皮萎缩及上述瘤体内面分支血管丛的存在。

瘤体上面或其周围有视网膜下新生血管膜形成时,造影早期出现花边状强荧光,荧光渗漏,晚期则有组织染色,视网膜下出血或色素沉着处为荧光遮蔽。

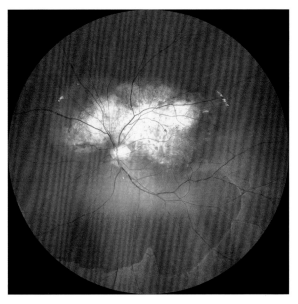

图 9-25　脉络膜骨瘤
眼底后极部黄白色类圆形、扁平、略有隆起、边界清晰的病灶。

　　ICGA 早期,骨瘤处因受瘤体自身的掩盖而呈弱荧光,其周围脉络膜血管蛇行迂曲。至造影后期,仍保持此种弱荧光状态,但也有例外。

　　OCT 检查可发现脉络膜骨瘤脱钙及钙化的高反射、外层视网膜小管结构、局限性脉络膜凹陷等特征表现。SS-OCT 图像中瘤体可呈现特征性的海绵状、丝瓜络样、板层样、混合型以及不规则样五种外观,伴有瘤体内特有的强反射板层线、水平线和弱反射管腔(图 9-26)。

　　SS-OCTA 检查可发现脉络膜骨瘤体的血流主要位于脉络膜毛细血管层,部分位于脉络膜 Sattler 中血管层,伴发的 CNV 与瘤体内在血管在解剖上存在关联,血管形态表现为主干血管及缠结簇样结构的海扇状血管网。

　　超声声像亦可供参考:A 超检查可见肿瘤的高回声峰;B 超可见到肿瘤强反射的波纹状光带,提示肿瘤表面呈丘陵状,降低增益后,眼内其他组织回声消失,而肿瘤的回声依旧存在(图 9-27)。

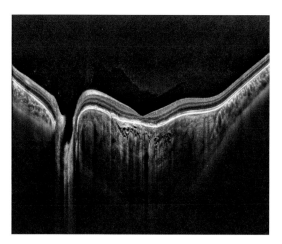

图 9-26　脉络膜骨瘤 OCT 像

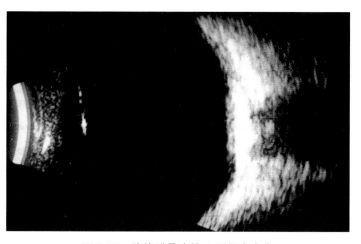

图 9-27　脉络膜骨瘤的 B 型超声声像

　　CT 扫描可见瘤体与眶骨密度一致、X 线不能透过的骨性斑块。在相对低密度的眶内脂肪组织、玻璃体及眼球环的对比下,影像十分鲜明。故据此能精确地测定骨瘤的大小和位置(图 9-28)。

病理组织学

　　脉络膜骨瘤(大多位于视盘旁脉络膜内,由致密的骨小梁构成,伴有内皮细胞衬托的海绵状腔隙和毛细血管,并可见成骨细胞、骨细胞和破骨细胞。骨小梁髓隙中含有疏松的纤维血管成分,如肥大细胞和泡沫状间质细胞。受骨瘤累及的脉络膜毛细血管,管腔变窄或阻塞。病变处,脉络膜全层色素细胞消失。肿瘤上方视网膜色素上皮层的某些区域内,出现局灶性色素脱落,沿 Bruch 膜还可见到噬黑素细胞中色素颗粒堆积。

诊断

　　根据病史及眼底所见特征而怀疑为本病时,可做

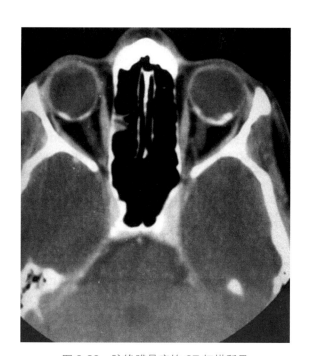

图 9-28　脉络膜骨瘤的 CT 扫描所见
一例双眼脉络膜骨瘤,CT 扫描后眼环后极部致密弧状显影。

CT 扫描,如能见到高密度骨化斑块,即可诊断。

鉴别诊断

骨瘤当与下列脉络膜病变鉴别。

1. 脉络膜恶性黑色瘤　特别是无黑色素或少黑色素性脉络膜恶性黑色素瘤,易与本病混淆。其不同之处在于黑色素瘤肿块边界不清、隆起度高(突破 Bruch 膜),呈蘑菇形外观。多见于中老年,无性别差异,而本病绝大多数为年轻女性,超声检查虽为实性瘤体,CT 扫描有骨化改变。

2. 脉络膜转移癌　除无色素、80% 单眼性、轻度隆起和女性多于男性等与本病相似外,两者主要差异在于:转移癌常发生于恶性肿瘤(如乳腺癌、肺癌等)的中老年人,CT 扫描无骨化斑块,骨瘤则相反。

3. 孤立性脉络膜血管瘤　FFA 所见与骨瘤有明显不同,前者在脉络膜期即可显示血管瘤的血管形态,有渗漏,呈网眼状(vascular pattern)且因组织染色而有持久强荧光,CT 扫描无骨化斑。

4. 其他　视网膜下出血及其引起的瘢痕组织、脉络膜肉芽肿、后巩膜炎、脉络膜神经鞘瘤、脉络膜平滑肌瘤等,与本病虽各有某些相似处,但均可用 CT 扫描予以鉴别。另外,由甲状旁腺功能亢进、假性甲状腺功能低下等引起的转移性脉络膜钙化,以及眼球痨、先天畸形眼等所发生的营养不良性眼球内骨化(intraocular ossification),CT 扫描亦可出现 X 射线不能透过而有骨化斑样投影,但病史及其他检查所见,易于与本病区别。

治疗及预后

本病尚无有效治疗,当荧光造影发现视网膜下新生血管时,应及时进行抗 VEGF 治疗,消退 CNV,抑制脉络膜骨瘤的生长,提高视力。

本病不影响患者生命。对视力的预后,因骨瘤是否损害黄斑中心凹而差异甚大,且难以预测。在未累及者,可保持较好视力。随着骨瘤缓慢扩大,覆盖其上的视网膜色素上皮及神经上皮发生萎缩,视力逐渐减退,视网膜下新生血管膜一旦形成,不能得到有效治疗而发生渗漏及出血时,可致视力严重损害。

主要参考文献

1. 李娟娟,黎铧,王萍.脉络膜骨瘤多种眼底影像特征对比观察.中华眼底病杂志,2016,32(3):4.

2. 汤远琳,邵东平.脉络膜骨瘤的诊疗新进展.国际眼科杂志,2017,17(1):3.

3. 王润生,雷春灵,王树棠.脉络膜骨瘤的诊断及鉴别诊断(附 8 例报告).眼底病,1989,5(4):235-236.

4. GASS J D,GUERRY R K,HARRIS G. Choroidal osteoma. Arch Ophthalmol,1978,96(3):428-435.

5. SHIELDS C L,SHIELDS J A,AUGSBURGER J J,et al. Choroidal osteoma. Surv Ophthalmol,1988,33(1):17-27.

6. KADRMAS E F,WEITER J J. Choroidal osteoma. Int Ophthalmol Clin,1997,37(4):171-182.

7. IDE T,OAYASHI A,YAMAMOTO S,et al. Optical coherence tomography patterns of choroidal osteoma. Am J Ophthalmol,2000,130(1):131-134.

8. 仁平美果,上野聡樹,松村美代,ほか.脈絡膜骨腫の長期経過観察.臨床眼科,1986,40(2):183-187.

9. 堂庭加奈子,高村佳弘,宮澤朋惠,ほか.黄斑部出血をきたした脈絡膜骨腫の 2 例.臨床眼科,2007,61(10):1919-1922.

第七节　错构瘤

所谓错构瘤(hamartoma)为一种有遗传倾向的先天性疾病,是指因胚胎期组织发育异常而形成的瘤状新生物,起因于组织结构异常,外形像肿瘤,但不具有肿瘤不可遏止性生长的特性。眼的错构瘤病中,大多数为斑痣性错构瘤病,又名"母斑病(phakomatosis)"。根据 van der Hoeve 及其后学者们的补充,是包括

von Hippel 病、Sturge-Weber 综合征、von Recklinghausen 病、Bourneville-Pringle 病等一类疾病的总称。其特征为:①先天性;②显性遗传;③皮肤、眼、中枢神经及其他器官同时存在错构瘤。

一、von Hippel 病

von Hippel 病又名"视网膜毛细血管瘤(retinal capillary hemangioma)",Eugen von Hippel 分别于 1895 年和 1911 年从临床角度及病理角度首先报道。1926 年 Lindau 指出,视网膜血管瘤往往仅为全身血管瘤病的一部分,常伴有小脑、延脑、脊髓、肾上腺、肾、肝、附睾等部位的血管瘤、囊肿或肿瘤,其中以小脑的血管网状细胞瘤最常见。文献中将单纯的视网膜血管瘤称为 von Hippel 病,如患者表现为多器官肿瘤综合征,包括中枢神经系统血管母细胞瘤、肾癌或肾囊肿、胰腺肿瘤或囊肿、肾上腺嗜铬细胞瘤、内耳淋巴囊肿瘤和生殖系统囊肿等病变,则称为 von Hippel-Lindau 综合征。

本病为常染色体显性遗传,基因缺损的部位已被定位在第 3 号染色体上,子代有 50% 的发病可能。病因可能为外胚叶发育不全或起源中胚叶。但有些器官的病变呈静息或隐匿状态,临床无症状及体征,以致难以发现。另外,其遗传外显率不完全或表现度有变异,使临床所见极不一致,往往同一家族的患者中表现不一,家族成员间以及与先证者之间病变部位亦可各异,有的仅有颅内或其他器官病变而无视网膜血管病,亦有与之相反者。此外,眼科医生还必须认识到颅内等病变的症状与体征,往往出现于视网膜血管瘤 10 年之后。所以 von Hippel 病很可能是 von Hippel-Lindau 综合征的早期表现。

本病大多在青年期因出现症状而被发现。但也有在 50 岁左右才被发现者。性别不限,半数以上单眼受害,左右眼无区别。

临床表现

临床上一般将 von Hippel 病分为五期。

1. 初期　周边部眼底出现小血管瘤或毛细血管纠结成团。有时瘤体较小,检眼镜不易发现,通过 FFA 才能见到小动脉和小静脉之间毛细血管网存在的微小血管瘤。

2. 血管扩张及血管瘤形成期　本病多发生在眼底颞侧视网膜,受累的视网膜动静脉怒张、迂曲、循血管行径至周边部。可见此动静脉相连接处的毛细血管高度扩张成一个乃至多个球状血管瘤,此后逐渐增大,可达 2PD 以上。瘤体红色或暗红色,呈圆形或卵圆形。与之连接的视网膜动、静脉分别为瘤体的供养动脉及回流静脉。一二期病变多局限于周边部,患者常无感觉(图 9-29)。

FFA 对诊断非常重要。动脉期即可见到瘤体内迅速充盈的荧光,在此同时,与之相连的静脉亦出现明显早于其余静脉的层流。后期血管瘤体及其周围荧光素渗漏而成强荧光团块(图 9-30)。

3. 渗出及出血期　血管瘤处及其附近有局限性视网膜水肿和渗出,可伴有小出血斑。由于血管瘤壁渗漏使瘤体表面和周围视网膜呈灰白色混浊。病程日久,渗出液中脂质沉着,血管瘤周围出现环状或弧形黄白色大片硬性渗出,个别病例出现胆固醇样结晶。当渗出波及黄斑时,视力明显损害(图 9-31)。

4. 视网膜脱离期　血管瘤不断增大,渗出亦逐渐增多,视网膜发生渗出性脱离。

5. 晚期　可因继发性青光眼、葡萄膜炎、牵拉性视网膜脱离(图 9-32),并发性白内障或眼球萎缩,而致视力完全丧失。

病理

由先天性中胚叶畸形,血管发育异常,肿瘤由成血管细胞增生而成。血管间有网状质血管内皮细胞因含有吞噬的脂质,而形成假性黄色瘤细胞。局部视网膜胶质细胞增生明显。

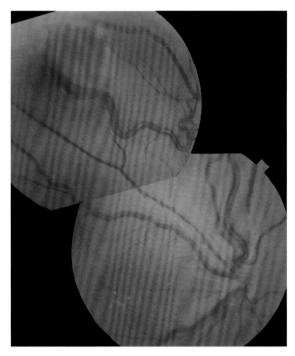

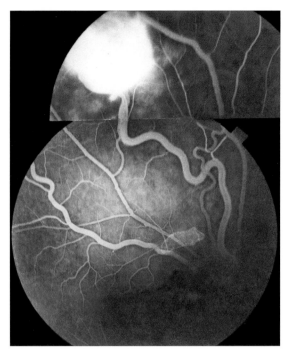

图 9-29　von Hippel 病第二期

图 9-30　上例（图 9-29 同例）的 FFA 片

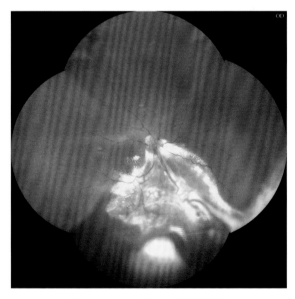

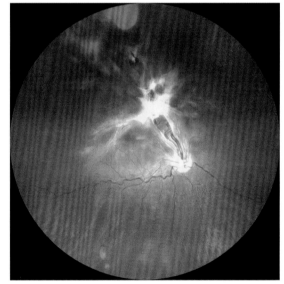

图 9-31　von Hippel 病渗出期

图 9-32　von Hippel 病表面玻璃体增殖，牵拉性视网膜脱离

诊断与鉴别诊断

　　本病初期毛细血管高度扩张及微小球状血管瘤，多发生在眼底颞侧周边部视网膜，可据此作出早期诊断，有怀疑时，行荧光素眼底血管造影。当进入第二期后，血管瘤已极明显，并有与其相联系的动、静脉高度扩张迂曲，诊断已无困难。必要时可行彩色超声多普勒成像（CDI）及相干光断层扫描（OCT），以了解血管瘤内血流速度与其供养血管管径。

　　本病应与蔓状血管瘤鉴别，后者有粗大迂曲且形成藤蔓样纠缠在一起的血管，但无血管瘤及黄白色脂质沉着物。有时本病也可能与孤立性脉络膜血管瘤相混淆，后者多位于眼底后极部、视盘周围，呈杏黄色或橘红色隆起,表面或边缘有色素沉着,视网膜血管无异常,与本病不同。

治疗

1. 观察 小的视网膜血管瘤(<500μm),无渗出及视网膜下液存在并且视力不受影响者。视盘旁静止的视网膜血管瘤。

2. **激光光凝** 对 <1PD 直径的中、小血管瘤,直接光凝瘤体,或同时光凝供养动脉,使瘤体萎缩机化,滋养血管闭塞。即使对直径 >1PD、<2PD 的较大血管瘤,亦可采用多次小剂量激光光凝瘤体表面。

3. 瘤体直径 >2PD 的大血管瘤,考虑光动力疗法(PDT)或敷贴放射治疗。

4. 当瘤体出现出血、水肿或渗出性视网膜脱离,可抗 VEGF 药物治疗,手术放液或者巩膜外冷冻。

5. 对于伴有孔源性视网膜脱离或者牵拉性视网膜脱离的患者,可行玻璃体视网膜手术。

二、Sturge-Weber 综合征

Sturge-Weber 综合征又名"大脑-眼-颜面血管瘤(encephalo-oculo-facial angiomatosis)",是胚胎早期中胚层和神经外胚层发育不良。虽然以往有人认为本病为不完全性、不规则常染色体显性和隐性遗传,但是近期文献却有认为本病与其他母斑病不同,属于先天性疾病,无明显遗传倾向。

Sturge-Weber 综合征大多是单侧性,具有三大特征:①颜面三叉神经分布区皮肤的先天性毛细血管扩张或海绵状血管瘤;②同侧脑膜及脑有血管瘤,以及因此而产生的神经症状和颅内钙化病灶;③脉络膜血管瘤和青光眼。以上三大特征并不一定同时存在。

临床表现

1. 颜面部血管瘤 颜面皮肤毛细血管扩张,或海绵状血管瘤,沿三叉神经或其中的一支分布,一般不超过中线,范围可以很广泛,分布于额部、眼睑、结膜、口唇、硬腭和鼻黏膜等(图 9-33~图 9-35)。

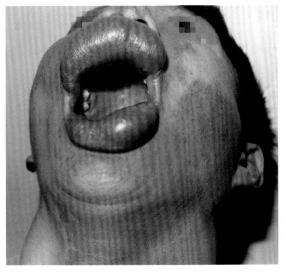

图 9-33 一例 Sturge-Weber 综合征的口唇、上腭血管瘤

(本病例图片由周铭瑶医师提供)

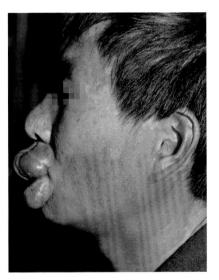

图 9-34 上例(图 9-33 同例)的面部、颈部皮肤火焰状血管瘤

2. 脑部症状　主要表现为癫痫。癫痫发作常始发于幼年期,频繁和持续的发作使患儿智力下降,甚或昏迷。头颅 X 线摄片可见片状或双层波形异常血管钙化,气脑造影可见相应大脑半球萎缩。

3. 脉络膜血管瘤　约 1/3 的本病患者有脉络膜血管瘤,脉络膜血管瘤是 Sturge-Weber 综合征的典型眼底改变(图 9-36~图 9-38)。临床上约半数的脉络膜血管瘤与本病有关,一般在 25 岁以前出现体征。

本病的脉络膜血管瘤可分为两型:①弥漫型,较常见,脉络膜广泛增厚,眼底呈紫红色(番茄酱样眼底),有时可见扩张迂曲的脉络膜血管和视网膜血管扩张,并发渗出性视网膜脱离、青光眼。②局限型,少见,常位于眼底后极部,视盘与黄斑之间,多数 <6PD,呈圆形

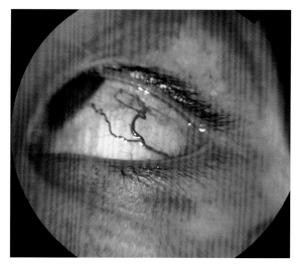

图 9-35　上例(图 9-33 同例)的球结膜血管扩张

或椭圆形隆起,粉红色,相应部位视网膜水肿、囊样变性及萎缩,可并发浆液性视网膜脱离。FFA 前期表现为异常血管快速充盈的强荧光,晚期弥漫性荧光渗漏;ICGA 可以看到早期非常快速的强荧光,晚期强荧光出现"洗脱"现象,即荧光快速消退。

4. 青光眼　约 30% 的 Sturge-Weber 综合征发生青光眼,其中 2/3 为房角发育分化不良的先天性闭角型青光眼(牛眼),多见于婴儿;1/3 见于儿童及近成年期的开角型或正常眼压性青光眼。引起这种青光眼的确切原因不明,可能与巩膜静脉压升高或神经作用促使睫状体房水产生过多等因素有关。

病理

多为海绵状血管瘤,脉络膜血管瘤者脉络膜增厚明显,为正常的 4~5 倍,视网膜色素上皮有增生反应,血管瘤亦可退行性变,发生钙化或骨化。

诊断

上述临床的三大特征中,具有 2 个即可诊断。

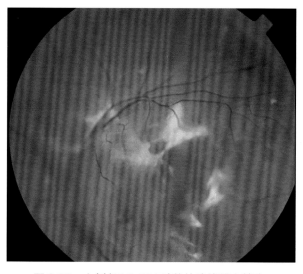

图 9-36　上例(图 9-33 同例)的脉络膜血管瘤

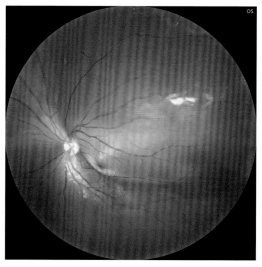

图 9-37　Sturge-Weber 综合征

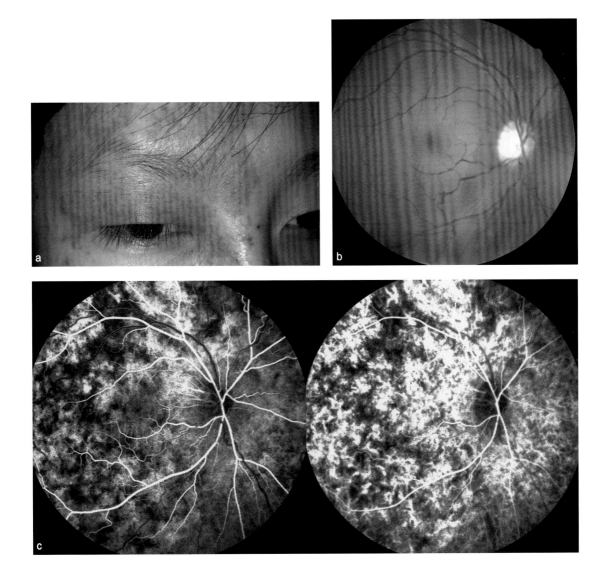

图 9-38　Sturge-Weber 病（另例）

女,20 岁,右眼压 30mmHg,FFA 和 ICGA 示脉络膜密集血管瘤;a. 患眼同侧额部、脸部皮肤广泛血管瘤,与三叉神经分布一致;b. 眼底像;c. FFA、ICGA。

治疗

1. 光凝　局限性的脉络膜血管瘤可行激光光凝,常用氩激光,效果较好,同样也可采用经瞳孔温热疗法(TTT)或光动力学疗法(PDT)。

2. 放射治疗　可用于局限性或弥漫性脉络膜血管瘤,可缩小瘤体、促进视网膜下液吸收,但同时会因放射并发白内障、视网膜及视神经损伤。

3. 手术　青光眼眼压药物不能控制者,可行抗青光眼外引流术。脉络膜血管瘤并发全视网膜渗出性脱离时,可行巩膜外放液或眼内放液,甚至联合玻璃体视网膜手术进行瘤体切除术。颅内有血管瘤且有明显神经系统症状者,转神经外科试行手术切除。

三、von Recklinghausen 病

又称神经纤维瘤病(neurofibromatosis),是一种常染色体显性遗传病。累及皮肤、神经系统及其他器官,表现为皮肤色素沉着,脑神经、脊神经、周围皮神经及交感神经等的神经鞘膜多发性肿瘤,且常伴有中

枢神经系统、骨骼或其他发育异常。

神经纤维瘤的来源以往认为是由皮肤神经的纤维性结缔组织（神经鞘膜）发生而来，因此称为神经纤维瘤。后来证明其中一部分是由 Schwann 鞘组织增殖而成，也有人主张改称神经鞘瘤，但到目前为止，尚无定论。

临床表现

1. 皮肤色素沉着　呈浅棕色斑点，称牛奶咖啡色斑，见于躯干不暴露部位，大小形状不一（图 9-39）。
2. 神经系统症状　由肿瘤引起。颅内肿瘤多为双侧听神经，亦可为视神经视交叉瘤。颅内肿瘤可引起头痛、智力减退、听力或视力减退等。周围神经瘤部位，可有疼痛或感觉异常。
3. 骨骼异常　表现为脊椎侧凸、后凸或前凸，颅骨缺损，头颅不对称等。
4. 眼部表现　神经纤维瘤在眼部的表现多样，除晶状体及玻璃体外，可发生在眼球及其附属器的任何部位。据统计，按其发生的多少依次为：眼睑、视神经、眼眶、视网膜、葡萄膜、角膜、睑结膜和球结膜。发生在眼睑者，表现为眼睑肿胀、肥厚、下垂；病变在视神经者，表现为视力进行性减退和突眼；发生在视网膜者，眼底可见多个灰白色肿块；视盘的肿瘤则呈灰色桑葚状肿块，突入玻璃体内（图 9-40）。

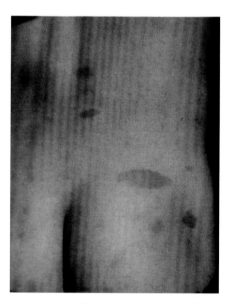

图 9-39　背部皮肤的咖啡牛奶色斑
（本病例图片由严密医师提供）

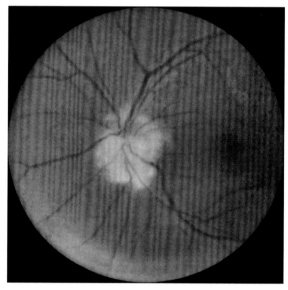

图 9-40　上例（图 9-39 同例）von Recklinghausen 病的视盘肿块

诊断

根据神经系统的多发性肿瘤和典型的皮肤牛奶咖啡色斑，即可诊断。

治疗

无积极有效的治疗方法，某些病例可考虑手术，如单侧视神经胶质瘤和视神经脑膜瘤等。

四、Bourneville-Pringle 病

又称结节性硬化症（tuberous sclerosis），主要表现为颜面部皮脂腺瘤（adenoma sebaceum）、癫痫、智力不足及眼部视网膜等处的病变。亦可有颅骨钙化，或合并心、肾、骨等部位的肿瘤。为常染色体显性遗传病。

1880 年 Bourneville 报道 10 例,尸检发现患者脑皮质有结节硬化改变。1920 年 van der Hoeve 首次发现患者视网膜上有肿瘤,国外统计此病发病率为 1/100 000,较神经纤维瘤少见。

临床表现

1. 皮肤改变 主要为颜面部皮脂腺瘤,几乎所有患者都有。幼儿期出现,或出生时即已存在,青春期更明显。表现为圆形小结节,直径 1~4mm,略硬,高出皮肤,呈黄白色、棕色或暗红色,分布于鼻两侧及口唇周围。有时躯干部可见灰褐色高出皮肤的斑块,表面粗糙,称鲨鱼皮斑。或可见牛奶咖啡色斑。

2. 神经系统症状和体征 表现为癫痫和智力减退,多始于幼儿期,癫痫发作频率和状态不一。颅内结节多发生在大脑半球,很少发生于延髓、脊髓和视丘。头颅 X 线摄片 50%~70% 可见颅内钙化点。

3. 眼部病变 最常见为视盘及视网膜结节。视盘结节呈桑葚状,色灰白,呈半球形隆起,由带有光泽的蚕卵状小粒堆积而成,大小在 1 个 PD 左右,突向玻璃体(图 9-41)。发生于视网膜的结节较小,约 0.5PD,黄白色,胶样半透明,轻度隆起,边缘不清,多散布在视网膜的周边部,一个或多个。

除眼底改变外,还可有眼睑皮脂腺瘤。结膜和虹膜小结节亦偶有发现。

病理

表现为视神经、视网膜组织分化不全,神经胶质组织增生。视网膜病变主要限于神经纤维层及神经节细胞层,结节由过度增生的成胶质细胞和胶质细胞构成,结节内有钙质沉着和玻璃样变性。

诊断

具有皮脂腺瘤、智力低下和癫痫三种主征者,即可肯定诊断。然而临床上三种主征不一定同时出现。皮脂腺瘤几乎见于所有的患者,眼底病变常在确诊为皮脂腺瘤后,眼科会诊时发现。

治疗

目前尚无有效治疗。

五、孤立性视盘星形细胞错构瘤

孤立性视盘星形细胞错构瘤(solitary astrocytic hamartoma of the optic papilla)多见于 Bourneville-Pringle 病,也可发生于 von Recklinghausen 病,但无上述两病的全身症状与体征而孤立存在,罕见。瘤体隆起于视盘浅层,初时仅为略带灰色的半透明组织,增长缓慢,最后成为边界清晰、表面呈桑葚状、银白色半球形肿块(图 9-42)。当瘤体内有囊样改变或血管腔形成时,瘤体附近可出现渗出病灶。FFA 表现为瘤体内荧光充盈迟缓,造影晚期荧光着色。

同样情况,星形细胞错构瘤也可孤立地存在于视

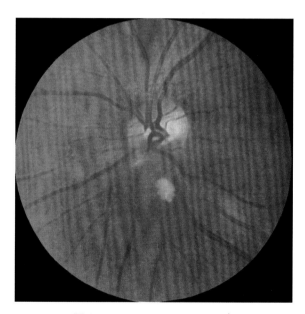

图 9-41 Bourneville-Pringle 病
视盘下侧方及鼻下方,各有一桑葚状结节,部分视网膜血管被掩盖。

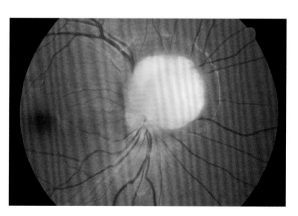

图 9-42 孤立性视盘星形细胞错构瘤

网膜,称为孤立性视网膜星形细胞错构瘤(solitary astrocytic hamartoma of the retina),亦罕见。

孤立性视盘星形细胞错构瘤,形态上与视盘浅在型玻璃疣极相似,很难分辨,但后者大多为双眼性,有时在视盘边缘可见线状出血,与本病略有不同。

无论是视盘或视网膜的星形细胞错构瘤,务必详询病史,注意有无全身症状和体征,必要时应做颅脑CT扫描或MRI检查。

六、孤立性脉络膜血管瘤

孤立性脉络膜血管瘤(solitary hemangioma of the choroid)之所以称为孤立性,是表示不同于脉络膜血管瘤发生在 Sturge-Weber 综合征时,还合并有多种器官的血管瘤存在(Shields,2001)。

Pitta(1979)提出胎儿脉络膜常有动脉至动脉、动脉至静脉的吻合,如果这些交通环持续存在,有利于脉络膜血管性母斑的形成。据此推测,本病可能是在原有血管性母斑(phakome)的基础上逐渐发展起来的(Witschel,1976;Shield,1981)。另外,病变好发于眼底后极部以黄斑中心凹为中心的25°内,多数位于视盘颞侧,供应后极部的睫状血管较供应周边部者粗大而走向垂直,故而血流动力学的影响亦应考虑。

本病临床上出现症状的年龄晚于 Sturge-Weber 综合征,一般在30岁左右,男性多于女性。单侧性,左右眼无差异,双侧者罕见。

临床表现

患者有视力障碍,眼前有黑影及变视、小视主诉。眼前节检查阴性。玻璃体正常或仅有轻微细小混浊。视野有与肿瘤位置相应的扇形缺损。

血管瘤一般位于黄斑及其附近或视盘边缘,与发生于 Sturge-Weber 综合征比较多见的弥漫性脉络膜血管瘤相比,瘤体较局限,边界亦较清晰,大小为 1.5~5.5PD;呈杏黄色或橘红色圆形或椭圆形隆起,隆起度1.0~12.0D 不等。其表面或边缘有颗粒状、条状或斑块状色素沉着。部分病例,尚有视网膜出血、渗出斑,视网膜血管细窄和白鞘,黄斑水肿和/或囊样变性。常伴有范围不等的渗出性视网膜脱离,轻者局限于瘤体部位,重者可波及 1~2 个象限。裂隙灯显微镜后照法检查,瘤体透见红光,表面视网膜显示蜂窝状囊样变性。

FFA 在背景荧光期(脉络膜期)或早期动脉期,瘤体处出现形态似脉络膜血管的不规则强荧光斑,至动静脉期,荧光斑加强密集并迅速扩大融合,在强荧光斑间杂有纹理样或斑点状弱荧光。荧光漏入至视网膜下积液,附近组织染色。在瘤体面或边缘处,可见视网膜毛细血管网扩张。造影晚期,瘤体强荧光持续存在。外围有弧形或环形弱荧光。

彩色超声多普勒成像(CDI)检查,显示脉络膜血管瘤内斑点状血流信号,并有高速低阻的血流频谱(图 9-43,图 9-44)。

诊断与鉴别诊断

本病在 FFA 片上有特殊所见,结合检眼镜及超声检查,诊断比较容易,但应与无色素性脉络膜恶性黑色素瘤、脉络膜转移癌、年龄相关性渗出性黄斑变性鉴别,详见有关章节。此外本病还要同特发性色素上皮层下出血鉴别,后者发病年龄与本病接近,超声声像图亦相似。但 FFA 所见则有明显不同。本病已如上述,后者为与出血区相符的荧光遮蔽,病灶边缘往往有透见荧光。

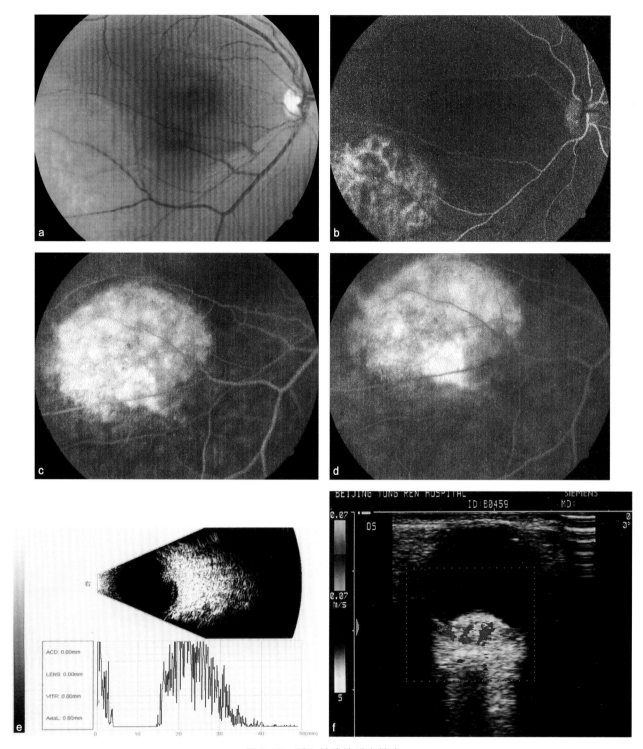

图 9-43 孤立性脉络膜血管瘤

男,40 岁,因右眼视力下降、视物变形半个多月就诊,视力右眼 0.5,左眼 1.2,Amsler 方格表检查右眼(+);右眼前节及屈光间质(−),CT 扫描球壁未发现病理性改变,眼底、FFA、A/B 型超声声像及 CDI 如图示;a. 眼底像;b. FFA 动脉期;c. FFA 静脉期;d. FFA 晚期;e. A/B 型超声声像图;f. 彩色超声多普勒成像示瘤体内斑点状血流信号。

治疗

1. 由于本病好发于后极部,电凝、冷凝及手术操作均有困难。目前首选治疗为激光光凝,光凝的目的并非企图消灭整个瘤体,而是封闭瘤体表面渗漏的血管,以减轻或阻止视网膜脱离。已有视网膜脱离者,光凝后可使原有视网膜下积液数周内逐渐消失。通常用氩激光,因脉络膜血管瘤主要由大大小小血管组成,间质少,管壁薄,管内充满血液,氩 - 绿激光在色素上皮层和血红蛋白中均有较高吸收率。经瞳孔温热疗法(TTT)穿透力强,也可用于较厚的脉络膜血管瘤(图 9-45)。

2. 如果瘤体表面伴有大量视网膜下积液,无法辨认瘤体并影响激光效应者,应切开巩膜放出视网膜下积液,再行光凝,或联合玻璃体视网膜手术进行瘤体切除术。

3. 如血管瘤位于黄斑中心凹或其邻近、视盘 - 黄斑纤维束之下,不宜光凝,以免视力进一步损害,可试行光动力疗法(PDT)。

4. 放射治疗　可用于局限性或弥漫性脉络膜血管瘤,可缩小瘤体、促进视网膜下液吸收,但同时会因放射并发白内障、视网膜及视神经损伤。

预后

本病在确诊后,早期激光光凝等适当治疗,有可能保持原有视力或部分视力,如失于治疗或治疗无效,特别是长期存在渗出性视网膜脱离,可导致视网膜退行性变(例如视网膜血管狭窄、管壁白鞘、管腔闭塞以及由黄斑囊样水肿发展成囊样变性等),预后不良。少数病例,并发新生血管性青光眼,常因眼压增高无法控制,失明、疼痛而不得不做眼球摘除术。

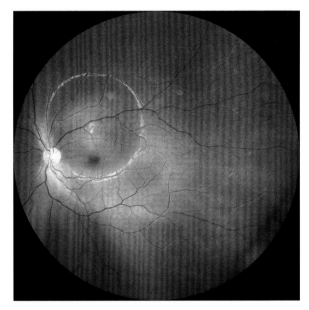

图 9-44　孤立性脉络膜血管瘤

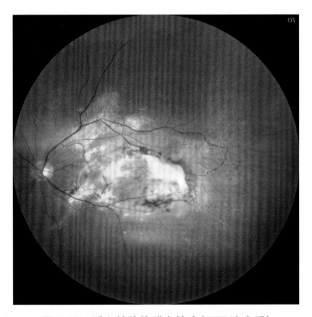

图 9-45　孤立性脉络膜血管瘤(TTT 治疗后)

七、视网膜蔓状血管瘤

视网膜蔓状血管瘤(retinal racemose hemangioma)或名"先天性视网膜动静脉畸形(congenital retinal arteriovenous malformations)",是一种少见的斑痣性错构瘤,伴有中脑、眼眶血管畸形者,称为"Wyburn-Mason 综合征"(即"Bonnet-Dechaume-Blanc 综合征")。血管畸形为妊娠早期出现的一种原因不明的发育性血管异常(M Tost,1978),先天性,非遗传性(MacDonald,1997)。单眼,有中脑、眼眶血管畸形者,与之同侧。

临床表现

约有 80% 以上患者视力减退,因此眼底病变多能早期发现。视网膜血管扩张迂曲,范围与严重程度极不一致,范围小者局限于 1 个象限,大者累及整个眼底,轻者仅有动静脉小分支间交通迂曲,重者所有血管高度扩张,比正常血管粗 3~4 倍,管壁反光带亦随之宽阔,有时形成管状白鞘,白鞘外壁偶有色素斑块。血管行径如藤蔓状,自视盘起一直延伸至周边部视网膜。由于动脉不经过毛细血管襻而与静脉直接沟通吻合(动静脉短路),使带氧的血液产生动静脉分流,两套血管颜色接近。在 FFA 检查中,除见到异常动静脉交通所形成的血管外,还可见到动脉和静脉几乎同时充盈(图 9-46)。

畸形血管无自发性搏动。血管变异是稳定的,很少引起视网膜渗出斑、出血斑或渗出性视网膜脱离。偶有并发静脉阻塞。

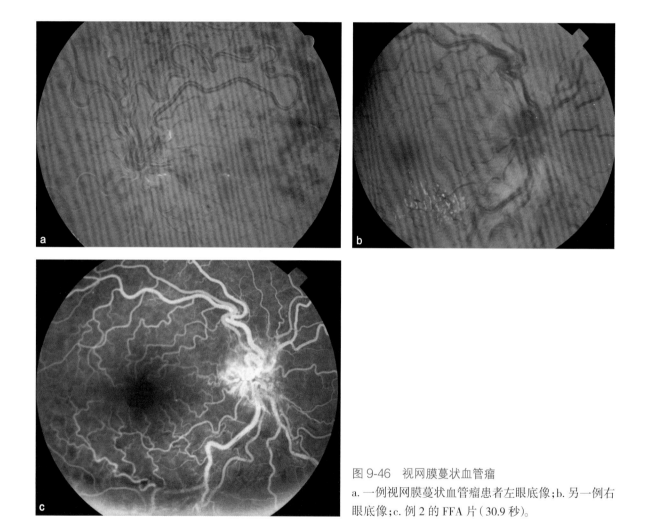

图 9-46 视网膜蔓状血管瘤
a. 一例视网膜蔓状血管瘤患者左眼底像;b. 另一例右眼底像;c. 例 2 的 FFA 片(30.9 秒)。

伴有中脑血管畸形并有相应神经症状和体征者(Wyburn-Mason 综合征),各家资料悬殊,自 17%~80% 不等(图 9-47)。有报道发现视神经及其球后血管增粗、出现轻度搏动性眼球突出(提示眶内血管畸变)。极少数病例,在患眼同侧有沿三叉神经分布的皮肤火焰状血管痣及皮下动静脉扩张,与 Sturge-Weber 综合征类似。

治疗

单纯的视网膜蔓状血管瘤,不必治疗(激光光凝引起出血的风险很大)。Wyburn-Mason 综合征首诊于眼科者,转神经内、外科。

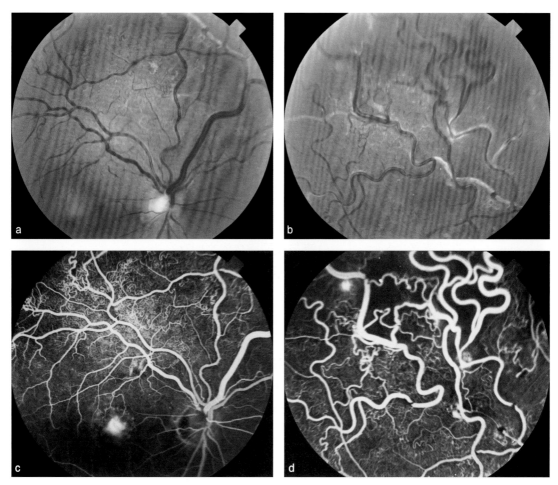

图 9-47　Wyburn-Mason 综合征

女,49 岁,幼年懂事起自觉右眼视力低于左眼,但未做任何检查,3 个月前因过度疲劳后右眼视力突然下降,眼前阴影,景色暗就诊,右眼视力 0.03,Jr 6,远、近视力均不能矫正,Amsler 表(+),小视症(+),中央视野有 7°左右盘状相对暗点,获得性蓝色觉损害;屈光间质正常,视网膜血管蔓状迂曲扩张仅限于眼底上半部;患者在青春发育期后,经常有阵发性头痛,当地神经内科一度诊断为血管神经性头痛,经我院神经内科会诊,诊断为 Wyburn-Mason 综合征;右眼中浆病;颅脑 CT 扫描、MRI、脑电图检查均无异常发现;脑血管造影因有一定风险遭患者家属拒绝;左眼 1.0,Jr 4(+1.50D → Jr 1);a. 右眼除上半侧血管改变外,黄斑水肿混浊;b. 右眼颞上血管壁管状白鞘;c. FFA 除眼底上半部血管改变外,黄斑荧光墨渍样渗漏;d. 颞上周边血管迂曲扩张,并有动静脉间交通支。

八、视网膜海绵状血管瘤

视网膜海绵状血管瘤(retinal cavernous hemangioma)是罕有的视网膜血管错构瘤病,自 1971 年 JD Gass 详细叙述并强调本病虽然少见但却为一个独立病种以来,至今刊载于国内外专业文献者,仅 90 余例。

本病属先天性血管畸形。常染色体显性遗传,且具有高度可变的外显率和表现度。

临床表现

患者均为青少年,女性略多于男性(3∶2),单眼发病,累及双眼者不足 4.5%。病变基本静止,一般无任何症状。少数病例合并有颅内和/或皮肤海绵状血管瘤,Gass 称之为"神经-眼-皮肤综合征(neuro-oculo-cutaneous syndrome)"。中枢神经系统受损时可出现头痛、癫痫发作、颅内出血、脑神经麻痹、感觉异常等,但因瘤体一般甚小,以上情况罕有出现。

检眼镜下瘤体呈多囊样,暗红色,犹如堆积在一起、大小不等的紫葡萄,囊壁较薄,部分瘤体表面有白色纤维膜覆盖。瘤体位于视网膜内层,亦可位于视盘面,略显隆起。有时可见囊腔内血浆与血细胞分离的液平面,偶有视网膜下或玻璃体内少量积血,可自行消失。瘤体周围视网膜内无脂性渗出斑,视网膜动静脉行径和管径均无异常。如血管瘤发生在黄斑之外,中心视力保持正常,否则高度障碍。幼年发病者,常因之引起失用性斜视。

本病与视网膜毛细血管扩张症(retinal telangiectasis)伴发于同一眼底者更属罕见。由于毛细血管扩张症有血管渗漏,故在瘤体边缘见有黄白色脂性渗出斑块。

FFA 见瘤体内荧光充盈非常迟缓,而且不完全。早期为弱荧光,常自瘤体周边部开始,慢慢地向中央推进,至造影中、晚期,在一些囊腔内出现强荧光斑。荧光消退时间亦比较漫长。在一些囊腔内有帽状荧光,即上述检眼镜见到的囊腔内血浆与血细胞分离所致,液平面上方血浆为强荧光,下方荧光被沉淀的血细胞掩盖。此种特征性荧光像,提示瘤体内血流与视网膜血流之间存在相对独立性。整个造影过程中不能见到荧光渗漏,但伴发毛细血管扩张症时,则有大量渗漏。

病理改变

光镜下,瘤体的视网膜血管结构无异常。电镜下,瘤体内壁排列着一层连续无孔的内皮细胞,细胞之间有封闭小带和一层基底膜,在其外又有被基底膜包绕的周细胞。以上发现能解释本病之所以不见渗出,是因为有着这一完整的血-视网膜屏障存在。Messmer(1984)通过组化等检查,认为瘤体表面膜形成,是由于内界膜破裂后,视网膜神经胶质细胞从破裂处进入视网膜表面而增殖扩展的结果。

诊断与鉴别诊断

根据眼底像及 FFA 检查的特征性改变(帽状荧光、无渗漏),可供诊断。当伴有视网膜毛细血管扩张症时,应与同属于视网膜血管发育异常的 Coats 病(包括曾称作 Leber 多发性粟粒状动脉瘤,即成人 Coats 病)及 von Hippel 病鉴别,三者眼底改变相异,鉴别并无太大困难。参阅本节之一和本书第四章第五节。

本病不必治疗,有尝试应用激光光凝或冷凝破坏瘤体,但副作用大,后遗症多,得不偿失。近期文献报道有用肿瘤坏死因子 α 单克隆抗体英利西单抗(infliximab)玻璃体腔内注射,据说有良好疗效。

一旦发生持续而严重的玻璃体积血时,应考虑玻璃体手术。

九、视网膜及色素上皮联合错构瘤

视网膜及色素上皮联合错构瘤(combined hamartoma of the retina and pigment epithelium)少见。患者多为儿童,单眼,双眼罕见。常因视力高度不良、失用性斜视就诊而被发现。肿瘤可发生于眼底任何部位,但以视盘颞侧后极部居多数。检眼镜下可见瘤体呈半透明胶体状,略隆起于视网膜,不引起视网膜脱离,OCT 可量化其隆起度。瘤体表面分布有广泛迂曲的小血管,视盘及视网膜血管迂曲,黄斑常被牵拉移位。瘤体内及其周围有弥漫性色素沉着,可见自发荧光(autofluorescence,AF)。FFA 早期,瘤体内可见众多迂曲小血管显影,静脉期荧光增强并渗漏,背景荧光因色素沉着而被掩盖。ICGA,在整个造影过程中呈弱荧光。A 型超声检查,瘤体所在处显示波形不规则的中、高回声,B 型超声检查为实性高回声。

病理组织学检查病损处视网膜结构紊乱,由于神经纤维胶质增生而增厚,其中有毛细血管。色素上皮亦见异常增生。

本病当从病史、发病年龄、肿瘤有无快速发展等方面,与眼底炎症性疾病后形成的瘢痕、脉络膜良性或恶性黑色素瘤等鉴别,必要时需定期追踪观察。

本病多为先天性,通常不发展,无须行特殊治疗。

主要参考文献

1. 严密. 斑痣性错构瘤病:第一部分神经纤维瘤病. 现代临床医学,1981,2:90-92.

2. 严密. 斑痣性错构瘤病:第二部分 Sturge-Weber 综合征. 眼底病,1989,5(1):1-5.

3. 严密. 斑痣性错构瘤病:第三部分 von Hippel-Lindau 病. 眼底病,1990,6(1):13-17.

4. 易细香,傅培,周紫霞.Sturge-Weber 综合征眼底合并症研究进展. 中国实用眼科杂志,2013,31(7):814-817.

5. 冯景昌. 结节性硬化症 64 例临床分析. 神经精神疾病杂志,1982,1:42-45.

6. 苗理,胡竹林. 脉络膜血管瘤治疗的新进展. 国际眼科杂志,2013,13(4):4.

7. 张军军,严密. 视网膜海绵状血管瘤伴毛细血管扩张症. 眼底病,1991,7(1):31-33.

8. 古洵清,曾琼英. 视网膜海绵状血管瘤. 眼底病,1991,7(1):34-35.

9. 焦璇,魏文斌. 视网膜和视网膜色素上皮联合错构瘤 // 魏文斌,陈积中. 眼底病鉴别诊断学. 北京:人民卫生出版社,2012:496-502.

10. 李苏雁,姜节凯,陈钦元. 视网膜海绵状血管瘤一例. 中华眼底病杂志,2002,18(2):166.

11. 王雅从,任骞,李丽. 孤立性视网膜星状细胞错构瘤一例. 中华眼底病杂志,2006,22(4):273-274.

12. PITTA C G. Solitary choroidal hemangioma. Am J Ophthalmol,1979,88(4):698-701.

13. SPENCER W. Ophthalmic Pathology. Vol.3. Philadephia:WB Saunders,1985:631-635.

14. CURATOLO P,BOMBARDIERI R,JOZWIAK S. Tuberous sclerosis. Lancet,2008,372(9639):657-668.

15. JURKLIES B,ANASTASSIOU G,ORTMANS S,et al. Photodynamic therapy using verteporfin in circumscribed choroidal haemangioma. Br J Ophthalmol,2003,87(1):84-89.

16. FUKASAWA A,IIJIMA H. Optical coherence tomography of choroidal osteoma. Am J Ophthalmol,2002,133(3):419-421.

17. AABERG T M Jr,AABERG T M Sr,MARTIN D F,et al. Three cases of large retinal capillary hemangiomas treated with verteporfin and photodynamic therapy. Arch Ophthalmol,2005,123(3):328-332.

18. HUOT C S,DESAI K B,SHAH V A. Spectral domain optical coherence tomography of combined hamartoma of the retina and retinal pigment epithelium. Ophthalmic Surg lasers Imaging,2009,40(3):322-324.

第八节　视网膜与视盘的血管瘤

一、视网膜大动脉瘤

视网膜中央动脉除主干及其一级分支外,组织学上均属于小动脉(arteriole)。本病所以称为大动脉瘤,是指肿瘤发生于视网膜中央动脉二三级的较大分支,体积较大。以区别于糖尿病视网膜病变、视网膜中央静脉阻塞等所见的微血管瘤(microaneurysm)。由 Dennis M.Robertson 于 1973 年首先报道并予以命名。文献中,亦有名为"孤立性视网膜大动脉瘤(isolated retinal macroaneurysm)"或"获得性视网膜大动脉瘤(acquired retinal macroaneurysm)"。多发现于患有高血压、高血脂及动脉硬化的 60 岁以上老年人,女性多于男性(约 7∶3),单眼受害。

视网膜大动脉瘤(retinal macroaneurysm,RMA)是视网膜动脉的获得性局限性扩张,发病机制认识不一,Cleary 等(1975)认为随着年龄增长,视网膜动脉壁内平滑肌细胞纤维胶原化、玻璃样变性,再加上高血压,是本病发生的原因。萱沢文男等(1981)认为其形成与脑动脉瘤形成有相似之处,既有血管中膜缺损等先天因素,又有内弹力膜变性等后天因素。但 Godl 等(1976)的组织学检查,发现有内弹力膜多处断裂,未见中膜缺损。

临床表现

1. 眼底改变　血管瘤绝大多数发生于颞上、颞下侧视网膜动脉三级(或二级)分支的分叉处或动静脉交叉处,通常位于后极部眼底(上下血管弓内、黄斑附近)。圆形或纺锤形。橘红色,大小 1/5~1/4PD,孤立存在,也有在同一支血管出现几个动脉瘤的。早期因患者无任何感觉而很少发现,等到发生视网膜神经上皮层内及/或神经上皮层下渗出、出血,视力下降之后始行就诊,故初诊时大多见有渗出、出血,且累及黄斑。出血可在视网膜内、视网膜下,但多数为视网膜前出血(内界膜下),亦可穿破内界膜进入玻璃体,血管瘤周围有环状黄白色渗出斑。有的还有盘状浆液性视网膜神经上皮层浅脱离。渗出与浆液性浅脱离之原因有二:一为瘤体本身的渗漏;二为瘤体周围毛细血管扩张引起的渗漏(Dennis,2003)。部分病例可见动脉瘤有自发性搏动,搏动可能是动脉瘤破裂出血的先兆。

2. FFA 典型的改变为动脉期瘤体的梭形囊状强荧光。此种荧光,也可延迟至静脉期开始出现,可能因进入瘤体动脉管径狭窄所致。造影后期,半数以上病例有瘤体壁组织着色及轻度渗漏。出血量多而浓厚者,瘤体不能显影,需待数周出血减少后,才能证实(图 9-48,图 9-49)。

诊断与鉴别诊断

根据上述临床表现,特别是 FFA 所见,可以作出诊断,在有大片视网膜出血时(内界膜下、神经上皮层下),亦应注意与渗出性年龄相关性黄斑变性、成人型 Coats 病、脉络膜恶性黑色素瘤鉴别,详见有关章节。此外,ICGA 能显示出血掩盖下的视网膜大动脉瘤体,B 型超声检查能发现动脉瘤搏动,也有助于诊断。

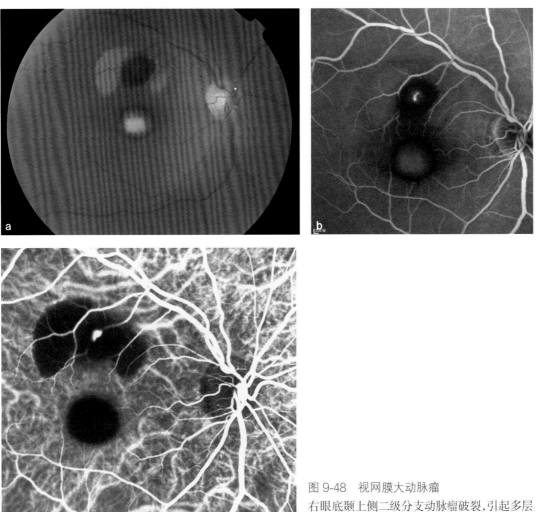

图 9-48　视网膜大动脉瘤
右眼底颞上侧二级分支动脉瘤破裂,引起多层次出血,隐没于黄斑上方出血灶中的橘红色瘤体依稀可见;a.眼底像;b.FFA 片;c.ICGA。

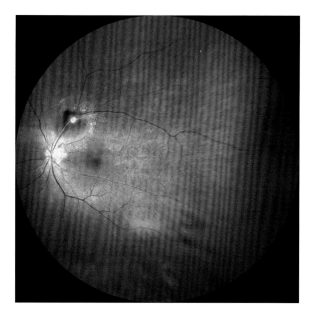

图 9-49　视网膜大动脉瘤

治疗

　　吉冈久春等认为本病自然过程中多无严重后果，可予以经常随访观察，如无出血等并发症时，特别是动脉瘤离黄斑较远者，不必治疗。Clear 等（1976）、户张几生等（1977）、原田敬志等（1980）及 Russell 等（1987）则认为存在下列情况时，可试行激光光凝：①伴有黄斑水肿者；②渗出将波及或损害黄斑中心凹者；③可看到瘤体自发性搏动及出血增加并有波及黄斑中心凹之趋势者；④瘤体周围已有出血，经止血和血管壁加强剂治疗 3 个月，出血有增未减者。光凝以采用环绕瘤体周围的氩 - 绿激光间接光凝为妥，以免直接光凝有引起瘤体破裂、出血加重、动脉阻塞等危险。但也有主张在有大片已静止的视网膜前出血时，用氩激光直接击射出血面，击破内界膜使积血流入玻璃体而促进其吸收（SW Park，2004）。

　　视网膜神经上皮层下出血严重者（血肿），可考虑玻璃体视网膜手术，血肿内注射阿替普酶（重组组织纤维蛋白溶解酶原激活剂，rt-PA），溶解凝血块后清除之。

预后

　　本病多数可以自愈。自愈后，动脉壁遗留局限性纤维组织，一般不再发生动脉扩张。只要病变并未累及黄斑（尤其是中心凹），均能保持较好或良好视力。

二、视盘上动脉纽结形成

　　视盘上动脉纽结形成（tangle formation of the arteriole on the optic papillary）少见。多单眼，亦可双眼。动脉纽结情况与蔓状血管瘤极为相似，但仅限于视盘及其附近。视功能无明显影响。

三、视盘毛细血管瘤

　　视盘毛细血管瘤（capillary angioma of the optic papillary）少见，多为单眼，偶有双眼。因检眼镜下瘤体中心常位于视盘边缘，故亦称视盘旁视网膜毛细血管瘤（juxtapapillary capillary hemangioma）。有遗传背景，部分表现为常染色体显性遗传。性别不限。大多数患者无症状，在常规体检时才被发现。因视力减退而就诊者多在 15~40 岁之间。本病分内生型和外生型两型。内生型相对比较多见，瘤体呈红色或橘红色，边界基本清楚，也有因表面呈红毛线样而略显模糊，向玻璃体腔内隆起，大小占视盘一部分或全部，亦可侵及其衔接处视网膜。外生型边界不清，位于视盘深层，并跨越视盘边缘进入视网膜深层，有似视盘旁视网膜下新生血管膜（Gass，1980）。无论内生型、外生型，其视功能下降原因，均系瘤体周围出现视网膜不同层次的渗出、出血，甚至局限性渗出性视网膜脱离所致。

　　FFA：瘤体在动脉期早期已有充盈，呈强荧光，提示毛细血管瘤受巩膜筛板前睫状血管系统和视盘表层视网膜中央动脉分支的双重血液供应。造影后期，瘤体内荧光减弱（排空现象），而其周围因荧光渗漏，组织着染而呈强荧光斑块。

　　CDI 可见视盘前半球形实性占位病变，其内有与视网膜中央动静脉相延续的血流信号（图 9-50，图 9-51）。

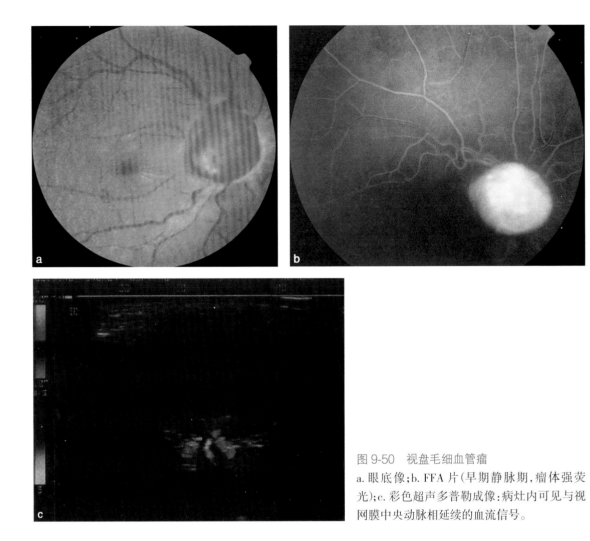

图 9-50　视盘毛细血管瘤
a. 眼底像;b. FFA 片(早期静脉期,瘤体强荧光);c. 彩色超声多普勒成像:病灶内可见与视网膜中央动脉相延续的血流信号。

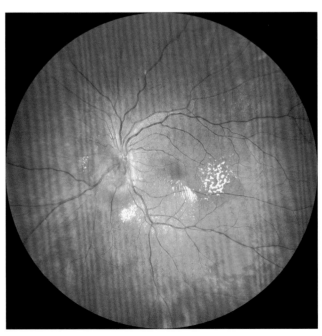

图 9-51　视盘毛细血管瘤

　　视盘毛细血管瘤有可能因循环障碍引起黄斑囊样水肿、囊样变性而损害中心视力。可施行瘤体表面激光光凝,但疗效并不理想。

　　视盘毛细胞血管瘤与视网膜血管瘤同时存在时,应考虑 von Hippel 病(有认为本病与 von Hippel 病同属于错构瘤,Nieholson,1994)。

主要参考文献

1. 廖菊生,高育英.孤立性视网膜大动脉瘤.眼底病,1988,4:145-147.
2. 余扬桂,司徒萍.视网膜大动脉瘤(附 17 例临床报告).中华眼底病杂志,1993,9(2):95-97.
3. 陈家彝.视乳头血管瘤(附一例报告).中华眼底病杂志,1993,9(2):104-105.
4. 张繁友.视盘前巨大血管瘤一例.眼底病,1987,3:200.
5. 彭晓燕,王光路,张凤,等.近视盘视网膜毛细血管瘤的临床特征分析.中华眼底病杂志,2004,20(1):1-4.
6. 魏文斌.视网膜脱离诊断与鉴别诊断图谱.北京:北京科学技术出版社,2006:312-315.
7. ABDEL-KHALEK M N,RICHARDSON J. Retinal microaneurysm:Natural history and guidelines for treatment. Br J Ophthamol, 1986,70(1):2-11.
8. HAUPERT C L. Pars plana vitrectomy,subretinal injection of tissue plasminogen activator,and fluid-gas exchange for displacement of thick submacular hemorrhage in age-related macular degeneration. Am J Ophthalmol,2001,131(2):208-215.
9. ROBERTSON D M. Macroaneurysms of the retinal arteries. Trans Am Acad Ophthlmol Otolaryngol,1973,77(1):55-67.
10. 八木文彦,佐藤幸裕.視神経乳頭上 に生じた網膜細動脈瘤 の 1 例.臨床眼科,2007,61(8):1543-1547.
11. 中村靖,三田村佳典,伊藤洋樹,ほか.視神経乳頭上 に生じた網膜細動脈瘤.あたらしい眼科,2004,21(10):1411-1412.

第九节　原发性眼内淋巴瘤

　　原发性眼内淋巴瘤(primary intraocular lymphoma,PIOL)也称为玻璃体视网膜淋巴瘤(primary vitreoretinal lymphoma,PVRL),属于原发性中枢神经系统淋巴瘤(primary central nervous system lymphoma,PCNSL)的一个亚型。是一种少见的、初发于眼内组织的高度恶性的肿瘤,以弥漫性大 B 细胞淋巴瘤多见,只在很少见的情况下表现为 T 细胞来源。眼内原发性黏膜相关淋巴组织(mucosa-associated lymphoid tissue,MALT)淋巴瘤,即结外边缘区 B 细胞性淋巴瘤,也可累及脉络膜。

　　PIOL 可独立发生,也可同时伴有 PCNSL。独立发生的 PIOL 在病程中有 56%~85% 的患者会有中枢神经系统的病灶而发展为 PCNSL;而 PCNSL 的患者可有 15%~25% 伴有 PVRL。

临床表现

　　多见于中老年人。PIOL 可累及葡萄膜、视网膜及玻璃体,故临床表现呈多样性,常常是以葡萄膜炎作为伪装综合征的表现。

　　约 80% 的患者表现为双眼受累。最常见的眼部主诉为视物模糊或飞蚊症。较少见的有视物变形、畏光、眼痛等。视力下降与眼部炎症程度不符。

　　在眼部最常见的受累部位为玻璃体、视网膜、视网膜色素上皮下及视神经。有些 PVRL 患者可有轻度的眼前节反应,表现为角膜后沉着物、轻度前房细胞和闪辉。玻璃体炎是最常见的眼部表现,玻璃体细胞白色粉尘状混浊,呈薄纱状改变,玻璃体细胞更趋向同一性质,有时虽然玻璃体炎很重,但视力可相当不错。有些患者可同时有特征性的视网膜色素上皮下的浸润灶,病灶多发,呈黄白色,其表面的视网膜色素上皮呈豹纹状改变。PVRL 患者也可有类似坏死性视网膜炎的表现,眼底见大范围的黄白色浸润灶,视网膜出血、坏死,视网膜血管炎、渗出性视网膜脱离。如果肿瘤细胞浸润视神经可表现为视神经炎或视神经萎缩。FFA 检查可有广泛的 RPE 色素改变,视网膜下的浸润病灶,早期表现为点状弱荧光,晚期病灶周围强荧光。部分患者在 OCT 中呈现视网膜外层小结节状高反射病灶(图 9-52~ 图 9-56)。

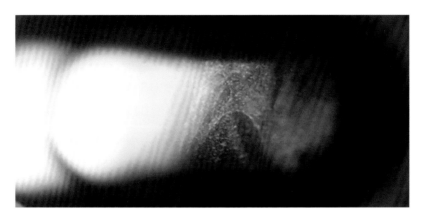

图 9-52 PIOL 玻璃体呈白色粉尘状混浊

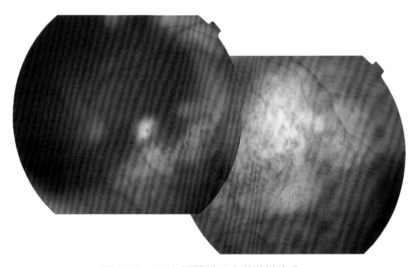

图 9-53 PIOL 视网膜下冰淇淋样外观

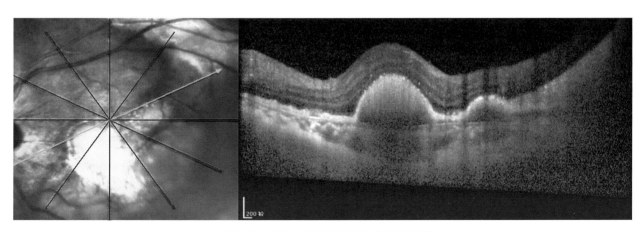

图 9-54 PIOL 的 OCT 图(图 9-53 同例)
见视网膜外层小结节状高反射病灶。

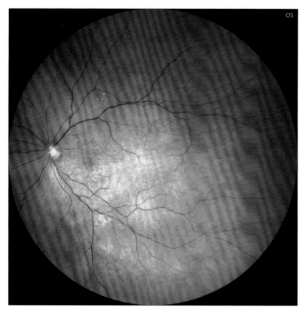

图 9-55　脉络膜 MALT 淋巴瘤

女性,58 岁,左眼同时合并结膜 MALT 淋巴瘤;结膜鱼肉样扁平肿物,左眼后极部弥漫扁平隆起,表面豹斑样改变。

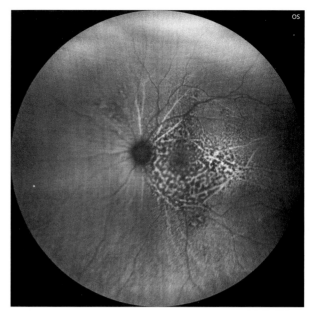

图 9-56　脉络膜 MALT 淋巴瘤自发荧光图(图 9-55 同例)

诊断与鉴别诊断

当中老年患者出现角膜后 KP、玻璃体混浊、眼底视网膜黄白色病灶,表现为慢性中间葡萄膜炎而且对糖皮质激素治疗不敏感时,应高度警惕 PIOL。

玻璃体的细胞病理学检查是诊断 PVRL 的"金标准",其阳性率 50%~70%。B 淋巴瘤细胞分泌大量 IL-10,而葡萄膜炎时炎性细胞分泌 IL-6 增加,房水或玻璃体液中 IL-10 显著增加,IL-10/IL-6>1 高度提示 B 细胞来源淋巴瘤,但 IL-10/IL-6<1 不能除外淋巴瘤。基因重排、基因突变检测、宏基因组测序也是重要的辅助诊断工具。

因 PIOL 最常见的表现为葡萄膜炎,应与感染性或炎症性葡萄膜炎相鉴别。详细的全身病史询问、眼科检查及实验室检查有助于鉴别。

治疗原则

PIOL 治疗手段包括全身化学药物治疗(化疗)、眼内化疗、放射治疗(放疗)、自体干细胞移植或联合治疗。

2011 年国际原发中枢神经系统淋巴瘤协作小组建议:①如果无中枢神经系统或系统累及,单眼受累的 PIOL 患者可以采用局部化疗(玻璃体腔注射甲氨蝶呤和 / 或利妥昔单抗)或眼部放疗;如果双眼受累,则建议全身化疗联合局部治疗。②中枢神经系统受累的 PIOL 患者,必须采用全身大剂量 MTX 为基础的全身和鞘内化疗,联合眼的局部治疗。对于化疗反应不佳或复发的患者联合全脑放疗。

参考文献

1. CUNNINGHAM E T, MISEROCCHI E, SMITH J R, et al. Intraocular Lymphoma. Ocul Immunol Inflamm, 2021, 29 (3):425-429.

2. ZHAO X Y, CHENG T T, MENG L H, et al. Clinical features, diagnosis, management and prognosis of primary intraocular lymphoma. Front Oncol, 2022, 12:808511.

3. 张子璐,许宏,崔中光,等. 原发性眼内淋巴瘤诊疗进展. 临床血液学杂志, 2017, 30 (2):4.

第十章

外伤与中毒引起的眼底损害

第一节　视神经损伤

一、视神经钝挫伤

眼眶、眼球及头颅外伤,可导致视神经损害。如枪弹伤、眼球及头部或眶部(特别是额部、眉弓颞上侧)受到钝力冲击(包括交通事故、体育活动意外、地震或塌方对头部挤压)等引起的眼眶骨折、出血,均可直接或间接挫伤视神经。视神经钝挫伤(optic nerve contusion)因伤害程度、外力作用部位等不同而有下列表现。

1. 视神经震荡(concussion of the optic nerve) 震荡伤可发生于眶内段(视神经骨管以前,亦称低位性震荡)和颅内段(骨管及以后,亦称高位性震荡)。钝力引起视神经内血管由一开始的痉挛收缩与随后的麻痹性扩张,使视力急剧下降,甚至完全丧失。颅内段震荡后眼底无明显改变;眶内段则在震荡后短时期内眼底检查可见视盘面及其周围充血水肿,此种改变能在 2~4 周内自行消失。一般情况下,无论眶内或颅内段震荡,视功能均可逐渐部分恢复或完全恢复,但严重者因下行性视神经萎缩(眶内段者出现于伤后 3~6 周;颅内段者 3 个月左右)(图 10-1),中心视力与视野有不同程度的不可逆性损害。

2. 视神经鞘膜内出血(intra-vaginal hemorrhage of the optic nerve) 多见于颅内外伤或颅底骨折,出血位于视神经硬鞘膜或蛛网膜下。检眼镜下可见视盘水肿、出血,紧靠视盘边缘有环状或眉月状暗红色出血。视网膜静脉充盈迂曲,静脉旁偶有火焰状或线状出血斑(图 10-2,图 10-3)。视盘萎缩及视功能障碍程度

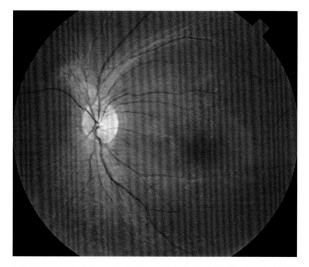

图 10-1　视神经眶内段严重震荡(低位震荡后下行性视神经萎缩)

男,39 岁,墙壁倒塌,头部受压,左侧着地,昏迷近 48 小时,清醒后发现左眼失明,CT 扫描颅底及视神经骨管无骨折;右眼视力、视野正常;左眼光感消失;本片摄于伤后 35 天,视盘苍白,边界欠清晰,附近视网膜血管有白鞘。

与视神经纤维损害程度成正比,视神经萎缩通常发现于伤后 3~4 周。视盘完全或部分苍白,视功能完全消失或有向心性视野狭窄、中心暗点、球拍状暗点、象限性缺损。

视神经钝挫伤往往是脑挫伤的一部分,常由神经外科会诊或转诊而来,多有颅内出血、脑水肿、颅骨骨折等症状与体征(包括头颅 CT 扫描或 MRI 提示),加上眼底所见,诊断并不困难。

如果患者伤后处于昏迷、半昏迷状态,无法做视力、视野检查时,瞳孔对光反射、VEP、彩色超声多普勒成像(CDI)等检查,有助于视功能预后的估计,直接光反射消失、FVEP 熄灭、CDI 眼动脉和 / 或视网膜中央动脉无血流显示者,预后不良。

伤后初期,如无全身禁忌,可用甲泼尼龙 500mg 静脉滴注(儿童按 10mg/kg 计算),每日 1~2 次,连续 3~5 日后改泼尼松(1mg/kg,每日 1 次,晨 8 时前顿服),20% 甘露醇 250mL 静脉滴注,每日 1 次(亦可用 50% 葡萄糖 40mL 加维生素 C(1g)静脉注射,每日 1~2 次),其目的都是减轻视神经的组织水肿、压迫,以改善局部循环(血循环和轴浆流)。为此,有人更主张只要视力尚有残存,可立即施行视神经骨管开放减压术、眶内段视神经硬鞘膜造瘘术(参阅第三章第二节视盘水肿)。

当出血已吸收或已基本消失,视盘褪色,为防止视神经纤维继续萎缩,可用尼索地平(nisoldipine,硝

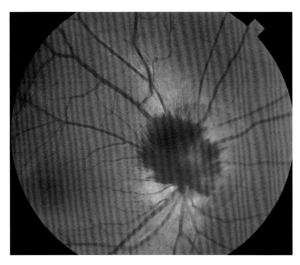

图 10-2　视神经挫伤后视盘面及鼻侧视网膜下出血

男,22 岁,右眼眶被车把冲击后视力高度不良 2 天,视力 0.01,CT 扫描右侧视神经骨管及眶骨无骨折。

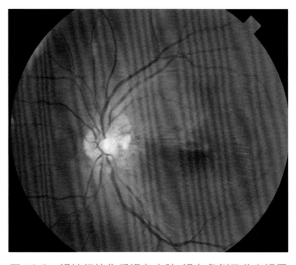

图 10-3　视神经挫伤后视盘水肿、视盘鼻侧及黄斑视网膜下出血

男,10 岁,左眼被乒乓球拍击伤,视力明显下降已 17 天,视力 0.04,X 线片示视神经骨管无骨折。

苯异丙啶,10mg,每日 2~3 次),或尼莫地平(nimodipine,硝苯甲氧乙基异丙啶,30mg,每日 2~3 次)等钙通道阻滞剂,既能抑制钙离子进入神经细胞,保持神经细胞钙离子浓度平衡,又能扩张脑血管,改善视神经的缺血状态。此外,中药益气聪明汤(处方见第三章第一节,原方加田三七 10~15g,每日 1 剂),呋喃硫胺(25~50mg,每日 3 次)、维生素 B_6(20mg,每日 3 次)、维生素 B_{12}(500μg,每日 3 次)、芦丁(20mg,每日 3 次)、叶酸(folic acid,20~30mg,每日 3 次)等亦可选用(其中叶酸更为重要),以挽救或保持残存视功能,但疗效常不可靠。

二、视神经断裂

眼眶、颅底或视神经骨管的骨折片,以及锐器刺入眶内(如刀、剪、钢笔、树枝尖端等),常可切断部分或全部视神经。眼底改变因视神经断裂(optic nerve fracture)距球后的位置及是否系部分或完全断裂而异。

邻近眼球者(在视网膜中央动静脉进出视神经之前方),眼底可见大片视网膜多层次出血,视网膜动脉狭细,静脉迂曲,整个视网膜水肿混浊(图 10-4,图 10-5)。但多数情况下因同时有玻璃体积血,眼底不能见到。病程晚期,亦即当玻璃体积血及视网膜出血、水肿混浊消失后,出现玻璃体增生膜、弥漫性脉络膜视网膜萎缩及动脉白线化、静脉极度狭窄或白线化。视盘全部(视神经全断裂)或大部(部分断裂)苍白。

断裂发生于视网膜中央动静脉出入视神经处以后(即球后 7~14mm)时,眼底所见,并不如前者明显、强烈。晚期亦可见视盘与脉络膜视网膜萎缩,视网膜动静脉管径狭窄。

上述眼底所见虽有不同,但就视功能而言,损害都是严重的,大多完全失明或仅存光感。瞳孔直接光反射消失或极度迟钝,间接反射存在。

视神经断裂病例不少因球后血肿而引起眼球突出,怀疑有眶内异物存留时,做 B 型超声检查或 X 射线眼眶摄片,如为有机物(竹木断片)必须设法取出,以免发生反应性或感染性炎症。如为碎石、玻璃碎片及化学稳定性较大的金属异物(铅质气枪子弹等)可不必处理。从理论上说,铜、铁(或其含铜、铁量高的合金)亦以取出为佳,但即使磁性很强的铁异物,成功的机会也并不乐观。当然,无论何种异物,在受伤 7~14 天内者,广谱抗生素、糖皮质激素的应用,还是极为必要的。

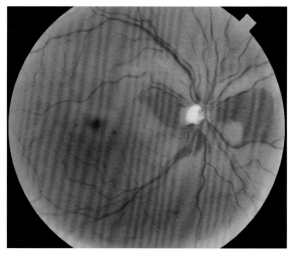

图 10-4　视神经眶内段断裂

男,17 岁,右眼眶被树枝尖刺伤,失明 4 天,CT 扫描眶深部有血肿,视神经骨管无骨折;眼球轻度突出,转动受限;瞳孔散大,直接光反射(-),间接光反射(+)。

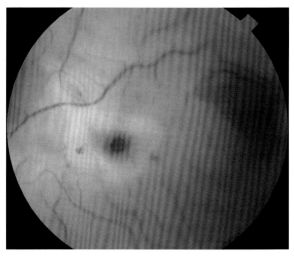

图 10-5　上例(图 10-4 同例)的后极部眼底

黄斑水肿混浊,中心凹呈樱桃红斑,系视网膜水肿混浊所致。

三、视神经撕脱

视神经撕脱(optic nerve avulsion)是指视盘的撕脱,亦即视神经球内段连同巩膜筛板自巩膜管脱出。其原因有:①钝力作用于眼球,球内发生爆破力,使球壁最薄处的巩膜筛板破裂;②来自眼球侧面的冲击,使眼球极度转动或移向前方,这种突然又强烈的牵拉,导致视盘边缘撕裂。撕裂所以大多发生于视盘边缘的原因,可能与该处视神经节细胞轴突裸露,缺乏外膜保护有关。撕裂后,神经纤维在视神经鞘内退缩,而视神经鞘因有弹性,仍保持连续。

检眼镜下,因撕裂伤的程度而有不同改变,完全撕脱均伴有玻璃体积血。早期情况无法看到。待能够透见时,已属后期改变,视盘呈灰黑色孔穴状,视网膜混浊与大片出血,视网膜血管全部或部分隐匿,最后孔穴处为灰白色机化物充填,周围脉络膜视网膜萎缩,色素增生,玻璃体内有大片机化膜团块,视网膜血管(特别是动脉)白线化。部分撕脱眼底尚未被出血完全遮盖者,可见视盘一部分呈灰黑色凹陷,边缘有色素增生,附近视网膜混浊、出血,视网膜血管细窄,呈屈膝状消失于凹陷边缘。晚期所见,如同完全撕脱,仅范围局限在撕脱一侧而已(图 10-6)。

完全性撕脱时,视功能完全消失,无任何治疗方法。部分性撕脱除受伤相应侧视野缺损外,其余部分亦有显著障碍。

病程之初,用糖皮质激素、止血剂。如系部分撕脱,可试用维生素 B 族药物及能量合剂等,以图保存残存视力,但疗效并不可靠。

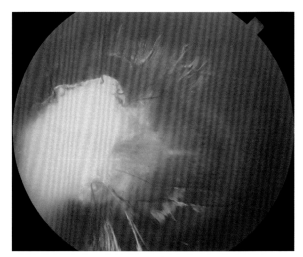

图 10-6　视神经撕脱(部分性)

男,5 岁,左眼被牛角戳伤 3 个月,光感消失,瞳孔散大,直接光反射(-),间接光反射(+)。

主要参考文献

1. 欧阳学剑. 视神经钝挫伤发病机理及治疗的探讨. 眼外伤职业眼病杂志（附眼科手术）,1989（S1）:451.

2. 石桂梅. 颅脑外伤合并视神经损伤临床分析. 临床眼科杂志,2006,14（3）:250-251.

3. 卢敏敏,梁纳,顾欣祖. 外伤性视神经病变诊断与治疗的新进展. 中国实用眼科杂志,2007,25（7）:683-686.

4. 方严,赵长龙. 外伤性视神经病变 // 魏文斌,张晓峰,方严. 当代临床眼科进展. 合肥:安徽科学技术出版社,1998:399-405.

5. 王月樵,莫向红,李晓玲,等. 尼莫地平治疗脑梗死病人的疗效与多种血清酶变化. 新药与临床,1997,16（5）:265-267.

6. 齐锡森. 视神经撕裂病例报告. 中华眼科杂志,1965,12（2）:160.

7. 周开宁,林赛平. 视神经撕脱一例. 中华眼科杂志,1985,21（3）:180.

8. 宋丹,王桂云,苏冠方.12 例视神经撕脱的临床分析. 中国实用眼科杂志,2007,25（5）:539-541.

9. STEINSAPIR K D,GOLDBERG R A. Traumatic optic neuropathy. Surv Ophthalmol,1994,38（6）:487-518.

10. FARD A K,MERBS S L,PIERAMICI D M. Optic nerve avulsion for a diving injury. Am J Ophthalmol,1997,124（4）:562-564.

第二节 脉络膜及视网膜冲击伤

一、视网膜震荡

眼球钝力性外伤引起的视网膜震荡（commotio retinae）,有非直达性与直达性两种（郑宝仁,1977）。

钝力冲击眼球前段,压力波经球内介质传递,作用于后极部,导致黄斑水肿混浊,是最常见的非直达性视网膜震荡。因 Berlin 于 1873 年首先提出,故又称为 Berlin 水肿。如钝力冲击于眼球侧方（未致球壁破裂）,在钝力直接作用部位相应处视网膜,见有圆形或放射状大片灰白色水肿混浊,称为直达性视网膜震荡。同时在其对侧的视网膜发生轻度水肿混浊,亦属非直达性视网膜震荡。但眼球受眶骨保护,侧位钝伤的机会远比眼球前段为少,而且此种损害在视网膜周边,一般对视力影响不大,常被忽略。

发病机制

目前多数学者认为,震荡由视网膜脉络膜血循环紊乱所致。视网膜血管及其下的脉络膜血管在钝力非直达性或直达性作用下,开始发生强烈痉挛,随后又立即发生麻痹性扩张,引起水肿渗出。眼球后极部,视网膜小血管与脉络膜毛细血管极度扩张,已为 Roscin 在一例外伤后 48 小时死亡病例的病理检查中证实。

临床表现

视网膜震荡发生于外伤数小时之后,中心视力损害因黄斑水肿程度而异,轻者接近正常,有变视或小视症,重者则有高度障碍。

检眼镜下,眼底后极部有边界不清的乳白色混浊,混浊在黄斑及其边缘更为突出。这是由于黄斑视网膜下脉络膜毛细血管非常丰富,反应性血管扩张充血亦相应显著,加上黄斑有较厚的 Henle 纤维,漏出液能大量蓄积所致。在黄斑中央无血管区（黄斑中心凹）,视网膜菲薄,缺乏水肿层次,因此仍露出脉络膜色泽,在周围乳白色混浊的烘托下,呈现与视网膜中央动脉主干阻塞相似的樱桃红斑（cherry red spot）。视网膜水肿混浊,经数日至 2~3 周内逐渐消退,一般不留痕迹,视力亦随之恢复（图 10-7,图 10-8）。

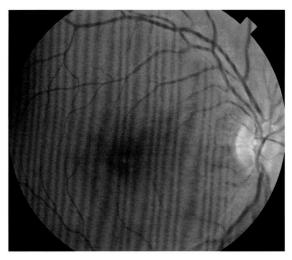

图 10-7 视网膜震荡（Berlin 水肿）
男,26 岁,右眼被钝器击伤 10 天,视力 0.4,Amsler 表检查（+）,小视症（+）;黄斑水肿,有放射状皱褶。

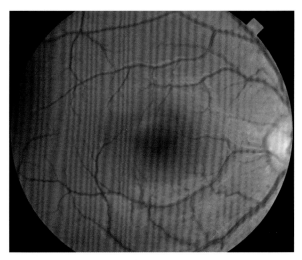

图 10-8 视网膜震荡（Berlin 水肿）
男,26 岁,右眼被拳击伤 4 天,视力 0.04,黄斑水肿混浊,中心凹处隐约可见红色圆斑（樱桃红斑）,Hruby 镜做光切线检查:水肿混浊区微微隆起,中心凹处切线无中断;经治疗、休息 1 个月后,眼底恢复正常,视力 1.0。

治疗

除嘱患者安静休息外,用 50% 葡萄糖（20~40mL）加入维生素 C（0.5~1g）静脉注射,每日 1~2 次。芦丁内服（40mg,每日 3 次）,伤后早期可内服泼尼松（20~30mg,每日 1 次,晨 8 时前顿服,目的在于减少毛细血管渗漏）。

二、Haab 外伤性黄斑病变

Haab 外伤性黄斑病变（Haab's traumatic macularpathy）是黄斑下脉络膜毛细血管层损害后,发生明显的视网膜色素上皮层变性（Haab,1888;Wagermann,1910）。与视网膜非直达性震荡（Berlin 水肿）同样由眼球前段受到钝力冲击所引起,但程度上远比前者严重,中心视力损害难以恢复。

检眼镜下,在受伤初时,黄斑暗红色混浊,其间杂有尘埃状色素小点及放射状排列的微细皱褶。其后,形态不规则的暗红色斑变得比较明显,在暗红色背景下还可见到灰黄色或带有红色簇状集结的小斑点,暗红色斑周边处有色素沉着（图 10-9）。2~3 个月后,因色素上皮色素游离脱失而成灰白色及杂有色素的斑驳状萎缩病灶,通过萎缩病灶可以透见脉络膜血管。有些病例,病灶经数年之后变成致密白色（Praum,1899）或橙黄色（小口忠太,1944）的线条状斑纹。Dimmer（1921）所述病例中,还伴有视盘颞侧苍白。

至今尚无有效治疗,病程开始阶段可参考视网膜震荡的治疗。

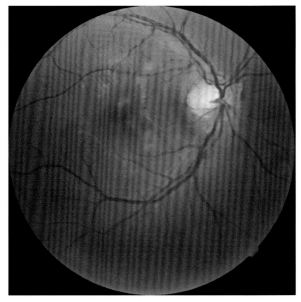

图 10-9 Haab 外伤性黄斑病变
男,23 岁,左眼被茶杯击伤 40 天,视力 0.1,不能矫正,玻璃体轻度混浊,黄斑及其附近视网膜有条块状瘢痕混浊。

三、外伤性眼底出血

钝力性外伤可因钝力大小、眼前部着力点位置而引起眼底不同部位(后部、周边部)和不同层次的出血,称为外伤性眼底出血(traumatic hemorrhage of the fundus),包括视网膜前出血、视网膜神经纤维层出血、外丛状层出血,以及由色素上皮层下脉络膜出血进入神经上皮层下的视网膜下出血和视网膜前出血突破内界膜进入玻璃体内的玻璃体积血等。其中,严重影响视力的有视网膜前出血、黄斑出血、视网膜下出血与玻璃体积血(图 10-10,图 10-11)。

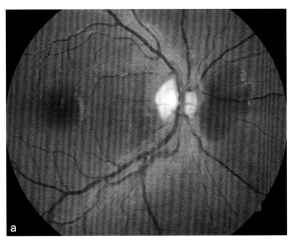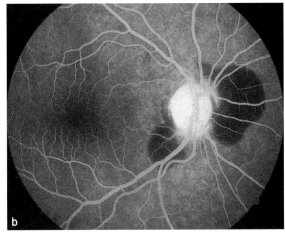

图 10-10 外伤性视盘周围视网膜下出血

男,10 岁,右眼被弹弓(泥丸)击伤 10 天,因感右眼比左眼视力模糊而就诊,就诊时视力:右眼 0.1,左眼 1.2,右眼前节及屈光间质正常,视盘强荧光,鼻侧与颞下侧有视网膜下出血,暗红色;a. 右眼底摄片;b. FFA 片。

钝力外伤性视网膜前出血、黄斑出血、玻璃体积血与其他原因引起的眼底检查所见、经过、转归、预后相同,不再赘述(参阅第一章第二节之一),本节着重介绍钝力外伤性后极部视网膜下出血。

钝力外伤性后极部视网膜下出血亦为眼球前段受到钝力冲击而引起的非直达性后极部脉络膜视网膜损害。不多见。编者于 1980 年,报道了安徽医科大学眼科教研室 1965—1978 年间所遇本病 7 例 7 眼时,曾以检眼镜下眼底改变形态名之为"外伤性蜂窝状视网膜病变",并推测可能与色素上皮层下及神经上皮层下存在大量出血(血肿)有关。这一推测,在以后的病例中经 FFA 证实。

位于视网膜血管下方的大片黄白色类似蜂窝状斑块,可能是由局部微循环障碍引起的渗出,或出血吸收过程中某些血液成分游离所致。但因无病理组织学检查机会,不能肯定。

视力严重损害出现于受伤当时,自眼前指数至 0.1 不等。眼底初时在黄斑和 / 或其附近呈暗红色,表面有雾样混浊,1~2 天后,变成灰黄色,5~6 天后,成为蜂窝状黄白色圆形或类圆形病灶,并逐渐扩大。在黄白色病灶出现和扩大的同时,视力却有所好转,有变视

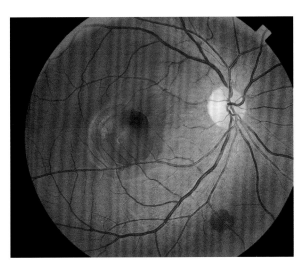

图 10-11 外伤性黄斑视网膜浅层及深层出血

女,31 岁,右眼被钝器击伤 7 天,视力 0.02(侧视),黄斑深层出血,并有隐约可见液平面的视网膜前出血,距视盘下缘约 2.5PD 处,有一类圆形浅层出血,直径约 1/3PD。

症,Amsler 表检查阳性,中央视野有与病灶相应的实性相对暗点,周边视野正常。裂隙灯显微镜加前置镜检查,见此种蜂窝状病灶由黄白色小斑点簇聚而成,其间杂有少量浅棕色色素,有的还杂有出血斑。视网膜血管行经其上无明显移位,病灶边缘有暗红色轮晕。四周视网膜一般无改变,偶然可见放射状或水平排列的微细皱褶。蜂窝状病灶在数月内缓慢吸收,最后全部消失,遗留大理石样色素紊乱,中心反射光出现,视力表视力可完全恢复或接近原有水平(图 10-12)。

　　FFA:蜂窝状黄白色病灶处荧光遮蔽,视网膜动静脉充盈时间正常,无渗漏,管壁亦无着染(图 10-13)。病程后期(蜂窝状病灶消失后),有少数斑点状透见荧光。

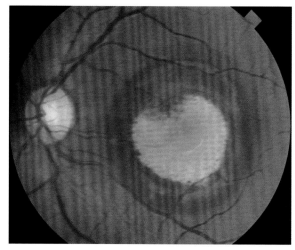

图 10-12　外伤性视网膜下出血

女,26 岁,左眼被排球击伤 20 天,受伤当时视力高度障碍,仅能辨别指数,以后渐渐好转,就诊时为 0.2,中央视野有 15°实性盘状相对暗点;经治疗,视力缓慢改善,病程 10 个月末次随访,视力恢复至 0.8(视力表视力),中央相对暗点消失,黄斑及其附近遗留大理石斑纹色素;本图为其初次就诊时眼底像。

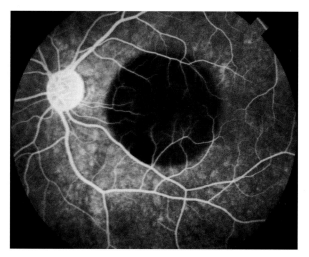

图 10-13　上例(图 10-12 同例)初诊时的 FFA 片(造影 677.8 秒)

15 分钟的整个造影过程中,脉络膜荧光被出血掩盖,出血表面视网膜血管充盈正常。

　　根据眼球前节钝力外伤史、眼底特殊改变(包括 FFA 所见)及病程演变等可以作出诊断。此外,尚须与 Berlin 水肿及 Haab 外伤性黄斑病变鉴别。钝力外伤性后极部视网膜下出血的眼底改变远比 Berlin 水肿严重,黄斑中央无血管区见不到樱桃红斑,蜂窝状黄白色病灶消退及视功能恢复,时间亦大为缓慢(数月)。与 Haab 外伤性黄斑病变的相异处在于:①前者视力表视力可完全或接近恢复,后者(Haab)是不可逆的;②眼底均有严重改变,但形态差别甚大,最后结果亦迥异。前者经过数月后可以消失而仅留痕迹,后者则终于形成永久性的萎缩区。

　　钝力外伤性视网膜下出血,可伴发于脉络膜裂伤和黄斑裂伤(不是黄斑裂孔)。此种情况可能与钝力作用于眼球前段的面积、方向,以及某一着力点力的大小有关(如脉络膜裂伤位于中心凹或其鼻侧邻接处、黄斑裂伤位于中心凹,则在视网膜下出血完全消失后,中心视力不能恢复)。

　　包括玻璃体积血在内的无论何种钝力外伤性眼底出血,伤后半个月内,为了促进出血和/或渗出吸收,可用 50% 葡萄糖 40mL 加维生素 C(1g)静脉注射,每日 1~2 次。芦丁或羟化芦丁内服。同时亦可应用中药煎剂生地白芨方(生地黄、白芨、槐花、仙鹤草、藕节炭、茜草炭各 15g,白茅根 30g,大蓟炭、小蓟炭、侧柏炭、田三七各 10g,水煎,于一日内分 2 次温服)。半个月后,如出血未见加重,内服芦丁、维生素 C 的同时,中药改活血祛瘀剂:生四物汤加味方(生地黄 10g、赤芍 10g、川芎 3~4.5g、当归尾 10g、槐花 15g、柴胡 6g、桃仁 10g、丹皮 10g、田三七 10~15g、丹参 10g,积雪草 15g、炙鸡金 10g,水煎,于一日内分 2 次温服,30 剂为一疗程,可连续数疗程,至视网膜下积血完全消失为止)。

外伤性玻璃体积血经 3 个月左右不能消退或机化条索形成有导致牵拉性视网膜脱离之危险者,施行玻璃体视网膜手术。

四、外伤性黄斑裂孔与裂伤

1. 外伤性黄斑裂孔(traumatic macular hole)　由于黄斑中央无血管区(黄斑中心凹)组织结构上的特殊性,当眼球前节受到钝力冲击后可以立即破裂形成裂孔;亦可因 Berlin 水肿持续不退,由囊样水肿(细胞外水肿)发展为囊样变性(细胞内水肿),终于导致裂孔(macular hole)形成。严格地说,中心凹是黄斑的中央部分,应称为黄斑中心凹裂孔。

检眼镜下,裂孔呈正圆形或类圆形,大小 1/3~1/2PD。在深红色底面上有少数黄色小点(small yellow deposit),此种小点被推测为色素上皮结节样增生或是吞噬脂褐素的巨噬细胞。裂孔边缘有狭窄的灰色轮晕(gray halo),裂隙灯显微镜检查光切线在裂孔处中断,Watzke-Allen 征阳性(患者注视光切线中断)(图 10-14,图 10-15)。

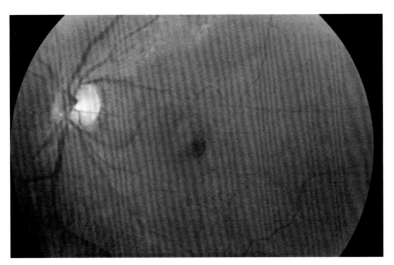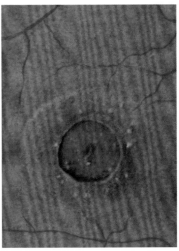

图 10-14　外伤性黄斑裂孔(右图为裂孔放大后所见)

男,37 岁,打篮球时不慎伤及左眼,视力高度障碍 30 多天,就诊时视力 0.08,侧视时略有增加(0.1),中央视野有 5°左右实性绝对性暗点,裂孔缘有轮晕,视盘颞上方有一片灰白色机化膜及色素增生。

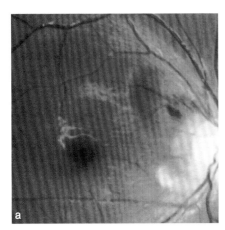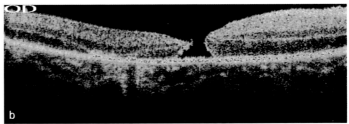

图 10-15　外伤性黄斑裂孔

男,10 岁,右眼被石块击伤一星期,视力 0.03,眼底后极部有不同层面的视网膜出血,黄斑中心凹裂孔;a. 眼底像;b. OCT。

　　FFA 在裂孔形成之初,无异常改变。经过相当时间后,由于其下色素上皮失用性萎缩而有透见荧光(即 Schatz 所称的窗样缺损)。

　　黄斑裂孔一旦形成,中心视力受到不可逆性严重损害,如果玻璃体正常,无视网膜脱离迹象者,不必处理。如见有裂孔周围或眼底下方低位视网膜脱离者,可考虑病灶处巩膜外加压术或激光光凝裂孔周缘(应特别注意避开孔缘鼻上侧,以免影响其旁中心注视),必要时亦可考虑玻璃体手术。

　　2. 外伤性黄斑裂伤(traumatic macular rupture)　常伴发于黄斑出血,与裂孔不仅形态相异,更因出血等因素的刺激,引起支持组织反应性增生,故在检眼镜下见到灰黄色致密斑块,斑块通常呈楔状或条状,和裂孔不能自行修复的情况有所不同(图 10-16)。如上所述理由,严格地说应称作黄斑中心凹裂伤。

　　裂伤对中心视力损害严重,也是不可逆的(偏离中心小凹者可望部分恢复)。自行修复后已是病理痊愈,所以不必处理,亦无法处理。

五、脉络膜裂伤

　　脉络膜裂伤(rupture of the choroid)亦分直达性与非直达性两种。前者少有,后者则多见。

发病机制

　　直达性者,钝力来自眼球侧面,例如枪弹迅速穿过眼眶、眶骨骨折等(由枪弹引起者曾称为弹伤性脉络膜视网膜炎,chorioretinitis sclopetaria)。非直达性者,钝力来自眼球前方,眼球因受压变扁,赤道部巩膜突然膨出。脉络膜也在巩膜内面滑动,后极部脉络膜与巩膜联系比较固定;赤道部稍后处亦因有涡状静脉,很少有收缩或滑动的余地;所以裂伤大多发生在能滑动和不能滑动交界处。这是裂伤常发生于距视盘边缘 1~2PD 范围内,裂口一般呈弧形,一条或多条,与视盘缘呈同心圆的解剖学基础。

临床表现

　　脉络膜裂伤均伴有不同程度的眼底出血,严重者,因玻璃体积血而不能透见眼底,等到玻璃体积血消退后才能查见。直达性裂伤起始于外力作用处,如同石片投于薄冰上,有一个白色中心,从中心分出无数树枝状纹理,其尖端可达黄斑附近,称为树枝状裂伤或多角形裂伤(郑宝仁,1977)。非直达性裂伤口呈弧形,灰白色或白色,与视盘缘呈同心圆,已如前述,裂口长短不等,占 1/4~1/2 圆周。无论直达性与非直达性裂伤,裂口边缘均有出血及色素增生。出血可逐渐吸收,而色素增生则是永恒的(图 10-17~图 10-21)。

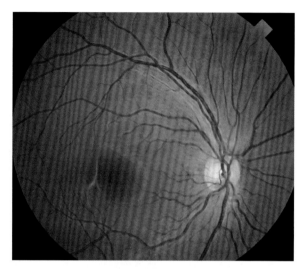

图 10-16　外伤性黄斑裂伤

男,16 岁,右眼被啤酒瓶盖击伤 32 天,视力 0.1,不能矫正,Amsler 表(+),黄斑中心凹颞侧有一倒 Y 形黄白色瘢痕,中心凹处有 4~5 个陈旧性渗出小点。

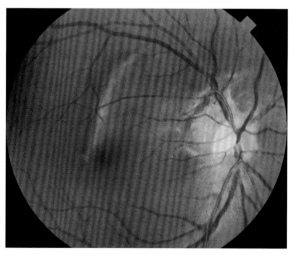

图 10-17　脉络膜裂伤

男,30 岁,左眼被拳击伤 15 天,视力 0.06,视盘颞侧(偏上)有以视盘缘为同心圆的两条脉络膜弧形裂伤,外侧裂伤条状下端累及黄斑中心凹。裂伤处巩膜暴露,色素沉着。FFA 可见巩膜着色,色素沉着处,荧光被掩盖。

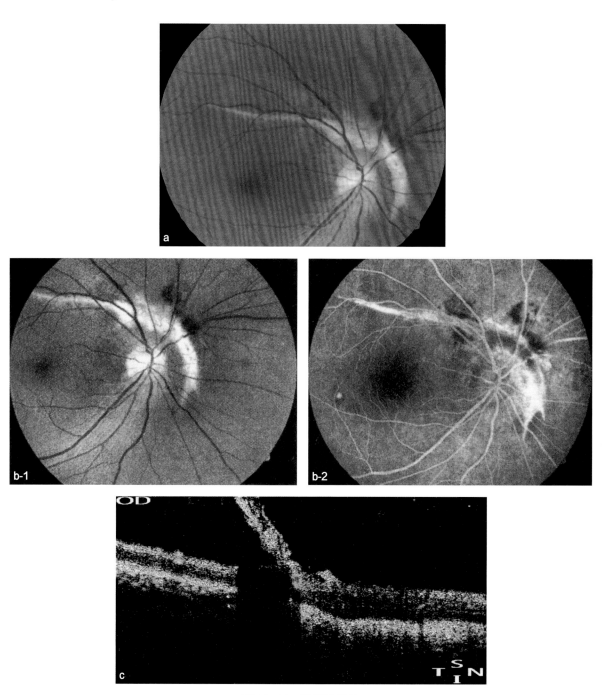

图 10-18 脉络膜裂伤

男,42岁,右眼被拳击伤 30 天,自觉视野下颞侧看不见就诊,视力右眼 0.2(-1.75D→1.0);左眼 0.3(-1.50D→1.0),眼压(非接触式)右眼 12mmHg,左 15 眼 mmHg,眼底、FFA、OCT、视野如图示;a. 眼底像;b. FFA,b-1. 黑白片,b-2. 静脉期;c. OCT。

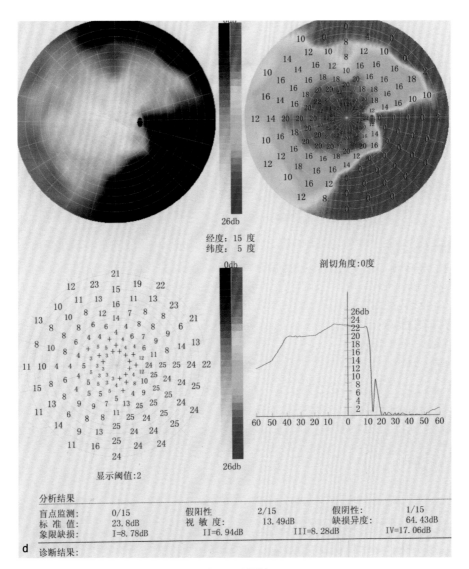

经度: 15 度
纬度: 5 度

剖切角度:0度

显示阈值:2

分析结果

盲点监测:	0/15	假阳性	2/15	假阴性:	1/15
标准值:	23.8dB	视敏度:	13.49dB	缺损异度:	64.43dB
象限缺损:	I=8.78dB	II=6.94dB		III=8.28dB	IV=17.06dB

诊断结果:

图 10-18(续)
d. 视野(本病例图片由何祥成医师提供)。

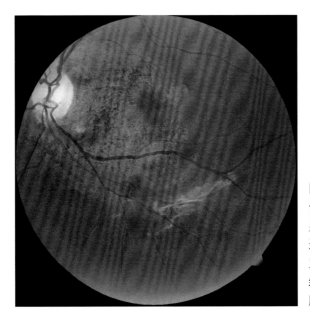

图 10-19　脉络膜裂伤及裂
伤后脉络膜萎缩
男,17 岁,左眼被弹弓击伤
近 1 个月,视力 0.1,不能矫
正,眼底可见大片脉络膜萎
缩,色素游离,颞下方有脉络
膜裂伤,附近有残留出血。

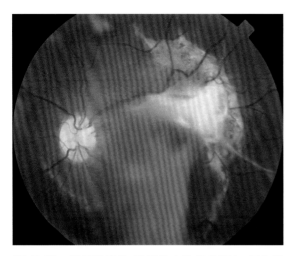

图 10-20　脉络膜裂伤、玻璃体内陈旧性积血、机化膜
男,22 岁,左眼被拳击 1 个月余,视力眼前手动,眼底颞侧可见脉络膜裂伤,并有与之相连接的机化膜,后部玻璃体内有深黄色陈旧性积血。

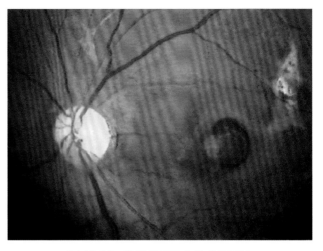

图 10-21　脉络膜裂伤合并黄斑裂孔
男,29 岁,左眼被铁条击伤,视力高度障碍 14 个月,就诊时视力为眼前手动,有闪光感;玻璃体内有大量机化膜,眼底大部分不能透见,行玻璃体切除术,术中发现黄斑裂孔,硅油充填,俯卧位 2 周;本图片摄于术后 4 个月,视力恢复至 0.08(旁中心注视)。

脉络膜裂伤势必累及视网膜。对中心视力和视野的改变因脉络膜裂伤位置与视网膜损害程度而异。如裂伤纵贯于黄斑中心,或视盘 - 黄斑之间,则中心视力呈现不可逆性急剧下降。如裂伤位于黄斑颞侧或视盘鼻侧,中心视力尚可保存,但有相应的视野缺损。

病理

脉络膜裂口处血管消失,脉络膜结构不见或仅有少量残留,其表面视网膜神经上皮层组织可基本完整,裂口边缘色素上皮增生。

治疗

脉络膜裂伤无法治疗。仅能对症处理,如促进出血吸收等。

六、外伤性脉络膜缺血

外伤性脉络膜缺血(traumatic choroidal ischemia)或称为三角综合征(triangle syndrome),除少数并发于颈内动脉阻塞、慢性进行性原发性高血压、高脂血症、出血性紫癜、弥散性血管内凝血、颞动脉炎等之外,绝大多数见于眼外伤,包括钝挫伤、视网膜脱离手术、光凝等,特别是钝挫伤。眼球前方受钝力冲击时产生的应力,作用于后极部球壁,使脉络膜(睫状后短动脉)某一支(或其分支)发生剧烈痉挛而后阻塞。该分支远端脉络膜缺血,受其血流供应的视网膜色素上皮层及神经上皮层外层因血供中断而出现坏死。眼底在病程初期可见病变区内有视网膜水肿混浊,散在性渗出斑和出血斑,视网膜血管扩张迂曲。经过一段时间后,出血逐渐吸收,水肿消退,出现色素斑块。最后形成尖端朝向后极部的扇形脉络膜视网膜萎缩(图 10-22),常伴有机化膜。缺血区的大小,与阻塞动脉支的大小成正比。FFA 检查所见:病程初期,缺血区呈弱荧光,视网膜动静脉期延长,病变边缘处有荧光渗漏。病程 2 个月后,视网膜下可因新生血管形成而出现渗漏。病程晚期则为边界清晰的弱荧光区。视功能检查,有与病变区相对应的扇形视野缺损,中心视力则因黄斑是否累及而异。

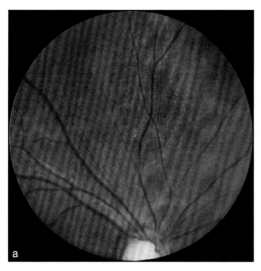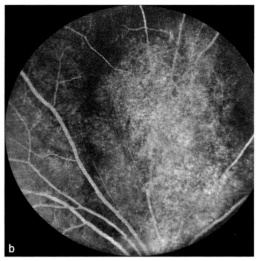

图 10-22　外伤性脉络膜缺血（三角综合征晚期）
a. 眼底摄片；b. FFA 片。

　　三角综合征的药物治疗：病程之初，为了缓解血管痉挛可用中药丹参、地龙各 15g，水煎服，每日 2 剂。当眼底有视网膜水肿、渗出并有出血时，一般用维生素 C、芦丁、卡巴克络等毛细血管壁加强剂（中药丹参、地龙外，加槐花、连翘各 15g），以减少血管渗漏。水肿渗出严重时用高渗性脱水剂（如 50% 葡萄糖 40mL 内加入维生素 C 0.5~1g 静脉注射，每日 1~2 次），亦可酌用糖皮质激素（如泼尼松 0.5~1mg/kg，每日 1 次，每晨 8 时前顿服）。糖皮质激素的应用，也是为了降低毛细血管通透性。

　　如果病变区出现视网膜下新生血管（CNV），应及早进行激光光凝。

　　病程后期，改善微循环与减低毛细血管渗漏的活血祛瘀中药有一定作用，如生四物汤（生地黄 15g、当归 15g、川芎 6g、赤芍 10g）加槐花 15g、田三七 10g，水煎，于一日内分 2 次温服。谷万章等报道用葛根煎服或葛根素肌内注射，有良好疗效。

　　非外伤性三角综合征的治疗，除治疗各自的原发病外，原则上与外伤性相同。

主要参考文献

1. 黄叔仁. 外伤性蜂窝状视网膜病变及其中西医结合治疗. 中华眼科杂志，1980，16（3）：235-238.

2. 邹本宝，王玉华，牟善钦，等. 眼球挫伤 212 例统计分析. 中华眼科杂志，1979，15（2）：96-99.

3. 朱鹏汉. 外伤性黄斑部空洞症二例. 中华眼科杂志，1954，4（1）：52-53.

4. 马志中，张惠蓉. 眼挫伤 // 张惠蓉. 眼底病图谱. 北京：人民卫生出版社，2007：707-723.

5. 周丹，魏文斌. 外伤性视网膜病变诊治研究进展. 国际眼科纵览，2014，38（1）：67-72.

6. GASS J D. Stereoscopic atlas of macular diseases. Diagnosis and Treatment. St Louis：CV Mosby Co，1987：552-556.

7. LIEM A K，KEUNEN J E. Reversible cone photoreceptor injury in commotio retinae of the macula. Retina，1995，15（1）：58-61.

8. DUKE-ELDER W S. System of Ophthalmology，Vol.Ⅹ，Ⅳ. London：Kimpton，1972：172-185.

9. PULIDO J S，BLAIR N P. The blood-retinal barrier in Berlin's edema. Retina，1987，7（4）：233-236.

10. MADREPERLA S A，BENETZ B A. Formation and treatment of a traumatic macular hole. Arch Ophthalmol，1997，115（9）：1210-1211.

11. AMARI F，OGINO N，MATSUMURA M，et al. Vitreous surgery for traumatic macular holes. Retina，1999，19（5）：410-413.

12. WYSZYNSKI R E，GROSSNIKLAUS H E，FRANK K E. Indirect choroidal rupture secondary to blunt ocular trauma：A review of eight eyes. Retina，1988，8（4）：237-243.

13. 大橋孝平. ハーブ氏外傷性黄斑病. 日本眼科全書，第五卷，第三冊（第三分冊）. 東京：金原出版株式会社，1953：357-359.

第三节　眼内异物

　　眼内异物（intraocular foreign body）见于眼球穿通性外伤。异物有金属性和非金属性,金属性又分磁性（铁及其合金）与非磁性（如铜、铜合金、铝、铅等）两类。临床上以铁质异物最多见,为全部病例的80%~90%（夏瑞南,1989）。本节所指眼球内异物,不包括前房、晶状体、虹膜睫状体等眼球前节的异物在内。

临床表现

　　临床表现因异物穿过眼球壁的位置、异物种类、大小、硬度、距离、速度、锐利程度,以及是否发生感染等而有显著不同。倘若角膜、晶状体有水肿混浊,前房、玻璃体有积血或渗出时,眼底无法窥见。只有在异物体积较小,上述角膜等屈光间质透明或比较透明时,才能从检眼镜、裂隙灯显微镜（位于周边部者加三面镜,或用双目检眼镜）下看到眼底改变。

　　异物可悬浮于玻璃体内,亦可附着于视网膜表面,或嵌塞于视网膜、视盘、脉络膜、巩膜内,甚至穿破眼球壁穿出眼外（双重穿通）。新鲜的创伤,异物周围有出血,经过较长时间后则异物常为灰白色半透明或不透明的膜样物包绕（图 10-23,图 10-24）。视网膜损伤处为结缔组织、胶原组织修复充填,成灰白色膜,边缘有色素增生。玻璃体常有液化、混浊。玻璃体积血和视

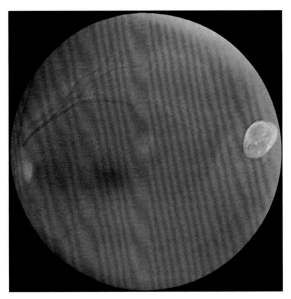

图 10-23　眼球内异物（铁）

男,27 岁,左眼被小铁片（三号碳钢）穿入 2 个月余,视力 0.7,患者不愿手术取出;本图片可见眼底颞侧周边处铁异物,已被机化膜包裹。

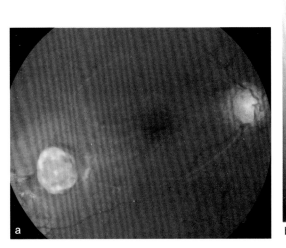

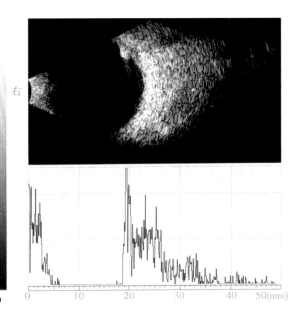

图 10-24　眼球内异物（石屑）

女,34 岁,砸石块时石屑溅伤右眼,失明已 6 年,右眼光感消失,左眼 1.2,右眼底颞侧偏下、离中心凹约 2PD 处,有一略大于视盘的黄白色已被机化膜包裹的异物,A/B 型超声声像如图示,异物高回声,其后有条状低回声;a. 眼底像;b. A/B 型超声声像图。

网膜出血,最后形成机化条索(增生膜),可由此而引起牵拉性视网膜脱离。

眼内异物晚期眼底改变,视异物性质而异。如玻璃、石屑等除上述所见外,一般不再有进一步损害。金属异物,特别是含有铁、铜成分的异物,常因其氧化分解,产生毒性作用。

1. 铁质沉着症(siderosis bulbi)　眼球内铁质异物存留较久(数月至一两年),铁离子与组织蛋白结合成为铁蛋白化合物,可弥散于所有眼内组织,称为眼球铁质沉着(siderosis bulbi)。视网膜最易累及,铁质沉着于视网膜内层,神经纤维层萎缩并有色素上皮层色素增生及游离。检眼镜下类似视网膜色素变性(为继发性视网膜色素变性之一)。患者亦有视野向心性狭窄及夜盲,终于完全失明。除眼底改变外,尚有虹膜变色(铁锈色)、瞳孔光反射迟钝(瞳孔括约肌及散大肌内铁质沉着)、晶状体前囊下有分布均匀的棕色小点等。如房角功能遭受损害,可引起继发性青光眼。

2. 铜质沉着症(chalcosis bulbi)　眼球内铜异物(特别是纯铜或含铜量高于60%的铜合金)氧化分解后,可引起眼球内组织急性非感染性化脓性炎症,终于导致眼球萎缩。含铜量低或体积微小者,炎症反应较轻,铜质缓慢扩散引起铜沉着症。视网膜血管壁有金黄色反光点,周围有淡黄色硬性渗出斑。异物如果附着于视网膜,在异物附近视网膜呈灰绿色。

铜质沉着症时,患眼角膜周边部后弹力膜处有黄绿色密集的小点,呈环状,即Kayser-Fleischer环(与肝豆状核变性时铜代谢障碍所致的双眼Kayser-Fleischer环性质相同),角膜内皮层可见金黄色光亮小点,晶状体瞳孔领前囊下皮层内有密集粉末状小点,周边部有色彩斑斓的花瓣状混浊(葵花状白内障)。

诊断

诊断主要依据外伤史及上述各种临床表现。由于眼内异物大多伴有屈光间质混浊,如不能透见眼底,可应用超声探查(金属异物有强回声波,但晶状体及之前为超声波盲区,易于漏诊,可改用UBM)、X线摄片、CT扫描等,予以确定眼内有无异物及其存在位置。

治疗

新鲜的外伤,无论何种眼内异物,一经确诊,应立即应用广谱抗生素以控制感染,并应注射破伤风抗毒素(tetanus antitoxin,TAT,皮下或肌内注射1 500~3 000U)以预防破伤风[在5年内曾做破伤风类毒素(tetanus toxoid,TT)全程预防注射者,不必用TAT,改用TT 0.5mL]。此外,各种对症处理,也是必要的,如整复缝合创口(不能有虹膜等眼内组织嵌顿)、止血剂、糖皮质激素或非甾体消炎剂等。

对化学性质稳定的玻璃碎屑、石子碎屑、煤炭碎屑等眼底异物,一般不必进行异物取出术,手术往往得不偿失,但在玻璃体手术趋于成熟之今日,必要时亦可试行玻璃体手术取出。铁或其合金异物均有不同程度磁性,在准确定位后及早取出,以免后患。术式及定位方法,详见手术专著。

铜异物因不具有磁性,不能如铁异物用磁铁吸出,取出困难。可做玻璃体视网膜手术,在直视下取出。

对其他非磁性金属异物(特别是化学性不稳定的异物,如锌、铝等等),或嵌入视盘处的异物,在常规方法不能取出时,亦应及早施行玻璃体手术取出为宜。

已发生眼球铜及铁沉着症者,除设法取出异物之外,还应进行铜或铁离子导出治疗。

1. 去铁胺(deferoxamine,即去铁敏,desferal)　为一种氨基化合物,在体内与铁离子络合形成无毒的络合物而从尿液排出。1分子去铁胺能结合3分子铁蛋白和含铁血黄素中的铁离子,但在铁离子已被组织包裹后,则失去疗效。去铁胺可使游离于眼组织中的铁离子与之络合,减少铁离子同玻璃体内黏多糖酸接触,并防止细胞内活性酶的活动。眼科常用其5%~10%滴眼液或眼膏点眼,每日4~6次(滴眼液点眼后应闭眼5分钟);亦可肌内注射,首次1g,以后每隔4小时0.5g,每日总量不得超过6g。

2. 依地酸钙钠(calcium disodium edetate,EDTA-CaNa₂)　为依地酸与钙、钠螯合物。常用其葡萄糖水溶液点眼剂（20%EDTA-CaNa$_2$液 5mL 加入 5% 葡萄糖液 35mL 中），每日 4~6 次。在点眼同时，可配合电离子阴极透入（0.5% 水溶液，每日 1~2 次）或 0.5% 水溶液 0.5mL（加 2% 利多卡因 0.3mL）球结膜下注射，每日 1 次。亦可口服（0.5~1g，于一日内 4 次分服），连用 5 日后停服 2 日，再给药 5 日。有肾病者禁用。

依地酸钙钠对铁、铜离子均有络出作用。

依地酸二钠（disodium edetate，EDTA-2Na）与依地酸钙的作用基本相似，能和各种重金属及稀土元素的离子结合成稳定的无毒可溶性螯合物而排出于眼外。

3. 铜离子导出疗法　用直流电疗器使已与组织蛋白结合的铜离子离解并导出眼组织。其作用电极为阴电极，置于点眼麻醉后的球结膜上，阳极置于颞侧皮肤面，电流量 2~4mA，时间 20 分钟，每日 1 次，连续 10 日为一疗程，间隔 5 日再做第二疗程，可反复施行，直至眼铜质沉着消失，以免铜离子对眼组织的进一步损害，保存残余视功能。

主要参考文献

1. 王文吉. 眼内异物. 中国眼耳鼻喉科杂志，1998，3：1-4.
2. 彭秀军，于纯智，莫简，等. 眼内铜异物自由基致伤机理的研究. 中华医学杂志，1989，69（6）：344-345.
3. PERCIVAL S P B. A decade of intraocular foreign bodies. Br J Ophthalmol，1972，56（6）：454-461.
4. DE JUAN E Jr，et al. Penetrating ocular injuries. Types of injuries and visual results. Ophthalmology，1983，90（11）：1318-1322.
5. YEH S，LOLYER M H，WEICHEI E D. Current in the management of intraocular foreign bodies. Curr Opin Ophthalmol，2008，19（3）：225-233.
6. PUNNONEN E，LATIKAINEN L. Prognosis of perforating eye injuries with intraocular foreign bodies. Acta Ophthalmol，1989，67（5）：483-491.

第四节　低眼压性黄斑病变

低眼压有原发性和继发性两类，原发性低眼压与遗传有关，双侧性，眼组织、视功能均无异常或无明显异常，因此不必治疗。

低眼压性黄斑病变（hypotony maculopathy）是继发性低眼压，指眼压过低而导致的黄斑及其周围病变，虽可偶见于由颈动脉阻塞所致的眼内缺血、巨细胞动脉炎等全身病，或慢性复发性前部葡萄膜炎（睫状体破坏，房水产生障碍），但绝大多数发生于眼球前段裂伤，特别是青光眼滤过术后（发生率 1.3%~3%，Fannin，2003），如外引流的滤过泡穿破、外瘘道形成；内引流的脉络膜上腔引流太过（内瘘道形成）等。手术是一种医源性外伤，因此纳入本章叙述（参阅第七章第三节）。

临床表现

视力明显下降，变视，景色暗。检眼镜下见到从视盘向颞侧的放射状或不规则脉络膜视网膜皱褶，视盘周围水肿混浊，甚至出现类似视盘水肿样改变。更严重者，还能见有下斜肌巩膜面止点内陷。视网膜动、静脉管径扩张，行径迂曲（静脉尤甚）。

眼压显著降低，一般 <6mmHg。外引流太过时，前房变浅，甚至接近消失。睫状体分离术等内引流术引起者，房角镜及 UBM 检查更见睫状体与巩膜突附着处的裂口（clefts）。

治疗及预后

由角膜缘裂伤者，缝合创口（创口处不能留有眼内组织嵌顿）；由滤泡穿破而成外瘘道者，修复滤泡外壁；由内瘘道导致者，在睫状体裂口处缝合 1~2 针（缩小裂口）。三者术后均可加以轻压绷带，并给予适当的抗生素及维生素 C、维生素 B$_2$ 内服。待眼压恢复后,眼底改变消失,视力可以恢复或接近原有水平。

低眼压性黄斑病变必须及时处理,拖延越久,视力损害越大。当眼底出现色素性线条状皱褶,视力已不能逆转,特别严重者,可以形成眼球萎缩。

主要参考文献

1. SCHUBERT H D. Post surgical hypotony:Relationship to fistulization,inflammation,chorioretinal lesions and the vitreous. Surv Ophthalmol,1996,41(2):97-125.

2. SUNER I J,GREENFIELD D S,MILLER M P,et al. Hypotony maculopathy after filtering surgery with mitomycin C:Incidence and treatment. Ophthalmology,1997,104(2):207-214.

3. FANNIN L A,SCHIFFMAN J C,BUDENZ D L. Risk factors for hypotony maculopathy. Ophthalmology,2003,110(6):1185-1191.

4. 松井瑞夫.Hypotony maculopathy. 図說黄斑部疾患. 東京:金原出版株式会社,1977.

5. 横山実.Hypotony maculopathy// 加藤·植村. あすへの眼科展望 '75. 東京:金原出版株式会社,1975.

第五节 远达性外伤性视网膜病变

头颅、胸腔、腹腔、四肢的严重挤压伤,引起一系列眼底改变(主要损害视网膜及其血管),称为远达性外伤性视网膜病变(far traumatic retinopathy)。

一、Purtscher 视网膜病变

Purtscher 视网膜病变(Purtscher's retinopathy)是 Otmar Purtscher 于 1910 年及 1912 年发现于颅外伤患者中。发病机制至今尚无定论。Purtscher 当时推测为外伤使颅内压突然增高,迫使脑脊液进入视网膜血管周围淋巴间隙,溢出于视网膜内。但以后发现此种眼底改变亦见于胸腔、腹腔的严重挤压伤及四肢长骨挤压性骨折,因此,Elwyn 反对 Purtscher 的意见,提出外伤后先有动脉痉挛,随后末梢血管扩张的血管舒缩紊乱学说,目前已为多数学者所支持。小动脉痉挛收缩,一使组织缺氧,毛细血管通透性增高,血浆渗漏;二使血流淤滞,血管内白细胞聚集,释放炎性因子和补体激活,多种因素的等因素的共同作用下,引起微血栓形成,导致视网膜缺血、梗死而出现眼底水肿、出血、棉绒斑等一系列改变。Urbanek 则认为与脂肪栓塞有关。此外,也有人认为由视神经纤维轴浆流阻滞所致。

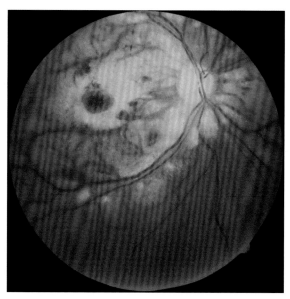

图 10-25 Purtscher 视网膜病变

男,32 岁,胸腹部挤压伤,因脾破裂行脾切除术;伤后发现两眼视力明显下降(右眼指数 /33cm;左眼 0.1);本图为其右眼底像。

临床表现

眼底出现改变,一般发生于上述部位挤压伤 1~2 天之后,多数累及双眼,间或单眼,当患者神志清醒时主诉无痛性视力减退。眼底检查所见,视网膜静脉充盈迂曲;视网膜浅层,特别在血管附近及视盘与黄斑之间,有类圆形、大小约 1/4PD、分散或融合、灰白色乃至银白色的棉绒斑(图 10-25)。几乎所有病例均可看到少数火焰状或线状出血。黄斑沿 Henle 纤维有放射状皱褶,中心反射光消失。有的病例还可见到视盘水肿。

FFA 早期（静脉期）可见静脉管径扩张、行径迂曲，棉绒斑处为无灌注区。造影晚期显示受害血管及视盘组织着染和荧光渗漏（图 10-26）。ICGA 示脉络膜弱荧光，说明脉络膜亦受损害。

眼底改变常在 1~2 个月内逐渐自行消失，恢复正常外观，亦可遗留轻微的色素紊乱。

本病眼底所见，也可出现于系统性红斑狼疮、急性胰腺炎、分娩等情况下，称为 Purtscher 样视网膜病变（Purtscher's-like retinopathy）。

上述 Urbanek 提出脂肪栓塞为本病发病原因的意见，也确实存在，但仅是引发本病原因之一。临床

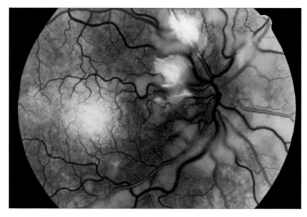

图 10-26　一例 Purtscher 视网膜病变的 FFA 片

上另称为脂肪栓塞性视网膜病变（fat embolization retinopathy），是脂肪栓塞综合征（fat embolism syndrome）的眼底并发症，常见于长骨骨折 1~2 日后，其全身及眼底所表现的症状和体征与本病相同，个别病例可致视网膜中央动脉阻塞。

治疗与视功能预后

内服维生素 C、芦丁，丹参注射液 30~40mL 加入生理盐水 500mL 内静脉滴注，对改善眼底病变有一定作用。必要时，内服小剂量糖皮质激素，如泼尼松（0.5mg/kg，每日 1 次，晨 8 时前顿服），以减少毛细血管等血管渗漏。遇有视网膜动脉主干或分支阻塞者，按该病治疗。

无论由外伤引起的 Purtscher 视网膜病变，或非外伤引起的 Purtscher 样视网膜病变，全身情况比较严重，治疗应在有关科室密切配合下进行。

视功能之预后，取决于受害部位和范围、是否累及黄斑（特别是中心凹），以及有可能发生的视神经萎缩程度。

二、Valsalva 视网膜病变

Valsalva（1666—1723）为意大利解剖学家，他提出深吸气后闭住口、鼻，使咽鼓管充气以治疗鼓膜内陷的方法，至今仍有沿用，称为 Valsalva 法。但这一方法因胸腔及腹腔内压力过高，使颅内静脉压上升，导致眼内血液循环障碍，进而引起视网膜神经上皮层浅层毛细血管破裂出血者，称 Valsalva 视网膜病变（Valsalva's retinopathy）。此后，凡用力举重、强烈的咳嗽和恶心呕吐以及胸腹部受到重力挤压等，由同样机制导致视网膜出血时，亦以 Valsalva 视网膜病变命名。

临床表现

患者主诉单眼（偶为双眼）中心视力突然下降，并有实性中心暗点。检眼镜下可见眼底后极部有圆形或类圆形、圆顶状隆起的视网膜前出血（内界膜下出血），初呈红色，在消退过程中渐呈暗红色、黄红色，继而红细胞下沉、血浆与白细胞在上，形成有液平面的舟状出血腔，最后逐渐吸收至完全消失。如出血量多，内界膜破裂，出血进入玻璃体，成为玻璃体积血。出血少量时，黄斑中心可见片状扁平出血斑（图 10-27~图 10-29）。

FFA：出血处荧光遮蔽，其他视网膜血管充盈时间等均正常（图 10-27）。

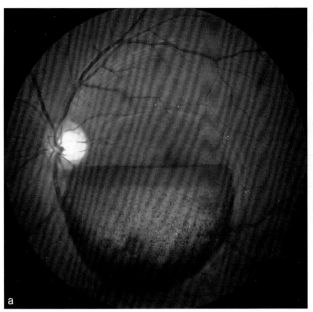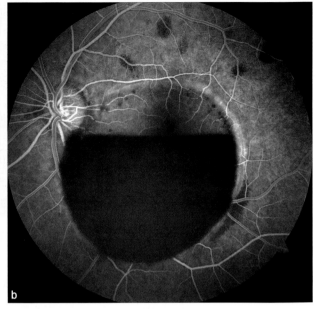

图 10-27　Valsalva 视网膜病变

男,49 岁,因弯腰屏气提重物后,左眼突然看不见 15 小时就诊,左眼视力指数 /30cm,眼球前节及玻璃体正常,检眼镜下可见巨大视网膜前出血(内界膜下出血),出血呈囊样,上有深红色液平面;但囊样前膜部分呈斑驳的灰白色,并有一直径约 1/10PD 的正圆形裂孔状暗红色斑(此种囊样前膜改变在 FFA 片上未见显示);另外,囊样视网膜前出血之边缘有明亮光环(在造影片上更明显),囊的上方、颞上血管弓之下,有浆液性神经上皮层浅脱离,还可见到数个大小不一、位于视网膜血管下方的出血斑;a. 眼底像;b. FFA(本病例图片由何祥成医师提供)。

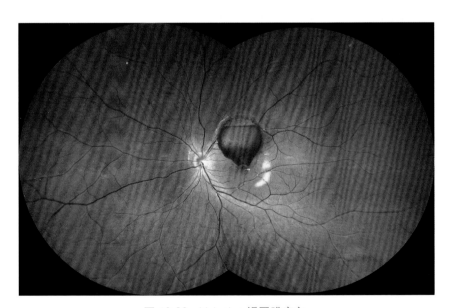

图 10-28　Valsalva 视网膜病变

诊断与治疗

　　根据病史和眼底所见,诊断并不困难,但必须询问患者本人及家族中有无易于出血倾向病史。测量血压、毛细血管脆性试验,实验室检查有无血液异常,也属需要。

　　开始治疗用止血剂及毛细血管壁加强剂,前者如巴曲酶(为 V. Klobusitzky 从巴西蝮蛇毒中提纯的凝

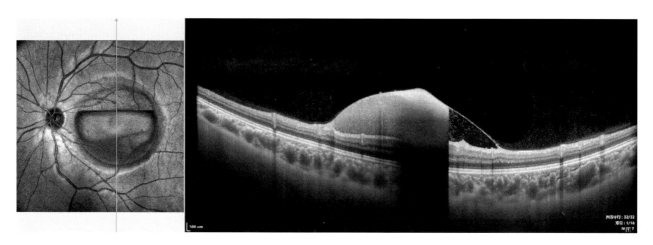

图 10-29　Valsalva 视网膜病变 OCT 图

血酶，1 000U 每日或隔日 1 次，肌内注射，连续 3~5 次），维生素 K₄（4mg，每日 3 次）；后者如维生素 C、芦丁、卡巴克络等。必要时行 YAG（yttrium-aluminum-garnet）激光治疗，促进出血吸收。如有全身原因，尚须转心血管科或血液病科进一步治疗。

三、Terson 综合征

Terson（1900）最初报道 Terson 综合征（Terson's syndrome）是指继发于蛛网膜下腔出血（多见）或硬脑膜下出血（少见）后的玻璃体积血，但此后"Terson 综合征"这一病名被广义化，应用于任何形式的伴有颅内出血后的玻璃体积血或视网膜前出血（也可见于视网膜其他层次）。

眼内出血是蛛网膜下出血患者发生昏迷和死亡的危险信号。

多种疾病可以引起颅内出血，而胸腹部及头颅挤压伤导致颅内压突然升高是原因之一，颅内压突然升高，压力传递至视网膜血管，使视网膜微血管破裂出血。故 2002 年美国医学会出版由 David A. Quillen、Barbara A. Blodi 主编的《Clinical Retina》将其纳入外伤一章中，本书遂此。

临床表现

患者常因主诉单侧或双侧视力高度障碍（一般低于 0.05，甚至仅存光感）而就诊，但本病多见于儿童，如为单眼，则常被忽略，贻误了诊治时间。

眼底最多见、最典型的体征为黄斑或视盘周围内界膜下出血，即习惯上所称的视网膜前出血。出血量多时突破内界膜，形成玻璃体积血。

诊断、治疗、预后

根据临床表现予以诊断，颅脑 CT 或 MRI 是必需的，颈内动脉彩色超声多普勒成像（CDI）检查视需要而定。必要时请神经内外科、心血管科、血液病科会诊，因外伤可能是导致 Terson 综合征的诱因，原发病的发现，有利于患者生命安全。

内界膜下出血及少量的玻璃体积血，能缓慢地自行吸收，视力随之改善，在此期间可给予止血剂和毛细血管壁加强剂。浓厚的内界膜下出血（血肿）亦可试用 YAG 激光，促进其消退。但大量浓密的玻璃体积血在 6~8 周内无减少迹象时，行玻璃体手术，以免发生玻璃体机化膜、视网膜前膜，或因玻璃体机化膜而导致牵拉性视网膜脱离。

四、婴儿摇晃综合征

婴儿摇晃综合征（shaken baby syndrome，SBS）是婴幼儿遭遇虐待而产生的眼及全身性严重损害，死亡率约 15%，致残率约 50%（Ludwin，1984）。在体表无明显体征时，眼科检查则可发现与 SBS 有关的证据，如眼眶周围瘀斑、眼睑撕裂、球结膜下出血、角膜擦伤、前房积血、虹膜括约肌断裂、白内障等。即使眼外或眼前节无异常，眼底检查也能见到受虐损害。

全身情况与眼底损害

患儿常因严重颅内损伤而急诊就诊于儿科，表现为昏迷状态。在年龄稍长尚未陷入完全昏迷的儿童，有可能诉说视力强烈下降。此种患儿常有精神烦躁或神情萎靡、呕吐、呼吸衰弱、癫痫发作。

SBS 的眼底损害，包括视网膜内（神经纤维层、内外丛状层、内外颗粒层）和／或视网膜前、神经上皮层下、色素上皮层下广泛出血，亦可见到视盘隆起和玻璃体积血、视网膜皱褶、视网膜劈裂（retinoschisis）与撕裂（图 10-30）。

严重玻璃体积血眼底无法透见时，做 B 型超声检查。

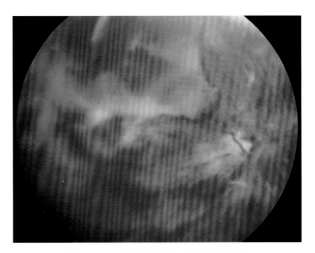

图 10-30　婴儿摇晃综合征眼底损害

SBS 眼底病变的发病机制

摇晃孩子，反复而突然的加速和减速，可因玻璃体 - 视网膜牵拉，导致视网膜出血、层间劈裂、撕裂等上述改变；视网膜多层次出血并由此而发生的玻璃体积血，也可是胸腔外伤或颅脑外伤，致颅内静脉压改变所致。

诊断、治疗、预后

SBS 的眼底改变均非特异性，病史是重要的，但往往被其监护人隐瞒。因此，凡 3 岁以内儿童出现视网膜出血，提示有受虐可能时，应请儿科医师会诊，包括颅脑影像学检查、中枢神经系统检查（硬脑膜下血肿、蛛网膜下出血等），仔细分析颅脑损伤的特征。排除其他原因造成的视网膜出血：例如意外伤、血友病、von Willebrand 病、凝血病（coagulopathies）、维生素 K 缺乏等。此外，心肺复苏术也和视网膜出血有关。

对视网膜出血而言，常规治疗（止血剂、毛细血管壁加强剂）是有效的，然而对严重玻璃体积血、浓厚的内界膜下血肿，应进行玻璃体视网膜手术，以防止剥夺性弱视。但 SBS 视力损害，一部分是由枕叶皮质视中枢损伤所致，眼科治疗无助于此种病例的视力改善。

主要参考文献

1. 嵇训传. 远达性外伤性视网膜病变 // 郭秉宽. 中国医学百科全书眼科学. 上海：上海科学技术出版社，1985：153-154.
2. 栗改云，张虹. Terson 综合征的病理机制研究进展. 国际眼科纵览，2014，38（4）：259-262.
3. 侯慧媛，王雨生. 摇晃婴儿综合征. 国际眼科纵览，2013，37（4）：223-229.
4. WANG A G，YEN M Y，LIU J H. Pathogenesis and neuroprotective treatment in Purtscher's retinopathy. Jpn J Ophthalmol，1998，42（4）：318-322.
5. ADAMS C B T. The retinal manifestations of fat embolism. Injury，1971，2（3）：221-224.
6. OLSEN Y W. Trauma//QUILLEN D A，BLODI B A. Clinical Retina. New York：AMA，2002：292-298.

7. KADRMAS E P,PACH J M. Vitreous hemorrhage and retinal vein rupture. Am J Ophthalmol,1995,120(1):114-115.

8. GNANARAJ L,TYAGI A K,COTTRELL D G,et al. Referral delay and ocular surgical outcome in Terson syndrome. Retina,2000,20(4):374-377.

9. YOKOI M,KASE M,HYODO T,et al. Epiretinal membrane formation in Terson syndrome. Jpn J Ophthalmol,1998,41(3):168-173.

10. KIVLIN J D. Manifestation of the shaken baby syndrome. Curr Opin Ophthalmol,2001,12(3):158-163.

11. 郡山昌敬,福島伊知郎,岩下憲四郎,ほか.Shaken baby syndrome の 2 症例. 臨床眼科,2002,56(10):1491-1495.

12. 日下俊次,上甲武志,春田恭照,ほか.Valsalva 出血性網膜症. 臨床眼科,1995,49(3):513-515.

第六节　视网膜放射性损伤

由电磁波及微波引起的视网膜损伤,称为放射性视网膜损伤(radioactive injury of the retina),比较多见者有下列数种。

一、光损伤

日光中的紫外线大部分被角膜吸收,剩余部分被晶状体、玻璃体吸收,所以紫外线不能到达眼底或到达量很小而不足以引起视网膜损害。造成黄斑病变者为日光中波长为 400~760nm 的可见光和波长为 760~1 050nm 的红外线。

日光性黄斑病变发生于观看日食者,特称为日食性黄斑病变(ecliptic maculopathy)。见于日常生活中者(只要直接凝视太阳或水面及雪地等日光反射,都有可能导致同样损害),则称为日光性黄斑病变(solar maculopathy)。其致病机制均为日光中的可见光和红外线,经过眼屈光间质,聚焦于黄斑,被色素上皮吸收后转为热能。此一热能虽不足以形成烧灼伤,但可因之而加强了光化学损伤。眼科用的多种激光光凝,也就是利用其中的热效应封闭视网膜裂孔、血管(包括新生血管)以达到治疗某些疾病的目的。如剂量过大或偏离目标,亦可导致视网膜损伤。

低强度光能,如检眼镜及手术显微镜、眼底照相机等灯光、眼内导光纤维等,过去视为无害的光线,有时也能损伤视细胞,特别是黄斑视细胞,但此等光线在视网膜内所产生的温度,更不足以引起灼伤,故另称之为"光性黄斑病变(photic maculopathy)"(Noell,1980)。损伤主要机制有热效应和光化学效应等,其中,光化学效应是主要的。光化学效应由视网膜组织的生物化学和分子生物学变化引起。具体机制十分复杂,尚待进一步探讨。

临床表现

中心视力不同程度减退,朦胧感及畏光,视野检查有中心或旁中心相对性或绝对性暗点(常为实性),暗点为圆形或椭圆形,视物变形,Amsler 表检查阳性。偶有闪光感和视物变色(红色、黄色或蓝色视)。

检眼镜下病变限于黄斑,轻者仅见黄斑呈暗红色(推测为该处脉络膜毛细血管层充血所致),中心反光消失;重者则开始有灰白色水肿混浊,有时有小出血点,数日后呈典型改变,即中心凹处为黄白色斑点,其边缘环绕有色素紊乱;更重者可致黄斑小裂孔(1/8~1/5PD),此种裂孔不引起视网膜脱离(Penner,1966)。

诊断与鉴别诊断

有观看日食或遭受其他强光辐射史,黄斑水肿混浊中杂有小出血点,特别是数日后,中心凹出现黄白色斑点,并环绕着色素紊乱的特征性改变,大多累及双眼,诊断并不困难。单眼者(常为右眼),应与中心性浆液性脉络膜视网膜病变(中浆病)相鉴别。除病史不符外,中浆病在病程之初黄斑为透明的浅脱离,视网膜下液变得混浊至少要在 1 个月之后,而且绝无出血小点。

预防与治疗

本病重在预防,应普及预防知识,决不可裸眼直接观看日食,必须戴用能遮挡绝大部分可见光和红外线的深色保护眼镜。从事海洋、盐场、雪地、防空工作人员,以及炼钢、吹玻璃、电焊工等,亦必须戴用防护眼镜。红外线防护镜分两类:一类为吸热型,是加有氧化亚铁的墨绿色玻璃;另一类为反射型,在镜片表面镀上能反射红外线的金属薄膜,常用者如镀铬玻璃。

医生在进行眼底检查(特别在无晶状体眼)和手术时,(尤其人工晶状体植入术时)应尽量注意避免手术眼的光损伤(例如手术显微镜光照射系统加滤光片,以阻断 >700nm 的红外线、<450nm 的蓝光和近紫外线等)。此外,术前数天内服维生素 C、维生素 E、β 胡萝卜素、中药五味子等抗氧化剂亦有一定的预防作用。

如一旦发生本病,目前尚无有效治疗方法,下列方法仅作为对症处理:①应戴用墨镜以减轻畏光症状;②用 50% 葡萄糖 40mL 加入维生素 C(1g)静脉注射,每日 1~2 次以促进黄斑水肿吸收;③有出血时内服卡巴克络片(adrenosin),5mg,每日 3 次;④鱼肝油(不要与 β 胡萝卜素同时应用)及维生素 B 族、维生素 E、维生素 C、芦丁等支持性药物。

预后

预后因受伤程度轻重而不同。轻者数日内可自行恢复,如有实性相对性暗点出现,则暗点消失愈早预后愈佳。暗点为绝对性者,预后不良。如黄斑中心凹有小裂孔者,将遗留永久性视力障碍,但在形成旁中心注视后,可有所提高。

附:Irvine-Gass 综合征(Irvine-Gass' syndrome)

白内障手术的所有术式,包括人工晶状体植入术,在术后 2~3 周内(少数亦见于全层角膜移植术、巩膜扣带术、抗青光眼引流术),无任何明显原因而出现黄斑囊样水肿,甚或伴有视盘水肿,视力下降者称为 Irvine-Gass 综合征(Irvine,1953;Gass,1966)。其发病机制,尚难肯定。虽然近年来有认为由术中光损伤引起(Terasaki,2003;Chen,2005),但也不能否定早年学者所提出的种种认识,例如晶状体摘除后玻璃体移位,黄斑视网膜被牵拉说(Tolentio,1967;Schepens,1967)。特别是手术创伤,影响了前列腺素的合成和释放,导致黄斑周围毛细血管通透性亢进说(Gass,1966)。Norton(1972)因此建议术前 1 周起,用 0.1% 双氯芬酸钠滴眼液每日点眼 3 次,可以起到确切的预防作用(特别是有糖尿病的患者)。

检眼镜与 FFA、OCT 检查所见,与其他原因引起的黄斑囊样水肿相同。中心视力、中央暗点、变视症、小视症等视功能改变,大多能在 2~3 个月之后随黄斑水肿消失而逐渐恢复。但也有因黄斑囊样水肿持久不退,形成囊样变性甚至导致黄斑裂孔,使视功能不可逆转。

Irvine-Gass 综合征一旦发生,可用曲安奈德(triamcinolone)20mg 球后或筋膜囊内注射,每 5~7 日 1 次,共 3~5 次。同时内服非甾体抗炎药(non-steroid anti-inflammatory drug)如吲哚美辛(indomethacin,25~50mg,每日 3 次,餐后服)、双氯芬酸(双氯灭痛,diclofenac,25mg,每日 3 次)等。作为辅助治疗,卡巴克络(adrenosin,5mg,每日 3 次)、复方芦丁(每片含维生素 C 50mg,芦丁 20mg,2 片,每日 3 次)等毛细血管加强剂,亦可同时应用。

对于迁延不愈的病例,在上列治疗之同时可加用碳酸酐酶抑制剂,通过抑制位于视网膜色素上皮细胞表面和基底面的碳酸酐酶,以改善视网膜色素上皮细胞功能,促进积液由视网膜至脉络膜的转运吸收;诱导视网膜下间隙酸化,减少液体潴留,如乙酰唑胺(diamox,125mg,每日 3 次)。

二、放射性损伤

离子放射(如 X 射线、γ 射线、β 射线、中子流等等)引起视网膜损伤,称为离子放射性视网膜及视神经损伤(ionic injury of the retina and the optic nerve)。在和平时期仅见于从事这些工作的操作和研究人员,有的属于医源性(如肿瘤放射治疗)。但对于这些射线除破坏眼球前段外,是否能够产生视网膜损害,学术界尚有争论。多数认为,视网膜及视神经组织在发育完全后,对离子放射极不敏感。Poppe 曾用 3 000r 的 X 射线照射兔眼,亦未发现视网膜、视神经出现任何有害的影响,足以证明。由此可见,离子放射性视网膜损伤非常少见。临床上仅见于头颅部肿瘤(例如鼻咽癌)、眶内肿瘤的大剂量放射治疗(放射总量超过 4 500cGy),可引起单眼或双眼先后发生视功能急剧下降,甚至完全失明。眼底有视网膜水肿、棉绒状渗出斑、硬性渗出斑、出血和视网膜脱离等改变,视网膜中央静脉阻塞(总干或其分支)、视盘水肿亦可出现。如损伤限于视神经后段,则导致视神经下行性萎缩。以上病变,一般见于放射治疗之后数月乃至数年。

放射病(如核电站事故等等)时的视网膜出血,继发于全身病,不属于本病范畴。

损伤一旦发生,尚无有效治疗。

主要参考文献

1. 马凯,李志华,熊颖,等.日食性视网膜病变中的微小黄斑损伤.眼科,2012,21(4):4.
2. 刘帼旌,倪连.医源性视网膜光损伤.眼科研究,1989,7(1):4.
3. 翟文娟.手术后黄斑囊样水肿的发病机制与治疗.临床眼科杂志,2003,11(6):565-568.
4. 孙葆忱.高速中子对恶性肿瘤的治疗及其对眼部造成的损伤.国外医学-眼科学分册,1978,2:26-27.
5. 黎晓新.放射性视网膜和视乳头病变 // 李凤鸣.中华眼科学(第七卷).北京:人民卫生出版社,2005:2098-2099.
6. 陈锦礼.微波致眼底病变一例.眼底病,1990,6:112-113.
7. 梁晔.可见光对视网膜的损伤.国外医学(眼科学分册),1992(6):321-325.
8. O'BRIEN T P. Emerging guidelines for use of NSAID therapy to optimize cataract surgery patient care. Curr Med Res Opin,2005,21(7):1131-1137.
9. 吉冈久春.白内障手術後 の囊腫樣黄斑部浮腫(その2).日本眼科學會雜誌,1972,76(9):1118-1124.
10. 松井瑞夫.Irvine-Gass 症候群.図說黄斑部疾患.東京:金原出版株式会社,1977:31-32.

第七节 由药物引起的眼底病变

许多药物应用不当或其本身的副作用,可以直接引起视网膜、视神经、脉络膜等眼底病变。择要介绍如下。

一、氯喹视网膜病变

氯喹视网膜病变(chloroquine retinopathy)由 Hobbs 于 1959 年首次提出。本病在日本比较多见,为重要的医源性疾病之一(中野繵,1962;松井瑞夫,1977),我国亦偶有报道。

氯喹为治疗疟疾、肠道外阿米巴、类风湿性关节炎及系统性红斑狼疮等疏松结缔组织病(亦称胶原病)药物。视网膜病变一般发生于每日剂量大于 250mg,持续用药 1 年以上者。氯喹对视网膜毒性的作用,表现为与黑色素结合,能在脉络膜和视网膜色素上皮蓄积。故有人推测病变由色素上皮损害而继发视细胞外节退变所致。

临床表现

本病视力进行性损害乃至完全失明，眼底有颇具特征性的改变。

初期病变，黄斑有轮状灰白色混浊，轮状混浊有色泽浅淡、边界不清与边界清楚而细小不规则的两种。后者在停药后消失。如进一步发展，病灶呈所谓牛眼（bull's eye）状，亦即炸面圈（doughnut）状，在黄斑残留圆形正常颜色的周缘，出现炸面圈样横椭圆形脱色带。更进一步，病变向黄斑颞下方扩展。此时，中心凹如果亦受侵及，则视力急剧下降。同时还可见到视盘褪色和视网膜血管狭细。病程末期，病变范围扩大至整个眼底，视神经萎缩及视网膜动静脉狭窄更进一步加重，眼底所见与视网膜色素变性相似，但一般不能见到骨细胞样色素斑，而在黄斑附近，可以发现浅棕色、形态不规则的色素斑。

眼底产生牛眼状改变时给予 FFA 检查，可见与病灶一致的透见荧光，提示仅为色素上皮层萎缩。病程末期，与扩大了的眼底病变相应，出现大范围虫蚀样透见荧光。

约有半数氯喹视网膜病变在停止给药后仍继续发展，因此，氯喹应用必须十分谨慎，窪田靖夫（1976）建议：肾功能不良者，氯喹视网膜病变即使很早发现，停药后也不能停止恶化，原则上禁用氯喹。非用不可者可选用羟氯喹（hydroxychloroquine，与氯喹同属于 4- 氨基喹啉类，虽比氯喹安全，但剂量过大或服用时间过长，亦可发生氯喹视网膜病变），应注意剂量并及早定期检查，监测其视功能（EOG、ERG、mf-ERG、暗适应、视野）和眼底（包括 FFA、OCT），如有改变，立即停药。尽管如此，是否能停止病变之进展，仍未能乐观。编者曾遇一系统性红斑狼疮病例，用氯喹治疗停药 6 年后因感到视力、暗适应进行性障碍而就诊的病例，眼底检查为典型的氯喹视网膜病变，黄斑已有牛眼状改变（图 10-31）。

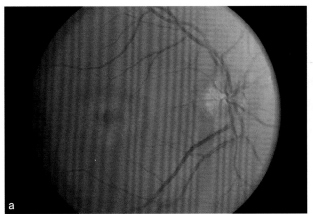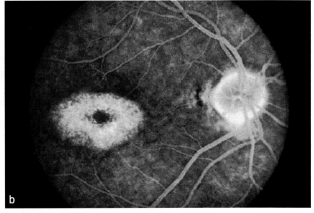

图 10-31 氯喹视网膜病变
a. 黄斑牛眼状病灶；b. FFA 片。

本病预后不良。早期可试用末梢血管扩张剂（如烟酸等）及 B 族维生素（如 B$_1$、B$_2$、B$_6$、B$_{12}$ 等），但疗效并不确切。

二、眼部奎宁中毒

眼部奎宁中毒（ocular quininism）是指奎宁过量应用，导致视神经节细胞损害，在用药数小时或数日后发病。视力损害因中毒程度轻重而异，轻者仅有朦胧感，重者可致黑蒙。瞳孔对光反射迟钝，集合反射存在。有时伴有上睑下垂、眼外肌麻痹，以及头晕、耳鸣、嗜睡，甚至意识丧失。

病程早期，视盘边界模糊，褪色，继而视网膜动脉高度狭窄，视网膜水肿混浊，灰白色，黄斑中央偶见樱桃红斑。病程晚期，视盘呈苍白色或黄白色，视网膜动静脉变细，整个眼底有不规则的色素斑和脱色斑。

视野向心性缩小,色视野不能检出,严重时成管状视野。一经确诊,立即停用奎宁。给予血管扩张剂,如烟酸(nicotinic acid,100mg,每日 3 次)、地巴唑(dibazole,50mg,每日 4 次)等,必要时,0.05% 阿托品 0.3mL 或妥拉唑林(priscoline)12.5mg 球后注射,同时维生素 B 族药物内服,视力与视野可望部分恢复。因奎宁中毒而完全失明者少见。

三、甲硫哒嗪视网膜病变

甲硫哒嗪(thioridazine)或名"硫醚嗪",为一种酚噻嗪类(phenothiazines)抗精神病药。据秋谷忍(1976)介绍,日剂量 100mg 以上,持续应用 3~10 周,即可引起视网膜损害。初发症状有视力朦胧、棕色视、夜盲、色觉障碍等。视野向心性缩小,ERG b 波波幅降低。检眼镜下可见有类似视网膜色素变性的改变,开始为微细的色素小点,散布于整个眼底。以后黄斑及其周围出现较大色素斑。

甲硫哒嗪的毒性机制与氯喹相同,但甲硫哒嗪引起者视功能损害是可逆性的。早期发现后立即停药,可在 5 个月内部分恢复。

四、乙胺丁醇视神经病变

乙胺丁醇(ethambutol)对结核分枝杆菌有较强的抑制作用,且与其他抗结核分枝杆菌药无交叉耐药性。已广泛应用于临床,是抗结核分枝杆菌感染的一线药。

乙胺丁醇能引起轴性(视盘 - 黄斑纤维束损害)或轴周性球后视神经炎,国内外文献中屡见不鲜,虽然目前所用者为其毒性较小的右旋异构体,但对视神经的损害仍时有发现。

乙胺丁醇安全剂量为 15mg/(kg·d),然而小于这一剂量也有发病的报道(矢野启子,1981)。因此,在乙胺丁醇应用时,必须随时警惕患者有否视力下降或昼盲现象。一旦出现,应检查眼底、周边及中央视野、色觉、VEP 等。对肾功能不良者、糖尿病患者、老年患者,更应谨慎。

乙胺丁醇视神经病变的发病机制还不清楚。有人推测可能与该药具有螯合作用,使机体内某些微量元素如铜、锌等耗竭,导致代谢紊乱有关。组织学资料显示有视交叉脱髓鞘改变。

轴性或轴周性球后视神经炎的临床表现,与其他原因引起者同,详见第三章第一节。

乙胺丁醇所致视功能损害大多能在停药后 2~4 个月内恢复,但也有永久性损害,甚至完全失明的报道。

五、口服避孕药的眼底并发症

个别育龄期妇女在长期服用长效避孕药后可以出现如下数种眼底病变。

1. 视网膜血管下方深层出现灰白色乃至黄白色为数众多的硬性渗出斑,渗出斑在后极部与赤道部之间比较密集,相应处视网膜血管可见白鞘,并有色素紊乱(色素斑和脱色斑)。有的病例,黄斑微囊样水肿,检眼镜下呈颗粒状,FFA 显示微囊内荧光潴留。有的病例有孤立的黄斑水肿,或位于深层、浅层视网膜的松软团块状渗出。

2. 视网膜中央静脉总干或其分支阻塞。

3. 视盘水肿。

4. 视网膜中央动脉阻塞,常见于原有高血压的患者。

除上述眼底病变外,有时还可见到晶状体皮质混浊小点、角膜上皮层点状浸润、眼外肌麻痹、偏盲、偏头痛等其他眼部或全身症状和体征。

发病机制不明,有些病例可能与服用长效避孕药前已有高血压、血管神经性头痛等有关,但也确有一些病例,与服药直接相关,停药后症状和体征消失,再服药则可再发。

停止继服避孕药,采用其他避孕措施。一旦发生视网膜中央动脉阻塞或视网膜中央静脉阻塞时,当按此类疾病的常规治疗。反之,在日常工作中,遇有育龄期妇女患有上述视网膜血管病变时,亦当详询有无长期口服长效避孕药史,供临床参考。

六、由干扰素引发的视网膜病变

干扰素作为抗病毒药物,已被广泛应用于乙型、丙型肝炎、肿瘤等。大剂量时(例如用药开始数周内,每日或隔日 300 万单位、600 万单位,甚至 900 万单位),则在部分病例可出现单眼或双眼视网膜病变,剂量越大,发生率也越高。特别是伴有糖尿病者,更加显著。

发病机制不详,有人推测与免疫复合物沉积等免疫异常有关。视网膜病变常出现于开始大剂量给药之后的半个月至 5 个月间。火焰状、点状、线状出血及棉绒斑大多围绕于视盘周围,也可见于后极部,棉绒斑和出血同时或单独存在。FFA 片上,棉绒斑相应处为无灌注区,出血斑处荧光被遮蔽。除少数外,视功能不受损害。眼底改变随停药或减量后能迅速自行消失。

干扰素还可引起视神经病变。文献报道最常出现的干扰素相关的视神经病变为前部缺血性视神经病变(anterior ischemic optic neuropathy,AION),平均发病时间在用药 4.5 个月时,常双眼发病,患者表现为突发性无痛性视力下降或视野缺损,相对性传入性瞳孔障碍(relative afferent pupillary defect,RAPD)阳性,眼底表现为视盘苍白水肿,边界模糊,水肿边缘散在棉绒斑或片状出血,视野检查有相应区域的视野缺损,晚期遗留节段性视神经萎缩。

另外,还有少数病例报告干扰素导致的视神经炎或球后视神经病变,主要表现为视物模糊、视野中心暗点及相应的电生理检查异常。

眼底所见无特异性,因此诊断必须根据有大剂量干扰素的用药史。

七、氨基糖苷类抗生素中毒

氨基糖苷类抗生素(aminoglycosides antibiotics)中的庆大霉素(gentamycin)、阿米卡星(amikacin)、妥布霉素(tobramycin)等,因其水溶性好、抗菌谱广,特别是对铜绿假单胞菌有很强的抑制及杀灭作用。所以常用于眼球穿通性外伤和翼状胬肉、白内障等手术感染之预防,以及球内感染性炎症之治疗。但这些药物对视网膜是有毒性的,无论球结膜下注射或玻璃体内注射,当超过一定浓度时即可引起视网膜坏死及其动脉阻塞。三者之中,妥布霉素的毒性略低于庆大霉素,更低于阿米卡星。

中毒一旦发生,视功能急剧损害,中心视力之下降更加显著。ERG 熄灭或接近熄灭。检眼镜下可见玻璃体混浊,视网膜动脉管径变窄,静脉扩张,黄斑及其周围视网膜苍白水肿,水肿区内有出血斑(图 10-32),有时还能见到中心凹的樱桃红斑。FFA 早期起视网膜苍白水肿呈弱荧光,至晚期,在弱荧光的周围可出现荧光着色。病程经数周后视盘褪色,后极部有色素紊乱(色素斑及脱色斑),偶有因视网膜缺血而诱发新生血管性青光眼。

中毒后,当立即用 0.05% 阿托品(0.3mL)或妥拉唑林(priscoline,12.5mg)球后注射;内服地巴唑、烟酸等血管扩张剂及 B 族维生素,但疗效甚微;有人在动

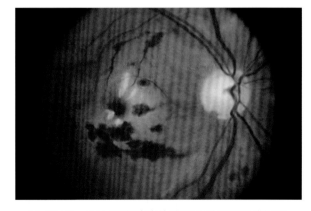

图 10-32 庆大霉素玻璃体腔内注射后视网膜坏死
庆大霉素玻璃体腔注射后,随重力作用到达后极部,产生坏死性、梗死性血管病变,后极部视网膜有略呈卵圆形、边界不明确的灰白色水肿混浊区,在其表面及其周边有不规则的浅层视网膜出血。

物实验的启示下,建议做玻璃体切除术并用平衡液充分冲洗,效果也难肯定。所以严格掌握用药剂量以预防中毒发生,显得特别重要。

现卫生行政部门已明确规定庆大霉素不得用于眼球内注射(包括球结膜下注射)。

主要参考文献

1. 陈慷. 药源性眼病 // 陈祖基. 眼科临床药理学.2 版. 北京:化学工业出版社,2011:674-688.

2. 张家铎. 全身给药致眼毒性反应. 国外医学(眼科学分册),1986,10:1-5.

3. 王为农. 乙胺丁醇中毒性视神经病变. 中华眼底病杂志,1993,9:64-67.

4. 劳远琇,赖宗白. 女用长效口服避孕药眼部并发症 // 张承芬. 眼底病学.2 版. 北京:人民卫生出版社,2010:751.

5. BERNSTEIN H N,GINSBERG J. The pathology of chloroquine retinopathy. Arch Ophthalmol,1964,71:238-245.

6. WEEKLEY R D,POTTS A M,REBOTON J,et al. Pigmentary retinopathy in patients receiving high dose of a new phenothiazine. Arch Ophthalmol,1960,64:65-76.

7. CHU T G,FENEIRA M,OBER R R. Immediate pars plana vitrectomy in the management of inadvertent intracameral injection of gentamicin:A rabbit experimental model. Retina,1994,14(1):59-64.

8. MARMOR M F,KELLNER U,LAI T Y Y. Recommendations on screening for chloroquine and hydroxychloroquine retinopathy. Ophthalmology,2011,118(2):415-422.

9. 窪田靖夫. 藥物性網膜変性. あすへの眼科展望. 東京:金原出版株式会社,1977:113-121.

10. 早坂依里子. インターフェロン網膜症. 臨床眼科,2002,56(5):663-667.

11. 荒川泰行,金子弥樹,森山光彦. インタ - フェロン療法 の副作用. 診断 と治療,2004,92:1889-1894.

八、抗肿瘤药引发的视网膜病变

在过去的十多年里,出现了各种抗肿瘤药物,改变了肿瘤疾病的治疗方法,也提高了恶性肿瘤的生存率。不少抗肿瘤药物在使用过程中会出现眼部副作用,眼科医生应给予重视。

1. 顺铂与卡莫司汀

顺铂与卡莫司汀均属于烷化剂,常联合用于多种肿瘤疾病的化疗。全身副作用包括急剧恶心呕吐、肾中毒、骨髓抑制、慢性周围神经病变和癫痫发作。

一般在治疗 6 个月后(常规剂量每次 20~30mg 或 20mg/m^2)产生眼底改变。有 3 种眼底表现,部分可能与药物直接毒副作用有关,部分可能与药物引起高凝状态有关:①视力急剧下降的黄斑部色素病变;②视网膜棉絮样渗出、视网膜出血、黄斑渗出、视盘和视神经损害;③血管性视网膜血管病变和视神经病变,如动脉阻塞、血管炎和视盘炎。可造成严重的视力丧失,而且为进行性发展。目前没有治疗方法。

2. 他莫昔芬

他莫昔芬是第一代选择性雌激素受体抑制剂,用于乳腺癌、卵巢癌、胰腺癌和恶性黑色素瘤的姑息性治疗。也用于早期和晚期乳腺癌的辅助治疗。

他莫昔芬的眼部副作用具有剂量依赖性,给药剂量越高、时间越长,眼病发生率越高,病灶范围更广泛。他莫昔芬可分泌于泪液中,在前节引起角膜上皮下沉积物、白内障。典型的眼底病变是结晶样视网膜病变,是一种慢性毒副作用,表现为黄斑周围和黄斑颞侧位于视网膜内层的黄白色结晶体。而在他莫昔芬用药初期,还可出现急性的可逆的视力下降,表现为视网膜和视盘水肿、视网膜出血,可能与他莫昔芬的雌激素样活性导致静脉栓塞有关。

3. 长春新碱

长春新碱是从蔓长春花植物中提取的一种植物碱,它与细胞内的微管蛋白结合,通过干扰纺锤蛋白的合成,抑制 DNA 细胞分裂中期。此药用于治疗各种白血病、淋巴瘤和实性肿瘤。限制剂量的全身副作用是一种可逆性神经功能障碍。

眼部副作用也主要是神经方面的,引起脑神经麻痹、视神经病变和萎缩、皮质盲和夜盲。临床表现为眼外肌麻痹、复视、上睑下垂和视神经萎缩。

4. PD-1/PDL1 抗体

PD-1/PDL1 抗体是一类肿瘤免疫治疗的单克隆抗体类药物,如西米普利单抗(cemiplimab)或德瓦鲁单抗(durvalumab)等,能够与免疫细胞的 PD-1 蛋白或者肿瘤细胞产生的 PD-L1 分子结合,从而使 PD-1 无法与 PD-L1 结合,有效地阻断了肿瘤细胞对免疫细胞的免疫耐受,让免疫细胞得以保持活性,对肿瘤细胞产生杀伤。同时,由于药物会引起全身性非特异性免疫反应,也会导致全身免疫反应相关不良反应,如结肠炎、肺炎和肾炎。其造成的眼部的不良反应症状也与自身免疫有关,可出现结膜炎、眼睛干涩、视力模糊、睫毛脱落等。眼底表现为葡萄膜炎、视神经炎,可能需要及时治疗,包括高剂量皮质激素。当不良反应严重时需要停止用药。

主要参考文献

1. 柯根杰.药源性眼底改变 // 魏文斌,陈积中.眼底病鉴别诊断学.北京:人民卫生出版社,2012:105-110.

2. LI J,TRIPATHI R C,TRIPATHI B J. Drug-induced ocular disorders. Drug Saf,2008,31(2):127-41.

3. FORTES B H,TAILOR P D,DALVIN L A. Ocular toxicity of targeted anticancer agents. Drugs,2021,81(7):771-823.

4. 曹健,李芸.药物源性视网膜病变.中国医刊,2018,53(8):6.

九、前列腺素类降眼压药物引发的黄斑囊样水肿

前列腺素类降眼压药物是治疗各种类型青光眼(开角型青光眼、闭角型青光眼和高眼压症)的常用药,如拉坦前列素和曲伏前列素。前列腺素是典型的促炎因子,能促进炎症反应,加重血管通透性。

局部使用前列腺素类降眼压药物有增加黄斑囊样水肿(cystoid macular edema,CME)的风险,研究统计,使用前列腺素类降眼压药物患者的 CME 发病率约为 0.09%,其中拉坦前列素滴眼液更常见。患者表现为视力下降或视物变形。OCT 表现为黄斑区视网膜增厚,视网膜层间积液;FFA 表现为黄斑区花瓣状,荧光渗漏,逐渐增强,可伴有视盘荧光渗漏。

虽然关于前列腺素类降眼压药物与黄斑囊样水肿的因果关系尚缺乏有力证据,目前认为,对于同时合并有其他 CME 高危因素的患者,如内眼手术、无晶状体眼、晶状体半脱位、糖尿病或眼部炎症疾病,使用前列腺素类降眼压药物会增加 CME 风险。为了减轻发生 CME 的风险,建议患者在青光眼或白内障围手术期间避免使用前列腺素类降眼压药物,或改用其他降眼压药。

治疗:停用前列腺素类降眼压药物,改用其他降眼压药继续控制眼压;局部使用非甾体抗炎药联合激素类滴眼液,注意激素类滴眼液在激素敏感性青光眼患者中慎用;也可采用玻璃体腔注射抗 VEGF 药物,疗效明显。

主要参考文献

1. HU J,VU J T,HONG B,et al. Uveitis and cystoid macular oedema secondary to topical prostaglandin analogue use in ocular hypertension and open angle glaucoma. Br J Ophthalmol,2020,104(8):1040-1044.

2. HOLLÓ G,AUNG T,CANTOR L B,et al. Cystoid macular edema related to cataract surgery and topical prostaglandin analogs: Mechanism,diagnosis,and management. Surv Ophthalmol,2020,65(5):496-512.

3. MIYAKE K,IBARAKI N. Prostaglandins and cystoid macular edema. Surv Ophthalmol,2002,47 Suppl 1:S203-S218.

第八节　某些化学毒物引起的眼底损害

铅、汞、砷、锰等金属及其盐类无机物,醇、酮、苯等有机物,均可引起包括眼底在内的机体毒性损害,其中比较多见的有下列数种。

一、铅中毒

铅中毒(saturnism)在 17 世纪初已有报道,一度曾成为最受重视的工业性中毒。发生于油漆制造业、蓄电池制造业、印刷业、铅管及马口铁制造业等从业人员。随着工艺流程和防护措施的改进,现在已不多见。

急性铅中毒主要侵犯视丘下部,除有腹痛、肌肉痉挛及因脑水肿引起颅内压增高外,眼部可有视乳头水肿、球后视神经炎、眼肌麻痹。慢性铅中毒除有轻度消化道症状(腹痛、便秘)、口腔症状(舌炎、牙龈蓝色沉着)、肾病、多发性神经炎、血压增高外,可发生双眼球后视神经炎,并由此导致视神经萎缩,也可因铅性肾病而出现视网膜病变。铅性视网膜病变(lead retinopathy)相对比较多见。眼底改变为视网膜动脉痉挛、硬化、动脉周围炎、闭塞性动脉内膜炎、脉络膜血管硬化和阻塞。

慢性铅中毒的铅性脑病患者,有时出现阵发性铅性皮质性黑矇(双眼突然光感消失而瞳孔光反射正常),短则数小时,长则数日后恢复。其原因可能与血管痉挛或高颅压有关。铅性脑病多发生于青年人,特征为惊厥、木僵和谵妄,为脑水肿、颅内压升高所致,因此不可避免地引起视乳头水肿。减压术后存活者,常继发视神经萎缩。

铅中毒治疗可用依地酸钙钠(EDTACa-Na$_2$)5mL(1g),加入 5% 葡萄糖水或生理盐水稀释为 0.25% 或 0.5% 溶液静脉滴注(高浓度溶液可引起栓塞性脉管炎),每日 1 次,3 次为 1 个疗程,停药 3~5 日后继续第二疗程,可连续 3~5 个疗程。必要时,间隔 3~6 个月后再行驱铅治疗,总剂量不超过 30g。

EDTACa-Na$_2$ 对铅性脑病的疗效不佳时,可与二巯丙醇(dimercaprol,BAL)合用则可提高疗效。因铅性脑病有脑水肿,故 EDTACa-Na$_2$ 改为肌内注射,同时应用甘露醇等脱水剂。

EDTACa-Na$_2$ 对肾脏有损伤,用药中应经常做尿常规检查。另外,BAL 的剂量为 2.5~4mg/kg,开始第 1~2 日每 6 小时 1 次肌内注射,第 3 日每 12 小时 1 次,以后每日 1 次,每个疗程为 7~14 日。肝功能不良者慎用。

二、甲醇中毒

甲醇(即木醇)为广泛应用于油漆、染料、塑料等工业的有机溶剂。临床所见甲醇中毒(methylismus)者常因吸入甲醇蒸汽或误饮混有甲醇的劣质酒引起中毒。急性中毒而幸存者,苏醒后发现失明,多数患者视力可一度好转,随后又高度下降,甚至完全失明。中毒轻或慢性中毒者,视盘充血水肿、边界消失,亦可出现轴性或轴周性球后视神经炎,最终视神经萎缩,视功能永久性损害。

误服甲醇者应立即予以洗胃。早期口服或静脉注射碳酸氢钠(NaHCO$_3$)液可能有效(5%NaHCO$_3$ 溶液 0.5mL/kg,加入 5% 葡萄糖溶液 2.5 倍量,使稀释成 1.4% 的等渗液后静脉滴注)。

三、苯中毒

苯为一种常用的有机溶剂,苯中毒(benzene poisoning)急性者,可致中枢麻痹而立即死亡;慢性中毒可抑制造血系统,导致视网膜等眼组织出血。多见于造漆厂工人,如室内装修墙面及家具的涂料中(特别是苯含量超标的不合格涂料),使室内空气含有过量的苯,如果通风不良,较长期居住,可引起轻度苯中毒。

大多仅有眼前部黏膜刺激症状与体征,发生视网膜等眼组织出血者,尚未见报道。

四、有机磷农药中毒

有机磷农药中毒(organophosphorus pesticide poisoning)通常经皮肤及呼吸道进入体内,特殊情况下亦有经口者(误食被其污染的粮食蔬果及被其毒死的禽畜鱼虾等,甚至用灭鼠药毒鼠磷等自杀、谋杀的)。有机磷有抑制胆碱酯酶作用,使组织中乙酰胆碱过量蓄积而引起中毒。

中毒所致的眼部改变,除眼睑抽搐、视力朦胧、瞳孔缩小之外,严重者尚有视盘水肿、视网膜水肿混浊、渗出、出血、静脉充盈迂曲等与视神经视网膜炎相似的检眼镜所见。视野向心性缩小、滑动性跟踪运动障碍,提示视神经、视放射等视路突触传导均受损害。

诊断主要依据病史,血、尿中有机磷检查高于 0.01ppm,有诊断价值。

诊断一经确定,立即用阿托品、解磷定等治疗,口服中毒者迅即洗胃。中毒缓解后,给以神经营养药。

五、二硫化碳中毒

二硫化碳中毒(carbon disulfide poisoning)见于长期接触二硫化碳(如化纤厂工人)可因营养视神经的血循环障碍导致视力下降,称为二硫化碳中毒性弱视。早期出现黄视症(xanthopsia),眼底可见视盘充血水肿,FFA 可见微血管瘤,晚期则有视神经萎缩。

二硫化碳中毒时,视网膜神经节细胞不受损害或较轻微,因此在视神经尚未发生萎缩之前,脱离接触,轻症患者的视力可缓慢恢复。

六、烟草中毒性弱视

吸烟能发生中毒性弱视(tobacco amblyopia),在 18 世纪已被发现。吸烟所以能导致弱视,多数研究认为与烟草中含有的氰化物(cyanide)慢性中毒有关,以及机体对这一毒性物质解毒作用低下,而不是烟碱(nicotine)中毒。氰化物在体内肝脏中的硫氰酸酶(rhodanase)的作用下,同硫结合成无毒的硫氰酸盐(thiocyanate)而排出体外。肝脏病变(如酗酒、脂肪肝等等)往往干扰硫氰酸酶对氰化物的正常解毒功能。这也说明吸烟加上嗜酒易于引起烟草中毒性弱视这一临床现象(在美国称为烟酒中毒性弱视,tobacco-alcohol amblyopia)。

氰化物在肝脏中毒性分解,需要有足够的有机硫参与。有机硫缺乏可能是烟草中毒性弱视致病因素之一。红细胞谷胱甘肽富有氢硫基团,红细胞谷胱甘肽缺乏可因食物中缺少足够的甲硫氨基酸所致。如测定患者血浆氨基酸,可发现多数患者血浆中甲硫氨基酸和胱氨酸浓度下降。此外,食物中缺少叶酸(folic acid)或酗酒,使血清中叶酸含量不足,维生素 B_{12} 吸收不良,均可为本病发生的重要因素。

本病发病前常有不能用镜片矫正的阅读困难及难以名状的眩光感。数月内中心视力缓慢下降,最低在 0.05~0.15 之间。双眼同时受害。中央视野有与生理盲点相连接的球拍状暗点。暗点为相对性,有时在相对性暗点的中央有一至数个绝对暗点,生理盲点周围绕有相对暗点。如以红、绿色视标检查,则暗点更为显著。用伪同色表(色盲表)或 F-M100 色相检测法(Farmsworth-Munsell 100 hue)极易查出获得性红绿色觉障碍,甚至完全丧失。检眼镜下,眼底初期常无异常发现。至晚期则有视盘颞侧褪色。

病理检查可见视神经纤维髓鞘脱失和退行性改变,来自视盘 - 黄斑纤维束的视神经干轴心部分尤为明显(Foulds,1974)。

病史对于诊断十分重要,有过量吸烟史,特别是吸斗烟和雪茄者更易发病。但人群中有烟癖者人数众多,而本病却并不多见。此中原因,可能除吸烟这一因素外,尚有体质不佳、营养不良(饮食中缺少蛋白质及 B 族维生素)等存在。故在诊断时,还应询问饮食习惯和过去有无贫血或肝脏病史,必要时应行血红蛋白测定与肝功能检查。

　　烟草中毒性弱视的治疗,首先要停止吸烟,增加蛋白质和 B 族维生素的摄入量也是必要的。维生素 B$_1$ 100mg 与羟钴胺(vitamin B$_{12}$-a)250~500μg 肌内注射,每日 1~2 次(考虑烟草中毒性弱视由氰化物慢性中毒所致,因此不用氰钴胺,即 vitamin B$_{12}$)。胱氨酸(cystine)50~100mg、叶酸(folic acid)30mg,每日各 3 次内服。亦可用硫代硫酸钠(sodium thiosulfate)静脉或肌内注射 0.5~1g,每日 1 次,10~14 日为一个疗程。

　　就多数病例而言,如能及时合理治疗并能戒除烟酒,改善饮食习惯,视力均可缓慢地完全或不完全恢复(1~2 年)。

七、其他

　　汞、铬、锡、铊等金属,砷、磷、碘等类金属及苯胺、一氧化碳、二氧化碳、氯、氟、萘、氢氰酸和氰化物等等,均可引起视神经、视网膜等眼底损害,少见,本书从略。

　　另外,20 世纪 60 年代初,芜湖市郊区有因血吸虫病服用民间单方萱草根而失明患者,安徽医科大学眼科教研室前往检查,所见均为单纯性视神经萎缩(萱草根究竟含有何种毒素?何以引起视神经萎缩?因故未能做进一步研究),附此备考。

主要参考文献

1. 柯根杰. 化学物质中毒性眼底损害 // 魏文斌,陈积中. 眼底病鉴别诊断学. 2 版. 北京:人民卫生出版社,2023:649.
2. 王延华,宋首道,宋国祥. 眼与全身病. 天津:天津人民出版社,1975:391.
3. 朱晓. 甲醇中毒性视神经病变一例. 中华眼科杂志,1988,24(2):87.
4. 赵成荣,陈荣叠,张汗承. 烟中毒性弱视误诊为球后视神经炎一例. 中华眼底病杂志,1992,8(1):44.
5. 巢阳,赵承初,王国建,等. 烟草中毒性弱视的诊治. 西南国防医药,2010,20(6):632-634.

索 引